常州市金坛区人民医院志

常州市金坛区人民医院志编纂委员会 编

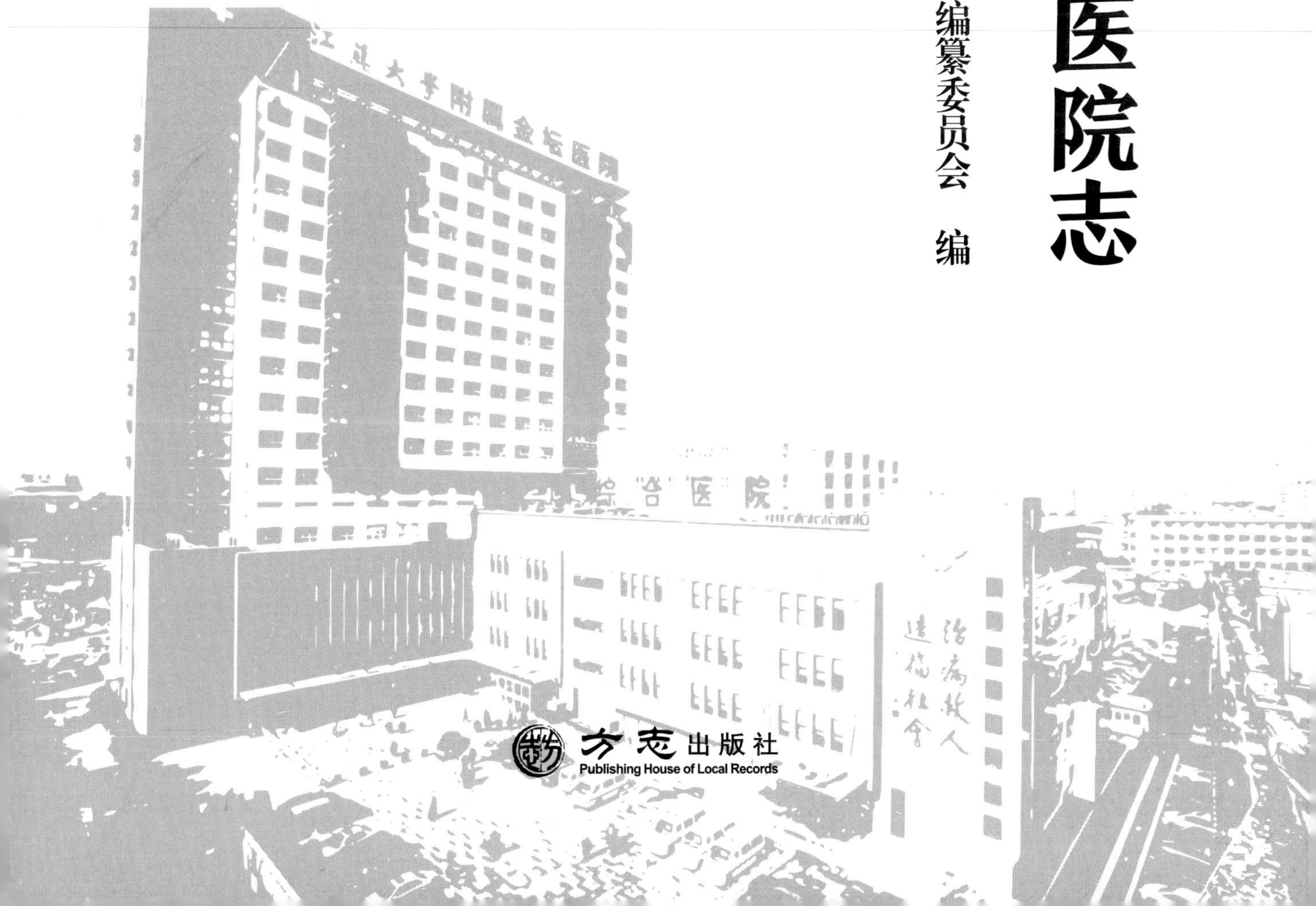

方志出版社
Publishing House of Local Records

图书在版编目(CIP)数据

常州市金坛区人民医院志 / 常州市金坛区人民医院志编纂委员会编. -- 北京 : 方志出版社, 2020.7
ISBN 978-7-5144-4255-7

Ⅰ. ①常… Ⅱ. ①常… Ⅲ. ①医院-概况-常州 Ⅳ. ①R199.2

中国版本图书馆 CIP 数据核字(2020)第 162894 号

常州市金坛区人民医院志

编　　者: 常州市金坛区人民医院志编纂委员会
责任编辑: 梅中英

出 版 者: 方志出版社
地址　北京市朝阳区潘家园东里 9 号(国家方志馆 4 层)
邮编　100021
网址　http://www.fzph.org
发　　行: 方志出版社图书经销中心
电话(010)67110500
经　　销: 各地新华书店
印　　刷: 常州市武进第三印刷有限公司

开　　本: 889×1194　1/16
印　　张: 48
字　　数: 848 千字
版　　次: 2020 年 7 月第 1 版　2020 年 7 月第 1 次印刷
印　　数: 0001~2000 册

ISBN 978-7-5144-4255-7　　定价: 300.00 元

医院地理定位图

Hospital Geographic Map

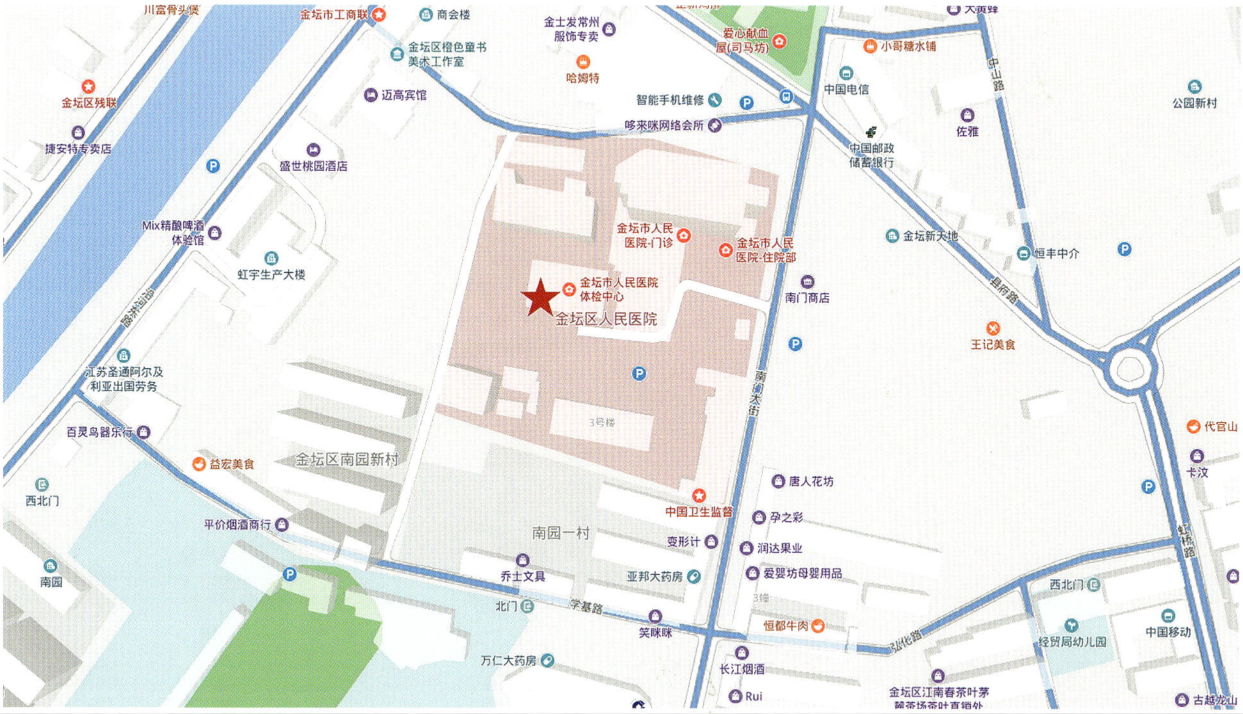

人民医院现址

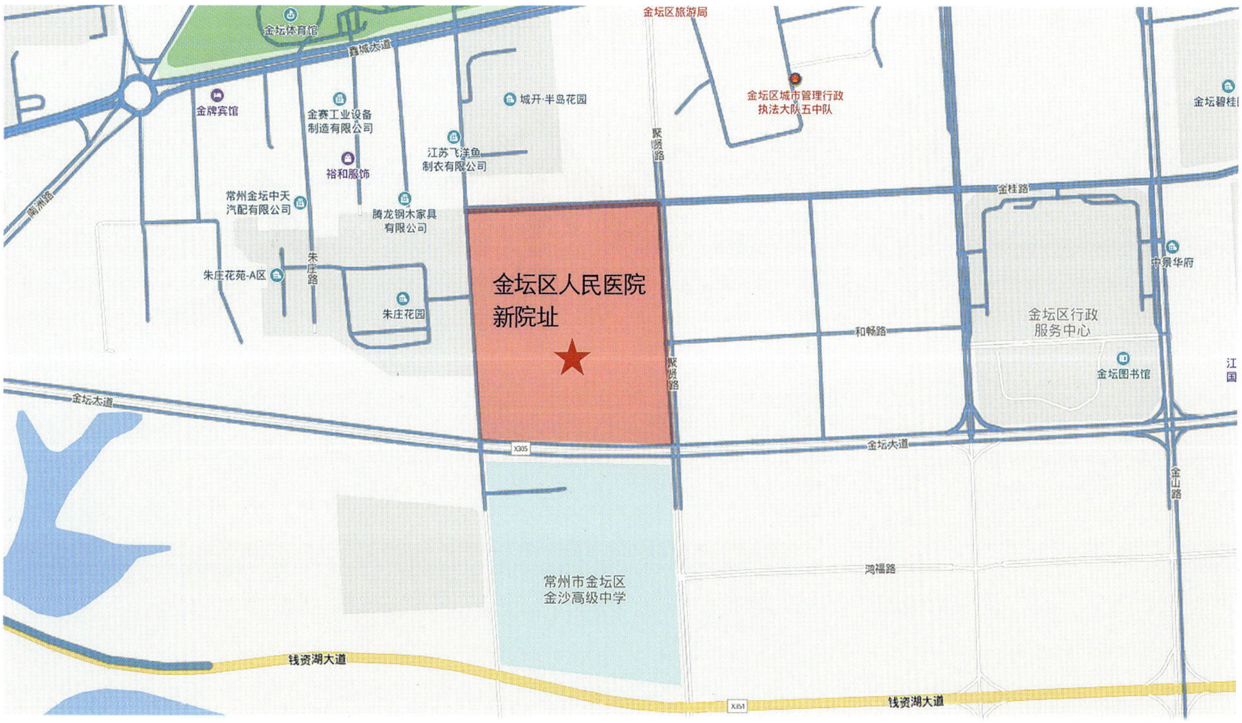

人民医院新址

题词

Inscription

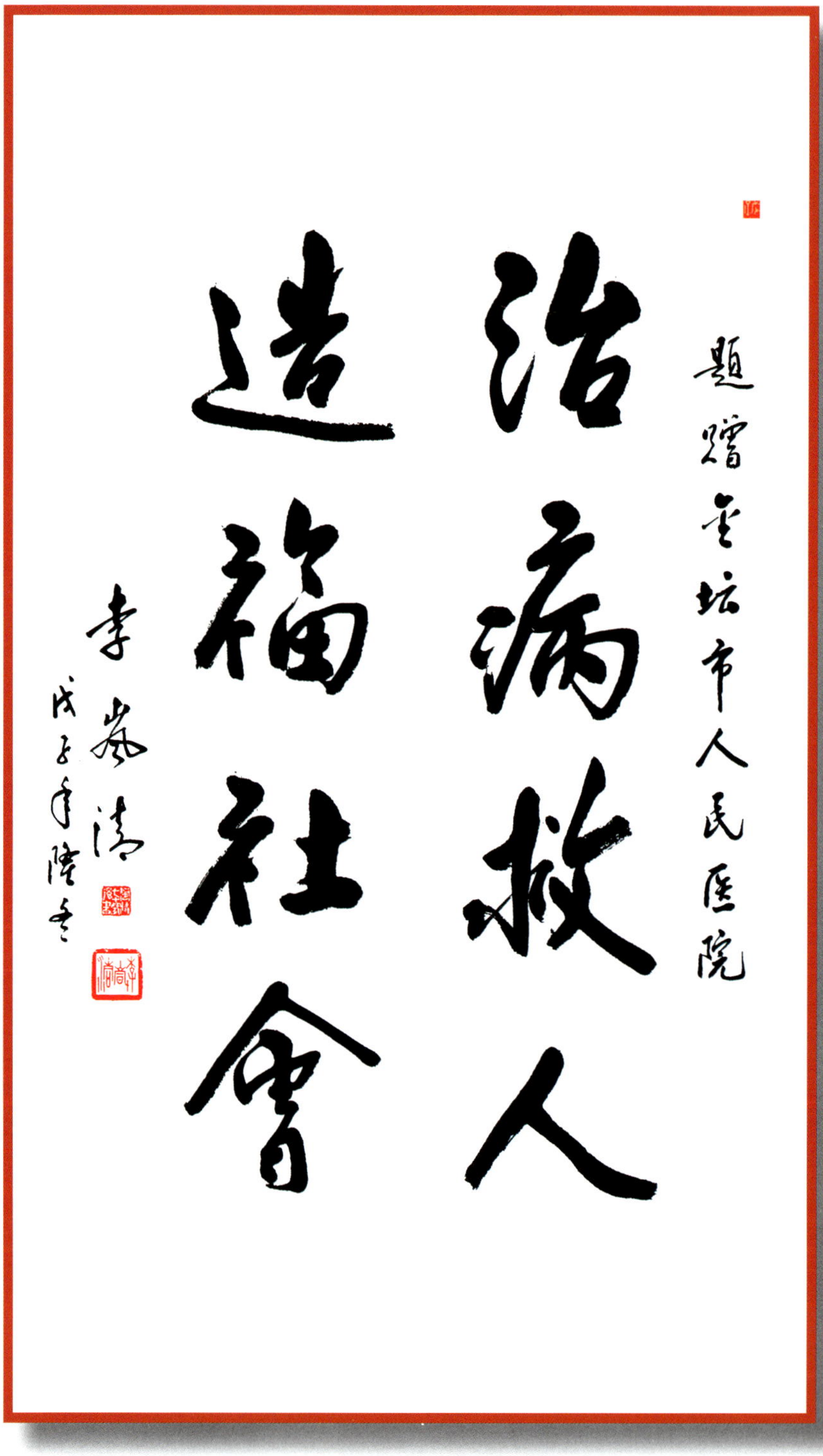

2009年，中央政治局常委、国务院副总理李岚清题词

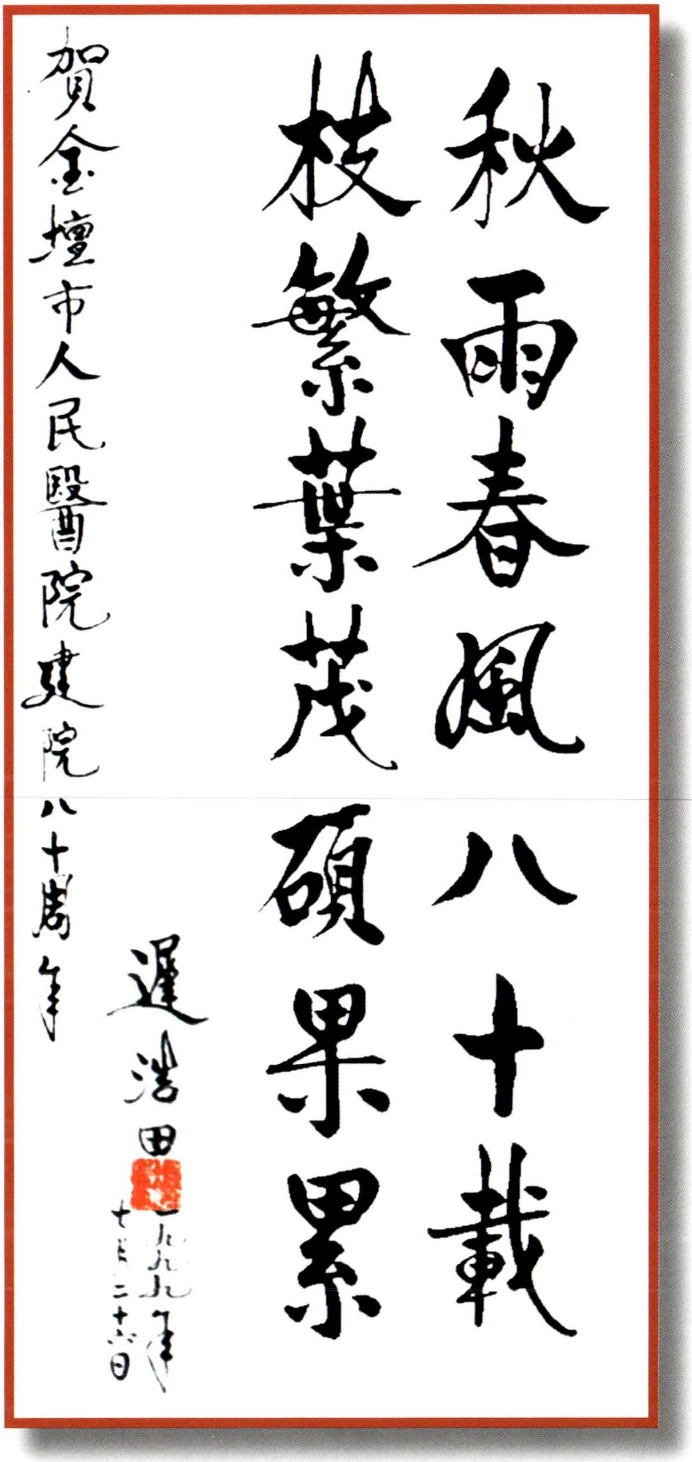

1999年，中央军事委员会副主席、国务委员兼国防部长迟浩田题词

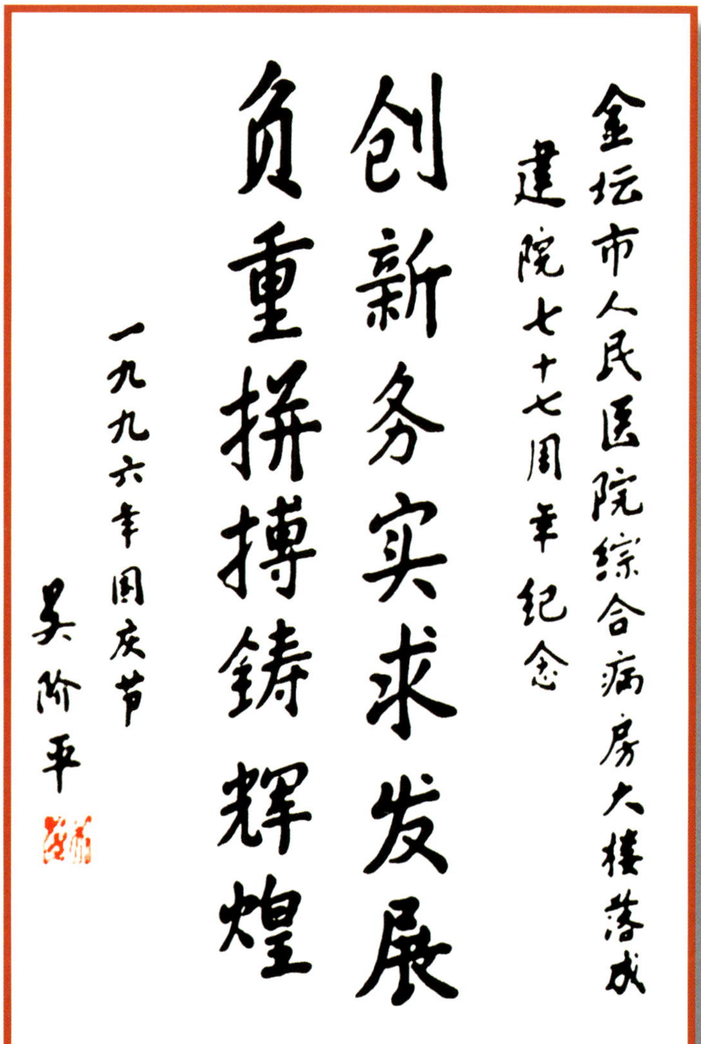

1996年，全国人大常务委员会副委员长、九三学社中央委员会名誉主席、中国科学院院士、中华医学会名誉会长吴阶平题词

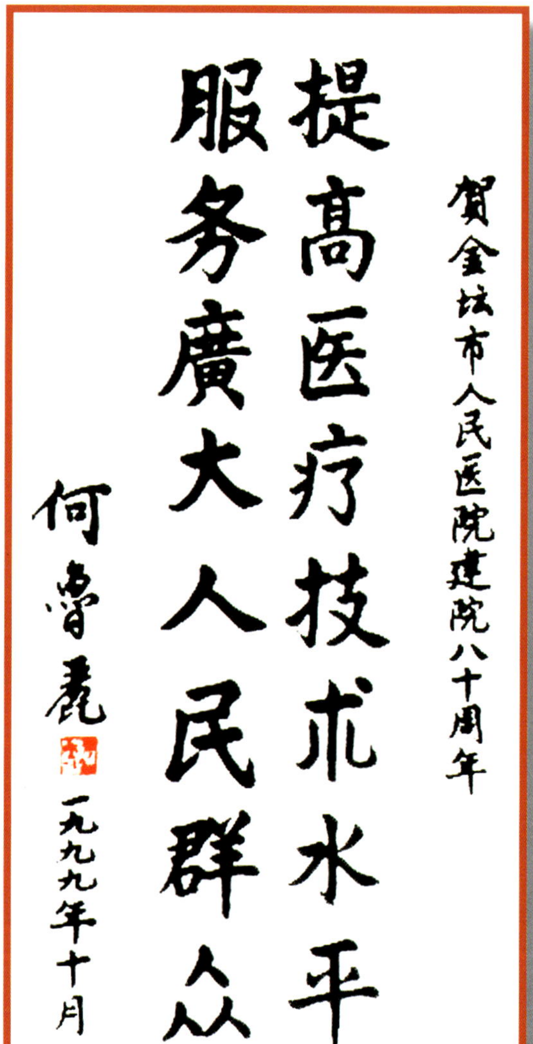

1999年，第九届全国人大常委会副委员长何鲁丽题词

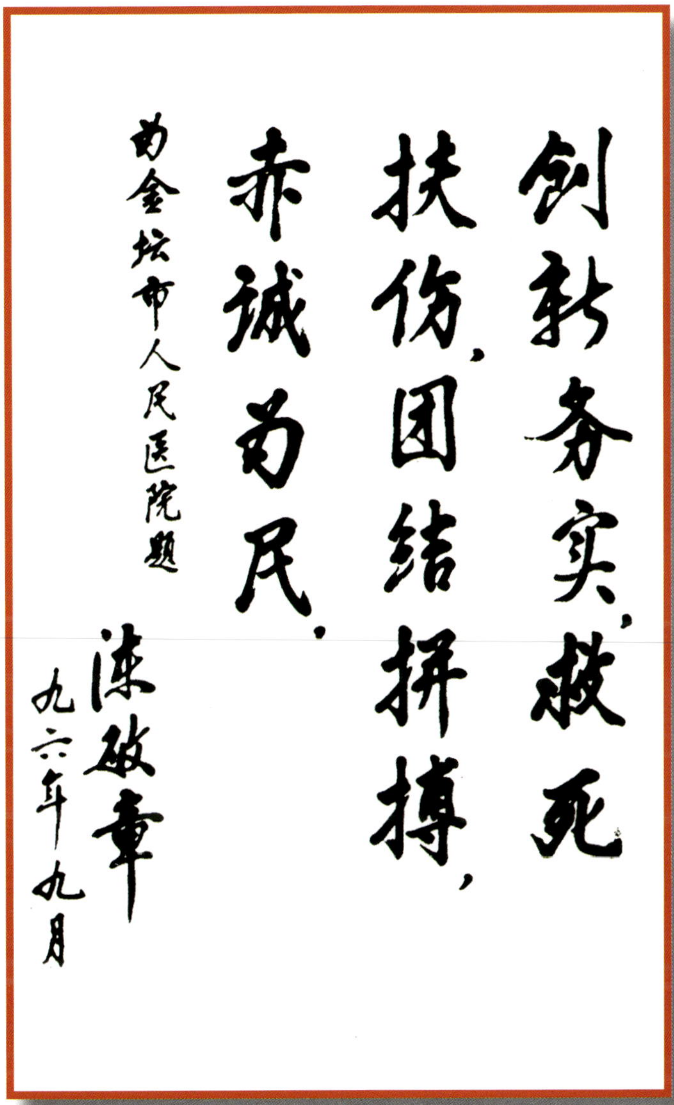

1996年，卫生部部长陈敏章题词

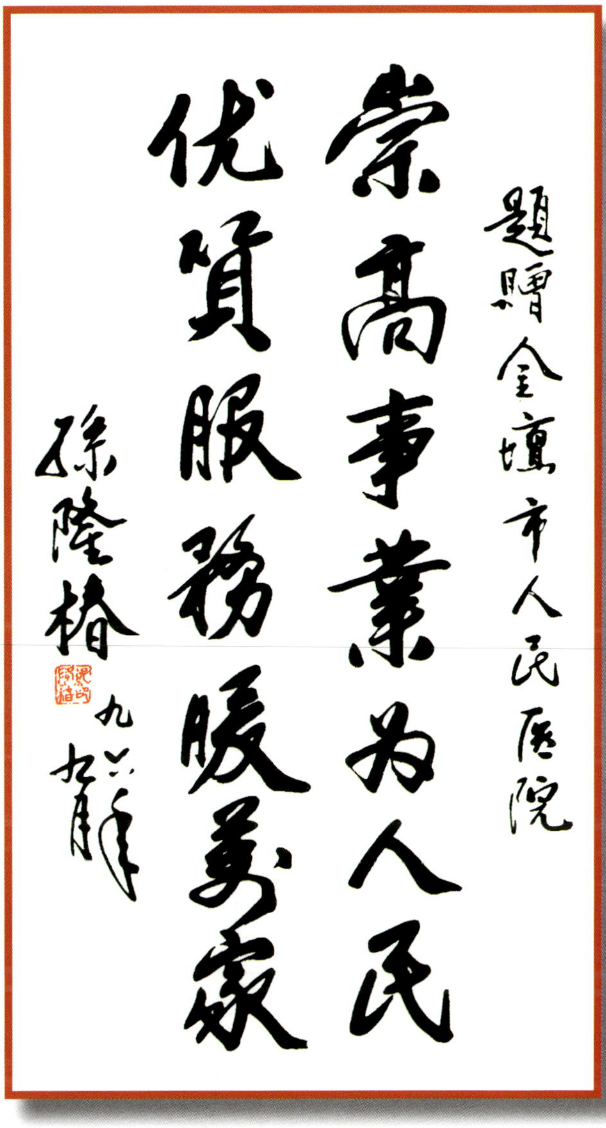

1999年，卫生部副部长孙隆椿题词

领导关怀

Leadership Concern

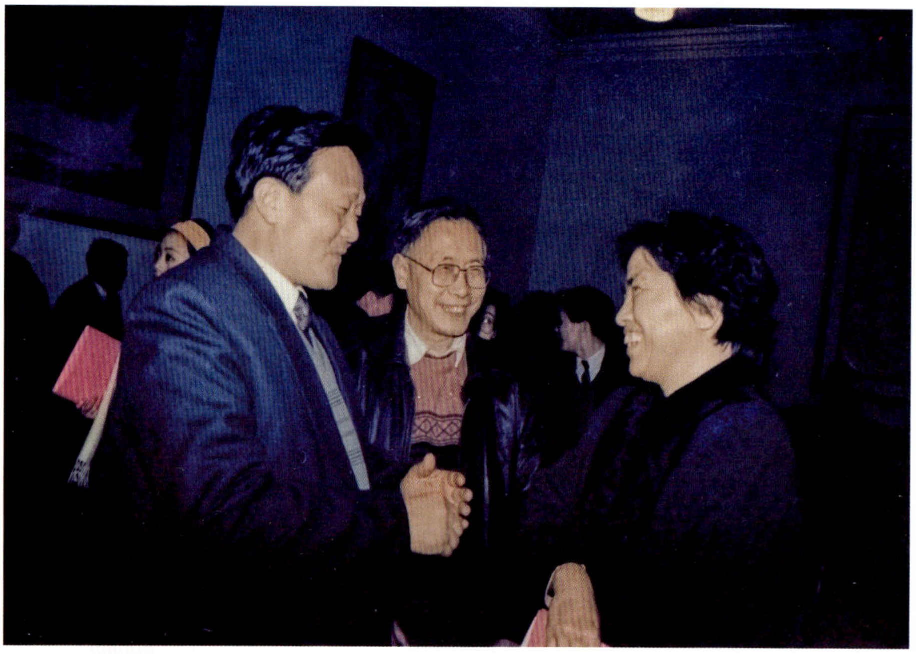

1993年，卫生部副部长何界生（右一）在北京人民大会堂接见市卫生局局长蒋午振（左一）、医院副院长司马衡（中）

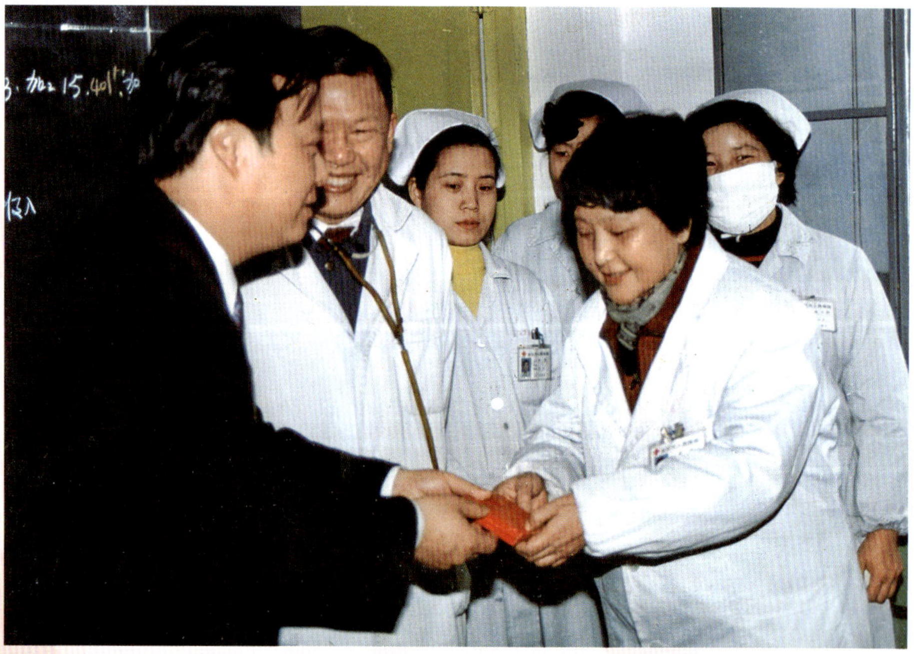

1995年，金坛市市长邹宏国（左一）春节慰问医护人员

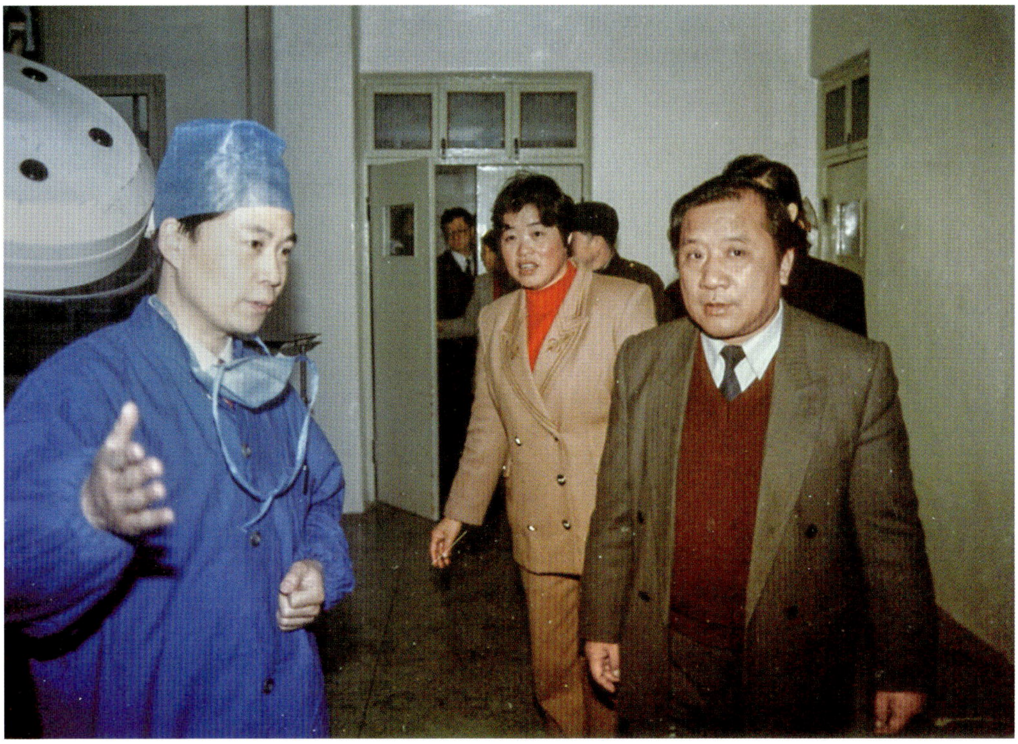

1996年，常州市副市长陈三林（右一）考察医院

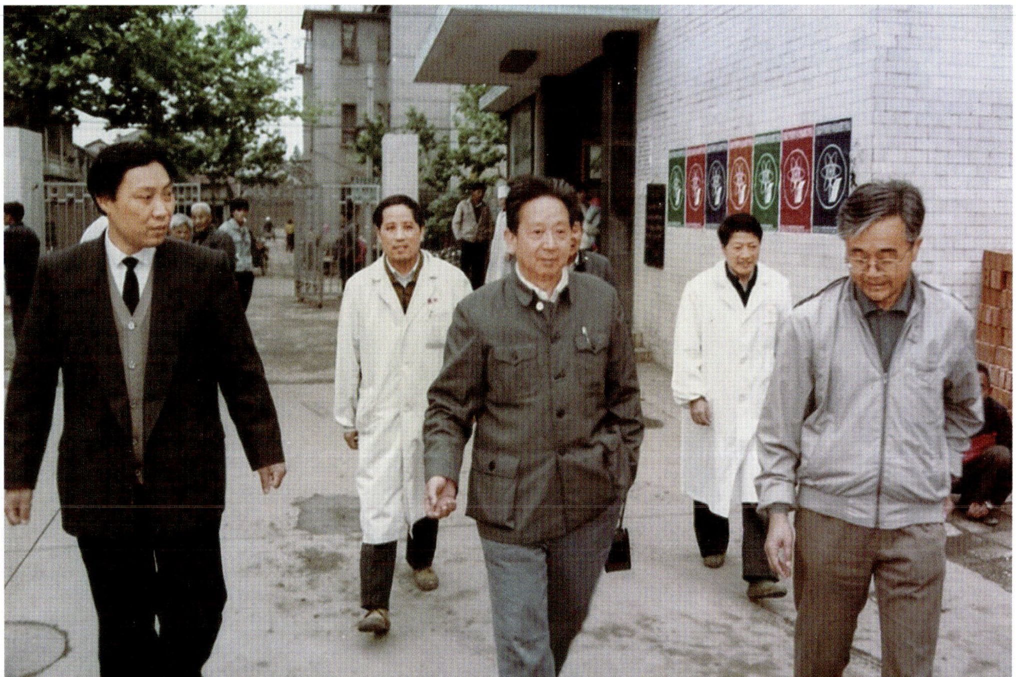

1997年，清华大学教授华俊东（右一）、原县长周尚达（中）考察医院

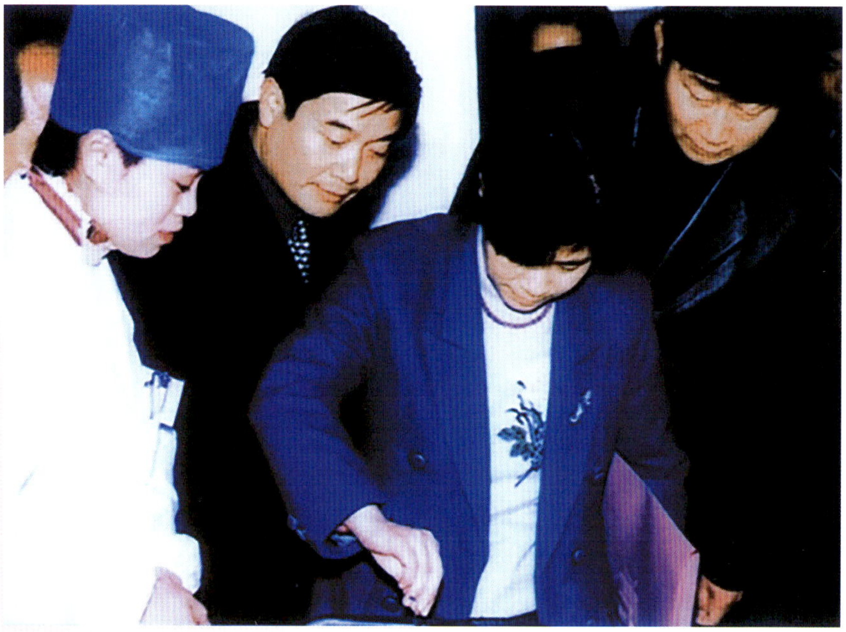

1999年，江苏省卫生厅厅长周珉（中）在副市长王国胜、市卫生局局长赵钢超陪同下考察医院

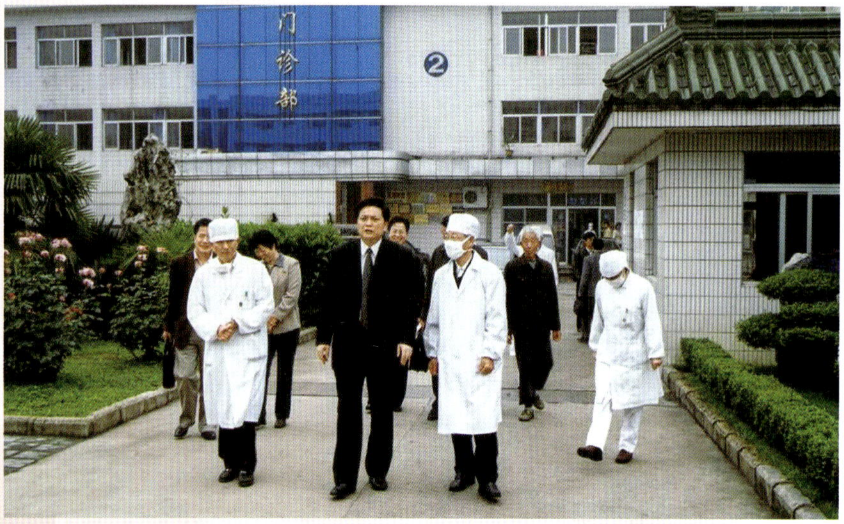

2003年，中共金坛市委书记韩九云（中）非典期间慰问医护人员

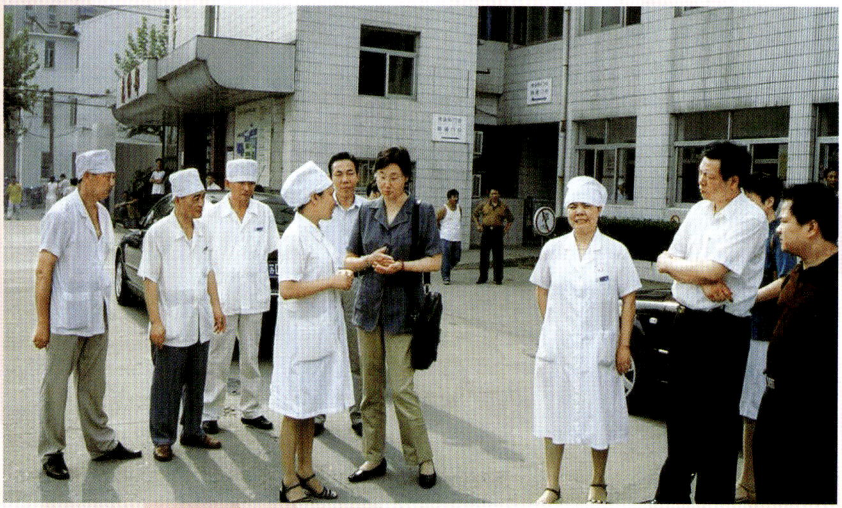

2003年，国家卫生城市调研组考察医院

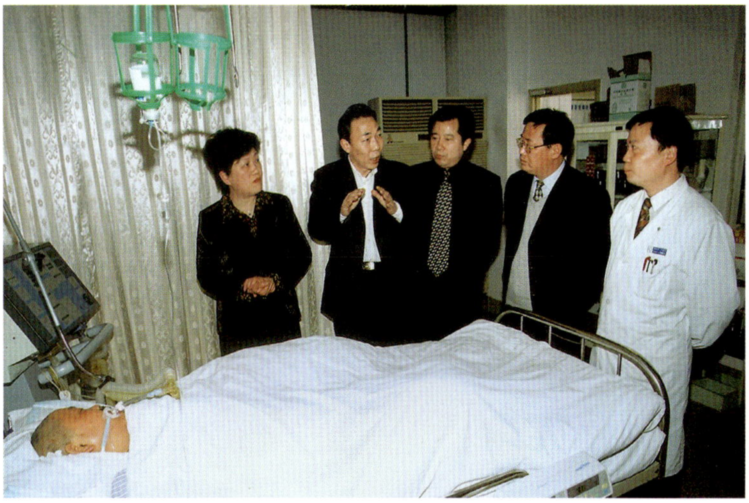

2005年4月，常州市副市长居丽琴（左一）等领导看望为救学生而遭遇车祸的市城南小学教师殷雪梅

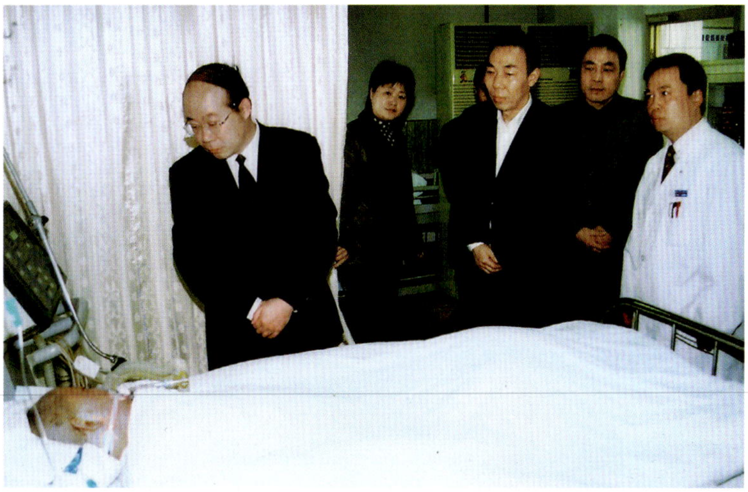

2005年4月，中共金坛市委书记徐惠中（左一）等领导看望为救学生而遭遇车祸的市城南小学教师殷雪梅

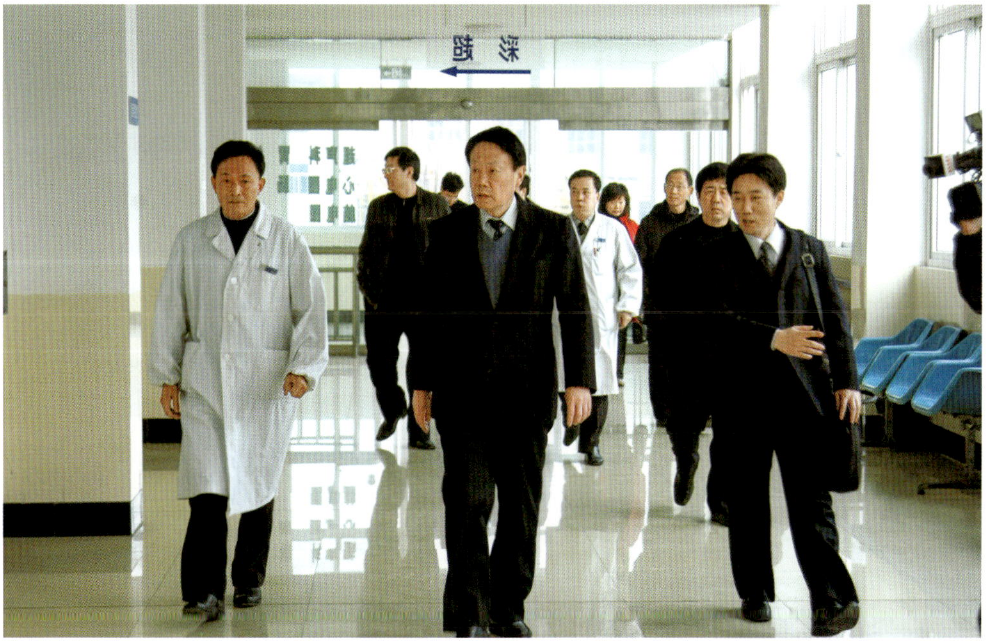

2007年1月18日,卫生部副部长殷大奎（中）检查指导医院工作

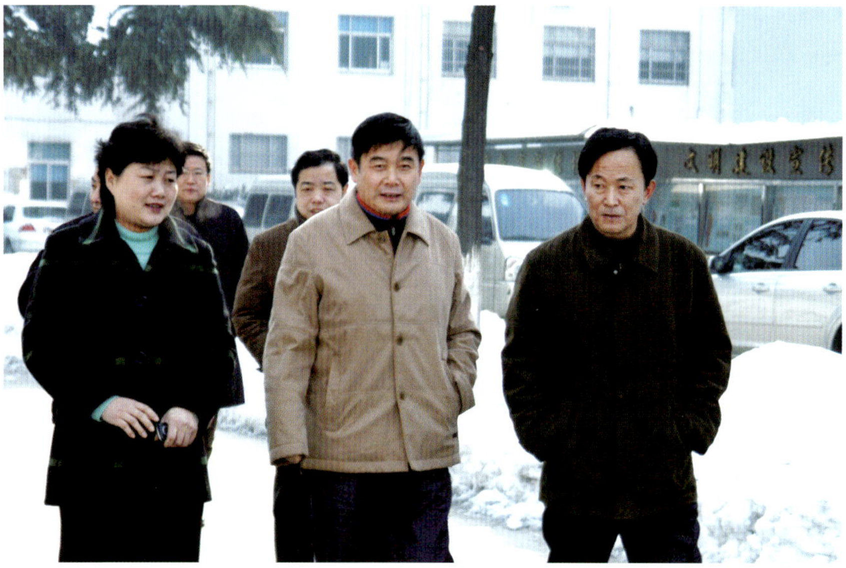

2008年1月31日，中共金坛市委副书记王国胜（中）、副市长王艳红（左一）等领导考察医院

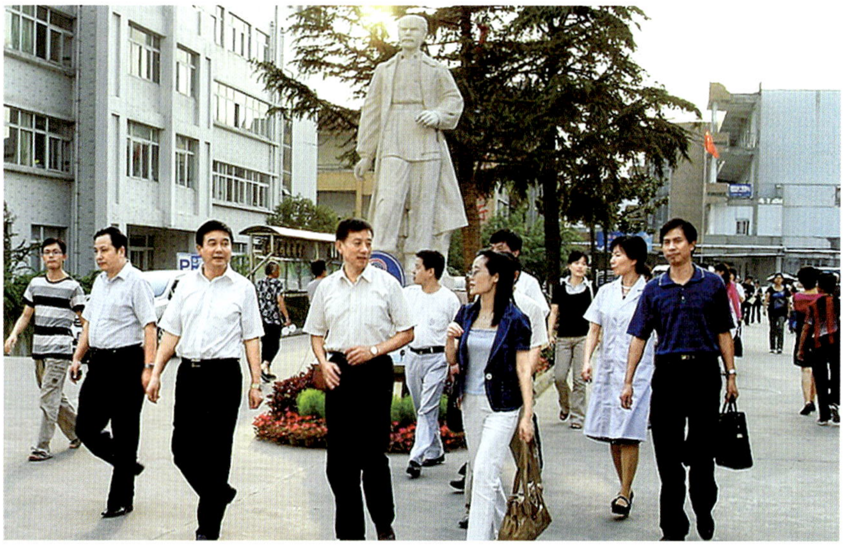

2008年9月10日，卫生部妇幼司副司长张斌（中）考察医院

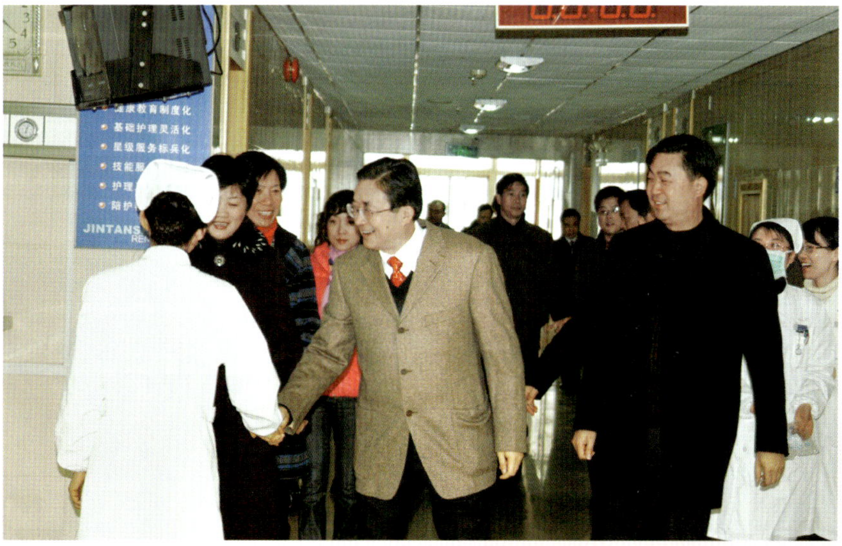

2009年1月26日，中共金坛市委副书记张建华（中）等领导慰问医务人员

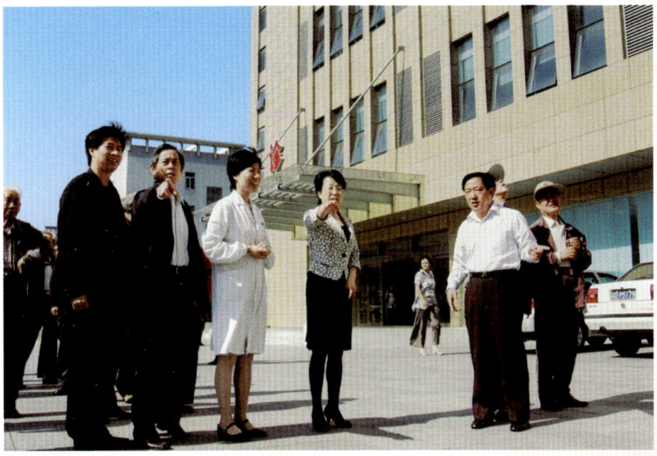
2009年5月6日，金坛市领导考察医院

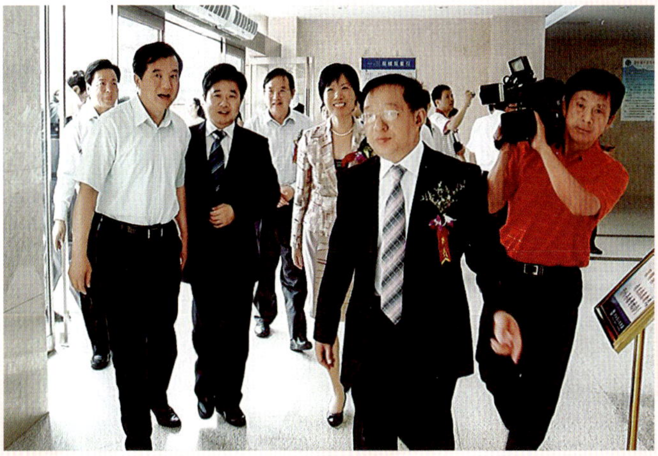
2009年10月，江苏省卫生厅厅长郭兴华（左一）考察医院新大楼建设

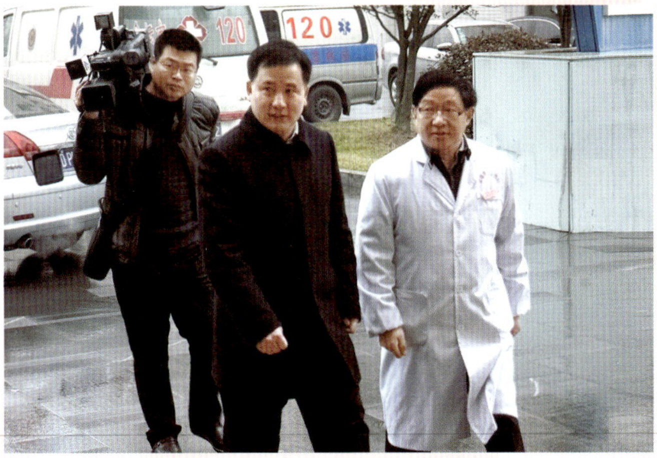
2012年1月21日，金坛市市长丁荣余考察医院

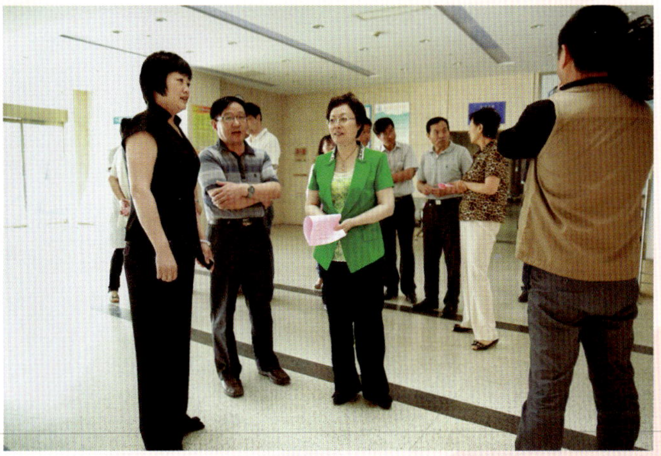
2013年6月4日，常州市副市长张云云（左三）调研医院工作

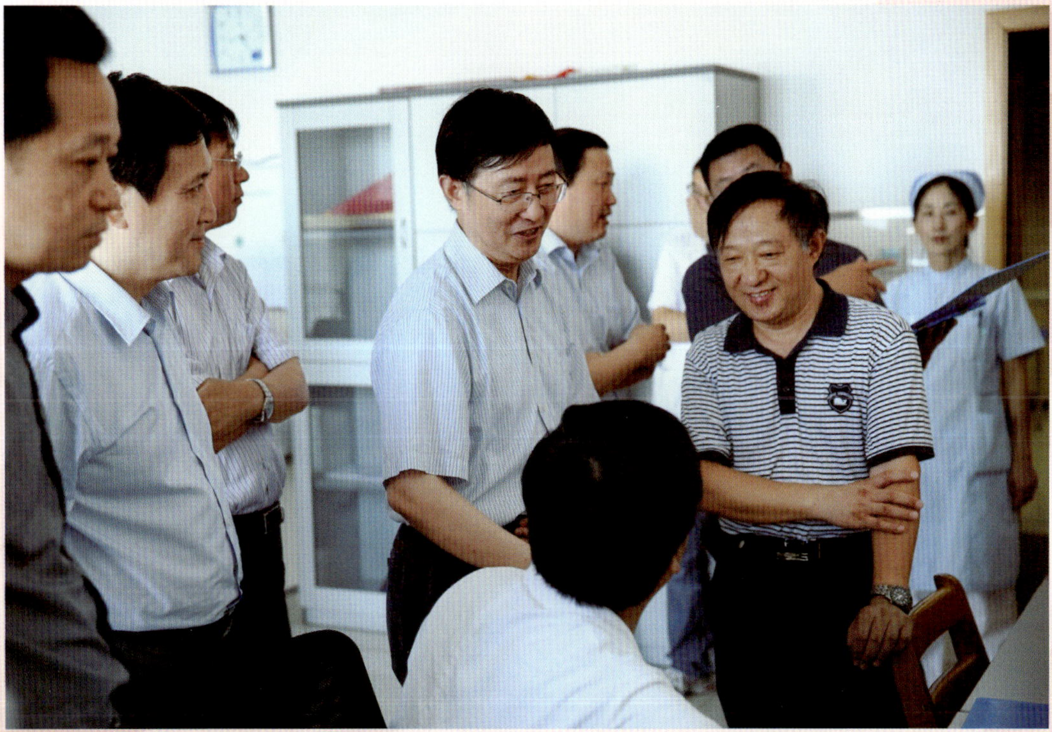
2013年8月6日，江苏省卫生厅副厅长黄祖瑚（中）考察医院

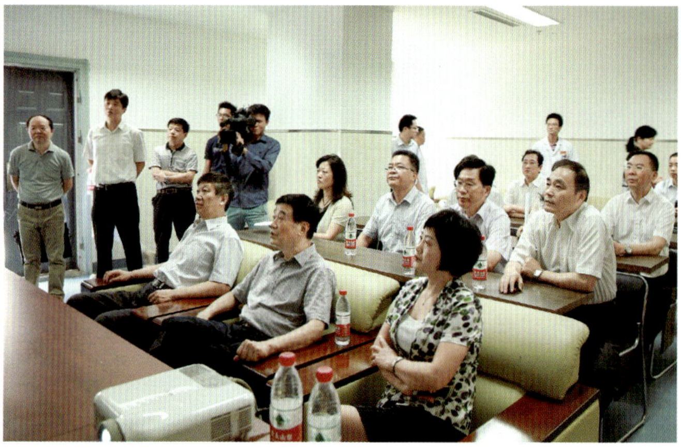

2015年9月8日，区人大代表调研医院信息化建设（远程会诊）

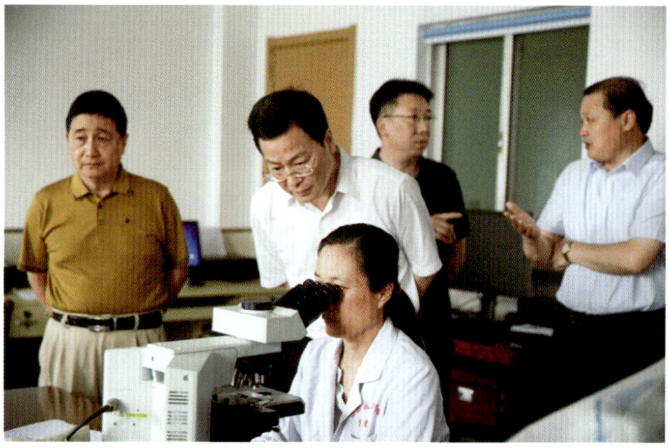

2015年，中共金坛区委常委、宣传部部长王跃中（左二）考察病理中心

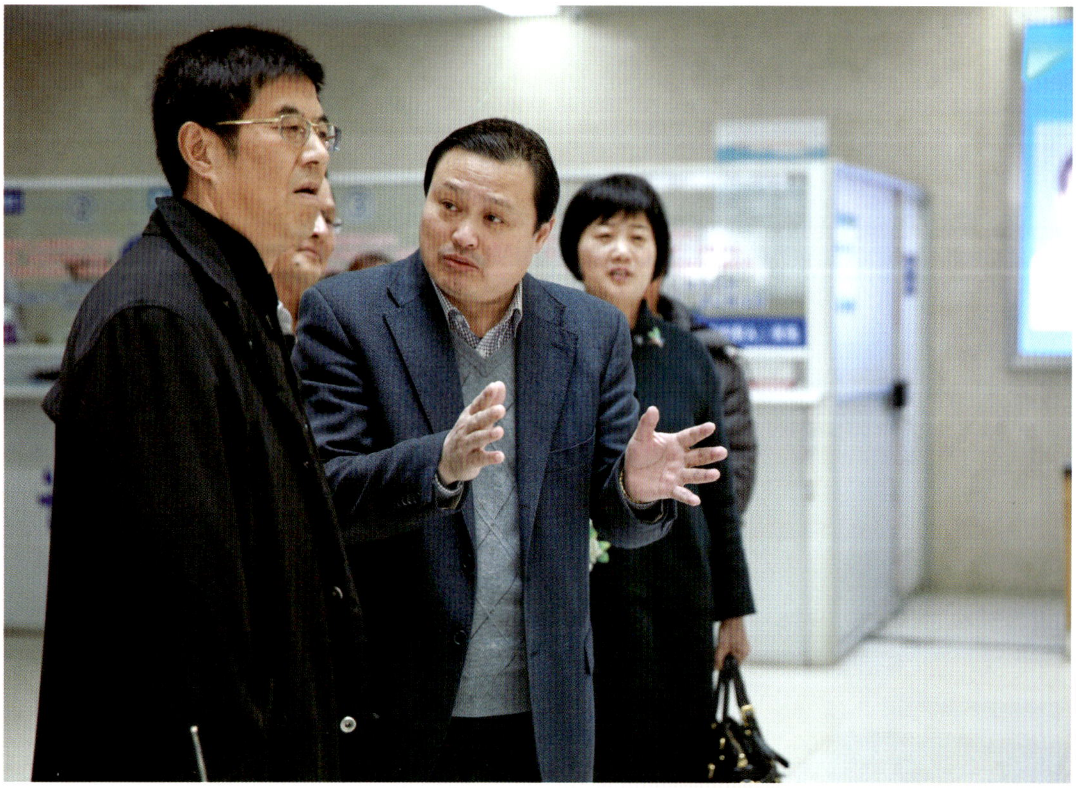

2015年12月30日，省卫计委副巡视员李少冬（左一）带领相关负责人到医院实地巡查

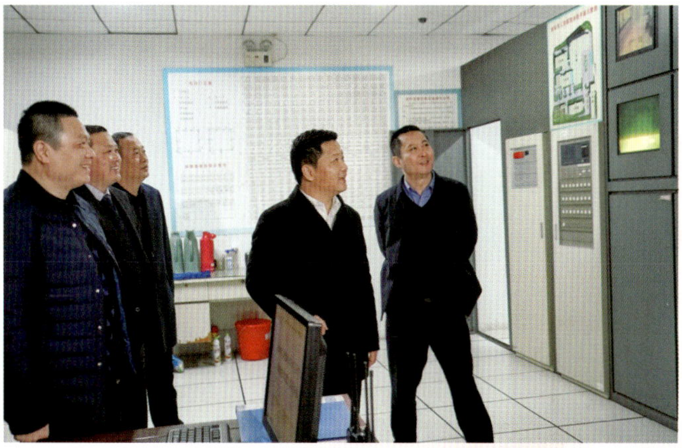

2017年3月23日，区委书记狄志强（右二）到医院考察安全生产情况

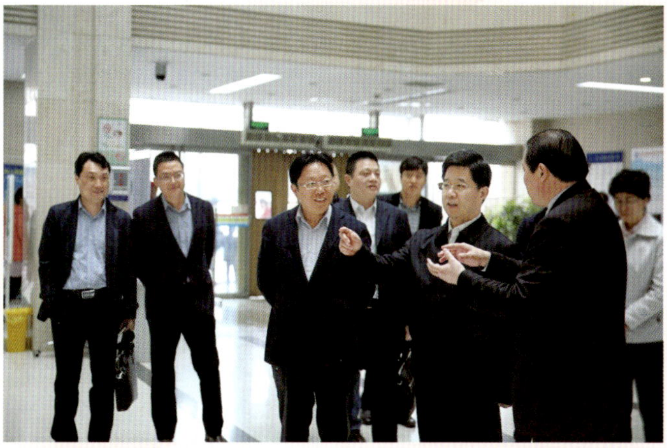

2017年4月6日，常州市副市长方国强（右二）到医院调研工作

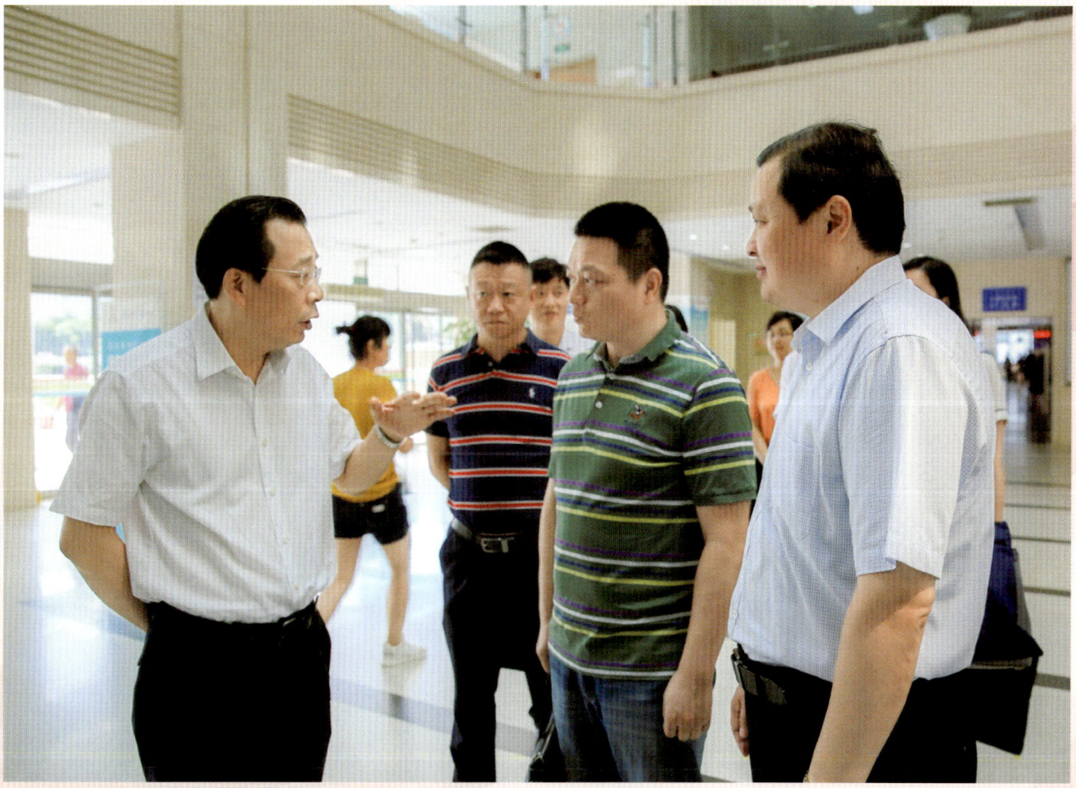

2017年7月21日，常州市卫计委主任朱柏松（左一）调研医院工作

院领导集体

Leadership Collection

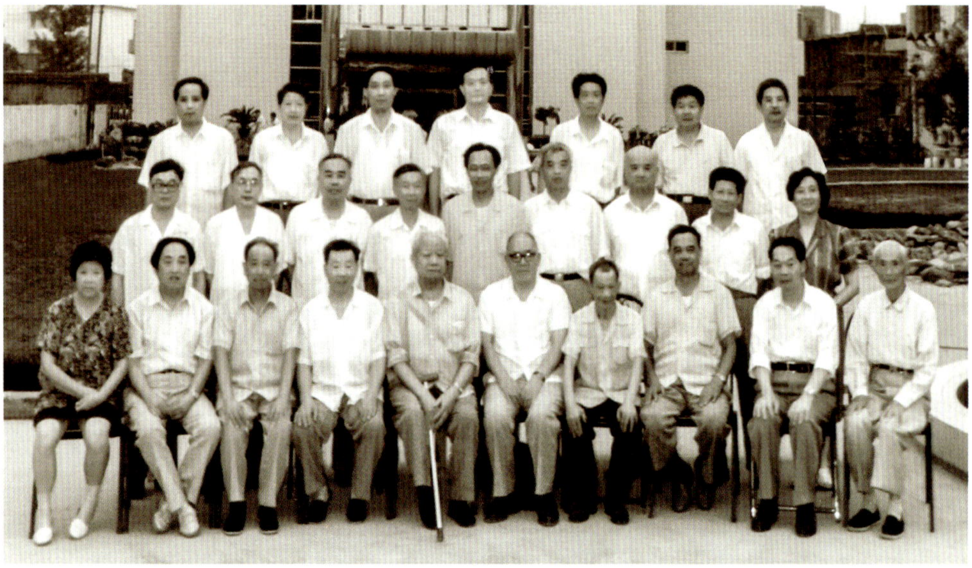

包德诚　徐贵荣　窦东升　蒋午振　陆炳泉　张法兴　葛景荣
夏子耆　司马衡　胡云从　郭宏生　樊文泉　蒋宽生　丁福年　刘明珠　李素娥
金素贞　季　新　赵洪保　戴建生　练　俊　张早林　王江波　耿敬德　王伯仁　唐　耀

1997年，医院历任老领导合影

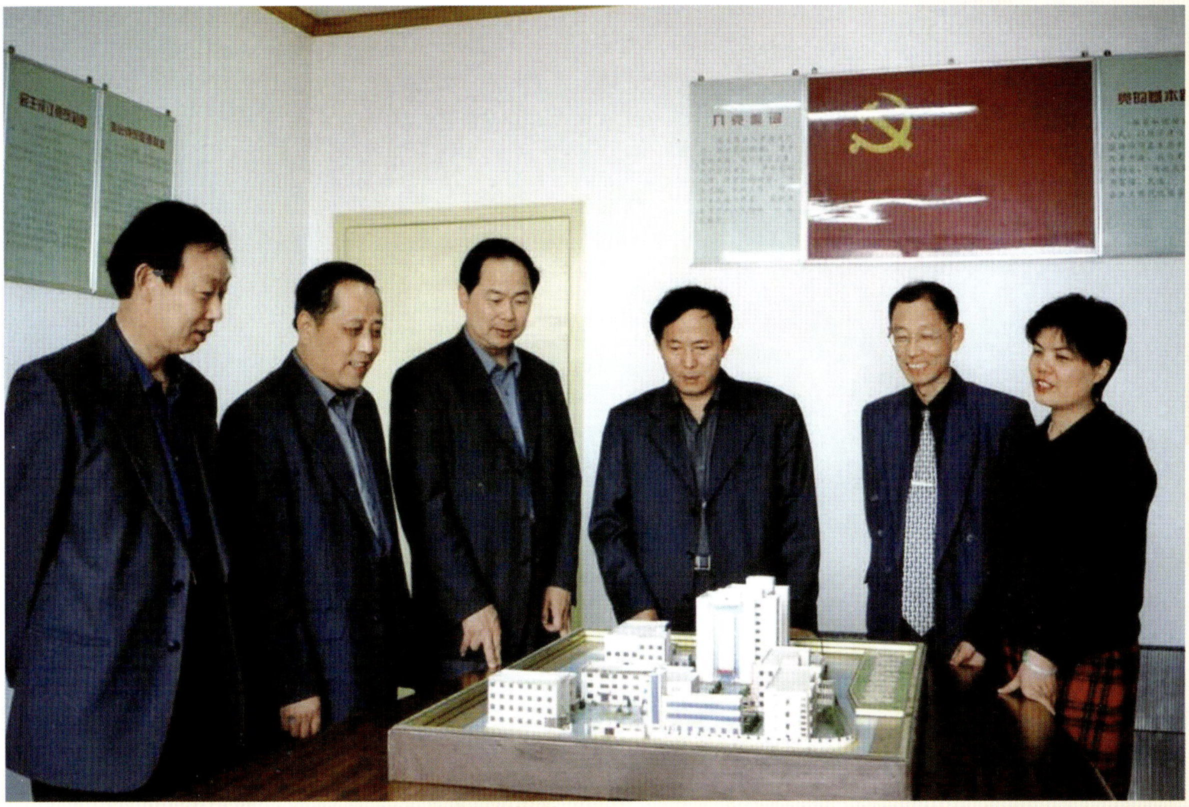

2002年，医院领导班子合影（左起）：傅忠林（副院长）、包德诚（副院长）、黄恒年（党委书记）、邓建（院长、党委副书记）、赵锁芳（党委副书记）、章莉萍（副院长）

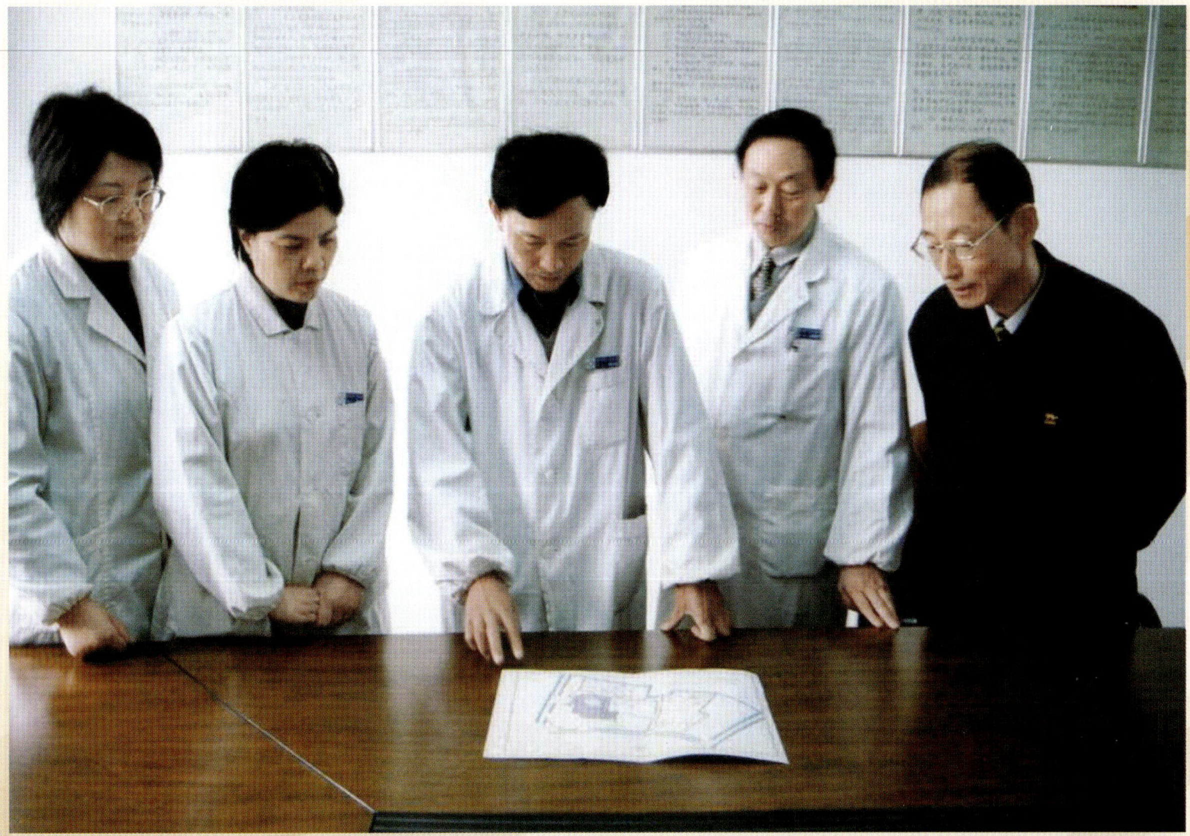

2003年，医院领导班子合影（左起）：倪国琴（党委副书记）、章莉萍（副院长）、邓建（院长、党委副书记）、傅忠林（副院长）、赵锁芳（党委书记）

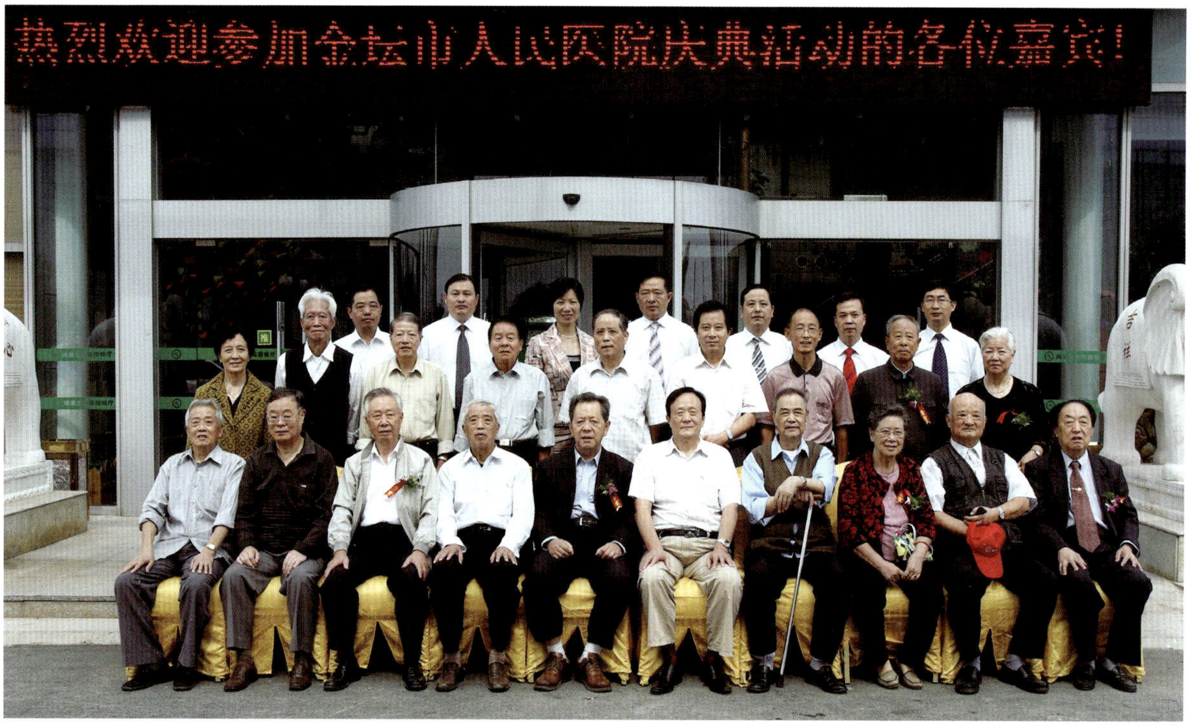

徐 群　苏建华　程志娟　何晓俊　田声望　李国民　丁霈清

李素娥　陈永福　徐贵荣　张法兴　包德诚　庄 岩　赵锁芳　赵洪保　李学英

陆炳泉　夏子耆　郭宏生　蒋宽生　储 容　蒋午振　张早林　金素贞　丁福年　季 新

2009年，90年院庆医院部分领导与来宾合影

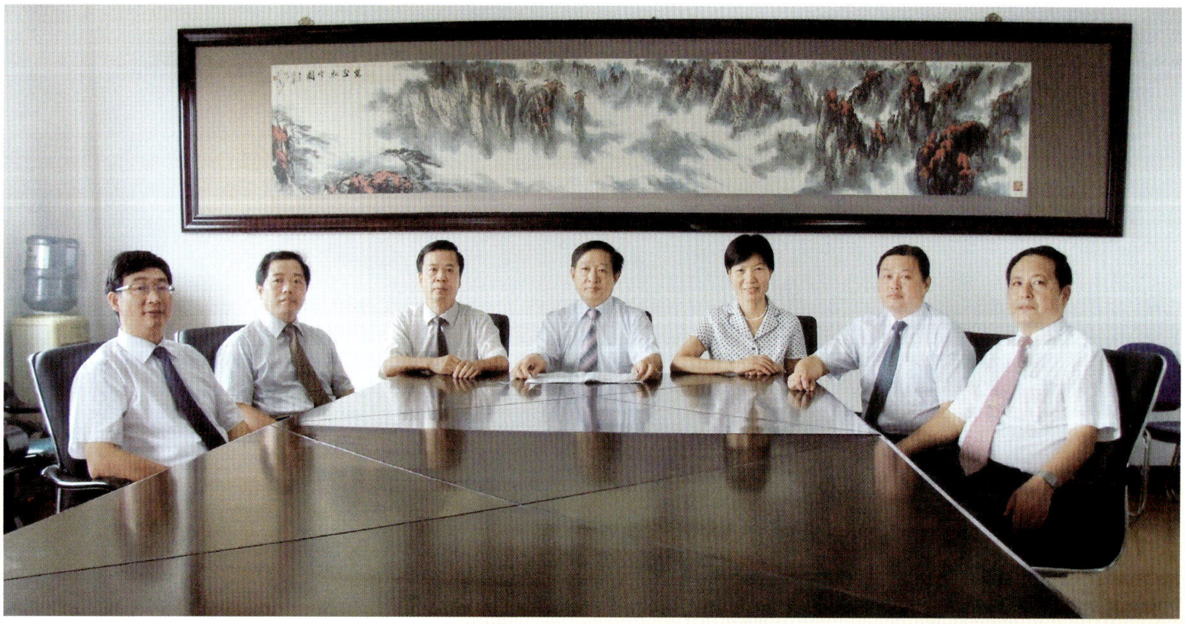

2009年，医院领导班子合影（左起）：丁霈清（院纪委书记）、徐群（副院长）、李国民（副院长、党委副书记）、何晓俊（院长、党委副书记）、程志娟（党委书记）、苏建华（副院长）、田声望（副院长）

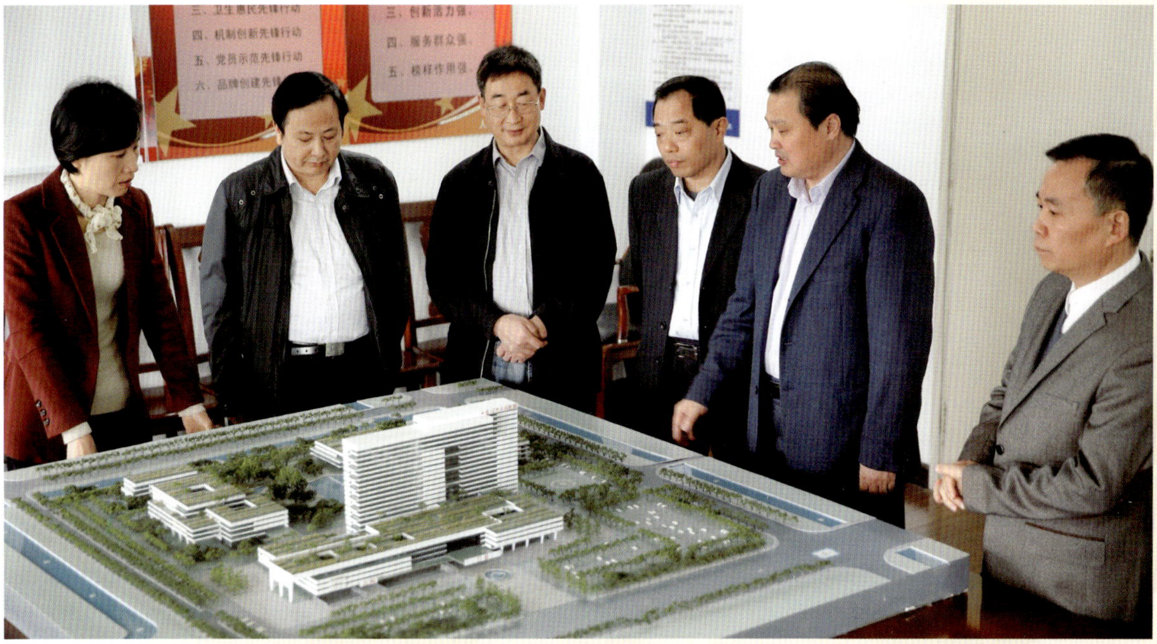

2015 年，医院领导班子合影 （左起）：吴平涛（院纪委书记）、田声望（副院长）、丁需清（副院长）、徐群（副院长）、苏建华（代院长、党委副书记）、李国民（党委书记）

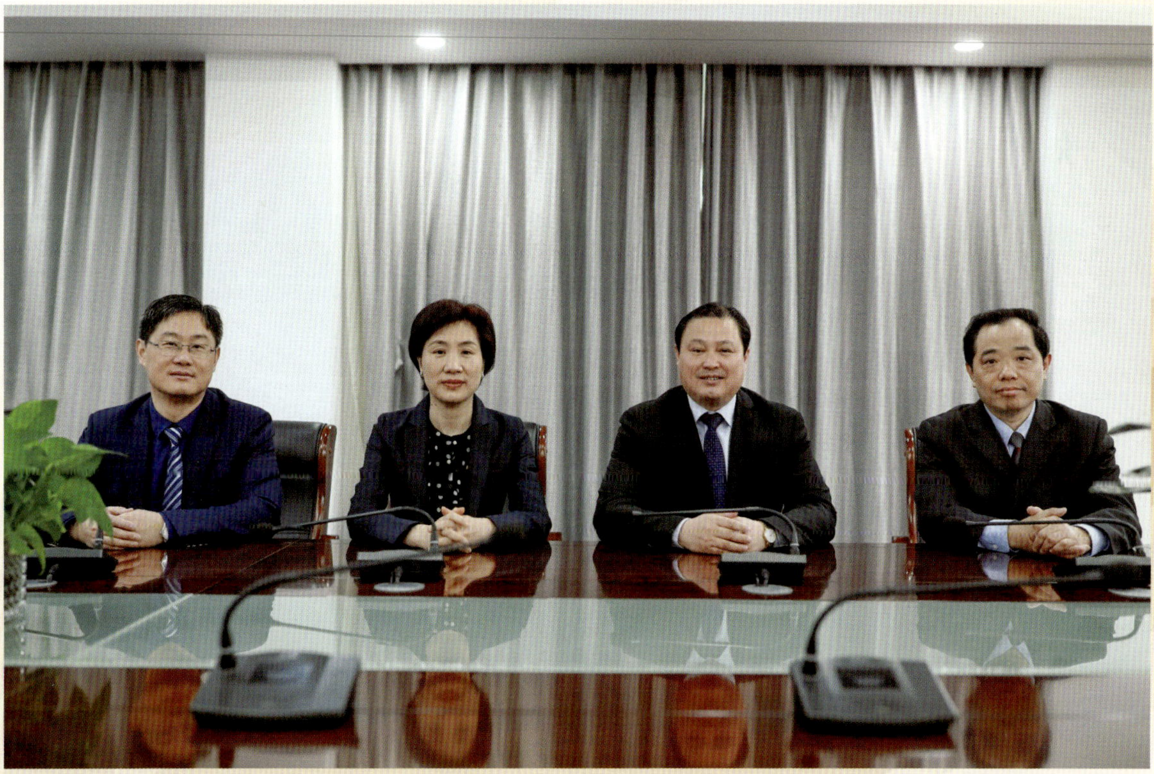

2019年，医院领导班子合影（左起）：赵凯（副院长）、吴平涛（院纪委书记）、苏建华（党委书记、院长）、徐群（副院长）

历史变迁

Historical Changes

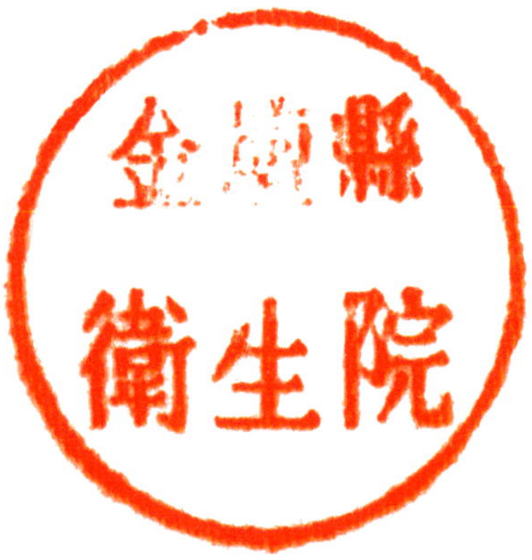

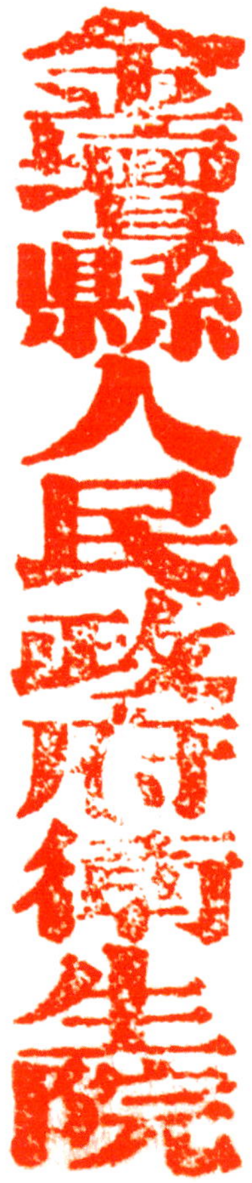

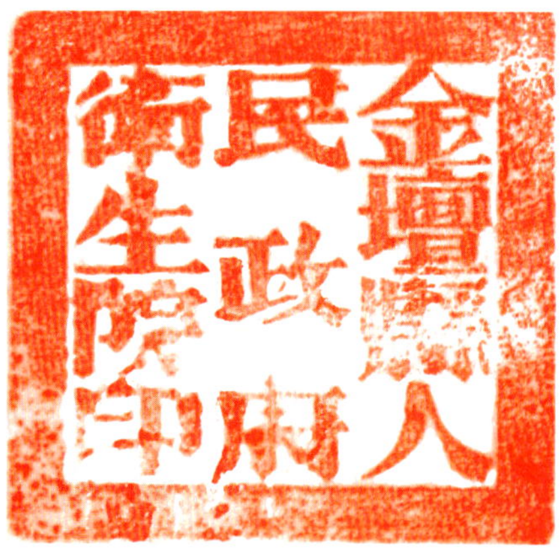

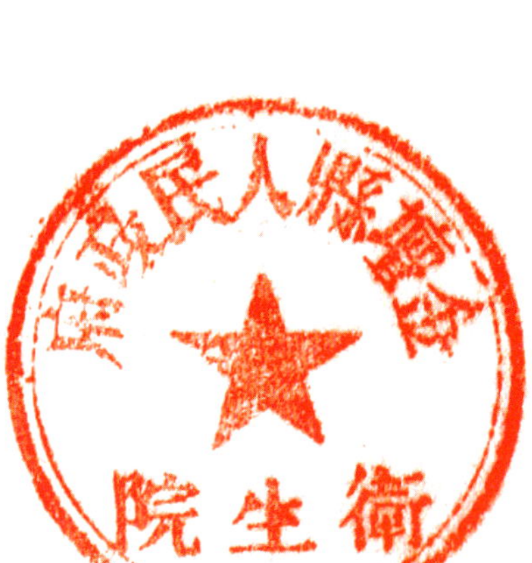

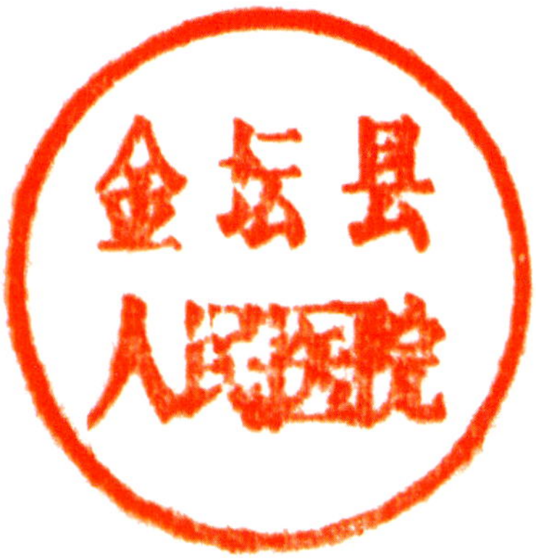
金坛县
人民医院

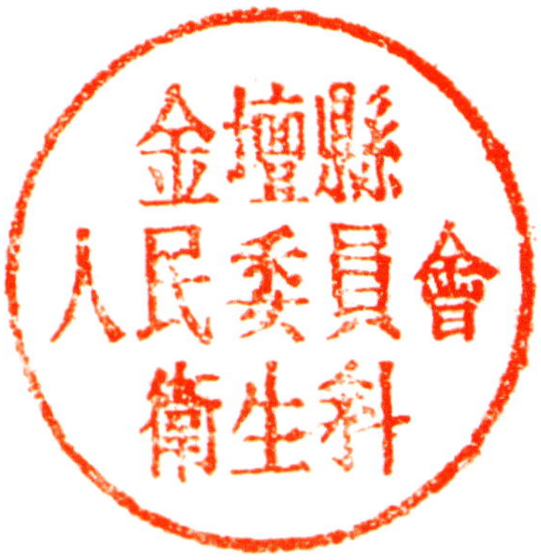
金壇縣
人民委員會
衛生科

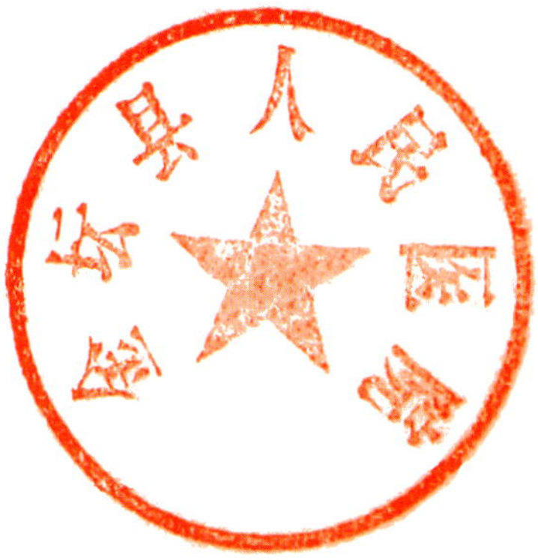
金坛县人民医院

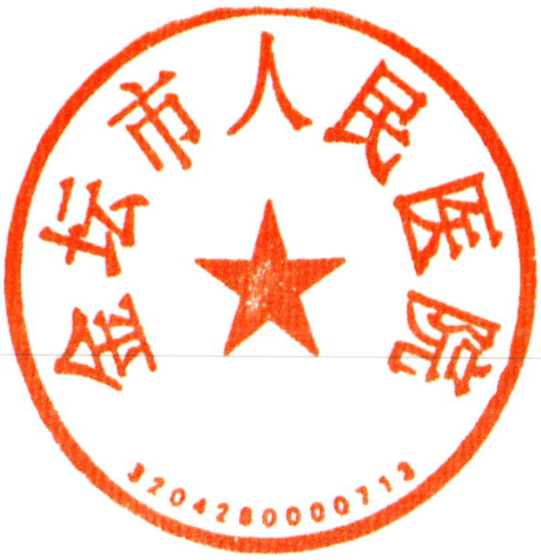
金坛市人民医院
3204280000713

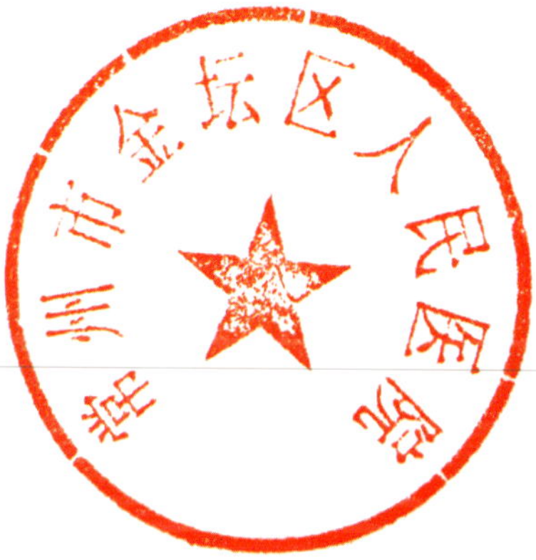
常州市金坛区人民医院

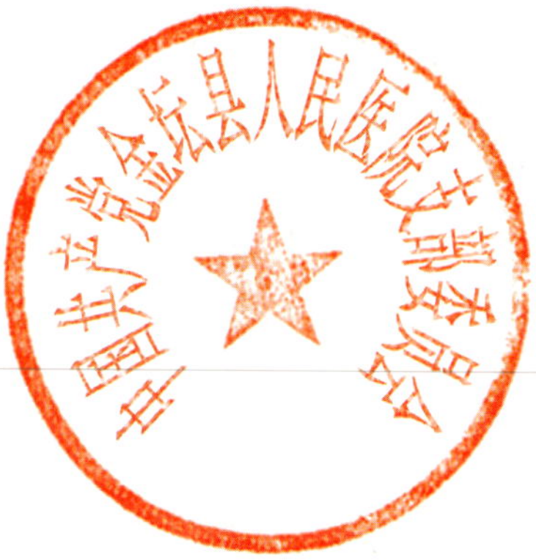
中国共产党金坛县人民医院支部委员会

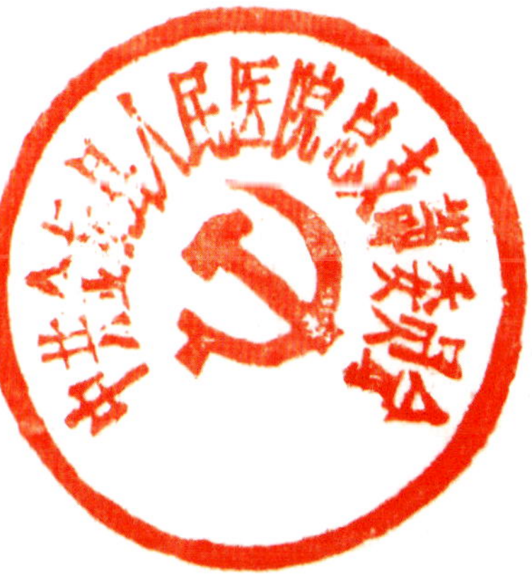
中共
人民医院总支部委员会

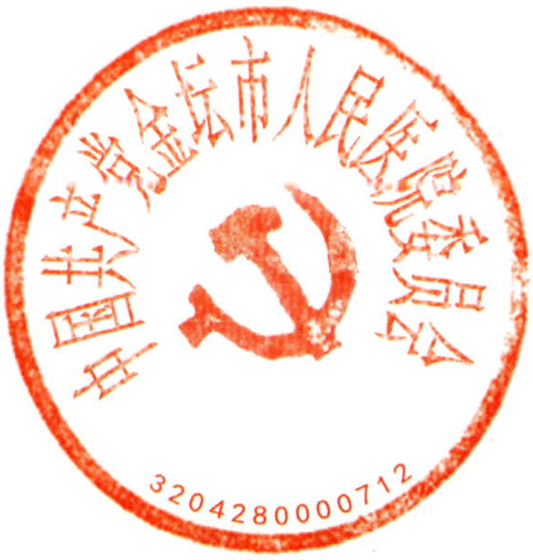
中国共产党金坛市人民医院委员会
3204280000712

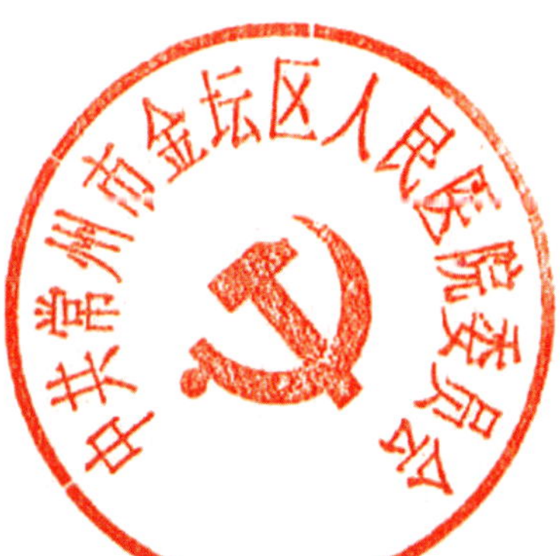
中共常州市金坛区人民医院委员会

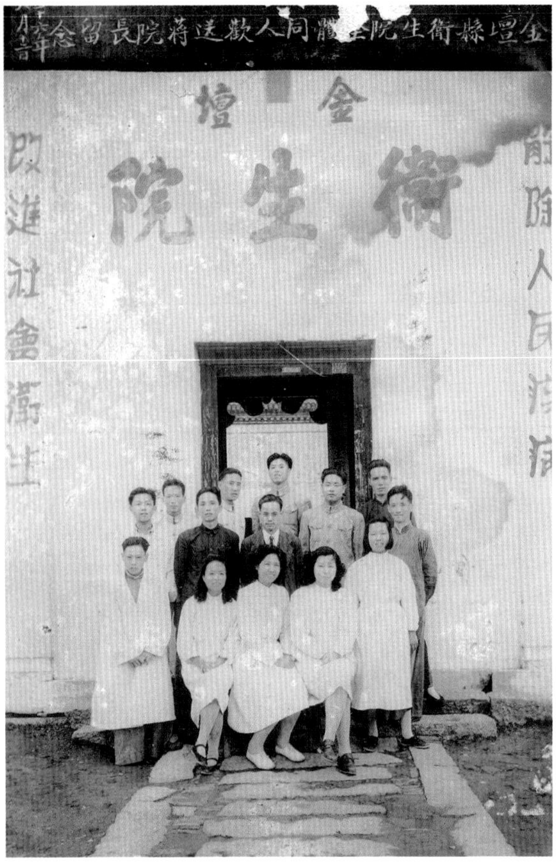

1947年6月12日，金坛县卫生院全体同仁欢送蒋书根院长留念

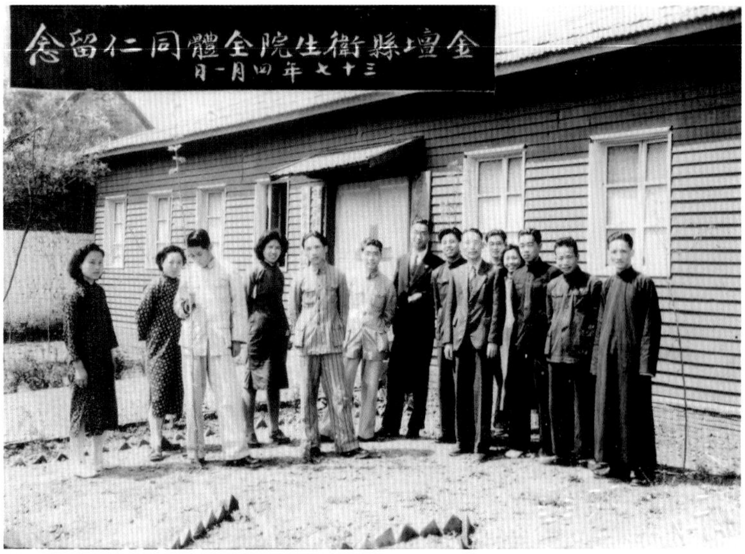

1948年4月1日，金坛县卫生院全体同仁留念

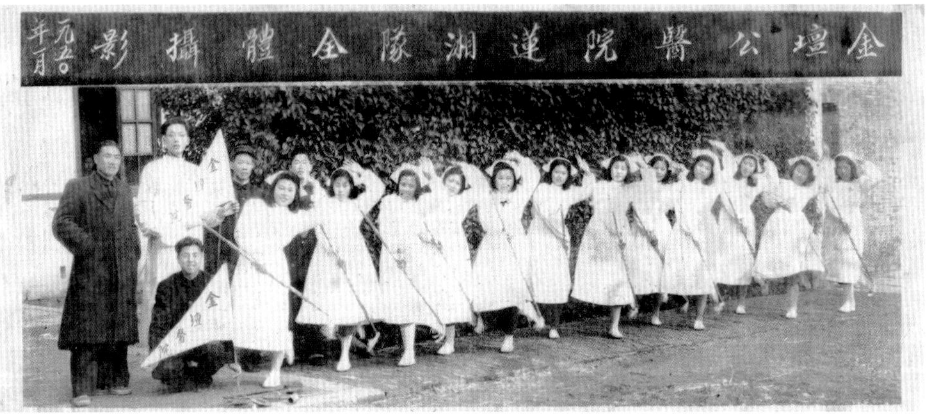

1950年1月，金坛公医院莲湘队全体合影

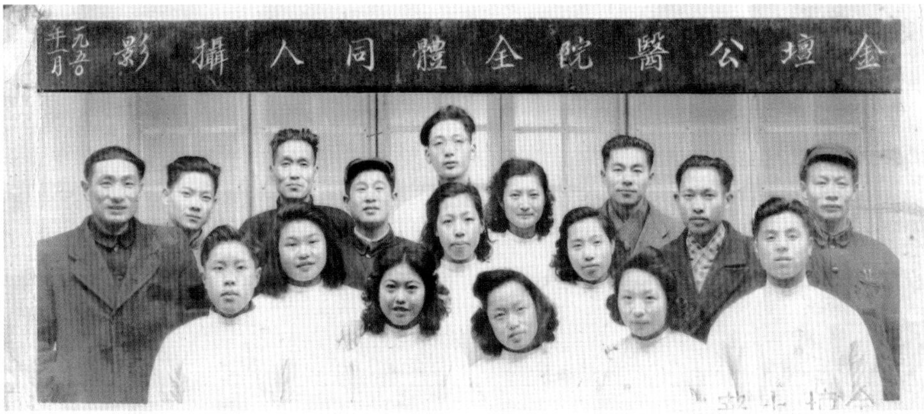

1950年1月，金坛公医院全体同仁合影

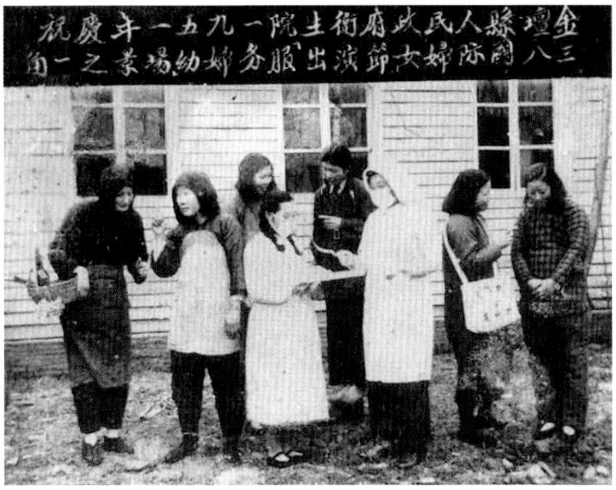

1951年，金坛县人民政府卫生院庆祝三·八国际妇女节演出

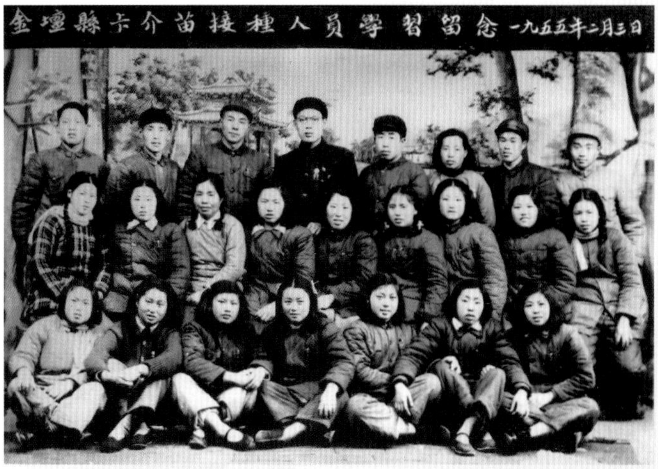

1955年2月3日，金坛县卡介苗接种人员学习留念

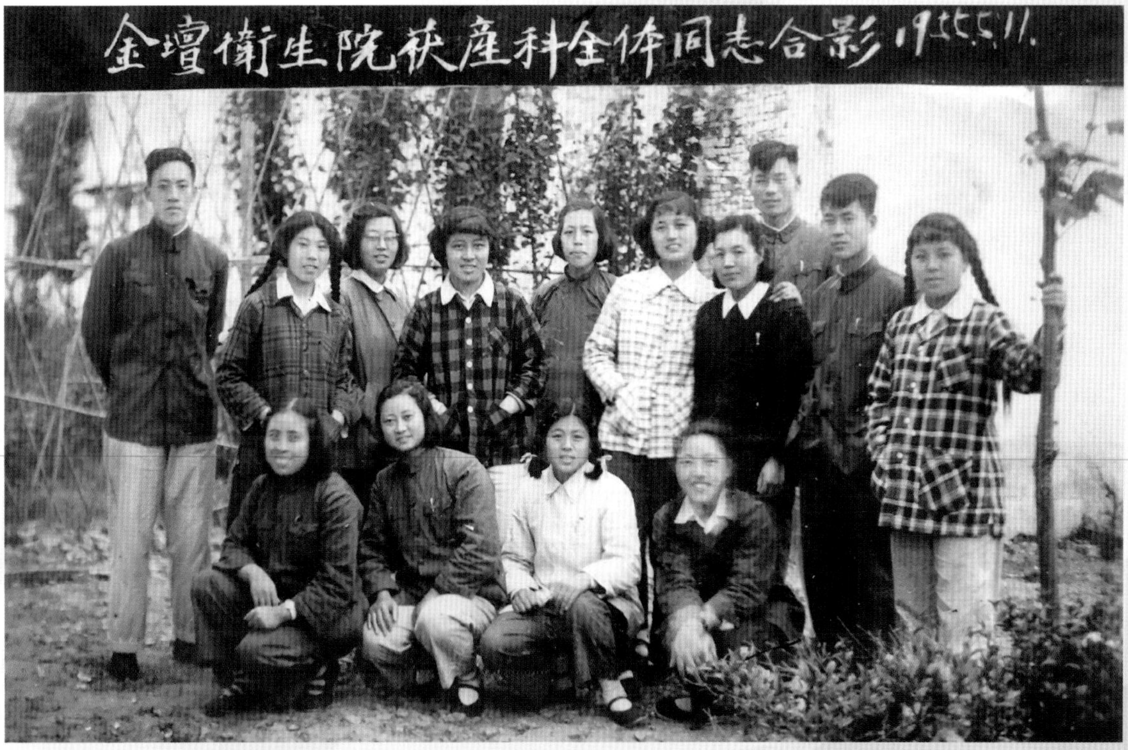

1955年5月11日，金坛卫生院妇产科全体同志合影

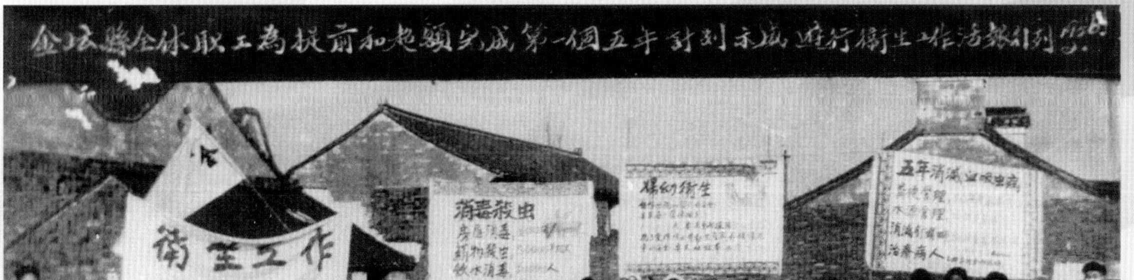

1956年2月，金坛县全体职工为提前和超额完成第一个五年计划卫生工作集会

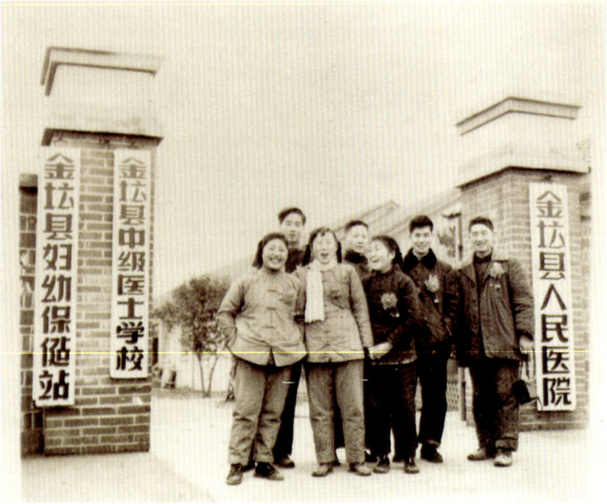

1959年，下放农村医务人员合影留念

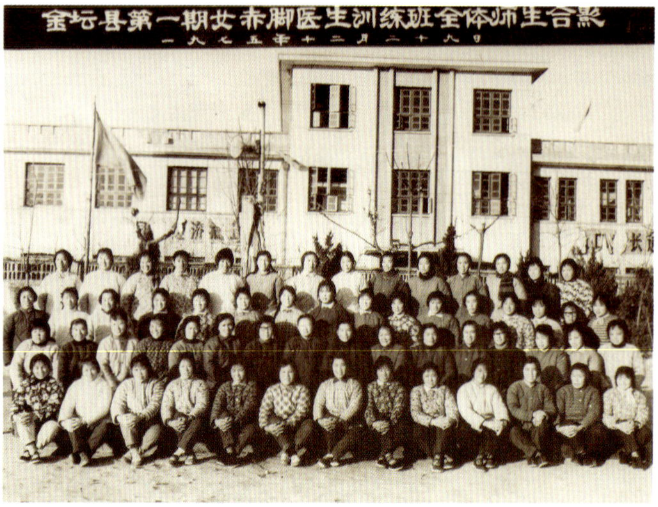

1975年12月29日，金坛县第一期女赤脚医生训练班全体师生合影

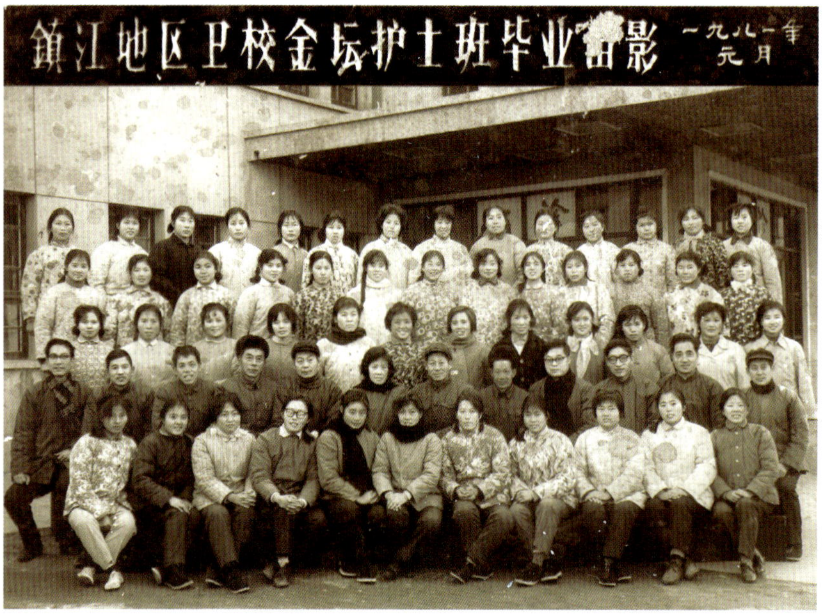

1981年1月，镇江地区卫校金坛护士班毕业留影

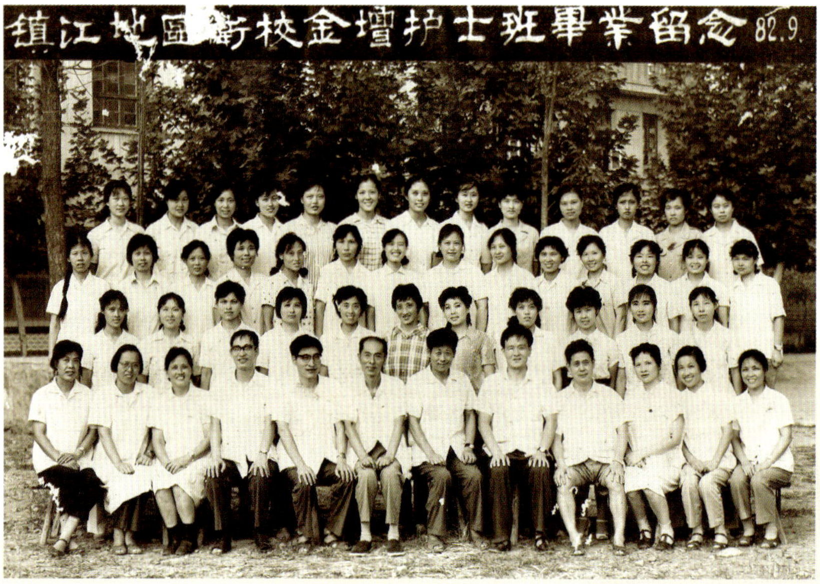

1982年9月，镇 江地区卫校金坛护士班毕业留念

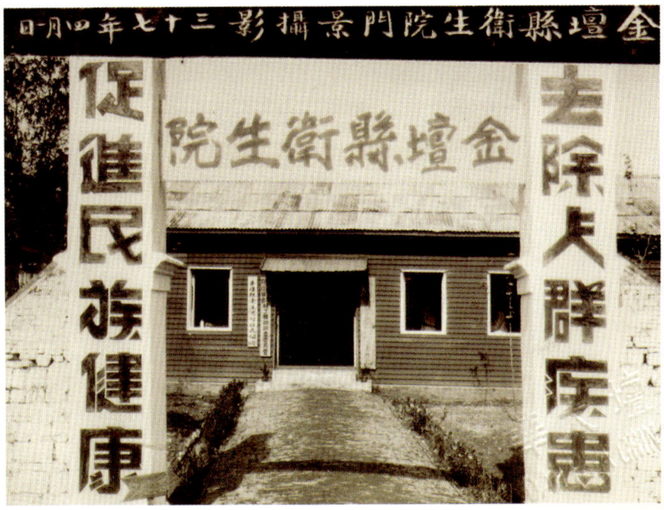

1948年4月1日，金坛县卫生院门景

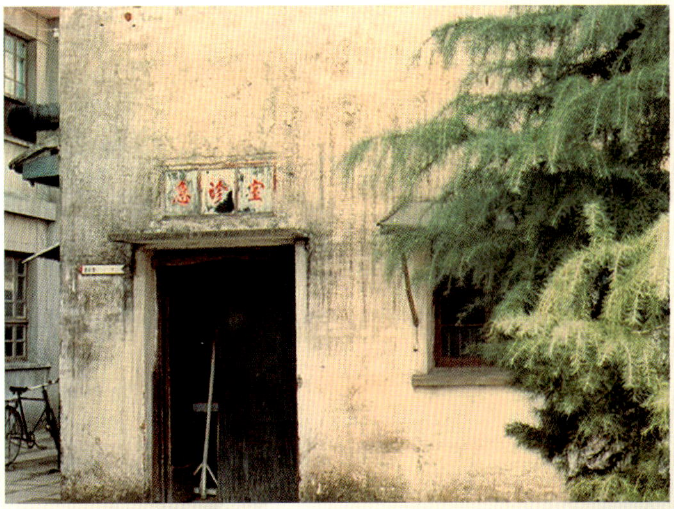

20世纪70年代，医院急诊室

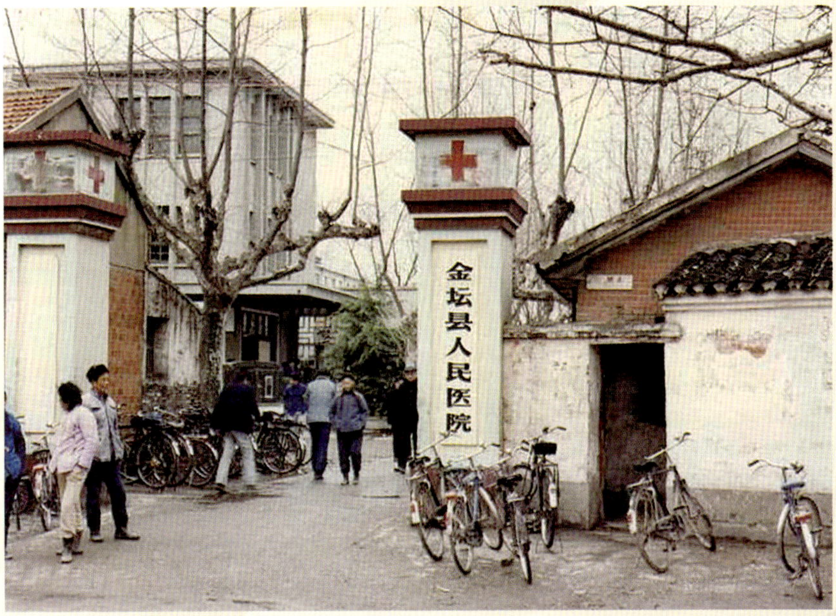

20世纪80年代，医院大门和门诊楼

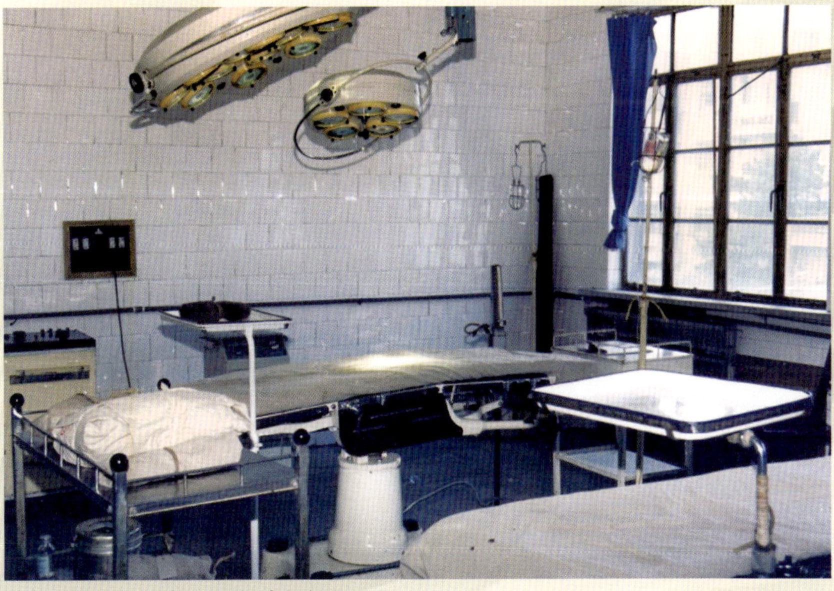

20世纪80年代，医院手术室

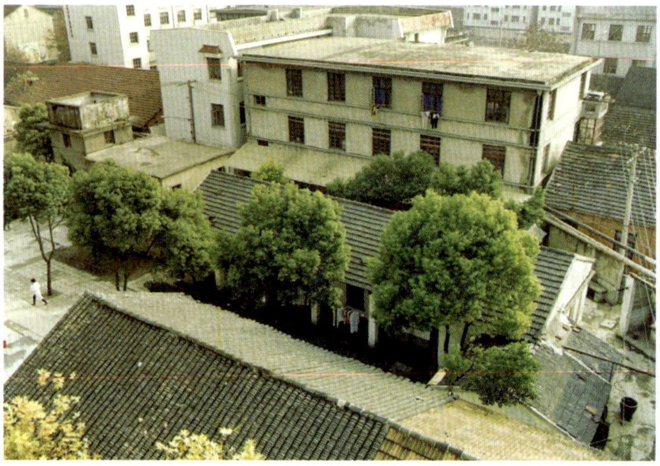

20世纪80年代，医院老病房楼

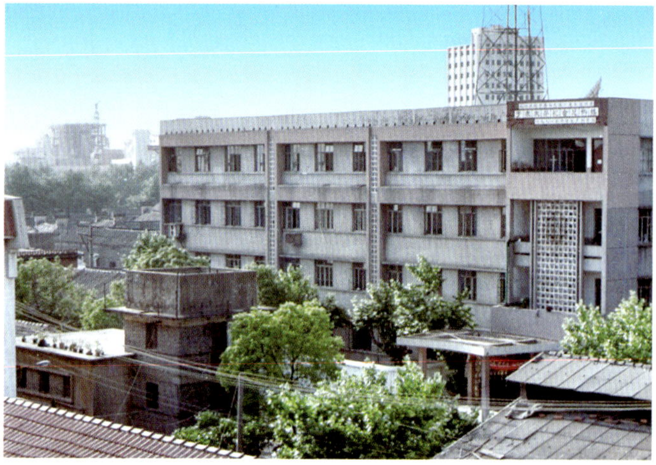

1991年，医院于袁大芬儿科楼

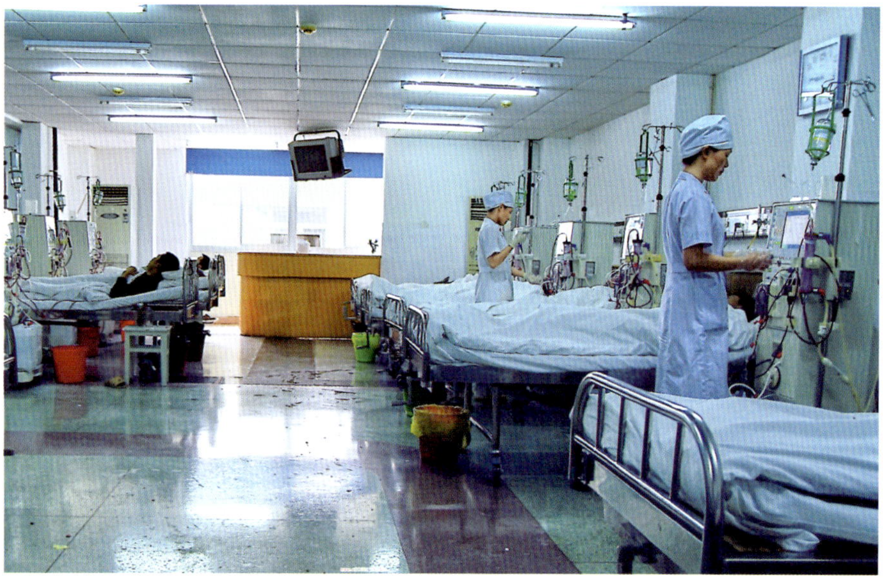

1993年，医院血透室

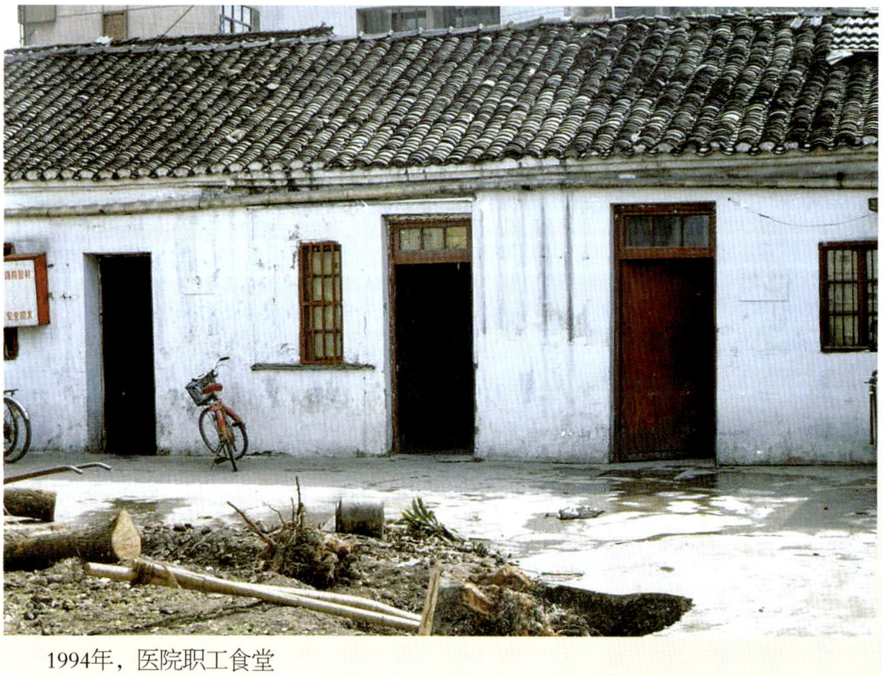

1994年，医院职工食堂

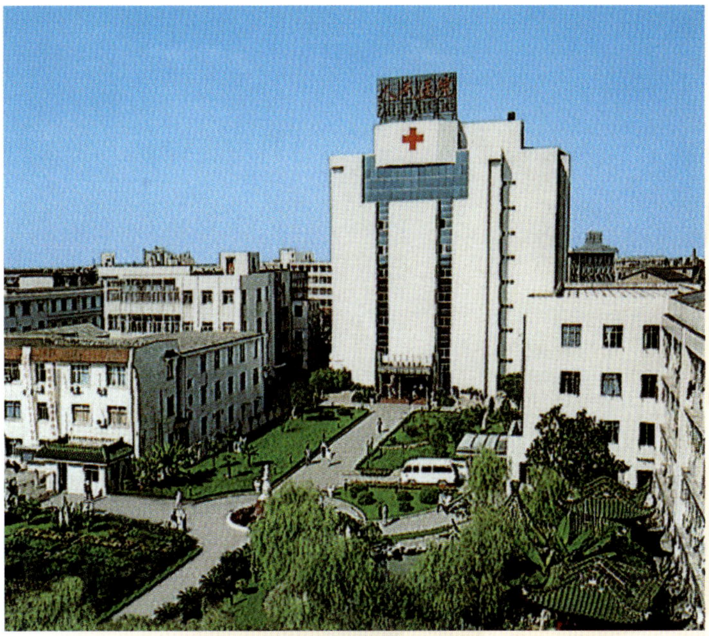

1996年，医院全景

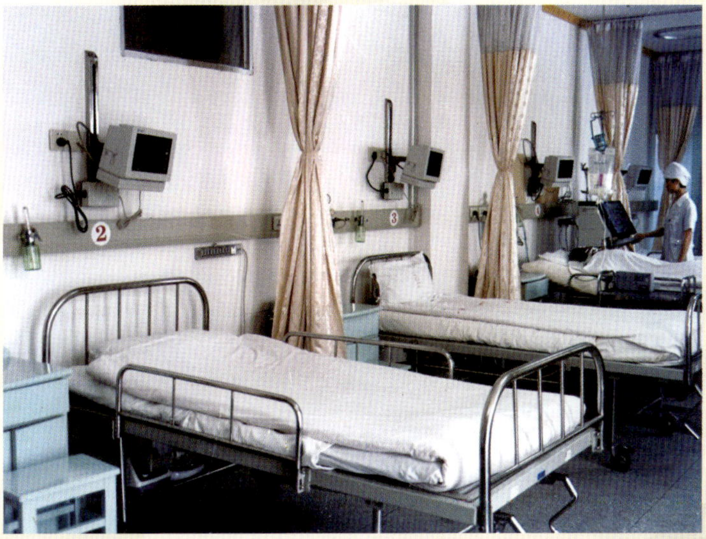

1997年10月，医院ICU病房成立之初

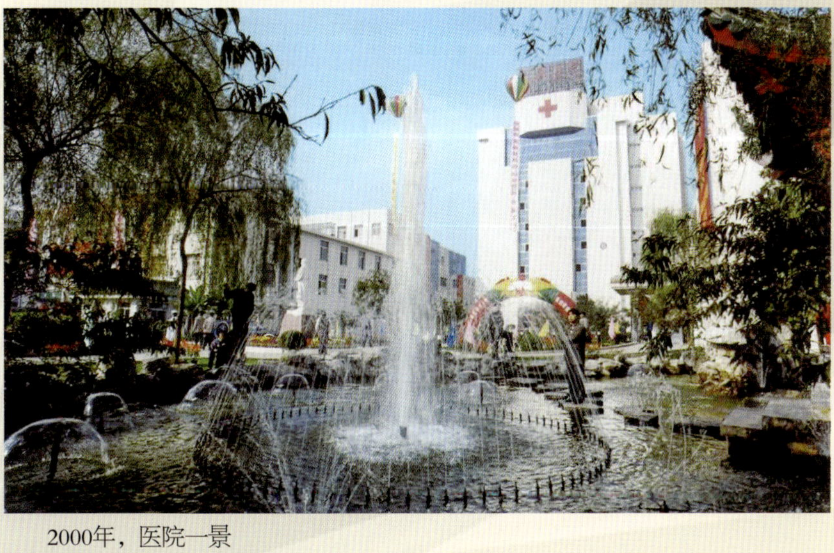

2000年，医院一景

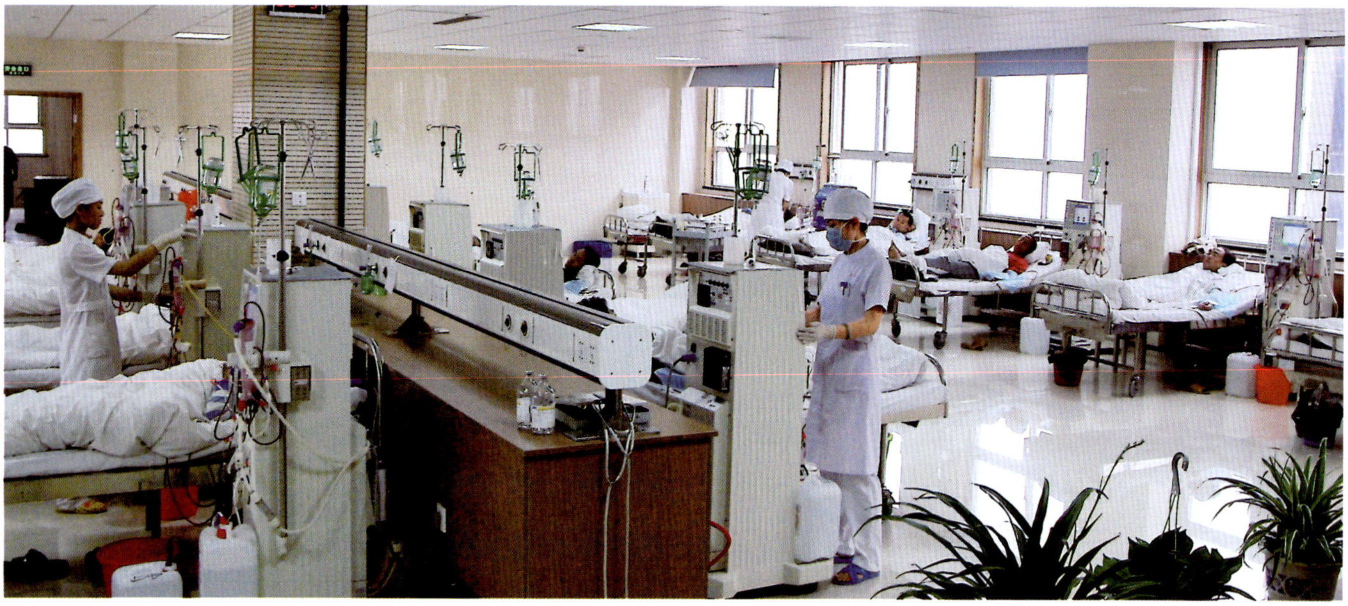

2009年，医院血液透析科

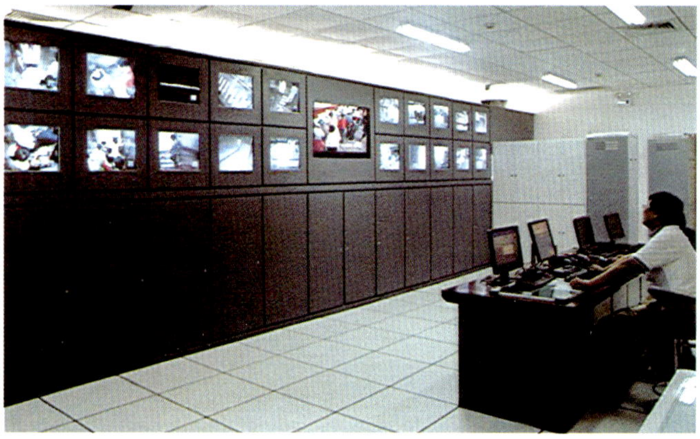

2009年5月，医院总监控室

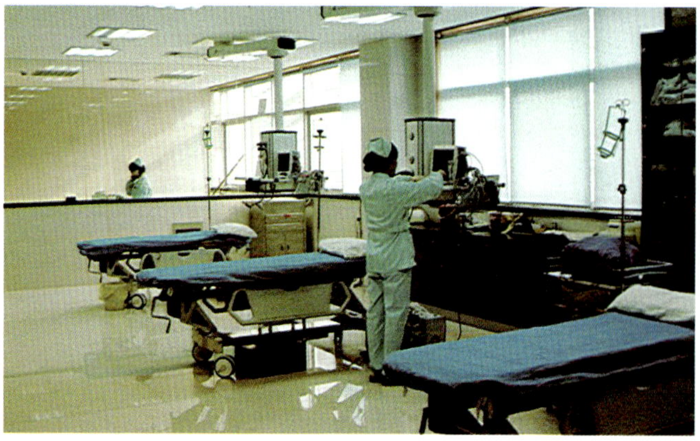

2009年5月，医院急诊科

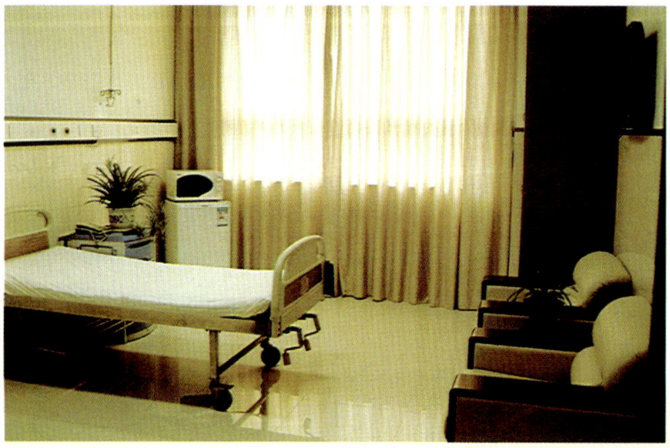

2009年5月，医院现代化的病房

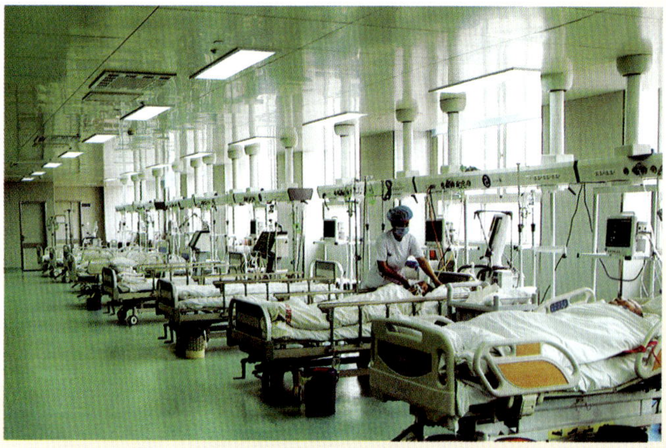

2009年5月，医院重症医学科

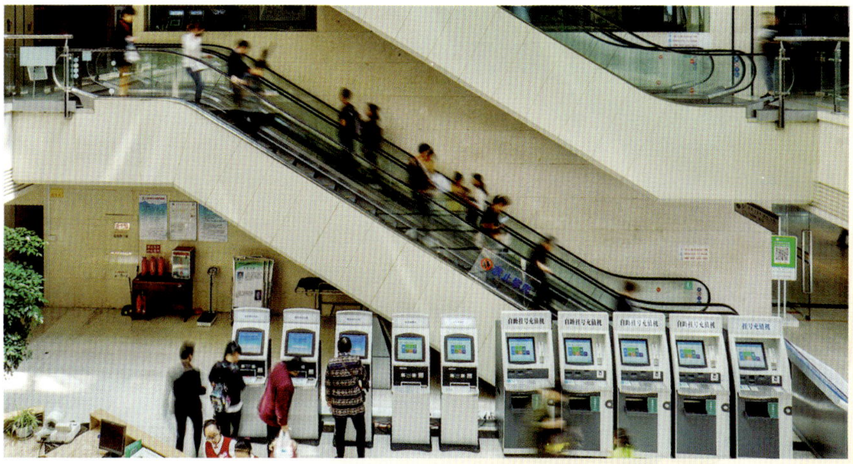

2018年5月8日，医院门诊大厅自助挂号系统

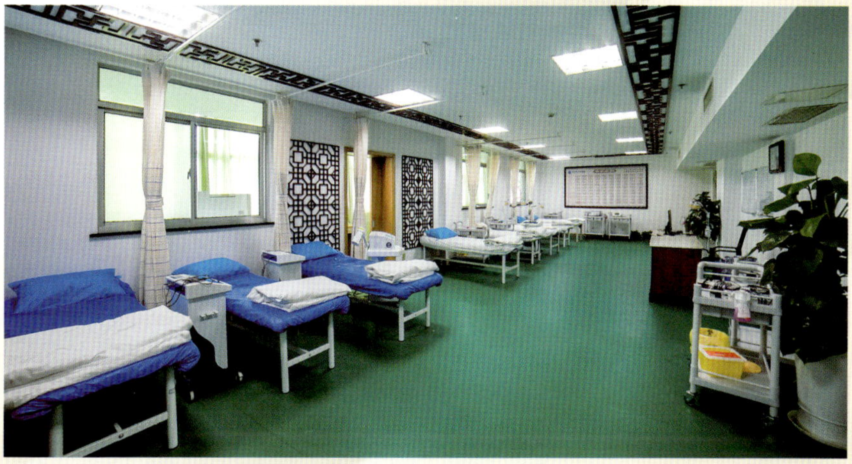

2019年，医院康复医学科

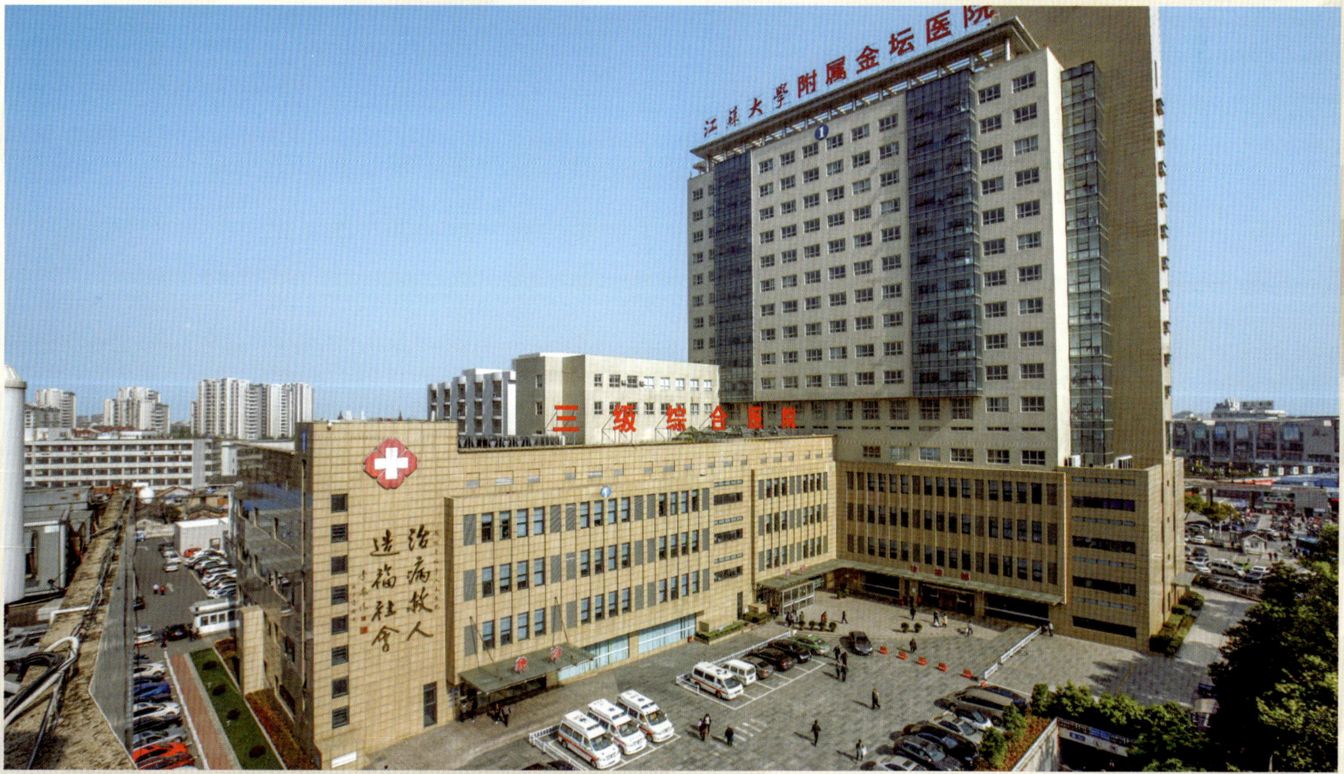

2019年1月，医院全景

医疗服务

Medical Service

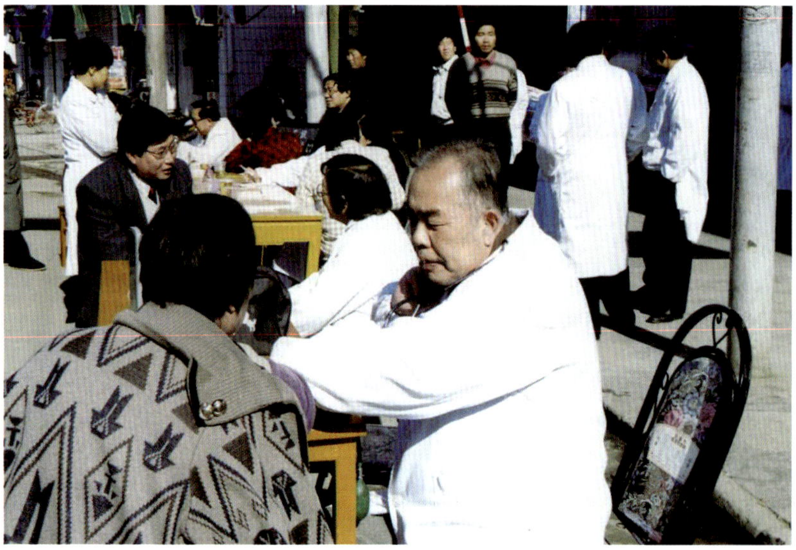

20世纪90年代，医院专家义诊

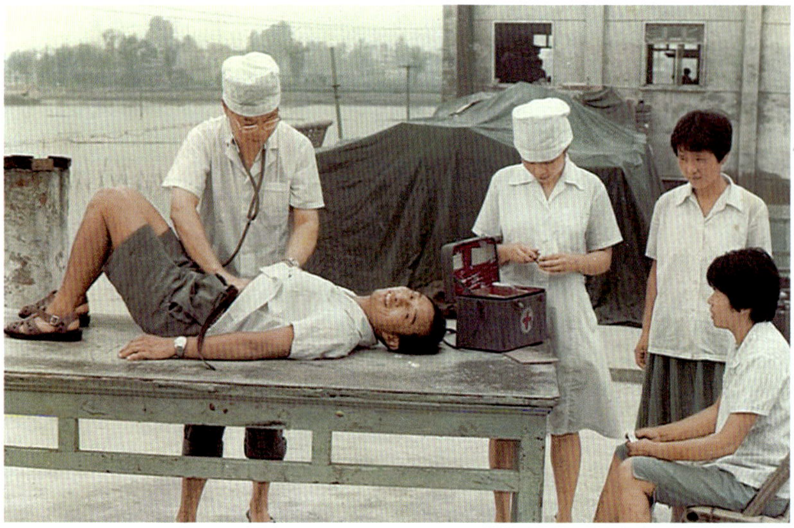

1991年，医务人员参加抗洪救灾

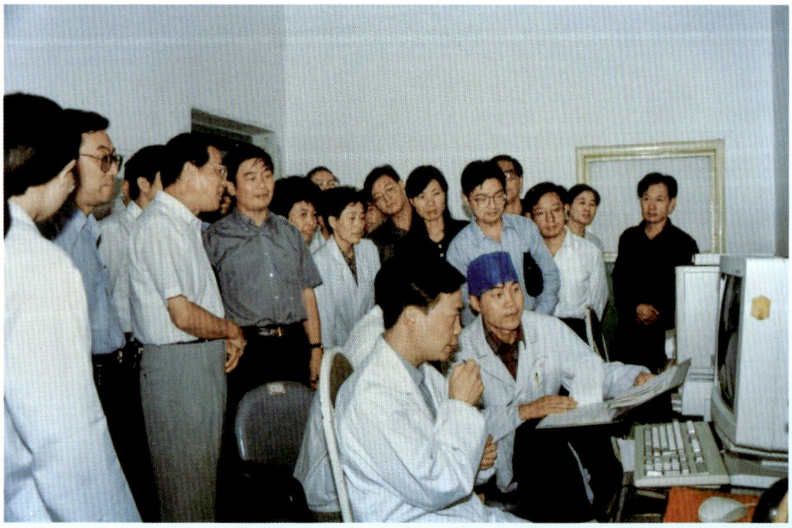

1998年，医院与北京武警总医院进行远程医疗会诊

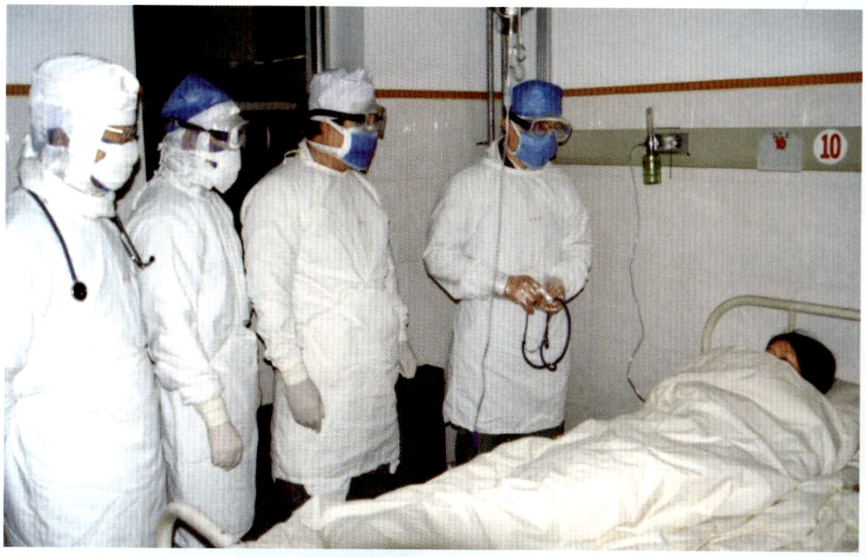

2003年，抗击非典医护人员查房

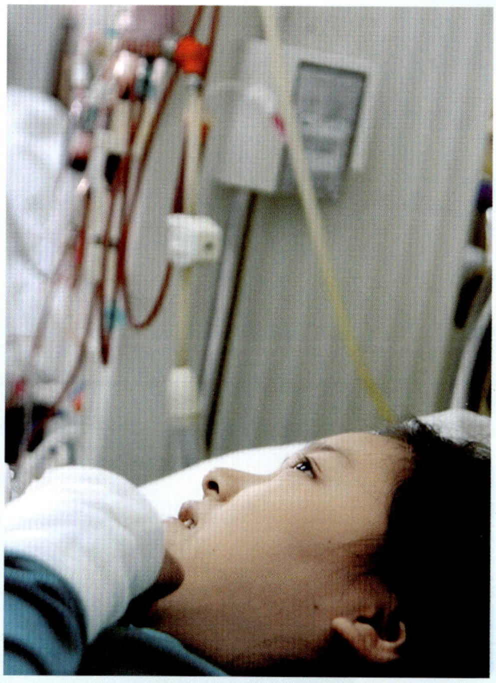

2007年，医院对城市特困户开展“十免十减半”优惠医疗服务，血透病人是最大受益者

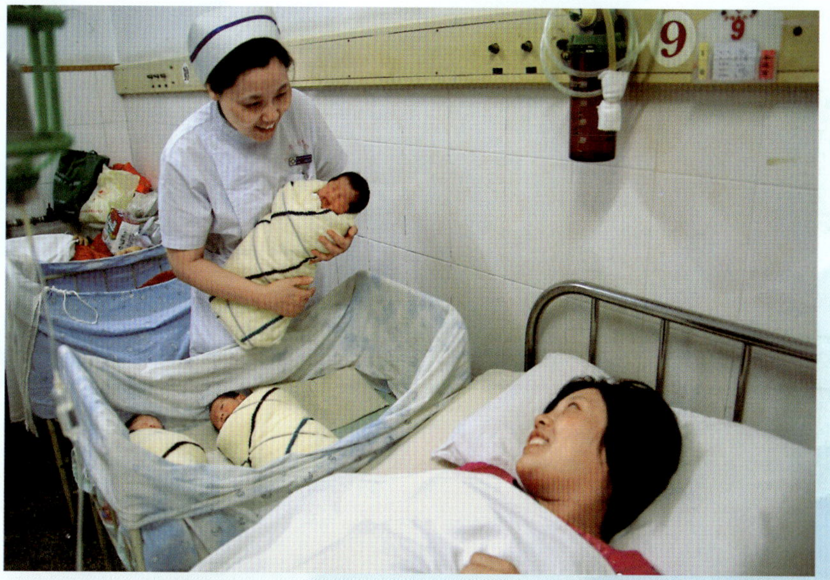

2008年，和谐病区喜迎三胞胎

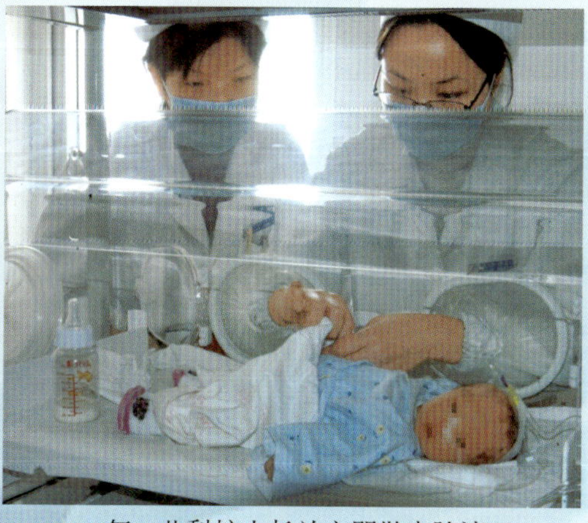

2007年，儿科护士长为弃婴做皮肤清理

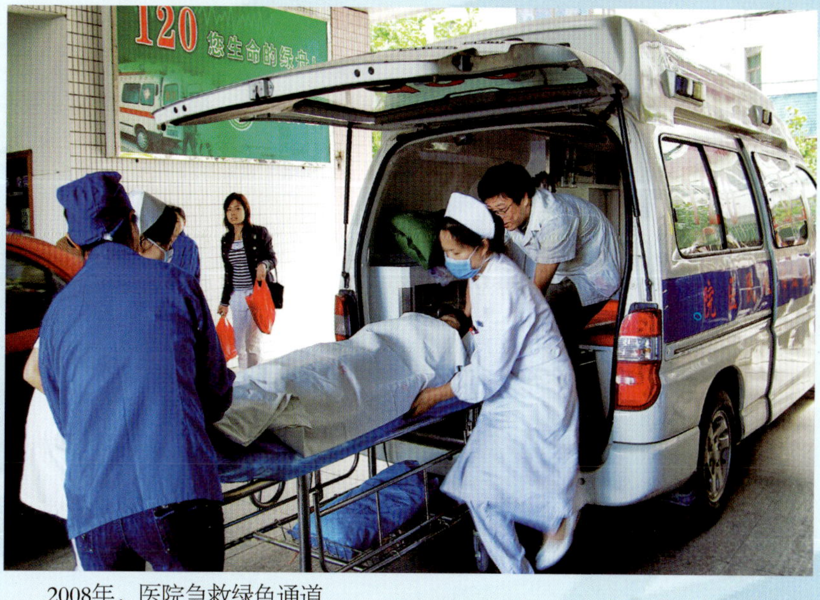

2008年，医院急救绿色通道

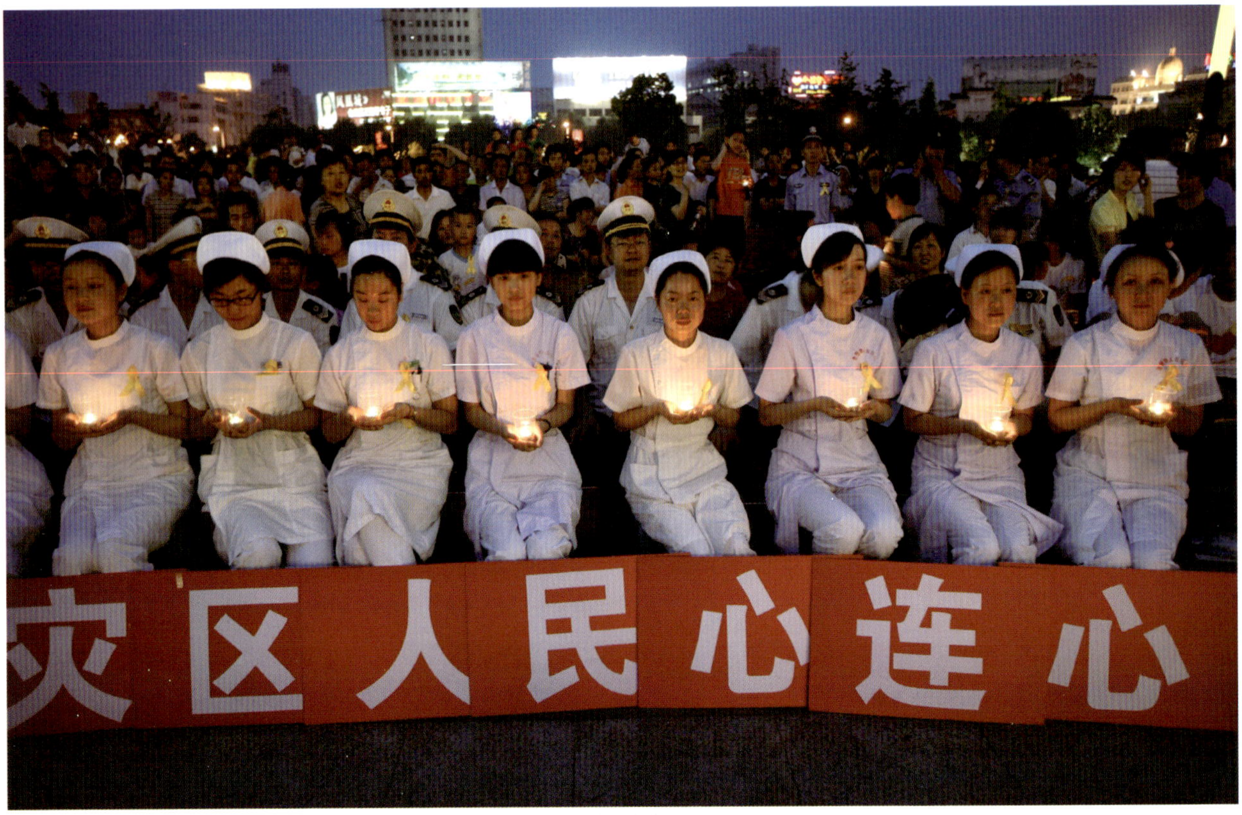

2008年5月，汶川大地震以后，医务人员参加心连心祈福活动

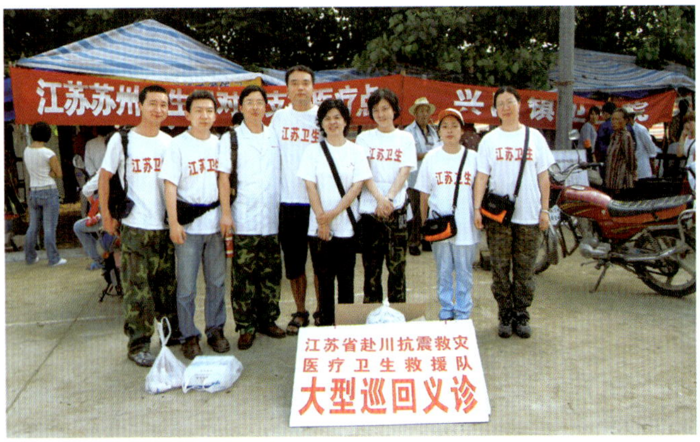

2008年，重症医学科主治医师袁冬（左二）参加汶川抗震救灾

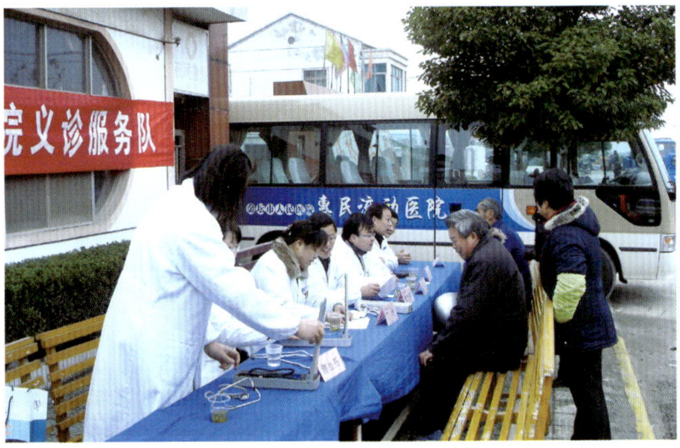

2009年，医院党建服务品牌“惠民流动医院”在儒林镇开展义诊

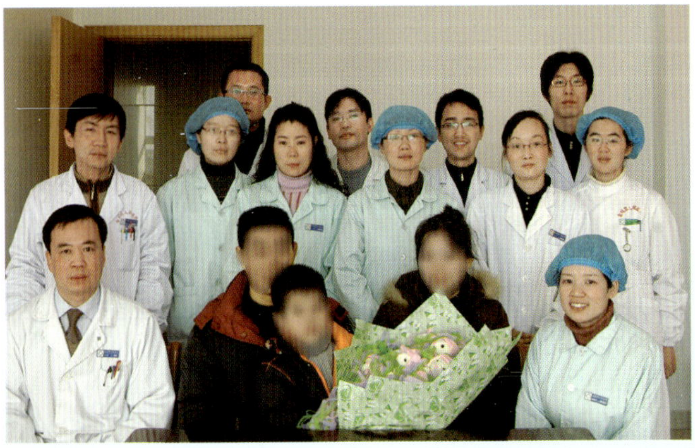

2010年1月13日，医院首例确诊甲型H1N1流感重症病例患儿康复出院

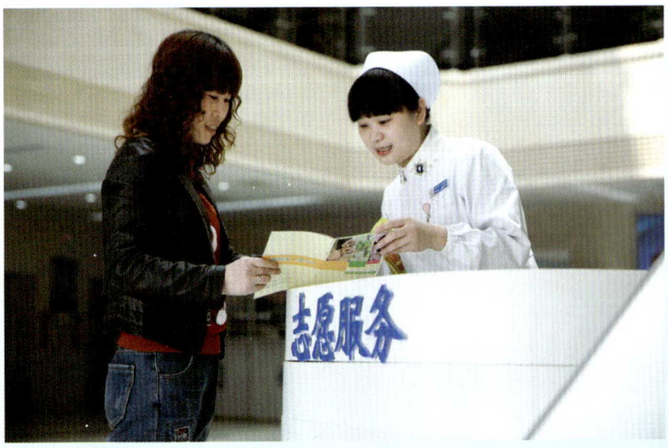

2010年4月，创建“爱心志愿服务”（2H）党建品牌

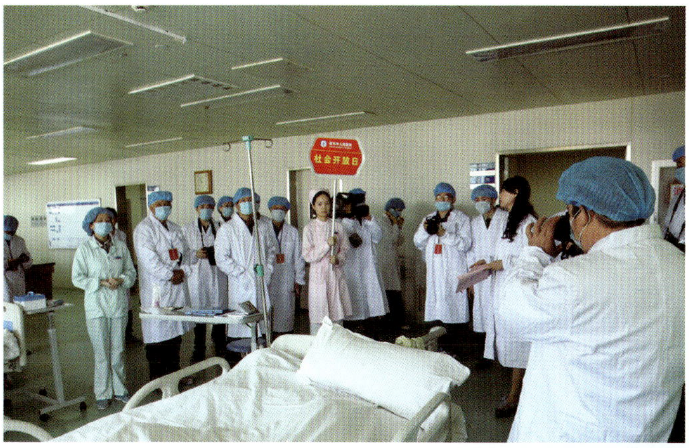

2013年，医院开展首届“社会开放日”活动

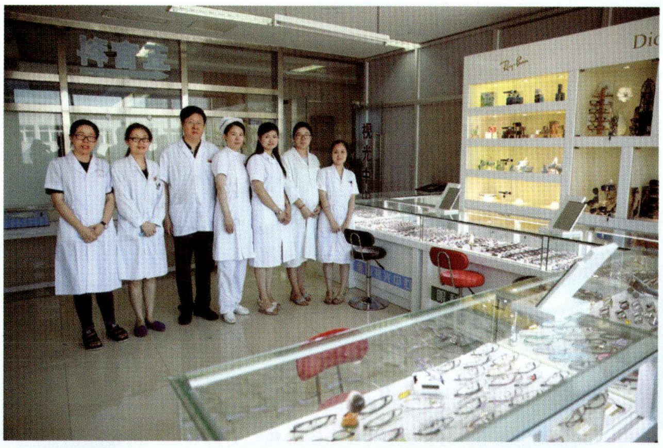

2016年7月21日，医院成立视光中心

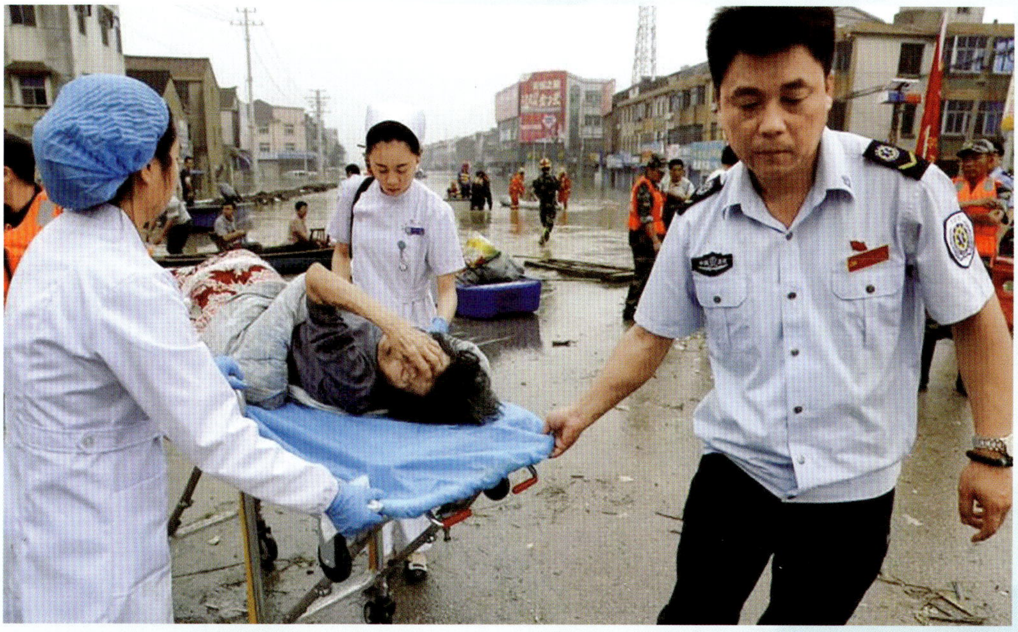

2016年，医务人员在指前镇抗洪救灾

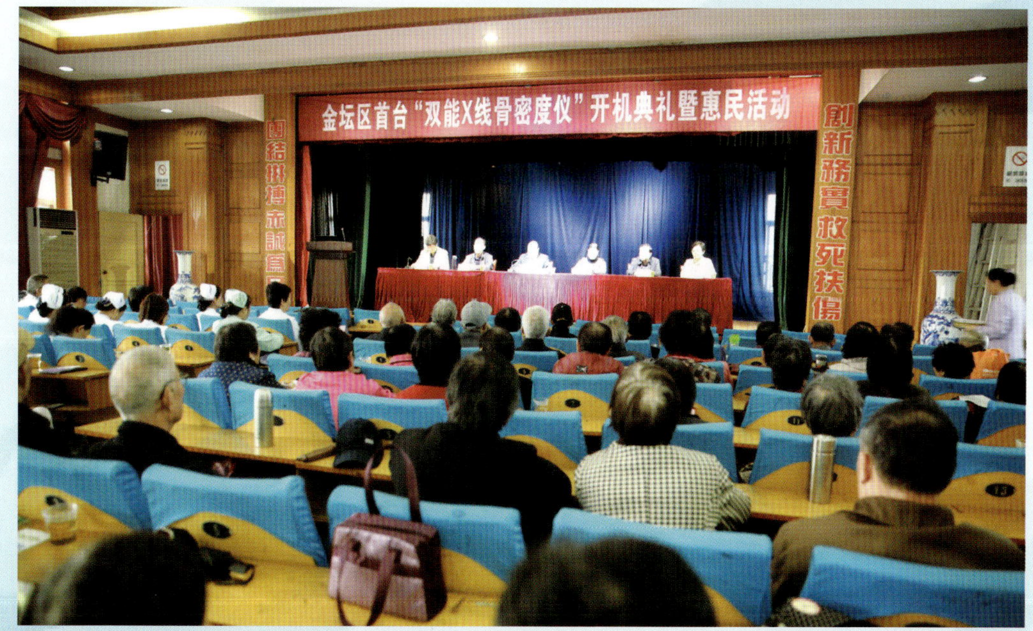

2016年10月27日，医院举行金坛区首台“双能X线骨密度仪”开机典礼暨惠民活动

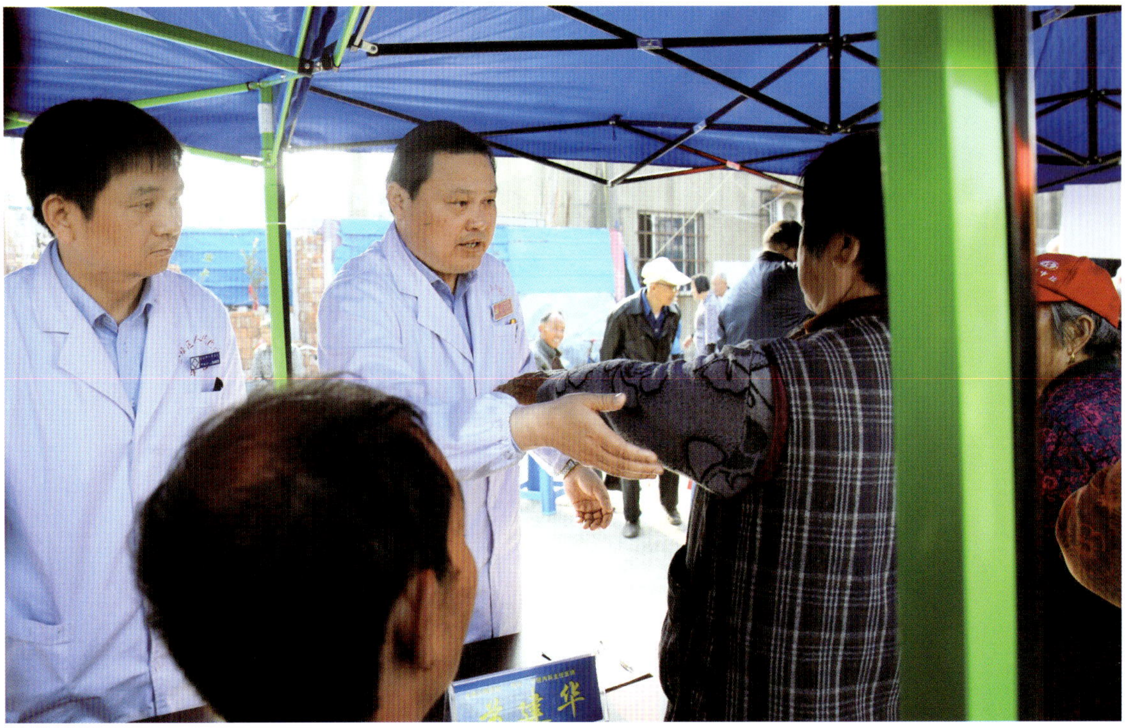

2017年，“三大一实干”活动中，医院组织专家在金城镇后阳村义诊

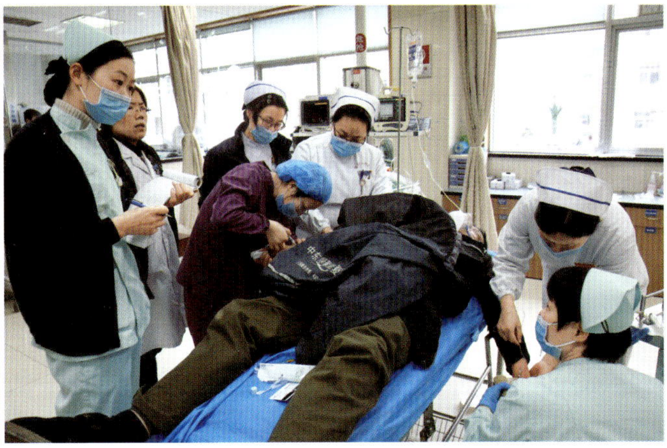

2017年2月23日，氯气集体中毒抢救现场

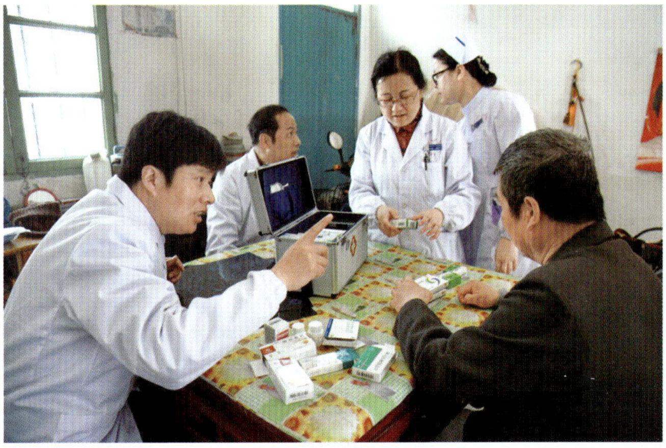

2017年4月15日，医院组织专家在直溪镇巨村义诊

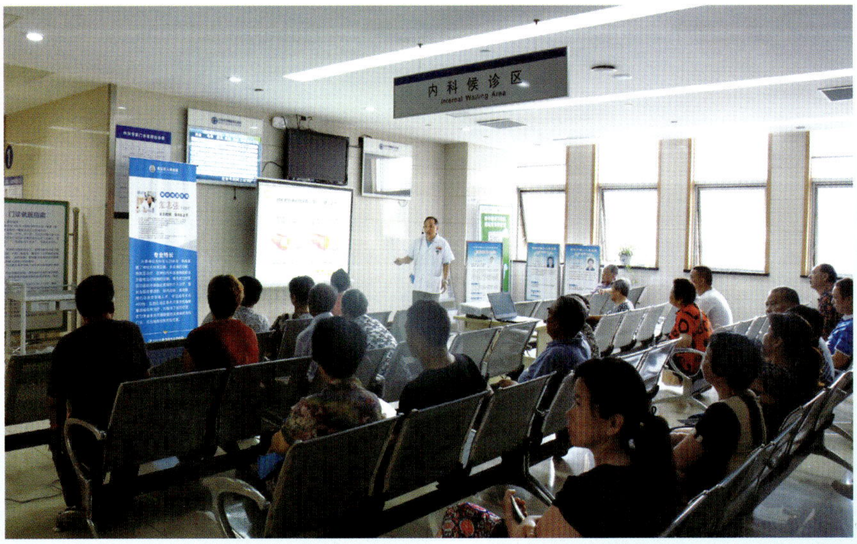

2017年7月，门诊部举办健康教育课堂

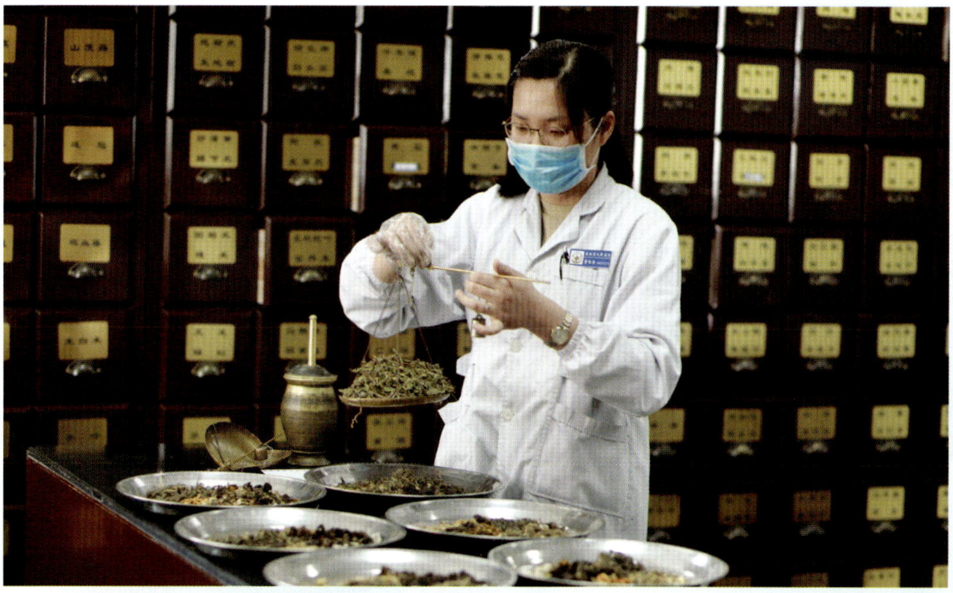

2018年5月8日，中医科药剂人员进行中药配方发药

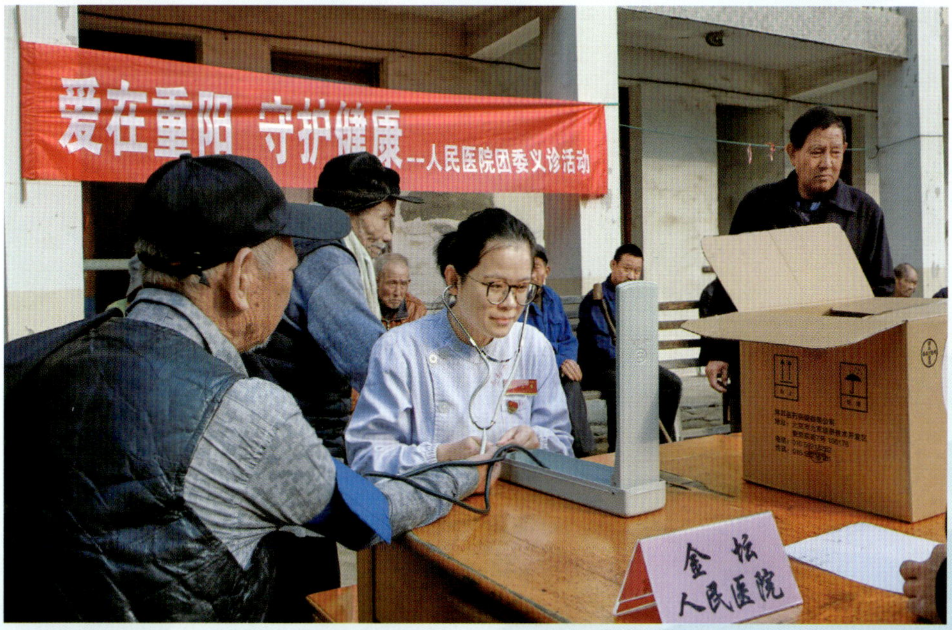

2018年10月16日，医院团委组织开展迎重阳节养老院义诊活动

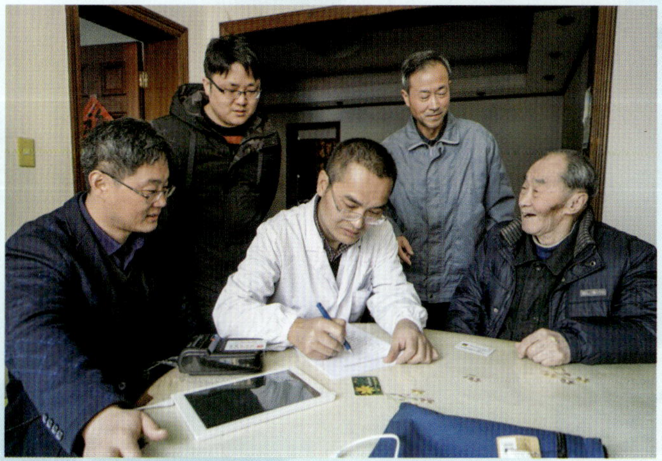

2019年5月5日，副院长赵凯陪同家庭医生进行上门签约服务

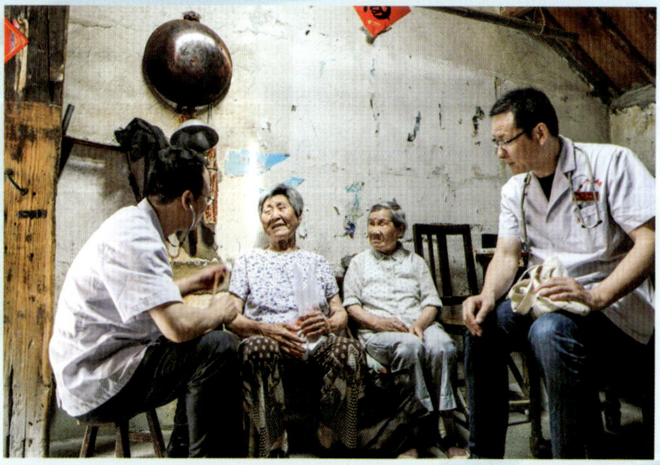

2019年6月12日，医联体专家走村入户义务为“留守患者”提供上门服务

医教科研

Medical Research

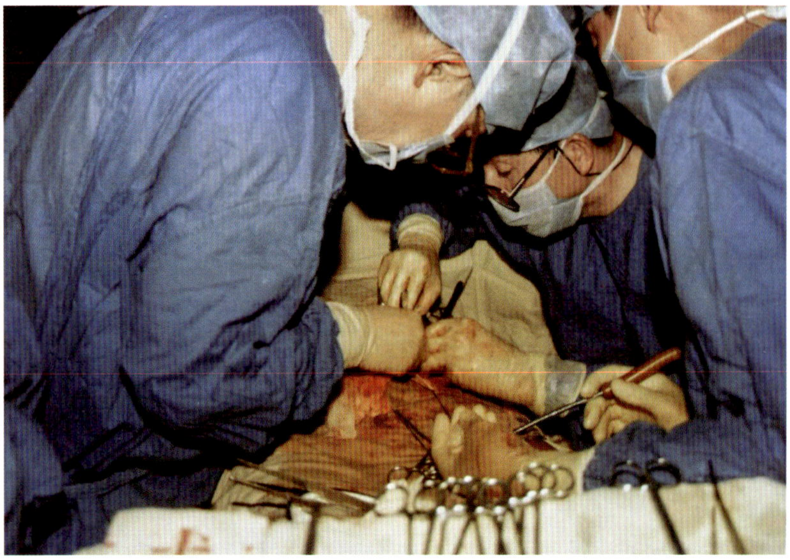

1992年，医院开展首例肾移植手术

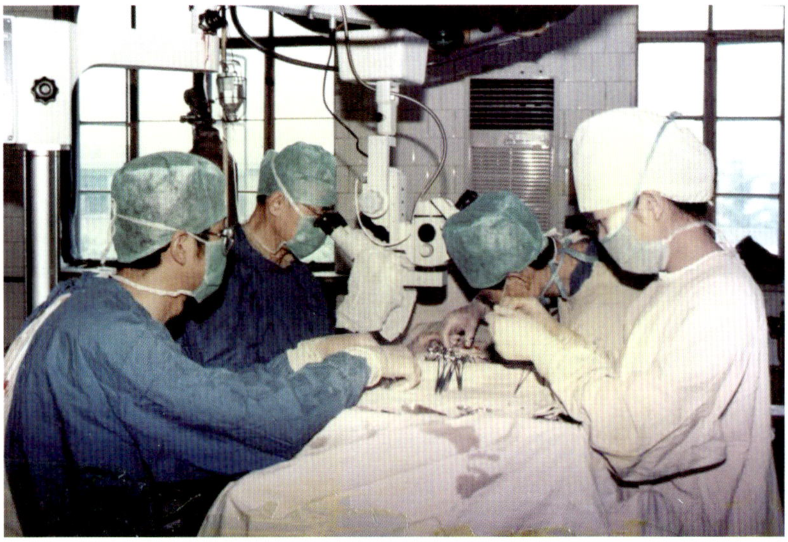

1993年，普外科开展显微外科手术

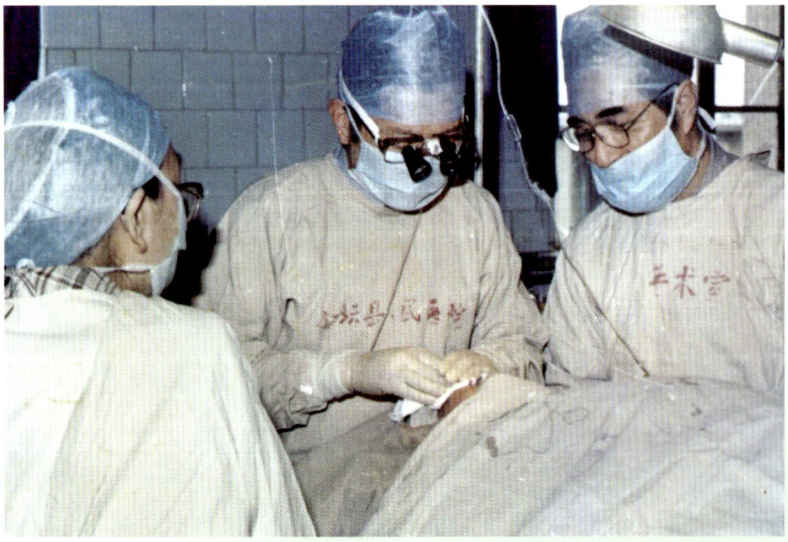

1993年，五官科开展超声乳化手术

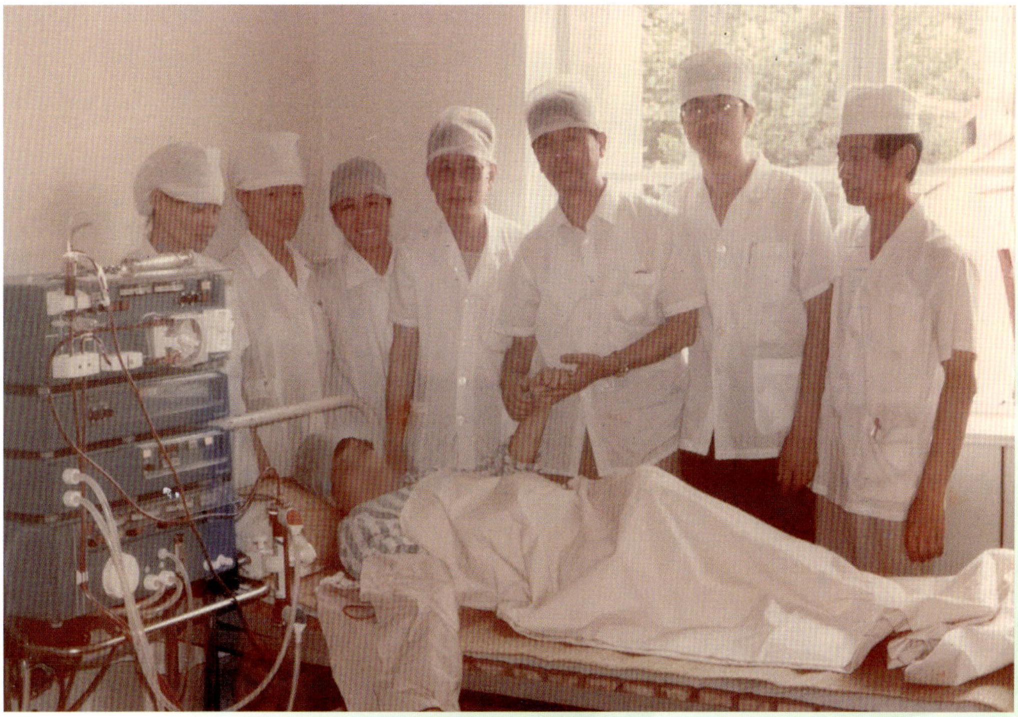

1993年，医院医务人员与首例血透患者合影

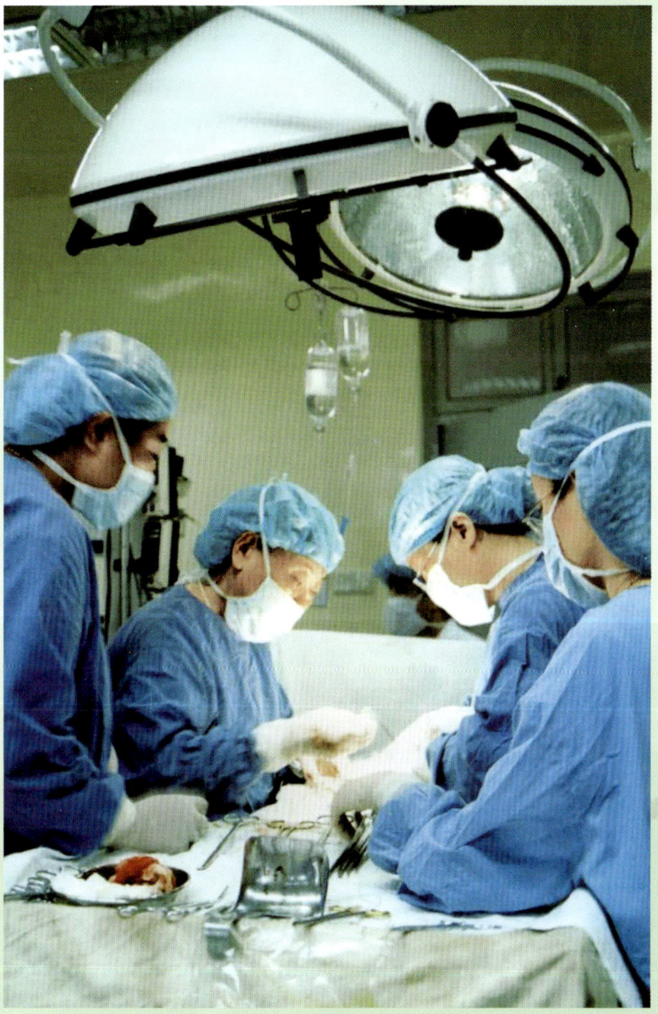

1995年，妇产科开展子宫切除卵巢移位手术

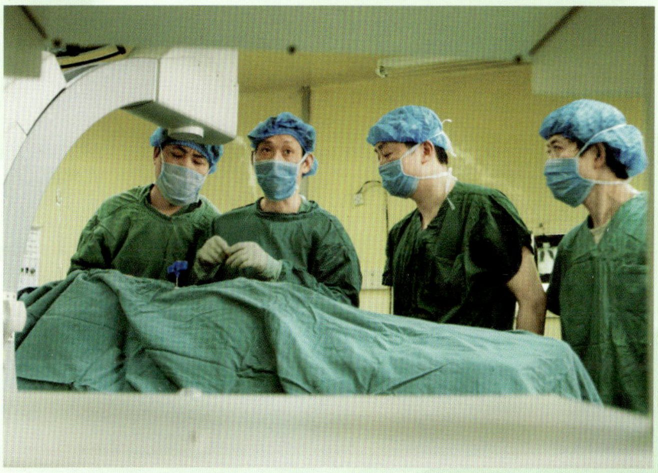

1997年，骨科开展第二颈椎齿状突骨折手术

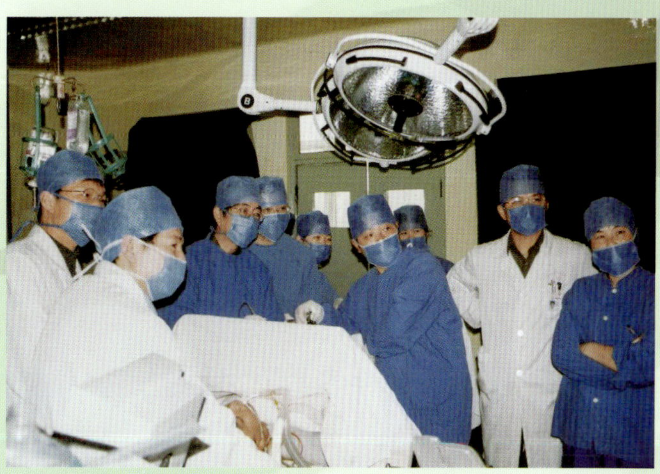

2002年，普外科开展腹腔镜手术

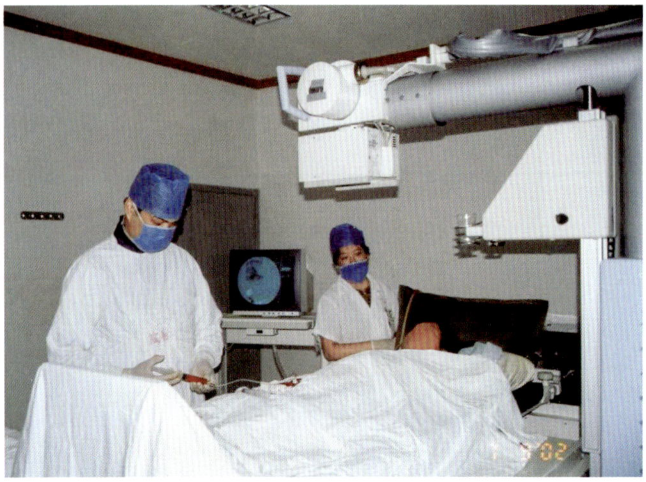

2002年，放射科开展介入疗法

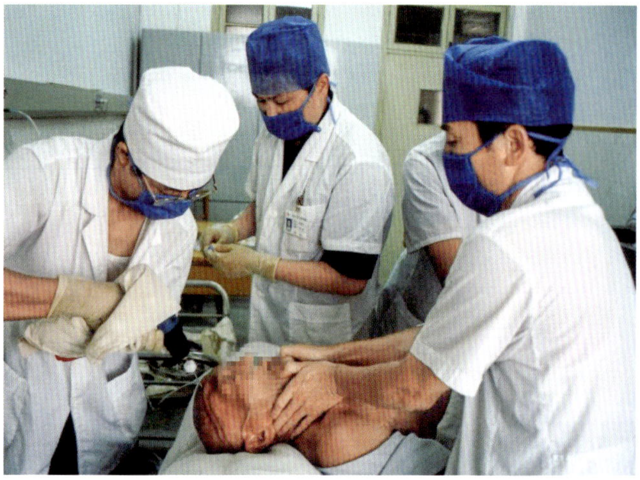

2002年，神经内科开展颅内血肿微创清除术

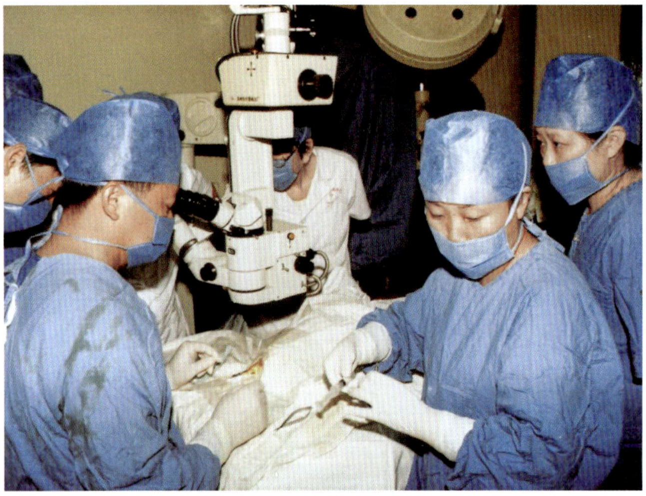

2002年，五官科开展超声乳化白内障清除术

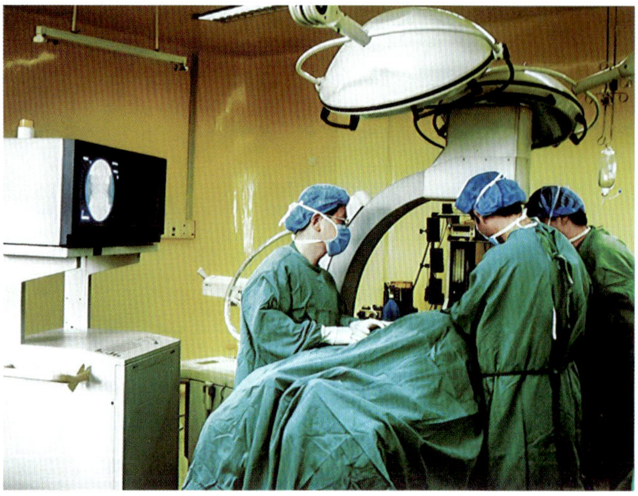

2009年，骨科开展椎体成形微创技术

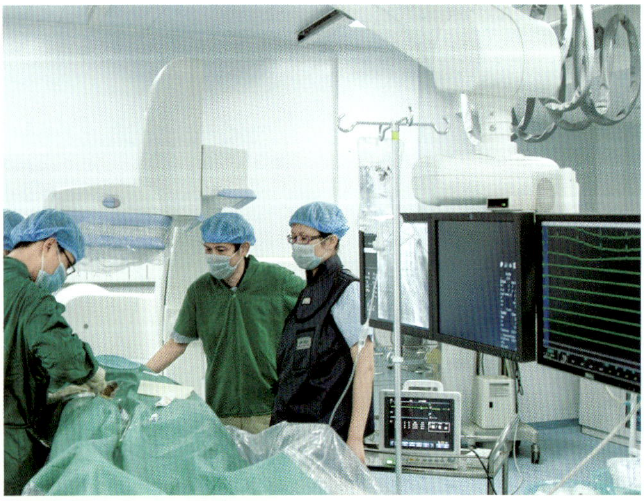

2010年7月30日，心内科开展首例DSA下行射频消融术

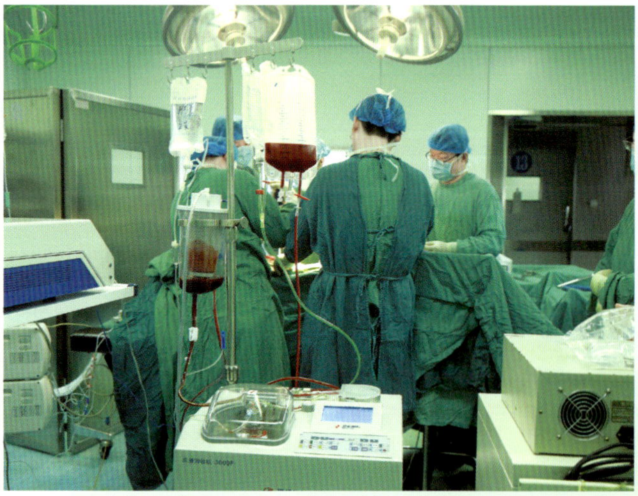

2015年6月19日，麻醉科成功开展自体血液回输技术

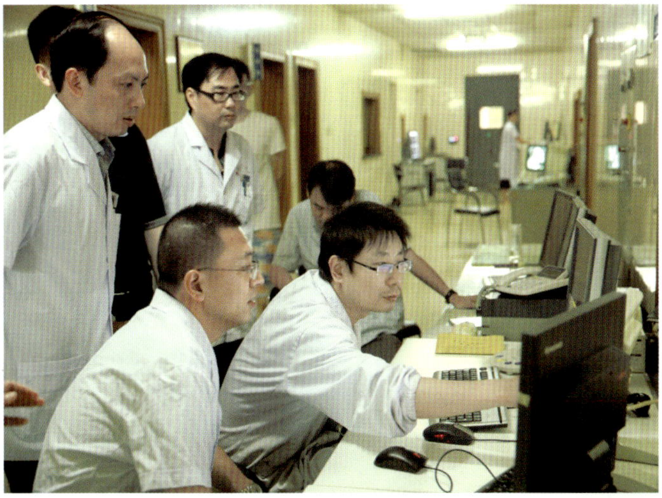
2015年7月29日，放射科开展CT血管成像（CTA）技术

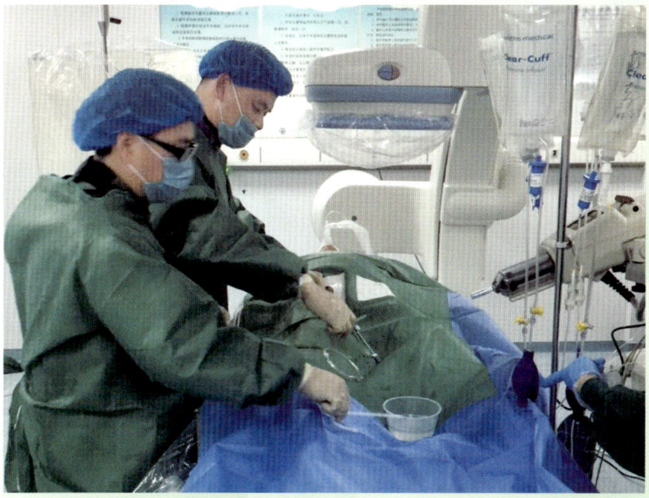
2016年3月，介入科开展首例颈动脉支架植入术

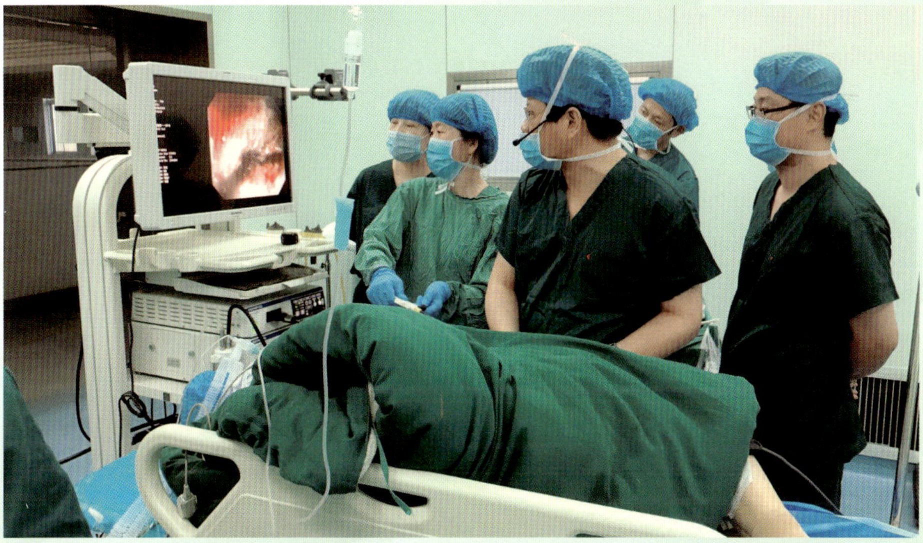
2017年5月，消化内科开展首例经口内镜下肌切开术（Poem手术）

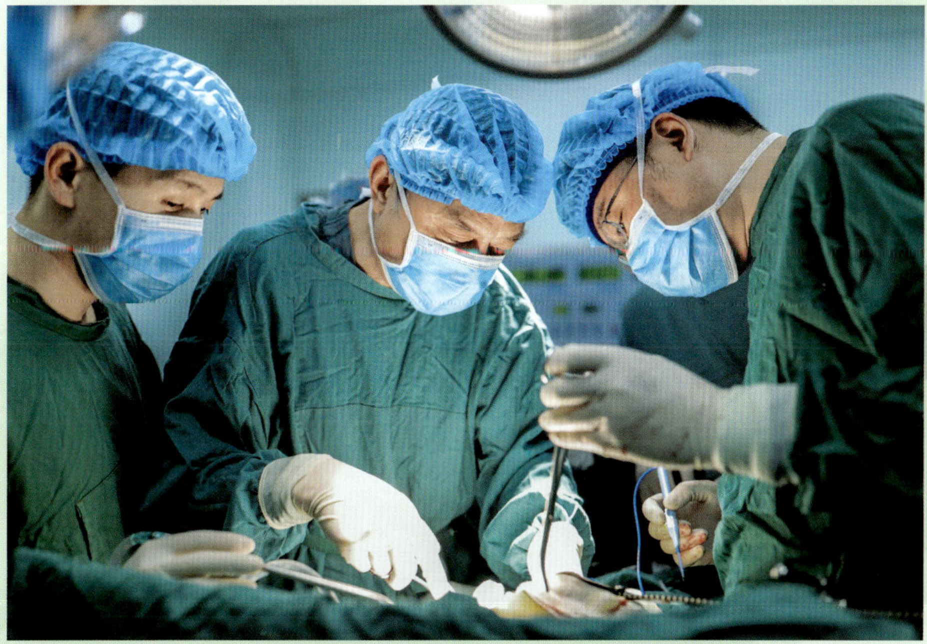
2019年1月17日，上海东方肝胆医院签约专家杨家和教授开展肝癌根治手术

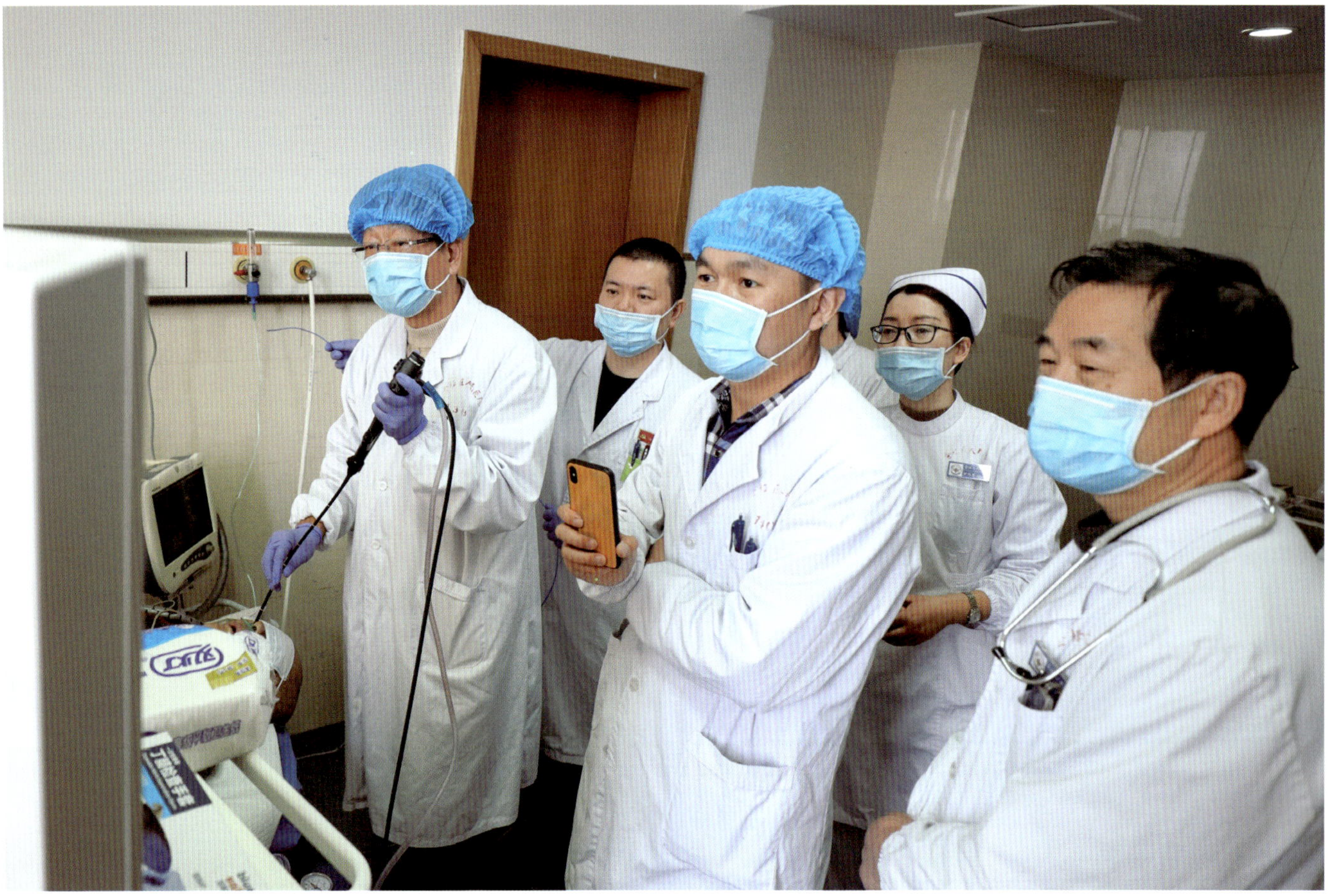

2019年2月3日，呼吸内科开展首例氩气刀切除气管肿瘤手术

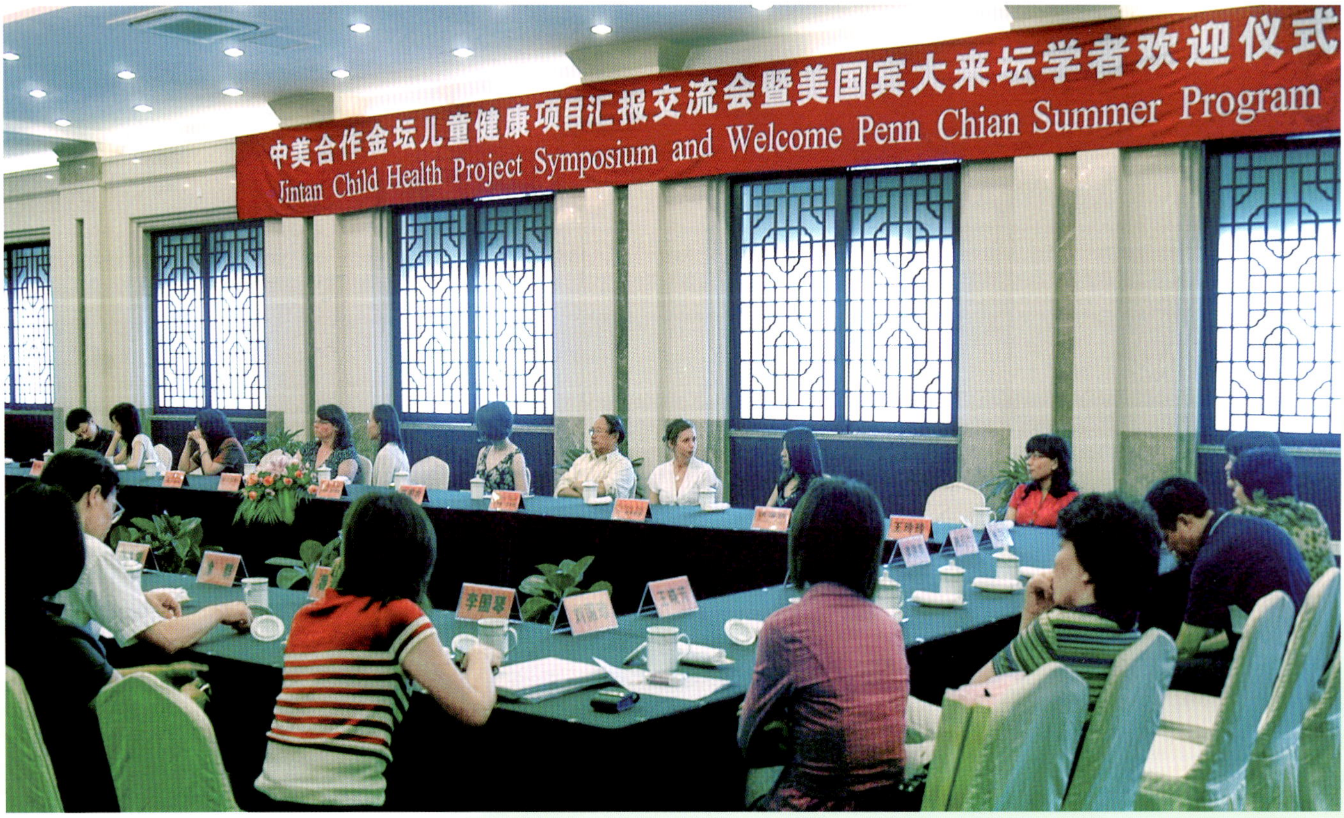

2008年6月8日，中美合作金坛儿童健康项目汇报交流会暨美国宾大来坛学者欢迎仪式在樱花大酒店举行

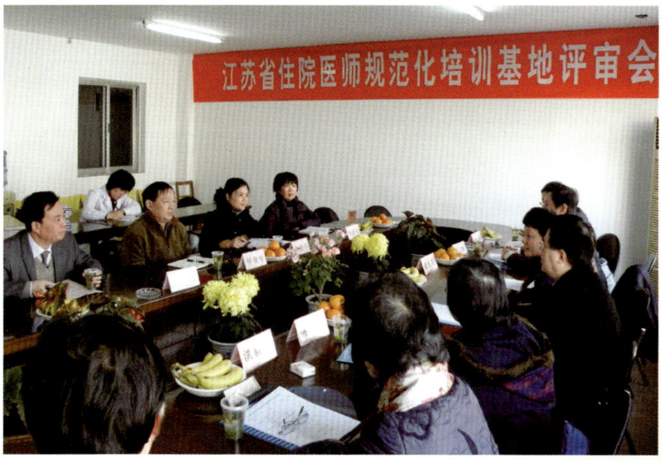

2009年12月，江苏省住院医师规范化培训基地评审会在医院举行

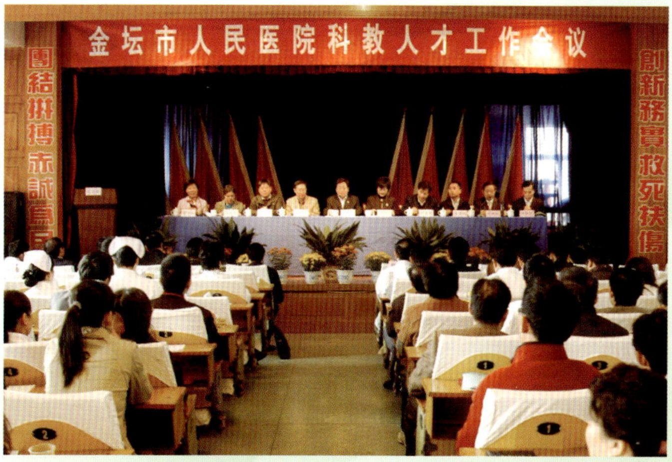

2010年10月28日，医院召开首届科教人才工作会议

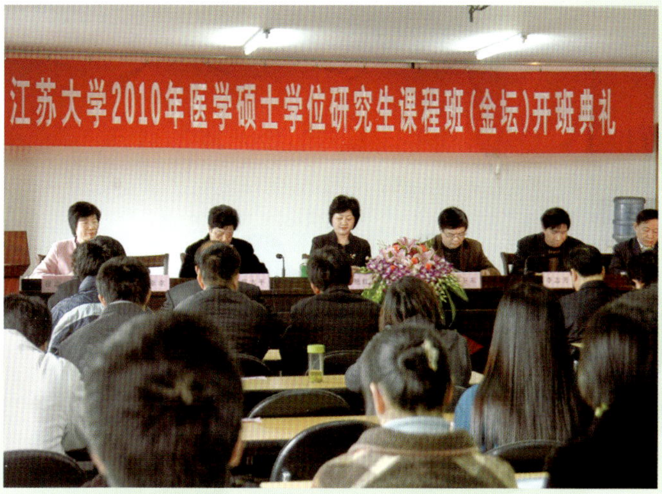

2010年4月18日，在医院举办江苏大学医学硕士学位研究生课程班（金坛）开班典礼

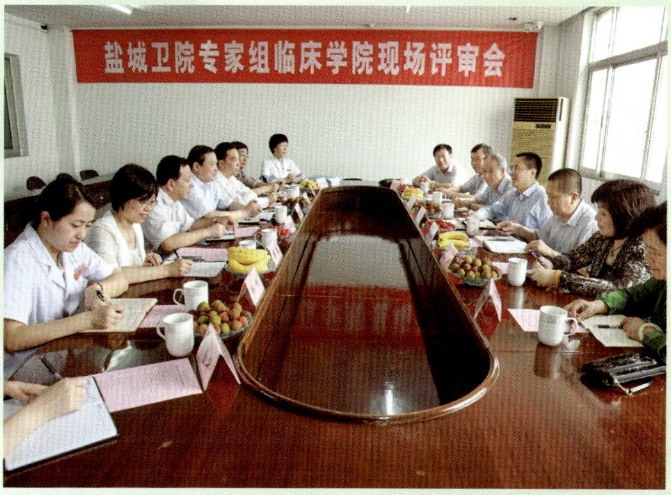

2015年5月25日，盐城卫生职业技术学院专家在医院进行现场评审，6月4日在医院成立临床学院

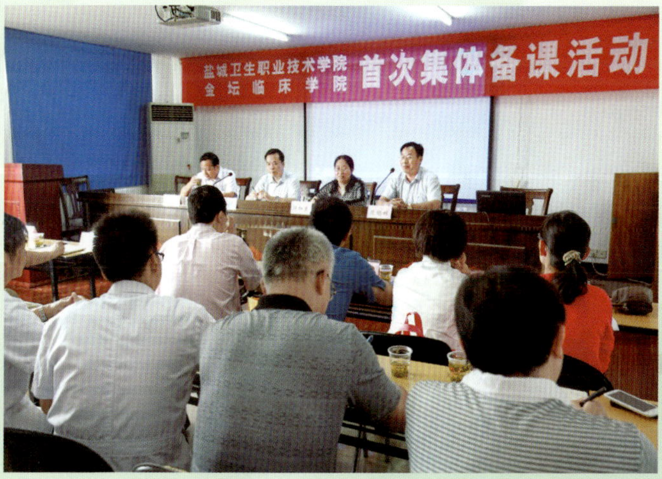

2015年9月23日，盐城卫生职业技术学院金坛临床学院在医院举办首次集体备课活动

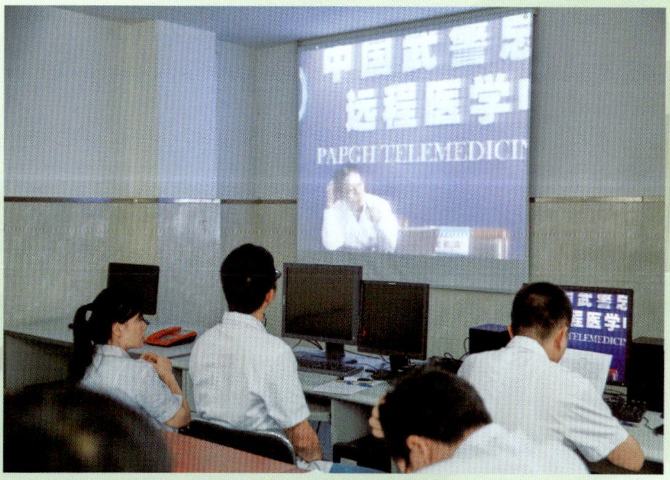

2015年9月30日，医院与中国武警总医院进行医学远程会诊

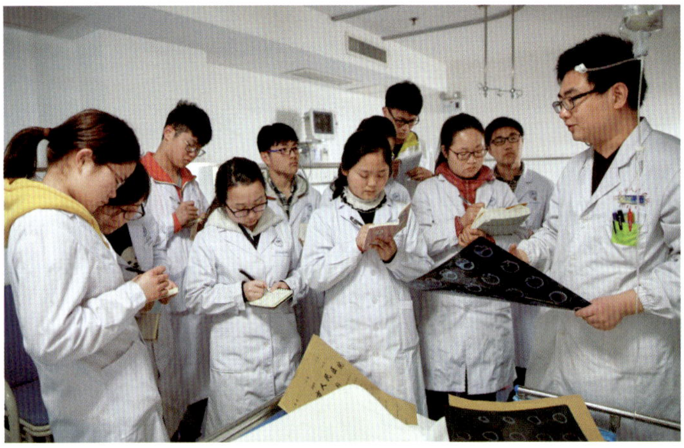

2016年3月22日，对盐城卫生职业技术学院学生进行临床教学查房

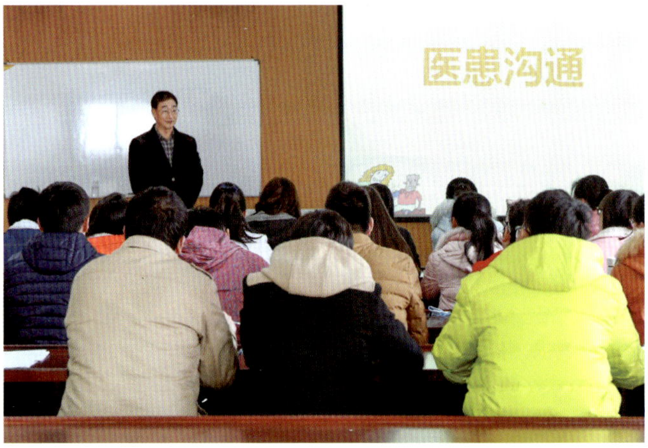

2016年4月5日，副院长丁需清为盐城卫生职业技术学院学生授课

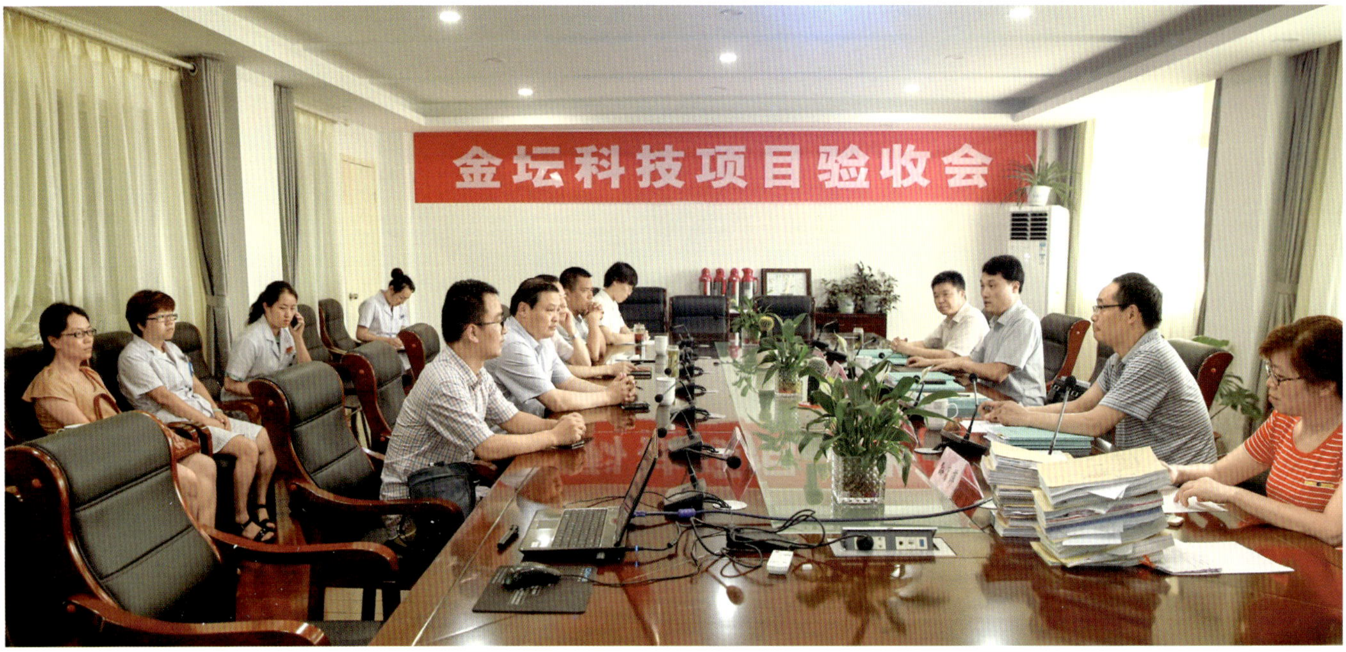

2016年，金坛科技项目验收会在医院召开

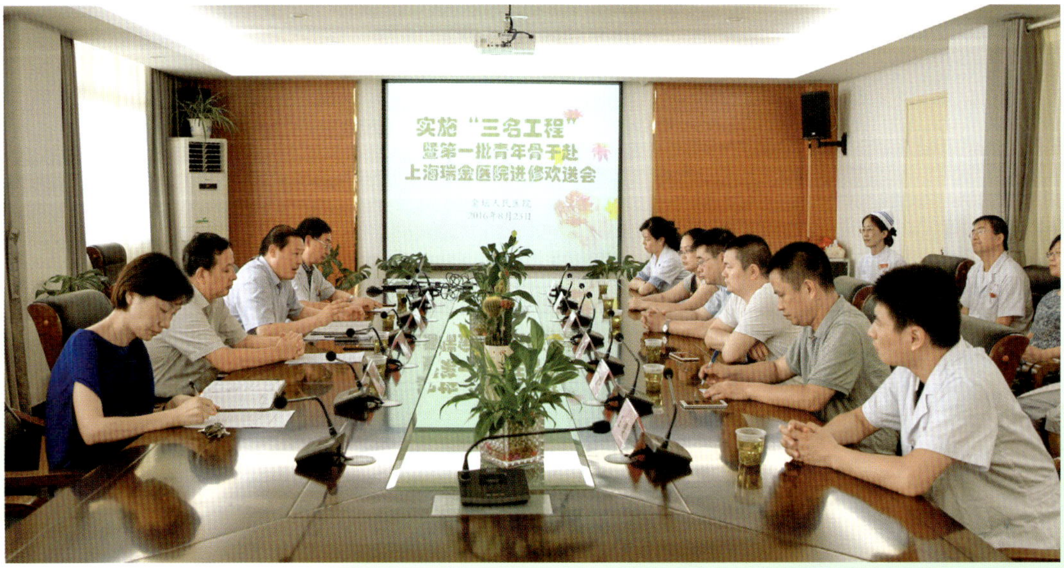

2016年8月23日，实施“三名工程”暨第一批青年骨干赴上海瑞金医院进修欢送会

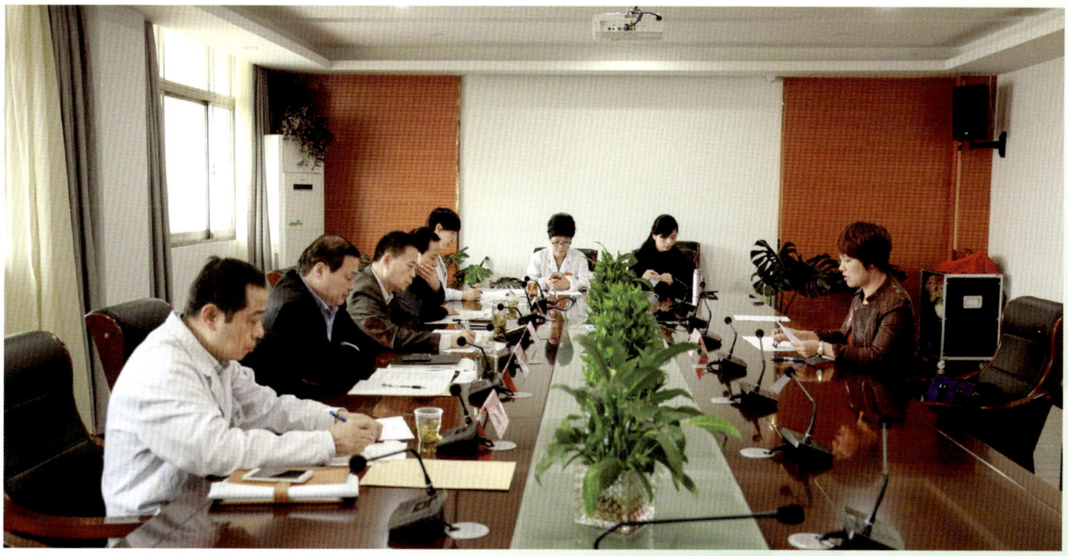

2016年10月12日，优秀青年人才选拔面试

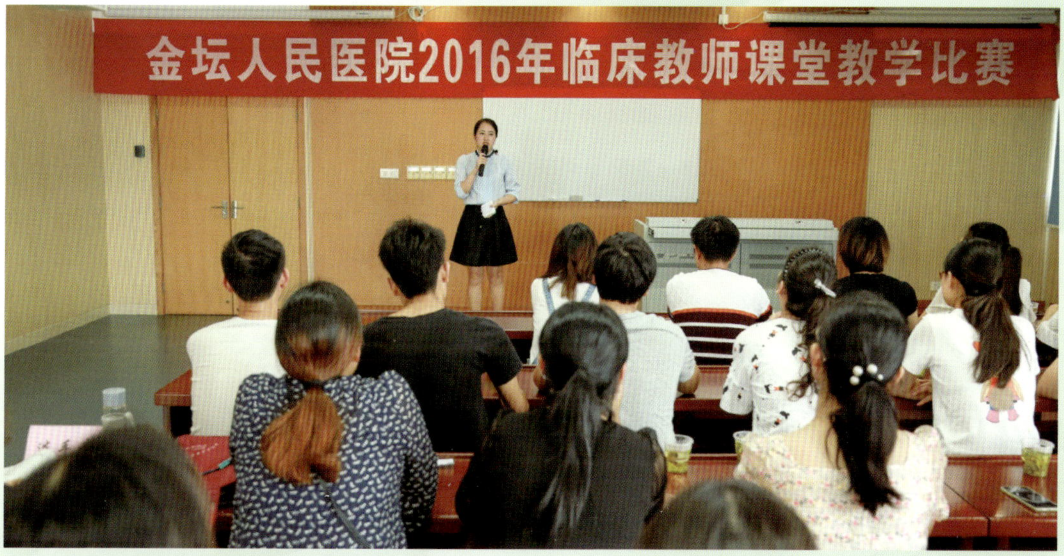

2016年9月27日，临床教师课堂教学比赛

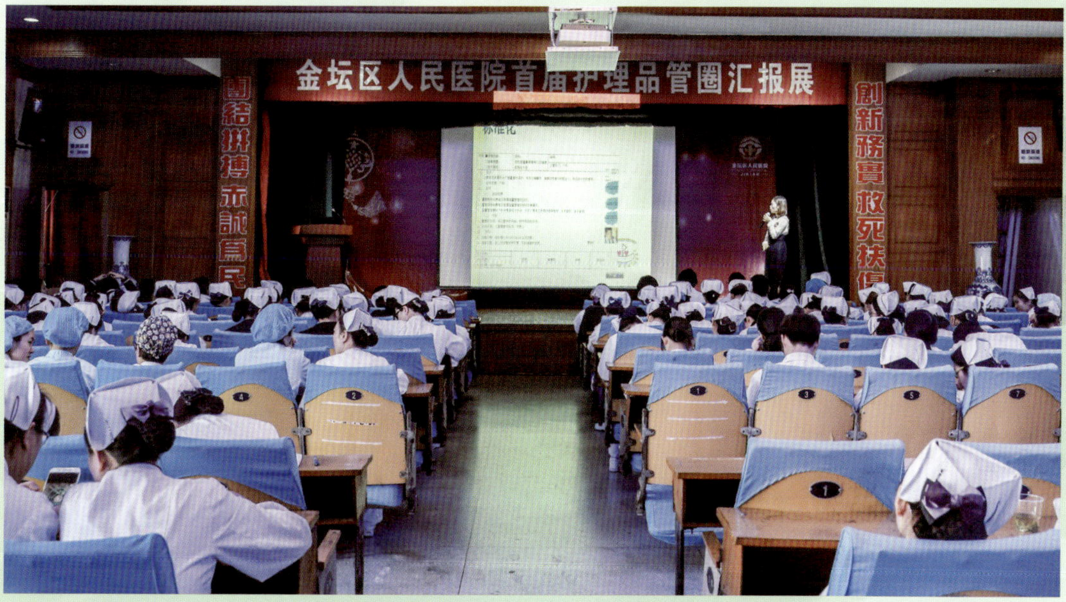

2017年3月15日，医院首届护理品管圈汇报展

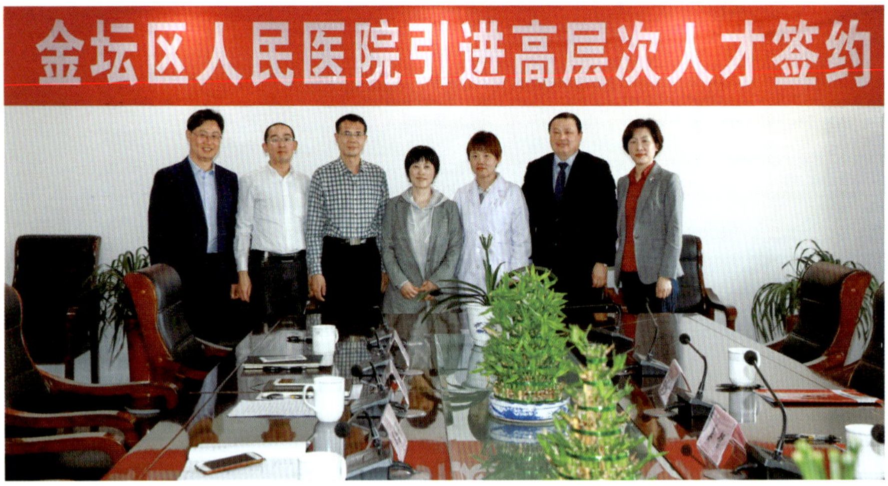

2018年4月18日，医院高层次人才引进签约

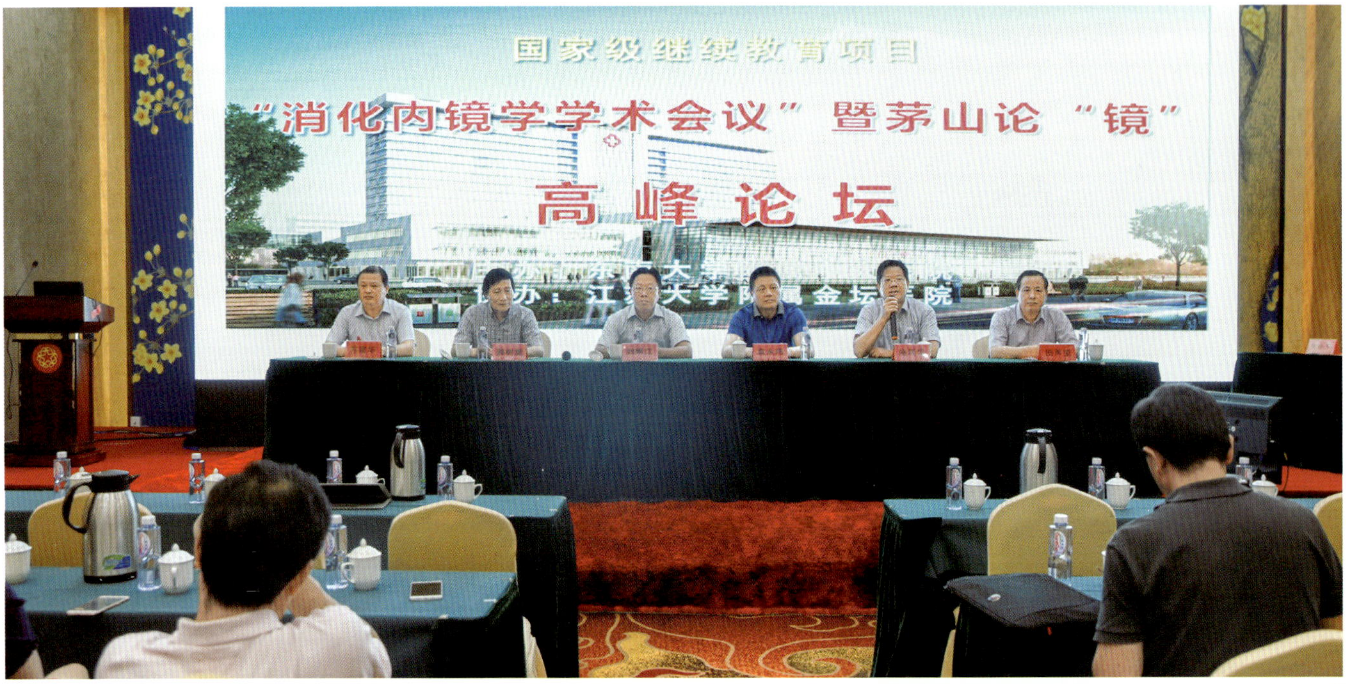

2017年6月30日，国家级继续教育项目“消化内镜学学术会议”暨茅山论“镜”高峰论坛在金坛樱花大酒店举行

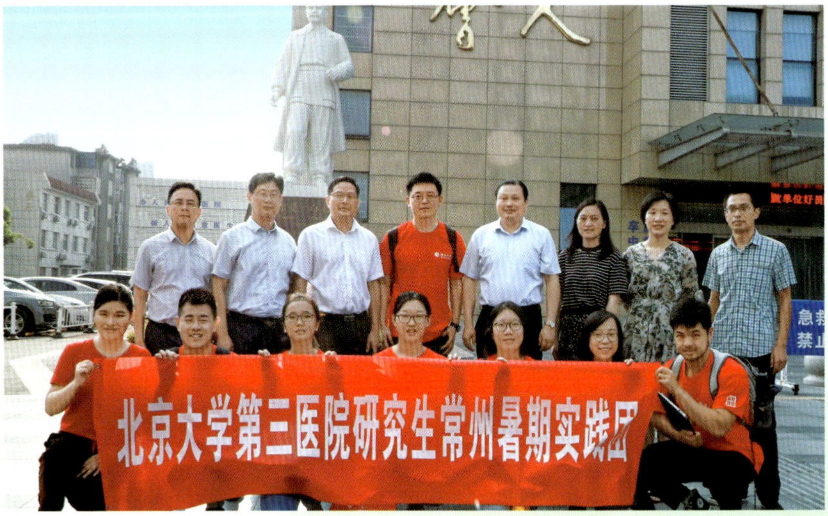

2018年7月28日，常州市卫计委办公室副主任汪晓东携北京大学博士暑期实践团来调研在医院留影

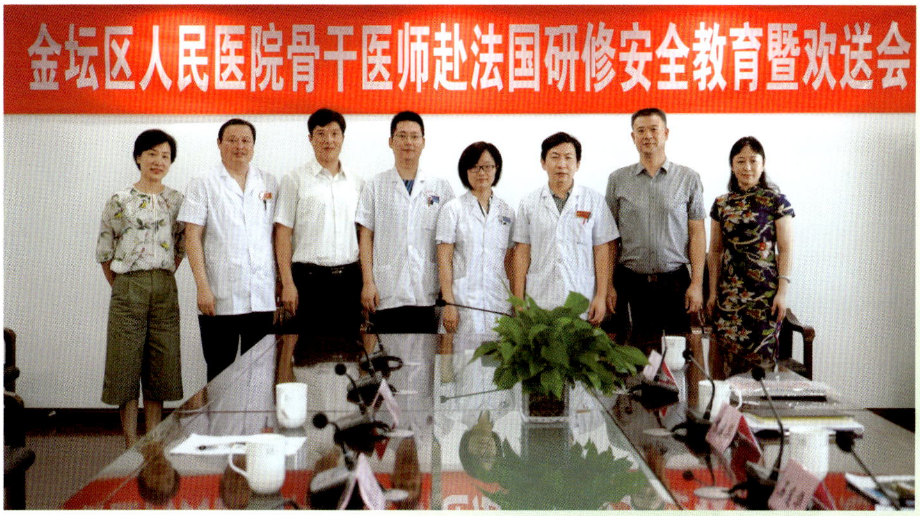

2018年8月28日，医院骨干医师赴法国研修安全教育暨欢送会

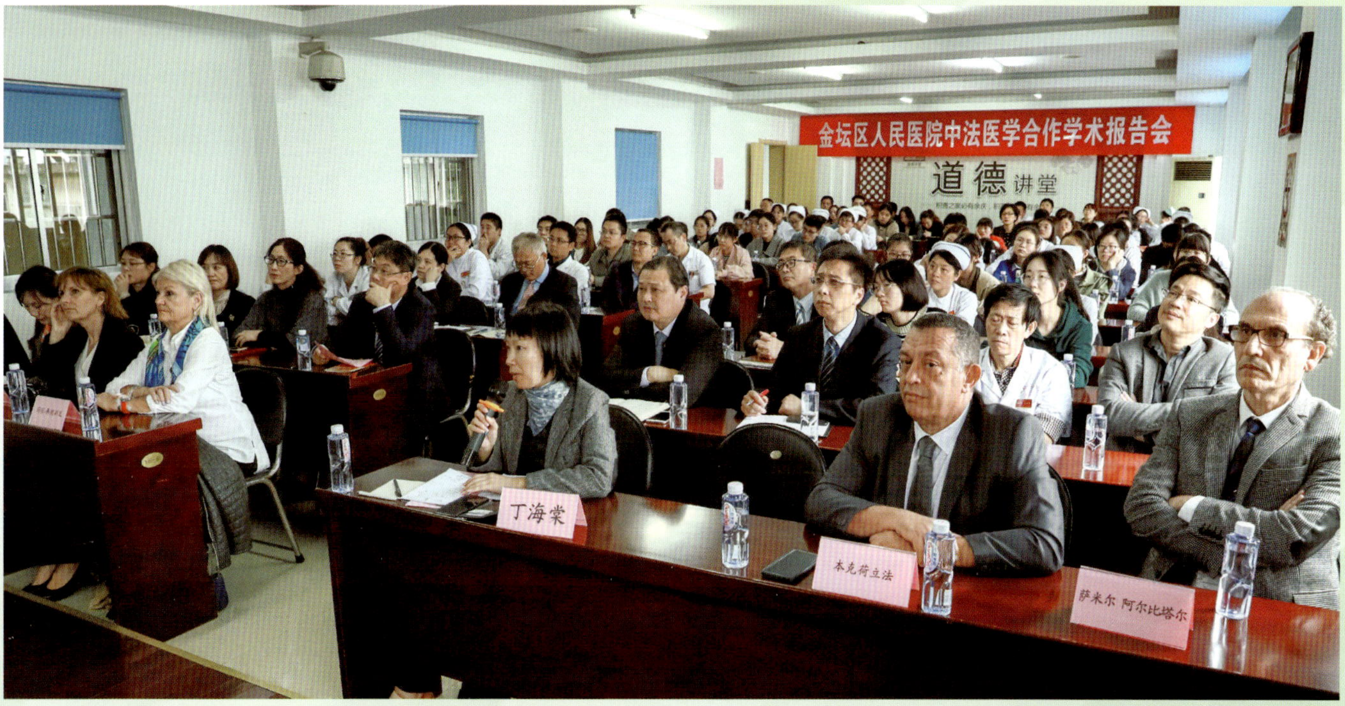

2018年10月24日，中法合作学术报告会在医院举办

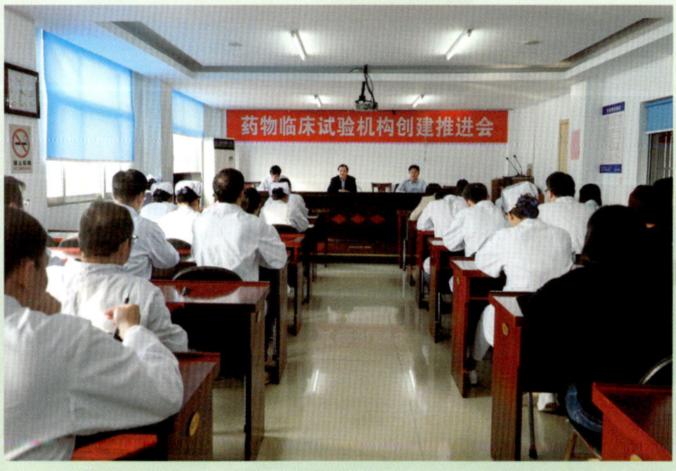

2018年11月4日，医院举办药物临床试验机构创建推进会

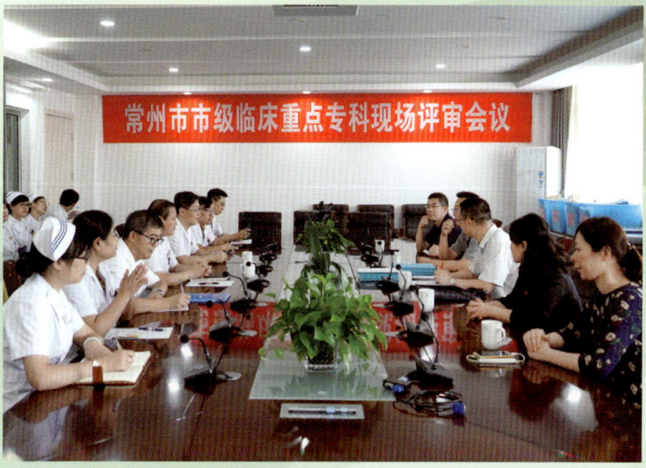

2018年9月30日，常州市市级临床重点专科现场评审会在医院举行

医疗设备

Medical Equipment

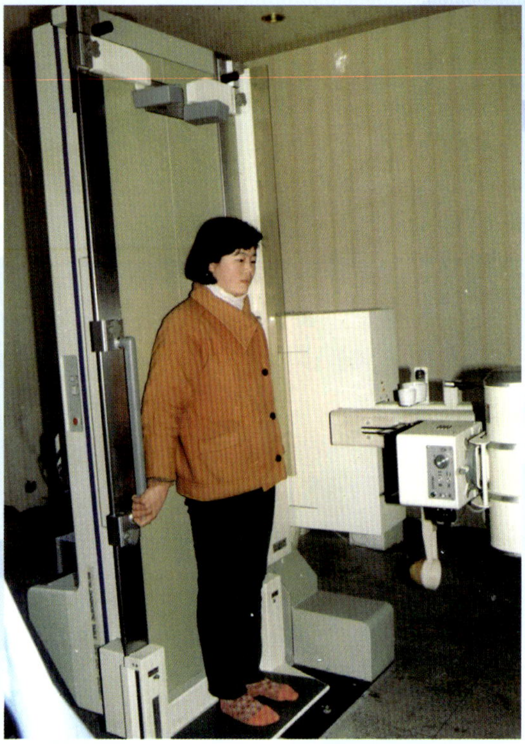

20世纪70年代，医院引进第一台200毫安X光机

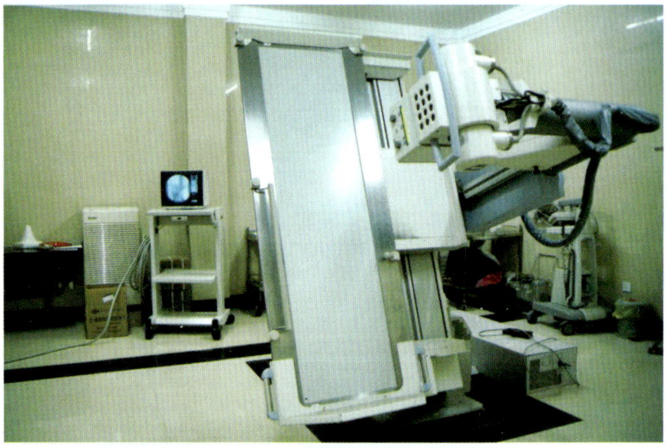

1989年，医院引进日本东芝500毫安X光机

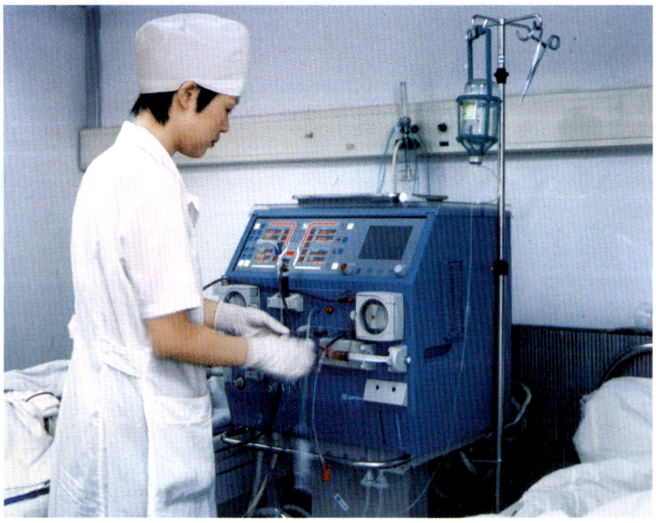

20世纪90年代初，医院引进第一台瑞典金宝血液透析仪

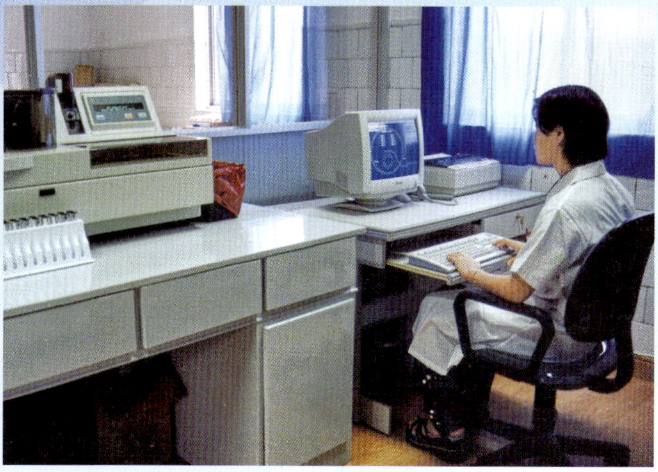
20世纪90年代，医院创建特种免疫检测中心

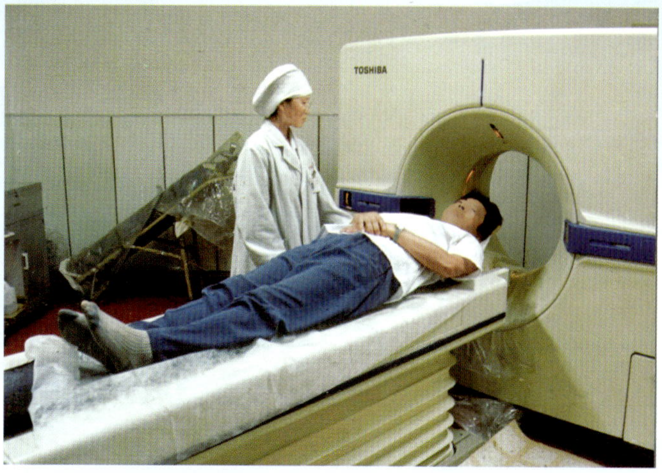

1993年，医院引进第一台日本东芝全身CT机

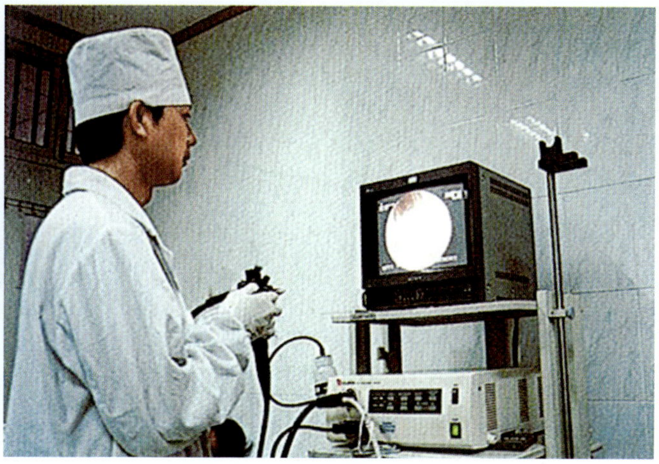
1995年12月，医院引进日本富士能电子胃镜

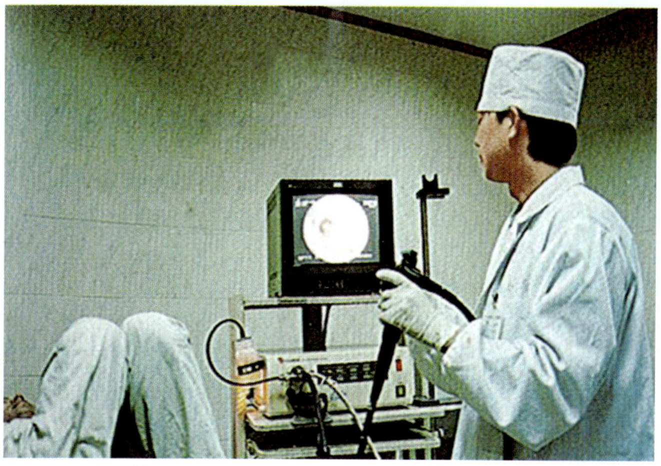
1996年3月，医院引进日本富士能电子纤维结肠镜

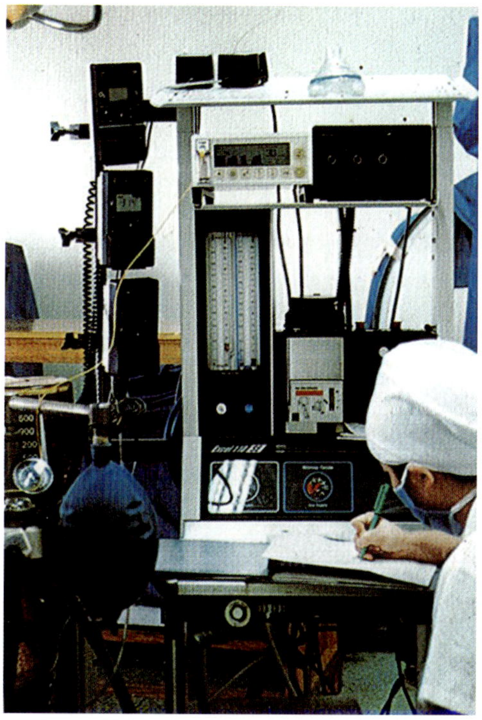
1996年8月，医院引进美国欧美达多功能麻醉机

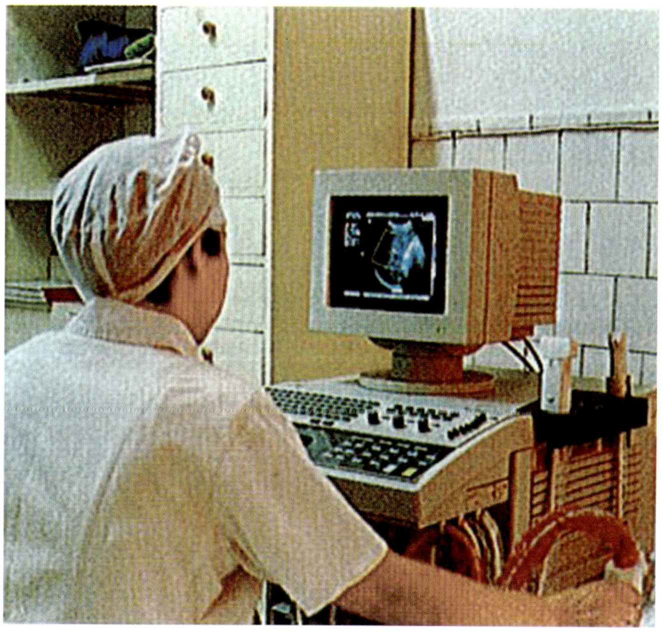
1996年12月，医院引进美国百胜彩色多普勒超声诊断仪

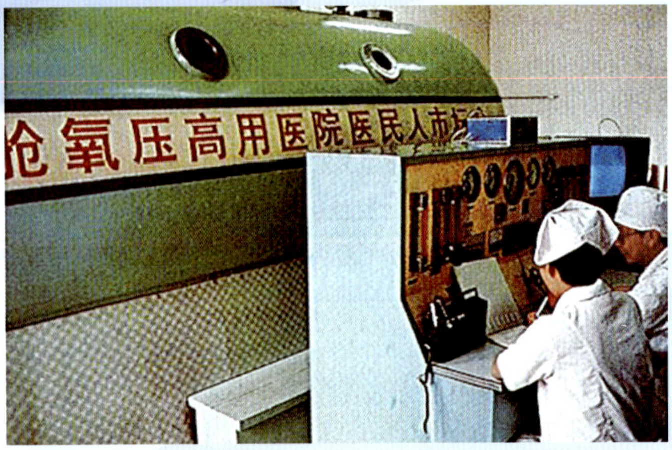

1997年3月，带闭路电视遥控的8人座高压氧舱投入使用

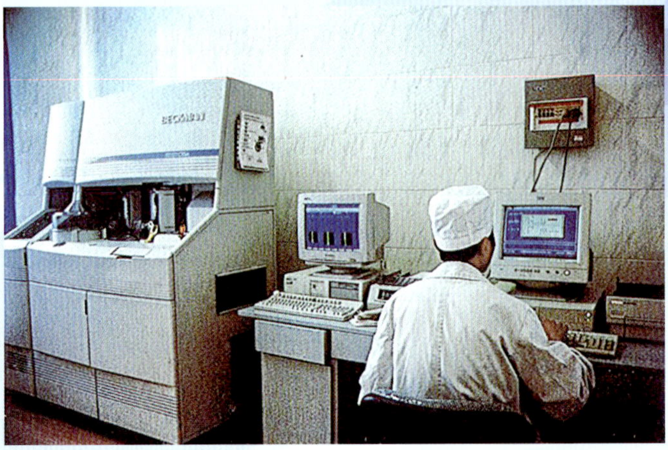

1999年2月，医院引进美国贝克曼Delta全自动生化分析仪

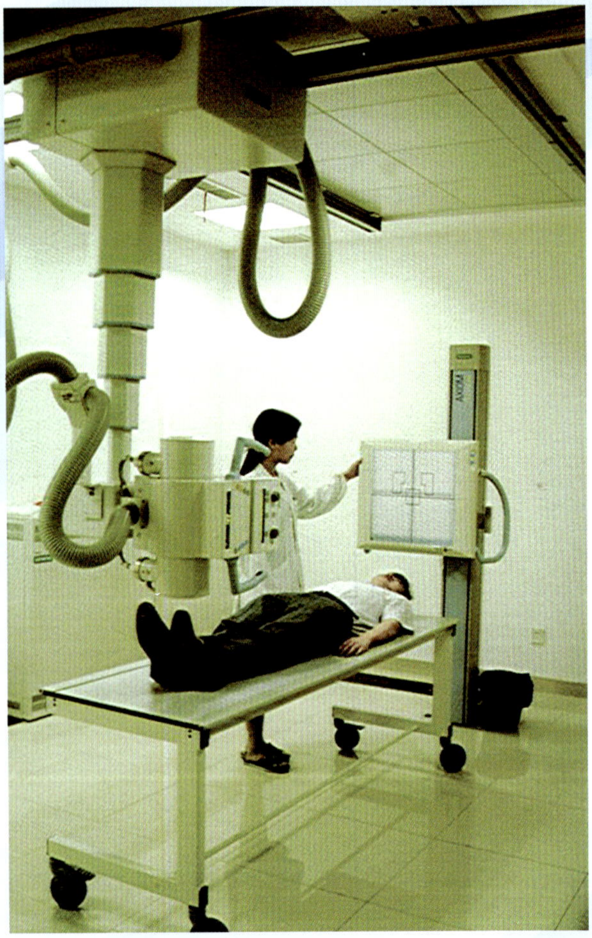

2009年6月，医院引进德国西门子数字化摄片机

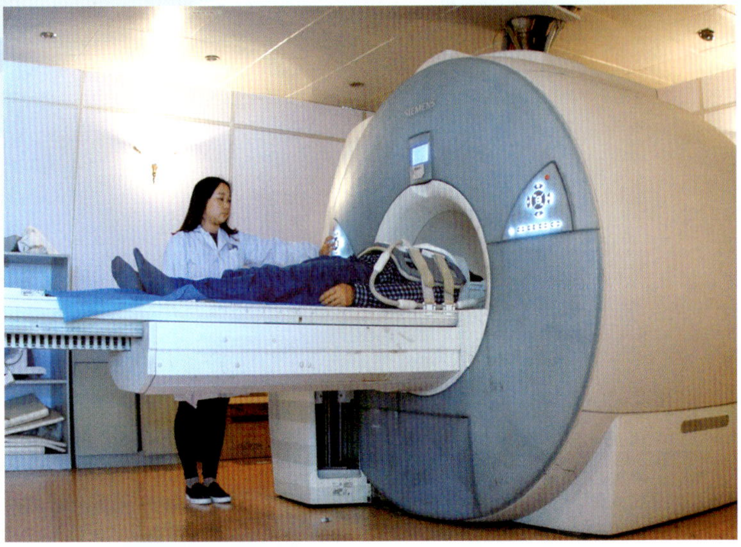

2005年，医院引进德国西门子1.5T核磁共振仪

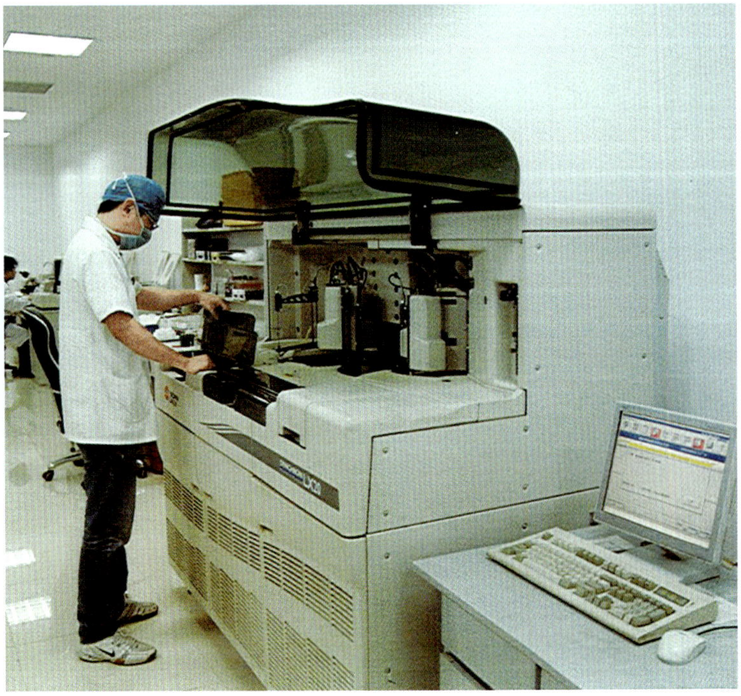

2007年8月，医院引进美国贝克曼LX20全自动生化分析仪

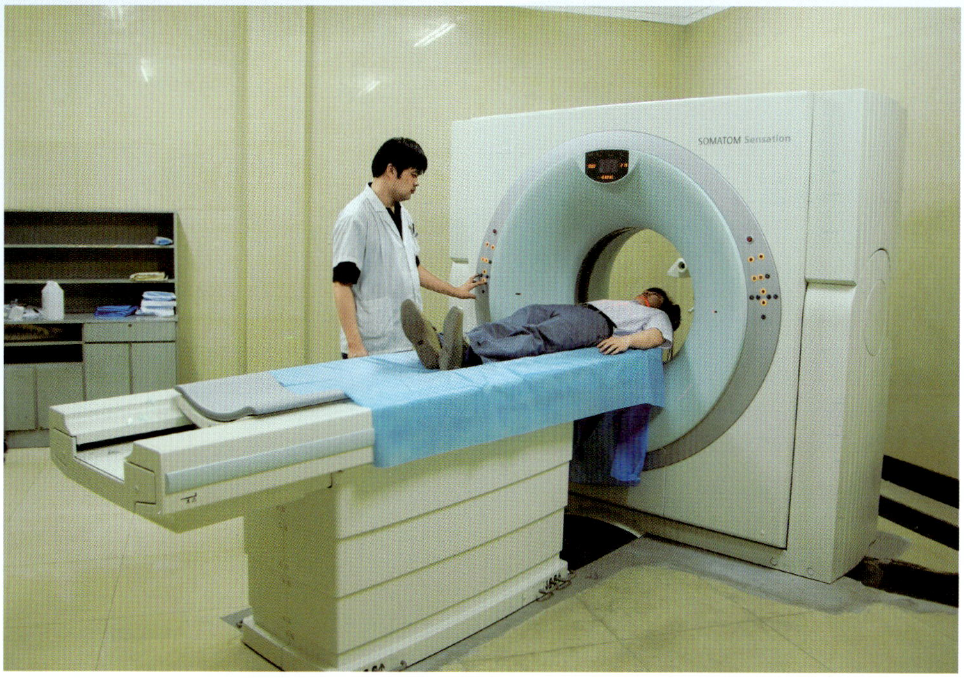

2009年，医院引进德国西门子64排螺旋CT

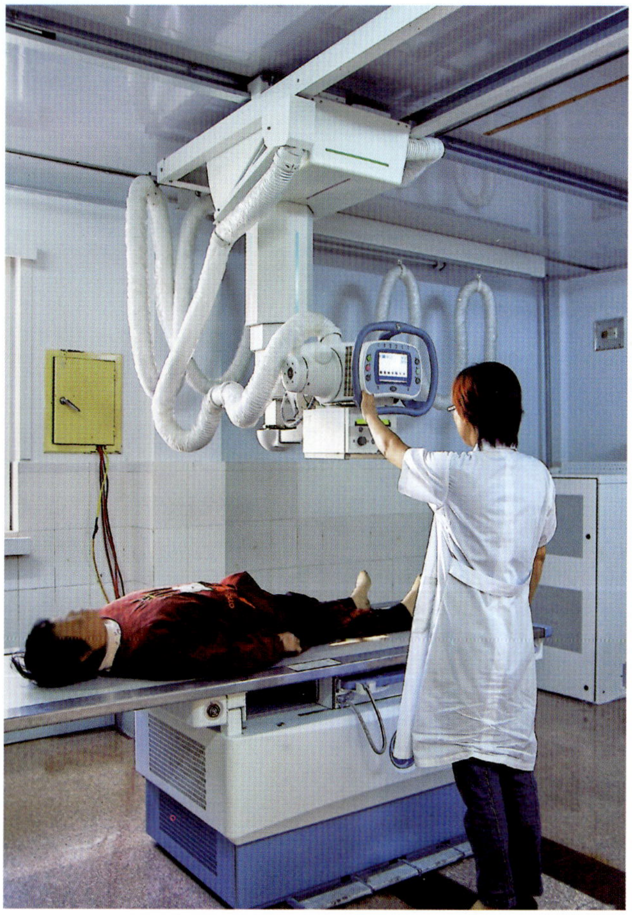
2009年，医院引进德国西门子数字化摄片机（DR）

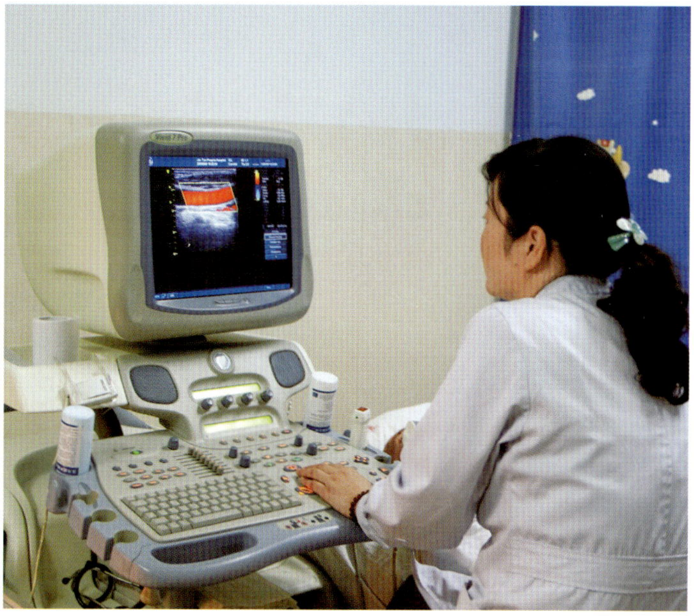
2010年，医院引进美国GE三维彩色多普勒超声诊断仪

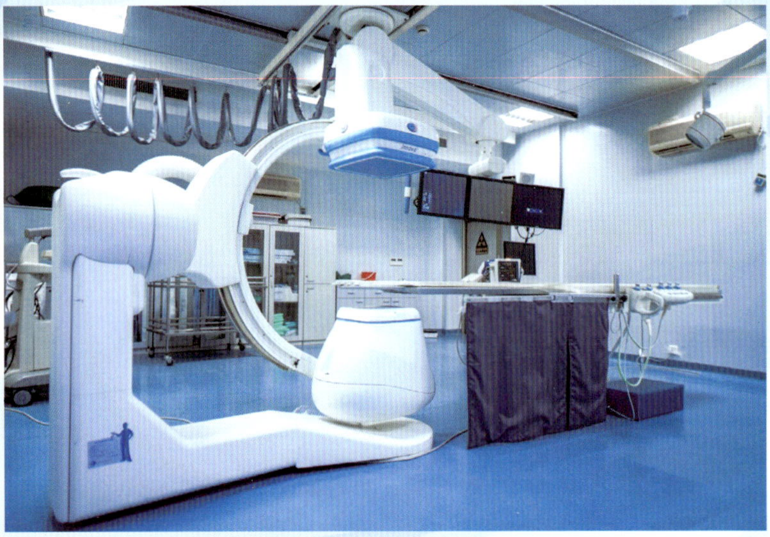

2011年4月，医院引进美国GE数字减影血管照影机（DSA）

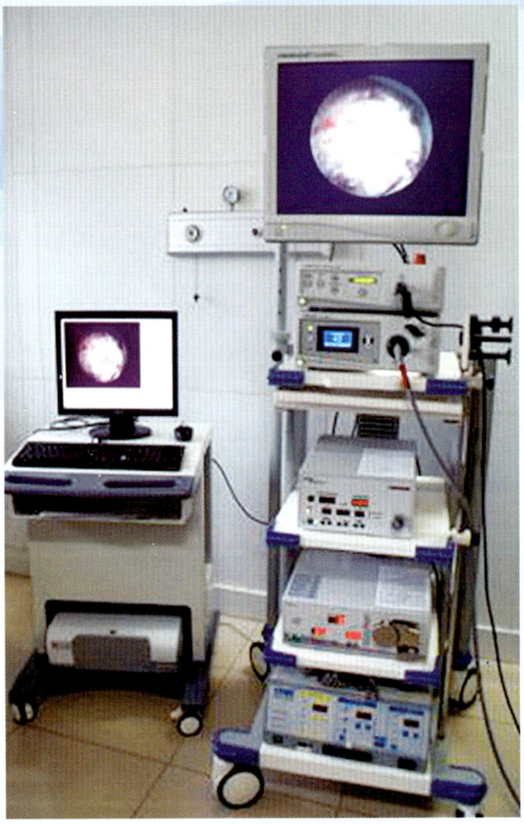

2012年，医院引进美国史赛克超高清腹腔镜

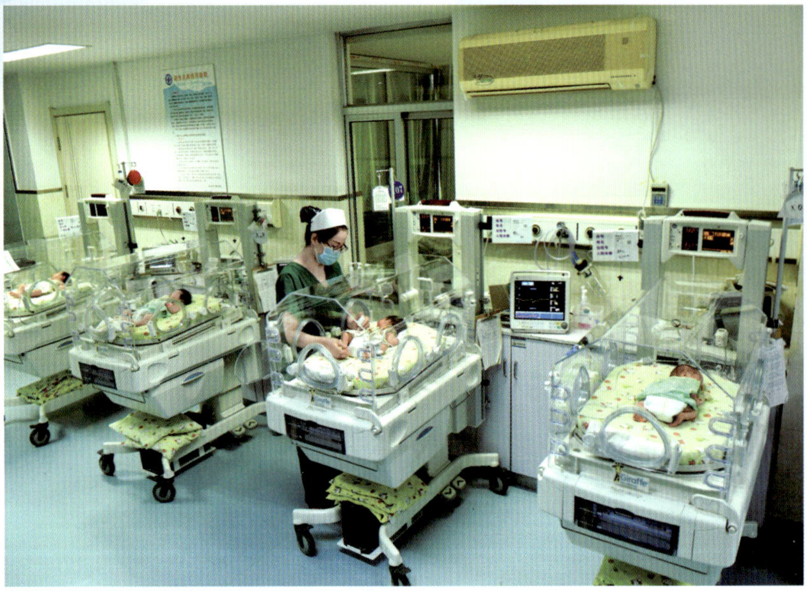

2012年，医院引进美国GE婴儿恒温箱

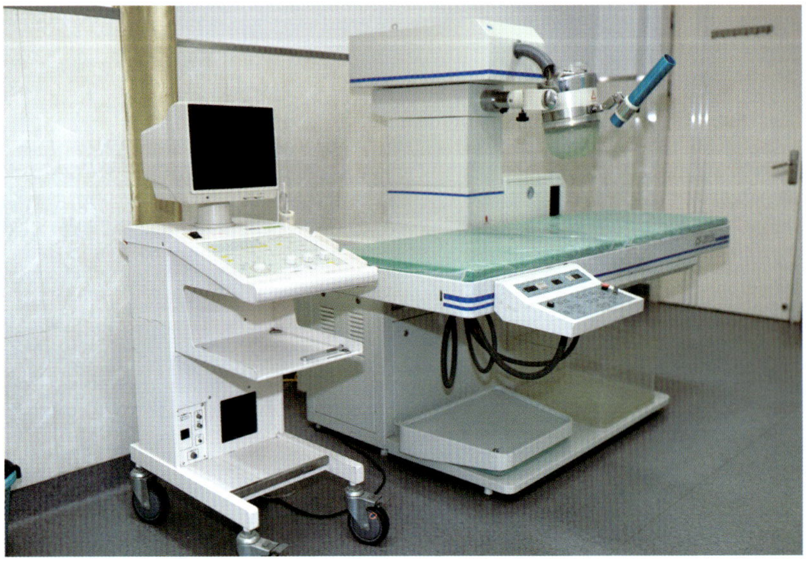

2013年1月，医院引进医院超声体外冲击波碎石机

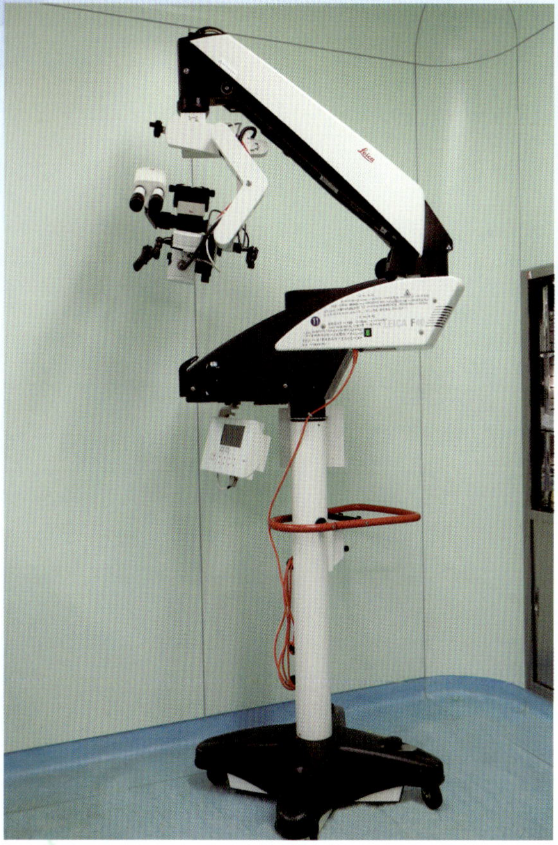

2013年6月，医院引进德国莱卡Leica M525 F40手术显微镜

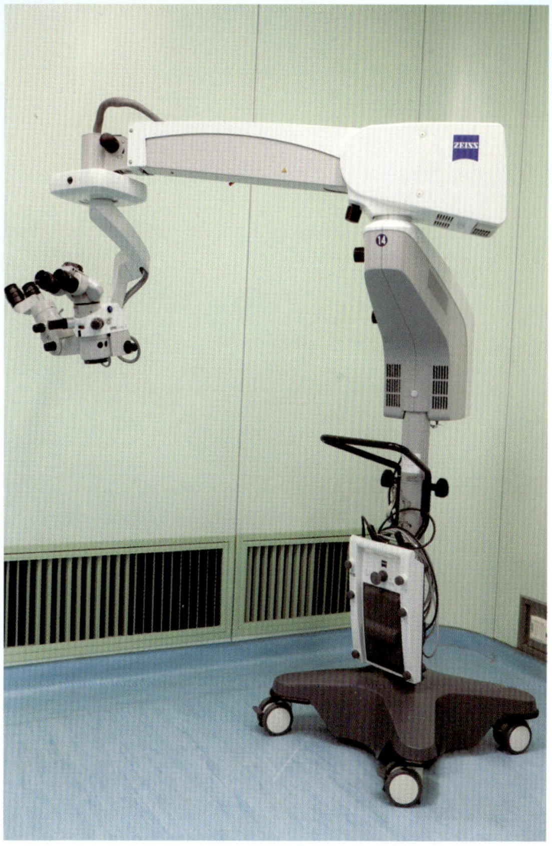

2013年9月，医院引进德国蔡司眼科手术显微镜

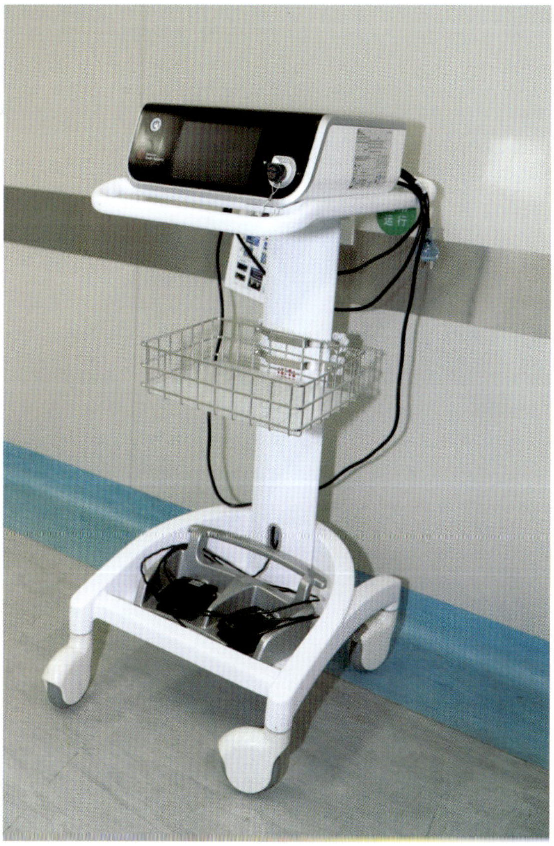

2013年10月，医院引进美国强生超声刀

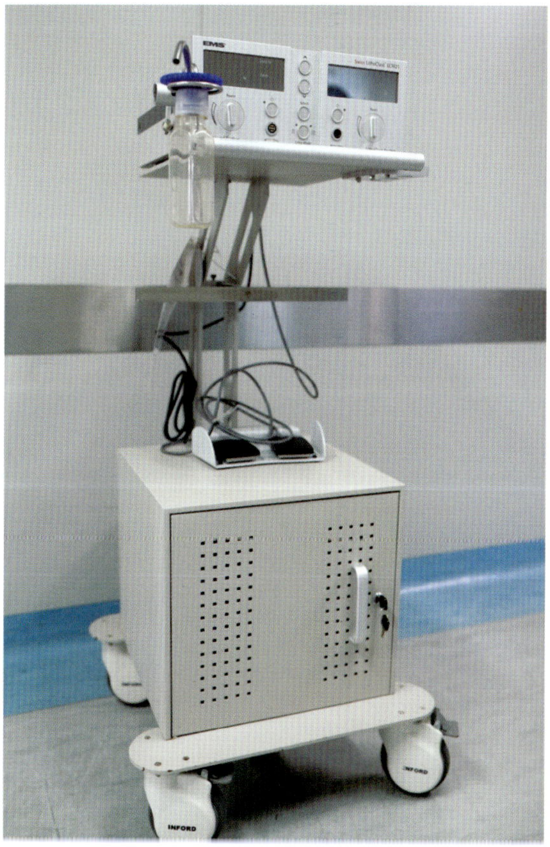

2014年12月，医院引进瑞士EMS LCM21混合动力碎石清石系统

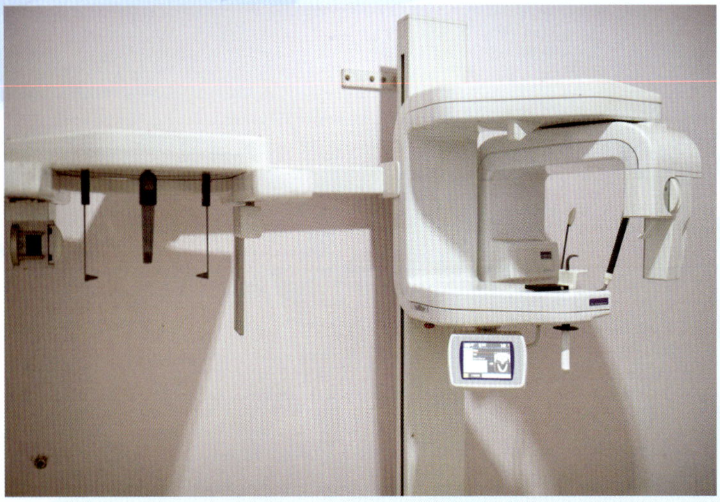

2015年10月，医院引进芬兰Proline XC 口腔全景X光机

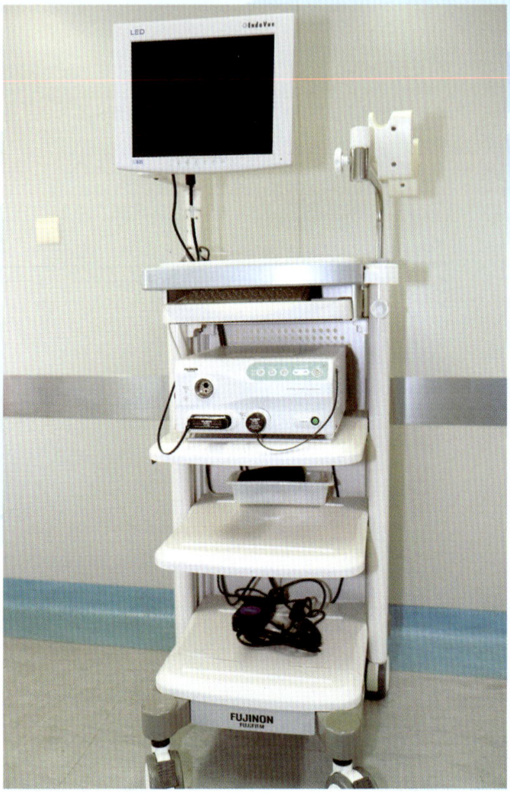

2015年11月，医院引进日本富士能EQ-270F胆道镜系统

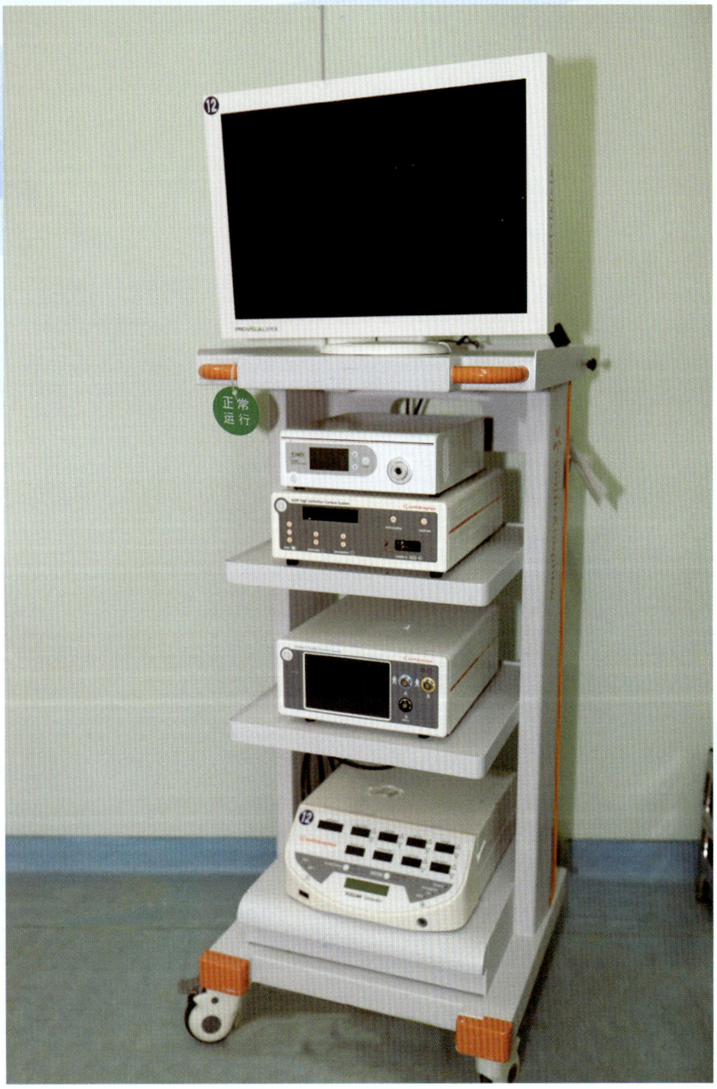

2015年，医院引进德国施乐辉560HD关节镜系统

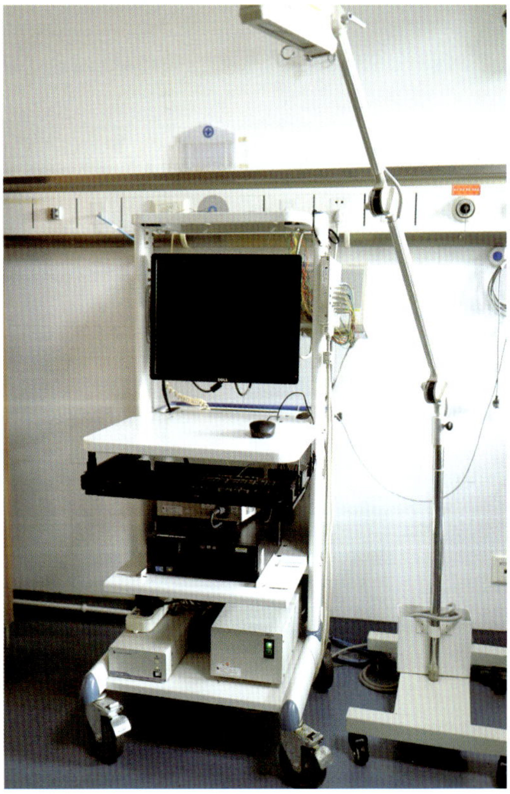

2015年，医院引进日本光电视频EEC-1200C脑电图

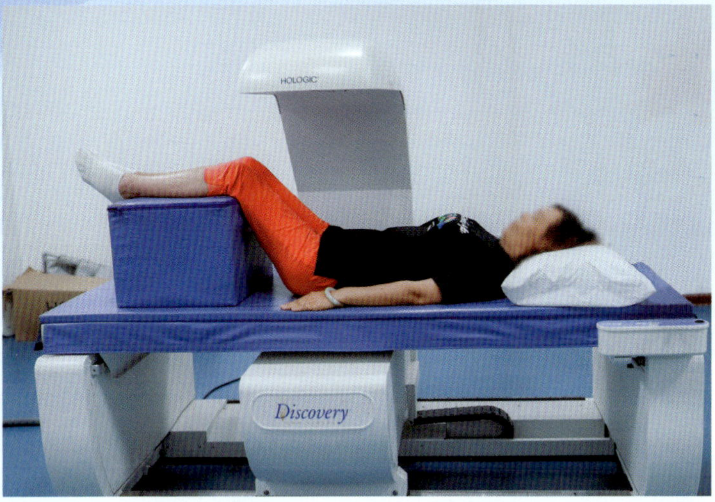

2015年，医院引进美国Hologic骨密度仪

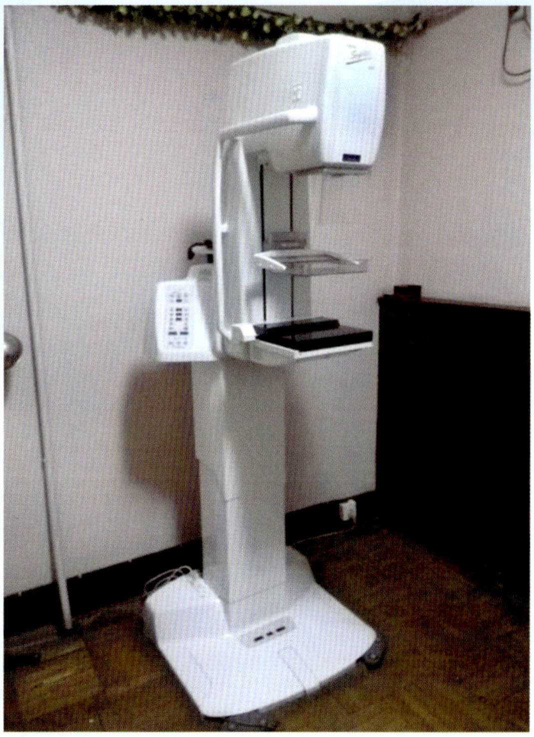

2015年，医院引进芬兰普兰梅德数字乳腺钼靶机

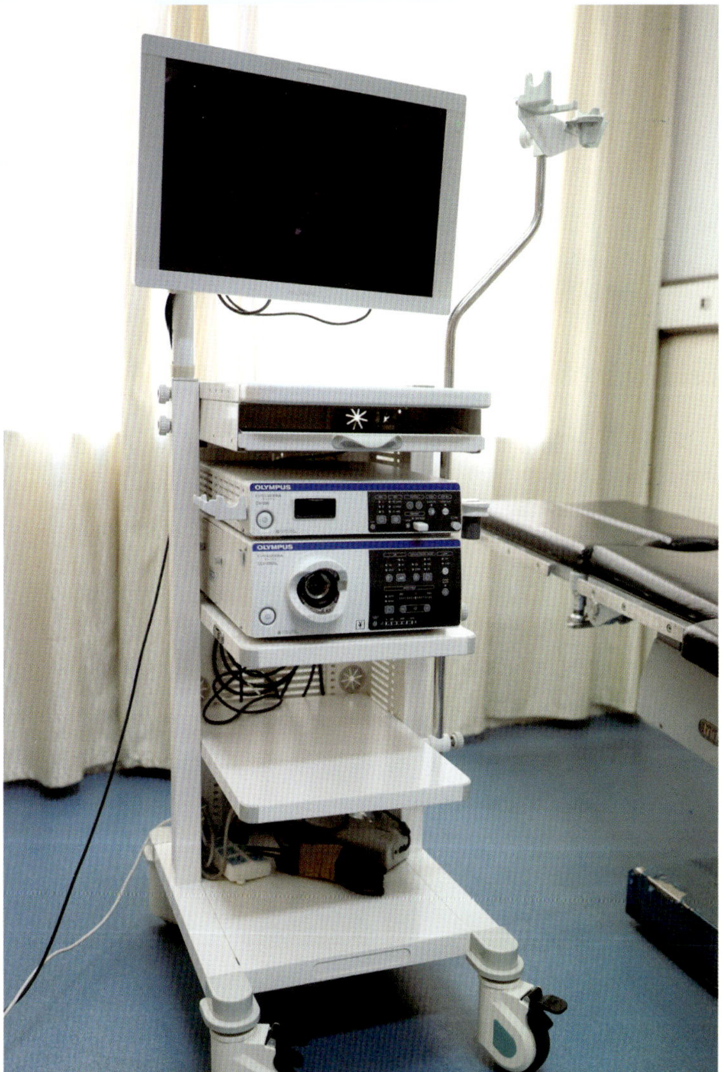

2017年10月，医院引进日本奥林巴斯CV-290电子支气管镜

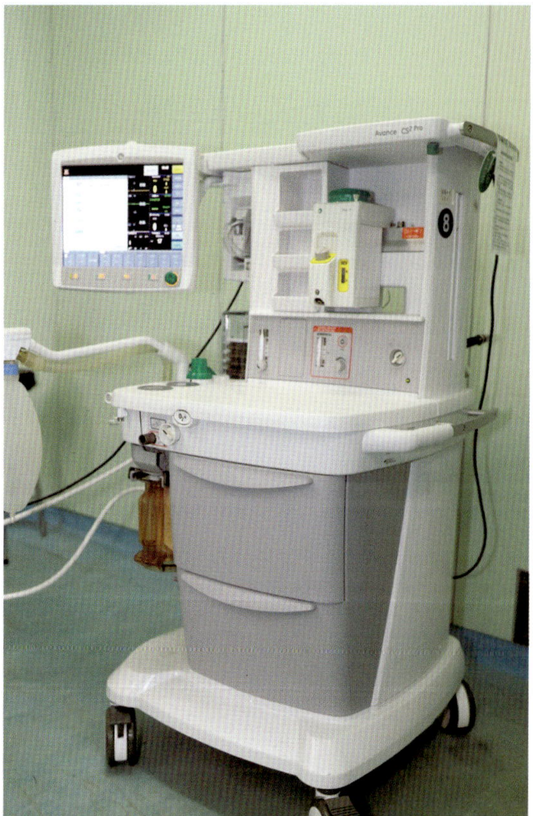

2017年10月，医院引进美国通用欧美达麻醉工作站

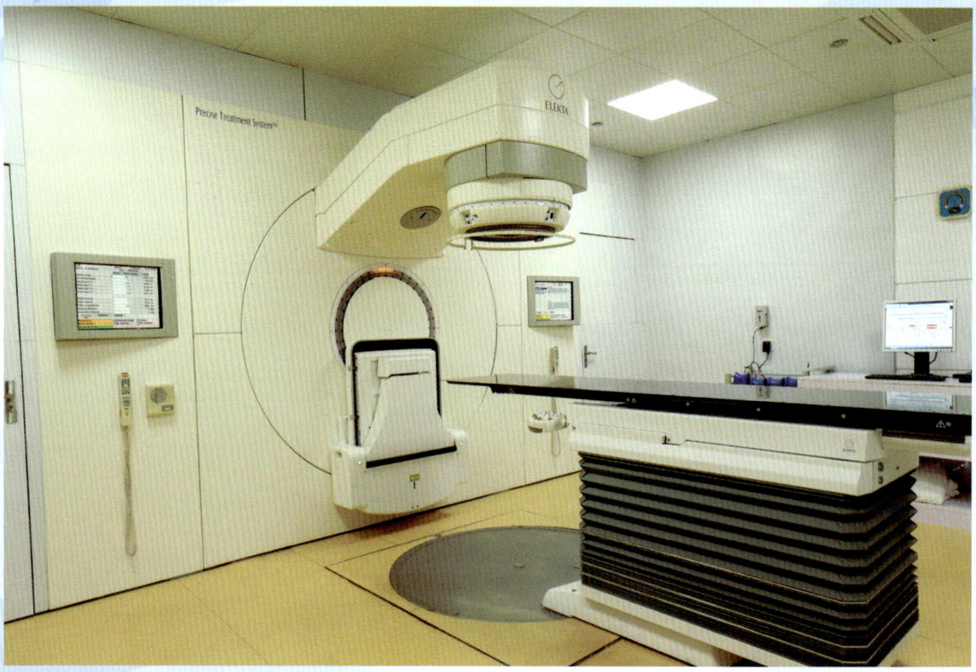

2017年，医院引进瑞典Elekta医用直线加速器

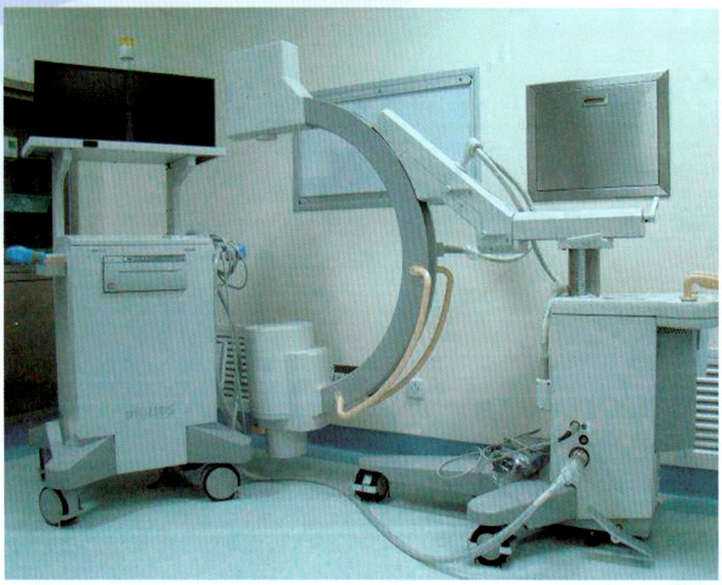
2017年，医院引进荷兰飞利浦骨科C型臂X光机

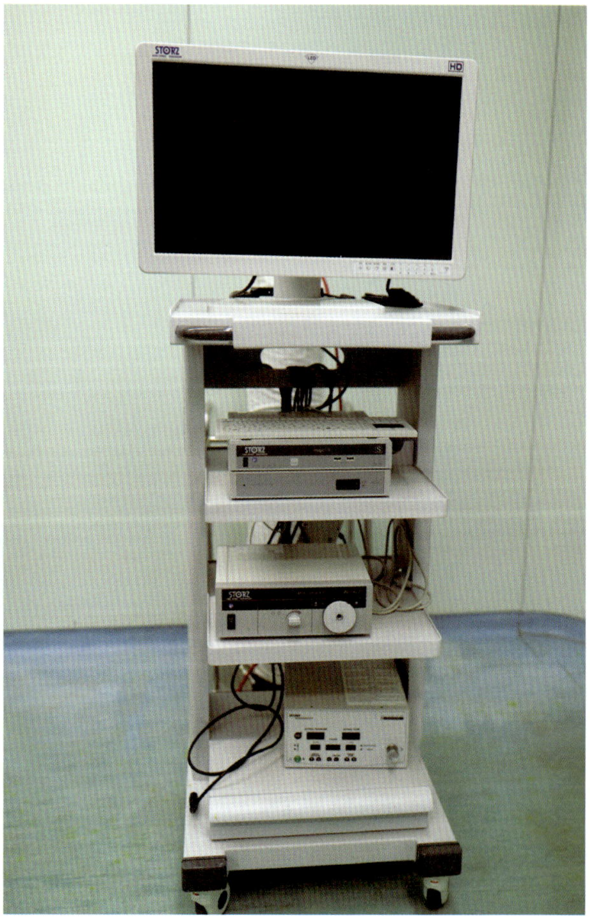

2017年10月，医院引进德国史托斯胸腔镜系统

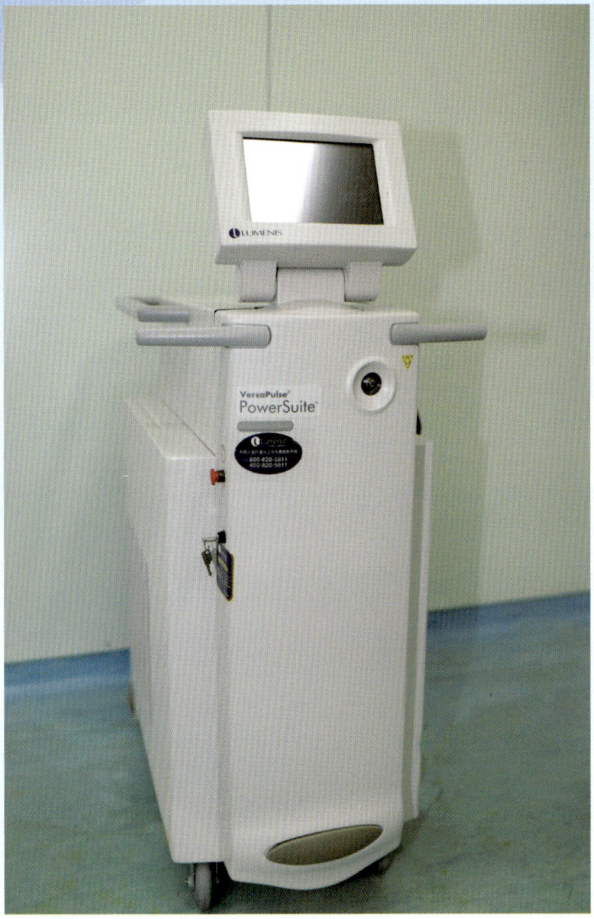

2017年11月，医院引进以色列科医人PowerSuite10钬激光手术设备

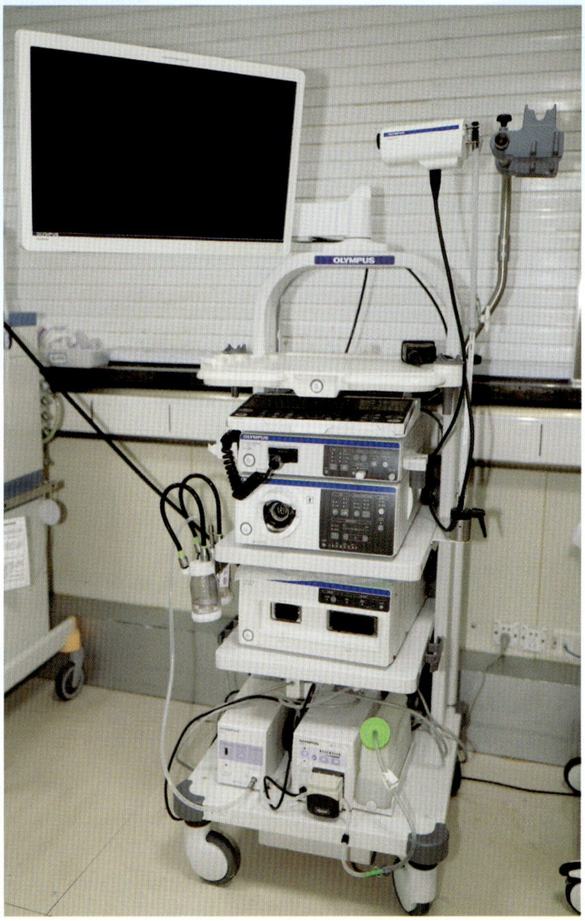

2018年7月，医院引进日本奥林巴斯CV290电子胃肠镜

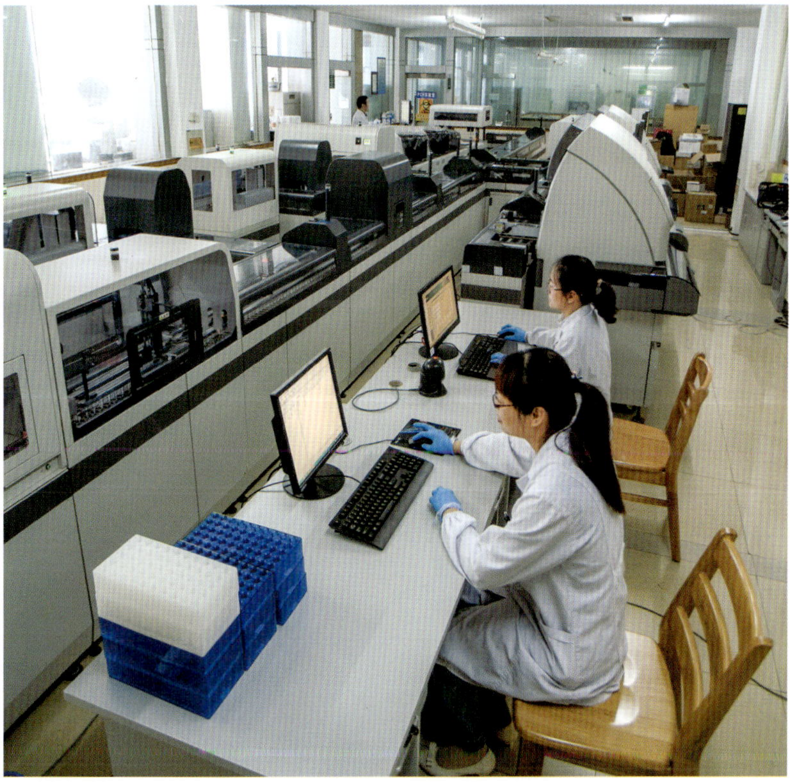

2018年，医院引进美国贝克曼全自动免疫生化流水线

等级医院创建

Establishment of Grade Hospital

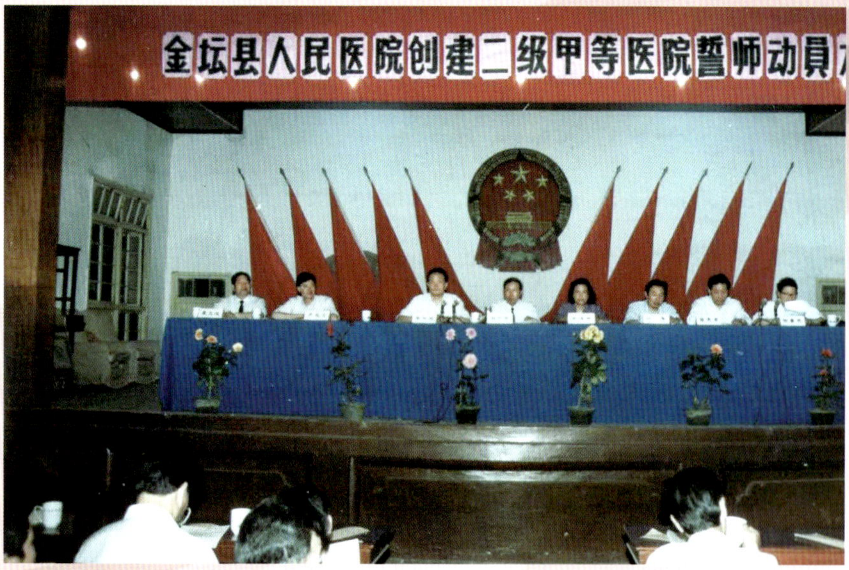

1992年，创建二级甲等医院动员大会

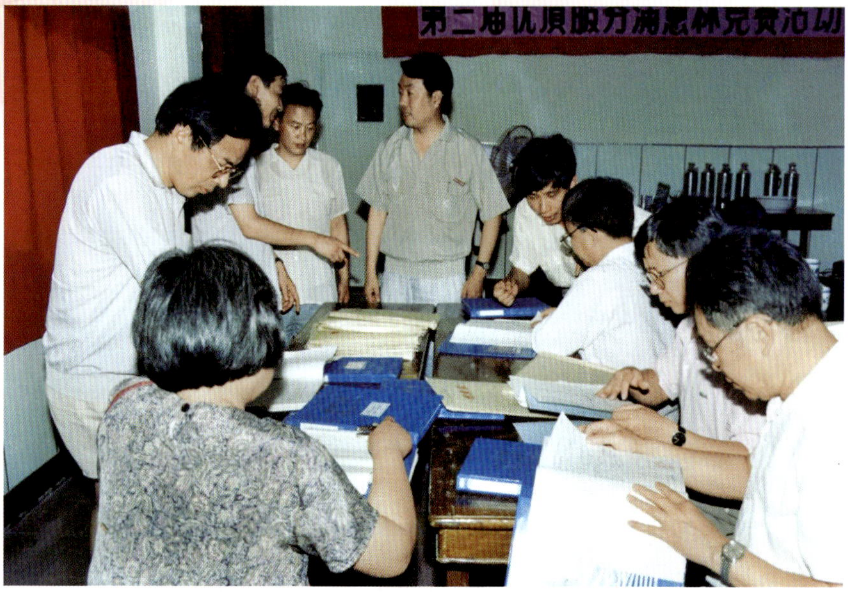

1992年，二级甲等医院创建评审

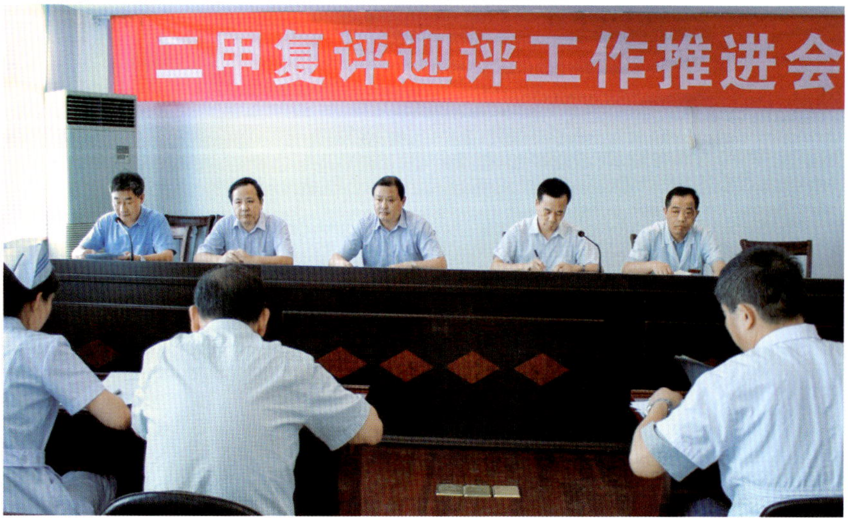

2016年9月23日，二级甲等医院复评迎评工作推进会

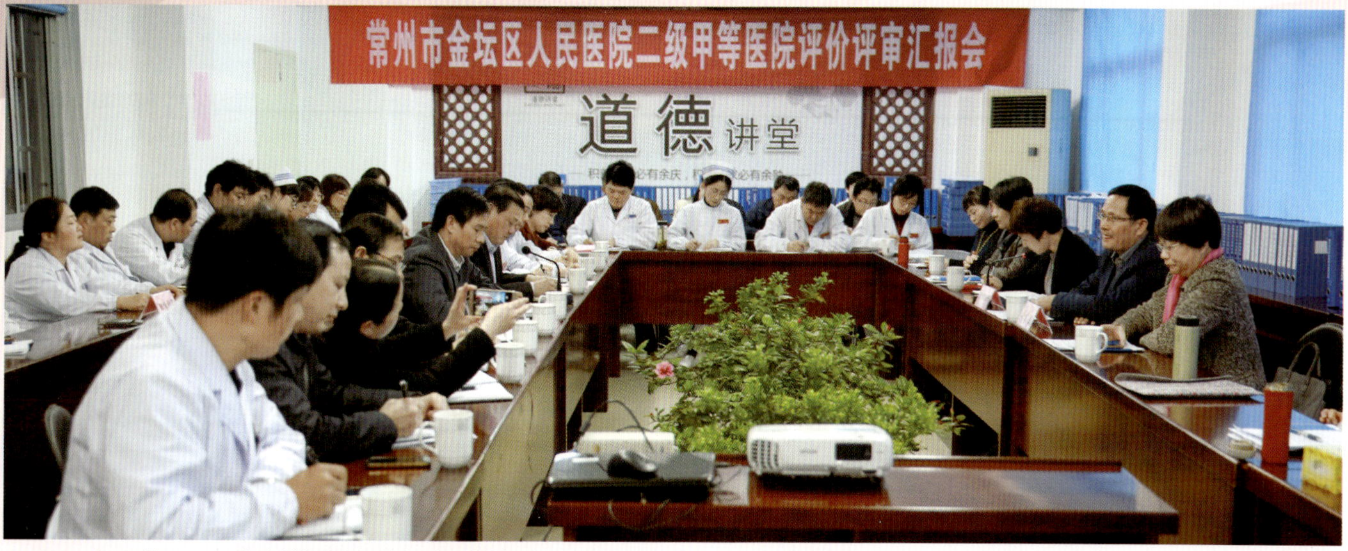

2016年11月1日，二级甲等医院评价评审汇报会

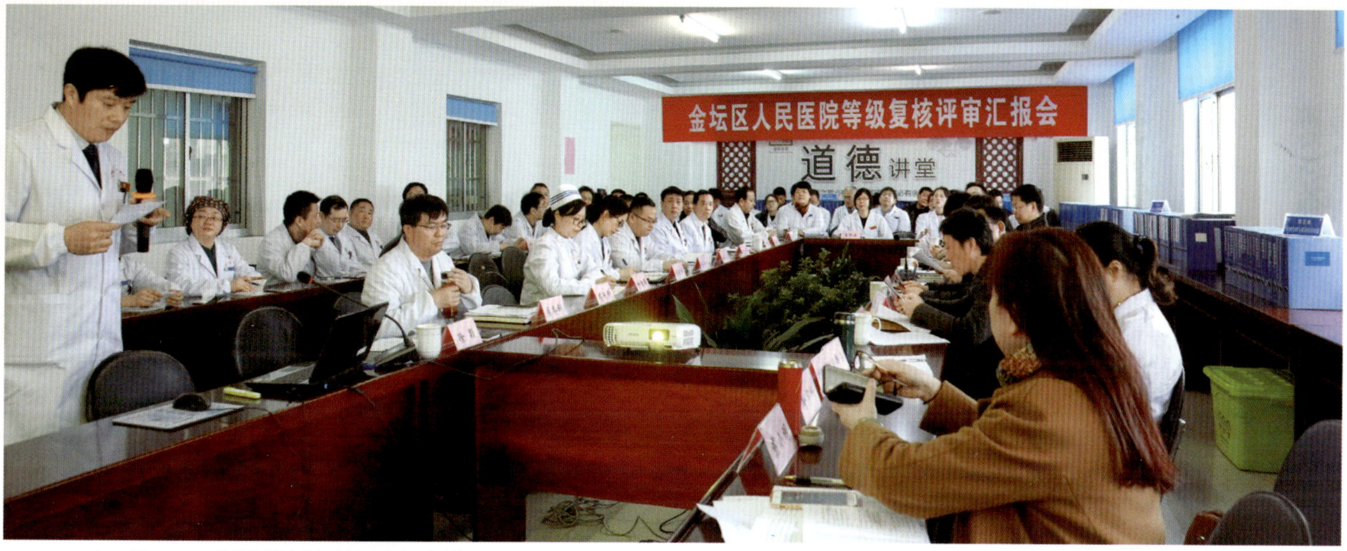

2017年2月17日，医院等级复核评审汇报会

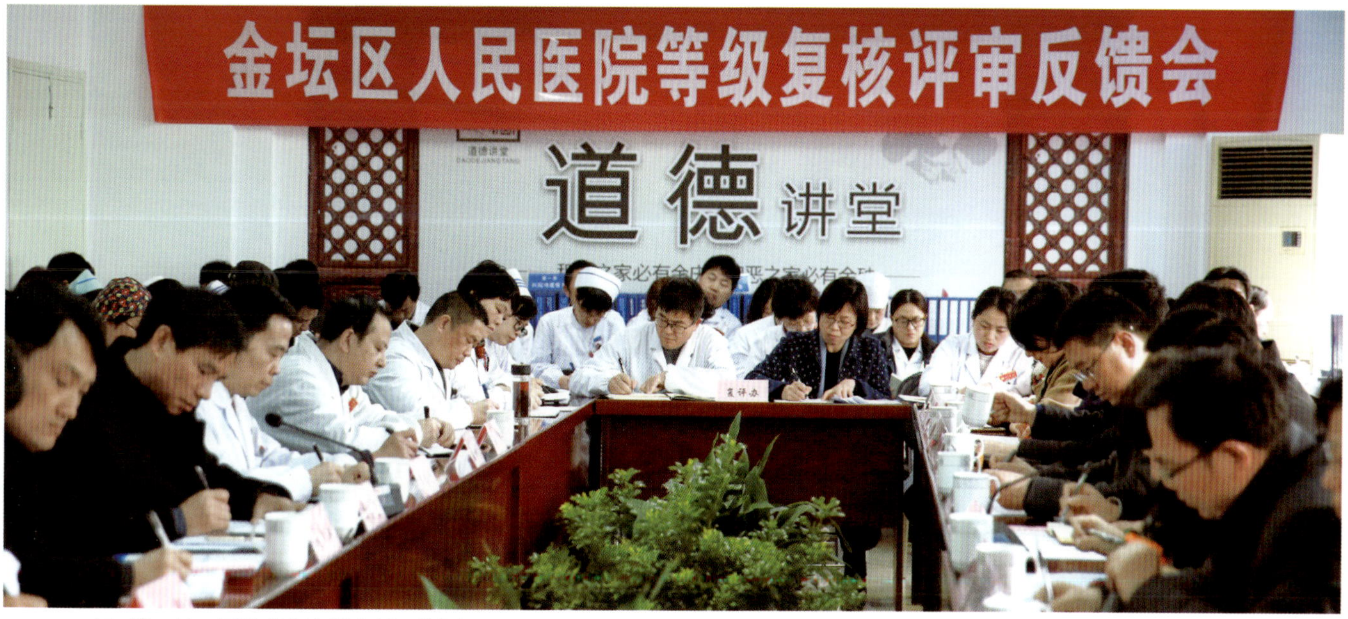

2017年2月17日，医院等级复核评审反馈会

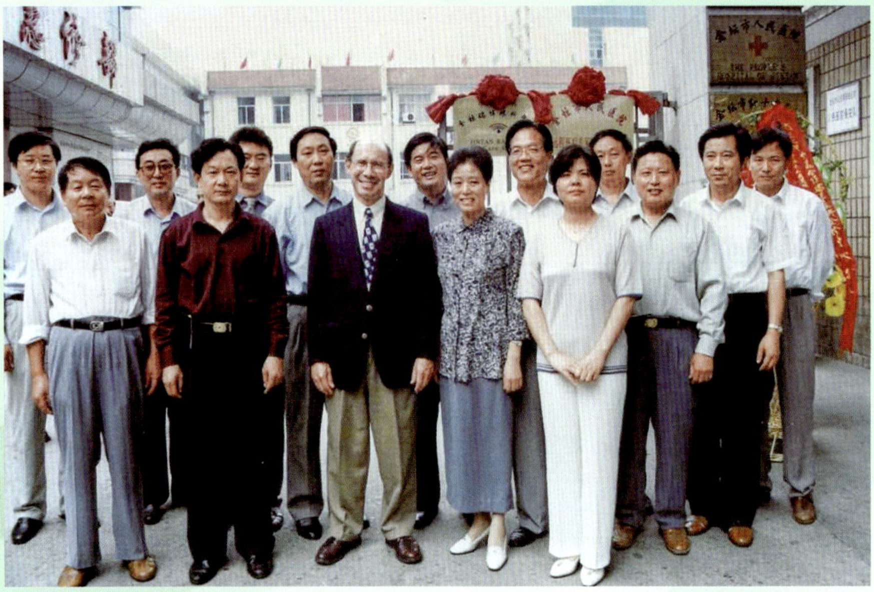

1998年，中美合作金坛瑞博眼科中心成立

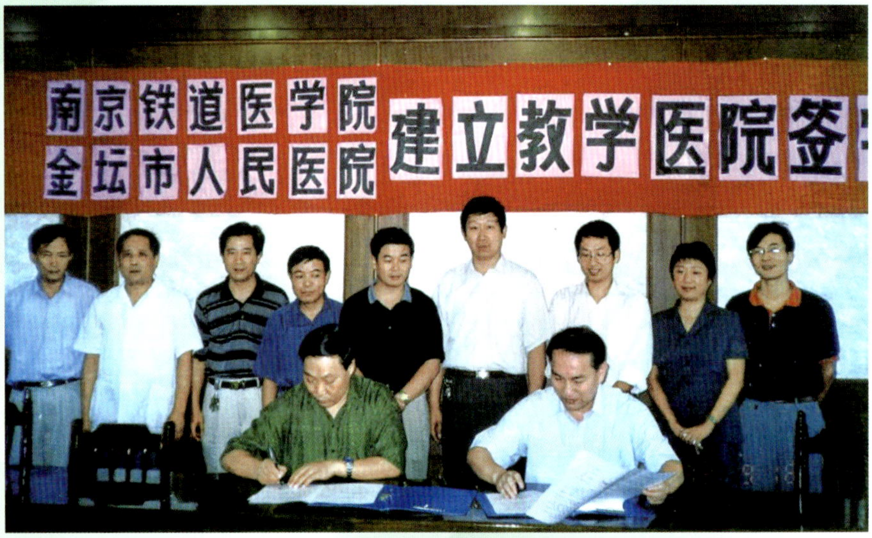

1999年，医院与南京铁道医学院建立教学医院签约

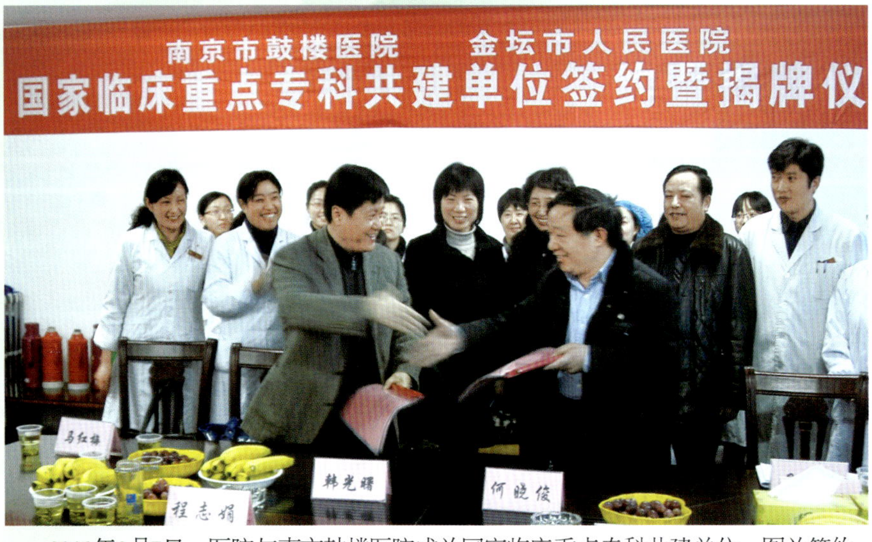

2012年3月7日，医院与南京鼓楼医院成为国家临床重点专科共建单位，图为签约暨揭牌仪式

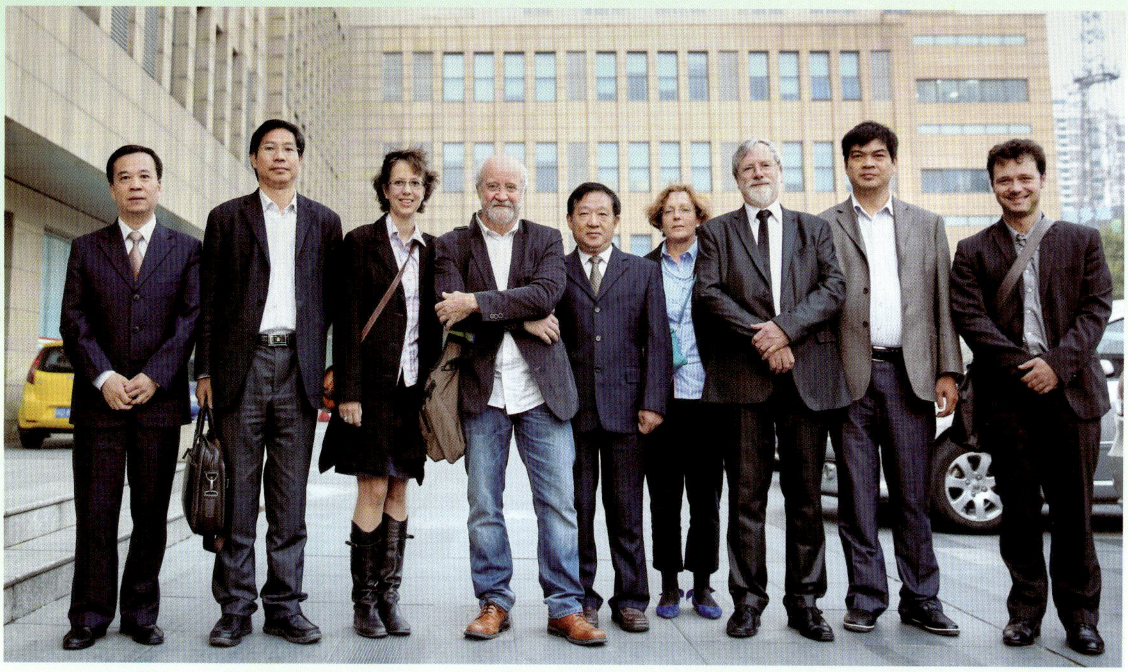

2013年11月8日，法国巴黎大区埃松省立中心医院让·米歇尔·图卢兹院长（左三）一行到医院访问交流

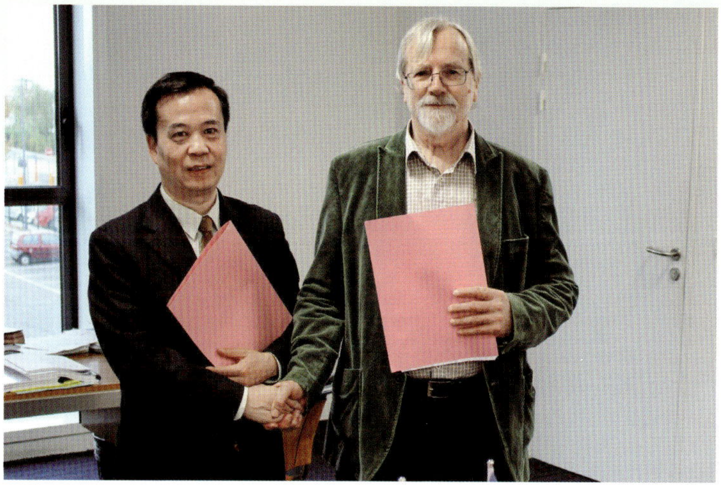

2014年11月3日，医院党委书记李国民（左一）等考察法国埃松省立中心医院、埃松省急救中心、圣乔治中心医院

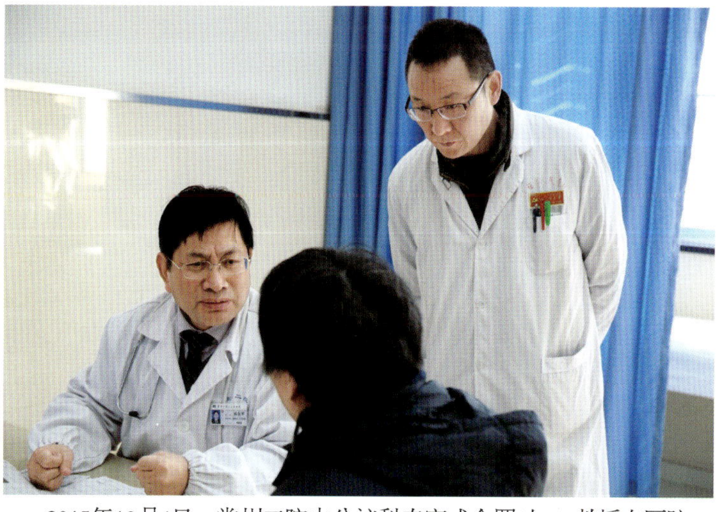

2015年12月4日，常州二院内分泌科专家成金罗(左一)教授在医院首次坐诊

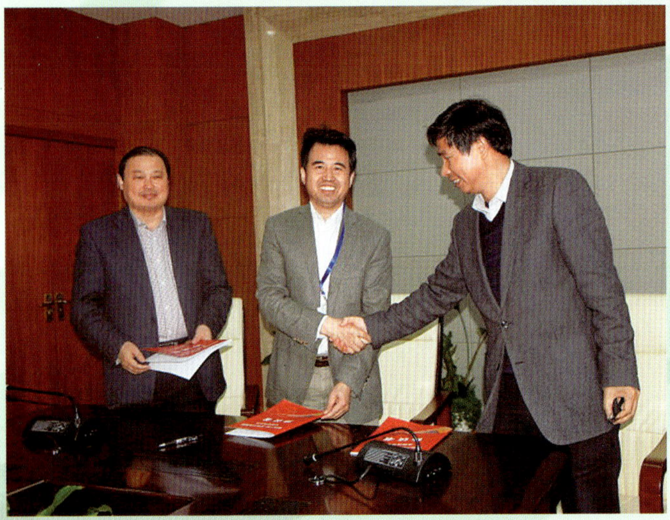

2016年11月23日，医院与常州市第三人民医院（常州市眼耳鼻咽喉医院）签订眼科技术合作协议

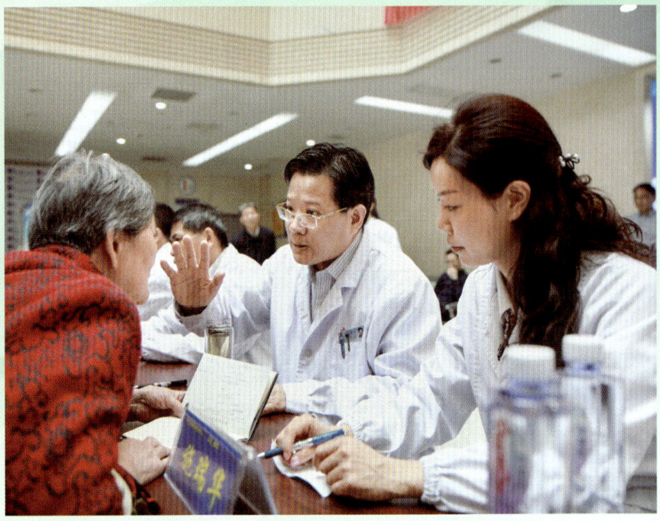

2017年4月23日，东南大学附属中大医院消化病学专家施瑞华教授（右二）工作站签约义诊

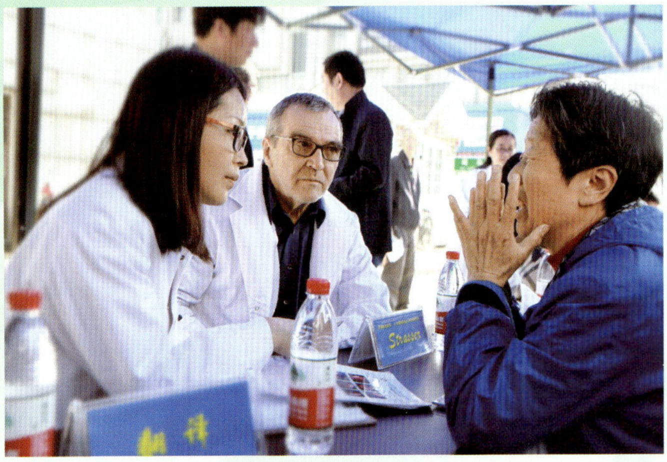

2017年4月28日，无锡明慈心血管病医院合作签约专家义诊

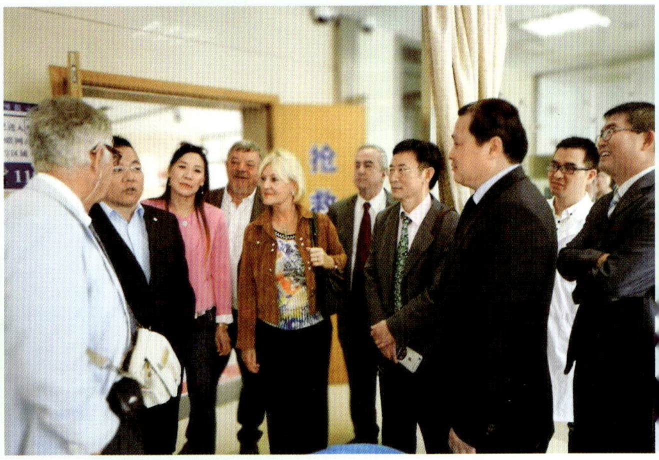

2017年5月12日，法国代表团在医院交流参观

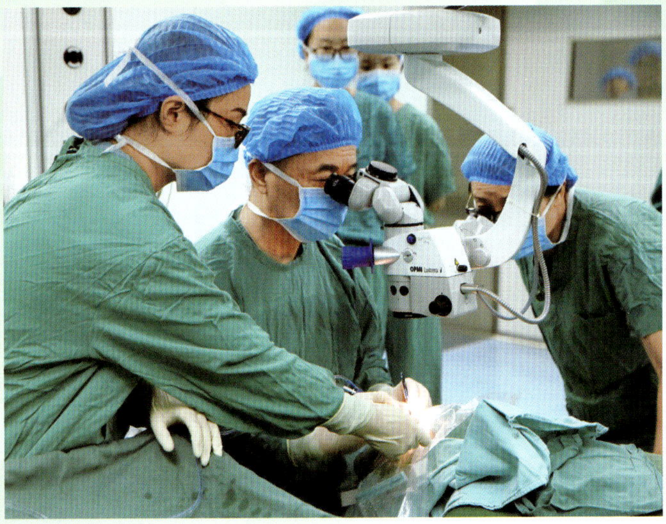

2017年8月31日，江苏省人民医院眼科专家刘庆淮教授（中）工作站开展眼科手术

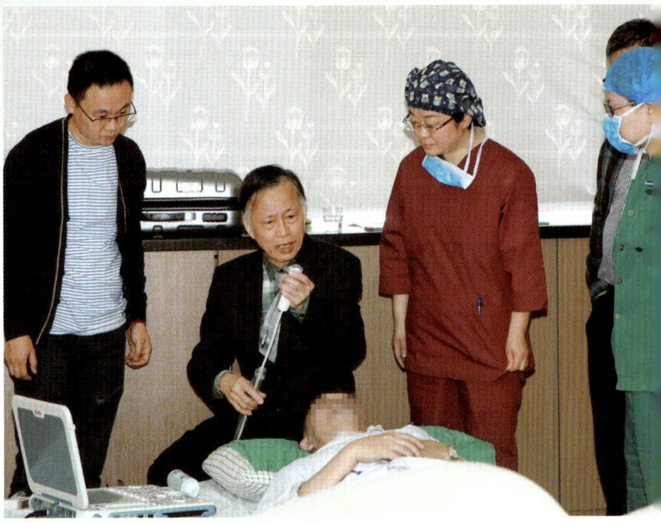

2018年4月26日，台湾专家林必盛教授（中）访问医院

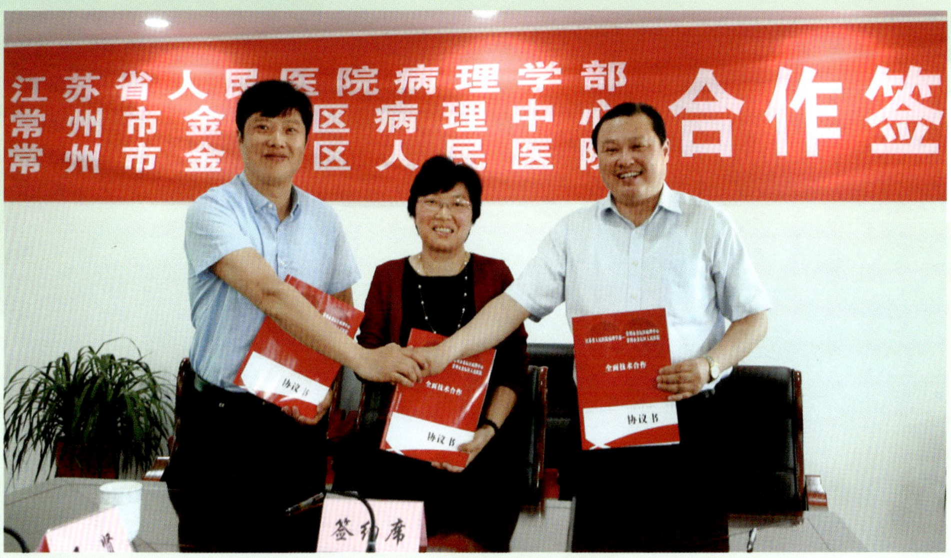

2018年5月4日，医院签约引进江苏省人民医院张智泓博士（中）专家团队

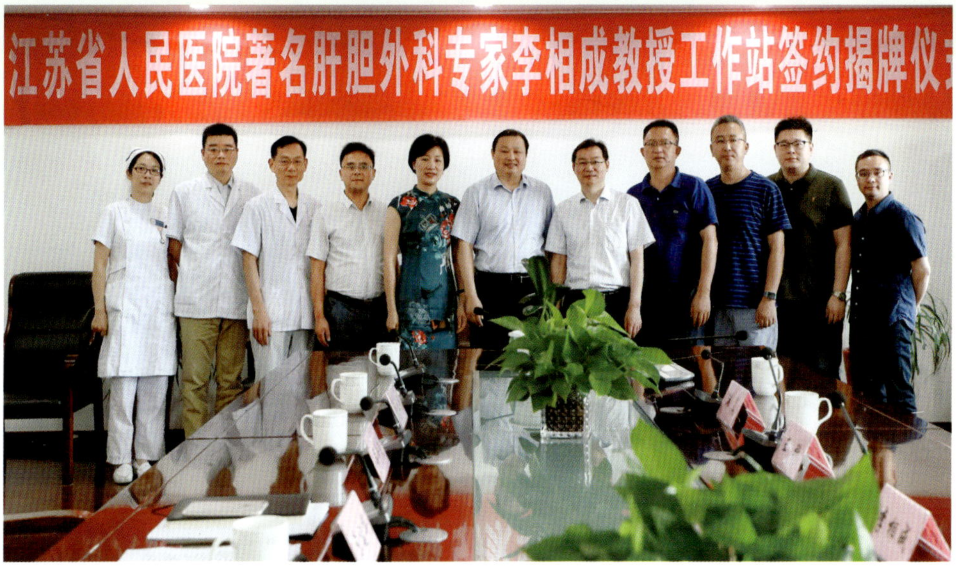

2018年7月26日，江苏省人民医院肝胆外科专家李相成教授（右五）工作站在医院揭牌

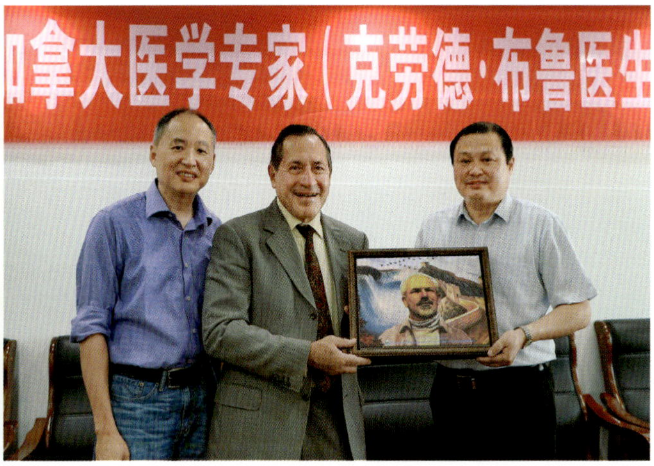

2018年9月4日，加拿大医学专家克劳德·布鲁医生（中）在医院访问交流

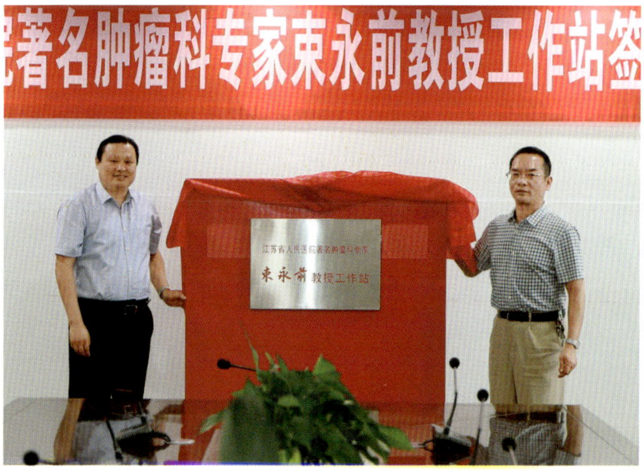

2018年9月6日，江苏省人民医院肿瘤科专家束永前教授工作站在医院揭牌

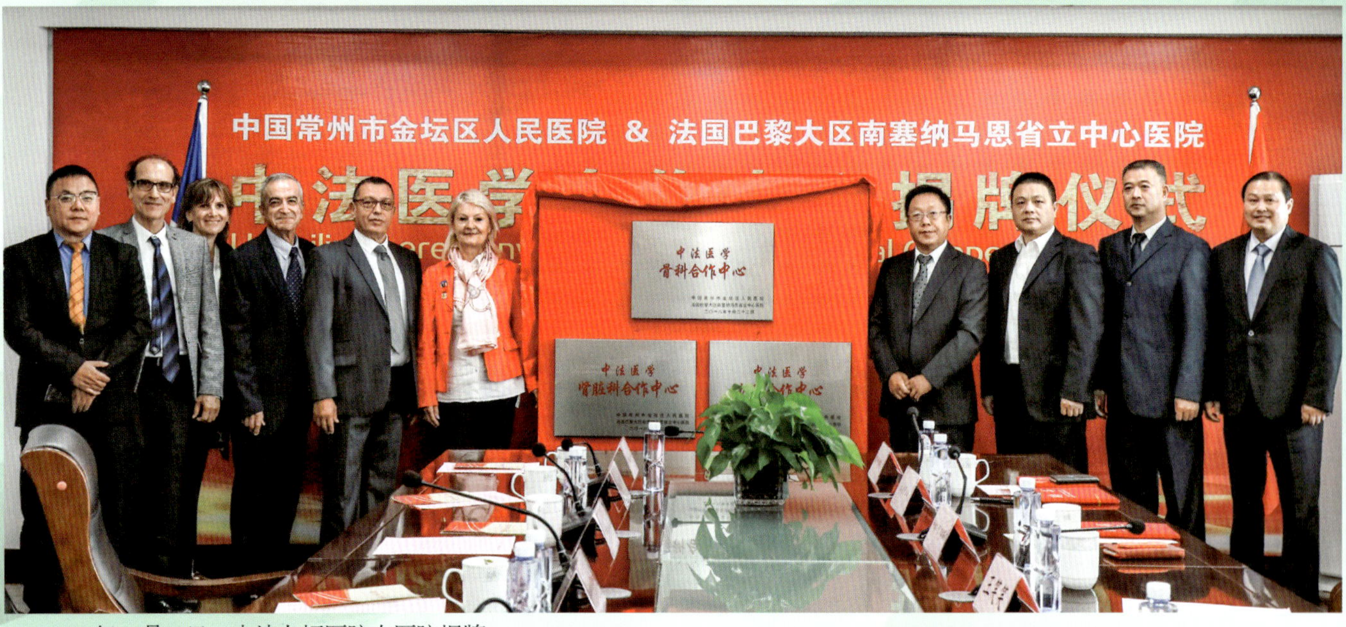

2018年10月22日，中法友好医院在医院揭牌

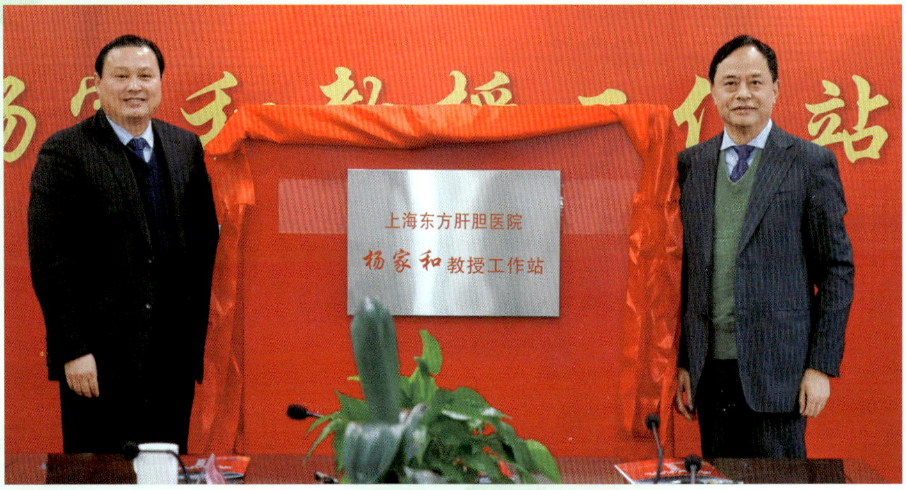

2018年12月27日，上海东方肝胆医院杨家和教授工作站在医院揭牌

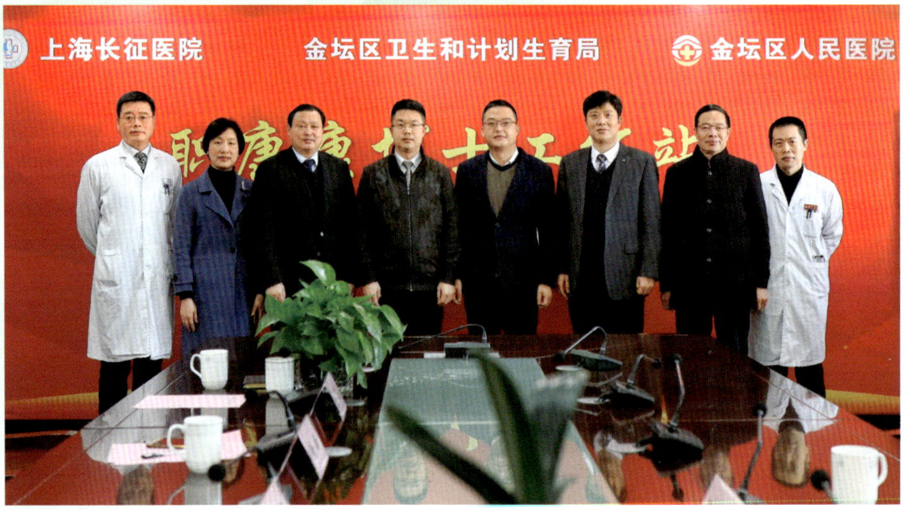

2019年1月20日，上海长征医院血管外科职康康博士（左四）工作站签约

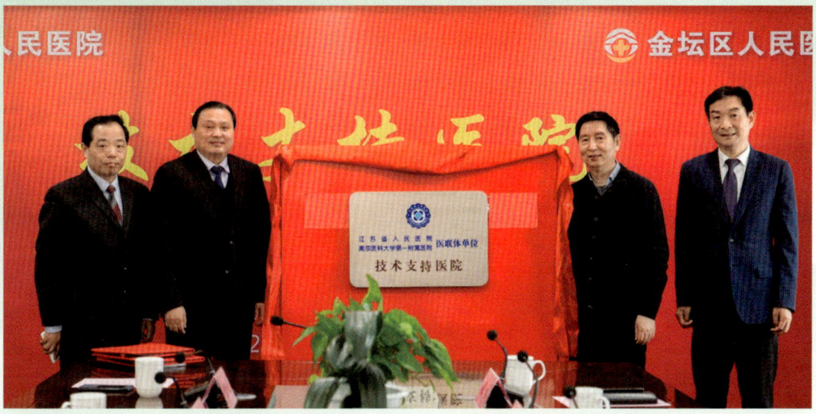

2019年2月28日，医院签约成为江苏省人民医院全面技术支持单位

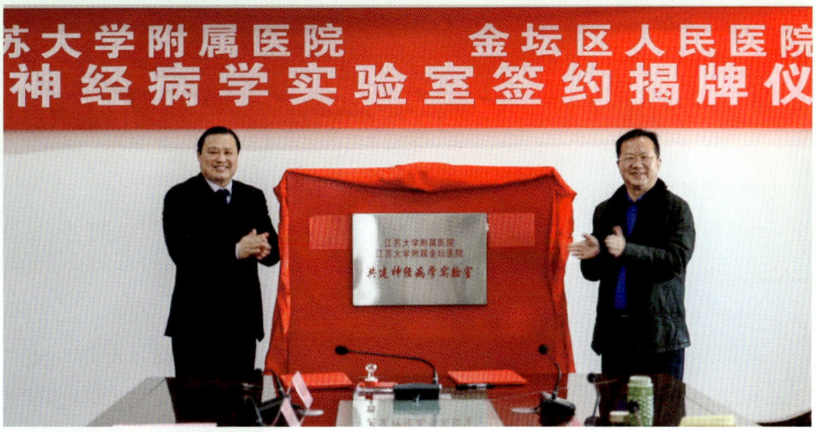

2019年3月7日，医院与江苏大学附属江滨医院签约“共建神经病学实验室”

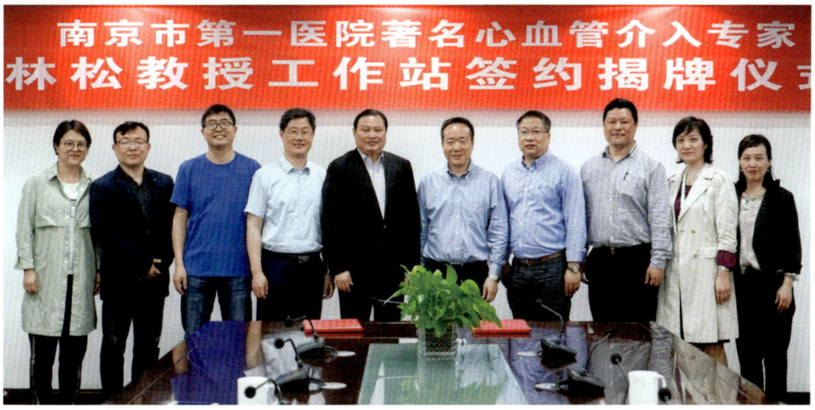

2019年5月13日，南京市第一医院心血管介入专家林松教授（右五）工作站签约

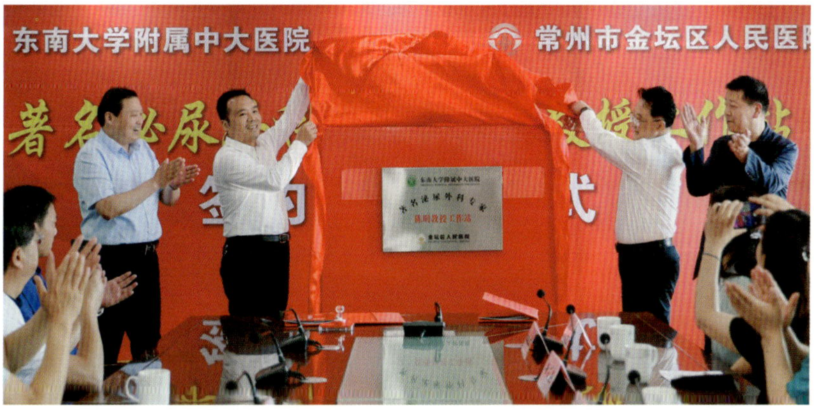

2019年5月31日，东南大学附属中大医院泌尿外科专家陈明教授（左二）工作站在医院揭牌

重点专科

Key Specialty

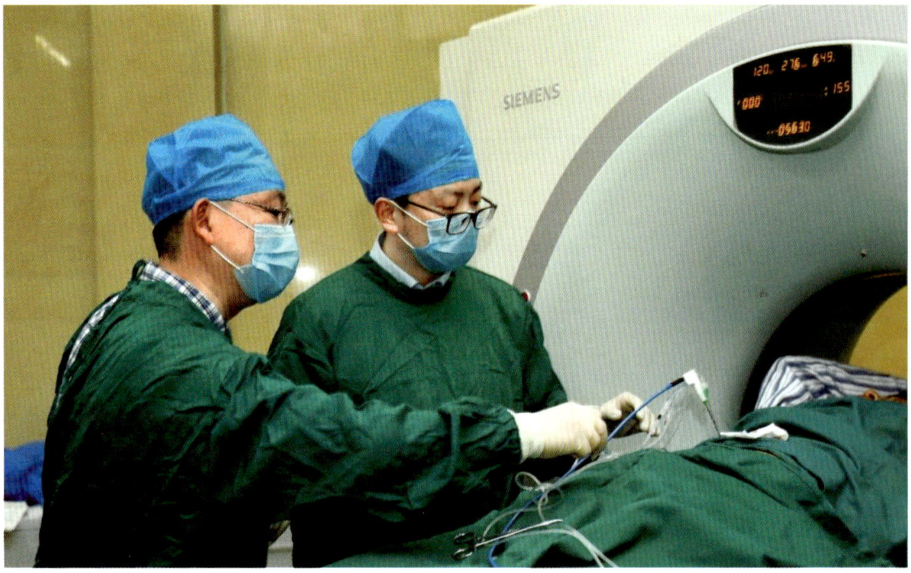

常州市临床重点专科肿瘤科开展精确定位引导下微波消融肿瘤治疗技术

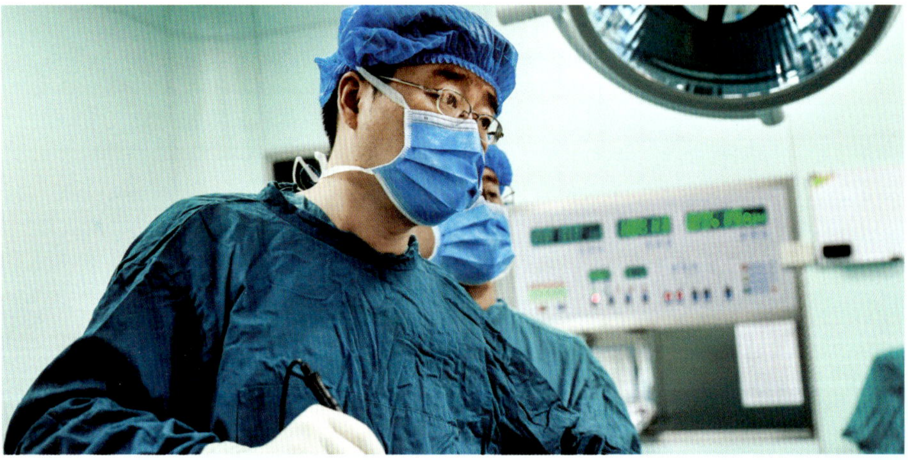

常州市临床重点专科普外科开展腹腔镜下肝切除术

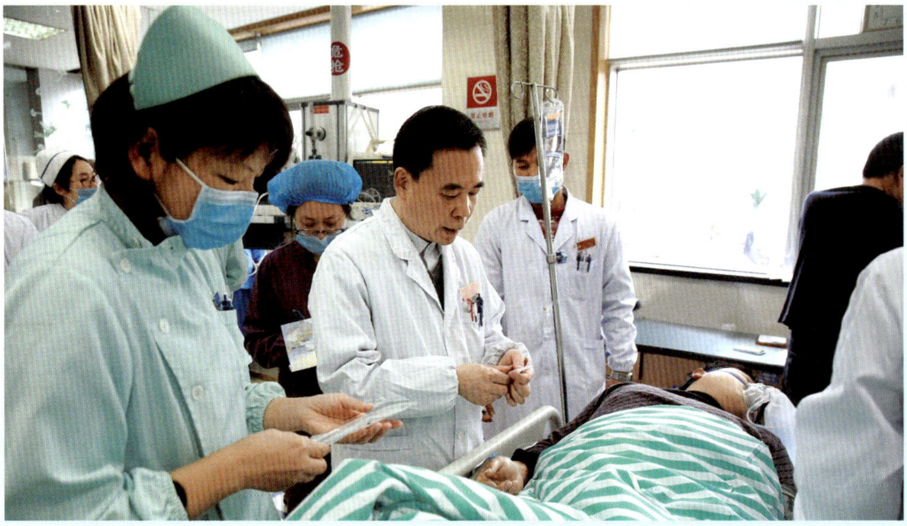

常州市临床重点专科急诊医学科进行急重症患者救治

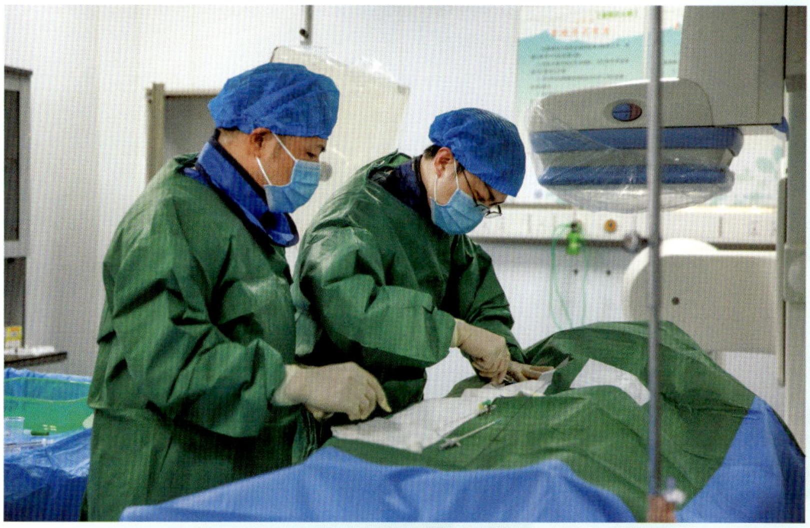

常州市临床重点专科神经内科开展脑血管造影术

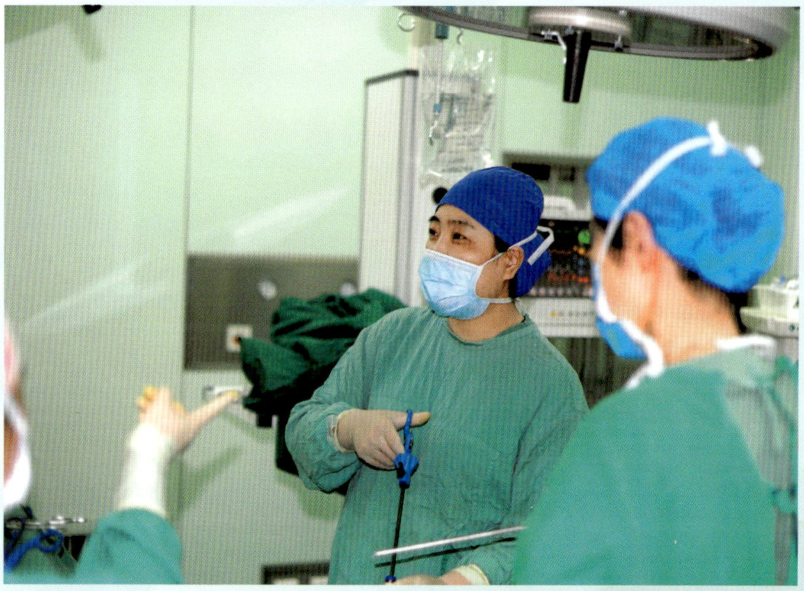

常州市临床重点专科妇科开展单孔腹腔镜双侧卵巢肿瘤剥除术

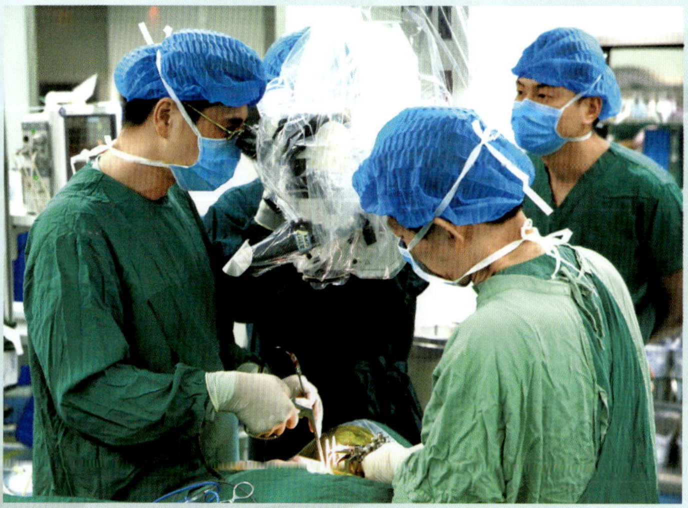

常州市临床重点专科骨科开展微创技术

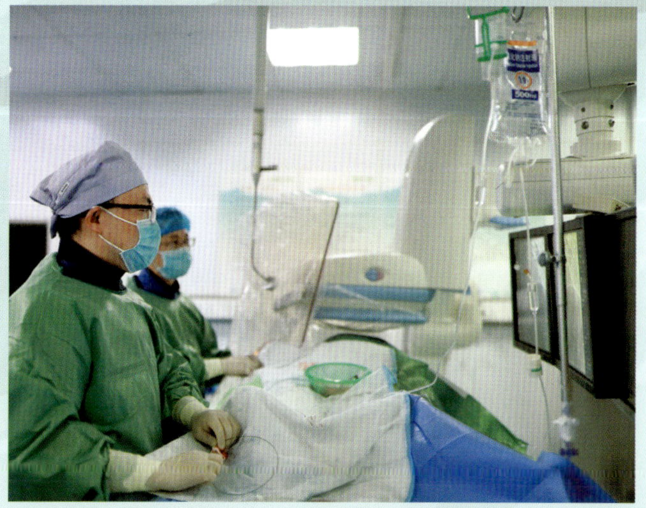

常州市临床重点专科心内科进行冠状动脉介入治疗

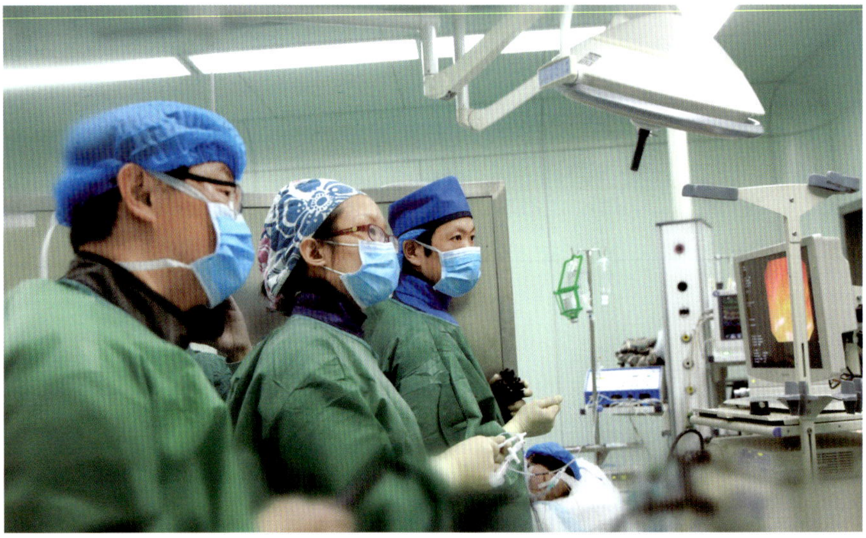

金坛区临床重点专科消化内科进行腹腔镜联合内镜治疗胆囊结石合并胆总管结石

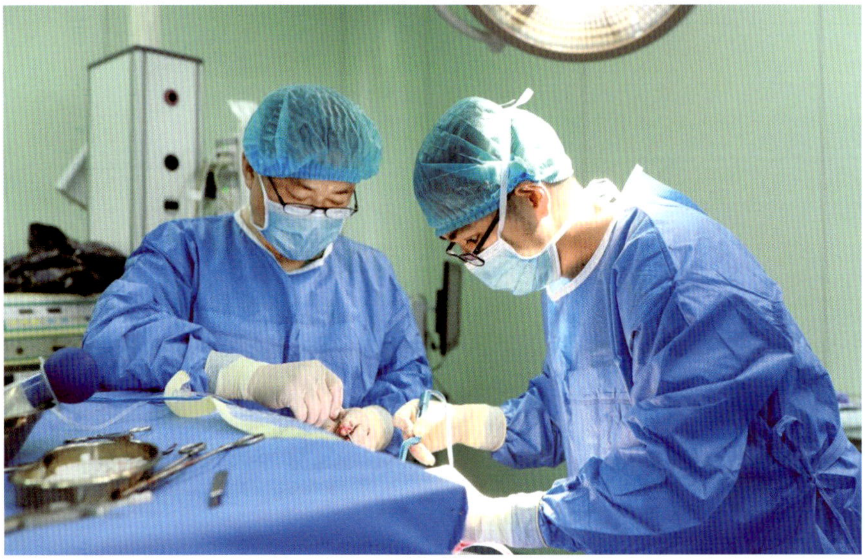

金坛区临床重点专科神经外科开展双侧额叶病灶血肿清除术

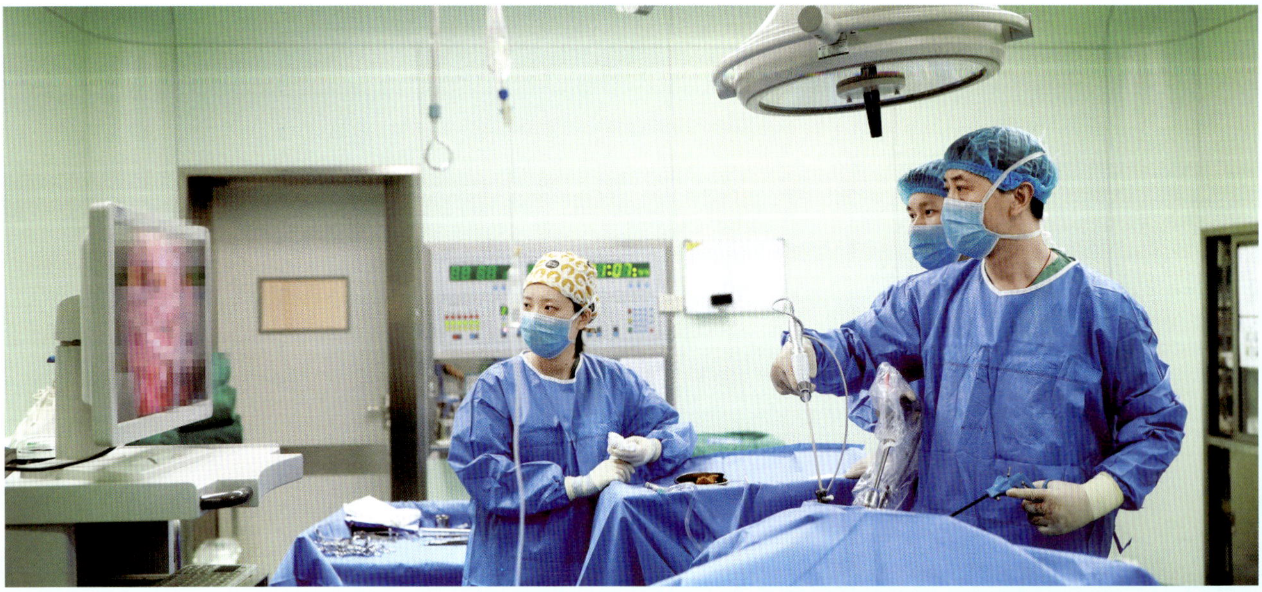

金坛区临床重点专科泌尿外科开展钬激光碎石、腔镜下支架置入手术

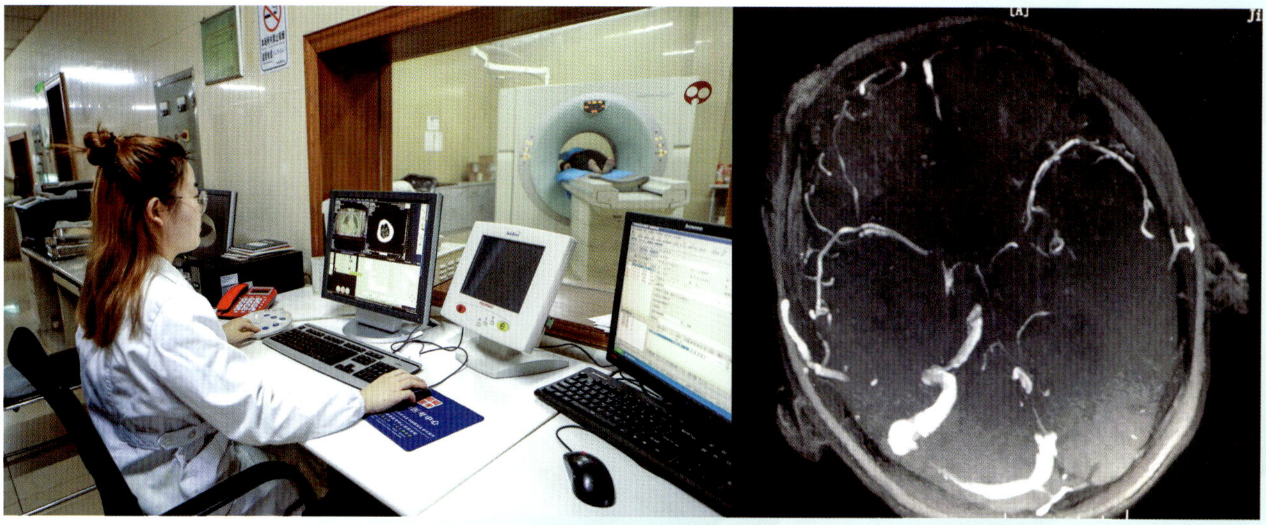

金坛区临床重点专科放射科2017年首次开展MRV确诊一例颅内静脉窦血栓

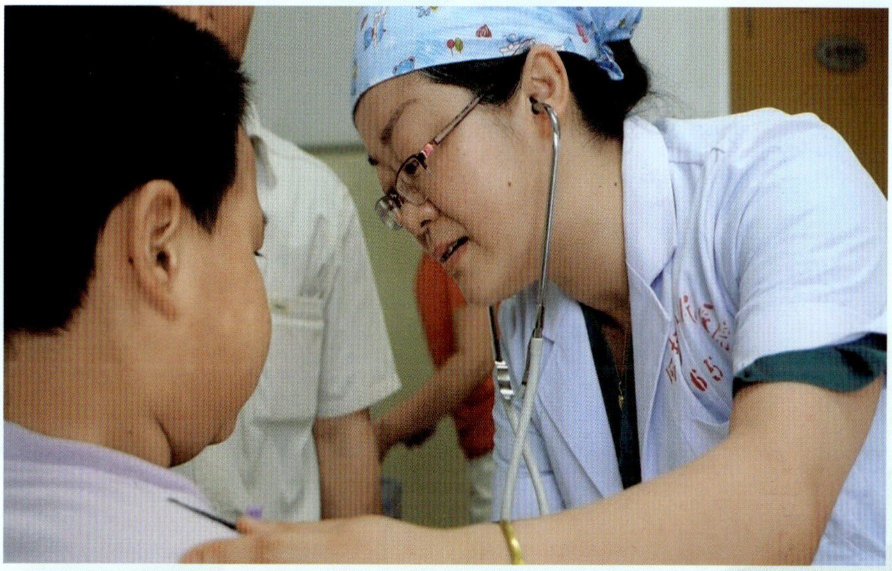

金坛区临床重点专科麻醉科开展小儿舒适麻醉

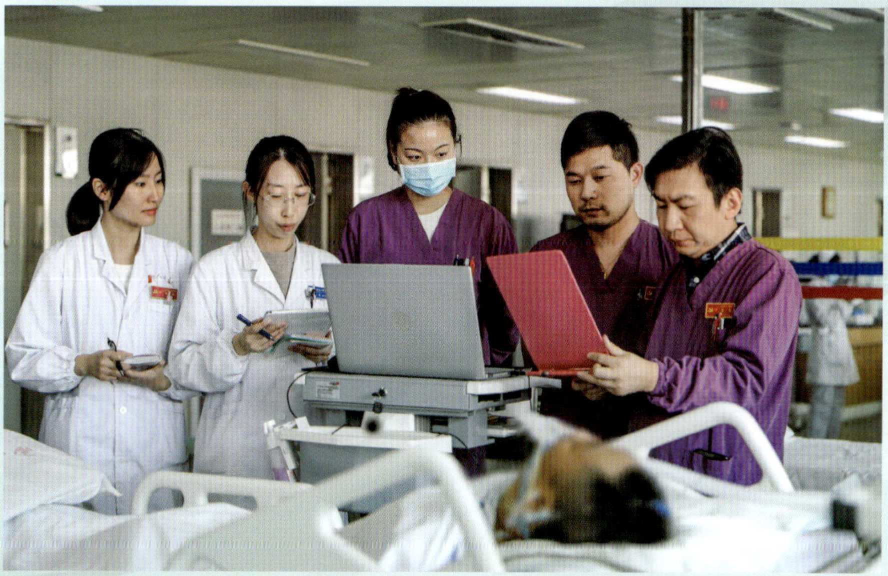

金坛区临床重点专科药剂科临床药师参与查房、指导用药

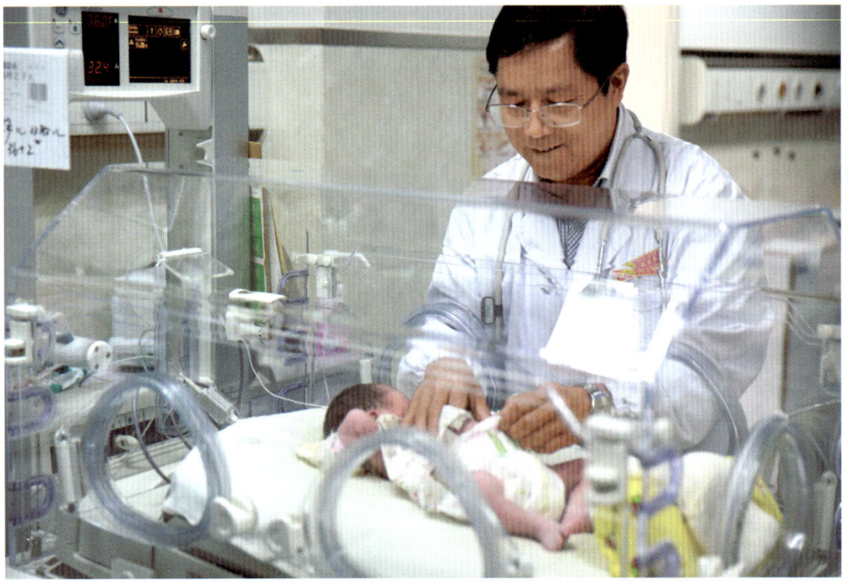

金坛区临床重点专科儿科进行新生儿救治

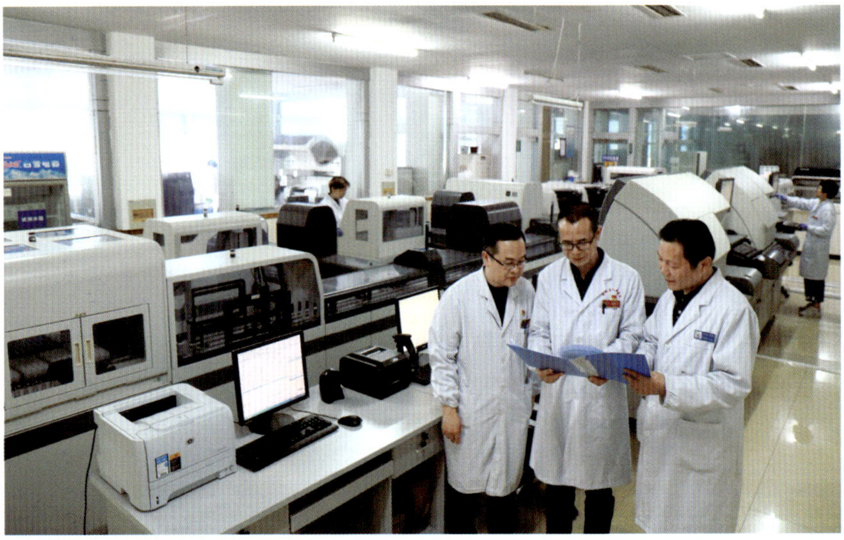

金坛区临床重点专科检验科全自动生化免疫流水线

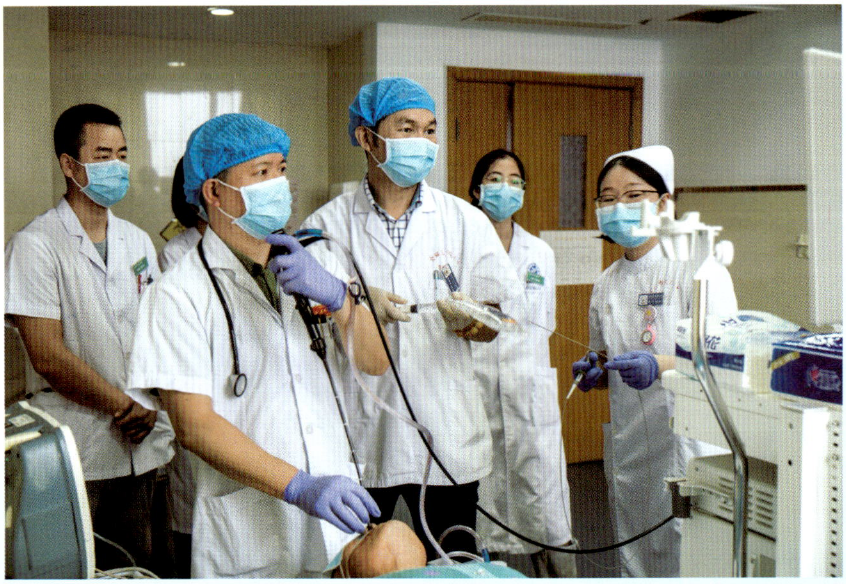

金坛区临床重点专科呼吸内科开展支气管镜手术

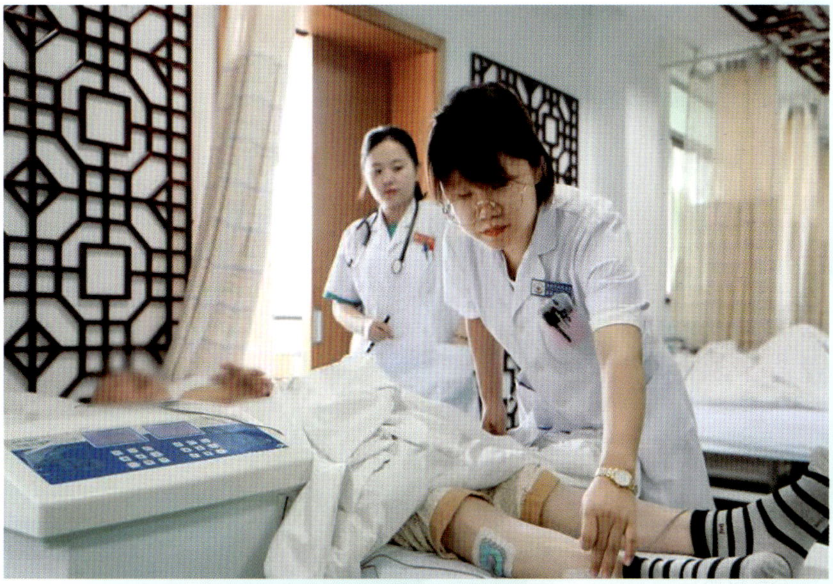

金坛区临床重点专科康复医学科开展定向透药治疗

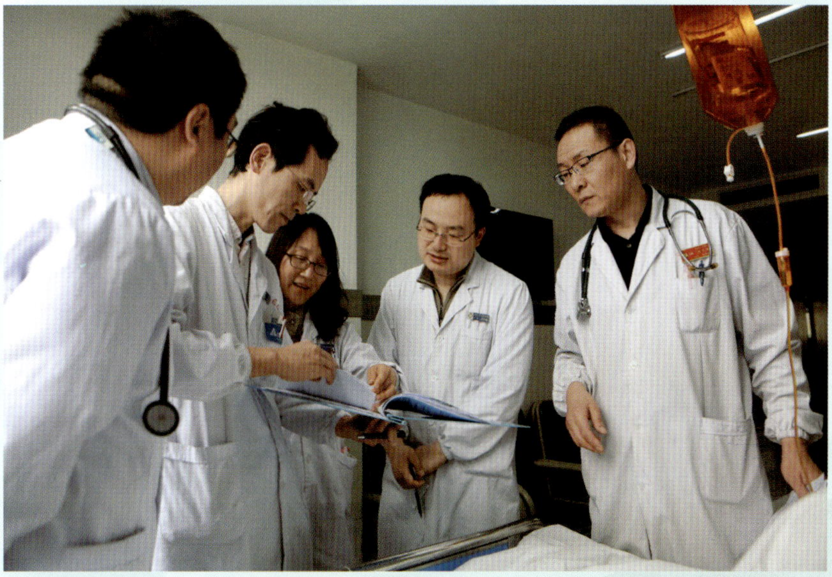

金坛区临床重点专科内分泌科医疗查房

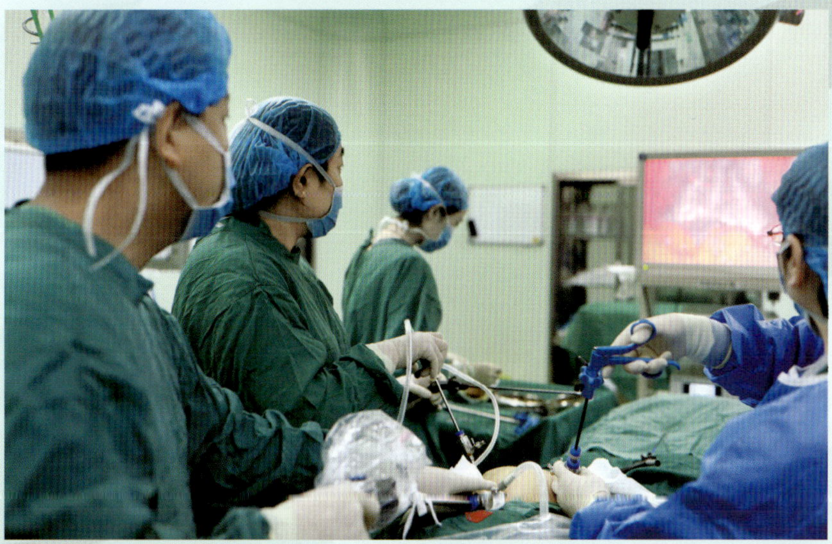

金坛区临床重点专科妇产科开展腹腔镜宫颈癌根治手术

医改工作

Health Care Reform

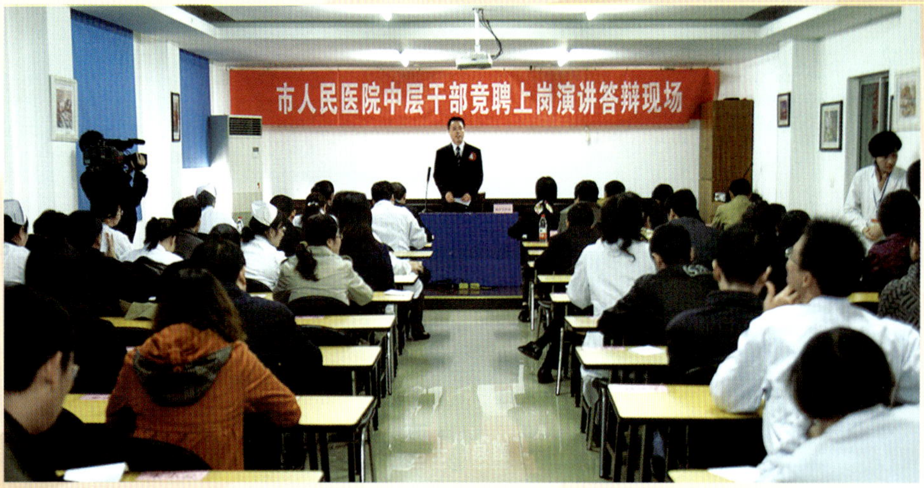

2011年，医院开展中层干部竞聘上岗，图为演讲答辩现场

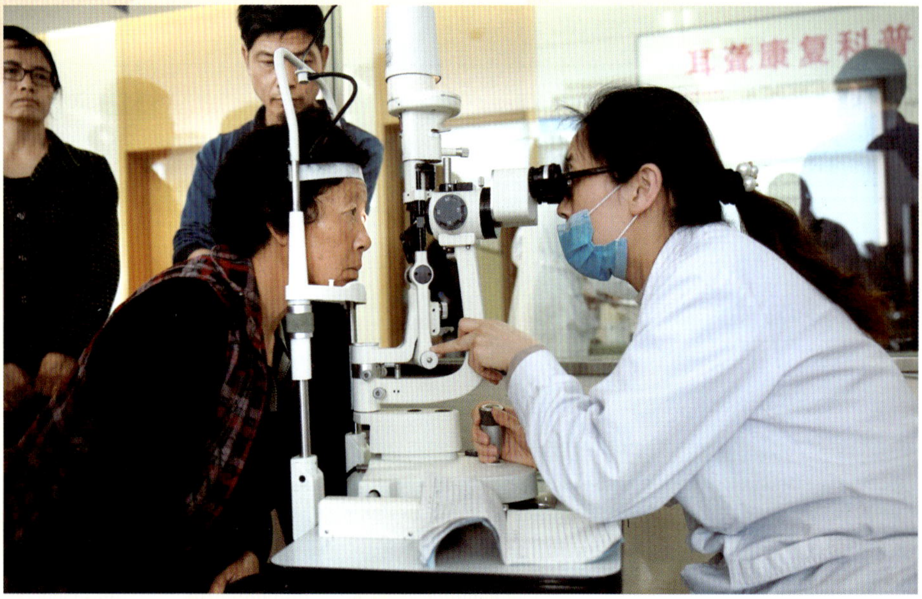

2016年5月，医院实施复明工程——白内障患者免费手术

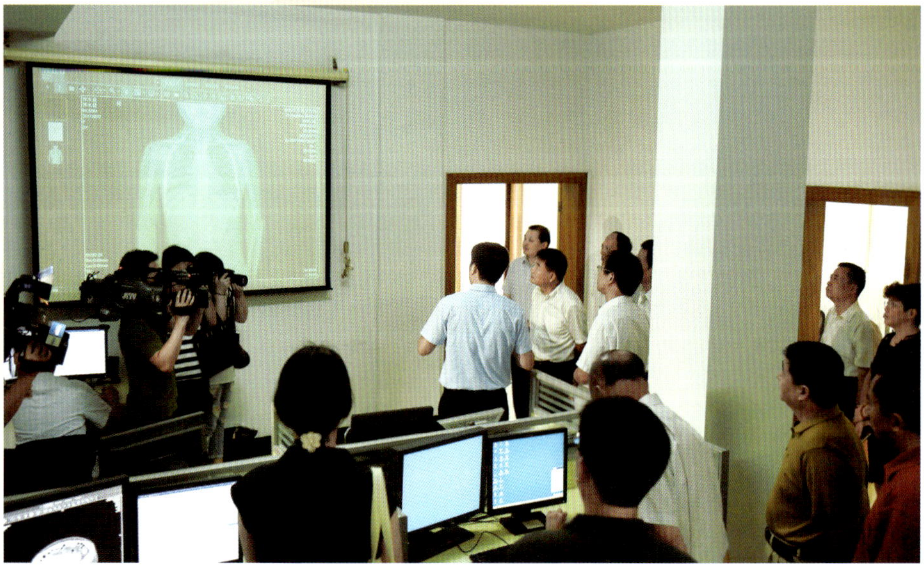

2016年7月，医院区域远程中心实施会诊现场

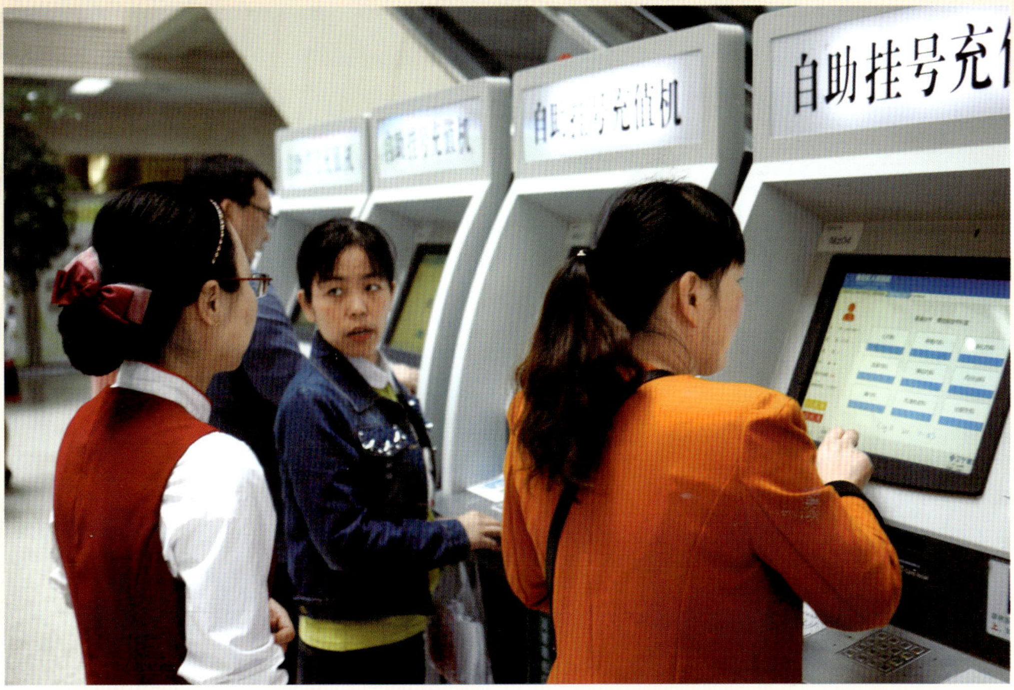

2016年8月，医院门诊银医智能挂号系统启用

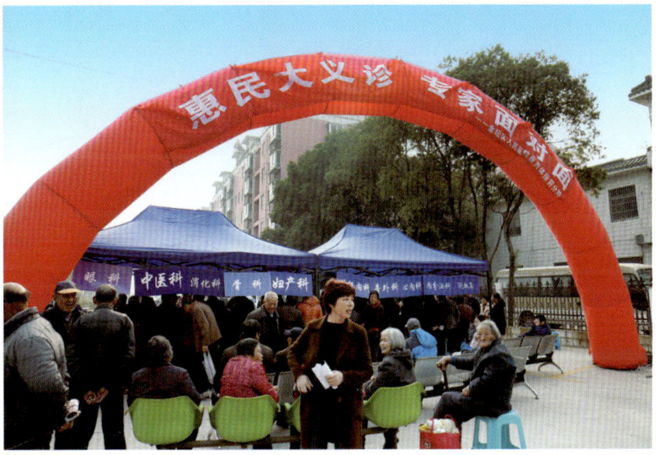

2017年11月，医院在医共体指前分院开展义诊

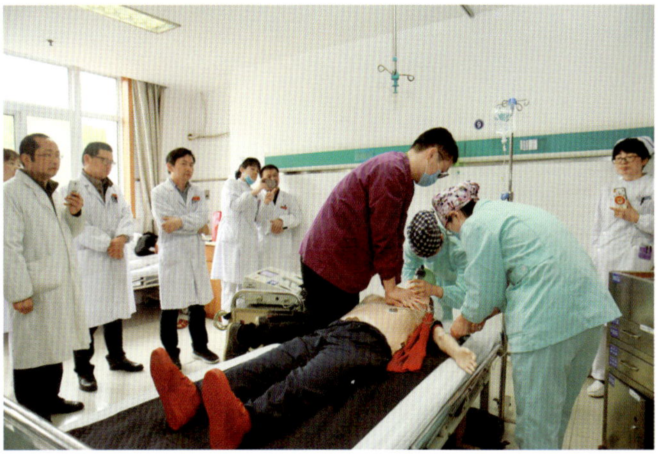

2018年4月，医院在医共体直溪分院开展急救技能培训

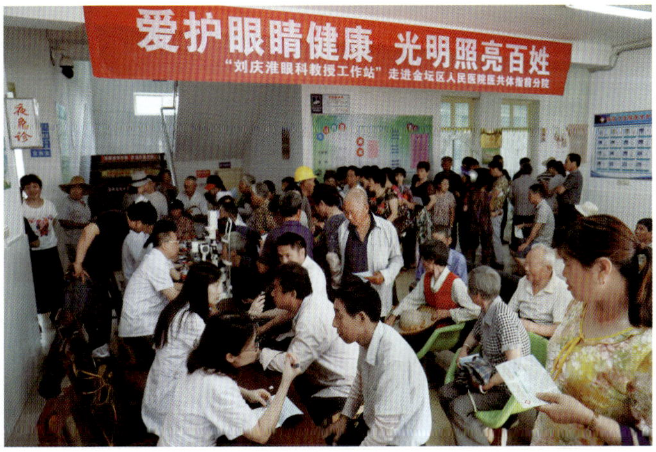

2018年6月17日，“刘庆淮眼科教授工作站”走进医院医共体指前分院

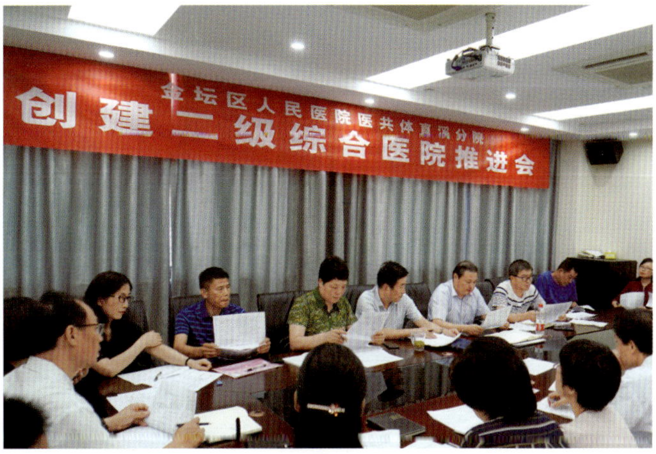

2018年12月19日，医院举行医共体直溪分院创建二级综合医院推进会

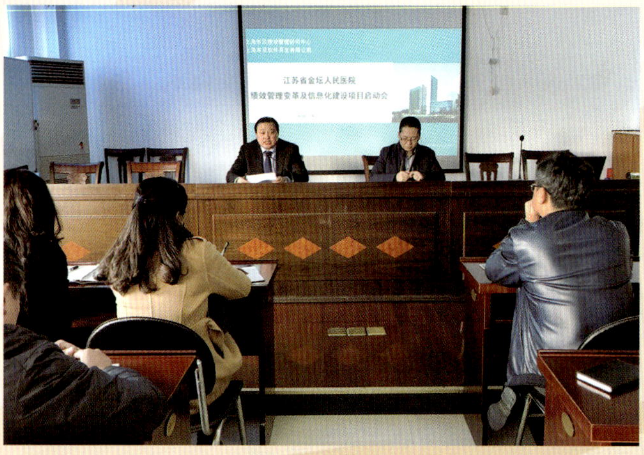

2017年11月，医院召开绩效管理变革及信息化建设项目启动会

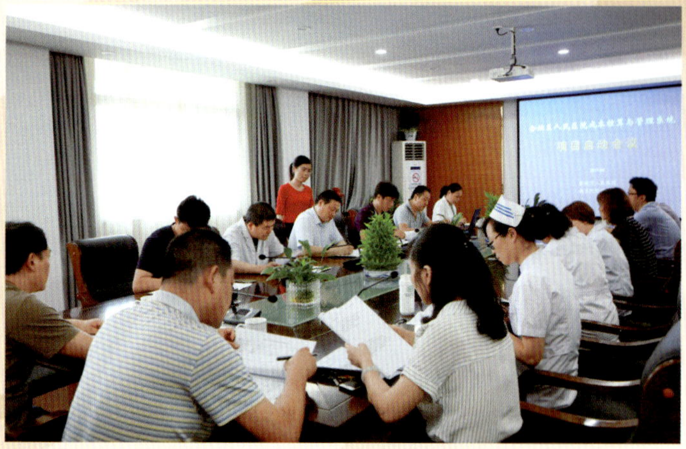

2017年，医院成本核算和项目管理系统启动

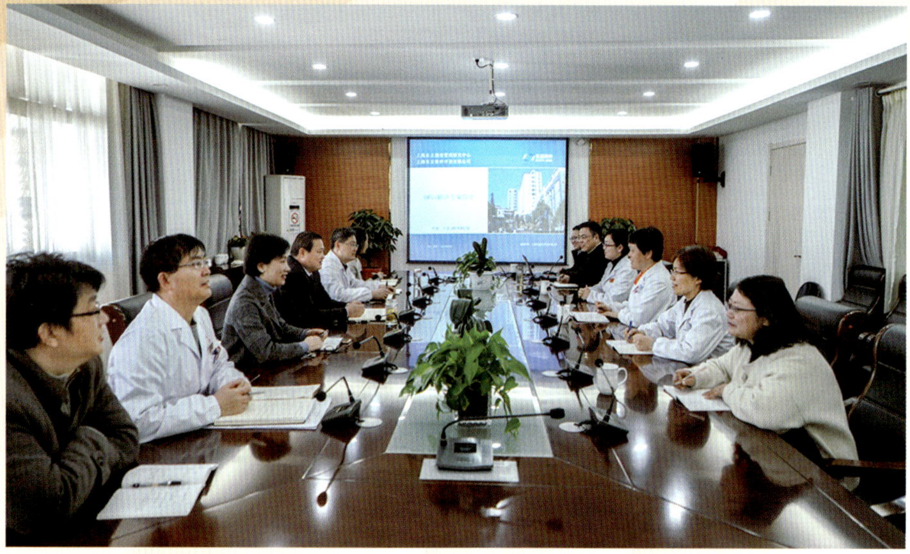

2019年3月，医院召开绩效考核管理系统DRGs项目推进会

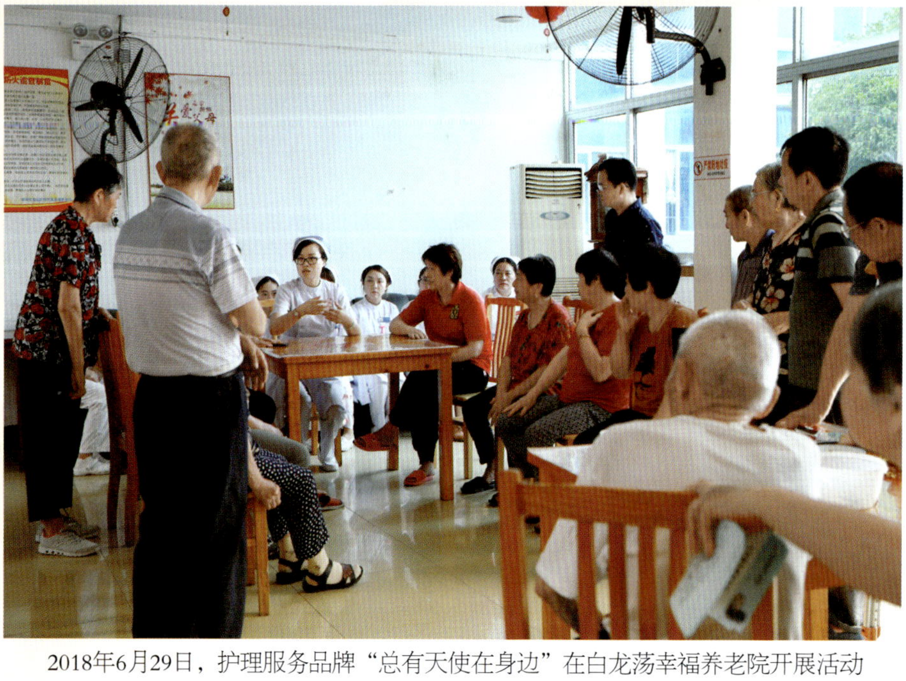

2018年6月29日，护理服务品牌“总有天使在身边”在白龙荡幸福养老院开展活动

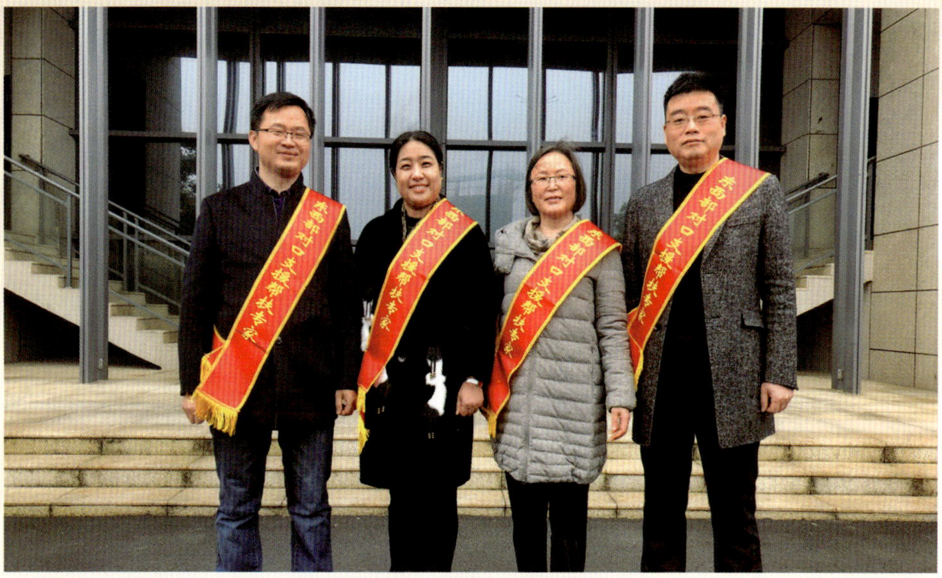

2018年3月5日，金坛区人民医院首批赴西部扶贫医疗专家合影

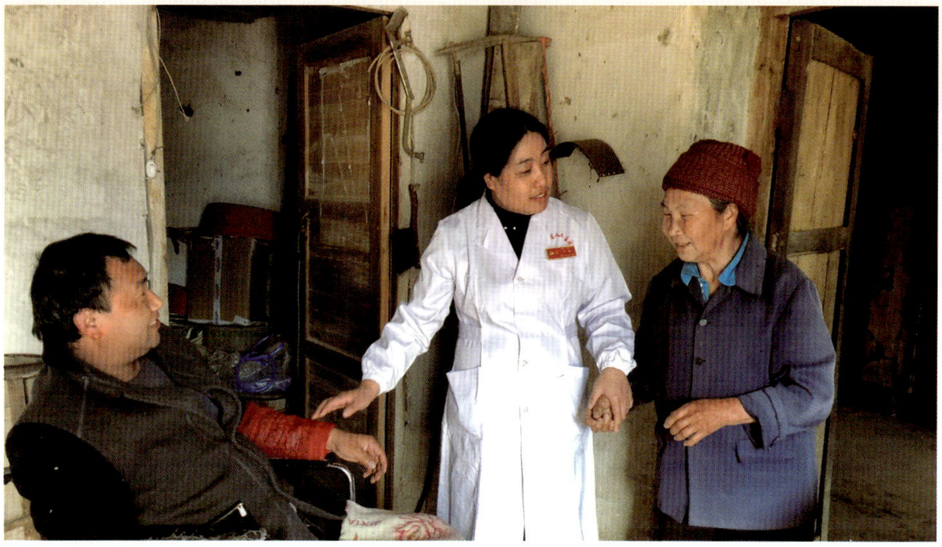

2018年3月9日，医院专家在陕西省石泉县精准扶贫

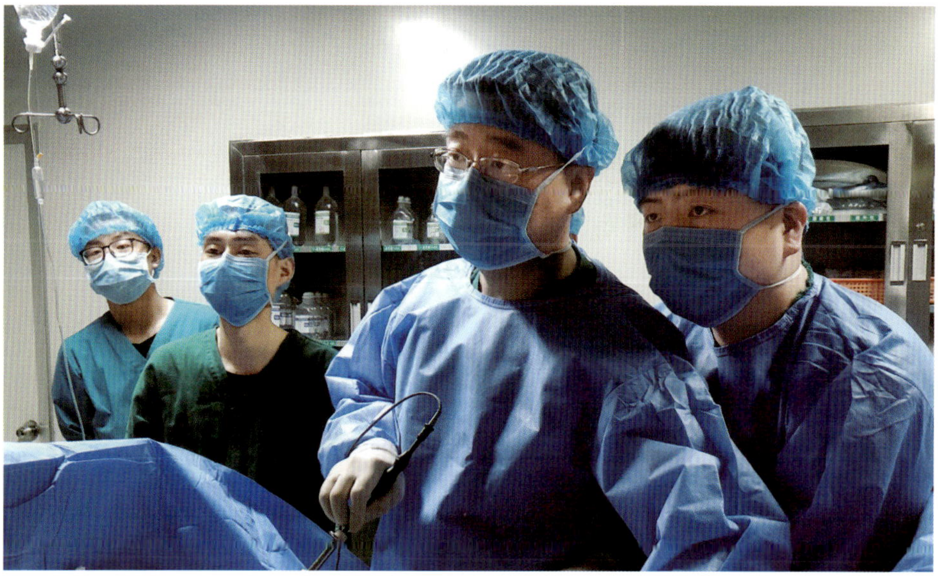

2018年，医院援陕专家在石泉县指导手术

荣誉之窗

Specialist Construction

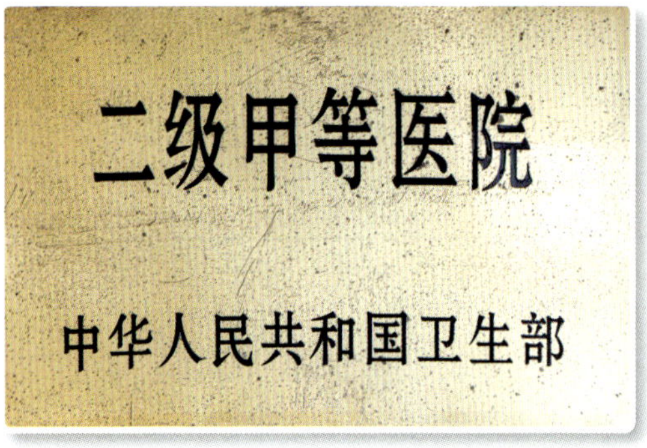

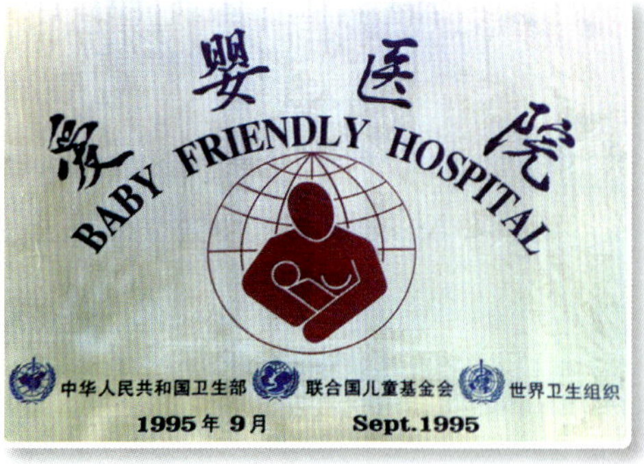

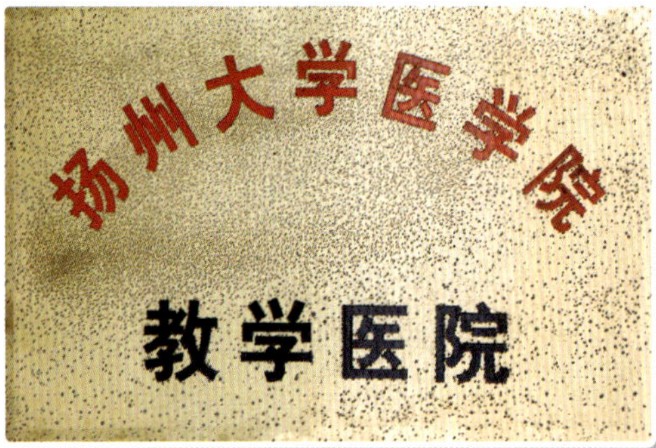

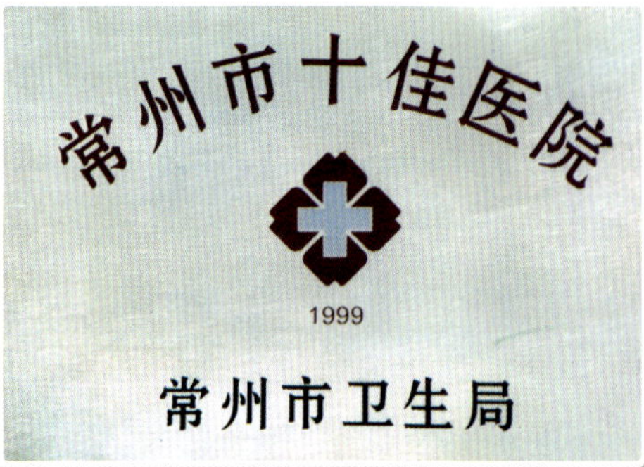

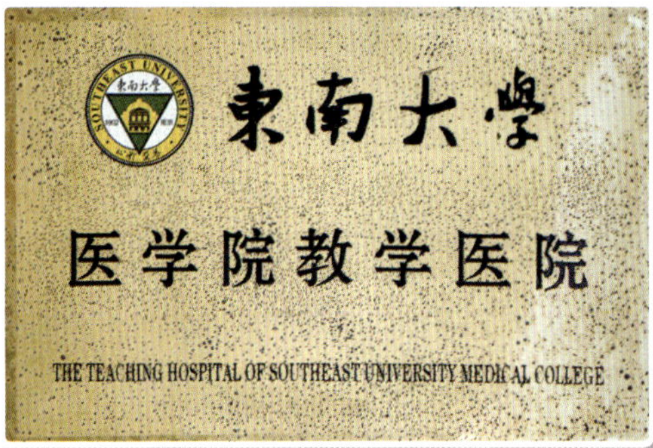

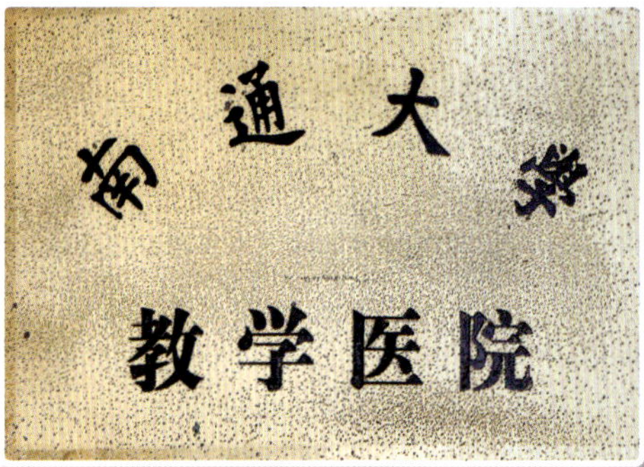

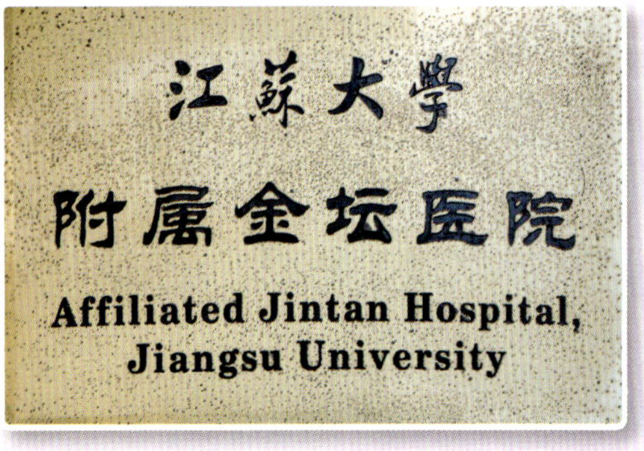

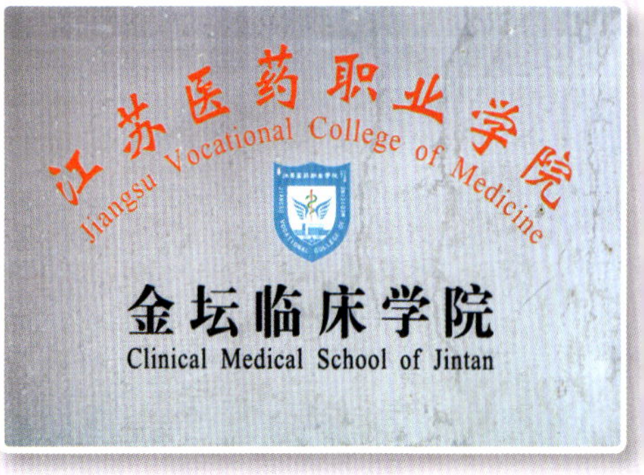

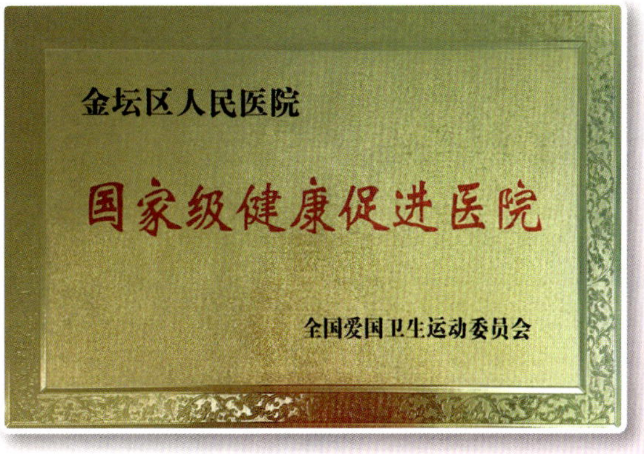
金坛区人民医院
国家级健康促进医院
全国爱国卫生运动委员会

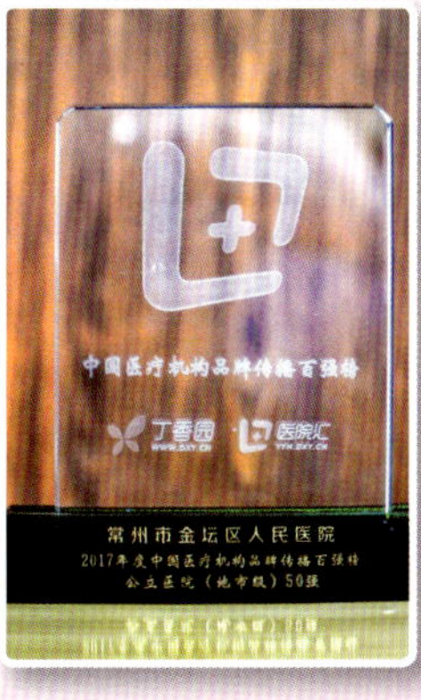
中国医疗机构品牌传播百强榜
丁香园
医院汇
常州市金坛区人民医院
2017年度中国医疗机构品牌传播百强榜
公立医院（地市级）50强

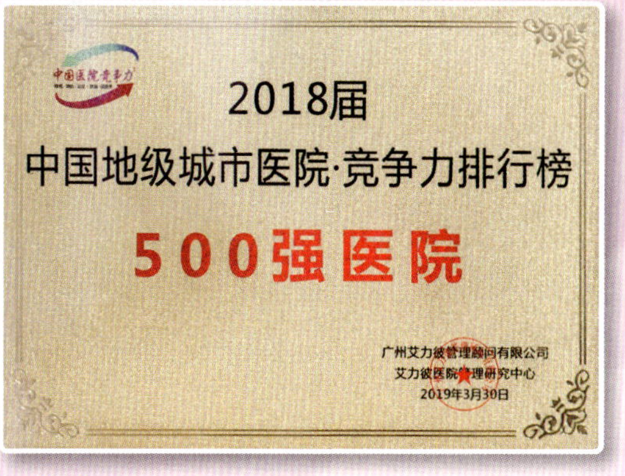
2018届
中国地级城市医院·竞争力排行榜
500强医院
广州艾力彼管理顾问有限公司
艾力彼医院管理研究中心
2019年3月30日

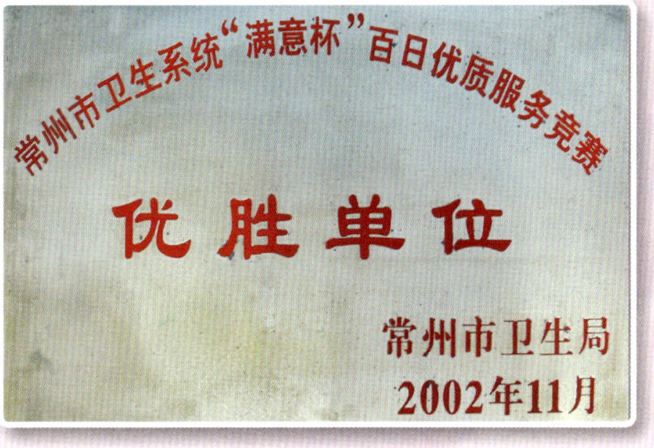
常州市卫生系统“满意杯”百日优质服务竞赛
优胜单位
常州市卫生局
2002年11月

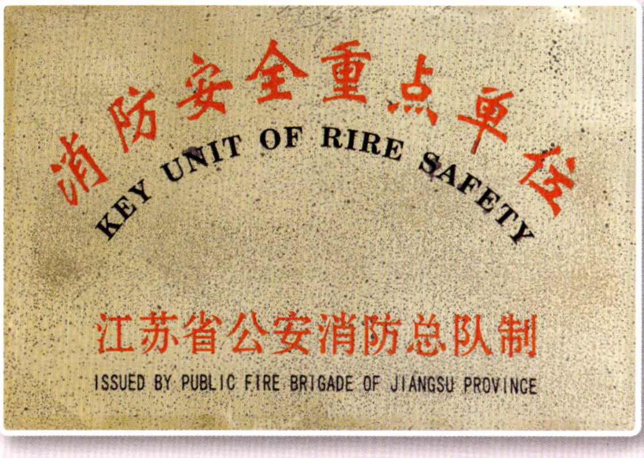
消防安全重点单位
KEY UNIT OF RIRE SAFETY
江苏省公安消防总队制
ISSUED BY PUBLIC FIRE BRIGADE OF JIANGSU PROVINCE

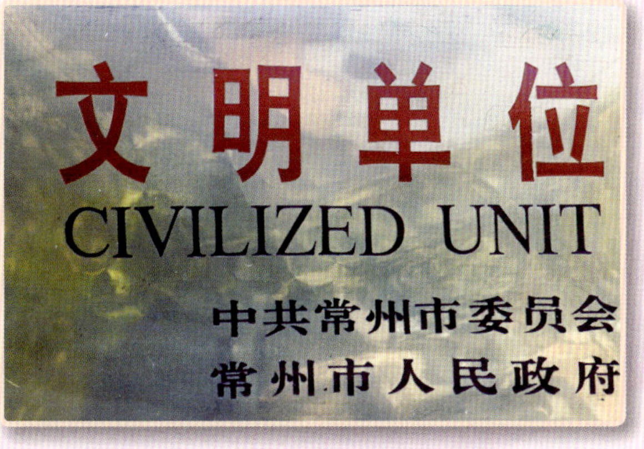
文明单位
CIVILIZED UNIT
中共常州市委员会
常州市人民政府

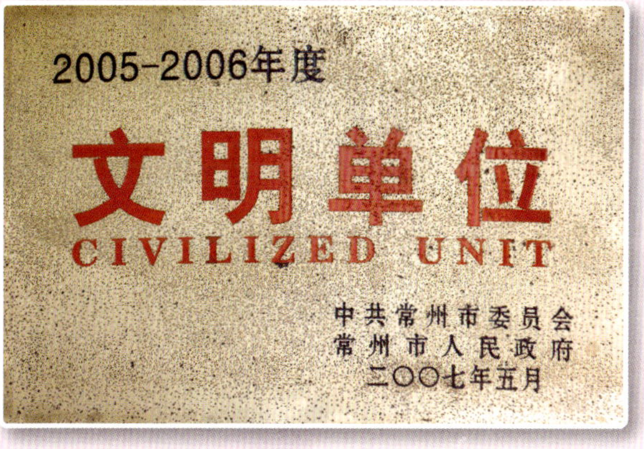
2005-2006年度
文明单位
CIVILIZED UNIT
中共常州市委员会
常州市人民政府
二〇〇七年五月

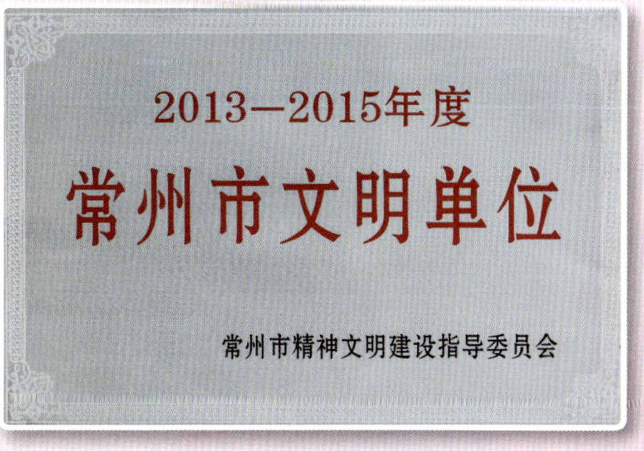
2013—2015年度
常州市文明单位
常州市精神文明建设指导委员会

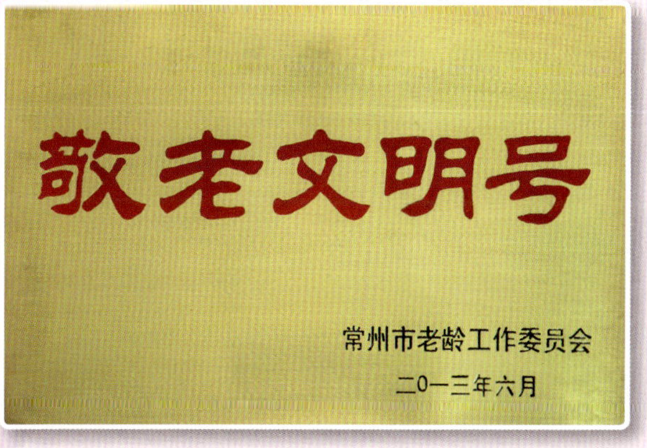
敬老文明号
常州市老龄工作委员会
二〇一三年六月

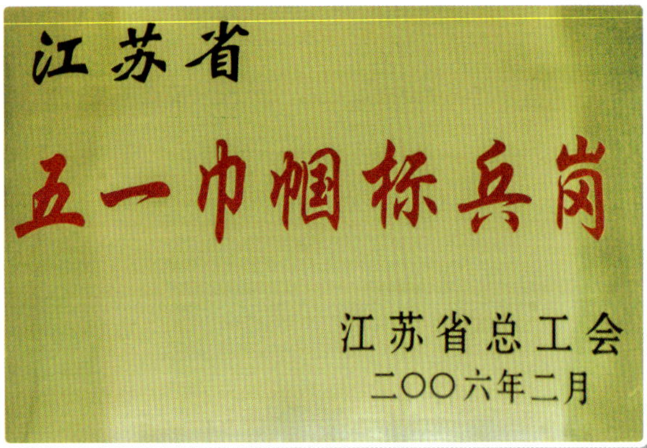
江苏省
五一巾帼标兵岗
江苏省总工会
二〇〇六年二月

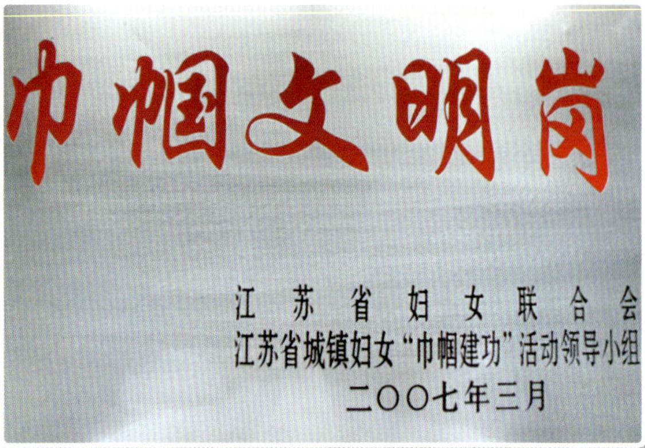
巾帼文明岗
江苏省妇女联合会
江苏省城镇妇女“巾帼建功”活动领导小组
二〇〇七年三月

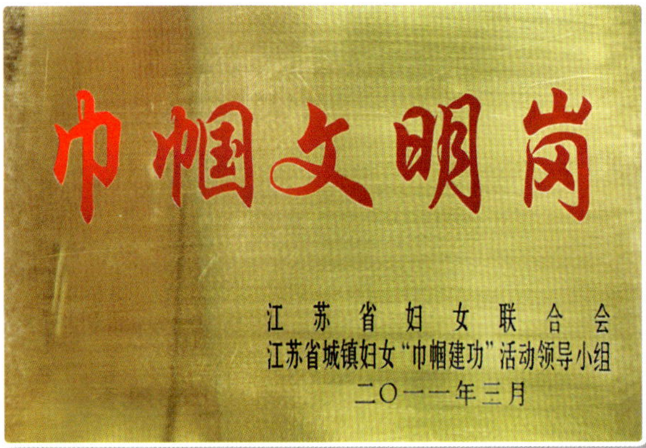
巾帼文明岗
江苏省妇女联合会
江苏省城镇妇女“巾帼建功”活动领导小组
二〇一一年三月

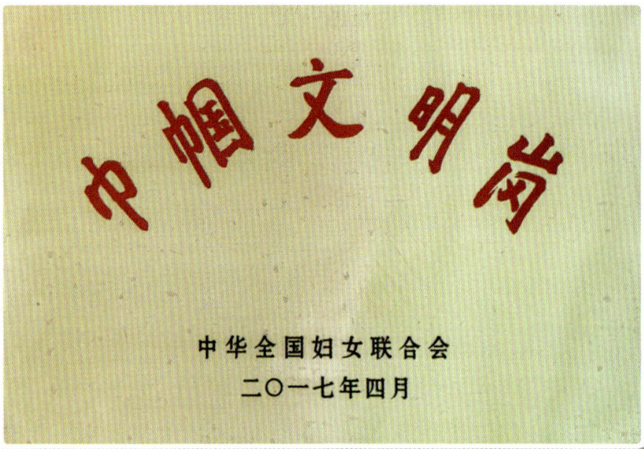
巾帼文明岗
中华全国妇女联合会
二〇一七年四月

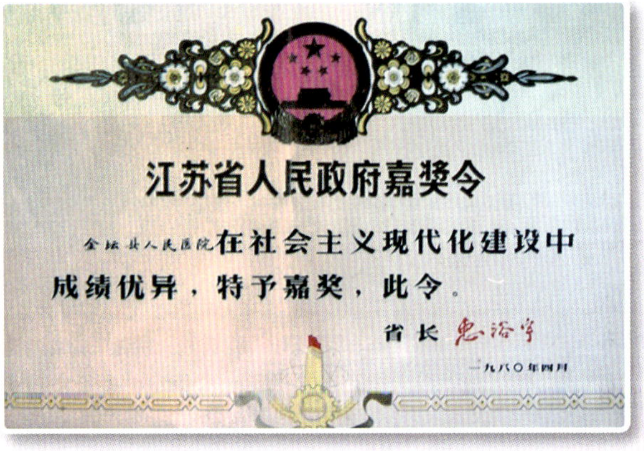
江苏省人民政府嘉奖令
金坛县人民医院在社会主义现代化建设中
成绩优异，特予嘉奖，此令。
省长
一九八〇年四月

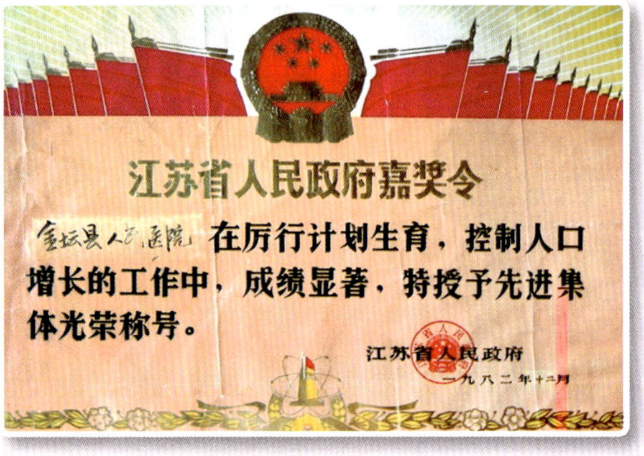
江苏省人民政府嘉奖令
金坛县人民医院在厉行计划生育，控制人口
增长的工作中，成绩显著，特授予先进集
体光荣称号。
江苏省人民政府
一九八二年十二月

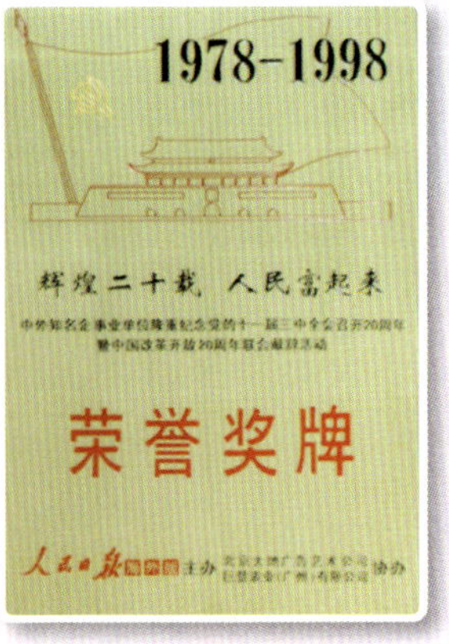
1978-1998
辉煌二十载 人民富起来
荣誉奖牌

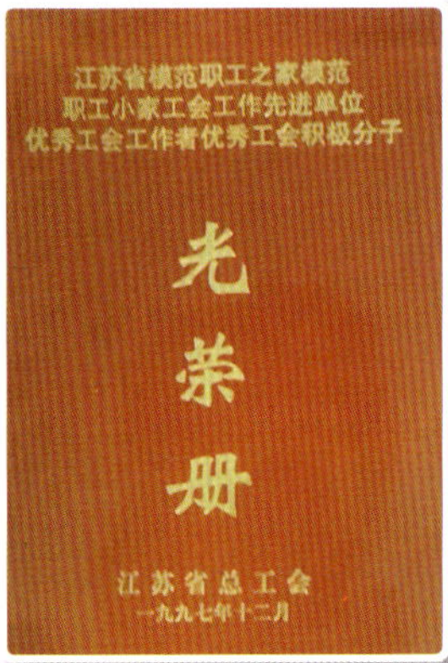
江苏省模范职工之家模范
职工小家工会工作先进单位
优秀工会工作者优秀工会积极分子
光
荣
册
江苏省总工会
一九九七年十二月

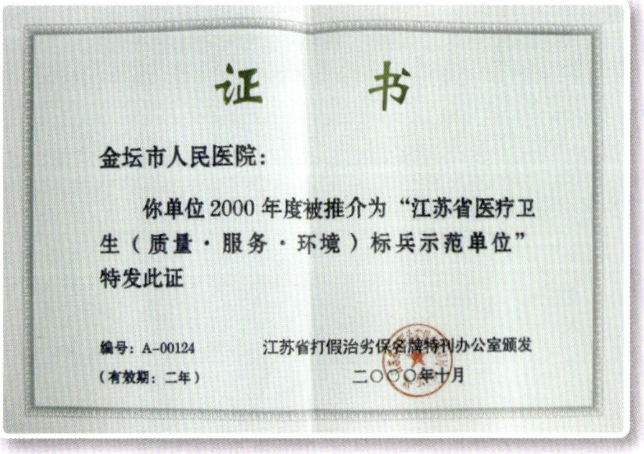
证 书
金坛市人民医院：
你单位2000年度被推介为“江苏省医疗卫
生（质量·服务·环境）标兵示范单位”
特发此证
编号：A-00124
（有效期：二年）
江苏省打假治劣保名牌特别办公室颁发
二〇〇〇年十月

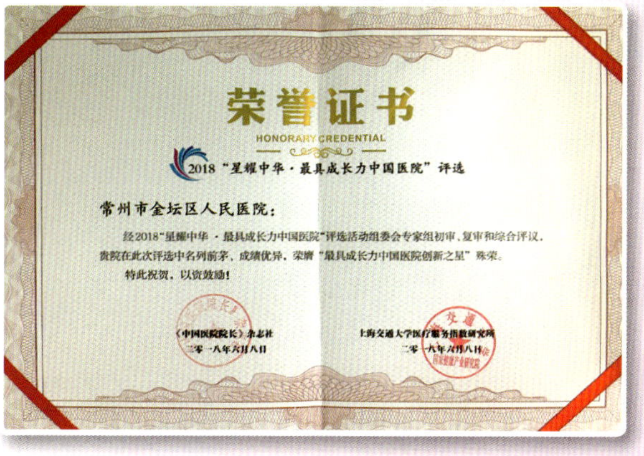
荣誉证书
HONORARY CREDENTIAL
2018“星耀中华·最具成长力中国医院”评选
常州市金坛区人民医院：
经2018“星耀中华·最具成长力中国医院”评选活动组委会专家组初审、复审和综合评议，贵院在此次评选中名列前茅、成绩优异，荣膺“最具成长力中国医院创新之星”殊荣。
特此祝贺，以资鼓励！
《中国医院院长》杂志社
二零一八年六月八日
上海交通大学医疗服务指数研究所
二零一八年六月八日

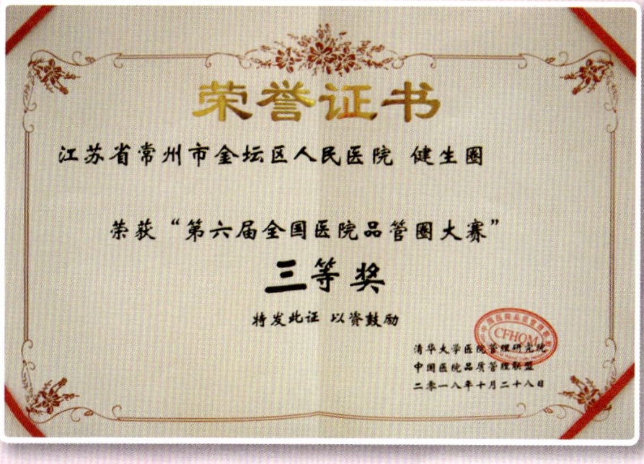
荣誉证书
江苏省常州市金坛区人民医院 健生圈
荣获“第六届全国医院品管圈大赛”
三等奖
特发此证 以资鼓励
清华大学医院管理研究院
中国医院品质管理联盟
二零一八年十月二十八日

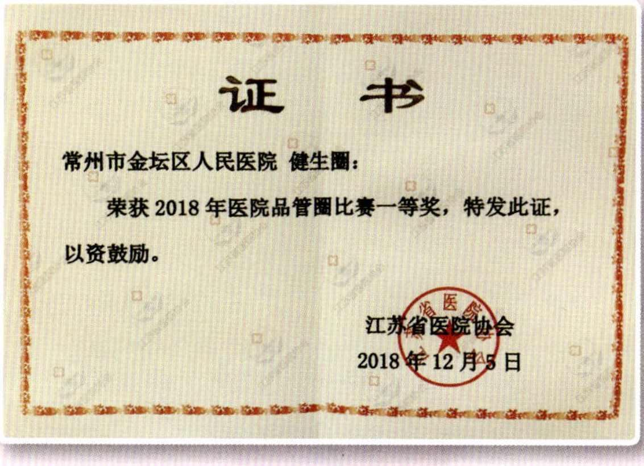
证 书
常州市金坛区人民医院 健生圈：
荣获 2018 年医院品管圈比赛一等奖，特发此证，以资鼓励。
江苏省医院协会
2018 年 12 月 5 日

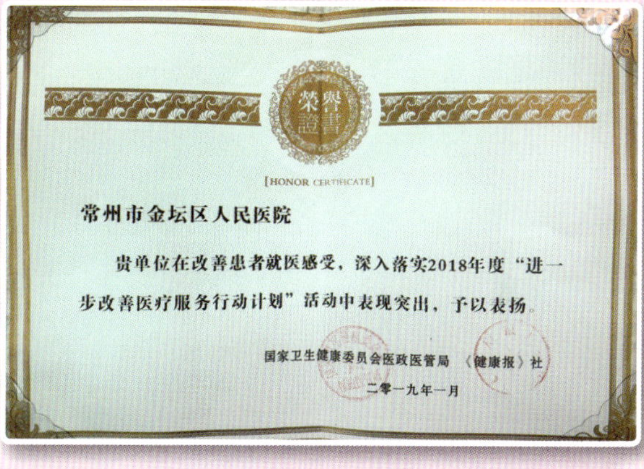
榮譽證書
[HONOR CERTIFICATE]
常州市金坛区人民医院
贵单位在改善患者就医感受，深入落实2018年度“进一步改善医疗服务行动计划”活动中表现突出，予以表扬。
国家卫生健康委员会医政医管局 《健康报》社
二零一九年一月

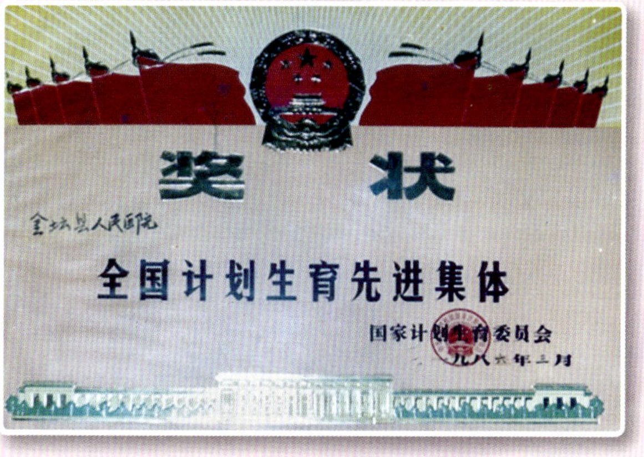
奖 状
金坛县人民医院
全国计划生育先进集体
国家计划生育委员会

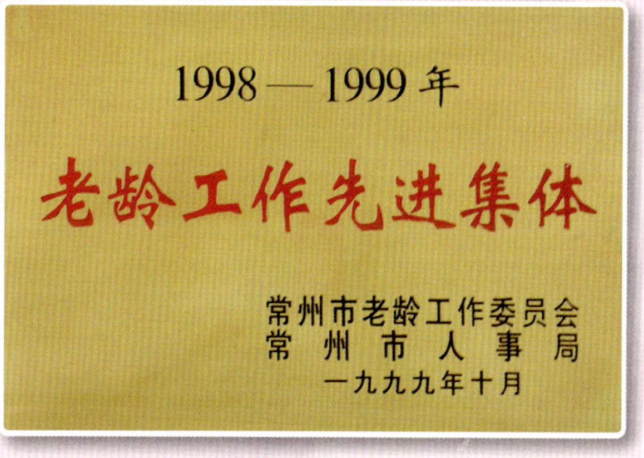
1998—1999 年
老龄工作先进集体
常州市老龄工作委员会
常州市人事局
一九九九年十月

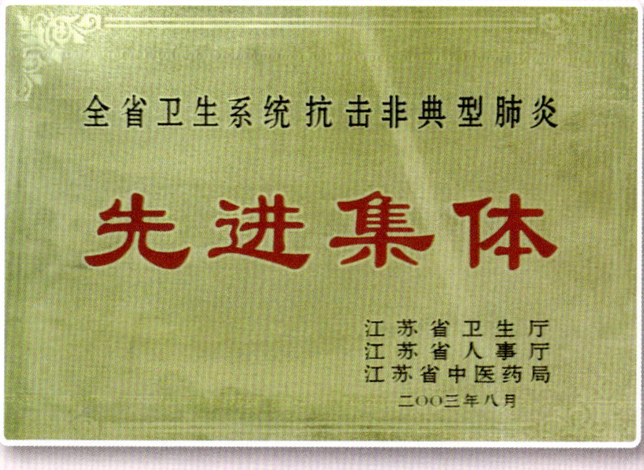
全省卫生系统抗击非典型肺炎
先进集体
江苏省卫生厅
江苏省人事厅
江苏省中医药局
二〇〇三年八月

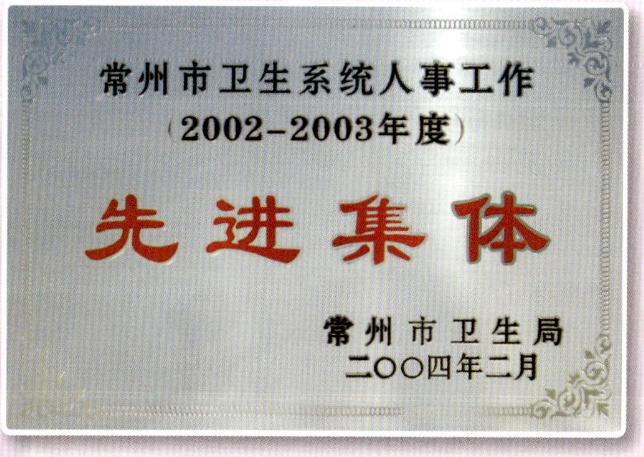
常州市卫生系统人事工作
（2002-2003年度）
先进集体
常州市卫生局
二〇〇四年二月

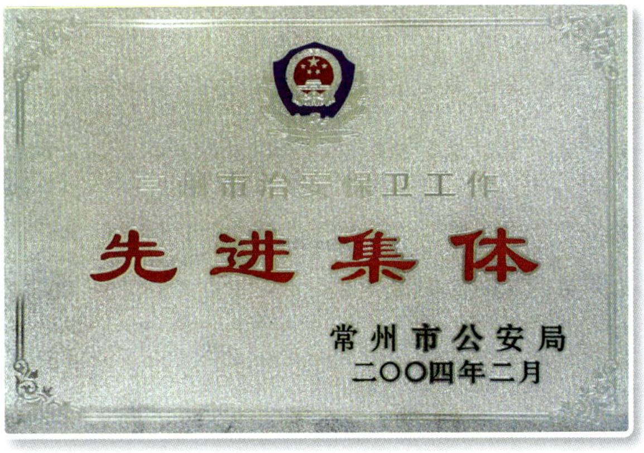
常州市治安保卫工作
先进集体
常州市公安局
二〇〇四年二月

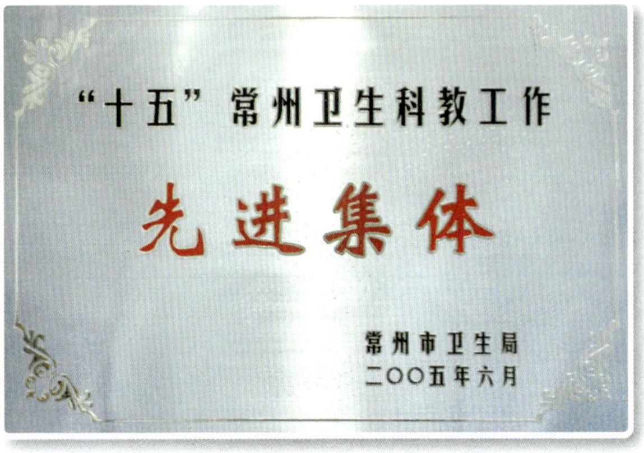
"十五"常州卫生科教工作
先进集体
常州市卫生局
二〇〇五年六月

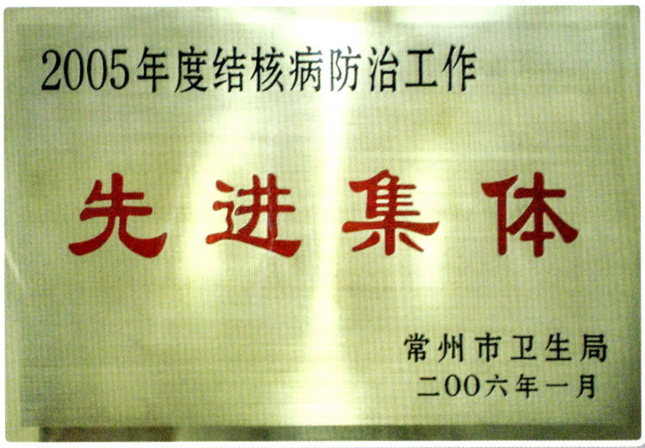
2005年度结核病防治工作
先进集体
常州市卫生局
二〇〇六年一月

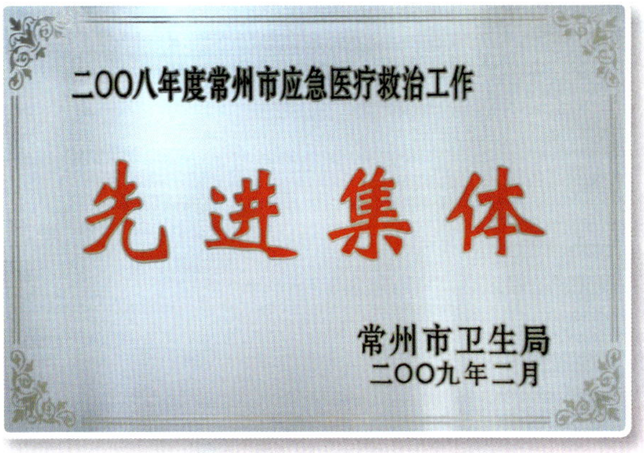
二〇〇八年度常州市应急医疗救治工作
先进集体
常州市卫生局
二〇〇九年二月

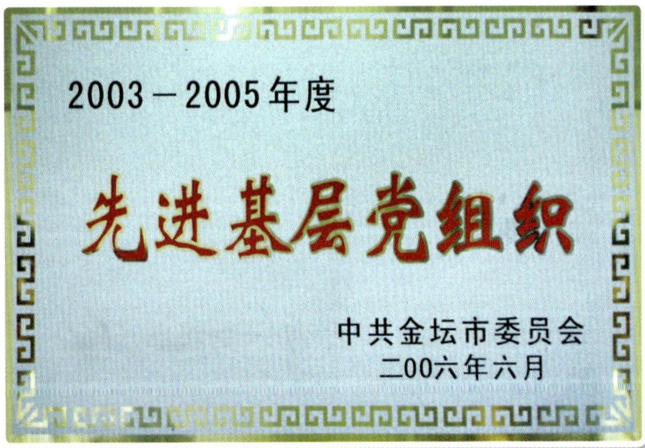
2003－2005年度
先进基层党组织
中共金坛市委员会
二〇〇六年六月

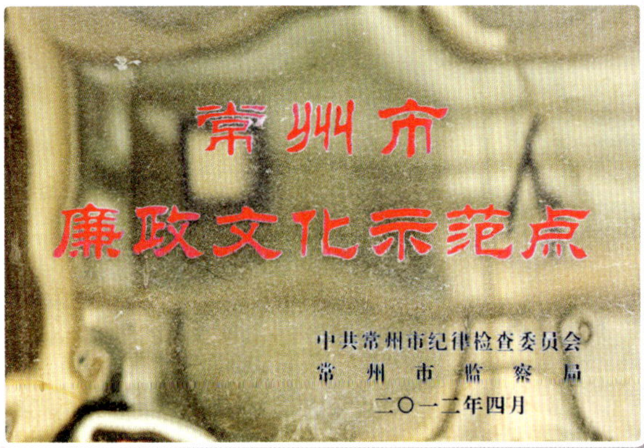
常州市
廉政文化示范点
中共常州市纪律检查委员会
常州市监察局
二〇一二年四月

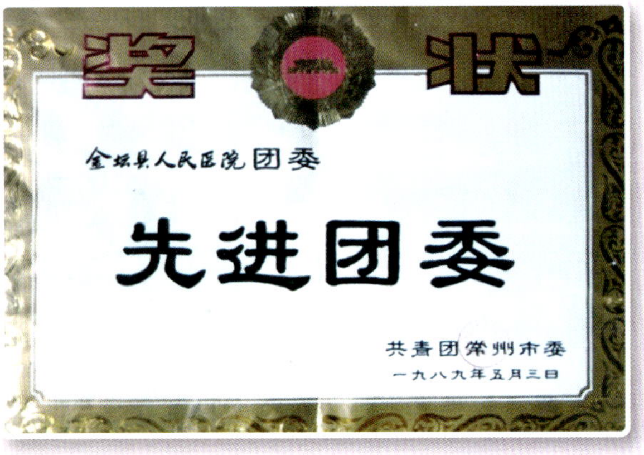
奖状
金坛县人民医院团委
先进团委
共青团常州市委
一九八九年五月三日

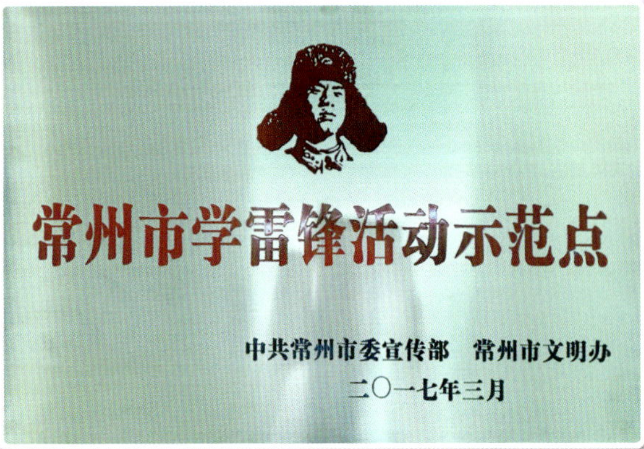
常州市学雷锋活动示范点
中共常州市委宣传部 常州市文明办
二〇一七年三月

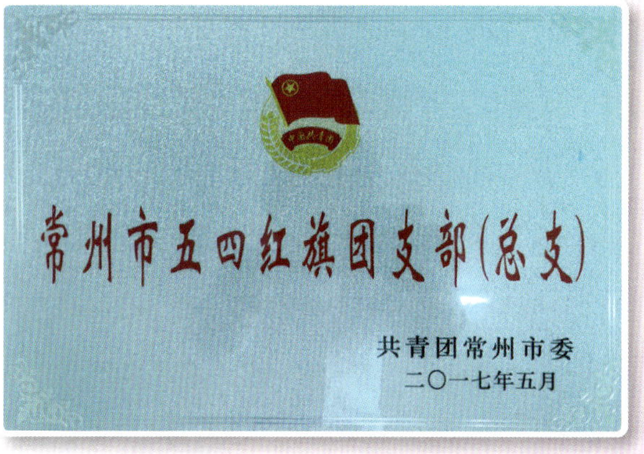
常州市五四红旗团支部(总支)
共青团常州市委
二〇一七年五月

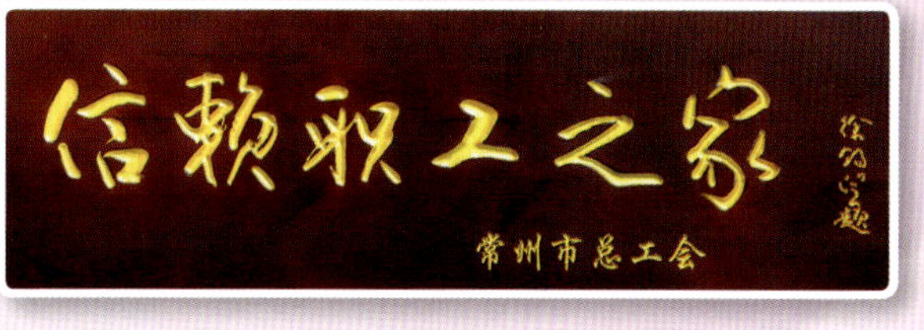
信赖职工之家
常州市总工会

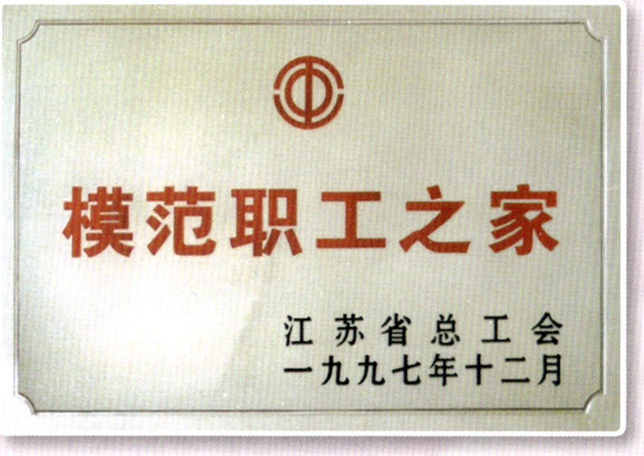
模范职工之家
江苏省总工会
一九九七年十二月

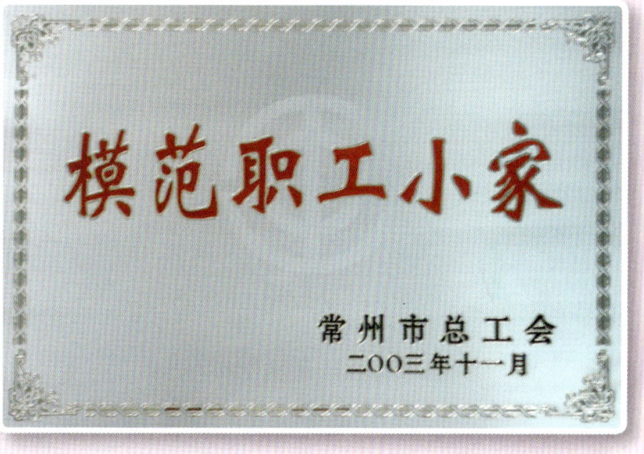
模范职工小家
常州市总工会
二〇〇三年十一月

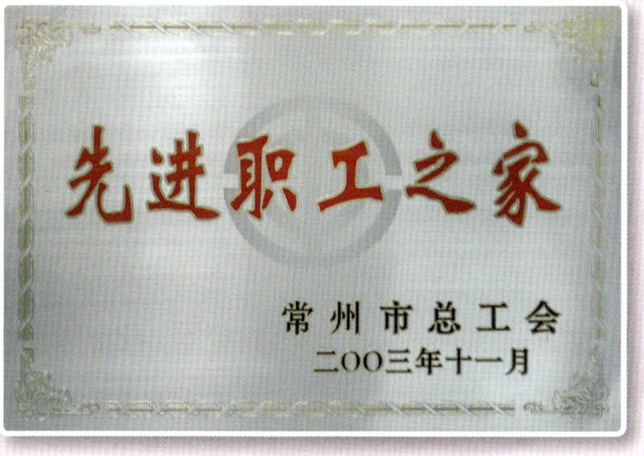
先进职工之家
常州市总工会
二〇〇三年十一月

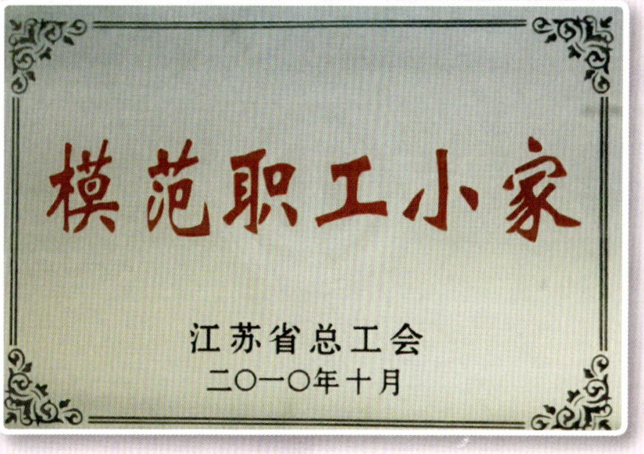
模范职工小家
江苏省总工会
二〇一〇年十月

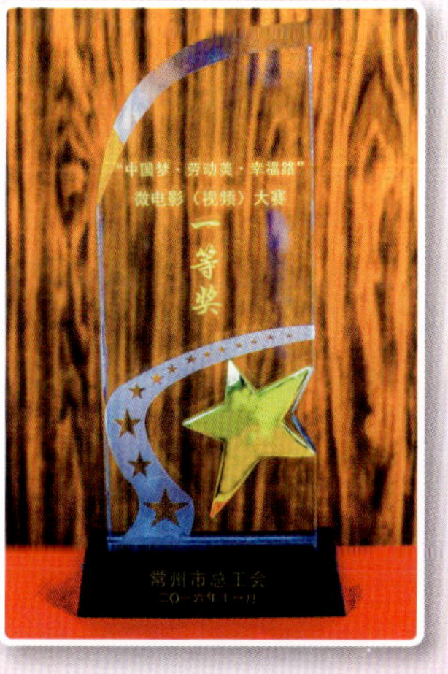
一等奖

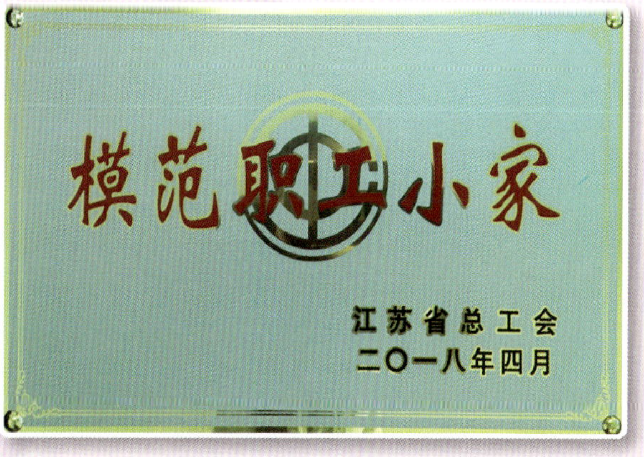
模范职工小家
江苏省总工会
二〇一八年四月

常州市金坛区人民医院院志编纂委员会

主任委员　苏建华

副主任委员　吴平涛　赵　凯　徐　群

委　　员　王夕芳　季　英　黄耀震　罗红芳　蔡　洪　孙文龙　冯志娟
狄晓晨　庄小美　季金华　潘　华　刘素琴　于文敏　任美芳
黄锡华　王　栋　王留网　王双斌　曹丽萍　王俊华　徐佩君
黄贵平　陈　涛　林　斌　石永康　梁国华　于雪冰　衡卫军
袁　冬　袁　霞　唐　伟　丁　屹　段建春　虞卫新　张德海
马建华　朱宇承　王卫芳　王　荣　程国林　朱爱平　何　劲
谢　华　蒋和平　黄海霞　周　磊　周国平　张小平　刘　彦
张　斌　林　伟　张俊华　薛建琴　张志强　范云霞　曹国平
朱小云　葛锁华　卢朝晖　张　玲　申教齐　倪宏亮　高　媚
陈云生　欧阳芸

顾　　问　仲崇山　陈昌挺　章茂森　李国民　丁需清　田声望

特邀编审　杜仁彬　祝洪林　王国新

院志编纂办公室

主　　任　王夕芳

副 主 任　季　英　罗红芳　蔡　洪　冯志娟

成　　员　韩卫芳　陈　莹

院志编辑部

主　　编　葛安荣　黄晓春

执行主编　孔繁俊

编　　辑　曹新松　韩卫芳　王玉华　史爱军　盛　菲　王岚频　王中元
欧阳平

序　一

岁月流金，丰年溢彩。适逢常州市金坛区人民医院建院一百周年、乔迁新址之际，《常州市金坛区人民医院志》出版问世，可喜可贺。

盛世追史修志，文化一脉相承。金坛区人民医院志书之修，书写积淀于百年岁月沧桑的医院文化，彰显百年医者仁心的内在精神和灵魂；金坛区人民医院志书之修，铭记过去，立足现在，开创未来，既有“存史、资政、育人”的作用，又全方位展现医院发展变化的轨迹与重大事件，多角度厘清了历史脉络和纵横枝蔓，客观详实地记录了管理制度、医疗技术特色、人员变更及基础设施建设等方面的不同业绩和状况；金坛区人民医院志书之修，更具有鉴古知今、激浊扬清，启迪和引导后人回望来路、不辱使命、奋力前行的重要意义。

阅读百年志书，浏览金坛区人民医院栉风沐雨、云卷云舒的历史长轴。金坛区人民医院百年进程中，历经坎坷，脚步铿锵，横跨新旧社会，经历世纪之交和不同时期的政治、经济与文化的嬗动。悠悠百年医者情，漫漫悬壶济世路。走过“从无到有、从小变大、从弱变强”的历程。百年之路，“看似寻常最奇崛，成如容易却艰辛”，同心同德，行稳致远，终得百年枝繁叶茂，硕果飘香。如此辉煌，并非一朝一夕、一招一式所成，它凝聚了金坛区人民医院几代人的心血、汗水和智慧。几代人和衷共济，奋斗不息，从最初简陋的生存模式发展到今天集医疗、教学、科研、预防保健为一体的现代化三级综合医院。

阅读百年志书，感受金坛区人民医院寄怀民生、矢志不渝的壮阔情怀。百年历史浓缩成近百万文字，是瞬间片断，是精华选粹，留给人们的是一份宝贵的故地乡愁，一份精神财富，一份健康与生命的崭新希望。从金坛区人民医院诞生那天起，医风蔚然，敬畏和尊重生命成为医护人员代代相传的精神高地。“以人为本，患者至上”，是医护人员忠实而自觉践行的核心价值观，并把它落实到长期的医院工作中，形成常态化、规范化、具体化的运作规律。尤其是改革开放以来，金坛区人民医院在“提升医疗质量、保障医疗安全、优化患者服务”三方面下苦功、使大力、出新招，努力促进医疗技术和服务患者兼容并蓄，相得益彰。

阅读百年志书，体悟金坛区人民医院大爱传承、生生不息的精神生长。医院提档升级、发展壮大时，始终牢记社会责任，勇于担当，勤于担当，既让优质医疗资源“浮”起来，又让它“沉”下去，关爱支持基层医院，为基层医院精心培养人才。从不远千里对口援外到下乡扶贫，从抗击非典到抗洪、抗震救灾等，都留下了金坛区人民医院医护人员闪光的足迹，谱写了“行有涯，爱无疆”的灿烂篇章。

阅读百年志书，聆听金坛区人民医院风雨兼程、开拓创新的医疗之歌。在建院一百周年、分享发展成果的喜悦之时，金坛区人民医院没有忘记前辈在创业之初付出的艰辛努力和真诚情感，没有忘记代代同仁用医者仁心和专业技术为医院做出的贡献。面对浩若烟海的史料，编写人员精勤不倦，抢救性地发掘和保存了许多宝贵的资料，金坛区人民医院同样不会忘记。

以史为鉴，可知兴替，可明心智，可昭未来。金坛区人民医院志编修成功，功在当代，惠及千秋。百年走过，金坛区人民医院耸立起一座值得纪念和崇敬的里程碑，它刻录了一路走来的光辉印迹和多彩业绩。面向未来，豪情满怀。金坛区人民医院正站在新的历史起点，以饱满的热情和奔跑的姿态，不忘初心，牢记使命，为金坛区卫生健康事业高质量发展谱写华美的篇章，为金坛实现在苏南板块快速崛起张开腾飞梦想的翅膀！

谨以为序。

常州市金坛区人民政府副区长

2019 年 9 月 16 日

序　二

“以铜为鉴，可正衣冠；以史为鉴，可知兴替。”国有史，家有谱，方有志。值此常州市金坛区人民医院建院一百周年、乔迁新址之际，一部集众人之辛劳，历时近二年，精心雕琢的《常州市金坛区人民医院志》付梓问世了。我代表医院党委和行政，向所有参与编纂的人员及对院志编纂予以支持、帮助的单位与个人，致以诚挚的谢意与崇高的敬意！

盛世修志，志载盛世，惠泽千秋。金医百年，历经时代变迁、机构重组、人事更迭。通阅院志虽不能全尽其详，但横不缺项，纵不断线，所记内容均尊重事实，去伪存真。让我们在浩荡的历史浮沉与改革洪流中去其糟粕，汲取精华，将金医百年来的优良传统发扬光大。

院志详今略古，采用横分门类、纵述史实的记述方法，全面、系统、科学地将1919—2019年医院百年来的沧桑巨变浓缩于一册。通过机构队伍、医院建设与改革、医疗技术与服务、护理保健与服务、教育科研与合作交流、医院管理与后勤保障、党派与群众团体、医院文化与品牌建设、人物9篇，全景式回眸医院的百年变迁史，展现金医人救死扶伤、大爱无疆的职业精神，奋力拼搏、紧跟时代的职业步伐，精益求精、创新创优的职业目标，留给后人以宝贵的精神财富。

明德任责，百年躬行。金医从建院伊始至今，经过数代人筚路蓝缕，艰苦奋斗，探索创新，从当初简陋的诊所发展成为一座集医疗护理、教学科研与预防保健于一体的现代化三级综合医院，作为金坛地区医疗资源最为雄厚、技术最为先进的医院。其间，能人辈出，名士担纲，夙兴夜寐，守望相助，全力以赴，鞠躬尽瘁，服务百姓，为金坛医疗事业的发展做出了巨大贡献，是我们后来者的榜样和动力。

致知力行，开拓创新。医院的发展也凝聚着我们新一代医务工作者的激情和汗水。中共十一届三中全会召开后，改革开放的大潮给医院注入了新的生机和活力。医院抓住契机，不断总结谋划，学习思考，上下求索，开拓进取。在顺利通过二甲医院评审的基础上乘势而上，成功跨入三级医院行列。设施、设备不断更新，技术科研成果丰硕。金医人以百年大院为基础，以社会关注为动力，以百姓利益为指引，敢于破旧立新，追赶时代浪潮，为群众办实事，让群众得实惠，让群众更满意。改革成效显著，成绩斐然，实现医疗效益和口碑双提升，制度和保障同发展，质量和技术共进步。

涵养医德，继往开来。成绩、辉煌和荣耀都属于过去，未来依然任重而道远。雄关漫道真如铁，而今迈步从头越。新时代的金院医务工作者应站在新的历史起点上，不忘初心，牢记使命；铁肩担责，砥砺前行。用实际行动践行习近平总书记提出的新时代医疗职业精神，投身金坛的医疗保健事业，打造新金医，续写新辉煌！

是为序。

常州市金坛区人民医院党委书记、院长

2019年9月16日

凡 例

一、本志以马克思列宁主义、毛泽东思想、邓小平理论、“三个代表”重要思想、科学发展观和习近平新时代中国特色社会主义思想为指导，坚持辩证唯物主义和历史唯物主义的立场、观点和方法，遵循“存真求实、实事求是、精选精编、繁简适度”的编纂原则，客观全面系统地记述常州市金坛区人民医院的历史和现状。

二、本志记述内容上限起自1919年，下迄2018年，大事记延至2019年6月。概述也有。

三、本志由述、记、志、传、图、表、录7种体裁构成，以志为主，采用篇、章、节、目结构，必要时设子目，篇、章下设无题序。志前设概述、史略、大事记，志后缀附录。

四、本志坚持详今略古的原则，详细记述金坛解放后尤其是1978年中共十一届三中全会召开后金坛医院的发展变化。对民国期间的历史，择要记述。

五、本志坚持生不立传的原则，传记收录已故的享受县处级及以上待遇的干部、院级领导，对医院创建、变革和发展有重大贡献者，县（市、区）级及其以上劳动模范和高级职称人员，以生年为序。简介收录享受县处级待遇人员、院级领导、区（县）级以上劳动模范，以出生年月为序。名录收录在金坛县（市、区）人民医院工作期间当选的县（市、区）级以上党代会代表、人大代表、政协委员、医学会及其专业委员会任职人员。集体荣誉、个人荣誉主要收录金坛区（县、市）人民医院及其个人获得的区（县）级政府以上荣誉。人物篇中凡籍贯金坛的省略（人物传记除外），男性省略性别。

六、本志涉及金坛人民医院的前身金坛解放前的金坛县公立医院、金坛县县立医院、金坛县卫生院、金坛县公医院等均用原名称记述，金坛解放后金坛医院、金坛县政府卫生院、金坛县（市、区）人民医院等，除在史略和特定情况下记述原名外均简称“医院”。志中所载的地名、机构称谓为事件发生时的名称。其他医院首次出现用全称，以后用简称。如“常州市第一人民医院”，简称为“常州一院”。

七、纪年。原则上使用公元纪年，涉及民国纪年的，除大事记外，各篇均在每节首次出现时加注公元纪年。人物篇仅使用公元纪年。

八、称谓。遵从“名称与时期相一致”原则,历史称谓沿用当时称谓,必要时括注现称谓。字数较多的,使用频繁的名称首次出现时用全称,其后用简称(例:“中国共产党金坛市人民医院委员会”简称医院党委)。

九、本志使用国家规定的计量单位、规范汉字和标点符号。凡有统计、计数性质的数据均用阿拉伯数字,其余以2012年颁布的《出版物上数字用法的规定》为准。

十、本志数据一般参照“八十年院史资料”“九十年院史资料”,或以医院年度总结、报表为准。计量单位,在中华人民共和国成立前采用旧制,必要时换算成公制;中华人民共和国成立后一律用法定计量单位。1955年3月1日以前的旧人民币单位,一律折算为新人民币单位。

十一、本志资料取自医院档案、文献、报刊和部分在职、退休医务工作者的口述、回忆资料,及《金坛县志》《金坛市志》《金坛年鉴》《金坛县卫生志》等志鉴资料,并查阅金坛档案馆、镇江档案馆、江苏省档案馆、中国第二历史档案馆(南京民国档案馆)相关档案资料等,一般不注出处。

十二、其他。志中所述解放前后,均指1949年4月24日金坛解放前后。“XX年代”指20世纪XX年代(例“80年代”指“20世纪80年代”)。

目　录

第一篇　机构队伍

第二篇　医院建设与改革

第三篇 医疗技术与服务

第四篇　护理保健与社会服务

第五篇　教育科研与交流合作

第六篇　医院管理与后勤保障

第七篇 党派与群众团体

第八篇　医院文化与品牌建设

第九篇　人　　物

专 记

附　录

概　述

金坛地处长江三角洲、道教圣地茅山东麓。东邻武进，南连溧阳、宜兴，西靠句容，北接丹阳、丹徒，交通便利。医院位于金坛城中心，是金坛地区唯一的集医疗、教学、科研、预防保健为一体的三级综合医院，是江苏大学附属医院、江苏医药职业学院的临床学院，是扬州大学医学院、东南大学医学院、南通大学医学院、甘肃医学院、陕西安康职业技术学院等院校的教学医院，也是住院医师规范化培训国家级基地的协同医院。

医院占地3.34公顷，建筑面积8.15万平方米。拥有23个病区、32个临床专科、26个护理单元、13个医技科室。核定床位800张。年度门急诊70多万人次，收治住院患者3万多人次。神经病学学科成为常州市市区共建重点学科，肿瘤科、普外科、急诊医学科、神经内科、骨科、妇科、心内科成为常州市临床重点专科；中医科为江苏省综合医院示范建设单位。拥有10万元以上医疗设备299台（套）。固定资产总额达2.99亿元。职工1364人（编制内900人），其中卫技人员1038人。在卫技人员中，有高级职称195人、中级职称373人、初级职称622人；有省级人才3人、常州市级人才12人。

医院自民国8年（1919）创办，已走过百年岁月。从开办时的金坛县公医院到金坛县人民医院、金坛市人民医院、常州市金坛区人民医院。跨过五个时期：民国开办时步履蹒跚，新中国成立后的奠基、发展，改革开放后初具规模，进入新世纪后快速发展，创新升级再创辉煌。1993年，被评为二级甲等综合医院；1995年获国家爱婴医院荣誉；2011年，医院被列为江苏省首批公立医院综合改革试点县医院；2014年，被国家卫计委评为2013—2014年度群众满意的卫生计生机构；2015年，被国家卫计委列入全面提升县级医院综合能力第一批名单；2017年，被评为全省卫生计生系统先进集体；2018年2月，晋升为三级综合医院。

一

民国8年(1919),金坛县公立医院成立,首任院长陆金文。嗣后,医院相继更名为金坛县救济院施医所、金坛县县立医院,有病床20多张。吴则先、高振福、潘畴占、孙济芳先后任院长。民国26年11月,侵华日军三次轰炸金坛县城,医院被迫歇业。民国35年5月,县政府在吕祖师庙创办金坛县卫生院,成为卫生行政和医疗合一的机构。首任院长蒋书根。一年后,唐耀接任院长。翌年春,迁至火巷,员工由原来9人增至18人。民国37年,县参议会决定筹办金坛县公医院,朱庆泰筹集588.8亩田产、稻谷1000担的办院基金。8月,租赁朱定邦大南门火巷内三进两厢房屋,新办公医院。有员工13人,设病床20张。首任院长殷士豪,继任相德全,金坛解放前夕,由徐东洲临时负责。卫生院受省政府卫生处和县政府双重领导。

1949年4月,金坛解放。9月,县卫生院、县公医院经过整编,合并为金坛医院,周宠璋任院长。时有工作人员20人、病床20张。1950年6月,军转干部练俊任指导员。1951年5月,周宠璋回原籍疗养后,副院长周明龙主持医务工作。1954年11月,军转干部张早林任副院长,主持医院全面工作。1958年4月,王江波调任院长兼支部书记,任职至1965年。"文化大革命"期间,医院主要负责人先后有耿敬德、虞金川、高明谷、戴建生、路许荣。1976年5月,县革委会任命刘明珠为医院党支部书记兼院长,医院的各项工作逐步趋于规范。1978年12月,恢复业务骨干周明龙副院长职务。1983年3月,胡云从任院长。随之,一批技术骨干走上中层干部岗位。1987年9月,窦东升任医院党总支部书记;1990年7月,任院长。2000年7月,医院党委成立,庄岩任党委书记,邓建任院长;此后黄恒年、赵锁芳、邓建、程志娟、李国民相继任党委书记。2008年9月,何晓俊任院长;2015年4月,苏建华任代理院长。翌年8月,苏建华任院长;2017年2月,兼任党委书记。

新中国成立后,医院先后更名为金坛县人民医院、苏南行政公署金坛县卫生院、金坛县政府卫生院;1956年6月,改名为金坛县人民医院;1969年2月,改为金坛县人民卫生院。1978年8月,又恢复为金坛县人民医院;1993年11月,更名为金坛市人民医院;2015年6月,金坛撤市设区,改为常州市金坛区人民医院。

1949年10月，医院设立医政干事、防疫干事和保健干事。不久建立防疫组、公共卫生股。50年代初期，医院设内科、外科、产科、门诊、病房及化验室、药房，后增设中医科。1951年9月，金东区卫生站开办。六七十年代，医院陆续增加小儿科、传染科、妇科、计划生育科、五官科、中药房，创办制药厂。

1954年前，直溪、社头、朱林、涑渎、水北、金东6个区卫生所（站）受医院的领导和管理，医务工作者协会纳入医院组织体系。金坛解放初的4年，医院受苏南行政公署（简称苏南行署）卫生处和县政府双重领导。1953年9月后，医院行政直属县政府，业务受县卫生科管理。五六十年代，县妇幼保健站、县防疫站多次与医院合署办公，机构设在医院内，工作、员工相互交叉。70年代末至80年代，医院建立和恢复一批科室和机构。新增急诊室、抢救室、儿科门诊及病区、传染科、家庭病房科、老干部科和血库；恢复和设立院务委员会、医教股、政工股、总务股；组建医疗器械股等科室；建立功能科、康复科等；建起B超室、CT室等医技科室。八九十年代，为加强行政管理和创建三甲医院，组建办公室、保卫科、护理部、感染管理科、预防保健科等科室。截至1999年底，医院拥有10个职能科室、22个临床医技科室、23个二级临床专业组及11个病区和16个护理单元。

2000年后，医院根据现代化医院建设和三级综合医院创建的需要，新设医保办、质控科（室）、采购供应办、对外协作办、科教科、医联（共）体办，强化信息科。逐步增设急诊病区、新生儿病房、康复病房、CCU、NICU、RICU病房，改善就医环境。2012年起，相继建成影像中心、检验中心、病理中心、消毒供应中心、远程会诊中心、心电中心（简称“区域六大中心”），为医院集团内乡镇卫生院提供医技服务，实现资源共享；创办卒中中心、胸痛中心、高危孕产妇中心、新生儿急救中心、创伤中心（简称“急救五大中心”）。开设多学科联合门诊、睡眠门诊、伤口门诊等特色门诊。将神经内科与神经外科组合成神经病学学科，单独设置放射介入科、康复医学科。至2019年6月底，医院共建立行政职能科室21个，设有临床专科32个、病区23个、护理单元26个、医技科室13个。

二

在卫生保健方面，民国时期，金坛地区的卫生状况很差，民众预防保健、传染病防控得不到落实。新中国成立后，县委、县政府关心人民群众的身体健康，经常开展群众性爱国卫生运动。医院参与、指导和督促做好卫生防疫和妇幼保健工作。建立卫生公约，保护饮水源环境，抓好公共卫生。1952 年，全县接种霍乱、牛痘、伤寒、乙型脑炎等各类疫苗 60.19 万人次。50—70 年代，医院组织、参与、配合血吸虫病等地方病的防治，采取查螺灭螺、查病治病等综合性措施，居民粪检阳性率逐年下降，到 1975 年仅 2.8%。

1983 年，医院设立防保组，承担部分城区的防保工作。1985 年，从各科室抽调人员完成婴幼儿（白喉、百日咳、破伤风、麻疹、脊髓灰质炎、流行性脑脊髓膜炎，流行性乙型脑炎）和卡介苗的接种计划。1988 年，对出生 24 小时内的新生儿乙肝疫苗接种，对新生儿卡介苗接种。90 年代，对辖区内所发生的传染病及时进行疫点处理和个案调查；对一次性医疗用品、消毒液和污水、污物处理监督监测；开展健康教育和宣传咨询。1999 年起，开展适龄儿童的基础免疫和水痘、麻疹、腮腺炎、肺炎、风疹疫苗等和成人甲肝、乙肝、肺炎疫苗、乙肝免疫球蛋白等免疫接种。

2001 年起，医院对全市逐渐增多的慢性非传染性疾病中的高血压、冠心病、脑卒中、糖尿病、肿瘤（简称“慢五病”）的高致病人群进行监测。2003 年 4 月，对非典型肺炎防控全面部署，至 6 月底，全院报告发热门诊病人 447 人，留院观察 124 人，为外地务工人员体检 3585 人。2005 年后，医院组织对高致病性禽流感、手足口病防控，监测 1123 人次，报告手足口病 229 例。2009 年、2012 年，监测甲型 H1N1 流感、禽流感（H5N1、H7N9）等疫情。对法定传染病、食物中毒、突发性公共卫生事件，都及时会同防疫站、疾控中心紧急处理和流行病学调查。2017 年，医院获“国家级健康促进医院”称号。

在医疗服务方面，民国时期，民众对西医的信任度不高，加之医药费昂贵，缺医少药，医院每天门诊仅三四十人。新中国成立后，党和政府重视医疗卫生事业，对贫困群众的医药费实行减免政策。医院坚持“把医疗卫生事业的重点放到农村去”的方针，为工农业生产服务，为群众预防保健、治疗疾病。1959 年，医院日平均门诊 208 人。50—70 年代，医院尽管受到“大跃进”、三年困难时期、“文化大革命”的严重影响，但医院干部职工发扬革命人道主义精神，克服困难、抵制极左思潮，医院在曲折中艰难前进。1975 年，门诊 17 万余人次，收治住院患者 5087 人次，完成手术 1556 例。50 年代中期到 70 年代中期，每年组织巡回医疗队下乡进村防病治病，组织手术轻骑队下乡抢救危重病人。

改革开放后，医院贯彻党和国家的卫生工作方针、政策，以《全国医院工作条例》为指导，坚持以医疗工作为中心，治病防病，保障健康。80 年代，医院外科开设胸外科、骨科、泌尿外科3个专科门诊,恢复星期日门诊,设立儿科门诊。1985年9月,开设家庭病床,缓解病人住院难问题。率先在内科创建示范病区。90年代,制定和完善15项护理技术操作常规,加强基础护理、危重病人护理、专科护理等,建立责任制护理。1996年,医院在3个病区推行以病人为中心的整体护理,创建模式病房试点工作。1997年年底,常州市卫生局在医院召开整体护理现场会。1999年,医院门急诊18.26万人次,收治住院病人8692人次,施行手术3805例,抢救危重病人2301人次。与1978年相比,分别增长39.7%、59.2%、197.5%、460%。医院固定资产达7000多万元。

2000年后,医院以建设基本现代化医院为目标,实施"科教兴院,人才强院"战略,注重临床及医技科室的规范化建设,实行住院费用一日清单制,开设"健康课堂""孕妇学校"。开展争创"示范窗口"活动,在门诊、住院大厅分别安装电子触摸屏,患者可全程查询各类药品价格及医疗服务信息。推出青年志愿者导医服务。开展"以病人为中心,提高医疗服务质量"为主题的医院管理年活动,建立监管机制。完成对6号病房楼改造工程,完善医院的医疗服务功能。2012年起,医院编印下发《医院部门服务规范汇编》,推出改善医疗服务措施24条。开展20余项护理服务新项目,护理操作合格率、急救物品完好率等8项护理指标全部达标。2014年,成立卫生应急救治专业组和重大创伤事故应急救治专业组。2014年,医院门急诊59.34万人次,收治住院病人2.5万人次,施行手术7316人次,抢救危重病人成功率98%,实现业务收入3.8亿元。

2015年6月后,医院坚持以习近平新时代中国特色社会主义思想为指导,以争创三级综合医院为目标,围绕"转机制、促规范、建秩序、抓监管"工作思路,持续优化运行机制,有序推进改革创新、人才建设和交流合作,提高医疗技术水平。制定《关于进一步改善医疗服务行动计划的实施方案》,推出、优化门诊大厅及诊室布局流程、便民服务"银医系统"、多学科协作诊疗模式、专家门诊"全日制"等42项举措。深化"天使伴我行"等服务品牌建设。2016年起,新增A类优质护理病区8个,开展专科特色护理和创新服务20余项,开展品管圈活动22项,获护理实用型专利20项。全面启用"电子医技检查申请单+医技检查指引单"。至2018年,门急诊73.45万人次,收治住院病人3.19万人次,施行手术1.38万台次,实现业务收入5.46亿元,分别比2014年增40.1%、24.1%、80.6%、43.68%。医疗业务量和危重病人救治数分别占金坛地区约60%、70%。

在医疗技术方面，50 年代，主要是学习借鉴苏联的组织疗法、封闭疗法、无痛分娩法、保护性医疗等医学经验，诊治一些常见病。手术以下腹部为主，推广新法扎脐带法，实行小儿静脉滴注。60 年代，在抢救流脑、乙脑、出血热、重症肺炎、肺咯血、上消化道大出血、有机磷农药中毒病人、抢救病人、治疗病症等方面成功率有所提高；能施行胃、胆、脾为主的上腹部手术，施行古典式剖腹产。应用阿托品治疗感染性休克。应用三腔管治疗门脉高压引起的食道下端静脉出血病例，试用锁骨下静脉穿刺硅胶管留置方法输液滴注。70 年代起，开展肝穿刺、心包穿刺、心电图、超声波检查，肿瘤、胰胆疾患和肝硬化、腹水等顽症的诊疗。"以普带专"逐步发展专科，施行甲状腺全切除、乳腺癌及直肠癌根治术。开展骨髓涂片细胞分类检查。1968—1974 年，医院运用中西医结合治疗乙脑 105 例，有效率达 92%。50—70 年代，医院一批医疗骨干，其医疗技术在金坛乃至周边县享有盛誉。60 年代末、70 年代初，常州一院、常州二院等一批医务人员下放到金坛，他们中许多人医术精湛，成为医院的中坚力量。

改革开放后，医院注重引进新技术，引导卫技人员开展科研活动。医院施行肝脏快速活检、电复律术、膝关节融合术、肝内胆管取石术等 16 项新技术。90 年代，医院逐步形成综合性、专业化的医疗体系。先后建立和完善泌尿外、胸外、骨外、脑外、烧伤整形等外科专科（专业组）。施行食道上、中段手术和肺癌肺叶切除术及简单的心脏手术；施行永久型人工心脏起搏器埋置术；开展胎心监护、高危妊娠监测和宫腔镜检查；施行子宫及附件恶性肿瘤广泛切除及盆腔淋巴清扫术等；成功施行断腕再植术，在金坛属首例。1991 年肿瘤科建立，对病人施行手术治疗、双路化疗、介入疗法、中西医结合疗法等。

2000 年后，医院制定《关于开展新技术、新项目的奖励规定》，在全市率先施行心脏血管造影及介入诊疗技术，施行钬激光体内碎石诊疗技术，施行角膜塑形镜治疗近视眼，成功施行医院首例全胸腔镜下纵隔肿瘤切除术。妇产科、麻醉科合作，施行无痛分娩技术。完成首例人工髋关节翻修手术，对重症血栓性血小板减少性紫癜患者施行首例血浆置换术获成功。血液净化技术和妇科内镜诊疗技术通过省级验收。"十二五"计划期间，医院率先在全市施行经内镜逆行性胰胆管造影术（ERCP）和十二指肠乳头切开术（EST），有 15 项二类诊疗技术通过常州市级现场评审，有 4 项二类技术通过省卫生厅验收。

2015 年起，医院发挥学科优势，创造条件开展新技术、新业务，施行心脏冠脉造影支架植入术、急性心梗急诊经皮冠状动脉介入手术(PCI)、外周血管介入栓塞术、室上速射频消融术。肿瘤科三维适形放疗。消化内科内镜下黏膜切除术(ESD)和内镜逆行性胰胆管造影(ERCP),完成医院首例胰管支架植入、内镜下肿瘤挖除术。骨科膝关节、单踝置换和关节镜技术。泌尿外科输尿管镜检查和治疗技术。神经内科开展脑卒中患者的CT血管造影(CTA)检查、全脑血管造影(DSA)检查以及神经介入治疗、颅内动脉瘤夹闭手术、椎动脉血管狭窄支架植入术。内分泌科开展骨质疏松治疗。普外科开展腹腔镜下肝部分修补术。胸外科开展胸腹腔镜下联合食管癌根治术。五官科开展等离子下扁桃腺摘除手术和会厌囊肿手术。麻醉科开展超声引导下神经阻滞麻醉等。呼吸内科病区开设RICU等等。2007年至2018年7月,开展新技术、新项目121项,其中获常州市卫生局新技术引进奖的有10项。2015—2018年,医院注重教授专家工作站的建立,促使医疗技术全面提升。

在专科建设方面,2004年起,医院鼓励临床、医技科室申报、争创重点专科。是年,肿瘤科被认定为医院首个常州市临床重点专科。2005年,普外科、神经内科、消化内科、骨科、脑外科、泌尿外科、骨科等科室被评为市临床重点专科;2006年,普外科被评为常州市临床重点专科;2009年,中医科被列为常州市综合医院示范中医科建设单位。截至2014年年底,医院创成常州市临床重点专科4个、市临床重点专科12个。

2015年后,普外科分设胃肠外科、甲乳外科和肝胆胰外科。医院与法国枫丹白露地区医疗中心结为友好医院,成立骨科、肾脏科、护理三个中法合作中心。在神经病学学科成为常州市市区共建重点学科后,医院又申报常州市重点扶持专科5个。医院以《县级医院医疗服务能力基本标准和推荐标准》《江苏省三级综合医院评审标准实施细则》为目标,按一般科室和重点科室,制订考核指标,逐项落实。至2018年12月,基本标准达标率97.8%,推荐标准达标率96.4%。医院制定三年(2018—2020年)重点专科建设规划。院部分别与18个专科签订争创省、市、区重点专(学)科目标责任书。通过激励措施,推动重点专科建设。截至2019年6月底,医院创成常州市市区共建重点学科1个、常州市临床重点专科7个、金坛区临床重点专科18个。

三

在教学方面。医院持续实施科教兴院战略，不断促进医疗技术进步和医疗队伍素质提高。1950 年 2 月，医院新办护士学校，招收学员 30 人。1952 年 6 月，举办 1 期妇幼保健训练班，为期半年，招收学员 24 人。1958 年，协助县政府创办金坛县医士学校，招收 3 届、学员 132 人。1979 年 4 月，医院受镇江地区卫生局委托开设护士班，招收学员 50 人，学制 3 年。1982 年 4 月，金坛县卫生进修学校成立，专业课主要由医院医师兼任。90 年代，医院成为上海第二军医大学、南京医学院、安徽医科大学、常州卫校的实习基地。先后被镇江医学院、扬州大学医学院、南京铁道医学院定为教学医院。医院攻读医学硕士研究生 9 人，赴上级医院进修学习 136 人次，参加函授学习 80 余人次，参加成人考试 145 人次。

2004 年，医院与江苏大学联合开通“网上图书馆”。2006 年 9 月，首次承办省级继续医学教育（简称“继教”）项目——省急诊与危重病抢救学习班。2008 年 6 月，医院举办“金坛儿童健康项目”课题汇报会，美国宾夕法尼亚大学刘江红博士、东南大学孙桂菊教授等出席。2007—2010 年，医院举办常州市继教项目 29 项。制定《住院医师规范化培训管理办法和实施细则》，住院医师培训合格率 100% 。医院被批准为江苏省住院医师规范化培训基地、江苏省全科医师规范培训基地。医院接收医学院校实习生 320 余人，接受镇卫生院医务人员进修人员 57 人。

2011—2018 年，医院主办常州市继教项目 51 项，承办省级及省级以上继教项目 5 项。分别与江苏大学、苏州大学联合举办硕士研究生学位班，共 3 期。成立医院学术委员会，每月为住院医师、全科医师开办 1 期夜课堂。2015 年，举办医院首届临床医师授课比赛。至 2018 年年底，医院获江苏大学教师岗前培训合格证有 24 人，获高校教师资格证有 31 人。2000—2018 年，医院有 18 人编著专著、教材 23 部。其中，以主编、副主编、编委编著的 17 部，参与编著的 6 部。

在科研方面，70 年代末起，医院科研活动逐步增多。90 年代，获国家专利 3 项，获省、常州市、市科技进步奖 13 项。推广先进应用技术 160 余项，在省级以上刊物发表医学论文 241 篇。

2000年后，医院落实“十五”“十一五”“十二五”“十三五”医院发展规划，先后召开三次科教人才工作会议，推进科教兴院战略。2001—2010年，医院获中华医学科技三等奖1项、教育部自然科学奖二等奖1项（合作）；获常州市科技进步奖5项，常州市卫生新技术引进奖2项；获市科技进步奖31项。2006—2010年，在省级以上杂志上发表论文420篇，其中SCI收录论文2篇。2011—2018年，医院获省科技厅课题立项2项，省卫计委课题立项3项。获常州市科技进步奖3项，获常州市医学新技术引进奖9项；获市（区）科技进步奖35项；获国家知识产权实用新型专利33项。2010—2018年，在核心期刊上发表医学论文535篇。

在交流与合作方面，80年代末、90年代初，医院与省人民医院联合开展心血管疾病的调查与防治。世界卫生组织派眼科医生到医院了解防盲情况，指导“复明工程”并参与手术，并与医院进行母婴项目合作。90年代，医院与上海中山医院建立长期技术协作关系，对方成为医院医务人员进修基地；与南京八一医院在肿瘤的诊断、治疗、手术上合作。1993年，苏州大学附属第一人民医院内、外、妇、儿、放射、检验等科室技术指导，历时两年。泌尿外科与常州一院泌尿外科合作。1995年，医院与英国HU基金会开展中英妇幼保健合作项目。1998年，医院与美国瑞博眼科中心合作开展首例超声乳化手术加人工晶体项目。2009年4月，医院成为江苏大学附属金坛医院后，江苏大学附属医院不定期派专家到医院参与门诊、查房、手术、会诊等，重点扶持检验、消化内科、骨科、妇产科、眼科。2010年5月，南京市心脏病介入中心金坛分中心在医院挂牌。2012—2014年，上海一院耳鼻咽喉—头颈外科诊治中心、护理培训中心、泌尿外科诊治中心分中心和常州市德安医院司法鉴定所——金坛便民服务点在医院相继落户。2013年11月，以巴黎大区卫生署原国际交流合作中心主任让·米歇尔·图卢兹为首的法国艾森省立中心医院专家团一行5人，到医院访问交流，签订协作意向书，开启金坛医疗系统国际交流合作先河。

2015年，医院与常州二院签订全面技术合作协议。2017年起，医院与东南大学附属中大医院（简称南京中大医院）、省肿瘤医院、省中医院、上海东方肝胆医院、上海长征医院等医院签订合作协议，2019年2月，与江苏省人民医院签约，成为对方的技术支持医院。至2019年5月，医院建立教授工作站20余个。医院对外广泛交流合作，提高医疗水平，提升医疗业务量。

在设备设施方面，改革开放后，医院着力医疗设备、器械的更新、换代和装备。1980年，购置第1台胃镜，1993年3月，耗资316万元添置1台全身CT。90年代，购进万元以上医疗、检验设备62台。2000年起，加大医疗设备仪器投入的力度，平均每年耗资约1000万元。2015—2018年，医院投资4534.5万元，购置美国HOLOGIC骨密度仪、美国通用欧美达麻醉工作站、瑞典ELEKTA医用直线加速器、德国史托斯胸腔镜系统、以色列科医人钬激光、日本奥林巴斯CV290电子肠胃镜、美国克曼贝全自动免疫生化流水线等先进的医疗设备。至2018年年底，医院拥有医疗设备50万元以上的61台(套)，100万元以上的27台(套)。

医院改革创新和现代化建设。90年代，医院启动信息化建设，逐步建立、完善医院网站和内部局域网，完成私有云平台建设，提升医院数据库安全性；完成省、市、区三级平台数据互联互通和省数据上传工作等；基本完成临床诊疗、区域互联互通、医疗服务、绩效管理、行政管理五大信息网络系统，在同级医院处于领先水平。

四

在医院管理方面，金坛解放初期，国家依据医院工作任务和医务人员数量，下拨医院经费。1953年，县财政下拨给医院经费7.17万元，包括医疗费、卫生所补助经费、防治防疫费、妇幼保健费、公费医疗费等。1965年，医院调整内部机构、工作方式，所有员工不分科室、不分内勤、外勤，统一调度；将病房合并成内科、外科两类。“文化大革命”期间，一批医疗技术骨干靠边站、被揪斗，医院正常的医疗秩序被打乱。1976年9月起，医院党支部着手整顿医院规章秩序，严肃劳动纪律，对医院物资财产、家具等全面登记、建账，明确使用人和保管人。

1977年，省卫生厅举办县以上医院负责人学习班后，医院开展比思想、比团结、比技术、比作风、比纪律、比贡献劳动竞赛。1978年，重点落实手术审批制度、会诊制度、危重病人抢救制度、死亡病案讨论制度等。1—9月，外科施行手术862例，未发生医疗事故。年底，建立门诊初复诊登记制度。1979年，医院实行新的药品管理方法，药材资金的周转天数由1978年的288天下降为177天。中西药品加成率提高到16.1%。保证药品进销差价的实现。1994年，医院开始对科室成本效益核算，并作为核定科室奖金的依据。

翌年，成立改革办公室，专门负责科室经济指标测算与考核及科室奖金计算、发放。1997年，引进南京高能公司 HIS 系统软件，通过系统抓取数据，借鉴周边地区医院的经验，制定医院奖金分配方案，以科室为基本核算单元，推行全成本核算。

2002 年，医院引进常州鑫亿公司收支系统软件。2006 年 3 月，将业务工作量、服务人次、行为指标纳入百分制考核体系，改变单纯以经济指标考核的模式；将原有的核算单元提成比例 20% ~60% 调整为 40%。同时，所有收入数据一律以系统提取为准。2008年，医院对年度奖金计划数总量控制，将综合目标考核得分作为科室奖金终算标准，推行医护分开核算。2012 年，护理人员奖金开始二次分配。2016 年 6 月，对医技科室（检验科、超声科、影像科）试行计件工分制考核，以服务质量、数量、安全、满意率作为考核指标。2017 年 10 月，医院引进新的绩效考核管理软件。翌年 2 月，制定出台《奖励性绩效考核分配方案》，2018 年业务量比 2017 年增加 20.09%。

2000 年后，医院制定完善党政会议制度，外出进修、继续教育管理办法等，邀请复旦大学、北京大学等单位的教授、专家作“医院优质服务”“医院执行力”“医院危机管理”“医院绩效考核方案”等专题讲座，分批组织中层以上干部参加省厅或市局组织的管理培训班。实行干部竞争上岗，建立因事设岗、按岗聘用、以岗定薪、合同管理等制度。在医疗服务中引入竞争机制，推出“病人选医生，病人选护士”的举措。实行以服务效率、服务质量、经济效益等为综合考核指标的分配制度改革。实现由身份管理向岗位管理、由固定用人向合同用人转变。控制高值材料的使用。启用 PDCA 循环、品管圈等质量管理工具，严格质量管理、药事管理、院感管理、病案管理、应急管理、安全管理等，医院加强与完善“院前急救——院内急救——ICU”一体化急诊建设模式。

90 年代后，医院注重制度管人、管事、管物。90 年代初、2014 年、2017 年，医院三次编纂《医院制度汇编》。2017 年 11 月，医院编写《医疗相关制度汇编》《护理工作制度》《医院感染管理手册》《人员岗位职责汇编》等。截至 2018 年年底，生效的有 14 类 800 多项制度。实施信息化平台下的绩效考核管理、目标管理、岗位管理和制度管理，找出收入增长点和成本降低点。

在改革创新方面，70 年代末，医院被列为全省经济管理试点单位，医院在全县医疗卫生机构率先实行责任制。80 年代初，医院推行经济管理考核奖惩办法，对医疗、医技科室实行定额管理，规定数量、质量和经济指标，经济效益明显上升。

改革创新是医院发展不竭的动力。1988年,医院制定《医院改革方案》《医药费管理办法》,全面推行院长负责制。出台《医院职工奖惩条例》、任期目标制,实行技术职务聘任制。医院运用市场经济手段,试行租赁制、股份制,从银行、财政、医院、职工等渠道筹措资金,扩大基本建设、购置医疗设备,医院步入快速轨道,进入第二个辉煌时期。

2011年起,医院被列入省公立医院综合改革试点单位。医院把增投入和建机制结合起来,统筹推进机构岗位管理、人事制度、分配制度、绩效考核等方面的综合改革,打破行政职务、专业技术职务终身制。采用竞争上岗、群众推荐和单位聘用相结合的办法,选拔、任用中层干部。对专业技术人员,实行评聘分开,按需设岗,以岗定编,按编聘任,动态管理。2014年12月,医院被国家卫计委列入全面提升县级医院综合能力第一批名单。2015年6月,医院实施百分制月考核细则,坚持"有为者有位"的用人导向,完善职称评定标准,将临床技能、医德医风、工作业绩、专业成果和技术创新作为重要考核指标,经过综合评定、公示后,再给予聘任,实行按岗位设置评聘。对引进的高层次人才实行年薪制,对编外合同工实行同工同酬待遇。持续绩效改革,收入分配向临床一线、高风险、高技术含量科室倾斜,向关键岗位、业务骨干和做出突出贡献人员倾斜,调整行政、后勤人员奖金分配系数,实行多劳多得、优绩优酬。

2012年,医院组建以自身为核心,8家乡镇卫生院组成医疗集团,实现患者基层首诊、双向转诊以及专家、技术、信息、床位、检查设备、药品等资源的互通和共享。医改工作成效明显,扩大服务领域,引进新技术、新项目,拓展三、四级手术范围,专科服务能力明显增强。医院迈上创新升级快车道,进入第三个辉煌时期。2018年,医院三、四级手术占比52%,门急诊量、出院患者人次、手术量、业务收入分别较2017年增11.2%、16%、43%、22.27%。

五

在卫技队伍方面,民国时期,医院医务人员约20人,大多是医学院校毕业,具有较高的医疗水平。

金坛解放后,县政府对医院旧职人员全部接收、留用,业务骨干继续聘任。新中国成立后,医院指导医协成立中西医学习委员会,开展政治、业务学习,倡导中、西医相互学习、交流经验。1951年起，一些院校毕业的医务人员和7名军医、护士相继分配、转业到医院。1959年年底，医院有医技人员51人，其中医师（医士）13人。60年代，医学院校毕业生陆续分配到医院，以及派出学成归来的医生，他们逐步成为医院业务上的中坚力量。

1979年，医院有39人晋升为医师级。翌年2月，有19人技术职务得到晋升。1987年下半年，医院首次专业技术职务评定，经最终评审，具备高级资格的有133人。80年代后期，医院采取学历提升、职称晋升与级别待遇挂钩的激励措施，鼓励卫技人员学习、钻研业务。90年代，医院落实"八五""九五"人才培养计划，鼓励医务人员知识更新，每年派10~20名医务人员外出进修。1997年，有67名本科生被市卫生局定为百名跨世纪人才培养对象，其中4名被列入常州市卫生局跨世纪人才培养对象。1999年9月底，医院职工605人，其中卫技人员507人。在卫技人员中，主任医师7人、副主任医师43人。

2000年后，医院加大卫技队伍培育力度。2000—2002年，医院培养4名硕士研究生，鼓励职工参加自学考试和函授学习。2005年医院有172名护士参加大专、本科自学考试，通过率达50%。并加大卫技人员考核，仅2010年就有1013人参加"三基"理论、核心制度、处方规范等考核。医技队伍构成更趋合理、业务水平得到提升。2010年医院有卫技人员582人，占职工总数的85%。

2015年后，根据《关于创新公立医院人员编制实施意见》，提高卫技队伍人才层次。硕士、博士的占比创新高。至2018年，卫技人员1038人，高级职称195人，博士7人，硕士87人。

在人才培养与引进方面，2000年后，医院坚持科教兴院战略，突破影响医院发展的人才瓶颈。派人到北京、武汉、西安、南京等地参加人才招聘会。2006—2010年，医院引进和培养硕士研究生9人、江苏省"333"工程培养对象1人、常州市"831"高层次创新创业人才培养对象首批中青年骨干人才2人、青蓝工程培养对象2人、百名人才培养对象2人和市"133"工程培养对象17人。

2010年10月、2012年10月、2016年11月，医院先后召开三届科教人才工作会议，制定出台《优秀青年人才培养工程实施管理办法》《培养和引进高层次人才管理办法》《卫生专业技术职务聘任管理暂行规定》等10多个科教人才工作文件。2016年8月，医院启动"三名工程"（名院进修、名科联合、名师带徒），加快人才培养步伐。至2018年年底，引进、培养硕士30余人、博士5人，柔性引进中青年专家4人。

在思想政治工作和廉政建设方面，医院从党支部、党总支，到党委，围绕“服务中心、建设队伍”，通过主题教育活动等形式，开展思想政治工作；组织员工参加县（市、区）党委、政府开展的抗美援朝、抗洪救灾、爱国卫生、国家卫生城市创建等中心工作。启动“生命绿舟”“惠民流动医院”党建品牌，开展“2H”志愿服务。惠民流动医院持续开展10年，已成为金坛地区有影响的服务品牌，医院团委积极响应党委号召推行“天使伴我行”服务品牌，使医院的服务项目更加深入和广泛。

医院注重用人导向，培养、选拔干部，起用人才。发挥群众团体的作用，开展职工教育、劳动竞赛和文体活动等，建立职工互助资金，凝聚人心，提升技能。善于以问题为导向，列出清单，加强整改。以医院百年文化精髓，引领员工树立“精勤、崇德”的价值取向。利用医院网站、OA平台和《院报》等，开辟“党务公开”栏目，加强精神文明建设。院纪委持续开展医德医风和廉政教育，加强行风建设和商业贿赂治理。严格执纪监督，制定《医务人员廉洁从业相关规定》《医务人员不良行为记分管理办法》等，找重点部门、重点科室负责人谈话提醒，敲响警钟。

在文化建设方面，50—80年代，医院文化活动主要采用传统的方式，利用庙会、集场和重要纪念活动，到农村、街头宣传卫生常识。八九十年代，创办职工俱乐部，成立医院书画协会。重大节日，医院经常举办“健康杯”征文比赛、卡拉OK歌咏比赛、演讲比赛、桥牌比赛等活动，丰富职工业余生活。2012年10月，医院举办首届文化艺术节。此后每2年举办1次文化艺术节，展示金医人的风采和文化底蕴。

1991年起，医院创办《医讯》。2005年3月，改版为《金坛人民医院报》。制作院歌，提炼院训。2018年1月，院报由4页彩版扩至8页彩版。2019年1月，更名为《金坛人民医院集团报》。2004年，建立医院网站。2010年起，连续9年开展“书香人医·品质生活”读书月活动。将“新金医、心相伴、馨感动”扎根医护人员的心底。2015年4月起，医院整合医院文化元素，启动文化整合与视觉形象策划设计，梳理医院百年文化脉络，用博爱救死扶伤，用科学守护健康；医院公众服务号上线运行。2018年，制订医院“百年兴院梦，精彩金医人”文化实施方案，组织编纂百年院志，为金医的发展提供精神源泉。

史 略

百年沧桑岁月，百年风雨兼程。兰台妙笔撰志，谱写杏林辉煌。

金坛人民医院先后经历1919—1949年的初创奠基时期，在战火纷飞的年代艰难起步，从此突破金坛境内中医、中药一统城乡的局面。1949—1978年的曲折前进时期，医院在曲折中发奋前行，让医术医德薪火相传。1979—1999年的加快发展时期，在改革开放的洪流中，改革创新促发展，优质服务创佳绩。2000—2014年的改革腾飞时期，在飞速发展的市场经济大浪中，医院借医改的东风，攻坚克难，奋力前行。2015—2018年的创新升级时期，医院紧扣公立医院改革的主线，以医院文化建设为引领，吹响奋发有为、跨越发展的号角，开启新的征程。

一、初创奠基时期(1919年—1949年9月)

民国时期，金坛城乡民众疾病医治依赖中医、中药。顶峰时全县有中医160多人，城乡中药店有七八十家，从业人员200余人。此外，社会上还有伤、疡、疔、痔、痘、蛇、针灸等专科走方郎中150多人。坊间，也有一些贫苦人家和迷信者祈求神灵保佑，被巫医舞神弄鬼骗取钱财。医院建立多年，因国民政府关注民生不够，加之国民经济落后、战乱不断，对医院投入很少，医院医疗设备、器械严重缺乏，常年缺医少药。

（一）金坛县公立医院　民国3年(1914)，徐东洲在花街创设西医诊所——博济医所。此后，西医在金坛逐渐兴起。民国8年，王均权、王少臣等人在金坛城北门仓房创办金坛县公立医院，医院职工近20人，分内科、外科，设立病床10余张，其中有专为政府官员设置的特别病床3张。民国9年，县内在花街开办首家西药店——太和药房，至金坛解放前夕，城乡有西药房7家。民国13年，县政府指令警察所增设卫生巡长，负责管理县城公共卫生。民国16年起，医院、传染病及检疫、医药监察、药品经营等由县公安局兼管。

金坛县公立医院首任院长陆金文，继任吴则先，医务人员有葛寿昌、姚龙柏、王述仁等。民国20年，公立医院改为金坛县救济院施医所，隶属救济院领导，负责人高振福。不久，施医所更名为“金坛县立医院”，增设产科和化验室（但无专职化验人员和器材设备），病床也增至20多张，其中一等病床约8张、二等病床约15张。院内还设有救济院所属的戒烟所（戒食鸦片烟），但无人员编制，无固定床位。人少时放几张床，供吸毒者住院戒毒。高振福任院长兼戒烟所所长。高振福离任后，先后由潘畴占、孙济芳继任院长。全国抗日战争前夕，医院受国民县政府领导。县教育局设卫生教育指导员，县公安局设卫生行政指导员。医院配合县教育局、县公安局开展公共卫生工作。民国26年11月20日、24日、25日，侵华日军三次轰炸金坛县城，医院职工被迫四处流亡，医院从此歇业。民国27年纯达医院开办，部分医务人员进入该院。民国34年8月，纯达医院关闭。

（二）金坛县卫生院　民国35年5月1日，国民政府在吕祖师庙原纯达医院旧址，创办金坛县卫生院，成为金坛县卫生行政和医疗合一的机构。卫生院设备简陋，技术较差，不分科室。6张病床主要用于戒烟者住，不收治住院病人。首任院长蒋书根，医工有薛逸云、汤兰、高友植、张品之、卢树德、管树春等。民国36年4月29日，蒋书根因违法、渎职，受到国民金坛县政府的查处，被撤销院长职务，移送司法部门处理。院长之职暂由医师杨继轩代理，不久由唐耀接任。民国37年春，医院迁至火巷（抗日战争时期日军医院旧址），由原来的八九人增至十七八人，内科、外科技术都有相应的提高。每天的门诊量二三十人次。县卫生院所需药品主要到无锡、上海的中法大药房采购。预防保健仅在城区范围内种牛痘和打防疫针，在疫病流行时节，派一两名医务人员在城门口为进城的老百姓打预防针，乡村则无暇顾及。8月，经省政府卫生处准允，县卫生院分别在直溪桥、社头镇设立卫生所；10月，在县卫生院的指导和帮助下，由地方自筹资金、吸收私人开业医生，在朱林、下新河（后迁往涑渎）、水北等集镇开办卫生服务站，受县卫生院领导、管理。直溪、社头、朱林、下新河、水北卫生所（站）的负责人分别是程鹏飞、程森、唐物华、朱逸民和李森兰。

民国期间，战争频发，人事更迭，医务行政由县政府或县长统一管理。抗战胜利后，县政府设民政科，有关医疗卫生的行政由民政科管辖，具体事务则由县卫生院负责，县卫生院对上向县长负责并报民政科备案，对下主事管理职能。公共卫生则由县卫生院与警察局共同管理。县卫生院具体职责是草拟有关公共卫生等方面的计划、章程、细则、通告;负责全县中、西医师的资格审查和营业执照的发放以及草药、药贩的管理;制定、实施种痘和预防注射的方案;发动民众和募集资金,改善环境卫生和建立公关卫生设施等。协调各同业公会加强行业卫生管理,开展学校卫生以及医疗保健,烟民(鸦片烟吸食者)调验和娼妓的健康检查。民国 35 年 5 月至 1949 年 4 月,县卫生院受省政府卫生处、县政府双重领导,医疗业务以省政府卫生处主管。

金坛县公医院　民国 37 年,省政府卫生处指令,各县办一所县公医院,办院经费以各县自筹为原则。县参议会决定,由李寿昌、刘炎、蒋剑萍议员等负责筹建,聘请居住上海的绅士朱庆泰具体负责筹办。朱庆泰率先从自己的庄园中捐出 200 亩田产,接着向地方乐善好施者及在沪的金坛籍商贾劝募办院基金和开办费,筹集 388.8 亩田产、稻谷 1000 担。其间,原国民党后方医院院长徐东洲利用同学和旧友关系,从国民政府中央卫生署及省卫生处争取到简易手术台、一些简易病床及旧的军用毛毡等物资。联合国善后救济总署提供手术器械、急救包、急救箱、奶粉等物资。租赁朱庆泰之侄朱定邦的大南门火巷内五开间的三进两厢房屋。8 月 14 日,金坛县公医院成立,同时成立董事会,公推朱庆泰为董事长,常务董事有朱润生、于锡来、于竞西、倪良;董事为陈万里、印月潭、周其昌、王云臣、卞伯屏、朱鸿仪、陈倬、孙江左、王宗岳、刘炎、李寿昌、唐耀。董事会聘请殷士豪任院长,医院职工 13 人,设病床 20 张。医院除县政府每月补助 5 亿元法币外,其余不敷款由董事会筹款及医疗收入补充。朱庆泰委托杨秀坤管理医院日常事务。县公医院设有内科、外科、妇产科、药剂室和挂号处。不久,殷士豪辞职离去。朱庆泰从上海聘请留美外科医师相德全任院长。

金坛解放前夕,相德全迫于国民党节节败退的形势,私自携带部分医疗器械不辞而别。朱庆泰又从上海另聘周宠璋,当周途经丹阳时,金坛已解放,周到院没有任职。随周宠璋夫妇同到县公医院的还有阚某(内科医师,曾在加拿大当医生)与妻子(为助产士)。殷士豪离职后,董事会在征得县长李公达同意后,聘请徐东洲主持院务工作,维持医院正常秩序,直到金坛解放后医院被金坛县军事管制委员会接管。

(三)合署后的金坛县卫生院　县公医院开办后不久,即与县卫生院合署办公,县公医院主事医疗,如遇县卫生院需要,服从统一调配,双方人员交叉使用。县卫生院在行使号令,即夏令卫生、饮食卫生、街道清洁卫生等通知时,常与警察局联合发文,强令推行和实施。有关重大卫生事宜则由县政府发布公告,以示统一贯彻和行动。在实施师生和壮丁健康检查、接种防疫等预防保健工作时,也抽调县公医院的医务人员。金坛解放前夕,县卫生院、公医院及5个卫生所(站),有医务人员29人。其中县卫生院、公医院有医务人员20人(含医师2人)。其自有房屋很少,主要是租赁的私房和利用庙宇、祠堂、公房。县卫生院利用日军医院遗留两幢木板房(公房),占地约250平方米。县公医院租用朱定邦的私房,三进两厢,占地260平方米。两所医院共计20间半房屋,设备都很简陋,最高档的设备仪器是日本生产的放大1500倍的显微镜和两台陈旧的手术台(手术器械不全)。常规的医疗器械听诊器、血压计、体温表、注射器等,数量有限。民国期间,国民县政府未把卫生事业放到应有的位置,先后开办的公立医院、县卫生院、公医院多年没有发展。其医疗设施简单,设备、器材简陋,经常缺医少药,无法满足人民群众医疗保健需要。

民国8年至1949年4月金坛解放,民间公共卫生既无专门的管理机构,又无任何组织形式。城乡的公众卫生(夏令卫生、饮食卫生、公共卫生)统一由县政府发布通告或登报号召,或以指令性公函分发各行各业各部门执行。当季节性卫生工作实施时,警察所为监督机关,配有卫生警察,在城区各公共场所及街道检查卫生事宜;县卫生院为业务指导单位,设立卫生稽查员,指导行业卫生、饮食卫生。定期检查瓜果摊、饭馆、茶馆的食品卫生。派公共卫生护士每月赴各学校指导清洁卫生。金坛城内居民的日常生活饮用水依靠丹金溧漕河、护城河的河水以及镇内33口水井。一些水源旁设有粪缸,有人一边淘米洗菜,也有人在一旁洗刷马桶,极不卫生。

民国36年5月14日,县参议会对改善饮水卫生提出4项决议办法:指定民船运水出售;取缔汲取城内河水为饮用水;严禁粪便和垃圾倒入河中,城区河内晚间不得停留船只,以减少污质来源;发动城内居民疏浚河道。县政府专门发布通告,强令执行。县卫生院派卫生稽查员协同卫生警察巡视,但收效甚微。卫生稽查员负责对清道夫、挑灰佬清扫城镇主要商业大街和巷道的情况督查。

金坛解放至新中国成立,中国人民解放军金坛县军事管制委员会接管公立医院和县卫生院。唐耀留任县卫生院,医院工作正常运转。1949年9—10月,县卫生院、公立医院合并为金坛医院。周宠璋任院长,医院担负医疗和全县医政、防疫等工作。

二、曲折前进时期(1949 年 10 月至 1978 年)

新中国成立后,金坛县人民政府对公立医院和县卫生院进行整顿、巩固,充实力量。对医务人员思想上加强教育,要求医院破除陈规、改进制度、转变作风、放下架子,扭转只治不防的医疗方式;从经济上不断增加拨款,从县卫生院到卫生所不断增加设备,兴建设施,培训医务人员,提高医疗水平。1949—1978 年,医院贯彻落实中央卫生工作"面向工农兵、预防为主、团结中西医、卫生工作与群众运动相结合"方针,坚持以医疗为中心,治病防病,保障健康。历经 50 年代末的"大跃进"、1959—1961 年三年困难时期,以及"文化大革命",医院在挫折中艰难前进。

(一)机构队伍建设缓速发展　1. 医院机构迭经变动。1949 年 10 月,金坛医院更名为金坛县人民医院。1950 年 6 月、1951 年 1 月和 1956 年 6 月,医院先后更名为"苏南行政公署金坛县卫生院"、"金坛县政府卫生院"和"金坛县人民医院"。1969 年 2 月,更名为"金坛县人民卫生院"。1978 年 8 月,医院恢复"金坛县人民医院"名称,直到 1993 年撤县设市前。

1949 年 10 月,医院设立医政干事、防疫干事和保健干事。不久建立防疫组、公共卫生股。1951 年 9 月新设金东区卫生站,有医工 4 人,医院补助其价值 200 元的设备。50 年代初,全县相继建立庄城桥、直溪、罗村坝等 8 家联合诊所。1954 年前,6 个区卫生所(站)接受医院的领导和管理。医务工作者协会纳入医院组织体系。

1949 年 10 月至 1953 年 8 月,医院受苏南行政公署(简称苏南行署)卫生处和县政府双重领导,以苏南行署卫生处为主。1953 年 9 月,县卫生科成立后,医院行政直属县政府,业务受县卫生科领导。1953 年 5 月,金坛县妇幼保健站在医院内建立,人员由医院医务人员兼任,受医院领导。1962 年与医院合署,直到 1963 年搬离医院为止,1966 年又与医院合署,1969 撤销,1973 年完全独立建制。防疫站与医院分别于 1956 年、1957 年、1958 年、1960 年、1966 年五次撤、并或合署办公,直到 1973 年完全独立成站并延续至今。因此,县妇幼保健站、县防疫站自成立后,相当一段时间与医院人员、工作相互交叉。

1949 年 10 月,医院行政、业务工作由院长周宠璋负责。1951 年 5 月 23 日,周宠璋回原籍疗养后,医院由代院长、副院长周明龙主持医务工作。1954 年 11 月,镇江专署卫生科派军转干部张早林任副院长，主持工作。1958 年 4 月，王江波任医院院长，不久兼任支部书记，直至 1965 年。1966 年 4 月 13 日，县委、县人委指示：县人民医院、防疫站、保健站合署办公，负责人虞金川。“文化大革命”期间，医院主要负责人先后有耿敬德、虞金川、高明谷、戴建生、路许荣。

2. 卫生队伍。新中国成立后，县政府对旧职人员接收、留用。组织他们学习时事、宣传政策，对业务骨干高薪聘任。1950 年，医院整编医务人员 20 人，其中政治指导员、院长各 1 人，医师、助理医师各 1 人，助产医师 1 人，护士 3 人，助理护士、助产士各 2 人和药剂员 1 人及医事、事务员、工勤、练习生 7 人。整编后会计兼文牍，事务员兼挂号，开始评薪。

1950 年 2 月，医院新办一所护士学校，招收学生 30 人。8 月，奉苏南行署卫生处之令，停办护校。医院将 30 名护校学生调到苏州护校、防疫保健学校继续学习。11 月 20 日，医院指导医协成立中西医学习委员会，制定学习公约，指定学习组长。规定每周三为政治学习，周六为业务学习。业务学习以治疗传染病为先，中西医相互学习，交流经验，中医科学化，西医中国化，改变了过去中西医不合作的现象。1951 年起，陆续有助产士、医士、药剂士、护士分配到院工作，相继有沈逸华、王伯仁、沈平、耿敬德、宋明山、王荣生、张早林、徐秀英（护士）7 名军医和 1 名护士转业到医院。1954 年 4—9 月，在整编运动中核定医院编制 56 人，调出 5 人，动员回乡生产 1 人，调进 13 人。是年，医院接受上级分配助产士 4 人、医士 6 人，年底，全院有员工 54 人。同年起，医院未系统学习医学专业的部队转业干部经速成补习中学文化后，分别考入江苏卫生干部进修学校、南通医学院、苏州医学院、南京医学院、山东医学院等学习深造。1958 年，医院接收解放后首位从南京医学院毕业的本科生张德全。1959 年年底，医院有医技人员 51 人，其中，医师（医士）13 人、护士（助产士）17 人、药剂士 2 人、检验士 2 人、预防保健员 17 人。

60 年代，大中专院校的医学专业毕业生陆续分配到医院，加上派出学成归来的医生，逐步成为医院的业务中坚力量，医疗水平有了明显提高。1963 年 1 月，医院有干部职工 82 人，其中，卫技人员 71 人，大专以上学历的医师（士）15 人。1966 年 2 月，省卫生厅批准医士沈允昌、夏子耆晋升为医师，药剂士杨黛明晋升为药剂师。60 年代医院医务人员比 50 年代增加近 1 倍。“文化大革命”期间，分配进医院的大中专院校毕业生很少。六七十年代，医院派药剂士、检验士、助产士、护理人员到医学院校进修、培训。70 年代，医院员工虽然数量陆续增加，但受“文化大革命”影响，文化程度较低，业务素质较差。1976年，医院有职工174人。其中，行政管理人员、勤杂人员54人，卫技人员120人，分别占职工总数的31%和69%。卫技人员中的医（技）师33人、护师（士）38人、医（技、药剂）士49人。

（二）医政工作基本铺开　新中国成立后，全县卫生行政工作由医院负责。1950年6月，医务工作者协会（后改为卫生工作者协会）成立，受医院领导。医协会负责审核各会员的资历；协助县卫生院开展接种预防工作；推选人民代表，组织学习会，改造城乡私人诊所医务人员。1950年，全县有医疗卫生机构143家，其中公立医院、卫生所6家，私立医院1家、私立西医诊所41家，中医诊所95家；有医疗卫生从业人员176人，其中西医52人、护士4人、助产士9人、药剂员4人、助理员9人，中医98人。

1952年12月，金坛卫生工作者协会召开第二次会议，选举产生主任祝贞松，副主任兼总干事包松年、副主任兼学习股长周明龙，有委员17人，司马毓琪、浦雅峰、钱惠华分别兼任组织股长、总务股长和会计。协会协助医院管理诊所、药房和私人医生，组织、团结中西医，共同服务全县的卫生事业。1953年9月县卫生科成立后，医院协助县卫生科管理全县的医政工作。医院全民所有制人员由县政府直接管理，集体性质的联合诊所和私人诊所人员分别由医院、县卫生工作者协会管理。1954年起，全民所有制人员由县卫生科管理，集体所有制人员、个体开业医生由县卫生工作者协会管理。

1951年冬，医院组织区卫生所（站）调查登记全县社会医生。翌年秋，县卫生院对无学历证书的登记医药人员考试、审查，其中181人获准领证行医卖药；区卫生所负责定期组织他们开展政治、业务学习，布置卫生主管部门交给的预防接种、卫生防疫等各项任务；检查监督行医规范、医疗收费等医事活动。1956年，个体开业医生参加联合诊所，走上集体化道路。

（三）设施设备建设开始起步　县卫生院、公医院合并时仅有一个零乱简陋的小院，占地不足5亩。1958年4月，医院耗资1800元（建筑材料运输由医院职工自力）将门诊用房由原来的4间扩建为8间，建筑面积511平方米。分设内科、外科、五官科、化验室、治疗室、挂号室等，把天井改造成为候诊室。60年代初，医院建成建筑面积680平方米的病房和手术室。1964年又有1座病房落成。1966年办起制药厂，修建水塔1座。50—60年代，医院陆续兴建辅助用房和职工宿舍，工作、居住条件有所改善。“文化大革命”

开始前夕，医院占地8570平方米，建筑面积2901平方米。1974年10月，医院投资8.2万元，建成全县第一座局部3层、建筑面积1120平方米门诊楼，医院改建或扩建锅炉房、车库、药厂和职工浴室等房屋设施。

50—60年代，医院的医疗设备和器材以自筹资金购置为主，70年代以镇江地区卫生局调拨分配为主、自购为辅。1958年10月，由地方财政拨款2.5万元、自筹0.5万元，购置1台200毫安X光机。随后，医院耗资5000元购买显微镜1架、电冰箱1台。60年代，新病房建成后，手术室添置无影灯、手术器械，产房设备相应配套，化验室装备逐步基本配齐，医院争取上级为新建的制药厂调拨、购置了必需的设备。1962年，镇江地区调拨0.5立方米锅炉1台，1968年置换成1立方米的锅炉。1966年冬，省卫生厅分配县医院救护车1辆，因"文化大革命"，直到1967年下半年医院才提取使用。70年代，门诊楼建成后，着重解决医技科室的建立和装备，购置超声波、心电图等仪器，添置五官科(含牙科)设备及开展生化检验所需的器材。70年代中期购置200毫安双床双球管X光机1台。

1951年，苏南行政公署卫生处核定医院病床30张。1954年8月，医院实行新的门诊制度，在病区建立小药房。设病床33张，不同病种病人杂居，没有隔离病房。1959年，医院实际床位达60张。病床简陋，主要是棕棚床、木板床，还有竹榻床，配套设施不全。60年代初期，省卫生厅核定医院的床位80张。1961年，除地区计划调拨的30张钢丝床外，医院购买30张铁条床。1962年，医院实际床位达96张，其中简易病床16张。70年代，床位虽有定编，但医院根据实际需求开设病床，到1977年实际开设床位170张，比50年代初增长4倍多。

(四)公共卫生渐成习惯　新中国成立后，医院将城河划分为饮水区和洗涤区。医院防疫组、公共卫生股会同派出所警察城区巡视，防止居民在饮水源洗涤，以减少污染。改造破损水井，防止污水渗入。对某些不洁井水进行漂白粉消毒。严禁饭馆出售腐败鱼肉，督促其对卤菜加盖防蝇网，规定碗筷要用开水消毒。经常派人检查浴室、理发、茶馆，指导、督促他们经常洗涤毛巾和茶壶消毒。50年代，全县饮食卫生分别由医院、爱卫会、卫生科监督管理，开展水源保护和饮水消毒工作。城区河道饮水区和洗涤区设立标记以示区别。加强水井管理，清除水井周围污染源，定期用漂白粉消毒。

1951年5—7月，全县开展大扫除运动。城区设置垃圾箱20多只，建立公共厕所

1 座，清除垃圾，送肥下乡，迁移影响卫生环境的厕所和粪缸，禁止在大河边洗刷马桶。1952 年 4 月，全县开展防疫宣传活动，医院有相关部门发动单位、家庭、个人订立爱国卫生公约，发挥主体和参谋指导作用。1953 年 2 月，成立县爱国卫生运动委员会。嗣后，卫生防疫工作逐步由防疫站组织开展，医院配合。1960 年起改为讲卫生、防疾病。1966—1977 年，结合防病治病开展环境卫生、饮食卫生和管水、管粪、改井水、改厕所、改畜圈、改炉灶、改环境工作。

（五）经受挫折　医院的发展历程，刻上时代的烙印。在“大跃进”运动中，医院先后抽调 12 人到红专炼铁厂参加“大炼钢铁”，有 70% ~80% 的职工经常参加敲铁矿石、“大炼钢铁”。大多数人参加过试验田种植和抢收抢种，严重影响本职工作。浮夸风也吹进医院，上报的情况夸大其词，严重失真。三年困难时期，医院严重缺医少药，不得不用草药代替西药。

“文化大革命”开始后，医院受极“左”思潮的影响，政治挂帅，业务让路，医疗卫生事业发展缓慢。

三、快速发展时期（1979 年—1999 年）

“文化大革命”结束后，医院全面整顿。特别是中共十一届三中全会后，医院推行经济管理为主要内容的改革，80 年代初，医院工作走在全省的前列，先后两次获省政府嘉奖。80 年代后期，医院领导班子调整后，建章立制，全面推行改革、加强管理，提高医疗质量，增加医院收入，步入快速发展轨道，1992 年在全省 11 家三甲医院创建中最终得分名列前茅。1992 年、1995 年分别被评为省文明医院、省爱婴医院。1998 年，获全国优秀县级医院称号。1992—1999 年，省内外 100 多家医疗机构到医院参观学习与交流。

（一）拨乱反正　1976 年 5 月，县革委会任命刘明珠为医院党支部书记兼院长，着手消除医院长期存在的派性、作风涣散等问题，医院工作逐步趋于规范。1978 年 12 月，恢复业务骨干周明龙副院长职务。1983 年 3 月，内儿科专家胡云从任院长。其间，一批技术骨干走上中层干部岗位。80 年代，医院实行党支部领导下的院长负责制，科室实行科长（主任）负责制。

1978 年年初，医院在内部开展全面的思想整顿和班子整顿，医院领导班子成员做到抢救病人到场、疑难病症讨论到场、医疗事故到场、业务学习到场、重要科研到场;坚持了解职工思想状况、了解每天工作情况、了解好人好事、了解医院问题;带头执行医院的规章制度和每天晚上巡视病房1次。医院逐步形成钻研业务、相互团结、热心帮助病人的氛围。调整和充实科室负责人、护士长等中层干部。医院面貌明显改观。

(二)建设与改革全面展开　改革开放至20世纪末,医院主要进行两轮重大改革。第一轮改革是70年代末。1979年8月,医院被列为全省卫生系统经济管理试点单位,医院尊重经济规律,推行责任制,提升管理水平和服务质量。80年代初,医院实行经济管理考核奖惩办法。对医疗科室实行定额管理,规定数量、质量和经济指标;对放射科、中医科(包括中药房、中药库、理疗室)实行定额管理加责任制;对制剂室、食堂实行半企业化管理;对洗衣工等采取计件工资制。政治思想方面主要考核服务态度、政治学习、爱国卫生等方面。设综合奖、单项奖和超产奖。激发职工积极性,医院医疗质量、服务水平和经济效益明显提高。1980年4月,医院受到省政府嘉奖。1982年,建筑面积2079平方米的手术产科大楼交付使用,自控污水处理系统工程兴建,购置大型设备9件。11月,镇江地区卫生局组织10所县人民医院综合考核评比,医院得分名列第三。

80年代末至90年代,医院推行第二轮改革。1988年2月,通过首届职工代表大会,征集职工代表提案126条;制定《医院改革方案》《医药费管理办法》。医院把创建三甲医院和省文明医院作为主要目标,全面推行院长负责制、综合目标管理责任制,半年评估,年终考核,奖惩兑现。在医疗质量管理上,设立技术管理委员会(下设感染控制委员会、药事委员会,医疗质控组和科技信息组),成立医院全面质量管理委员会,各科室建立相应的质控小组,科主任、副主任、主治医师门诊时间不得少于规定时间。在经营上,推行"引进银行机制,实行小科室核算"的办法,激发院、科两级自主经营管理的能力。在人事管理上,出台《医院职工奖惩条例》、任期目标制、中层行政干部和卫技人员聘任制和科室职工辞退制,实行技术职务聘任制,受聘者享有技术职务工资。对工人性质的职工实行合同制。对不称职者作待聘处理。在药品采购方面,医院出台《关于加强医疗单位药品采购管理工作的若干规定》,加强药品采购入库工作,严禁从私人手中或未经国家批准的药厂购置药品。90年代,试行租赁制、股份制,医院运用市场经济手段,从银行、财政、医院、职工等渠道筹措资金,扩大基本建设、购置医疗设备,提升医疗服务能力和水平,医院进入快速发展轨道。1993年,有48家省内外医疗单位、1031人次到医院参观学习。

（三）专业科室与医技队伍同步发展　1. 专业职能科室逐渐增多。1979 年 6 月，医院设立急诊室。10 月，医院恢复院务委员会。80 年代初，医院恢复医教股、政工股、总务股（内设财务组及后勤组）。1981 年，建立抢救室。1982 年 4 月，设立儿科门诊，1984 年，添置 B 超机后建起 B 超室。翌年，设立家庭病房科，开设家庭病床。建立儿科病区。1986 年，建立传染科及老干部科。1988 年 10 月，建立血库。其间，随着医疗设备的添置，相继开设胃镜室、超声波、心电图、理疗等医技科室。医技楼建成后，将医技科室相对集中。组建医疗器械股，设立统计室、病案室、图书室。80 年代末，医院根据发展目标和临床学科建设需要，相继建起急诊室（科）、CT 室、功能科、康复科等。1991 年，组建肿瘤科，翌年成立感染管理科。设有办公室、信息科、保卫科、护理部、改革办等职能科室。1999 年年底，医院拥有 10 个职能科室、22 个临床医技科室、23 个二级临床专业组及 11 个病区和 16 个护理单元。2. 卫生技术队伍稳步发展。70 年代后期，医院员工数量不断增长，增加的人员中有落实干部政策的，有调回的下放医务人员、安置回城的知青，也有吸纳新就业人员等。1979 年，国家对医务人员实行技术评定和升级考试，有 39 人晋升为医师级。翌年 2 月，医院有 10 人晋升主治医师、主管药师，9 人晋升医师、药师、检验师。5 月，医院党支部调整干部 14 人。其中，科室正副主任 7 人、副总护士长 1 人、护士长 6 人。科室中层干部 28 人。1985 年，医院有职工 302 人，其中卫技人员 185 人。

1987 年 7 月 15 日至 12 月，医院首次开展专业技术职务评定，成立由丁福年、郭宏生、胡云从、夏子耆、张法兴等党政领导组成的职改工作领导小组，成立有张法兴、杨晓清、杨黛明、杨志明参加的工作班子和院、科两级评审小组。经最终评审，符合高聘技术职务资格有 133 人。1990 年年底，医院有在编职工 371 人，卫技人员占 76%。其中，副主任医（药、技）师 13 人、主治医师 45 人、住院医师 111 人、医士 113 人。1994 年，医院对拟聘任的执业（助理）医师资格认定，对护理人员考核。90 年代，医院落实“八五”“九五”人才培养计划，鼓励医务人员知识更新、技术创新，其间，有 131 人外出进修，有 9 人攻读硕士研究生，有 80 余人参加函授学习，有 145 人参加各类成人自学考试。1992 年 7 月，从苏州医学院引进 22 名本科生。1993 年 8 月，从江西招聘 20 名护士。1999 年 9 月底，医院有职工 605 人，其中卫技人员 507 人，占职工总数的 82.3%。在卫技人员中，有主任医师 7 人、副主任医师 43 人、主治医师 126 人、医师 210 人。

90 年代，医院在全市率先开展“三基”教育，通过考试考核、操作演练，强化在岗护士的业务技能。继而又推出“三严”(严格要求、严密组织、严谨态度)管理新理念,不断提升护理质量。从1987年起,每年国际护士节,医院组织开展纪念和庆祝活动,表彰优秀护士及护龄满30年的护士。1992年医院总护士长制过渡到护理部制,负责医院的护理工作。1994年1月1日,卫生部《护士管理办法》实施后,医院每年组织护士执业考试1次。1996年,医院开展整体护理模式病房的试点,推行护士行为规范、人性化护理。强化护理“三查七对”(三查:操作前查、操作中查、操作后查。七对:查对床号、查对姓名、查对药名、查对剂量、查对时间、查对浓度、查对方法)制度、差错事故管理制度等。

(四)设施设备建设步伐加快　20世纪70年代后期,医院在生活区新建1幢宿舍楼,改建和扩建门诊、锅炉房、车库、药厂、职工浴室等。1983年12月底,省卫生厅下拨20万元,县财政投资12万元,建成1幢建筑面积2585平方米的4层病房楼。80年代前期,先后拆除60年代的两幢病房楼,新建两幢相连的病房楼:7号楼、8号楼。医院安装污水处理装置。1986年,医院在虹桥新村建成1幢职工宿舍楼(35套)。此后,1987年和1989年分别新建急诊楼和医技楼。1986—1990年,医院共征用土地4972平方米(含两幢宿舍用地),建筑面积8762平方米,总投资206万元。

90年代,医院基本建设力度更大,1993年4月,1幢建筑面积为1.34万平方米的10层综合病房大楼开工兴建,医院采取争取政府投入、银行借贷、社会赞助、职工集资、医院自筹相结合的办法,总投资2012万元,1996年5月,交付使用。该楼配备中心吸引、中心供氧、电视监护、通讯、传呼、采暖、制冷、供水、供电、消防十大全自动化装置。1994年3月,投资近305万元,新建建筑面积为3699平方米的综合制剂楼(含大会堂、食堂、厨房、浴室、俱乐部、会议室等)。1992年起,医院先后投入200多万元拆除院内旧平房,实施园林化改造工程,改设地下管道和电线电缆,绿化美化环境。1994年12月,制剂室按照《中华人民共和国药品管理法》和《中华人民共和国药品管理法实施办法》的有关规定,重新规划建设,投资136万元装潢、购置设备。90年代,医院先后共投资609万元,新建职工宿舍楼5幢,建筑面积共计9675平方米,解决120多户职工的住房问题。还修建各种辅助用房。至1999年年底,医院占地2.23万平方米,总建筑面积7.55万平方米,分别比1990年增0.64倍、3.1倍。

70年代末,医院对部分器械更新换代。1980年,购置胃镜1台,1983年上半年安装1台容量为2吨的锅炉。80年代前期,陆续购买日产RT-2000型B型超声波诊断仪、日产6515自动心电图机、牙科X光摄片机、721分度光度比色计。80年代中后期，购置二维扇形超声心动图机、尿液自动分析仪、起搏机、24小时动态心电图机、进口纤维镜、500毫安X光机，2辆救护车、50千瓦发电机、40万塔式熏蒸馏器等万元以上设备20余件（套）。

1993年3月，医院投资316万元购置1台全身CT机。1997年，医院购置1套监护仪，设立重症监护室（ICU）。同年3月，购置1台带闭路电视高压氧舱。90年代，在资金短缺的情况下，医院采用银行贷款、职工集资、负债经营、滚动运作的办法，先后购进万元以上的医疗、检验设备62台。90年代末，医院拥有日本东芝TCT-300SCT、美国百胜彩色超声诊断仪、贝克曼Cx-Delta5型全自动生化分析仪、瑞典产超200人工肾透析机、美国太空实验室监护系统、电子胃镜等万元以上设备100多台（套）。

1984年、1985年，机修组自行设计、制造病床290张，其中，有摇头床30张，使医院的病床得到全部翻新，80年代末医院床位达300张。1996年5月，添置摇头床149张和骨科床50张。综合病房大楼内设特等、甲级、普通三种病房，共设病床360张。甲级病房内配备空调、电视、洗手间等设施。1999年，实际开放床位396张。

（五）科教兴院与交流合作启动　90年代，医院提出并实施科教兴院“1358”计划，即1个系统工程：全面实施百名跨世纪人才培养的系统工程。培养学科带头人、学科技术骨干，院领导亲自到三级甲等医院和医学院校洽谈进修事宜，实行一对一的培养；3个重点专科：心内科、泌尿外科、肿瘤科；5个重点项目工程：引进1台全身彩色多普勒、1台医用直线加速器、1台1000毫安大型X光机、建成高压氧舱室和新建门诊大楼；8个中心：建立和完善中心实验室、中心监护室、信息网络微机管理中心、肝病治疗中心、新生儿疾病治疗中心、老年病康复中心、肿瘤治疗中心、红十字急救中心。

1990年与世界卫生组织开展“复明工程”和母婴项目合作。1995年，与英国HU基金会开展中英妇幼保健合作项目。1998年，与美国瑞博眼科中心合作开展超声乳化手术加人工晶体项目。80年代末、90年代初医院与国内三甲医院开展交流合作。先后与省人民医院、南京八一医院、上海中山医院、苏州大学附属一院、常州一院等建立长期技术协作关系。

四、改革腾飞时期(2000年—2014年)

21世纪,医院以“三个代表”重要思想和科学发展观为指导,深化内部改革,扩大对外交流,注重科学管理,医院进入新的发展阶段。规模不断扩大,队伍持续壮大,医疗业绩大幅增长,品牌形象、知名度明显提升。2000年7月,医院党委成立,庄岩任党委书记。2001年9月,卫生局党委副书记黄恒年兼任医院党委书记。嗣后,赵锁芳、邓建、程志娟、李国民相继任党委书记。2000年7月,邓建任医院院长。2008年9月,何晓俊任医院院长。2011—2012年度、2013—2014年度,医院分别获省卫生厅、国家卫计委授予的“群众满意的卫生计生机构”称号。

(一)全面推进改革管理　2011年,医院被纳入省县(市)级公立医院综合改革试点医院,按照“坚持公益性、调动积极性、保障可持续性”的要求,坚持增投入与建机制相结合,统筹推进机构岗位管理、人事制度、分配制度、绩效考核等方面的综合改革。

推进人事制度改革。2001年起,医院按照公开招聘、择优录用、平等自愿、协商一致的原则,逐步对医务人员实行全员聘用制;通过市人才服务中心招录卫技人员,并实行人事代理;打破行政职务、专业技术职务终身制,采用竞争上岗、群众推荐和单位聘用相结合的办法,选拔、任用中层干部。推进中层干部竞聘上岗;2012年实行评聘分开,按需设岗,以岗定编,按编聘任,动态管理。

医院加强基本医疗管理,抓好新技术新项目的引进。引进的方法主要有两种:与三级甲等医院联合开发新技术新项目,聘请省内知名专家当医院科室名誉主任或优秀青年培养对象的导师,传授先进技术;抓重点专科建设,对常州市临床重点专科和金坛市临床重点专科加强动态管理,提升内涵质量。对医院新崛起的科室,加强培植,争创两级重点专科;改善就医环境,逐步增设特需病房、急诊病区、新生儿病房、康复病房、CCU(重症冠心病监护病房)病房,基本满足辖区内居民的医疗需求;2012—2014年,年投入1000万~1500余万元用于医疗设备的更新和配置。2013—2014年,投入2000万元,建成信息系统主干网络,建立以结构化电子病历为核心的门诊和住院医生工作站以及医疗、护理查房移动工作站、检验检查、医学影像、手术麻醉、合理用药咨询、体检、医疗质量控制等信息系统,配置自动化办公OA系统、科教考试系统、财务管理和医院管理系统。开展与武警总院、常州一院等三甲医院合作建立远程会诊中心。

2012年,医院组建以自身为核心,由8家乡镇卫生院组成的医疗集团,实现患者基层首诊、双向转诊及专家、技术、信息、床位、检查设备、药品等资源的互通。2012年起,医院逐步建成区域影像诊断中心、临床检验中心、临床病理管理中心3个数据平台,实现区域间患者医疗信息共享。2014年,病理中心经装修改造投入使用。

实施绩效改革。医院坚持收入分配向临床一线、高风险、高技术含量科室倾斜,调整行政、后勤人员奖金分配系数。推行岗位绩效工资,重点向关键岗位、业务骨干和做出突出贡献人员倾斜,实行多劳多得、优绩优酬。2012年起,在护理岗位实行二次分配绩效考核,用奖励性绩效的50%考核工作量、工作质量和满意率。

支付方式改革。2012年12月1日,医院确定20个病种单病种付费改革,具体限价标准、补偿比例按《关于全市医疗保险住院按病种定额结算首批病种种类、费用结算标准的实施意见》执行。对城乡居民肺癌等13个病种重大疾病实行总额控费结算。2013年2月26日,执行医疗服务价格调整政策。药品采购模式改革。7月1日,实施医保住院病人总额控费支付改革;实施临床路径管理,根据卫生部推荐的临床路径管理病种,逐年扩大病种数量。价格改革。2014年3月,金坛市组建药品耗材管理中心,取消医院在药品、耗材上的直接采购权,并由药品耗材管理中心监督医疗机构合理使用药品和耗材。12月,医院被国家卫计委列入全面提升县级医院综合能力第一批名单。

(二)人才培养步伐加大　医院制定人才培养和学术活动计划,落实人才培养经费,开展"三基三严"培训、考试,举办学术讲座,组织外出进修,成立专家组,培养年轻医生,推动科技进步。鼓励职工自学、函授,提高学历层次,多渠道培养创新人才。2000—2002年,医院培养硕士研究生4人,苏建华被列为常州市卫生系统青蓝工程培养对象。2003年,加强对青蓝工程培养对象的跟踪培养和后续服务。周国平、周丰美、刘素琴被纳入常州市百名人才第二期培养工程。2005年,医院有146名护士在读自学大专、26名在读自学本科,通过护理大专自学考试的护士占比超过50%。

2006—2010年,医院引进和培养硕士研究生9人、江苏省"333"工程培养对象1人、常州市"831"高层次创新创业人才培养对象首批中青年骨干人才2人、青蓝工程培养对象2人、百名人才培养对象2人和市"133"工程培养对象17人。有市级学科带头人6人、科技创新功臣2人、优秀专业技术人才2人。

2010年4月,江苏大学和医院联合举办首届临床研究生班,有学员40人,其中医院有32人。10月,医院召开首届科教人才工作会议,制定《优秀青年人才培养工程实施管理办法》《培养和引进高层次人才管理办法》等政策,通过在职学习、学历提升、外出进修、师傅带徒、双导师制等形式,多渠道培养优秀人才。2012年10月,医院召开第二届科教人才工作会议。出台《金坛市人民医院科学技术奖励办法》《卫生专业技术职务聘任管理暂行规定》等促进科研提升、技术进步、人才成长的政策,表彰两年中涌现的科教先进集体与先进个人。确定医院第二届学科带头人5人、专业技术骨干3人、青年人才培养对象2人;制定高级职称、硕士学历人员年度考核细则;落实医院人才引进与使用机制,有50%以上科室聘请省内三甲医院的名医兼任科名誉主任。

2014年,举办第二期临床研究生班。2010—2014年,医院引进和培养硕士研究生40人、博士生1名。有2人成为江苏省"333程"培养对象。李国民、王荣分别获2012—2013年度、2014年度金坛市金沙英才突出贡献大奖、金沙英才奖。有6人成为江苏大学兼职教授和副教授。有医院优秀学科带头人6人、优秀专业技术骨干6人、优秀青年人才培养对象7人。2014年年底,医院在编人员831人,其中卫技人员占87.5%。在卫技人员中,正高职称25人、副高职称135人、中级职称310人、初级职称263人,执业医师259人、执业护士339人。

(三)基本设施逐渐配套完善　2003年,医院聘请上海同济大学设计院、市设计院合作规划设计未来五年发展方案。投资1200万元,对周边华罗庚实验小学、金坛市粮食局幼儿园地块有偿置换,扩大医院范围,建成直线加速器机房。翌年,医院投入1116万元,改造行政楼,实施一期拆迁工程。2005年,医院拆除原来的1号楼、3号楼、4号楼、7号楼、8号楼,拆除房屋建筑面积8497平方米,改造医技楼。综合门急诊病房大楼奠基。投资2000余万元完成疗养楼(3号楼)、污水处理站和综合管线工程等修建。是年,医院新建建筑面积5219平方米,改造房屋建筑面积1.2万平方米。

2006—2010年,医院启动一期改扩建工程,总投入1.8亿元,新增建筑面积4.5万平方米,新增绿化面积1500平方米,新建停车位150个。建筑面积4.6万平方米的综合门急诊病房大楼建成并投入使用。拥有现代化标准病房244间、层流净化手术室、标准化消毒供应室、现代化重症监护病房、血液透析科和产房等。2010年年底,医院占地3.5万平方米,建筑面积7.8万平方米。拥有临床学科28个、病区16个、医技科室8个,固定资产3.46亿元,比2005年增加1.3倍。2011年,医院完成6号病房大楼4~9层的装饰改造工程,增设CCU病房、新生儿病房和特需病房等;完成检验科门诊、挂号收费处、行政楼的改造;完成1号楼与6号楼之间连廊建设改造。2014年,修建成占地约750平方米非机动停车场和内部道路、南围墙。实现重点场所与110平台的高清视频对接,改造自动车辆识别停车场系统。2010—2014年,医院投入2300多万元,完成对3号楼、6号楼装饰改造,对1号楼维护及供暖的节能改造,新建燃气锅炉房。2000—2014年,医院拥有临床专科28个、病区24个、医技科室8个,固定资产超过4亿元。

(四)信息化建设助推医院发展　2003年,医院按照现代化医院信息化标准要求,建设千兆光纤主干、桌面百兆可网管的高速以太网,同时完成新老网络的连接。信息化系统建设和管理在常州市二级医院中名列前茅。2004年、2005年,医院更新原有的收费、药房、库管、住院管理医保接口,更新服务器2台、电脑48台、打印机17台,完成院内主干光缆、主干电话电缆的铺设。2006—2010年,医院累计投入2000万元,完成信息系统主干网络建设,建立三层构架主干万兆、桌面千兆的网络布局。完成信息系统(HIS)软硬件升级,数字化医院建设初具规模。

2011年3月,医院门诊和病房开展电子化信息系统的试点推广工作,完成财务报表、病案统计、物资设备管理、医保农保接口等20个软件系统的实施,完成HIS、LIS、RIS、电子病历服务器集群的安装调试,医院电子病历达到省级标准。投入500多万元,构建医院新一代的信息化系统。2012年,建成以电子病历、远程会诊、成本核算、绩效管理等为重点的公立医院信息化系统,影像系统、科教考试、电子图书馆系统、医德医风考评系统。全面应用办公自动化系统,提高办公效率。2013年,完成与常州医保中心联网上线;与武警总医院、协和医院和常州一院等三甲大型综合医院建立远程会诊中心,是年,有180多名患者得益远程会诊中心。2010—2014年,医院共投资1000余万元,初步建成临床医疗信息系统。信息化建设向区域延伸,完成信息网络升级改造,满足多种无线应用,以医疗为中心第三代的医院管理信息系统整体框架基本搭建。2014年6月1日,医院作为重点复查单位,通过国家电子计算机质量监督检验中心专家组对全市区域卫生信息互联互通标准化成熟度的现场复评。

(五)医疗设备购置更新加速　2000年后,医院加大医疗设备仪器的投入,购置一批先进的医疗装备设备。2001—2005年,医院投资4950万元,购买螺旋CT、数字胃肠机、监护仪、彩色多普勒、全自动生化分析仪、1.5T 核磁共振、血液透析仪、化学发光仪等医疗设备。2006—2010 年,医院共投资 6000 多万元,购置 64 排螺旋 CT、彩色三维超声仪、数字拍片机、乳腺钼靶机、手术净化尘流、血液透析机等医疗设备 108 台(套),夯实硬件基础,提升医疗功能。病区和急诊室配备中心供氧、中心负压吸引,建立现代化的重症病房。手术室配备移动式 C 型臂 X 光机等设施、设备、器械。部分机型达到常州地区先进水平。2011 年起,医院每年投资约 1000 万元,陆续购置电子胃镜、十二指肠镜、支气管镜、电子高清腹腔镜、超声骨密度仪、彩超、双板 DR、酶免分析仪、心脏彩超、关节镜、呼吸机、麻醉机、混合动力碎石清石等医疗设备、仪器和系统。2011—2014 年,全院累计投资 5003 万元,招标采购 50 万元以上的医疗设备 40 台(套)。2014 年年底,全院设备固定资产(原值)达 1.3 亿元。

(六)交流与合作领域不断拓宽　2010 年起,医院与国内知名三甲医院建立合作关系、签订服务协议。上海第一人民医院、上海长征医院、上海长海医院、南京第一人民医院、南京军区总医院等与医院进行双向交流,并设立专家工作站。江苏大学附属医院不定期派专家到医院参与门诊、查房、手术、会诊等。成立母婴保健科 0—3 岁婴幼儿早教中心。南京市心脏病介入中心金坛分中心在医院挂牌。医院妇产科和南京市鼓楼医院妇产科签约共建国家临床重点专科。上海市第一人民医院耳鼻咽喉—头颈外科诊治中心、护理培训中心、泌尿外科诊治中心金坛分中心和常州市德安医院司法鉴定所—金坛便民服务点在医院相继建立。2013 年与法国艾森省立中心医院签订协作意向书,开启金坛医疗系统国际交流合作先河。医院与上海第一人民医院合作,成立上海第一人民医院集团创伤诊治金坛分中心;与上海长征医院、上海长海医院建立合作关系、签订合作意向。

五、创新升级时期(2015 年—2018 年)

2015 年 4 月,苏建华任代理院长。翌年 8 月,苏建华任院长。2017 年 2 月,苏建华兼任党委书记。2015 年起,医院新一届领导班子带领医院干部、职工,学习贯彻中共十八大、十九大精神,落实常州市金坛区卫生“十三五”发展规划,持续深化公立医院改革。以创建三级综合医院为目标,实施“三名工程”,强化人才梯队建设;整合医疗资源,提高医疗质量;打造服务品牌,提升服务水平;整合文化元素,塑造人文“金医”。医院进入新的发展阶段。医院先后与省人民医院签订技术支持协议,挂牌“江苏省人民医院乳腺疾病诊疗中心金坛分中心”;与江苏大学附属医院签订共建神经病学实验室合作协议;与上海长征医院、省人民医院、南京第一人民医院、南京中大医院等共同建立名医教授工作站。2017 年、2018 年,医院先后被评为国家级健康促进医院、最具成长力中国医院创新之星、江苏省卫生计生系统先进集体等。2018 年 2 月,晋升为三级综合医院,被广州艾力彼医院管理研究中心列入 2018 届中国地级城市医院竞争力排行榜 500 强医院。

(一)深化改革与管理创新同步　2015 年 6 月,医院更名为常州市金坛区人民医院。至 2018 年年底,医院围绕“转机制、促规范、建秩序、抓监管”工作思路,合理布局临床科室、专科诊室和医技科室,开设多学科联合门诊、睡眠门诊、伤口门诊等特色门诊。神经内科与神经外科组合成神经病学学科,单独设置放射介入科、康复医学科。骨科 3 个病区合并为 2 个病区。风湿免疫科、肾内科、血液科合并为综合病区。呼吸内科增加到两个病区。

医院被列为江苏省公立医院综合改革试点医院后,根据省卫计委《关于推进县级公立医院综合改革意见》,持续探索公立医院改革新方法、新途径。深化人事制度改革,根据省《公立医院机构编制管理意见》,保证医务人员与床位比、护理人员与床位比、医护比更趋合理。通过竞聘上岗、按岗聘用、合同管理,实行全员聘用。优化人员结构,完善激励机制,强化岗位管理,建立人员能进能出、能上能下的用人机制。坚持“有为者有位”的用人导向,完善职称评定标准,将临床技能、医德医风、工作业绩、专业成果和技术创新作为重要考核指标,经过综合评定、公示,再给予聘任,实行按岗位设置评聘。对引进的高层次人才实行年薪制,对编外合同工实行同工同酬待遇。

2015 年 6 月,医院实施百分制考核细则,内容涵盖医疗、护理、院感、行政管理、后勤设备、药事管理等。2016 年 6 月,医技科室实行计件制考核。2017 年 11 月,医院引进新的薪酬绩效考核管理软件。2018 年 2 月,《金坛区人民医院奖励性绩效考核分配方案》经医院七届六次职代会审议通过并实施。通过薪酬绩效改革,提高员工的工作积极性。2018 年,全院业务量比 2017 年增 20.1%。实施医疗体系改革。推行分级诊疗,形成“小病在基层,大病进医院,康复回社区”的就医格局。2015 年 12 月,开始推行 MDT 多学科联合诊疗模式。2016 年,重点规范肿瘤患者多学科诊疗流程,避免重症患者辗转不同科室复诊，提升综合诊疗水平。按照《关于推进公立医院管理体制改革试点工作的实施意见》《常州市金坛区公立医疗机构绩效考核方案》，推进电子化临床路径管理和支付方式改革，强化日间手术和日间病房工作。2018 年，对 72 个病种实行临床路径管理；对 10 个专业、12 个病区、13 个病种推进电子化临床路径管理，管理病例 1497 例，入径率达 85%，完成率达 83%。

推进“区域六大中心”建设，为医院集团内镇卫生院提供医技服务，实现资源共享。推进医院“急救五大中心”建设。2017 年 8 月，医院被中国卒中学会授牌卒中中心。医改工作成效明显。扩大服务领域，引进新技术、新项目，拓展三四级手术范围，专科服务能力明显增强。2018 年，医院三四级手术占比 52%。

（二）人才队伍向高层次发展　医院把科教兴院放在首位，制定激励政策，鼓励多出人才、快出人才。2015—2018 年，完善“医师选派（外出）进修管理办法”，继续实施“百名人才工程”。2016 年，医院召开第三届科教人才工作会议，出台科教人才工作文件 12 份，加强和完善人才选拔、培养、考核与激励机制，每年提取业务收入的 2% 作为科教人才发展基金。2016 年起，大力推行“三名工程”，加快人才培养步伐。至 2018 年年底，累计遴选 17 名学科带头人为医院青年人才“一对一师带徒”；559 人次到上海瑞金医院、北京积水潭医院等三级甲等综合医院进修、学习、交流，选派 3 人到法国研修。

医院主动到医学院校和面向社会引进高层次人才，打破医院发展中的人才瓶颈，加大对学科带头人和有建树的中青年专家的引进力度，至 2018 年年底，引进、培养研究生 30 余人、博士 5 人，柔性引进中青年专家 4 人，缓解医院高端人才紧缺的矛盾。根据区编委《关于创新公立医院人员编制管理的实施意见》，医院实行编制备案制管理。对学科带头人和专业技术骨干实行动态化管理，激发高层次人才的工作热情。先后与江苏大学、苏州大学联合举办在职研究生班三期，有 6 人通过江苏大学在职研究生的学习获硕士学位。开设首个暑期英语口语能力提升班，推选 30 名医护人员参加学习。有 31 人获高校教师资格证，其中 6 人被江苏大学聘任为兼职的教授、副教授。李国民、王荣、范云霞先后被评为江苏大学硕士生导师。有 5 人被评为常州市医学会专业分会副主任委员；评选出医院学科带头人 6 人、优秀专业技术骨干 18 人和优秀青年人才培养对象 11 人。有 1 人通过市卫计委卫生创新人才培养对象的周期考核；有 1 人同时获评为常州市、金坛区优秀科技工作者；有 2 人获“金沙名医”称号，对新上岗的护士长实行院内护士长导师制。

有10人分别获全国及省、市的专科护士证书。

（三）加强设施设备现代化建设　2015年，医院完成易址新建工程前期认证、概念性方案的招投标、环评等工作。2016年12月30日，由区政府投资20亿元的新医院建设工程奠基。翌年，完成门诊楼、急诊楼、行政楼主体封顶和住院大楼9层建筑工程。2018年年底，土建工程全部结束。新医院占地17.06万平方米，总建筑面积24.73万平方米。医院全力打造立足金坛、覆盖周边，集医、教、研、防保、康复、急救于一体的现代化三级综合医院。

2015—2018年，医院在2号楼3层完成病理中心一体化建设；医院重新修缮改造，引进全自动免疫生化流水线，进行场地改造、机器的安装、调试，提升中心服务能力。完成呼吸内科RICU病房改造、门诊休闲区改造、大会堂和行政楼办公区域装修、院内道路等基础设施建设20余项，医院面貌焕然一新。建成五层机械升降横移式立体车库。2015年起，医院加大设备投资力度，提升设施装备水平。至2018年年底，累计投资4534.5万元，引进价值10万元以上的医疗设备120多台（套）。

（四）信息化水平快速提高　2015年，医院信息化建设以创建“智慧医院”为目标，改善群众就医体验。投资3000余万元，建立3层交换的千兆网络，完善HIS系统、成本核算系统、绩效考核等系统；完成临床医嘱、结构化电子病历、临床路径、移动查房、移动护理、手麻、重症、血透、输血闭环、区域级供应室、质控平台、临床药学系统、健康档案调阅等系统的上线工作。电子病历系统应用水平达到4级。完成医院核心交换机的全链路冗余，逐步建成高效率、高水平、高质量、高保障的医院管理信息系统。

2016年，推进银医项目，开通全区首家支付宝服务窗、微信公众号等互联网就医新模式。门诊推出诊间结算功能，病区试点开展护士站出入院床旁结算服务。影像预约检查系统、检验报告单自助打印系统投入使用。开通门诊二次叫号系统，门诊诊疗更高效有序。2017年，医院完成云平台建设，提升医院数据库安全性；增设诊间结算系统、手术麻醉系统、全成本核算系统，升级电子病历系统。2018年，医院出台《“互联网+医疗健康”便民惠民服务行动方案》，优化诊疗服务流程，完善智慧就医服务平台。

（五）创建三级医院与提档升级工作　2015年，医院把等级医院标准与日常工作有机结合，促进医院工作持续改进和进步。每周一查，发现问题，及时整改。医院创成三级综合医院后，有序推进三级乙等综合医院创建。对照三级医院评审标准，邀请评审专家为医院职工分批次培训；对531个条款进行解读和任务分解，根据自评的难点逐条分析，形成创建三级乙等综合医院的任务清单；拟定临床、医技科室具体目标和要求，院创建办每月督查实施情况。2017年起，医院以“健康中国”“健康江苏”为目标，创建国家级“健康促进试点医院”，深入社区、企业及学校开展疾病健康知识宣传24次、义诊活动18次，举办健康讲座36期、母婴课堂7次，开展“新金医、新健教、新品质”健教品牌创建工作，创建“生命线”“肝胆相照‘胰’路通行”等12个子品牌。2017年7月通过验收，获“国家级健康促进医院”称号。2018年9月，创成江苏省平安医院。

（六）全面开放与广泛合作　2015年，医院与常州二院签订全面技术合作协议，将骨科、儿科、内分泌科进行首批技术托管。2017年，与南京中大医院合作，建立消化道早癌诊疗中心金坛分中心；与常州三院建立感染性疾病专科共建型医联体，建设和发展医院感染性疾病专科。2018年年底，医院有16个临床、医技科室与三甲综合医院的专家或专家团队建立合作关系，成立教授工作站16个。2019年2月，成为江苏省人民医院技术支持医院。5月，分别与南京第一人民医院心内科和省人民医院乳腺病科、甲状腺外科及南京中大医院泌尿外科签约。

医院的全面开放和广泛交流合作，促进自身发展。业务量明显提升。2018年与常州二院合作后，儿科总诊疗量、收治住院患儿、业务收入均比2017年明显增长。专科技术得到提升。程宝金专家团队帮助儿科开展呼吸道病毒抗原检测、轮状病毒检测；对新生儿心肺复苏、早产儿及危重儿的早期识别及评估、气管插管的操作等方面系统培训。成金罗等专家帮助内分泌科开展骨质疏松的诊断及治疗、甲状腺穿刺技术等。2018年，徐南伟等专家指导骨科完成颈椎前后路、椎间孔镜手术、髋膝关节置换及翻修手术等三四级手术100余例，成功创成常州市临床重点专科。

2017年，医院主办南京中大医院施瑞华教授及工作站国家级继教项目消化内镜学学术会议。2017年5月至2018年12月，该工作站完成四级手术127例。其中，Poem手术、Gpoem手术、AMRS手术、双镜联合手术均为全区首次施行的手术项目，在常州市处于领先地位。2018年5月起，省人民医院病理学部张智弘博士专家团队每周派专家到医院指导临床病理诊断、疑难病理读片，开展肿瘤多学科会诊、病理专题讲座等活动。6—12月，医院病理中心业务量比2017年同期增46.9%。是年，南京市第一医院的专家指导心内科完成冠脉造影手术600例、冠状动脉介入治疗257例、永久性心脏起搏器手术

43 例、临时起搏器 39 例、射频消融手术 4 例。

2016 年，医院出台集团医院帮扶实施方案，推出帮扶举措 16 条。2017 年，实施“1 + 1”医疗新模式，为区域百姓提供持续有效医疗服务。2017 年 10 月、2018 年 7 月，先后与指前镇卫生院、直溪镇中心卫生院建立紧密型医共体，进行同质化管理。至 2018 年年底，累计下派专家 720 余人次。通过门诊、查房、会诊、指导手术、讲座培训等方式，做好医疗技术的传帮带。2018 年 7 月起，全力帮扶医共体直溪镇中心卫生院创成二级综合医院。

（七）党建引领医院文化建设　2015 年起，医院以党建为引领，整合医院文化元素，打造“人文金医”。全面启动医院文化整合与视觉形象策划设计。多方位文化拓展，开通医院微信公众号，每周更新宣传内容。2016 年，聘请深圳大略文化有限公司历时半年系统梳理医院发展脉络、传承创新医院百年文化。持续办好每 2 年 1 届的医院文化艺术节。2018 年，制订医院“百年兴院梦，精彩金医人”文化实施方案，组织编纂百年院志，开展文化品牌共建等活动。与金坛摄影家协会联合举办“医院采风”活动。医院获江苏省医院协会“时代脉搏，医院情怀”主题诗歌大赛组织奖。医院护理部组织的“健生圈”品管圈获“第六届全国医院品管圈大赛”三等奖。注重品牌塑造。2015 年起，医院继续巩固原有服务品牌，“2H”志愿服务成功创成金坛区第五批优质服务品牌；“天使伴我行”创成常州市“岗位学雷锋”示范点。“十免十减半”惠民活动，年惠民金额达 250 余万元。“惠民流动医院”年均惠民服务 50 余次，服务群众 1 万人次以上。医院利用院报、微信平台，与媒体合作，全方位宣传医院，打造积极向上的医院主流文化意识，医院获 2017 年度公立医院品牌传播百强榜地市级医院第二十四强。

大事记

民国 8 年(1919)

是年　由金坛知名人士王均权、王少臣等在北门仓房筹措创办第一所以西医诊治为主的医院——金坛县公立医院。陆金文任院长。

民国 9 年(1920)

是年　公立医院及城区的少量诊所开始自费预防接种,主要对象是官员、资方、士绅等人的子女。民国 17 年(1928 年)9 月 7 日,民国江苏省政府遵民国中央政府内政部颁布的种痘条例,明令开展春秋两季种痘,公立医院照此办理。

民国 20 年(1931)

是年　金坛县公立医院改为金坛县救济院施医所,负责人高振福。翌年,更名为金坛县县立医院,增设化验室(但无专职化验人员),病床增至 20 多张。院内附设救济院所属的戒烟所,所长由高振福兼任。

民国 23 年(1934)

8 月　县立医院开设妇产科。

是年　金坛大旱,霍乱流行,主要在建昌、西阳、朱林、社头、儒林一带。

民国26年(1937)

夏　石马桥(原茅麓镇,今薛埠镇)西下杖霍乱流行,11天内全村死去37人,其中杨虎庚一家6口人,3天死去5人。

秋　金坛县域内多地水涝,疟疾流行,全县时有24万人,患疟疾者几乎近半数。

11月　金坛城因屡遭日军飞机轰炸,金坛县县立医院医务人员为躲避战祸而各奔东西,医院被迫关闭。

民国27年(1938)

8月　王甲村(现属直溪镇)霍乱流行,死亡106人,约占该村总人口的20%。

秋　由驻坛日军宣抚班长传刀纯雀之和原金坛农民银行经理金常达,从国民党撤退时埋藏在仓库里数箱钞票中,拿出时值1500担稻谷的货币作为资金,在吕祖庙合办纯达医院,汤福洪任院长,后周泽民院长继任。原金坛县立医院部分医务人员转入该院。

民国34年(1945)

8月　纯达医院关闭。

民国35年(1946)

5月1日　金坛县卫生院成立,蒋书根任院长。

8月19日　国民省政府核定卫生院年度(医疗)经费为81.76万元(法币),事业费70万元(法币)。

10月17日　国民省政府卫生处处长陈万里批准金坛县卫生院的请求,划拨给一些医疗器械。翌年3月6日,国民省政府卫生处发给卫生院医务人员每人一套服装。

民国 36 年(1947)

2 月　县卫生院制定并实施种痘计划。城区 1 个月、乡村半个月。

3 月　县政府拨给卫生院专项经费购买疫苗,县卫生院及有关私人诊所春季接种牛痘 236 人。

4 月 29 日　县卫生院院长蒋书根因违法渎职,被撤销院长职务,移送司法部门处理。院长之职暂由医师杨继轩代理。

5 月 14 日　县参议会对改善金坛城区饮水卫生提出严禁粪便桶到城河中洗刷、严禁垃圾倒入城河中的规定。接着,县政府作出指定民船运水出售等四项决议。县卫生院派出专人协助警察所督促检查。

7 月　唐耀任金坛县卫生院院长。

9 月 14 日　金坛西医师公会与金坛中医师公会合并,成立金坛县医师公会,主任汤福洪,副主任宣致和。

12 月底　据统计,10—12 月,县卫生院完成门诊量 1282 人次,出诊 134 人次,收治住院的 24 人,医护人员巡回医疗 13 人次,接生 10 人,调验烟民(吸食鸦片者)14 人,学生体检 603 人。

民国 37 年(1948)

1 月 24 日　下午 3 时许,金坛县立师范学生将卫生院大门及大门两旁"解除人民疾病,改进社会卫生"等字样,完全捣毁。其因不详。

1 至 2 月底　县卫生院门诊 1050 人次,出诊 121 人次,收治住院病人 22 人,医护人员巡回医疗 6 人次,接生 6 人,种痘 236 人,壮丁体检 409 人,调验烟民 6 人。

春　经县政府第六次会议研究决定,报请省政府卫生处批准,县卫生院院址由吕祖师庙迁至火巷(现金坛区人民医院最北面)。卫生院特聘震旦大学医学院毕业的周明龙到院工作,人员增至 17 人。

5 月 17 日　县政府召开第七次会议研究调整《县卫生院收费免费暂行办法》。

6月25日　省政府卫生处准允金坛县卫生院拟在直溪、社头两集镇各新办一所卫生所的呈报，并从善后救济医药物资中拨给一部分以此资助。8月1日，直溪桥卫生所、社头卫生所成立，其行政和业务隶属于县卫生院。翌年6月，社头卫生所更名为社头区卫生所。9月，直溪卫生所被命名为金坛医院直溪区分院。1950年11月，复更名为直溪区卫生所。

8月14日　金坛县公医院成立，朱庆泰为董事长，殷士豪任院长。

是月　金坛县公医院内设妇产科。

9月　县政府明确县卫生院、公医院对外是两块牌子，对内是一套人马，卫生院主管医政和预防保健，公医院主要负责医疗护理，双方人员统一调配。

10月　在县卫生院的帮助指导下，由当地乡绅筹资建立水北卫生服务站、朱林卫生服务站、下新河卫生服务站，皆隶属县卫生院领导。

年底　殷士豪辞职，相德全任公医院院长。

是年　县卫生院加强麻醉药品管理，规定每月将麻醉药品使用情况统计上报。

1949年

3月初　公医院院长相德全、内科主任先后离开医院，带走部分贵重手术器材和药品。

是月　公医院董事会特请徐东洲以驻院董事的名义进驻公医院维护院务，直至金坛解放后医院被接管。县保安团医务处以转移资产为名，企图占有公医院的医疗器械和药品，遭徐东洲拒绝。

4月25日　金坛县卫生院、金坛县公医院接收医治解放军伤病员。

4月25—29日　中国人民解放军金坛县军事管制委员会派地下工作者戴志安、张治平分别接收卫生院和公医院。1个月后，戴志安奉命南下，卫生院仍由唐耀负责。

5月18日　县人民政府委派军代表徐健到公医院主持会议，组织成立公医院管理委员会，周宠璋任管委会主任。

6月12日　县政府决定各区原卫生所（站）一律改为区卫生所，业务由县卫生院领导。同时，将下新河卫生服务站迁至涑渎集镇，更名为涑渎区卫生所。

9月　县卫生院、公医院经过整顿，合并成立金坛医院，周宠璋任院长，有工作人员20人，病床20张。医院除负责医疗外承担对全县卫生机构的医政、防疫和公共卫生等工作。

10月　金坛医院更名为金坛县人民医院。

是年　医院周宠璋兼任医政干事，周明龙兼任保健干事，钱耀鹤兼任防疫干事。

1950年

年初　开始实行薪给制、供给制和包干制。

2月　新办护士学校，招收学员30人。9月，奉苏南行政公署（简称苏南行署）卫生处之令停办，学生分别调往苏州第一公立护士学校和苏州预防保健学校继续学习。

3月4日　开始组织并参与春季接种牛痘，3月底结束，全县接种1.66万人。秋季接种痘持续到12月底，初种痘、复种痘共计1.71万人次。

6月1日　先后培训、组织90多人注射队伍，划区分片包干，仅城区划分为15个注射站。历时3个月，注射霍乱疫苗44973人、混合疫苗77297人，合计122270人，占全县总人口的40%以上。

6月5日　民国时期的金坛县医师公会终止，金坛医务工作者协会成立。

6月15日　金坛县人民医院更名为苏南行署金坛县卫生院，苏南行署任命周宠璋为院长。

7月　医院及金坛医务工作者协会组织对全县中医情况进行调查、分级，全县有中医177名（科别不明），其中，甲级者16人、乙级者61人、丙级者63人、丁级者3人、改行3人、停业4人、受管制7人、其他20人。

8月19日　练俊任卫生院指导员。

是月　卫生院设政治指导员、院长各1人，设立事务组（事务室、挂号室、会计室）、医护组（内科、外科、五官科、产科室、护士室、门诊部）、药房、库房、生活组等机构。

9月16日　向苏南行署卫生处申请派遣副院长、护士、助产士、事务员及化验员各1人。

9月25日　县政府秘书处发文，调查了解金坛县金坛解放时公医院、卫生院（所）的药品情况、近期药品数量、每月的收支和业务状况、群众的欠费情况及社会对医疗的反映。

11月20日　金坛县中西医学习委员会成立。

是月　医院开展捐献一颗子弹运动，支持抗美援朝、保家卫国。共计捐献价值750颗子弹的货金，计112.5元，其中周宠璋、周明龙两人各献出价值119颗子弹的货金。

是年　医院诊治病人9096人次，占全县门诊量的63.3%；收治住院病人452人，占全县住院数的72%。业务收入14944.36元。施行手术146例，成功138例、死亡8例。

1951年

1月11日　苏南行署金坛县卫生院更名为金坛县政府卫生院。

2月21日　医政干事王荣生参加抗美援朝手术医疗队。

是月　县财政下拨给医院1951年经费6400元，其中，医院经费2800元、防治防疫事业费900元、妇幼保健经费2700元。

3月1日　县总工会批准，成立金坛县总工会医务工会基层委员会，时有会员54人（主要为医院人员）。

4月10日　卫生院接到县政府转来的人民来信，反映西岗乡李家村有麻风病患者。4月12日，医院派医务人员前往调查发现，该村村民张某，30岁，患有结核样型麻风病，其祖孙三代均患有此病。

是月　涑渎区发生天花患者2例，城区横街发生天花病人1例，医院派医生赶往防治，未造成蔓延。

5月上旬　县妇联、医院联合召开城区各镇和环城4个乡的妇女干部、开业助产士联席会议，决定调查登记旧接生人员，开办骨干训练班。下旬，卫生院组织20名旧接生人员，举办为期15天的新法接生训练班，制定《改造旧法接生人员试行办法》。冬季，卫生院协助指导县、区妇联举办接生员新法培训班，共计6期，培训100余人。

5月23日　院长周宠璋偕其妻、助产士李俊英离职回原籍休养。周明龙代理院长。

6月11日　金坛县医务工作者协会召开第一次会员大会，出席会议167人，改组成立金坛县卫生工作者协会。选举产生主任委员祝贞松，副主任委员周明龙、包松年。

7月24日　县文教科、医院举办暑期小学教师卫生健康训练班，参加学员48人，为期30天。

是月　医院发动全县卫生机构和医工为抗美援朝开展捐献活动，捐献820多元，超额完成上级下达指标的64%。

夏季　医院配合政府组织注射霍乱疫苗1.03万人。

春秋两季　医院发动全县卫生工作者完成防疫接种共计6.5万人。

12月　医院组织各卫生所对全县社会医生进行调查登记。翌年秋，医院组织无学历证书、在册登记医药人员考试，批准181人开业行医卖药。

是年　医院接受初诊12261人次，复诊8808人次，复诊率71.84%；收治住院病人615人次，治愈567人，死亡28人，治愈率、死亡率分别为92.2%、4.55%；接生96人，婴儿死亡3人。各区卫生所门诊量、妇产科收治病人分别比1950年上升42%、2%。

1952年

1月　县财政拨给医院年度经费4.15万元。其中，医院2.49万元、卫生院所补助经费7000元、防治防疫事业费1100元、妇幼保健经费3800元、其他卫生事业费4700元。

4月8日　全县开展防疫宣传。15日，开展全县性的大扫除。

5月　全县以县卫生院及卫生所医务人员为主体，建立17个卫生防疫队，开展反细菌战运动。

春　医院首次建立党小组，有党员3人，党小组组长练俊。

6月15日　卫生院举办保健员训练班，学员24人，期限半年，学员结业后，3名留在医院工作，其余被分配至区卫生所及保健站。

10月1日　直溪联合诊所成立。

10月10日　医院协助县政府制订《金坛县公费医疗预防暂行诊疗办法(草案)》。日常管理由卫生院负责。全县开始对国家工作人员实行公费医疗，公费医疗分享受与参加两种。从1954年起，公费医疗管理业务改为卫生科负责。

10月29日　周明龙任卫生院副院长。

是年　全县接种鼠疫、霍乱、牛痘、伤寒、乙型脑炎等疫苗达60.19万人次，全县平均每人接种2次。全县建立疫情报告网和疫情报告制度。

1953年

1月　县成立取缔伪药审查委员会，主要职能和工作由卫生院承担，组织药商及开业医生学习有关文件，限期进行伪药登记，报卫生院审查。县卫生院设立卫生防疫股、医疗预防股、总务股。

2月21日　县政府决定将县（区）卫生委员会分别更名为“县（区）爱国卫生运动委员会”。

是月　县财政拨给医院年度经费7.17万元。

5月，金坛县妇幼保健站成立，设在卫生院内。站长由县妇联主任王树兰兼任，副站长由卫生院助产士王素琴担任。金山、白塔、茅麓、涑渎四个区也相继建立妇幼保健站。

8月　全县时有联合诊所6家，其中2家在城区。有社会医生181名（包括中医）。医院对各诊所供应药品。

是年　全县享受公费医疗每人每月定额标准为1.5元，全年定额18元。此标准一没沿用至1978年。全县享受公费医疗待遇的有1878人，参加公费医疗的有68人。支出3.92万元，年人均医药费20.85元。卫生院协助县、区妇联先后在城乡建立接生站27个，全县纳入接生站管理的接生员有88人。

1954年

2月　医院派出由10名医生、护士、助产士组成的医疗小分队，进驻茅麓致和村、东下杖村两个月，检验690人，计3910次，治疗蛔虫病人457人、钩虫病人239人。

春季　在农村集市、庙会上，医院利用电影、幻灯、有线广播、学校、黑板报、图书、标语等，宣传少喝生水、新法接生、麻疹、百日咳的防疫、接种卡介苗的意义。

6月23日　医院按照省卫生厅的要求和会计制度规定，建立固定资产、库存物资明细账目。

7月9日　医院抽调8名医务人员（其中医院6名，第二诊所2名）组成巡回医疗小分队，分成两个小组奔赴社头灾区抗洪救灾，29日结束。

7月15日　县政府发文，县妇幼保健站交由卫生院统一领导，原有建制不变。

是月　县人事科分配给医院医士6人、助产士4人。

是月至10月底，医院重点在城区和直溪镇开展饮水消毒。饮用水消毒过的有3506户，计16526人，占两地总人口的70%。该年两地肠胃病人的发病率下降28%。

8月　医院在整编运动中调进12人，调出6人。

是月　医院实行新门诊制度，取消星期日停诊和中午休息做法，在病区建立小药房。

10月19日　医院按照麻醉药品的管理规定，实行库房保管，药房向库房领取，按照医师处方配给。

是月　县财粮科、卫生科、医院抽调3名会计，对涑渎、朱林两个卫生所进行财务检查，发现其预算制度未建立，财务管理松懈、账目混乱、手续不健全、病人欠费严重等问题。

11初　张早林任卫生院副院长，主持医院全面工作。

11月底　医院在银行存款2258元。

年底　医院当年欠费2356.59元，收回872.75元（1949年至1954年共计欠费5827.3元）。

是年　医院完成门诊3.41万人次，业务收入6.89万元。产前妇科检查1204人次，全县开展新法接生4864人。组织体检3320人，防汛救治2706人次，巡回治疗1522人次。

1955年

2月25日　医院派出11名干部、职工参加征兵体检，3月26日结束。

5月7日至6月10日　医院组织有关人员分5批到8个区、27个点接种防疫，接种卡介苗 2507 人。

是月　医院选送 4 人分别到无锡化验训练班、江苏省卫生干部进修学校、扬州医士学校学习。

6 月　医院完成县中、直溪初中等 3 所中学毕业生的体检工作。

7 月　医院接收分配医士 2 人、护士 2 人、助产士 1 人。

8 月　中共金坛县政府文卫支部成立,张早林兼任支部书记,医院党小组有党员 7 人。

9 月　医院派出专人赴麻疹重灾区白塔区庄城、白塔等村进行防治和巡回医疗,一周后得到控制,病情明显减轻。

是年　医院门诊量 33571 人次,收治住院病人 1397 人次,业务收入 54162.5 元。病床使用率 68.26%。施行较大手术 394 人次,接生 345 人;化验 6336 件;接种防疫 4 万人次,其中春季 3.2 万人次、秋季 0.8 万人次。年底,医院病人年度欠医药费 4989.62 元,占业务收入 9.31%。

1956 年

1 月　医院编印《农村保健员学习讲义》。

3 月 9 日　医院组织全县 120 名接生员进行为期 10 天的新法接生培训。

5 月 25 日　医院公共卫生股划归县血防站。

是月　医院组织人员对医院的财产账目进行全面核查、清理,8 月 20 日结束,基本做到账物相符。

是月　医院将门诊的 4 间房屋扩建到 8 间,6 月竣工,耗资 1730 多元。

6 月　金坛县政府卫生院更名为金坛县人民医院。

是月　产科室推广运用新法扎脐带。

7 月　医院开展卫生运动周活动,医院职工对医院进行 1 次全面清扫。

8 月 11 日　医院设立中医科。到年底开出处方 100 余张,为西医解决一些慢性病的棘手问题。

是年　医院门诊量 3.67 万人次,出诊 243 人次,收治住院病人 1597 人次,业务收入

6.39万元。病床使用率78.8%，化验7535件，施行手术400人次，接生381人，体检2.5万人(包括兵役体检)。收到政府补助(差额补助、血防补助、职工福利补助)8665.52元。年末，医院新增病人欠费6975.99元，占业务收入的10.9%，同比上升1.7个百分点。住院病人有80%以上的人欠费，历年欠费累计11852.96元。

1957年

2月　受全球性流感的影响，亚洲甲型变种病毒感染的流感波及金坛。

3月　省中医学院在金坛举办为期两个月的针灸学习班，参加学员47人，旁听生27人。

4月底　医院开展整编工作，9月上旬结束。医院原有编制47人，整编后增至56人。

6月　医院开展整风运动，采取“大鸣”、“大放”、“大字报”、“大辩论”的方法，发动职工提意见、提建议，内容涉及主观主义、宗派主义、官僚主义和官气、暮气、阔气、骄气、娇气，提出意见700余条，对改进领导方法和工作作风起到积极作用。但在下半年辩论、斗争中开始发生偏差。

7月　县血防站撤销，该站部分人员并入县医院。医院设立防疫、血防两个小组，负责全县的疫苗发放、城镇居民的预防接种及全县血吸虫病防治工作，并参与、组织、发动全县的爱国卫生运动。

9月14日　县直属机关党总支部批准医院设立党支部，耿敬德任党支部书记。

是月　医院成立院务委员会。每月召开一次会议，讨论、研究医院工作。

11月　医院健全收费管理制度，将门诊收费和住院收费分开管理，及时掌握病人的医疗费用情况，减少漏收费、错账和不及时记账的现象。

是年　医院门诊量4.42万人次，收治住院病人1930人次，业务收入7.43万元。死亡127个，死亡率6.5%。新增病人欠费9984.52元，占全年业务收入的13.4%。患者累计欠费达19366.2元。

1958 年

1 月 1 日　医院开始执行《金坛县公费医疗实施管理暂行办法》，参加公费医疗儿童统筹医疗者不再按规定定额收费，而是按实际医药费每人平均分摊数收费，半年结算 1 次。

1 月 19 日至 3 月 18 日　医院及区卫生所抽调人员参加县文教系统组织的集中整风学习。

2 月 11 日　县人委作出《关于开除“右派分子”周雨霖政籍的决定》，有 4 人被定为“大是大非分子”，错误地受到批判。1979 年 9 月，县委对上述人员全部平反、落实政策。

3 月　县卫生科直属的血防组并入医院，组成血吸虫病专业防治队伍。

4 月 21 日　医院党支部改选，王江波当选党支部书记。

4—6 月　医院对城区 6 个居委会的血吸虫病患者进行调查摸底，治疗患者 330 名。

5 月 1 日　医院建立避孕指导室，对子女多的产妇进行避孕指导。上半年妇科检查 254 人次，孕期检查 799 人次，婴儿访视 247 人次。

是月　王江波任医院院长。

5—6 月　夏季农忙季节，医院抽调 6 名医生、护士组成两个医疗组到河头、白塔两乡巡回医疗 1 个多月，共诊疗患者 556 人次。

7 月下旬　医院征用居民宅基地 3.52 亩，新建门诊部，建筑面积 511 平方米，耗资 57955 元，比预算节约 790 元。

8 月 1 日　医院调整收费标准，手术费、检验费和注射治疗费分别下降 12%、45% 和 15%。

是月　县妇幼保健站并入医院。

是月　医院医护人员挂牌上岗，主动接受监督，病人的意见明显减少。

9 月　县政府创办金坛县医士学校，由县卫生科主管，医院兼办。师资主要由医院临床医生兼任，首届学生 35 人，学制 3 年。前后共招收 3 届 132 人，1959 年 7 月更名为金坛县卫生学校。1962 年停办。

10月31日　医院雷周绪、刘执中两人出席江苏省卫生先进工作者代表大会。

是月　医院利用县财政拨款2万元，自筹5000元，购置1台200毫安X光机。

11月　全县麻风病患者集中到薛埠麻风村，医院抽调两名医护人员到麻风病院工作，组织患者边生产、边治疗，控制向外传染。

12月　医院有党员10名、预备党员2名。

年底　医院开始开展西医学习中医的活动，举办中医基础理论讲座，开办每周1次的针灸学习班，中医配合西医查房及中西医会诊疑难杂症。

是年　医院门诊量7.08万人次，收治住院病人2275人次，业务收入9.17万元，病人欠费9770元，累计2.56万元。施行手术427人，接生387人。医院拥有床位47张（其中疗养院10张），病床使用率86.61%。治愈率56.35%、死亡率6.52%。医院注重勤俭节约，节约办公费、夜餐费等558.43元。

是年　经共青团金坛县委批准，医院建立共青团支部委员会。医务工会基层委员会改为金坛县人民医院基层工会委员会。

1959年

春季　据不完全统计，全县发现麻疹病人6793例，死亡268人，占3.95%；百日咳1494例，死亡11人，占0.74%；白喉病93例，死亡19人，占20.5%；脑膜炎130例，死亡21例，占16.92%。

4—5月　医院预防组紧急布置预防措施，派专人五六次背包带药到重点疫区扑灭钉螺。同时，采取“逐块逐片、普遍注射”的方法，完成15个乡镇白喉疫苗注射，基本达到预期目标。

5月 医院印发《营养卫生知识》小册子1.5万本。

5—6月　医院重点在薛埠、茅麓地区开展灭钉螺工作，扑灭钉螺面积2.7万平方米。

上半年　医院先后两次派人到6个乡，配合调查钉螺的生态、分布、密度等情况，基本确定有螺面积145.54万平方米。

夏秋两季　医院组织人员催收患者欠费，收回陈欠医药费1.08万元，占欠费总额的33%。

12月中旬　全县浮肿病陆续发生，尤以尧塘公社金华大队发病较多。该村八队（张家村）19户、74人，患者30人。

是年　医院门诊量7.6万人次，收治住院病人2204人次，接生产妇393人；治愈率87.91%、死亡率4.92%。完成业务收入10.49万元。先后两次组织12人，分赴各乡为劳动大军巡回治疗，在田头、工地共诊疗2300多人次。

1960年

3—4月，医院抽调10多名医生到河头、尧塘、指前标等公社，调查、治疗浮肿病、青紫病等，控制病情。

3月起　医院开展革新活动，内科用垂体后叶素+5%葡萄糖盐水静脉注射治疗肺咯血，外科改进宫腔灯、流产套膜式插管等，提高疗效，经济实惠。

5—6月　医院派员到通用厂、跃进厂巡回医疗800多人次，帮助两个厂建立保健室。

6月　医院建立金坛县干部疗养所，设立病床20张，安排工作人员3人，主要收治肺结核、肝炎等慢性疾病的患者。

6月、11月　夏秋农忙季节，医院先后组织8个医疗小组，到农村巡回医疗，医治病人2700多人次。

上半年　医院开展劳动竞赛，涌现出12名积极分子，其中胡小生等3人参加省文教群英大会。

7月　医院中西医结合医疗取得成效，1—6月，中医门诊5181人次，占总门诊量的15%。

是月　医院负责城区河东片的防保工作。1969年县中医院被撤销后，城区的防保工作全部由医院承担。

是年　医院门诊量7.33万人次，收治住院患者2264人次，治愈、好转的有1568人，死亡108人，死亡率4.77%。外科成功地开展肠切除的手术，使60多例肠坏死、肠梗阻病人脱离危险。全县疟疾患者5.27万人次，占全县总人口的15.66%。年底，全县发生浮肿病9214人、青紫病600余人。医院一面加强治疗,一面配合县卫生科指导各地设立26个治疗点,收治6803人,占总数的74%。

是年　张德全被省人民委员会评为先进工作者。

1961年

春季　医院贯彻县卫生科中西结合、土洋并举的指示,坚持营养、休息、治疗三结合的方法,全县浮肿病人总数得到有效控制。

9月下旬　在县三级干部大会上,因后勤人员购进的酱油属化学酱油,其含砷量超过国家规定2.4倍以上,造成485人中毒,占与会人数的80%,其中急性中毒占10%。医院组织医务人员经过4天4夜的全力抢救,使中毒者全部脱险。

秋　医院首次将乙胺嘧啶作为抗疟疾药物,用于疟疾休止期根治和抗复发,效果良好。计抗复发2.7万人,占应抗人数的49.4%。

是年　全县有浮肿病、青紫病患者11343人。经过医院和全县各医疗单位的治疗,再加秋粮收获,病情得到控制并逐渐消失。年末,经医院和有关部门普查,全县患有子宫脱垂5422人,治愈329人;闭经2431人,治愈310人。

1962年

4月　医院贯彻以调整为中心的八字方针(调整、巩固、充实、提高),精减内部人员。截至11月10日,医院精减下放12人。

7月　金坛县卫生学校停办,第二届结业生按自费实习、自带口粮、自谋职业(简称"三自")原则处理,第三届学生解散回家,医院任课老师撤回。

12月　医院、县卫生防疫站、县妇幼保健站、县医药公司合署办公。

1963年

5月下旬　医院和防疫站、妇幼保健站共30多名医务人员,分赴各公社中心小学,在

"六一"儿童节前夕,为5000多名学生健康检查。

是月　医院参与对城镇服务性行业(包括饮食)从业人员卫生训练和健康检查活动。参训474人,占该行业职工总数的94%。共查出肺结核、肝炎28人。

11月　发生在登冠公社首例流行性出血热病人被医院确诊、治愈。

是年 全县发生恶性疟疾66例,医院和公社卫生院配合县防疫站对疫区采取一人发病全村吃药,人房、畜舍灭蚊等措施,控制疫情。

1964年

1月1日　儿童统筹医疗实行按月交费贴花的办法。

9月10日　医院分别向县人民委员会、镇江专署卫生处申请核准增加病床20张。

是年　医院配合县防疫站贯彻卫生部、商业部公布的有关食品卫生的规定。

是年　胡云从的《麻疹并发右下趾端干性坏疽》病例报告在《中华儿科》杂志上发表,是医院首次在国家级医学杂志上刊登文章。

1965年

3月　医院对内部机构作重大调整,门诊设内科、外科、中医科、妇产科。将原来划价、收费、取药3个窗口合并为1个窗口。实行全天候门诊,星期天、节假日照常治疗,方便患者。

4月　全县抽调31名医务人员(其中大部分属医院)到茅麓、直溪、水北、洮西、汤庄、后阳、西阳等公社开展巡回医疗,他们采取公社医院设点和进村入户相结合,开展防病治病。4—10月,医院组织的2个巡回医疗队(15人)、省中医院2个巡回医疗队和金城联合中医院1个巡回医疗队,共治疗26000多人次,手术200多人次,抢救危重病人106人。

5月　医院收治流行性脑脊髓膜炎(简称"流脑")500余例,流脑在全县发病早、来势猛、传播快,全年累计发病2778人,占全县发病总数的20%,死亡69人。

是月　中共金坛县卫(生院)、防(疫站)、保(健站)联合支部委员会成立。医院巡回医疗队在直溪公社直里大队、水北公社南站大队开展疾病调查，进行白喉、百日咳混合疫苗注射1000多人次。

8月底　医院组织医疗轻骑队，亦称流动手术小组，骑自行车奔赴在乡村，抢救危重病人。9月12日，医院轻骑流动手术小组应直溪医院请求，为患胃穿孔并腹膜炎已重度休克的高某手术，病人转危为安。

9月　县卫生科在直溪农业中学开办金坛县半农半医卫生班，招收学生50人，教师主要由医院临床医师担任。

10月　副院长耿敬德主持医院全面工作。

11月　全省党代会书面交流材料——《金坛县卫生工作情况》将医院巡回医疗、支持公社医院建设、内部机构改革等做法列为主要内容。

是年　医院门诊量12.32万人次，收治住院患者5216人次，死亡率1.3%。手术951人，化验检查4.85万件，处方9.85万张。生产合剂443.43万毫升，软膏42.5千克，散剂6.33万包，液剂119.62万毫升。

1966年

2月7日　医院2名医士、1名药剂士晋升为医师和药剂师。

2月　金坛县半农半医卫生班由直溪迁至县城环城医院内（卫生班实际由医院管理）。

4月13日　医院、县卫生防疫站、县妇幼保健站合署办公。县卫生科迁至医院办公。

5月　周明龙兼任县科协副主席。

6月　医院开始生产大输液并建造水塔1座。

10月21日　深夜12时许，县半农半医卫生班学生宿舍发生火灾。烧毁楼房9间，遇难学生7人、学生家属1人，烧伤学生5人，其中重伤2人。后卫生班迁至医院内，翌年冬，该班毕业后停办。

12月　镇江专署卫生处拨给医院传染病房建设专款1.5万元。

是年　医院门诊量16.43万人次，日平均450多人次。住院人数最多时190多人。

年底，医院占地8570.2平方米，建筑面积2901.54平方米。

1967年

1季度　医院日平均诊治患者560人次。

4月27日　医院向省卫生厅提出《关于请求批准1967年下半年门诊部基建的报告》，拟新建1幢门诊楼，建筑面积1059平方米，预算56123元。

6月21日　县军事管制委员会生产委员会给医院作出《关于征用土地的批复》，同意医院征用金城镇居民李兆富宅基地(原新庵巷内)，面积368平方米。

9月18日　医院向县卫生科报告自制大型输液价格。

1968年

2月16日　医院发生一起因医务人员抢救不及时，致使一名妇女和婴儿不治身亡的医疗事故。

是月　医院恢复中共组织及其活动。

3月　医院救护车开始运行，至年底出车233次，接送危重患者282人，总行程1.48万公里。

5月3日　医院成立老中青三结合革命委员会，虞金川、耿敬德任副主任，虞金川主持工作。

夏季　医院防治组组织城镇饮食行业从业人员382人参加粪检、尿检。

9月　县革委会主任刘绍毅率领工人、解放军毛泽东思想宣传队进驻医院，领导斗、批、改运动，开展清队和整党工作，翌年2月结束。

11月　登冠公社一名女患者胃癌并发大出血，医院成功施行首例胃全切除术。

是月　医院形成两个造反派组织，一个是毛泽东思想战斗队70多人，也称大派；一个是卫人医战斗队7人，又称小派。

年底　医院通过整党产生中共支部委员会，由赵洪保、耿敬德、周正发组成，赵洪保任书记。

是年　医院革委会改革内部机构，将内科外科合并，部分医药费价格降低30%～50%。医院门诊量13.58万人次，住院5894人次，治愈率88%、死亡率2.5%。化验检查5.63万人次。

1969年

年初　医院举办为期3个月的妇科学习班，培训公社医院的妇科医生和赤脚医生。

2月7日晚　在军代表的带动下，医务人员无偿献血1600毫升给白塔公社一位出血过多的产妇，让她转危为安。

2月28日　县革委会批准成立由7个医药卫生单位组成的金坛县人民卫生院革命委员会，受县革委会和驻军代表的领导。主任高明谷，副主任赵洪保、耿敬德。下设政工、防治、后勤3个组。

3月26日　医院向县革委会作"关于3月20日医疗事故情况的检查报告"报告。由于值班医生段某某和值班护士王某某的严重失职，发生导致1名产妇死亡的责任事故。

6月　夏秋农忙时节，医院先后组织2批、9名医工到农村5个点进行巡回治疗。

8月21日　是日始，医院全面推行新针灸疗法和土方草药治病。采集310种草药标本，770种土方、验方，汇编成3集《土方草药治病手册》。

9月22日　医院血吸虫病防治组驻西阳公社小组由于工作严重失职，导致发生灭螺队员五氯酚钠中毒事故，死亡1人、重度中毒3人、轻度中毒9人。

是月　医院抽调16名医务人员在血吸虫病防治组副组长虞金川的带领下，奔赴血吸虫病的重灾区茅麓、西阳、薛埠3个公社，开展血防工作。历时1个多月，查钉螺55万平方米，灭钉螺10万平方米、治疗6批近200名血吸虫病患者。

11月　医院举办65人参加的卫生训练班，培训公社卫生院医务人员和赤脚医生。

12月　医院用草药自制防裂油93斤，送到水利工程工地。

是年　医院门诊量12.44万人次，收治住院患者5351人次。化验检查4.24万件，胸透2.31万人次。手术999人次，其中大手术201人。总收入23.6万元，总支出29.2

万元。年末,医院有职工153人,其中医务人员74人。年内医院下放职工26人。

1970年

3月14日　医院救护车从涑渎公社接到1位肝昏迷危重病人,内科医务人员面对患者无家属、无资金、无自理能力(简称“三无”)的情况精心医治、悉心护理,使其痊愈。

4月　镇江军分区司令员王克非在金坛主持召开镇江地区各县(市)山区灭螺现场会。会上,金坛县代表介绍山区灭螺经验。

6—7月　在农村夏收夏种大忙季节,医院组织医务人员到农村巡回医疗。

7月19日　河头公社一位脾破裂,四肢冰冷、心跳微弱、处于休克状态的王某被送进医院,经外科医护人员全力救治,康复出院。

10月　医院制药厂恢复生产,主要生产银翘解毒丸、硫酸亚铁片等。

是年 医院诊治患者10.26万人次,体检821人。化验检查4.81万件,胸透1.86万人,摄片1638张,胃肠特殊钡透2147人次。总收入21.91万元,总支出26.43万元,组织追缴欠款1万多元。

1971年

4月　医院参与用丝瓜藤、棉花根对87名老年性慢性支气管炎患者进行疗效试验,其中疗效显著的17人,病情好转54人,无效16人。

5月　医院科研小组采取中西药结合的方法在医治尿毒症、肿瘤方面取得较好的效果,受到上级卫生部门的肯定。

7月30日　内科用草药治疗乙脑取得成功,1—7月,共收治患者154人(其中危重病人42人),治愈123人,好转17人,死亡14人。

是年　医院组织医工外出学习,采集民间单方、验方编印成册,并将茅山地区草药的性能、功用分门别类汇编成册,供医务人员参考。

1972 年

春　按照县教育卫生小组的统一部署，医院组织医务人员参与全县麻风病普查。

5 月 16 日　医院协助县教卫组举办中医学习班，组织西医离职学习中医疗法。历时 3 个月，学员 40 余人。

7 月　县委调整医院领导班子，戴建生任医院革委会主任。

8 月　医院根据 1972 年 7 月 28 日镇江地区卫生局下发的《关于加强县以下医院建设的意见》，下设政工、医务、后勤三组。业务科室恢复科主任负责制。

是年　医院对部分临时工进行转正（全县卫生系统共转正临时工 36 人）。

1973 年

4 月　医院恢复团支部活动。

5 月　直溪中心卫生院转来 1 名上消化道出血的危急病人，外科紧急施救成功。

是年　医院抢救农药中毒病人 58 例，其中生产性农药中毒 41 例。施行针刺麻醉 40 例，成功 36 例，成功率 90%。药剂组配制合剂、制剂（药剂）84 种，制剂室自制大型输液 27 种、73.1 万瓶。

是年　医院新增职工 20 多人。医院发生因产妇羊水过多症，导致产后大出血死亡；新生儿脐带出血身亡；将子宫刮穿；锅炉失火；消毒柜爆炸等医疗及生产安全事故多起。医院门诊量 14.98 万人次，收治住院病人 5478 人次，施行手术 910 人次，治愈率 70.5%、死亡率 2%。出院病人平均住院日 9 天，病床使用率 92%。体检 1100 多人次。完成业务收入 38.85 万元，支出 41.57 万元。

1974 年

3 月　县革委会调整医院领导班子，路许荣任医院革委会主任，兼任党支部书记。

4 月 13 日　团县委同意于罗俊任医院团支部书记。

是年　医院诊疗乙型脑炎 33 例，治愈 32 例。医院开展针刺麻醉的外科手术 412 例。其中，胃全切除 32 例，阑尾切除 310 例，甲状腺切除 70 例，有效率分别达 85%、93%、80%。

1975 年

夏季　五叶公社发生肠道病流行，医院立即组织医疗小分队，奔赴发病区紧急处置。

是年　制剂室自制大型输液瓶 2400 万毫升，小针剂 2.3 万支。感冒冲剂 4480 包、止咳定喘膏 4600 瓶、肝炎糖浆 897 瓶等 11 种中药制剂。医院在城区预防接种麻疹疫苗、牛痘疫苗、乙脑疫苗共计 1438 人，发放小儿麻痹糖丸Ⅰ型、Ⅱ型、Ⅲ型各 1800 人。运用中西医结合的疗法诊疗乙型脑炎 13 例，全部治愈，其中 9 例是极重型的患儿。

是年　医院派出 3 个医疗队 25 人，到社头、指前、薛埠 3 个公社进行为期 2～3 个月巡回医疗。并在社头、指前两个公社分别举办赤脚医生中草药训练班。

是年　医院完成门诊量 17.05 万人次，收治住院病人 5087 人次，治愈率 61.8%、死亡率 2.8%。拥有病床 170 张，病床周转次数 33.2 次。完成手术 1556 例，其中大手术 407 例。抢救危重病人 75 例，其中出诊抢救危重病人 40 余次。

1976 年

2 月　医院为城西公社道歧村 1 名患者成功切除 21 公斤重的巨型卵巢囊肿。

5 月　刘明珠任院长兼党支部书记。

6 月　妇产科成功施行“利凡诺”引产。

7 月 28 日　医院组织 8 名医务人员赴唐山地震灾区救护伤员。

8 月　医院腾出所有闲置病床，成立 3 个医疗抢救小分队，在门诊大楼设立专门病区救治唐山地震灾区的伤病员。

是年　医院门诊量 13.07 万人次，收治住院病人 5459 人次，治愈率 56.9%、死亡率 2.2%。施行手术 1279 例，抢救危重病人 49 人。

是年　医院出席江苏省卫生先进单位代表大会，获省政府表彰、奖励。医院先后两次组织巡回医疗小分队21人，分别到薛埠、儒林两个公社巡回医疗。制剂室生产大型输液瓶2012万毫升、小针剂3100支、眼药水8.37万毫升，生产中药合剂5228瓶，中药散剂2400瓶，中药冲剂6000包，中药片剂6.9万片。医院在胸外科、骨科、妇科、五官科等20多种手术中施行针刺麻醉162例，针刺麻醉占比14.6%，成功率96.7%。

1977年

4月　妇产科增设1间拥有12张床位的婴儿室。

6月　医院对自费住院病人实行大小处方相结合的办法，后勤和医护人员密切配合，住院处细心把关，有效地制止欠费率的上升。

9月　医院购置验光镜1台。

是年　医院门急诊11.77万人次，收治住院病人5184人次，治愈率55.7%、死亡率2.7%，病床使用率85%、病床周转28.5次，出院病人平均住院日9.9天。

1978年

2月　医院学习贯彻全省医院工作会议精神，恢复和建立岗位职责等规章制度。恢复一级护理、口腔护理、饮食护理，加强对重危病人褥疮护理。

3—4月　医院组织人员到金城镇4个街道和学校、幼儿园各两所进行预防接种2569人次。

4月　医院派出由内科、外科、妇科及麻醉方面的4名医务人员组成卫生工作队，进驻社头中心卫生院8个月，帮助培养医疗骨干。

是月 杨秉性被评为省卫生工作先进个人，受到省革委会的表彰。

5月　医院79名医务人员参加县卫生局组织的医学理论考试，其中80分以上74人。

是月　传染科专设肠道门诊。

6月　门诊部建立初、复诊登记制度。

是月 一名肺炎心衰患者因痰窒息生命垂危,内科医师杜琳在抢救时口对口吸痰,使患者得救。

8月 金坛县人民卫生院名称复改为金坛县人民医院。

是月 医院开展班子整顿、思想整顿。班子成员带头执行医院的规章制度,做到每晚巡视病房,抢救病人、疑难病症讨论、医疗事故、业务学习、重要科研五到场。医院开展“插红旗”评比活动,营造比思想、比团结、比技术、比作风、比纪律、比贡献的工作氛围。

9月 外科严格执行手术审批、手术前讨论等制度。

12月26日 县委发文恢复周明龙副院长职务。

是年 医院完成门诊量量12.39万人次,收治住院病人4568人次,施行手术1224例,抢救危重病人605人。治愈率63.4%,低于省定指标0.6个百分点;死亡率3.2%。病床周转26.1次,病床使用率83.4%,平均住院日11.7天。业务收入48.45万元。

1979年

2月 根据省卫生厅在苏州召开的医院工作会议精神,医院实行党支部领导下的院长分工负责制,各科(室)实行科(室)长(主任)负责制。

3月 根据县有关部门复查,医院安排被错划为“右派分子”的周雨霖到药房工作。

6月 在县电子仪器厂技术人员的指导下,内科有关人员和电工配合,历时4个月,仿制成功心电遥测仪。提高对心肌梗死、心律失常病人的诊疗水平,降低死亡率。

是月 医院建立急诊室,设观察床13张。8—12月,抢救危重病人70多例。

上半年 医院收治流行性脑膜炎患者143例,治愈140例,治愈率97.9%,平均住院时间仅8.8天,人均费用10元左右。

年中 医院恢复工会组织和工会活动。

8月底 省卫生厅将医院列为全省经济管理试点医院之一,医院实行群众理财、科室部分核算,试行半企业化管理。

9月25日 医院把原来的“差额补助”改成“全额管理、定额补助、结余留用”,10月份，结余 1 万元，出院患者平均住院日 9.5 天，人均住院费 29.43 元，治愈率 74.3%，与 1—9 月的平均数相比分别减少 2.6 天、下降 5.7 元、增加 6.18 个百分点。

是月　镇江地区卫生局在医院开设护士班，招收学员 50 名，学制三年。医院制定“六五”（1980—1985）发展计划。经省统一考试、审核批准，录取医院中医师刘执中为国家卫生事业编制干部。

11 月 10 日　医院院务委员会成立，由刘明珠、金素贞、王江波、王伯仁、周明龙、夏子耆、成敦年、杨秉性、彭淑娥、华瑶玉、卢晓玲 11 人组成。

11 月 15 日　全省医院经济管理经验交流会在金坛召开，充分肯定医院的做法和经验。

是月　机修组用 12 天完成 200 毫安 X 光机搬运安装任务。

12 月　一位患有顽固性的室上性心动过速病人在用其他药物治疗 6 天无效后，内科医师胡云从、沈允昌首次成功运用同步电复律术，挽救了患者的生命。

是年　医院经济管理初见成效，实行新药品管理办法，推行“二级管理、金额控制、数量统计、实耗实销”。9—12 月，医院完成业务收入 14.39 万元、支出 12.7 万元，全年医院药品资金周转天数 177 天、中西药品综合加成率 16.1%。

是年　医院完成门诊量 13.33 万人次，收治住院病人 4880 人次。完成业务收入 56.14 万元，比 1978 年增 13.7%。总支出 51.01 万元。治愈率 69%，高于省定指标 5 个百分点；死亡率 2.5%，病床使用率 91%，平均住院日 12 天，施行手术 1561 例。预防接种 1.86 万人次。制剂室产值 6.5 万元，创造利润 3.5 万元。

是年　医院选派 3 名医师到市级医院进行专科进修，邀请市级以上医院专家到医院作学术和技术指导，计 24 人次。组织医院高年资医师为公社卫生院医务人员作业务讲座 37 次。医教股组织医院护士集中学习业务知识 10 次。

1980 年

2 月　医院有 10 人晋升主治医师、主管药师；9 人晋升医师、药师、检验师。

3 月　医院全面推行经济管理试点，试行以定额管理为主要内容的岗位责任制，修订《金坛县人民医院考核和奖惩办法》，修订完善各科室业务指标、效率指标、质量指标、经济指标和服务指标。

5月2日 医院制定、落实新的病房陪客制度，医院平均陪住率降至52.5%，最低41.1%。

是月 医院党支部任命科室主任、副主任和护士长14人，其中科室正副主任7人、副总护士长1人、护士长6人。

是月 医院1幢建筑面积650平方米的3层职工宿舍楼交付使用，专设公费医疗门诊。

6月15日 外科开设胸外科、骨科、泌尿外科3个专科门诊；恢复星期日门诊。

10月底 镇江地区卫生局在金坛召开护理工作会议。医院在会上介绍基础护理、执行交接班制度、严格无菌操作、逐步实行专科护理等做法和经验。

11月1日 医院恢复门诊病历回收工作。

是年 医院门诊量13.7万人次，收治住院病人4333人次。业务收入62.05万元，总支出55.97万元。治愈率67.8%，高于省定指标3.7个百分点；死亡率1.8%。病历甲级率上升到80%以上。外地医疗单位到医院参观学习37批次、438人次。

1981年

3月下旬 在医院干部、职工中开展以“五讲四美”为主要内容的文明礼貌活动，加强医德教育。

7月 医院创办托儿所，入托幼儿11名。

是月 医院党支部开始组织党员、干部和职工学习中共十一届六中全会精神，分4次专题辅导。

是月 门诊部专门成立抢救室，严格执行24小时应诊制，推行抢救规范化，定人、定量、定位、定制度、定抢救范围。

8月 镇江地区卫生局组织对医院制剂室进行整顿。医院修订操作规程、改革制剂工艺、调整制剂人员，增添仪器、设备，增加制剂品种，初步达到省定标准。

9月 医院工会俱乐部成立。截至年底，医院有43人参加工会俱乐部举办的日语和中、高级英语学习班。

10月　医院选择内科病区为“示范病区”试点，强化“三化”（管理制度化、操作规范化、工作程序化）建设，在医疗上严格二级查房、会诊等制度；在护理上强调查对和交接班制度，统一重危病人的抢救标准，制定专科护理常规。该病区陪客率控制在30%左右，比医院平均陪客率低20.3个百分点。

是年　医院完成门诊量14.19万人次，收治住院病人4263人次，施行手术1524例。急诊室抢救危重病人268人次。病床使用率87.4%，出院者平均住院日13天，人均次住院费48.99元，治愈率65.6%；业务收入74.07万元，总支出70.93万元。锅炉房和消毒人员通力协作，减少煤耗35吨。

1982年

3月20日　医院在全省医院经济责任制研究会上作《试行经济责任制的认识和体会》的交流发言。

4月19日　金坛县卫生进修学校成立，专业课主要由医院医师兼任。

是月　医院设立儿科门诊，年内完成门诊量8839人次。

6月　医院全面推行《经济管理考核奖惩办法》。

是月　医院成立经济管理小组。

下半年　刘执中、雷周绪分别被省卫生厅评为中医内科副主任医师、中医妇科副主任医师。

11月　镇江地区卫生局组织对10所县人民医院进行评比打分，医院得分名列第三。

是年　医院开展创卫生先进集体和优秀卫生工作者的“双评”活动，评出3个先进集体和25名优秀工作者。胡云从被评为省优秀卫生工作者，受到省卫生厅的表彰。

是年　医院完成门急诊总量14.09万人次，收治住院病人3225人次，手术1430人次。治愈率65.9%，死亡率2.3%。病床使用率91.3%，病床周转27.4次，出院病人平均住院日12.2天。放射科组织科室人员自带仪器，深入工厂为2500余名职工体检。

1983 年

年初　医院工会建立女工委员会。

3 月下旬　胡云从任院长。

4 月　从该月起,医院对婴儿、儿童开展计划免疫日接种活动,年内接种疫苗 1.33 万人次。

5 月　医院团支部被共青团常州市委评为先进团支部。

6 月　医院成立团总支,王翔任书记。

上半年　医院安装 1 台容量为 2 吨的锅炉,解决医院日常用汽、用热水的问题。

8 月　医院组织年轻护士进行基础护理考试,平均成绩 90 分,并将成绩记入个人技术档案。

9 月　常州市药检所检查医院制剂室生产的 10 种制剂,结果是 9 种合格,1 种基本合格。11 月,制剂室通过省卫生厅验收,领取制剂生产许可证。

第 3 季度　医院党支部在党员、干部和职工中开展文明礼貌月活动,进行“五讲四美三热爱”等教育。医院被评为常州市先进单位。

10 月　医院自行设计的 1 套自控污水处理设施建成,月处理污水 150 吨。

12 月底　省卫生厅下拨 20 万元,地方财政投资 12 万元,建成 1 幢建筑面积 2585 平方米的 4 层病房楼。

是年　医院完成门急诊总量 15.59 万人次,收治住院病人 4796 人次,抢救危重病人 254 人。治愈率 66%,死亡率 2.5%,没有发生一起医疗质量事故。病床使用率 90.8%,病床周转 27.6 次;出院病人平均住院日 12 天。患者欠费 53.59 元,解决困扰医院 33 年的患者欠费问题。

1984 年

年初　医院开始创建文明单位,组织职工学习省卫生厅制定的创建文明医院的 5 项条件。

3月　医院党支部要求党员在“文明礼貌月”活动中，每月做到“六个一”：做一件好事，参加一次义务劳动，学一篇政治文章，走访一次职工家庭，向支部汇报一次思想，开展一次谈心活动。

是月　医院组织小分队到山区茶场，为4500多名职工体检，并建立健康卡片。

5月1日　在政协金坛县第二届第一次会议上，周明龙、胡云从当选县政协常委。

年中　医院自筹资金7万元，购置1台日本产的B型超声诊断仪。

年底　医院自筹资金22万元，加上上级拨款，建成1幢建筑面积1800平方米的职工宿舍楼，解决32户职工的住房问题。

是年　医院完成门急诊总量18.51万人次，收治住院病人4969人次，治愈率66%，死亡率2.1%。病床使用率91.3%，病床周转28.2次，平均住院日11.5天。医院配合有关部门对城镇浴室、理发、旅馆、茶水四大行业人员进行健康检查。体检132人，查出肺结核10人。妇产科成功抢救1例产后大出血的危重病人。

是年　医院护士在常州市组织的三县护理操作大赛中，获第一名2项、第二名1项，总分居三县四院之首。医院职工在常州市卫生局组织的“职工读书演讲”活动中获第二名。

1985年

2月1日　医院制定《关于救护车辆管理使用的暂行规定》，实行24小时值班制，驾驶员凭派车单发车，严格控制非医疗用车。

3月　胡云从被评为江苏省劳动模范。

4月上旬至9月底　医院党支部及所属45名党员参加县委统一部署的第三期整党。

是月　樊文泉任医院党支部书记。

8月　院党支部书记与院领导在整党中到妇产科现场办公，解决长期困扰妇产科的无菌隔离问题。

9月1日　医院设立家庭病床科，开设“家庭病床”，当月收治病人21人，缓解病人住院难的问题。1986年受到省卫生厅表彰和奖励。

9月下旬　医院党支部召开支部大会，党员登记40人。

12 月 30 日　医院制定《关于加强请示报告的规定》，规定严重工伤、重大交通事故、大批中毒、出现传染病疫情、紧急手术、医疗事故和严重差错、病员涉嫌违法、科主任外出和请院外医生会诊等情况，须向院部请示、报告。

是年　医院完成门急诊总量 12.50 万人次，收治住院病人 3355 人次。治愈率 63.8%，死亡率 2.2%。病床使用率 91%，病床周转 15.9 次，出院病人平均住院日 13.3 天，

1986 年

3 月　制剂室完成内部改造，药品质量和安全达到药检部门的要求，临床使用反映良好。当年创产值 15.5 万元，利润 8.5 万元，分别比 1985 年增 22.8%、17.2%。

4 月上旬至 10 月下旬　医院每周三组织院部及各科室负责人收看电视普法讲座，参加者 39 人，组织 3 次考试，平均每人每次成绩 95.4 分。

8 月 15 日　医院开展创“三优”（优质服务、优良秩序、优美环境）活动，整顿医德医风。翌年 1 月 15 日结束。

9 月　内科会同有关部门举办农村心血管疾病学习班。

是月　传染科参加南京医学院传染科有关流行性出血热的科研协作组。

10 月　医院建立老干部科，开设老干部病区，病床 24 张，至年底收治病人 66 人次。

是年　医院完成门急诊总量 15.48 万人次，收治住院病人 5566 人次，业务收入 167.25 万元。治愈率 67.7%，死亡率 1.7%。抢救危重患者 409 人，抢救成功率为 98%。病床使用率 81.5%，病床周转 22.8 次，出院病人平均住院日 13 天。设“家庭病床”22 张，收治病人 198 人次，作为经验被常州市卫生局推广。

1987 年

年初　在县爱卫会组织的卫生检查中，医院得 64 分，全县倒数第一。

5 月 20 日　医院开展“创优争先”百日文明服务活动，8 月底结束。

6 月底　针对医院领导班子存在的问题，县委、县政府派出联合调查组进驻医院。

先后找职工谈话100多人次，形成调查报告。

9月26日　医院通过常州市卫生局药政、药检部门的全面检查，灭菌制剂室生产大输液和灭菌制剂，符合《中华人民共和国药品管理法》和《医院制剂整顿验收标准》。

9月27日　中共金坛县人民医院总支部委员会成立，委员由窦东升、葛景荣、夏子耆、陆炳泉、张法兴组成，窦东升任书记。

12月4日　团县委批准医院成立团委，徐卫平任团委书记（专职）。

12月上旬　医院成立由胡云从、窦东升、陆炳泉、王松山、华瑶玉、吴健儿、杨晓清7人组成的改革领导小组。

12月11日　医院改革领导小组成员和有关科室主任，到无锡县人民医院、泰州市第二人民医院和盐城市第三人民医院参观，学习他们的改革和管理经验。

12月底　医院实行院长负责制，推行以岗位技术、经济责任制为主要内容的《医院改革方案（试行）》，首次实行中层干部职务聘任制。

是年　医院对卫技人员开展职称评定工作，符合高聘技术职务资格的共有126人。其中，副高级13人、中级50人、初级63人。

是年　医院完成门急诊总量16.91万人次，收治住院病人6107人次，施行手术1841例。治愈率72.1%，死亡率1.9%。抢救危重病人380人次，抢救成功率87.4%。病床使用率90.8%，病床周转25.3次，出院病人平均住院日13天。开展增收节支活动，中西药库优惠价节支1.8万元；后勤组自己动手安装器械设备；供应室回收旧纱布394.5公斤、自制棉花球178公斤、棉签304公斤、引流条3220卷、棉垫10.8公斤。

1988年

年初　医院成立思想政治工作领导小组、医德医风教育领导小组，建立以党群系统为主体，包括党总支部、政工股、院团委、院工会、科室支部的思想政治工作网络。

2月9—12日　医院召开首届职工代表大会，讨论通过《职工代表大会暂行条例》《医院职工奖惩条例》《医药费管理办法》，收到职工代表提案126条。选举张法兴为工会主席。

2月9日　医院作出《关于加强院风建设的决议》。

年中　医院对60岁以上的老年人实行“四优先”服务(优先挂号、优先就诊、优先取药、优先住院)。

上半年　门诊部急诊科成立,日常工作由门诊部主任统一负责,实行急诊科救护车护士跟车制度。

8月　内科主动与常州市第二人民医院(简称常州二院)有关科室协商,代病人定期抽血送标本去常州二院检查。8—10月,共送标本60多份,为病员节约费用2000多元。

是月　医院机修组在20天制造100张连有面盆架、搁架的病床(成本70元左右),自行安装大型空调,赶制铁制吊篮、药品铁支架等,为医院节约2万余元。

9月1日　医院实行财会双轨制。

9月20日　医院制定出台《关于职工分房、调整住房租房补贴的暂行规定》。

1—3季度　医院按照省卫生厅颁布的文明医院标准进行自评,平均95分以上。

10月　医院职称评定工作结束,有12人被评为副主任医(药、护)师、48人被评为主治(主管)医(护)师。

11月　医院建立县红十字急救中心。

是年　医院完成门急诊总量15.57万人次,收治住院病人7065人次,施行手术1950例。业务收入420万元。治愈率71.5%、死亡率1.7%。抢救危重病人566人次,抢救成功率94.3%。病床使用率99.6%,病床周转27.1次,出院病人平均住院日13天。

1989年

7月底 医院购置的500毫安X光机和B超机安装调试完毕,投入使用。

8月12日　医院新建的医技楼交付使用。

是年　医院完成门急诊总量14.64人次,收治住院病人7031人次,手术2240人次。治愈率69.4%,死亡率1.6%;抢救危重病人761人次,抢救成功率93.3%。病床平均使用率93.2%,病床周转25.2次。出院病人平均住院日13.3天。

1990 年

3 月 8 日至 6 月上旬　医院举办首期职工政治学习班（晚上），每周集中学习 1 次。

4 月 11 日　医院购进 1 台花果山牌救护车。

5 月 7 日　爱德华基金会克瑞特博士携夫人到医院考察，商讨支持五官科防盲工作。

是月　徐卫平被常州市政府授予“1988—1989 年度劳动模范”称号。

6 月 25 日　医院召开第四届健康之夏百日优质服务竞赛动员大会。

是日　医院书法（画）协会成立，会员 45 人。

7 月 10 日　蒋午振兼任医院党总支书记。

是月　窦东升任医院院长。

7 月 13 日，医院组织全体职工聆听南京路上好八连第十七任连长李春明作好八连精神报告。

8 月 27 日　参加全国初保工作会议的世界卫生组织代表到医院视察急诊室、放射科及部分病房。

9 月 15 日　医院调整技术管理委员会，窦东升任主任。下设院内感染管理组、医疗质控组、药事工作组、科技信息组。医院成立全面质量管理委员会。

10 月 30 日 医院调整院务委员会。

12 月 7 日　医院召开全体党员大会，部署民主评议党员工作。

12 月 10 日　窦东升等 7 人前往常州一院参观学习全面质量管理方面的经验。27 日，特邀该院院长龚德生到医院进行全面质量管理培训。

是年　医院完成门急诊总量 17.52 万人次，收治住院病人 7434 人次，实施手术 2500 例。治愈率 67.9%，死亡率 1.3%，抢救危重病人 487 人次，抢救成功率 91.6%。实现业务收入 604.1 万元，账面结累 125.7 万元。拥有病床 290 张（不含急诊室 20 张）。病床使用率 95.3%，病床周转 26.6 次，出院病人平均住院日 13 天。年底，医院固定资产总值 506 万元，在编正式职工 371 人。其中，卫技人员 282 人，占职工总数的 76%。副主任级以上 13 人，主治医师级 45 人，医师级 111 人。

医院科研技术投资 13.4 万元，占业务收入的 2.1%。派出 33 名医护人员参加省内外学习班。选送参加市级以上医院进修1年以上的有10人，请上级医院专家、教授前来会诊、教学24人次。举办学术讲座63次。开展科研、新技术13项，其中胡云从等合作完成的《潘生丁——食道调博负荷冠心病诊断价值的研究》分别获县、市、省科技进步一、三、四等奖。

是年　县政府批准医院投资160万元的传染科病区重建预备工程项目。

1991年

1月30日　医院以科室为单位组织学习《中共中央关于制定国民经济和社会发展十年计划和“八五”计划的建议》。

3月8日　医院政治夜校成立，蒋午振任校长。

3月14日　医院第二届职工代表大会第一次会议召开。通过《医院改革方案》《医院3—5年规划报告》《推进科技进步奖励暂行办法》《职工奖惩条例修改报告》和《职工公费医疗改革办法报告》。选举张法兴为工会主席。

5月13—17日　医院为全县370余名离退休老干部体检。

是月14日　医院恢复以院领导为主，由科室主任参加的中心组学习制度。

5月　医院党总支部开展系列活动，纪念中国共产党建党70周年。分批组织党员参观茅山新四军纪念馆，请离休干部耿敬德上党课，举办优秀党员事迹报告会，开展“建党七十周年党的知识竞赛”，举办迎“七一”文艺晚会。

6月4日　金坛籍旅港同胞于善和偕夫人在县人大常委会副主任王一鸣、副县长陈溥、陆美凤等人陪同下，到医院为儿科楼落成剪彩。

6月15日　医院抗洪抢险队成立，窦东升任队长，张法兴任副队长。下设两个分队，到县电石厂等地抢险救灾。7月18日，医院职工捐款2495元，支援全县抗洪救灾。20日，医院被县政府授予“抗洪救灾先进集体”称号。

7月8日　医院党总支部召开党支部书记、工会委员、团支部书记参加的政治思想工作研讨会。

8月　各科室组织职工学习江泽民总书记的“七一”讲话。

10月7日　医院全体党员大会召开。

10月23日　在县委常委、宣传部部长陈建新的带领下，县文明委8人到医院检查优质服务“满意杯”竞赛活动情况。

11月　徐裕成获得省委、省政府授予的“江苏省1991年抗洪救灾先进个人”称号。

12月21日　徐贵荣任医院党总支书记。

25日　常州市卫生局12人到医院检查医疗、护理、药剂等方面工作。

是年　医院完成门急诊总量17.86万人次，收治住院病人7865人次，施行手术2668例，治愈率66.7%、死亡率1.3%；抢救危重病人385人次，抢救成功率90.2%；病床使用率97.9%，病床周转26.7次，出院病人平均住院日13.6天；实现业务收入722万元。

是年　医院推出改革方案，以院长负责制、任期目标制、中层行政干部和卫技人员聘任制和工勤人员合同制等为主要内容，受到常州市卫生局的肯定。

1992年

2月26日　医院各科室组织学习医院《重申劳动纪律的八项规定》。

4月11日　省卫生厅尹东、常州市卫生局叶青等人，到医院检查三甲医院的创建工作。

4月20日　医院被列为全省11所首批创建二级甲等综合医院（简称三甲医院）的试点单位之一。

5月2—13日　医院分4次组织中层以上干部和职工学习《江苏省创建二级甲等医院考核细则》，作初步动员。

5月10日　由司马衡主刀，为1位尿毒症患者施行同种异体肾移植术获成功，开创全省县级医院肾移植之先河。

5月27日　医院召开“创‘三甲’医院”誓师动员大会，常州市卫生局副局长左培玲、县委副书记张阿罗领导等出席会议，470余名职工参加。

6月30日　医院被省卫生厅列为镇江医学院教学医院及实习基地，并正式挂牌。

7月　医院派专人到苏州医学院引进毕业生22名。

8月　医院对医院中层干部全面考察、调整，并实行科室辞退制。

10月13日　省卫生厅副厅长刘昕曜到医院检查指导三甲医院创建工作。

10 月 27—29 日　医院院长、副院长、党总支书记及医教、护理、政工等科室的负责人分别到江阴市人民医院、泰兴县人民医院学习创建二甲医院的经验。

11 月 14 日　医院耗资 290 万元从北京凯利公司购置的 CT 机运到医院。11 月 28 日，该公司派 2 人(其中一人是日本的工程技术人员)到医院安装，并全程录像。

12 月 26—27 日　医院通过省卫生厅组织的医院评审团(13 人)创建二甲医院的达标验收。

是年　胡云从晋升为医院第一位主任医师。

是年　医院完成门急诊总量 19.06 万人次，收治住院病人 7691 人次，施行手术 2803 例。抢救危重病人 506 人次，抢救成功率 93.3%。病床使用率 94.2%，病床周转 25.8 次，出院病人平均住院日 13.6 天。实现业务收入 906 万元。

1993 年

3 月 5 日　苏州医学院附属第一人民医院对医院实行为期两年的卫生支农。当日该院派胸外科、CT、呼吸内科、检验科、脑外科的 5 名专家到医院指导。

3 月 6 日　医院再次召开争创二级甲等综合医院实施动员大会。

3 月 13 日　医院召开共青团第二次代表大会，选举周庆为团委书记。

3 月 18 日　医院举行 CT 开机典礼。

是月　司马衡当选政协金坛县第五届委员会副主席。

4 月 18 日　医院综合病房大楼破土动工(10 层，建筑面积约 13000 平方米)。它拥有中心吸引、中心供氧、监护、传呼、消防、报警、电视、电话、采暖、制冷 10 个自动化系统。内设特级、甲级、普通病床共计 350 张，设 1 个现代化的手术室。

6 月 29—30 日　省医院分级管理委员会评审团 13 人，在省卫生厅副厅长、评审团团长刘昕曜带领下，对医院进行全面评审，医院达到卫生部颁布的二级甲等综合医院标准。常州市卫生局局长周业俊、县委书记陈胜海、县委副书记张阿罗、县卫生局局长蒋午振到场听取医院的专题汇报，并对医院通过达标验收表示祝贺。

6 月 21 日 医院引进的瑞典 AK-10 型全功能血液透析仪正式投入临床使用。

是月　医院被评为全省首批 4 家二级甲等医院之一，获“省文明医院”称号。

7月21日　江阴市人民医院、南京大厂区医院、南京雨花医院、常州市郊区医院、句容县人民医院共80余人,到医院参观考察争创二级甲等医院经验。

7月22日　医院表彰奖励在创建三甲医院过程中的先进集体和先进个人。

8月　医院从江西招聘护士20人。

10月26日　省卫生厅副厅长唐维新等6人,在常州市卫生局局长周业俊等人陪同下,到医院调研改革和管理的情况。

12月18日　金坛县人民医院更名为金坛市人民医院。

是月　吴萍被省干部保健委员会、卫生厅和省委老干部局评为江苏省老干部医疗卫生保健先进个人。

是年　医院完成门急诊总量17.81万人次,收治住院病人7303人次,施行手术2854例。抢救危重病人474人次,抢救成功率93.7%。病床使用率91.5%,病床周转25.1次,出院病人平均住院日13.1天。实现业务总收入1400万元。

1994年

2月26日　医院调整周内工作安排。每天上午为医疗、教学、科研、正常业务工作。周一下午业务学习,周二下午行政查房,周三下午政治学习,周四下午党团活动,周五下午院周会。

3月9日　医院召开“双学”(学雷锋、学徐洪刚)誓师动员大会。要求党员、团员带头做好事,努力在医院形成人人做好事、办实事、献爱心、送温暖、树新风局面。同日,放射科陈明镇拾到一本银行存折存款6002元,立即交给政工科,及时归还失主。

3月12日　肿瘤科田声望、梁国华、肖绍文会同放射科张斌俊等成功完成医院首例经皮肺穿刺术。

3月17日　总务科“为民服务小组”15余人,为医院职工义务修理自行车112辆,解决职工因上班无时间修车的难题。

4月23日　医院制定《关于购置仪器设备实行院内有限股份制的暂行办法(试行)》。

是月　医院引进心功能室高频心电监测技术、胃镜室胃电图(EGG)检查、急诊科和内科紫外线氧透射疗法、肿瘤科运用HX肿瘤诊断仪检测早期肿瘤、肿瘤复发、肿瘤转移等新技术。

5月10日　医院出台《关于修订有限股份制仪器的补充规定》。

7月5日　英国Hu基金会特别顾问Therese Hesksthe Kathless，在省卫生厅何书香、省外事办公室李元珍的陪同下，到医院实地考察，探讨中英妇幼保健扩展到金坛市的项目，院部分领导参加。

夏　总务科组织安装调试空调13台，为医院节约近万元。

10月14日　医院召开班组长以上干部参加的创建全国卫生城市动员大会。

12月19日　制剂室按照《中华人民共和国药品管理法》和《中华人民共和国药品管理法实施办法》的有关规定，全面调整灭菌制剂室、普通制剂室、中药制剂室、药检及仓库建筑面积，共计745平方米。制剂人员按部颁编制要求，配备副主任药师2人、主管药师3人、药师3人、药士4人。

是年　医院完成门急诊总量16.36万人次，收治住院病人6383人次，施行手术3172例。抢救危重病人621人次，抢救成功率87.6%。病床使用率90.7%，病床周转25.2次，平均住院日13.2天。实现业务收入1888万元。医院投入700多万元，动工新建综合病房大楼、综合制剂楼。

1995年

2月13日　医院制剂净化设备通过常州市药检所的专项检查。

4月10日　医院共青团第三次代表大会召开。会议选举新一届团委，周庆当选书记，并推选周庆、汪爱兰出席市团代会。

是日　医院开展"我为金坛添光彩"主题教育活动，年底对先进集体及先进个人进行表彰奖励。

4月30日　医院制定公布《纠正行业不正之风》10条规定。

6月26—27日　农工民主党上海市委、农工民主党常州市委一行19人，其中14名医疗专家。到医院进行技术指导和交流，举办4期学术讲座。

6月30日　医院召开"创卫生城市，当文明市民"医院职工动员大会。要求把创建卫生城市与巩固三甲医院成果相结合，提出院内全面禁烟；医护人员挂牌上岗等3项要求。

8月25日　医院通过省卫生厅爱婴医院检查评估。

11月2日　市计委批准医院扩建锅炉用房240平方米，添置4吨和2吨锅炉各1台，耗资18万元。

是年　医院完成门急诊总量16.36万人次，收治住院病人6383人次，施行手术3172例；抢救危重病人621人次，抢救成功率87.6%；病床使用率90.7%，病床周转25.2次，出院病人平均住院日13.2天。

1996年

6月15日　骨科主治医师李继春等为患者朱某成功施行前臂缩短、断腕再植术，在金坛地区属首例。

9月20日　根据《江苏省药品营销、采购人员登记注册管理办法》，医院确定药品采购人员为4名。

10月6日　医院综合病房大楼落成暨建院77周年庆典活动在医院大会堂举行。

11月　医院综合病房大楼交付使用。

是年　医院完成门急诊总量16.93万人次，收治住院病人7980人次，施行手术3414例。抢救危重病人531人次，抢救成功率92.5%。病床使用率89.6%，病床周转24次，出院病人平均住院日13.4天。医院获市科技进步奖3项。其中外科的断腕再植术5例获二等奖，内科的埋藏起搏器安装抢救心动过缓6例和五官科开展的支撑喉镜下喉显微镜手术分别获三等奖。开展28项新技术、新项目。发表98篇文章，其中，国家级9篇、省级28篇，医院分别给予奖励。

1997年

1月17日　省人大常委会副主任高德正、省卫生厅厅长刘洪其等到医院调研。

1月27日　市卫生局党政联席会议决定血站划归医院管理，原有体制不变。

2 月 28 日　医院承包金坛试剂站。

3 月　医院投资 24 万元,添置 1 台医用高压氧舱。

5 月 4 日　李国民被共青团省委评为江苏省新长征突击手。

6 月 1 日　医院全面施行《江苏省病历书写规范》(第三版)。

6 月下旬　全省医院质量管理学术研讨会暨后勤管理委员会成立大会在医院会堂召开。会议期间,与会代表实地考察医院设施、功能、环境。

7 月 18 日　医院第三届职工代表大会召开,选举张法兴为工会主席。

8 月 18 日　医院开展创建文明卫生行业活动,实施教育工程、美化工程、礼貌工程、承诺工程、热点工程、示范工程、满意工程、激励工程八大工程。

8 月 25 日　《人民日报》第 12 版“希望之光”栏目载文宣传医院投资 60 万元、首批购置 28 台电脑,建设微机网络中心。

8 月 30 日　医院在全市捐衣物、献爱心活动中为贫困、受灾地区捐献衣物 930 件。

12 月 30 日　医院被省总工会授予“模范职工之家”称号。

是年　医院完成门急诊总量 15.81 万人次,收治住院病人 8752 人次,施行手术 3193 例。抢救危重病人 560 人次,抢救成功率 94.5%。病床使用率 87.7%,病床周转 23.6 次,出院病人平均住院日 13.6 天。实现业务收入 4936 万元。医院被省卫生厅列为苏南地区现代化医院建设示范点,被中共常州市委、常州市政府命名为 1995—1996 年度文明单位;虞立平被常州市政府记三等功。

1998 年

1 月 8 日　医院投资 100 多万元的重症监护中心(ICU)建成。该中心设床位 5 张,配备进口监护设备、呼吸机、输液泵,除颤仪与高精尖设施,提高危重病人抢救成功率。

3 月 3 日　庄岩任院党总支书记。

4 月 22 日　医院召开“高举旗帜增素质,文明行医兴行风”主题教育动员大会。

4 月　徐裕成被市政府聘为科学技术进步奖评审委员会委员。

5 月 12 日　市电视台播放专题片《优秀护士——臧丽娜(医院护士)》。

5 月 8 日　医院建立河滨门诊部。

5月29日　医院医德医风建设恳谈会召开。院方聘请的36名社会行风监督员应邀参加。

是日　手术室被共青团省委授予“江苏省青年文明号”称号。

7月10日至10月20日，医院深入开展夏季百日安全无事故竞赛活动，力争“人无差错，科无纠纷”。

8月28—29日　医院组织各科专家开展抗洪赈灾义诊，门诊890人次，其诊疗费、挂号费、药品差价1.3万元，全部汇至省卫生厅指定账号，支援灾区。全院员工抗洪赈灾捐款1.63万元。

10月3日　医院与原金坛第二人民医院专家门诊部达成协议，公园处的专家门诊部改为金坛市人民医院专家门诊部。

6日　中美合作金坛瑞博眼科中心与金坛市人民医院远程医疗专家网络会诊中心揭牌。美方总裁沙姆士博士、上海中山医院副院长陈士波及南京瑞博眼科中心主任参加揭牌仪式。

是年　医院完成门急诊总量16.45万人次，收治住院病人8224人次，施行手术3725例。抢救危重病人1604人次，抢救成功率92.7%。病床使用率81.3%，病床周转21.9次，出院病人平均住院日13.7天，实现业务收入5600万元。医院被卫生部列为全国优秀县(市)级人民医院。被人民日报社评为全国67家中外知名企事业单位之一。

1999年

1月19日　《金坛报》第5、第8两个通版宣传改革开放20年医院取得的辉煌成就，祝贺医院获全国优秀县(市)级人民医院。

3月19日　医院召开第三届五次职代会，补选工会主席赵锁芳。

是月　医院共青团第四次代表大会召开，选举产生团委书记周晓岚。

4月13日　医院党总支部召开全体党员和建党积极分子大会。赵锁芳作1998年度党总支部工作总结，庄岩布置1999年党建工作。对先进党支部、优秀党员进行表彰。

5月11日　医院药品回扣专项治理工作动员大会召开，中层以上干部、各级临床医生、药剂人员180多人参加会议。

6月2日　外科主任司马衡在常州一院泌尿外科主任巢志复指导下,成功施行第三例同种异体肾移植手术。

6月19日　创建国家卫生城市检查团健康宣教组、传染病防治组、环境卫生组、食品卫生组、除“四害”组对医院进行全面检查。

7月13日　院部分别与八病区、食堂签订《临床科室综合目标管理合同》《食堂综合目标管理合同》。

7月20日　医院出台《关于加强职工学历教育管理的若干规定》。

8月22日　医院接受省爱婴医院检查团考核评审,得94分。

9月16日　与南京铁道医学院签订教学医院协议签字仪式在医院举行。南京铁道医学院副院长高锦伍、成人教育学院副院长陈德高、窦东升、庄岩、包德诚、赵锁芳等参加签字仪式。金坛市政府副市长王国胜、市卫生局局长赵钢超到会并讲话。

10月28日　医院举行建院80周年庆典活动。

是年　医院完成门急诊总量18.26万人次,收治住院病人8692人次,施行手术3805例。抢救危重病人2301人次,抢救成功率92.7%。病床使用率73.7%,病床周转23.1次,出院病人平均住院日12天。

是年　周丰美主持的科研项目“活性炭胃肠灌洗对有机磷口服中毒重症患者阿托品用量及病程的影响”获市科技进步二等奖。医院选派11名技术骨干到上海、南京三级甲等医院临床进修。

是年　医院被卫生部评为全国医疗保健消费者可信单位。

2000年

1月29日　医院召开高级知识分子座谈会,30多名副高以上职称医务人员参加。

3月28日　常州市妇幼卫生工作会议的70多名参会人员,考察医院创建爱婴医院工作。

是月　医院被评为常州市“十佳”医院。

4月4日　中共金坛市人民医院委员会成立暨2000年党建工作大会召开。庄岩任首任医院党委书记,党委下设行政党支部、门诊党支部、内科党支部、外科党支部、医技党支部、后勤党支部、综合党支部、离退休党支部。

6 月 20 日，医院召开行风建设大会。金坛市卫生局局长赵钢超、党委书记岳通关到会讲话。医院党委书记庄岩作“明确目标，纠建并举，扎扎实实抓好医院行风建设”动员报告，全院 600 多人参加会议。

是月　周国平从北京大学医学部毕业，成为医院第一个在职硕士研究生。

7 月 26 日　邓建任医院院长。

7 月 28 日　医院三届八次职工代表大会召开，组织对螺旋 CT 项目投票表决，民主评议中层正职干部。

8 月 7 日　发动医院职工向遭受洪涝灾害的陕西省紫阳县捐款献爱心，募集捐款 2.98 万元、衣物 1100 件。

8 月 15 日　医院清退临时用工 27 人。

8 月 18 日　医院调整医疗技术管理委员会、感染管理委员会、药事委员会、质量管理委员会（病案管理委员会）、输血管理委员会、爱婴医院管理领导小组、医院继续教育领导小组、消防安全工作领导小组、爱国卫生领导小组、健康教育领导小组等 10 个委员会、领导小组。

8 月 31 日　医院派 28 人参加市卫生局组织的专家下乡义诊活动。

10 月 17 日　医院通过创建国家卫生城市检查组传染病小组检查验收。

10 月 20 日　常州市卫生局副局长蔡忠新带领检查组，到医院检查优质服务竞赛与行风整顿情况。

10 月 31 日　美容科正式开诊，开设美容、生活护理等项目 30 余个。

是年　医院完成门急诊总量 21.62 万人次，收治住院病人 8755 人次，施行手术 3635 例。抢救危重病人 2788 人次，抢救成功率 90%。病床使用率 64.2%，病床周转 23.3 次，出院病人平均住院日 10.1 天。

2001 年

1 月 9 日　医院第四次职工代表大会召开。会议通过《关于医疗纠纷差错和事故的处理办法》《关于加强离退休人员管理的若干规定》，会议选举产生新一届工会委员会，赵锁芳当选工会主席。

1 月 19 日　市委副书记陆美凤、副市长王国胜等到医院慰问医院职工。

1 月 26 日　《医院职工奖惩条例(草案)》出台。

2 月 12 日　碎石中心体外碎石震波仪安装完毕,通过验收。

3 月 26 日　徐群在省人民医院教授赵翰林的指导下,运用微创术成功为 1 名患者切除 8 ×4 平方厘米的胆囊(内含多枚结石)。

是月　ICU 成功为 1 名危重病人开展肺动脉球囊漂浮导管监测新技术,填补金坛地区心脏介入监测的空白。

5 月 9 日　医院召开"为党旗增光辉,为行业树形象"主题教育动员大会。赵锁芳宣读主题教育活动实施意见,邓建动员讲话,职工代表周国平、吴惠华、沈玉兰、邵静娟发言。

5 月 22 日　医院举行西门子 Emotion 螺旋 CT 开机仪式,市卫生局领导、各镇卫生院院长应邀参加。该设备耗资 500 余万元,具世界先进水平。

6 月 10 日　医院决定成立"三项"(用工、竞聘上岗、分配)制度改革领导小组。

6 月 26 日　医院党委举办党建工作大会暨庆祝建党 80 周年党的知识竞赛。

6 月 29 日　医院财务科财务电算化软件安装完毕,通过验收,开始启用。

是月　肿瘤科主任田声望的以顺铂为主的双路疗法治疗癌性胸腹水的临床研究,获市科技进步二等奖。

7 月 4 日　省卫生厅副厅长吴坤平到医院调研工作。

9 月 29 日　医院购进西门子数字胃肠机。

9 月　金坛市卫生局党委副书记黄恒年兼任医院党委书记。

10 月 17 日　医院通过创建全国卫生城市检查团传染病组的检查验收。

11 月 21 日　医院组织临床医生、药剂人员观看中央电视台《新闻调查》的"揭开药品回扣内幕"电视录像,以犯罪案例教育大家引以为戒。

12 月　医院被评为省 1998—2000 年度临床血液学(血红蛋白)优秀单位。

是年　医院完成门急诊总量 21.6 万人次,收治住院病人 9618 人次,施行手术 3963 人次。抢救危重病人 3144 人次,抢救成功率 94.7%。病床使用率 70.6%,病床周转 24.9 次,出院病人平均住院日 10.2 天。实现业务收入 5660 万元,其中药品收入占比

59%。医院筹措资金1000多万元,购置螺旋CT、大型数字胃肠机、十二指肠镜、运动平板仪、体外冲击波碎石机等大型医疗器械20多台(套)。

2002年

1月26日　医院第二届二次职代会讨论通过《金坛市人民医院职工奖惩条例》。

3月7日　医院与金坛市实验小学签订协议,学校将灯光球场转让给医院。

4月26日　医院召开党政领导班子联席会议,讨论医院的发展规划,拟定草案报送市政府和市规划局。

5月23日　医院职代会民主讨论直线加速器项目的引进,通过该论证。

7月11日　黄贵平、杨义伟、李明华通过院内竞聘,分别任药剂科科长、检验科科长、总务科科长。

是年　医院完成门急诊总量21.98万人次,收治住院病人9250人次,施行手术4052例。抢救危重病人3414人次,抢救成功率93.7%。病床使用率76.9%,平均住院日10.4天。实现业务收入6862万元,其中药品收入占比57.55%。年内新增固定资产908万元。

是年　在全市首先推出"病人选医生、病人选护士"和住院费用一日清单制。

是年　苏建华被定为常州市首批青蓝工程培养对象。

2003年

1月18日　常州市卫生科教工作会议在医院召开,邓建做了题为"与时俱进,科教兴院"的经验交流。

3月8日　骨科成功地为1例外伤性右股骨颈骨折(头下型)患者施行右侧全髋关节置换手术。

4月15日　医院各党支部纷纷向党委递交请战书,表示时刻听从党委召唤,奔赴抗击"非典"第一线。8月,医院被省卫生厅、省人事厅、省中医药局评为全省卫生系统抗击非典型肺炎先进集体。

7月18日　经市政府协调，医院与市粮食局达成协议，粮食局幼儿园的土地、房屋一并转让给医院。11月10日，经市政府协调，华罗庚实验小学房屋和土地移交给医院。

11月13日　常州市平安人寿保险公司将医院作为其定点医院。

11月17　由医院组队的卫生歌咏代表队在市首届文化艺术节歌咏大赛中获三等奖，受到市委、市政府的表彰。

11月20日　医院扩建方案通过市规划评审技术组评审。

12月25日　赵锁芳任医院党委书记。

12月26　程国林在常州二院骨科主任刘高利的指导下，顺利施行金坛首例右膝关节镜检及镜下右膝滑膜切除手术。

12月　周国平等人开展的1—5岁儿童及高热惊厥患儿睡眠状况的流行病学调查项目获市科技进步二等奖。

是年　医院完成门急诊总量22.01万人次，收治住院病人1.03万人次，施行手术3135例。抢救危重病人4362人次，抢救成功率95.6%。病床使用率82.1%，出院病人平均住院日11天；实现业务收入8071万元；新增固定资产1319万元。

是年　刘素琴、周国平、周丰美被纳入常州市百名人才第二期培养工程培养对象。

2004年

1月2日　“常州市百名人才培养工程”第二周期培养对象师徒签约仪式在医院举行。常州一院教授游一中被聘为刘素琴的专业导师，常州市儿童医院教授钱金强被聘为周国平的专业导师，第二周期培养对象还有七病区护士长周丰美，导师为江苏省人民医院田金萍教授。

3月17日 省疾病预防控制中心对医院直线加速器、模拟定位机、新建机房检测，该机放射剂量、放射防护以及对周围环境影响等均符合国家标准。

3月中旬　医院各支部举行换届选举。

3月24日　常州市疾控中心传染病执法组，到医院检查传染病预防控制工作。

是月　医院投资1000多万引进的德国西门子PREMVS直线加速器正式投入临床使用，肿瘤科成为集手术、放疗、化疗、介入、中医中药、免疫等治疗方法为一体的全市肿瘤防治中心。

4月18日　骨科在连续硬膜外麻醉下,施行金坛首例右膝关节置换术取得成功。

6月　门诊部主任黄慧琴被评为常州市优秀党员。

7月19日　医院组织60余名副高以上职称的医务人员到竹山湖疗养。

8月3日　医院44名造血干细胞志愿捐献者抽取血标本,并填写志愿书。

9月10日 医院举行扩建工程开工典礼。

9月17日　医院召开共青团第六次代表大会。选举产生团委书记张俊华。

11月15日　医院与江苏大学图书馆合作,开通网上阅览功能,医院在微机中心、图书室、医务科、副院长徐群办公室开通该校图书馆阅览点4个。

11月30日　医院捐赠图书2000册,支持金坛创建全国文明城市。

12月　医院肿瘤科被评为常州市临床重点专科。

是年　医院完成门急诊总量23.45万人次,收治住院病人1.10万人次,施行手术3201例。抢救危重病人4581人次,抢救成功率95.9%。病床使用率88.9%,病床周转29.1次,出院病人平均住院日11.1天。实现业务收入8421万元,其中药品收入占比58.1%。净资产增加1879万元。医院被评为常州市科技进步先进单位。

2005年

1月6日　医院药房被常州市卫生局评为规范药房。

1月7日　医院员工捐款2.89万元,援助印度尼西亚地震及海啸地区灾民。

1月15日 医院第五次职工代表大会召开。大会选举产生医院第五届工会委员、经审委员、女工委员,倪国琴当选为工会主席。审议通过《医院奖惩条例》《医院奖金分配方案》《医院年度百分考核细则》《医院月考核细则》。大会表彰2004年度的先进集体、先进个人及科研成果。

2月3日　医院保持共产党员先进性教育活动动员大会召开。

3月15日　医院医讯改版为《金坛市人民医院报》。

3月25日　院长邓建与各科(室)长(主任)签订年度目标责任书、计划生育目标责任书、社会治安综合治理目标责任书。

4月29日　李国民被评为2002—2004年度常州市劳动模范标兵。

5月31日　“医院管理年”“满意杯”竞赛动员大会召开。

6月　医院投资1000余万元引进的大型医疗设备——德国西门子1.5T超导核磁共振仪(MRI)投入使用。

是月底　田声望被评为常州市优秀共产党员。

8月22日　医技科室迁至5号楼。

9月29日　医院举行综合门急诊病房大楼奠基仪式。

是月　医院心内科、消化内科、神经内科、骨外科、脑外科、普外科、泌尿外科被评为市重点临床专科。医院新HIS系统(先进的客户服务器计算机网络体系和大型数据库管理系统)启用。

12月14日　医院成立成本核算领导小组和工作班子。

12月31日　医院首次评选、表彰6名学科带头人和6名优秀专业技术骨干。

是年　医院完成门急诊总量24.41万人次,收治住院病人1.17万人次,施行手术3636例。抢救危重病人4841人次,抢救成功率96.7%。病床使用率90.4%,出院病人平均住院日11.1天。实现业务收入1.06亿元。药品收入占比50.9%。新增固定资产1319万元。

是年　医院被省物价局评为价格诚信单位,李国民被评为江苏省白求恩式卫生工作者。

2006年

1月26日　医院工会、医院团委向金城镇敬老院老人捐献棉衣棉裤372件,并送去春节慰问品。

1月28日　院长邓建、党委书记赵锁芳等7名院领导带领职能科室负责人分成6个组给住院的240余名病人送去水饺300余份,以示春节慰问。

2月7日　医院接诊1例霍乱患者,患者转院后,医院进行全面严格的消毒灭菌,未发生院内感染。

5月10日　医院制定行业作风建设10条措施。

5月16日　省卫生厅批准医院配置数字减影血管造影X线机(DSA)。

5月18日　医院“行风推进年”及“治理医药购销领域商业贿赂”动员大会召开。会上下发《行业作风推进年实施方案》《治理医药购销领域商业贿赂实施方案》。

6月19日　根据《常州市城市卫生对口支援盐城市城乡基层卫生工作实施方案》,医院与盐城市响水县小尖中心卫生院签订为期3年的帮扶协议。

7月16日　医院提出支援10家镇卫生院医疗技术方案。29日,医院与10家镇卫生院分别签订帮扶协议。

9月21—24日　医院和镇江一院、金坛市医学会联合举办的省级继续教育项目——江苏省急诊与危重病抢救学习班,由医院承办,在金坛属首次。镇江一院院长朱夫、副院长蒋鹏,副市长徐国庆参加。全国急诊医学著名专家王一镗、张劲松、张利远等分别在学习班上授课,来自省内卫生系统的360余人参加学习班。

是月　王建强被确定为常州市青蓝工程培养对象。

10月15日　医院开展“光明行”活动,为100多名五保老人、残疾军人、老党员、老退伍军人、纳入城市低保的贫困户免费白内障复明手术,免除医疗费共计35.1万元。

是年　医院完成门急诊总量23.6万人次,收治住院病人1.2万人次,施行手术4743例。治愈率29.5%、死亡率0.8%,抢救危重病人5238人次。床位使用率95.3%,病床周转30.2次,出院病人平均住院日11.1天。实现业务收入1.15亿元,其中药品收入占51.2%。收支相抵积余952万元。急诊室抢救病人4125人次、救护车出车3890次,抢救成功率96.8%。收治57名“三无”病人。

是年　张俊华被省委宣传部、省文明办和团省委授予“百名优秀青年志愿者”称号;妇产科被省总工会授予“巾帼标兵岗”称号;李国民被常州市政府记二等功。

2007年

1月18日　卫生部副部长殷大奎带领专家组到医院检查胃镜室、检验科的院内感染控制和医院非法行医专项治理等情况。

1月25日　九病区衡卫军、王夕芳等开展的科研课题——金坛市职业人群代谢综合征流行病学、干预措施及干预效果研究获常州市科技进步四等奖、市科技进步二等奖。

3 月 29 日　医院加大对医患纠纷与投诉考核力度，每发生一起医患纠纷从扣除 4 分增至 10 分；实行医疗事故评先一票否决制。

5 月 17 日　医院开展“以病人为中心，以提高医疗服务质量为主题”的医院管理年活动。

5 月 31 日　医院制定下发《关于开展 2007 年平安医院创建活动的实施方案》。

6 月　医院利用妇科微创技术为 1 名 20 岁的女性成功施行腹腔镜下附件囊肿剥除手术，手术的皮肤切口仅 0.5 厘米。

8 月 13 日　由省设计院设计，金坛建安公司承建的医院综合门急诊大楼，历时 720 天，完成主体封顶。占地 6480 平方米，建筑面积 4.3 万平方米，建筑高度 65.85 米，为一类高层综合医院建筑。

9 月　邓建兼任医院党委书记。

10 月　王文辉主持研究的“胶原酶侧隐窝注射联合椎间盘激光减压术治疗腰椎间盘突出症”项目获常州市新技术引进二等奖。

11 月 28 日　急诊科被省妇联、省城镇妇女“巾帼建功”活动领导小组授予“巾帼示范岗”称号。

12 月　苏建华、章莉萍等完成的研究课题——盐酸丁咯地尔预处理对实验大鼠周围神经损害后相差凋亡影响，获常州市科技进步三等奖、金坛市科技进步二等奖。

是年　医院完成门急诊总量 27.5 万人次，收治住院病人 1.2 万人次，施行手术 3462 例。治愈率 29.4%、死亡率 0.7%，抢救危重病人 6195 人次。拥有床位数 400 张，床位使用率 98.1%，出院病人平均住院日 11.6。实现业务收入 1.3 亿元，其中药品收入占比 52.6%。医院承办省级继续医学教育项目 1 项，参加人员 1123 人次：选派 8 名医务人员到省级医院临床进修，参加省内外学术活动 156 人次，聘请院外专家教授到院会诊、指导手术 149 人次。

是年　医院被中共常州市委、常州市政府评为 2005—2006 年度常州市文明单位。徐群被省人才工作领导小组列为江苏省“333 高层次人才培养工程”培养对象。王夕芳被省总工会、共青团省委和省妇联评为江苏省用户满意服务明星。

2008 年

3 月 20 日　医院对苏建华等人四项科研成果给予 3.6 万元奖励。

3 月　普外科成功地为 1 名胆囊癌患者施行标准式胆囊癌根治手术，属金坛首例。

5 月 16 日　医院职工捐款 10 余万元，党员交纳特殊党费 2.48 万元，支援四川汶川地震灾区。

5 月 24 日　医院派救护车驾驶员曹和平赴四川地震灾区什邡市帮助运送重伤员，6 月 9 日结束。6 月 22 日，ICU 医师袁冬赴四川绵竹市齐天镇卫生院参加抗震救灾、救治伤员，历时 31 天。曹和平、袁冬作为抗震救灾先进个人受到常州卫生局的表彰。

6 月 2 日　医院党委所属 8 个支部换届选举工作结束。史志保、丁需清、黄慧琴、徐晓斌、丁屹、吴杰、狄晓晨、张法兴分别任内科、外科、门诊、行政、综合、医技、后勤、退休党支部书记。

7 月　医院骨科成功为一位 84 岁老年股骨颈骨折的患者施行微创人工股骨头置换术。

8 月 5 日　医院部署开展创建服务品牌活动。

8 月 29 日 医院成立纪委。9 月 8 日丁需清任纪委书记。

9 月 8 日　何晓俊任医院院长。

9 月 18 日　医院设立审计科。

10 月 28 日　常州市卫生局副局长胡丹及有关专家 20 人，分成综合管理组、临床医疗组、药械医疗技术组、护理院感组四个组，对医院进行三甲医院复评。

是月　医院制定《关于开展新技术、新项目的奖励规定》。

12 月 11 日　省卫生厅批复同意医院更新 CT。

12 月 28 日　医院第六次职工代表大会召开，讨论并通过《医院核算工作意见》《医院职工奖惩条例（修订稿）》，选举程志娟为工会主席。

是年　医院完成门急诊总量 32.27 万人次，收治住院病人 1.28 万人次，手术 3358 例。抢救危重病人 6474 人次，抢救成功率 96.9%。病床使用率 106.7%，病床周转 32 次，出院病人平均住院日 11.3 天。实现业务收入 1.37 亿元。十六层综合门急诊大楼内外装饰工程和设备安装工程全部竣工，包括内装、外装、消防、弱电、水电、中心供氧、电梯、空调及手术室、ICU、配置中心净化工程等，基建投入1.2亿元。医院获市科技进步一等奖1项、二等奖1项、三等奖3项；有3人申报并获市“133”工程科研资助。发表论文85篇，其中国家级2篇、省级69篇。

是年　医院被省质监局、省卫生厅评为全省医疗计量工作先进单位，分别获常州市第七届职工运动会团体第三名、常州市第13届全民健身节桥牌团体第二名，两次受到常州市政府表彰。谢金美被省总工会授予“江苏省‘五一’巾帼标兵”称号。九病区被省总工会授予“模范职工小家”称号；黄锡华被省妇联、省总工会和团省委评为2007年度江苏省用户满意服务明星；虞立平被评为2005—2007年度常州市劳动模范。

2009年

1月　中央政治局原常委、国务院副总理李岚清为综合门急诊病房大楼题词“治病救人，造福社会”。

2月17日　医院党建服务品牌“惠民流动医院”启动，市委常委、宣传部部长王跃中到医院揭牌。各支部以党员为主体每月至少两次到乡镇、村、社区、企业、学校开展义诊。

3月23日　医院深入学习实践科学发展观动员暨医院党建工作大会在大会堂召开。提出“学礼仪、守规范、树形象”系列活动的实施方案。院长何晓俊与47个科室签订目标责任书。

5月4日　医院核编各病区床位，调整各病区主任、护士长。

5月8日　综合门急诊病房大楼正式启用。淘汰部分床位，新增床位356张，医院床位达500张。

5月11日　医院组织甲型H1N1流感防控知识的应急演练。

6月8日　医院90年院史编纂工作启动。

6月11日　常州市卫生局组织11名专家到医院开展医疗质量专项检查，主要检查影像、超声、病理、药事、院感、病案、麻醉等情况。

是日 医院制定《关于中层干部聘任管理工作的暂行规定》《编外劳动合同工管理的暂行规定》《2009年下半年医疗设备增补清单》《医院核算暂行工作意见的修改说明》。

8月20日　市委书记方国强至医院视察门急诊病房大楼。市委常委、宣传部部长王跃中，副市长王艳红等陪同。

8月24日　院务委员会决定将检验科与中心实验室合并为检验科。

是月　程志娟任医院党委书记。

10月8日　医院举行建院90周年暨综合门急诊病房大楼落成庆典、江苏大学附属医院揭牌仪式，卫生部妇幼司司长张斌、省卫生厅厅长郭兴华、常州市副市长居丽琴、中共金坛市委书记方国强、金坛市市长奚文彪等出席典礼。江苏大学党委书记范明、南通大学医学院、东南大学医学院、扬州大学医学院的领导应邀参加。

10月19日　医院召开六届三次职工代表会议，增选李国民为工会主席。

10月　苏建华等人合作研究的课题《丁咯地尔对大鼠坐骨神经损害的保护作用》、王建强等人共同研究的课题《高容量血液滤过辅助治疗急性呼吸窘迫综合征的应用》分别获常州市科技进步三等奖。

12月19日，一名6岁男性儿童被确诊为甲型H1N1流感危重症，经医院全力抢救治愈出院，成为全省二级医院独立收治并抢救成功的首例重症患者。

是年　医院完成门急诊总量32.19万人次，收治住院病人1.61万人次，比2008年增25%；施行手术4246人次，抢救危重病人7626人次，抢救成功率94.2%；床位使用率104.7%，出院病人平均住院日10.8天。实现业务收入1.82亿元。医院净资产增加2803万元。

是年　江苏大学聘请李国民、苏建华、虞立平为兼职副教授。

2010年

1月13日　医院首例6岁儿童甲型H1N1流感重症病例，在南京、常州的专家指导下，经过李国民、王建强等人23天的医治，康复出院，受到市政府领导的肯定。

1月29日　医院第六届三次职代会讨论通过《医院奖惩条例修改说明》《医院核算工作意见》。

2月2日　院党委书记程志娟一行8人，前往指前镇东浦、卢家、旭明3个村，走访慰问27名困难户。

2 月 3 日　医院党委制定党委会议制度及议事规则。

3 月 4 日　医院召开“四优”竞赛暨能力作风建设推进动员会议。

4 月 18 日　由江苏大学主办、医院承办的首届临床研究生班在行政楼会议室正式开班。学员 40 人，其中医院有 32 人。

4 月 24 日　医院党建工作会议召开。党员、入党积极分子、中层以上干部及民盟成员近 200 人参加。程志娟做了工作报告，院党委、院部与各支部、科室签订目标责任书。

5 月 10 日　医院举办庆祝“5・13国际护士节表彰大会暨文艺演出。

5 月 16 日　医院与南京一院心脏介入中心合作项目“南京市心脏介入中心金坛分中心”揭牌仪式举行。

5 月 25 日　美国著名儿童心理学专家、宾夕法尼亚大学托马斯阿享巴赫博士一行 8 人，到医院指导金坛儿童健康项目。

6 月 10 日　医院与江苏大学附属医院（江滨医院）签订友好合作协议。合作重点为医院检验科、消化内科、骨科、妇产科、眼科。

6 月 24 日　医院党风廉政建设巡查动员会召开。市纪委常委樊莹、检察院副检察长潘国康、市卫生局局长李志芳及医院中层以上干部参加会议，院党委书记程志娟作表态性发言。

是月　医院发起“爱心所至，温暖同行”志愿者招募活动，有 120 名志愿者响应。

7 月 20 日　共青团医院第八次代表大会召开。选举产生的新一届医院团委，张俊华为书记。

7 月　著名乳腺外科专家武正炎教授每周六下午到医院门诊二楼乳腺外科坐诊。

8 月 23 日　医院制定党风廉政建设的有关规定。

9 月 3 日　母婴保健科 0—3 岁婴幼儿早教中心成立。

10 月 28 日　医院召开首届科教人才工作会议。院长何晓俊回顾“十一五”期间科教人才工作，提出“十二五”科教人才工作规划，市委常委、宣传部部长王跃中讲话。副市长王艳红、市卫生局局长李志芳、市委组织部副部长王少云、市科技局局长王洪祥、市卫生局副局长章莉萍、市人力资源和社会保障局副局长陈国强参加会议。医院出台《培养和引进高层次人才管理办法》《优秀青年人才培养工程实施办法》《重点专科建设管理办法》和《继续医学教育管理办法》。

10月31日　省卫生厅专家组对医院“医疗质量万里行”活动和二级医院感染管理专项督查。

是月　医院在常州市食品药品监督管理局和常州市卫生局对常州区域内二级以上医院，执行《江苏省医疗机构药品使用质量管理规范》情况的考核验收中，获190分的高分，被评为优秀等级。

11月4日　医院公开竞聘中医科主任、美容科主任、皮肤科主任、麻醉科副主任、心电图室主任、供应室护士长、内科病区护士长、外科病区护士长8个中层干部岗位。潘华、曹林军、潘爱民、于文敏、林伟、薛皑、王菊香、张文喆竞聘成功。

11月12日　泌尿外科“钬激光”正式投入使用。

12月　苏建华被常州市政府列为常州市中青年专业技术拔尖人才。

是年　医院完成门急诊总量36.41万人次，收治住院病人1.87万人次，施行手术5626人次。抢救危重病人7043人次，抢救成功率97.3%。床位使用率达118.8%，出院病人平均住院日11.5天。实现业务收入2.26亿元。

2011年

1月　医院与南京一院(南京市心血管病介入诊疗中心)签订医疗技术合作协议书。

2月10日　全国著名消化科专家、原常州一院消化内科主任、教授沈云志即日起每周四上午到医院坐诊。

2月24日　医院在金坛首次施行内镜逆行胰胆管造影术(ERCP)，为一名73岁女性胆总管结石患者施行造影术、十二指肠乳头切开术(EST)。

3月3日　省医改领导小组到医院调研医改工作情况。

3月10日　医院召开能力作风建设暨“四优”竞赛推进年活动动员大会。

3月11日　医院骨科主任李继春就患者丁某的椎管病变与武警总医院脊柱外科专家彭宝金进行首次远程会诊。

3月21日　医院召开2011年党建工作会议。会议由院长何晓俊主持，院党委书记程志娟题为“围绕效能提升，服务医院发展，为实现医院‘十二五’精彩开局保驾护航”的报告。

是月　医院急诊医学科被评为常州市重点专科。

6月17日　医院举行庆祝建党90周年党史知识竞赛。行政、门诊、医技、内科、外科6个党支部的代表队、18名选手参赛。

是月　医院胸外科成功施行一例胸腔镜下肺大疱切除术。

7月25日　医院"惠民流动医院"参加金坛市第三批优质品牌展示,院党委书记程志娟在会上作品牌推介。

8月4日　常州市卫生局行风巡查组到医院巡查。

9月7日　民盟医院支部换届选举,选举产生张小平为新一届主委。金坛市人大常委会副主任杜跃华和市政协副主席、市委统战部长段振国等参加会议。

9月26日　医院各党支部进行换届选举,选举产生内科党支部书记张俊华、外科党支部书记王文辉、综合党支部书记庄小美、门诊党支部书记朱宇承、后勤党支部书记狄晓晨,医技党支部书记杨义伟,行政党支部书记黄慧琴、退休党支部书记张法兴。

10月18日　医院党委副书记、副院长李国民自筹资金10万元,为医院购置纤维支气管镜1套。

是月　医院在省卫生厅医院感染管理专项督查中,成绩名列苏南组同级医院第一名。

11月25日　档案室以98.5的高分通过金坛市档案局三星级档案室测评验收,成为卫生系统首家三星级档案室。

是年　医院完成门急诊总量37.46万人次,收治住院病人1.49万人次,施行手术4145人次。床位使用率72.4%,出院病人平均住院日11.5天。实现业务收入2.7亿元,净资产增4724万元。

医院被确定为江苏省县(市)级公立医院综合改革试点单位之一;妇产科被省妇联、省城镇妇女"巾帼建功"活动领导小组授予"巾帼文明岗"称号;感染科被省总工会授予"模范职工小家"称号;虞立平被评为江苏省先进工作者,受到省政府表彰。苏建华被省人才工作领导小组列为江苏省"333高层次人才培养工程"培养对象,被常州市政府列为常州市中青年专业技术拔尖人才,被授予常州市"五一劳动奖章"。

2012 年

2 月 26 日　医院全面取消药品加成，实施药品零差价销售。20 个病种实施住院单病种付费方式改革。

2 月　骨一科、骨二科通过常州市卫生局专家组对该科优质护理 A 类病房的复查。

3 月 7 日　妇产科和南京市鼓楼医院妇产科共同建立国家临床重点专科签约暨揭牌仪式在医院举行。

4 月 8 日　医院中美合作科研项目——睡眠、饮食习惯对儿童认知及行为的影响的研究，顺利通过专家鉴定，初步认为其达到国内先进水平、部分达到国际先进水平。

4 月 23 日　国际肿瘤专家、美国安德森大学肿瘤研究中心李国筱教授到医院讲学。

5 月 11 日　医院表彰 30 年以上护龄护士。

5 月 22 日　常州一院院长何小舟 7 人到医院进行对口支援，捐赠德国万曼呼吸机 1 台，签署对口支援协议。

6 月 14 日　省医院协会会长、省卫生厅原副厅长唐维新带领专家组，到医院培训《三级医院评价标准》，并现场指导。

6 月 25 日　医院启动以"医院感控，你我同参与"为主题的首届医院感染控制周活动，举办观展签名仪式、授课培训、知识竞赛及互动答题等活动。

6 月 17 日　省卫生厅专家 5 人对医院"三好一满意"(服务好、质量好、医德好、群众满意)活动工作督查，主要检查医疗服务、医疗质量、医德医风、患者满意度。

6 月 27 日　医院首次开办"道德讲堂"，宣讲李国民、虞立平的先进事迹。用身边人讲身边事，身边人说自己事，身边事教身边人，提升大家的道德素养。

8 月 20 日　以省卫生厅纪检监察室江虹为组长的检查组 6 人，考核医院创全国院务公开示范点工作。

8 月 21 日　民盟金坛市第四次代表大会在医院举行。

是月　医院首次引进泌尿外科博士生王荣。

是月　检验科唐国建申报的"幽门螺旋杆菌分泌系统伴侣蛋白的作用机制及其快速诊断试剂的研制"被列为省科技厅医学科技专项—新型临床诊疗技术攻关项目；副院长

徐群申报的“乳腺癌腋窝前哨淋巴结超声选别检查的可行性研究”被列为省卫生厅自然科学基金资助项目。

9月16日　医院易址新建项目建设方案听证会召开。部分市人大代表、政协委员、老干部代表、基层组织代表、市民代表参加。移址方案体现20年预期，一步规划，分步实施的理念。

9月19日　金坛市卫生系统大规模食物中毒应急演练在医院举行。

10月26日　常州市政协副主席、卫生局局长陈建国带领政协委员，到医院调研公立医院改革情况。

10月23日　医院首届文化艺术节落下帷幕。艺术节历时2周，以“喜迎十八大、岗位展风采”为主题，陆续开展书画摄影展、品牌推进展示，演讲比赛、征文比赛、美学讲堂、博士名医讲堂、文艺展示、汇报演出及颁奖活动。

10月31日　医院召开2011—2012年度（第二届）科教人才工作会议。制定出台《金坛市人民医院科学技术奖励办法》《卫生专业技术职务聘任管理暂行规定》等文件。

是月　医院开通免费预约就诊服务。有95169电话预约和网络预约（医院网挂号）。

是月　金坛首家麻醉恢复室在医院成立。

是年　医院完成门急诊总量49.88万人次，收治住院病人2.28万人次，完成手术6310人次。抢救危重病人7111人次，抢救成功率98.3%。病床使用率95.4%，出院病人平均住院日12.1天。实现业务收入3.15亿元，收支节余1180万元。

是年　吴淑梅被卫生部、中国红十字会总会等授予全国无偿献血奉献金奖；医院被省爱卫会评为江苏省爱国卫生先进单位；档案室被省档案局评为“江苏省三星级档案室”；罗红芳被省卫生厅评为优质护理服务先进个人，陈涛被省质量技术监督局、省卫生厅评为全省医疗计量工作先进个人。

2013年

2月26日　医院出台公立医院改革方案，通过实行药品零差价销售，降低部分检（监）测项目价格，提高医疗服务费等措施，规范医疗收费价格体系。

4月　医院医疗集团举办H7N9禽流感防控培训，邀请常州一院专家到院授课。专家提出坚持“四有”(有力、有序、有备、有度)原则,实行“五早”(早发现、早诊断、早报告、早隔离、早治疗)措施。

5 月 11 日　医院胸外科主任林啸,在胸腔镜下为一名 58 岁食管癌患者成功施行食管癌根治加淋巴清扫手术。

6 月 26 日　医院举办医师宣誓活动,庆祝医师节。100 名医师代表在王荣的带领下进行《金坛市人民医院集团医师誓言》宣誓,在誓言板上签名。

8 月 6 日　省卫生厅副厅长黄祖瑚到医院视察公立医院改革情况。

9 月 18 日　共青团医院第九次代表大会召开。选举产生新一届团委,罗红芳为书记。

10 月 23 日　医院接受常州市卫生局综合性医院示范中医科建设专家组的集中考核验收。

11 月 8 日　法国巴黎大区卫生署原国际交流合作中心主任让・米歇尔・图卢兹率法国艾森省立中心医院专家团 5 人,到医院访问交流。签订协作意向书,开启金坛医疗系统国际交流合作先河。

12 月 27 日　医院邀请中央电视台《百家讲坛》栏目著名讲者姚淦铭到医院讲学。

是月　李国民任医院党委书记。

是月　范云霞的“罗哌卡因联合曲马多硬膜外腔分娩镇痛”项目,获常州市卫生局医学新技术引进一等奖。

是年　医院完成门急诊总量 51.74 万人次,收治住院病人 2.38 万人次,完成手术 7000 人次。抢救危重病人 7268 人次,抢救成功率 97.6%。病床使用率 95.2%,病床周转 30.6 次,出院病人平均住院日 11.7 天。实现业务收入 3.58 亿元,其中药品收入 1.49 万元,药占比 41.65%。收支节余为 2192 万元。

是年　医院被省住房和城乡建设厅评为节水型单位,被评为常州市文明单位。陈旭霞被省卫生厅评为 2012 年度江苏省优质护理服务先进个人。

2014 年

1 月 10 日　医院第七次职工代表、工会会员代表大会召开。选举产生第七届工会委员会委员、经费审查委员会委员、女工委员会委员。吴平涛当选为工会主席。

1 月 27 日　汤立、程国林、徐中华共同撰写的《ESR1 与 xbal 在髋部骨折中影响的 Meta 分析》论文刊登在美国 *PLOS ONE* 杂志。

是月　医院实行职工聘用制。

3 月 6 日　医院党建工作和党的群众路线教育实践活动动员大会在大会堂召开。

4 月 15 日　医院举办首次“社会开放日”活动。

5 月 12 日　金坛市委书记范寿柏到医院调研指导工作。

5 月 27 日　妇产科主任丁屹与常州市一院妇科博士陈继明合作，成功为一名左侧卵巢肿瘤患者实施单孔腹腔镜妇科手术，在金坛地区属首例。

5 月　医院与上海一院合作成立集团创伤诊治金坛分中心。

是月　范云霞被评为 2011—2013 年度常州市劳动模范。骨一科（十三病区）创成常州市青年文明号。

6 月 5 日　国家卫计委新闻中心一行 4 人到医院进行“群众满意的卫生计生机构”现场调研。

6 月　医院制定月绩效百分考核细则，内容涵盖医疗、护理、院感、行政、后勤设备、药事等，考核结果与奖金挂钩。医院通过省卫生厅“癌痛规范化治疗示范病房”评审，成为全省第三批“癌痛规范化治疗示范病房”之一。

7 月　手术室以常州市卫生系统第一名的成绩通过“省级青年文明号”检查组的验收。

9 月 4 日　李国民、徐群、田声望、丁需清、张小平被评为金沙名医。神经内科、肿瘤科被评为金沙名科。李国民被评为常州市首届医德标兵。

9 月 30 日　医院被评为 2013—2014 年度全国群众满意的卫生计生机构。

是月　医院通过省总工会“模范职工之家”考核验收。

10 月 19 日　医院与常州二院共同承办国家继教项目“社区糖尿病的筛查与管理”。

11 月 3—9 日　医院与法国圣乔治中心医院签订友好合作意向书，开展以医疗服务、医疗技术、医疗管理等交流协作。

11 月 12 日　何晓俊被江苏省医院协会评为 2014 年“豪森杯”优秀医院管理工作者。

是月　李国民的科研项目“脓毒症性脑病(SE)病理性r震荡及癫痫样放电的监测及临床意义”获常州市科技进步二等奖。

是年　医院完成门急诊总量59.34万人次,收治住院病人2.50万人次,年手术7316人次。抢救危重病人7607人次,抢救成功率98%。病床使用率94%,病床周转32.1次,出院病人平均住院日10.8天。实现业务收入3.8亿元,其中药占比38.7%。收支结余1970万。

医院被国家卫计委、科技部评为创新医疗器械产品应用示范工程示范医疗机构;被省机关事务管理局评为江苏省公共机构节能示范单位。麻醉科手术室被省卫计委、共青团省委授予全省卫生计生系统2012—2013年度“青年文明号”;李国民被省委宣传部和省文明办、卫计委评为第二届江苏省“百名医德之星”。

2015年

1月30日　医院举办第26期中层干部培训班,特邀华中科技大学附属同济医院管理研究所所长、教授王华作题为“患者安全管理策略与质量管理工具运用”的讲座。

3月15日　医院被国家卫生和计划生育委员会认定第一阶段(2014—2017年)提升县级医院综合能力500家之一。

3月25日　医院聘任李国民等3人为医院2015—2017年度第四届学科带头人、王建强等11人为优秀专业技术骨干。

4月30日　苏建华任医院党委副书记,代理院长。

5月21日　南京医科大学第二附属医院党员医生及专家团队30余人,在院长季国忠、书记陈春燕的带领下到医院开展义诊、教学讲座、专科查房、交流等活动。

6月15日　医院申请创建三级综合医院。

6月24日　医院将心电图室归并到心内科;母婴保健科归并到妇产科;调整骨科3个病区为2个病区。

6月26日　医院被盐城卫生职业技术学院授牌为临床教学医院。

7月1日　金坛市人民医院更名为常州市金坛区人民医院。

7月4日　在常州市金坛区机关技能风采大赛的“抗战主题曲比赛”中,由医院职工组成的区卫计局代表队获一等奖。

8 月 1 日　神经内科、神经外科合并为神经病学学科，该科 CTA 技术取得突破性进展，年内创成常州市区共建重点学科。

8 月 29 日　医院承办国家级继教项目“糖尿病慢性并发症的预防与管理”学习班。

10 月 31 日　根据苏医价〔2015〕234 号文件《城市公立医院医药价格综合改革指导意见》精神，医院对 734 项医疗服务价格进行第二次调价。调价后，每年让利患者 700 余万元。

是月　金坛病理中心经过改造正式投入使用。

11 月 3—4 日　法国枫丹白露地区萨木瓦市副市长到医院访问，欧洲国际人才交流协会秘书长黄申萍博士、副区长王艳红陪同。

11 月　医院与常州二院签订全面技术合作协议，首批将骨科、儿科、内分泌科技术托管给对方。对方在技术支持、进修培训、学科建设等方面给予帮扶。

12 月 1 日　医院开设多学科联合门诊(MDT)。

12 月 26 日　医院食堂重新修缮改造完毕，通过公开招标后投入使用。

12 月 27 日　医院会同常州二院骨科、内分泌科专家团队共 30 余人，在金沙广场举行大型义诊活动，惠民上千人。

是月　医院建成五层升降横移式立体车库，拥有车位 99 个。

是年　医院完成门急诊总量 61.44 万人次，人均次医疗费用 230.41 元；收治住院患者 2.5 万人次，人均次医疗费用 1.01 万元；施行手术 7297 人次，其中三、四级手术占比 47.7%。抢救危重病人 8012 人次，抢救成功率 98.2%。病床使用率 91.5%，出院病人平均住院日 10.7 天。实现业务收入 4.03 亿元。引进、购买彩超、电子胆道镜等价值达 10 万元的医疗设备 22 台(套)，总计 780 万元。

是年　李国民获得中国中西医结合学会灾害医学专业委员会颁发的 2004—2014 年度中国卫生应急医学贡献大奖，被评为江苏大学硕士生导师，实现医院硕士生导师及硕士生培养点零的突破；周忠华被省卫计委评为昆山“8·3”事故医疗救治工作先进个人，田声望被评为常州市优秀共产党员。

2016 年

1 月　王建强、王荣被定为常州市高层次卫生拔尖人才。

4 月　普外科分为胃肠外科、甲乳外科一个病区，肝胆外科、血管外科一个病区。

是月　全体院领导分两批赴井冈山接受革命传统教育。

是月　高危孕产妇和新生儿急救中心试运行，为全区高危孕产妇打造绿色通道。

5 月　丁屹获得常州市“五一劳动奖章”。

5 月 9 日　医院医疗集团座谈会召开，制定 2016—2018 年三年帮扶方案，推出 16 条帮扶举措，内容涉及医院管理、专科建设、设备帮扶等。

5 月 10 日　常州市金坛副区长刘明江到医院调研重点工作。

是月　医院实施贫困白内障患者复明工程，免费为 94 名患者施行“白内障超声乳化加人工晶体植入术”。

是月　门诊部举办工勤人员服务规范与礼仪培训。

6 月　医院举行庆祝建党 95 周年系列活动。

是月　医院将调整后的绩效考核方案先在医技科室施行。

是月　医院完成首批盐城卫生职业技术学院 22 名学生临床理论课的学习后，进入临床实习阶段。

7 月 1 日　医院即日起严格控制门诊成人静脉抗生素使用。

是月　医院组织 40 名副主任以上职称医务人员，开展抗洪救灾义诊服务，总务科派出 30 多人次到指前卫生院，帮助抢修线路，恢复供电。

是月　医院开设内分泌科门诊辅助检查室，检查项目有糖尿病足筛查、糖化血红蛋白、末梢血糖监测、尿微量蛋白定量检测、眼底检查等。

是月　医院组织首届临床医师授课比赛，有 9 人分别获一、二、三等奖和优秀奖。

8 月 2 日　医院接受常州市危化物品专项督查；投资 30 余万元对药剂科、设备科仓库阻燃墙进行改造；紧急关停位置不符合消防要求的高压氧设备。

8 月 3 日　医院文化整合与视觉形象策划设计工作启动，由深圳大略设计顾问有限公司历时半年，系统梳理医院文化脉络、了解员工心声，总结凝练百年文化遗产，创建医院文化理念系统，分两次组织医院职工文化培训。

8月25日　苏建华任医院院长。

是月　医院启动“三名工程”——“名院进修、名科联合、名师带徒”实施方案，举行首批青年骨干赴上海瑞金医院进修欢送会。

9月5日　常州市卫计委组织专家对医院医用高值耗材专项督查。

10月25日　医院将1997—2010年档案移交至常州市金坛区档案馆。

是月　医院编印下发《突发事件应急预案汇编》。

是月　共青团医院第十次团代会召开，罗红芳当选团委书记。

11月9日　医院组织党员干部及重点岗位人员到常州新康监狱接受警示教育。

11月12日　医院在省人才招聘中心现场引进博士生1人，签约招聘9名硕士研究生。

11月17日　医院第三届科教人才工作会议召开，建立、完善人才选拔、培养、考核与激励机制。

是日　院党委书记李国民捐赠10万元，设立医院李国民科教人才基金。

11月21日　医院与法国巴黎枫丹白露大区中心医院签订人才与技术交流合作协议。

11月30日　呼吸内科增加呼吸重症治疗病房（RICU），将其扩建为2个病区；调整、归并肛肠科、中医科和皮肤科。

是月　急诊医学科、神经内科通过常州市重点专科复评。

12月19日　医院接受省综合医改效果复评。

12月20日　医院在常州市首家开通支付宝服务窗、微信公众号等互联网就医新模式。

12月30日　医院举行移址滨湖新城奠基仪式。新医院占地250亩。

是月　医院归并整合采购供应办公室，明确药品、设备、耗材、物资等采购权与管理权分离。普外科、心内科、骨科申报并接受常州市卫计委临床重点专科的评审。

是年　医院完成门急诊总量62.61万人次，收治住院患者2.67万人次，完成手术8744台次，其中三、四级手术占58%；抢救危急重症患者7946人次，抢救成功率达97.6%；病床使用率93.9%，出院病人平均住院10.3天。实现业务收入4.28亿元。新增直线加速器、高清腹腔镜等设备26台(套),价值2160万元。落实“十减免十减半”政策,惠民近300万元。

是年　李国民被常州市政府评为2016年度常州市突出贡献人才,被中国研究型医院学会卫生应急学专业委员会、中华医学会中华卫生应急电子杂志编辑委员会授予“2015—2016优秀科技工作者”称号。苏建华课题组和李国民、朱爱平课题组分别获常州市金坛区科技进步一等奖、二等奖。

2017年

1—5月　在禽流感防控工作中,医院共收治肺部感染(肺炎)患者493例,均得到有效治疗并康复出院,完成禽流感定点收治医院的任务。

2月26日　医院拆除旧的高压氧、直线加速器。

2月28日　苏建华兼任院党委书记。

2月23日　常州诚信化工公司发生氯气泄漏事故,造成大批职工氯气中毒。医院立即启动应急救治预案,现场处置131名患者,住院收治15人,其中1名重症患者。

3月8日　医院与无锡明慈心血管病医院建立心脏诊疗协作关系。

3月27日　急诊科获得全国妇联授予的全国“巾帼文明岗”称号。

4月5日　医院通过省2016年度公立医院综合改革效果复评考核。

4月20日　门诊大厅全面启动自助挂号。

4月23日　医院与东南大学附属中大医院合作签约并揭牌,建立著名消化病学专家施瑞华教授工作站、东南大学附属中大医院消化道早癌诊疗中心金坛分中心。

5月11—14日　医院与法国枫丹白露大区医疗中心缔结友好协作医院。

6月3日　医院党委开展“远离回扣、廉洁从医”主题专项行动。启动“八个一”活动方案。12日,召开“远离回扣、廉洁从医”阳光采购座谈会,并与所有供应商签订廉政协议。

6月30日　医院消化内科在樱花大酒店承办国家级继教项目。

7月7日　医院承办大型消防演练,全区医疗系统近300人参加现场演练及知识培训。

7月11日　医院举办三级医院标准解读会。

7月20日　常州市卫计委主任朱柏松至医院调查医改成效。

8月1日　医院全成本核算系统启动。

8月31日　医院与江苏省人民医院眼科合作，建立著名眼科专家刘庆淮教授工作站，并举行签约及挂牌仪式。

是月　历时近2个月的医院网站全面更新完成。

是月　投资570万元，历时半年完成全区首家医院“硬件私有云平台”建设，该平台采用双活数据中心，实现前段各业务系统分散数据的集中存储和统一管理。

9月1日　医院接受省卫计委“爱婴医院”复评。

9月6日　医院与常州市金坛区首家超百亿企业——“江苏金坛汽车工业有限公司”签订健康服务协议。

9月18日　医院接受国家卫计委医改工作评估。10月19日，医院接受国家级结核病防控调研。12月，肿瘤科接受常州市重点专科复核评审。

10月15—30日　医院举办“喜迎十九大·魅力金医”第三届职工文化艺术节。

10月23日　医院与指前卫生院签约建立紧密型医共体。

11月5日　医院大外科健身操(舞)队代表金坛区参加常州市体育局、妇联主办的健身操(舞)比赛，获第一名。

11月8日　常州市卫计委到医院进行“优质护理示范工程”创建验收，有5个护理单元通过优质护理服务A类病房的验收。

11月17日　张鑫在常州市红十字应急救护技能大赛中获一等奖。

11月19日　医院与安徽省庐江县人民医院结为友好合作医院。该院为全国百强县医院之一，在绩效管理、学科建设和人才建设等方面成绩突出。

12月2日　医院承办常州一院心胸外科国家级继教班。

年底　成立内分泌科成金罗教授工作站、骨科徐南伟教授工作站，儿科首席专家程宝金重点扶持新生儿室的建设和发展。

是年　医院完成门急诊总量66.37万人次，收治住院病人2.75万人次，施行手术9621台次，其中三、四级手术占比49.26%。治愈率20.9%、死亡率0.2%。抢救危重患者8909人次，抢救成功率达97.8%。病床使用率99%，出院病人平均住院10.4天。实现业务收入4.46亿元。

是年　医院有4人被江苏大学聘任为兼职教授和副教授。

是年　医院被省爱卫会评为江苏省健康单位。内分泌科被省妇联、省城镇妇女“巾帼建功”活动领导小组授予江苏省级“巾帼文明岗”称号。杨琴燕家庭获全国妇联授予的“全国最美家庭”称号。

2018年

1月19日　医院接受省三级综合医院基本标准现场验收。

是月　医院与省人民医院骨关节科王青教授签订合作协议。

2月2日　医院七届六次职代会通过《金坛区人民医院奖励性绩效考核分配方案》。

2月12日　医院被省卫计委列入三级综合医院。

是月　医院申报评选出新一届学科带头人1人、优秀专业技术骨干5人和优秀青年人才培养对象2人。年内,选派5批次、13名技术骨干到上海瑞金医院等医院进修。

3月3日　医院欢送首批援陕医务人员:丁屹、虞卫新、朱光明、赖天慧。

4月4日　医院召开党建工作会议暨三级综合医院创建表彰大会。

是日　医院党委制定“百年兴院梦,精彩金医人”文化建设工作实施方案,启动建院100周年院志编纂工作。

4月12日　根据《作风建设提升年实施方案》,组织院领导、临床、医技、职能科室和窗口部门的负责人开展“改善服务,履职尽责承诺”现场签名活动。

4月14日　医院举办年内首期中层干部培训班,由厦门大学评审专家张振清教授全面讲授《江苏省三级医院综合评审标准实施细则(2017版)》。

4月24日　医院召开医共体建设推进会,出台《关于深入推进医共体建设的实施意见》。

4月25日　医院制定《重点专科建设规划及方案(2018—2020年)》。

4月28日　医院举行省、市重点专科建设签约仪式,院长苏建华与9个科室签订重点专科建设责任书。神经内科、急诊医学科争创省级重点专科,肿瘤科争创省级重点专科建设单位,中医科争创省级综合医院示范中医科。

5月25日　医院所有药品开始执行省药品招标新标两票制，保障临床药品正常供应。

5月30日　医院组织讨论2018—2020年重点工作目标和任务。

是月　医院病理中心柔性引进省人民医院病理学部张智弘博士专家团队，对方每周派专家指导临床病理诊断、开展肿瘤多学科会诊。

是月　医院被评为江苏省公共机构节能示范单位。张鑫获常州市“五一劳动奖章”。

是月　全自动生化免疫流水线正式运行，提升区域检验中心服务能力。

6月8日　医院在第六届中国市县医院论坛上获“星耀中华——最具成长力中国医院创新之星”称号。

6月12日　医院推行全日制专家门诊、分时段预约。

是日　医院成功完成金坛地区首例先天性心脏病房间隔缺损封闭术。

7月6日　医院召开创建三级乙等医院推进会，党委书记、院长苏建华与各科室签订目标责任书。

7月22日　医院与省人民医院李相成教授签约，建立工作站。

是月　医院出台创建“国家药物临床试验机构”资格认定实施方案，确定肿瘤科、骨科、神经内科、心内科、消化内科进行GCP资格创建。

8月18日　呼吸内科运用新技术氩气刀，仅20分钟将患者气管息肉切除。

是月　丁屹获第四届江苏省“百名医德之星”称号。9月7日，徐留生获首批“常州市优秀中医师”称号。

9月3—6日　加拿大多伦多肖代斯医院著名疝气修复专家到医院作学术交流。

9月6日　医院选派3名骨干医师袁冬、谢华、吕琦到法国研修。

9月26日　医院党委举办以“不忘初心、牢记使命”为主题的微党课比赛，后勤党支部罗春晖获一等奖，内科党支部朱竹君、医技支部周丹分别获二等奖，四名党员获三等奖。

是月　医院被评为江苏省平安医院。

10月28日　医院健生圈获“第六届全国医院品管圈大赛”三等奖。

是月　刘庆淮教授工作站专家团队免费为88名白内障患者实施手术。

11月16日　医院肝胆外科成功施行全区首例腹腔镜下肝血管瘤切除手术。

是月　医院在全省厂(院)务公开20周年纪念大会上作经验交流。

12月7日　医院健生圈获“江苏省医院品管圈比赛”一等奖。

12月21日　武进中医院派人到医院考察学习绩效考核的经验。

12月22日　医院移址新建工程完成门急诊医技楼、培训综合楼、住院楼、感染楼的主体建筑。

12月30日　医院上线“云胶片”服务。病员和患者家属可通过手机查看拍片结果。

是年　医院完成门急诊总量73.45万人次,收治住院病人3.18万人次,施行手术1.38万台次。其中,三级手术占39.98%,四级手术占12.14%;抢救危重患者9713人次,抢救成功率达97.9%;病床使用率111.7%,出院病人平均住院10.2天;实现业务收入5.46亿元。

是年　医院被全国爱卫会命名为健康促进医院;欧阳晨《最美护士》获中国医影节金丹奖提名奖。神经内科被省总工会评为江苏省模范职工小家。

2019年(1—6月)

1月1日　即日起实施《公立医院新会计制度》,财务科做好新旧制度财务核算和科室成本核算的衔接工作。

1月9日　肿瘤科被省肿瘤控制中心授予“江苏省癌痛规范化治疗病房”称号。原副院长田声望、肿瘤科主任石永康参加授牌仪式。

1月12日　医院八届一次职工(工会会员)代表大会召开,提出后勤物业社会化的构思和设想。

1月18日　常州市金坛区总工会、区卫计局、友好单位大乘汽车和医院联合举办“健康惠民展风采　敬业奉献新时代”迎新春文艺晚会。

1月29日　副院长赵凯在全省医院工作会上作区域医共体建设交流发言。

是月　医院工会举办“迎新春”系列健身活动,有近1000名职工参加拔河、套圈、飞镖、跳绳、踢毽子等健身项目。

是月　医院以《县医院服务能力基本标准和推荐标准》达标率双100%为目标,结合医院年度重点工作拟定70个考核指标,与26位临床科室主任签订“指标化管理责任书”。

是月　苏建华在2018年度“进一步改善医疗服务行动计划”活动中受到国家卫生健康委员会医政医管局表彰。

是月　妇产科、内分泌科、呼吸科和康复医学科被评为金坛区临床重点专科。

是月　《金坛人民医院报》正式更名为《金坛人民医院集团》报，每年发刊12期。

2月2日　上海一院代表团到院调研。

2月25日　集团医院暨医共体医院院长座谈会在医院召开。

2月27日　医院与省人民医院签订“技术支持医院”合作协议，挂牌“江苏省人民医院乳腺疾病诊疗中心金坛分中心”。

是月　医院启动新一届医院优秀青年人才培养对象的申报评选工作，评选出优秀青年人才培养对象4人。

3月19日　引进高层次人才1人。

是月　医院被省卫健委评为全省卫生计生系统先进集体。检验科获2015—2018年度省临床检验质量管理工作先进单位。

4月2日　2019年度医院党建工作会议召开。下发《党员积分量化管理实施意见》，签订《党支部党建、廉政工作目标责任书》，推行党员100分制考核，评出五星级党员40人。

4月9日　国际著名疝气修复专家、加拿大多伦多肖代斯医院首席教授克劳德·布鲁到医院进行学术交流，并对建立国际疝气修补合作中心及选送临床骨干医师前往该院研修达成合作意向。

4月19日　医院承办常州一院放射科国家级继教项目“泌尿系统肿瘤影像诊断和个性化诊疗”。

是月　医院广州艾力彼医院管理研究中心列入2018届中国地级城市医院竞争力排行榜500强医院。

5月1日　神经内科与康复科分开，康复科改为康复医学科，科室人员进行调整。

5月14日　副院长徐群赴宁陕县人民医院举行学术交流、讲座。

5月15日 实行“医养结合”护理延伸服务，与薛埠养老院、白塔养老院、金城镇养老院签约。

是月　心内科被评为常州市临床重点专科。

是月　医院组建医共体尧塘分院联合病区。

1—5 月，医院分别与上海长征医院、江苏省人民医院、南京市第一医院、东南大学附属中大医院建立“血管外科、甲状腺外科、心内科、泌尿外科”等名医工作站签约，与江苏大学附属医院江滨医院签订“共建神经病学实验室”合作协议。

6 月　医院移址工程完成土建竣工验收；幕墙、机电、消防安装完成 95%；室内装饰全面展开；医疗专项、智能化及室外附属工程开始施工。

是月　医院血透系统、护理质控系统、重症系统、血库全流程系统建成上线。

第一篇　机构队伍

民国时期,公医院属民办性质,是董事会领导下的院长负责制。接受民国金坛县政府(民政科)的管理。卫生院属于官办性质,行政、业务、财务受民国省政府卫生处领导和管理,同时接受民国金坛县政府的领导和管理。医疗科室主要分内外科。金坛解放后,医院的行政事务归属苏南行政公署(金坛县政府)领导。1953 年受镇江地区公署卫生科、金坛县政府双重领导。20 世纪 50 年代,医院机构设置简单,主要设医务组和事务组等,负责行政职能和医疗事务。60—70 年代,医院主要设医务、政工、后勤组;医疗科室以内科、外科为主。80 年代,行政、医疗、后勤、财务等科室逐步齐全,行政、医疗科室数量增到 10 多个。90 年代起,医院创建成为二级甲等医院。医院医疗管理、医疗服务、预防保健、科研教学等行政职能、业务科室配套齐全,行政、医疗科室 30 多个。进入 21 世纪,医院现代化步伐加快,尤其是创建三级综合医院后,医院机构优化、健全。至 2018 年年底,全院设有行政部门、职能科室、医技科室 21 个和临床专科 32 个。

从 1919 年建院后的 100 年间,医院医护人员队伍不断发展壮大,建院初医院员工队伍不足 20 人,金坛解放后是医院发展的转折期,50 年代末医院医技人员有 51 人;“文化大革命”时期医院队伍发展受到限制,80—90 年代医院加速发展,至 1999 年年底,医院有员工 506 人。21 世纪后,医院加快人才引进步伐,到各医学大专院校招聘人才,至 2018 年年底,医院有员工 1364 人,其中卫技人员 1038 人,是金坛地区最大的综合性医院。

第一章　行政机构

民国时期至金坛解放初,医院行政机构设置单一。1953 年 9 月金坛县政府卫生科成立,医院院级领导人事受县政府(县人委)和镇江地区公署卫生科双重领导。50 年代初期，医院内部设立医务组、事务组、药房、库房、巡回医疗队、生活组、直属卫生单位（5个区卫生所）和医务工作者协会，医院行使医疗和医政两项职能。“文化大革命”初期，管理组织基本瘫痪或撤并，1968年医院行政科室仅设行政总务股。1972年，医院按照镇江地区卫生局的要求，建立政工、医务、后勤3个组。70年代中后期，医院恢复医务股、总务股。

改革开放后，医院逐步走上正轨，1979年10月恢复院务委员会。80年代医院先后恢复、建立政工股、计财股，组建医疗器械股等。90年代医院管理职能从医疗管理、后勤保障，发展到医疗服务、预防保健、科研教学、经济管理等方面，陆续建立行政办公室、人事科、护理部、信息科、审计办、感染管理科、预防保健科、保卫科、改革办、基建办等机构，实行院、科两级管理体制。

21世纪后，医院跟随现代化医院建设和三级综合医院创建的步伐，优化健全行政机构，设立医保办、质控科（室）、采购供应办、对外协作办等，2008年10月成立科教科。2017年对外协作办改为医联（共）体办。截至2018年年底，医院共建立21个行政职能科室。医院管理水平持续提升。

第一节　院级行政领导

民国8年（1919）至民国26年，金坛县公立医院从创办到歇业一直设在县城北门仓房。医院设院长1名，首任院长陆金文，相继由吴则先、高振福、潘畴占、孙济芳接任。

金坛县卫生院创办于民国35年5月，院长蒋书根，后由唐耀继任，直到金坛解放。金坛县公医院创办于民国37年8月，院长殷上豪，后任院长相德全。

金坛解放后，金坛县卫生院与金坛县公医院合并。至1956年，医院先后六易其名，曾用“金坛医院”“金坛县卫生院”“金坛县人民医院”“苏南行政公署金坛县卫生院”“金坛县政府卫生院”等名称，1956年更名为金坛县人民医院。其间，历任院长（主持工作的指导员、代院长、副院长）有戴志安、唐耀、张治平、周宠璋、练俊、周明龙、张早林。

1956—2018年，历任院长（含主持工作的副院长、革委会主任、副主任）有张早林、王江波、耿敬德、虞金川、高明谷、戴建生、路许荣、刘明珠、胡云从、窦东升、邓建、何晓俊、苏建华。有33人先后任副书记、副院长、纪委书记。

表 1－1－1　　**1949—2018 年医院历任领导任职情况表**

机构名称	任职时间	院长（负责人）	书记	副院长	说明
金坛县卫生院	1949 年 4 月至 1949 年 5 月	戴志安 唐　耀			
金坛县公医院	1949 年 5 月至 1949 年 9 月	张治平 周宠璋			
金坛医院	1949 年 9 月至 1949 年 10 月	周宠璋			
金坛县人民医院	1949 年 10 月至 1950 年 6 月	周宠璋			
苏南行政公署 金坛县卫生院	1950 年 6 月至 1951 年 1 月	周宠璋	练俊（指导员）		
金坛县政府卫生院	1951 年 1 月至 1956 年 6 月	周明龙 （代院长）	练俊（指导员）	1952 年周明龙任副院长。1954 年 11 月，张早林任副院长	张早林主持工作
金坛县人民医院	1956 年 6 月至 1957 年 4 月			张早林　周明龙 耿敬德	张早林主持工作
	1957 年 4 月至 1958 年 5 月		耿敬德	张早林　周明龙	张早林主持工作
	1958 年 5 月至 1965 年 10 月	王江波	王江波	周明龙　耿敬德 虞金川	
金坛县人民医院革命委员会	1965 年 10 月至 1968 年 5 月			耿敬德 虞金川	耿敬德主持工作
	1968 年 5 月至 1969 年 2 月			虞金川（副主任） 耿敬德（副主任）	虞金川主持工作
金坛县人民卫生院革命委员会	1969 年 2 月至 1972 年 7 月	高明谷 （主任）		赵洪保（副主任） 耿敬德（副主任）	

续表 1－1－1

机构名称	任职时间	院长	书记	副院长	副书记	纪委书记
金坛县人民卫生院革命委员会	1972 年 7 月至 1974 年 3 月	戴建生（主任）	戴建生	赵洪保（副主任） 蒋宽生（副主任）	季　新 蒋宽生	
	1974 年 3 月至 1976 年 5 月	路许荣（主任）	路许荣	赵洪保（副主任） 金素贞	王江波 王伯仁 金素贞	
金坛县人民医院	1976 年 5 月至 1978 年 12 月	刘明珠	刘明珠	王江波　金素贞	王伯仁 金素贞	
	1978 年 12 月至 1983 年 3 月			王江波　周明龙 金素贞	王伯仁 金素贞	
	1983 年 3 月至 1985 年 4 月	胡云从	刘明珠	储　容　夏子耆	郭宏生	
	1985 年 4 月至 1987 年 9 月	胡云从	樊文泉	储　容　夏子耆	郭宏生 丁福年	
	1987 年 9 月至 1990 年 7 月	胡云从	窦东升	葛景荣　夏子耆 陆炳泉	丁福年	
	1990 年 7 月至 1992 年 1 月	窦东升	蒋午振（兼）	陆炳泉　夏子耆 司马衡　包德诚	张法兴	
	1992 年 1 月至 1993 年 12 月	窦东升	徐贵荣	陆炳泉　夏子耆 司马衡　包德诚 李素娥（助理）	张法兴	
金坛市人民医院	1993 年 12 月至 1997 年 7 月	窦东升	徐贵荣	陆炳泉　夏子耆 司马衡　包德诚 李素娥（助理）	张法兴	
	1997 年 7 月至 1998 年 3 月			陆炳泉　夏子耆 司马衡　包德诚 王亚生 李素娥（助理）	张法兴	
	1998 年 3 月至 2000 年 1 月	窦东升	庄　岩	包德诚　邓　建 傅忠林 章莉萍（助理）	赵锁芳	
	2000 年 1 月至 2000 年 3 月			包德诚　邓　建 傅忠林 章莉萍（助理	赵锁芳	
	2000 年 3 月至 2000 年 7 月			包德诚　邓　建 傅忠林　章莉萍	赵锁芳 窦东升	

续表 1－1－1

机构名称	任职时间	院长	书记	副院长	副书记	纪委书记
金坛市人民医院	2000 年 7 月至 2001 年 9 月	邓　建	庄　岩	包德诚　傅忠林 章莉萍	邓　建 赵锁芳	
	2001 年 9 月至 2003 年 12 月	邓　建	黄恒年	包德诚　傅忠林 章莉萍	邓　建 赵锁芳	
	2003 年 12 月至 2005 年 5 月	邓　建	赵锁芳	包德诚　傅忠林 章莉萍　田声望 徐　群	邓　建 倪国琴	
	2005 年 5 月至 2006 年 8 月			傅忠林　章莉萍 田声望　徐　群	邓　建 倪国琴	
	2006 年 8 月至 2007 年 9 月			章莉萍　田声望 徐　群　李国民	邓　建 倪国琴	
	2007 年 9 月至 2008 年 9 月	邓　建	邓　建	田声望　徐　群 李国民	倪国琴 李国民	
	2008 年 9 月至 2009 年 8 月	何晓俊	邓　建	田声望　徐　群 李国民　苏建华	何晓俊 程志娟 李国民	丁需清
	2009 年 8 月至 2011 年 9 月	何晓俊	程志娟	田声望　李国民 徐　群　苏建华	何晓俊 李国民	丁需清
	2011 年 9 月至 2012 年 1 月			田声望　李国民 徐　群　丁需清	何晓俊 李国民	李国民代
	2012 年 1 月至 2013 年 12 月			田声望　李国民 徐　群　丁需清	何晓俊 李国民	吴　杰
	2013 年 12 月至 2015 年 4 月	何晓俊	李国民	田声望　徐　群 丁需清　吴　杰	何晓俊	吴平涛
常州市金坛区人民医院	2015 年 4 月至 2016 年 10 月	苏建华	李国民	田声望　丁需清 徐　群	苏建华	吴平涛
	2016 年 10 月至 2017 年 2 月			田声望　徐　群 徐　颖	苏建华	吴平涛
	2017 年 2 月至 2017 年 6 月	苏建华	苏建华	田声望　徐　群 徐　颖		吴平涛
	2017 年 6 月至 2017 年 11 月			徐　群　徐　颖		吴平涛
	2017 年 11 月			徐　群　赵　凯		吴平涛

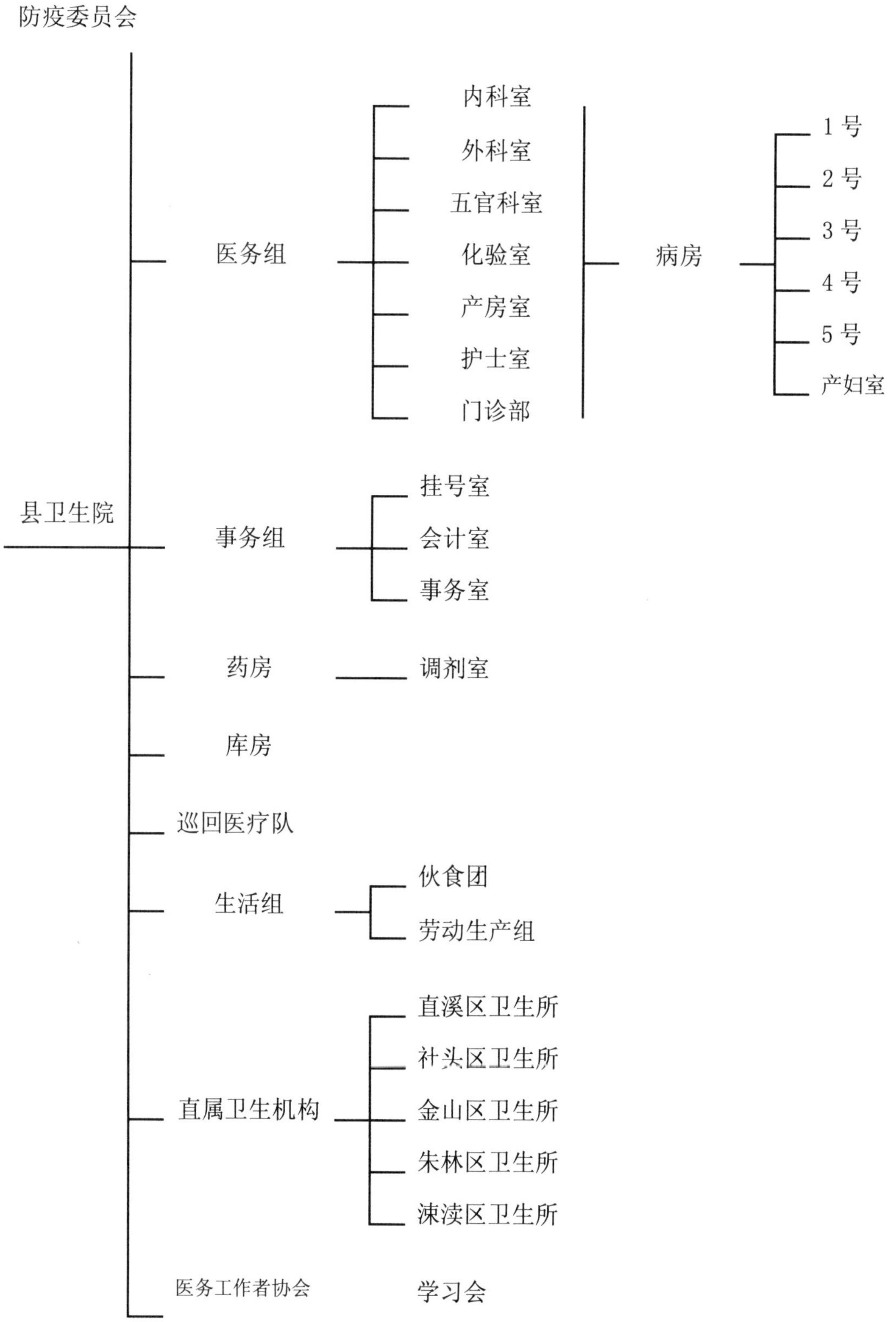

图1－1－1　苏南行政公署金坛县卫生院组织机构示意图(1950年)

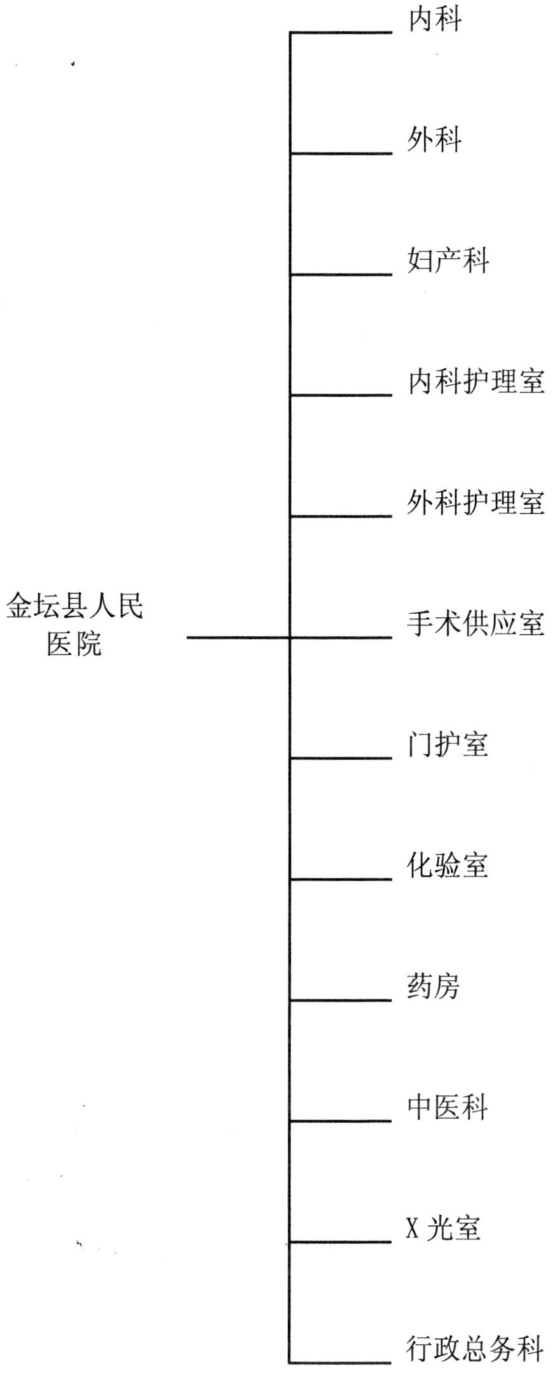

图 1－1－2　金坛县人民医院组织机构示意图(1968 年)

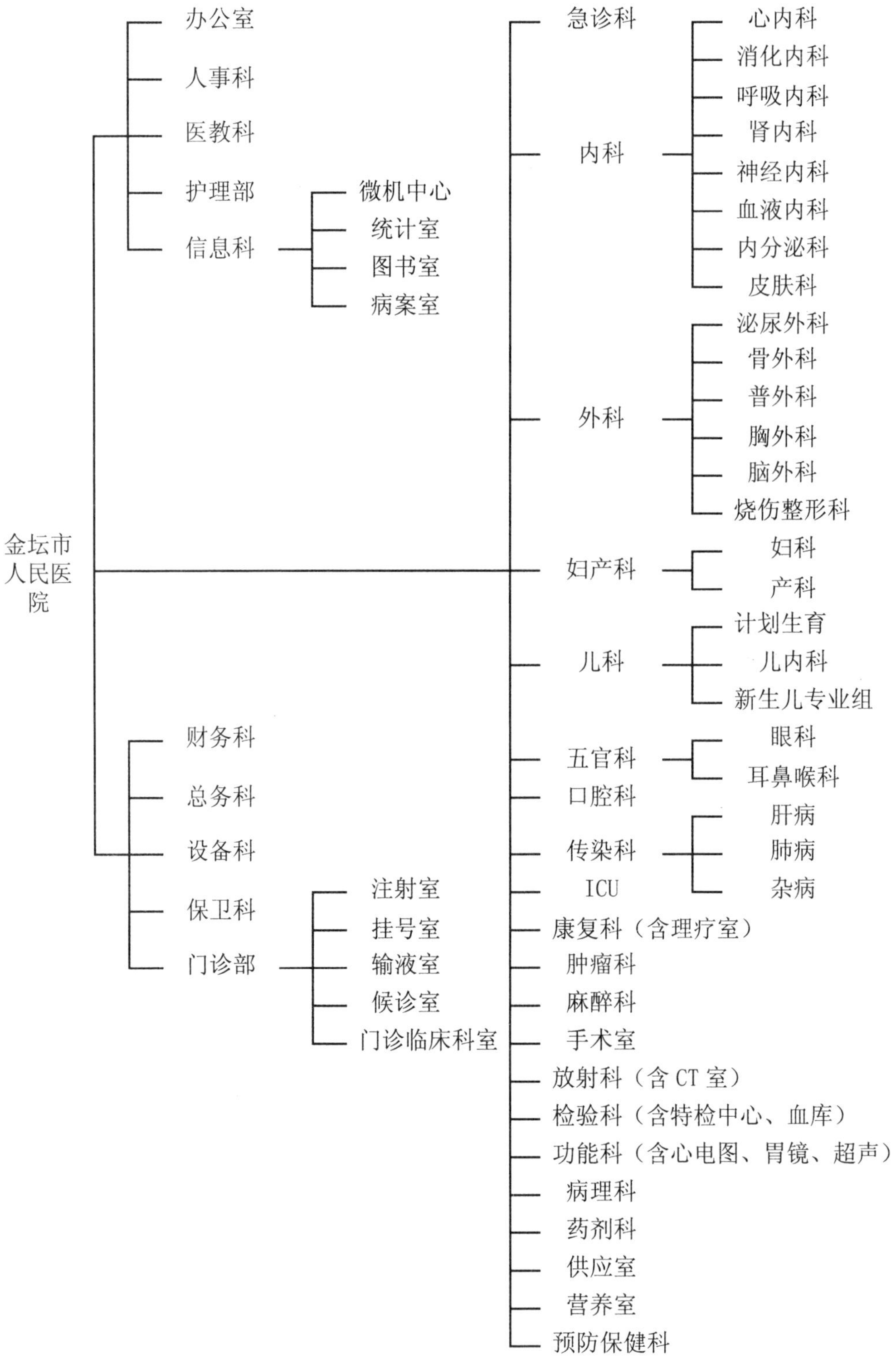

图 1－1－3　金坛市人民医院组织机构示意图(1999 年)

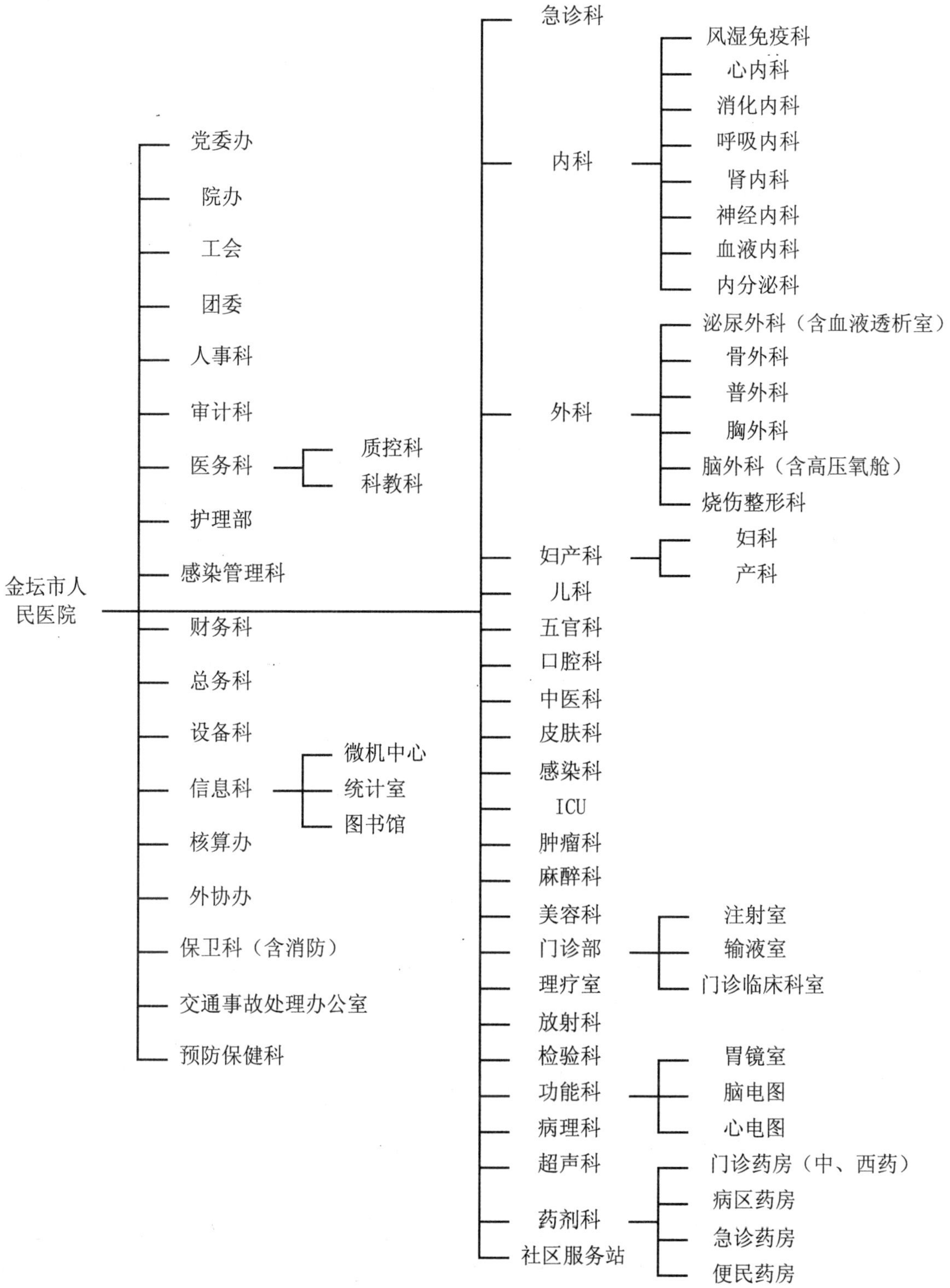

图1－1－4 金坛市人民医院组织机构示意图(2009年)

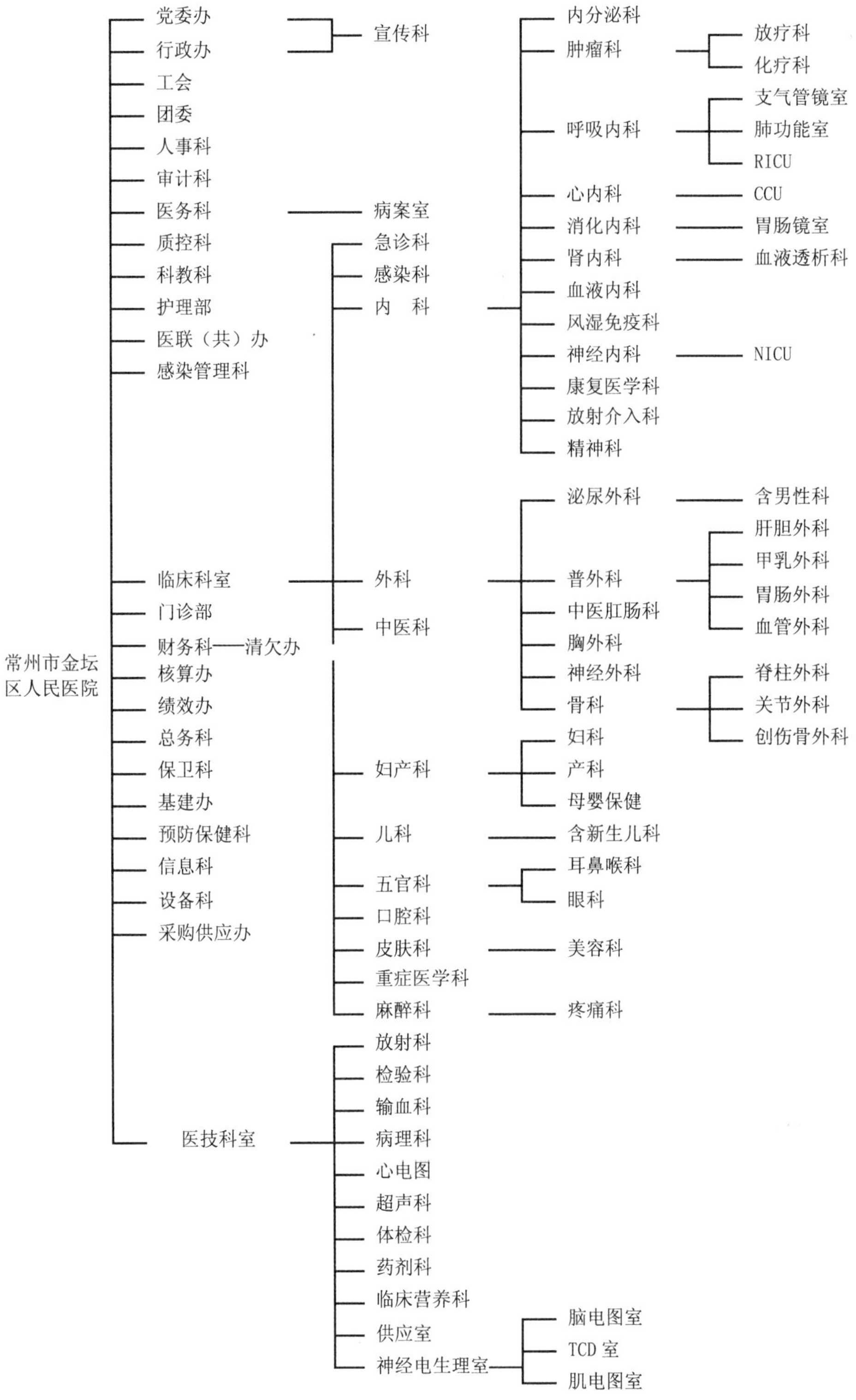

图 1－1－5　常州市金坛区人民医院组织机构示意图(2018 年)

第二节　行政职能部门

一、办公室(党委办、行政办)

民国时期,医院(包括公立医院、卫生院、公医院)有无行政办公室不详。金坛县公医院有事务员,协助院长处理日常事务。金坛解放后,会计吴景贤兼任过文牍,代理行政事务。1950 年 9 月,医院设立事务组,下辖事务员、挂号、会计、文牍、药房、勤杂等,包含院办公室职责。1951 年 10 月,县卫生院直溪分院韦颂侠调任医院任事务员兼文书。此后翁维天接任、胡文祥继任,兼管行政工作。1954 年 3 月,医院设立总务股,事务员、文牍皆设在此内。

1968 年,行政总务股 31 人,占医院总人数的近 30%,翟超任股长,兼有行政、政工、人事、财务、总务、保卫等职能。1974 年 6 月,张书庆任秘书,协助管理行政工作,后由史汉义继任。尔后医院设立政工股,是院行政办公室、人事科、党委办公室、工会的前身。1981 年,许旺娣任副股长。1983 年 4 月张法兴任股长。1987 年 12 月,杨晓清任秘书。

1989 年 4 月,院部办公室成立,张法兴兼任主任,杨晓清任副主任;1990 年 7 月,杨晓清任主任,倪国琴任秘书;翌年 8 月王亚生任主任;1997 年 12 月周庆任主任;翌年 4 月张法兴兼任主任;1999 年 3 月,申敖齐任主任,黄耀震、曹玉芳分别任副主任;2000 年 4 月,贺新任办公室副主任;2002 年 3 月赵国辉任主任;2004 年 3 月,黄耀震任主任,吴平涛任副主任;2006 年 2 月,吴平涛任主任,殷玉良任副主任,2007 年 11 月季英任副主任。

2000 年 4 月,医院设党委办公室,倪国琴任主任。2004 年 3 月,周月琴任主任。2009 年 10 月,艾月仙任主任。2011 年 4 月,行政办公室与党委办公室合并为党政办公室,吴平涛任主任,艾月仙、季英分别任副主任;11 月,曹林军任副主任;2013 年 12 月,季英任主任;2014 年 2 月,黄慧琴任副主任;2015 年 12 月,罗红芳任副主任。2017 年 12 月,党政办公室撤销,分设行政办公室和党委办公室。王夕芳任行政办公室主任,罗红芳分别任党委办、行政办副主任。

办公室协助院长处理行政事务,负责医院的工作计划、总结及有关文件的草拟,并督促其贯彻执行;负责行政文件的收发登记、转递传阅、立卷归档、保管、利用等;安排行政会议,做好会议记录;负责院务公开目录制定及信息发布工作。安排有关人员做好印鉴、打字、外勤、通信联络、人民群众来信来访处理,其他医疗单位参观及外宾的接待等工作;负责院长临时交办的其他工作。从 90 年代起,办公室在创建三甲医院、三级医院、平安医院、文明医院、健康促进医院、医院文化品牌建设等工作中,组织创建及开展对内、对外宣传工作。

2016 年 1 月宣传科成立,蔡洪任副科长。主要职责是负责对内对外宣传报道,设计制作院内标志标识,编印院报,更新医院网站、微信公众号,网络舆情监督等。

2011 年医院设立综合档案室,隶属办公室管理。建立由专职档案员、各部门兼职档案员组成的档案管理网络,对医院档案统一管理。先后由办公室科员任档案员。负责档案的收集、整理、保管、归档、移交、开发利用等工作。档案室建立《档案借阅登记簿》,每月累计、年底统计。编写档案利用效果典型事例汇编。编写或协助编纂医院大事记、组织机构沿革、《医院部门服务规范汇编》《医院管理制度汇编》《二级甲等医院工作制度与人员职责汇编》《金坛人民医院志》(1919—2019)等。2011 年,创建省三星级档案室,2016 年通过复查验收。

办公室 1989—2018 年历任负责人:

张法兴　主　任(1989. 04. 10—1990. 07. 17)

杨晓清　副主任(1989. 04. 10—1990. 07. 17)

杨晓清　主　任(1990. 07. 17—1991. 08. 26)

王亚生　主　任(1991. 08. 26—1997. 12. 19)

周　庆　主　任(1997. 12. 19— 1998. 04. 27)

张法兴　主任(副书记兼)(1998. 04. 27—1999. 03. 16)

黄耀震　副主任(1999. 03. 12　2004. 03. 03)

曹玉芳　副主任(1999. 03. 12—2002. 03. 14)

申敖齐　主　任(1999. 03. 16—2000. 06. 14)

贺　新　副主任(2000. 04. 03—2002. 07. 11)

赵国辉　主　任(2002. 03. 14—2004. 03. 03)

黄耀震　主　任(2004. 03. 03—2006. 02. 23)

吴平涛　副主任(2004. 03. 04—2006. 02. 23)

吴平涛　主　任(2006. 02. 23—2011. 04. 14)

殷玉良　副主任(2006.02.23—2009.10.23)

季　英　副主任(2007.11.15—2011.04.14)

王夕芳　主　任(2017.12.21—)

罗红芳　副主任(2017.12.21—)

党委办公室

倪国琴　主　任(2000.04—2004.03)

周月琴　主　任(2004.03—2009.10.23)

艾月仙　主　任(2009.10.23—2011.04.14)

罗红芳　副主任(2017.12.21—)

党政办公室

吴平涛　主　任(2011.04.14—2013.12.20)

艾月仙　副主任(2011.04.14—2013.12.26)

季　英　副主任(2011.04.14—2011.11.24)

曹林军　副主任(2011.11.24—2015.12.17)

季　英　主　任(2013.12.20—2017.12.21)

黄慧琴　副主任(2014.02.24—2016.11.17)

罗红芳　副主任(2015.12.17—2017.12.21)

宣传科

蔡　洪　副科长(2016.01.11—)

政工科

徐卫平　副科长(1990.07.17—1991)

徐卫平　科　长(1991—1993)

等级医院创建办公室

王夕芳　副主任(2017.12.21—)

二、人事科

20世纪五六十年代,医院的人事工作主要由总务股、行政总务股负责。70年代由医院两任秘书张书庆、史汉义管理。1990年7月政工股更名为政工科,人事工作归属该科负责,徐卫平任副科长,1991年任科长。

50—80 年代，医院的人事工作除日常的调配、考勤等工作外，还包括职工的请销假。人事科成立后，其职能逐年完善，主要承担制定人事分配制度改革的政策、措施；管理医院人员编制和用人计划（含聘用合同制人员），院内的人事调配、转正定级、辞职等；人才引进、人员招聘和人才队伍的规划和建设，新录用员工考察及岗前培训；医院中层干部的考察、考核工作；专业技术职称、职务评聘和聘后管理；用工合同管理、考核、职称晋升与聘任、工资变动和公费医疗、社会保险等；人事档案管理及员工的辞退和解聘、离退休人员管理；病故人员丧葬、抚恤、遗属补助等；人事、工资统计报表的申报。

80—90 年代，随着医院规模扩大，医院职工人数增长较快，卫技人员的职务、职称不断变化，对卫技人员的晋升晋级、职工统计分类，人事管理工作的重要性越来越突出。1992 年 9 月，人事科成立，倪国琴任副科长，1997 年 12 月任科长。1999 年 3 月，葛爱华任副科长。2004 年 3 月，周月琴任科长。2009 年 10 月，殷玉良任副科长，翌年 12 月任科长。2011 年 11 月，潘华任副科长，2013 年 12 月任科长。2017 年 12 月，黄慧任副科长。

2009 年起，医院全面开展干部竞争上岗，建立因事设岗、按岗聘用、以岗定薪、合同管理的人事管理制度，实现由身份管理向岗位管理、由固定用人向合同用人转变。2016 年 11 月 17 日，医院出台《引进和培养高层次人才管理办法》。

人事科 1992—2018 年历任负责人：

倪国琴　副科长（1992. 09. 01—1997. 12. 19）

倪国琴　科　长（1997. 12. 19—2004. 03. 03）

葛爱华　副科长（1999. 03. 12—2009. 10. 23）

周月琴　科　长（2004. 03. 03—2010. 12. 31）

殷玉良　副科长（2009. 10. 23—2010. 12. 31）

殷玉良　科　长（2010. 12. 31—2012. 11. 23）

潘　华　副科长（2011. 11. 23—2013. 12. 26）

潘　华　科　长（2013. 12. 26—）

黄　慧　副科长（2017. 12. 21—）

三、医务科

民国时期，汤福洪任金坛县立医院医务主任。1949 年 4—5 月，院长周宠璋兼任医政干事,管理医务活动。此后,医院设立医务组,管理内科、外科、妇产科、五官科、化验室、护士室(其中五官科、化验室、妇产科是虚设,仅有医生)。1954 年 3 月,成立医务股,王伯仁任股长。1954 年 11 月至 1958 年 2 月,沈平任股长。“文化大革命”期间,医务股被撤销。70 年代恢复医务股,总护士长、护理干事隶属该股。1977 年 6 月,沈平任股长,统管医疗、院感、科教等工作。1983 年,倪忠泰任股长。

1987 年 12 月,医务股更名为医教股,傅忠林任副股长。1990 年 7 月,医教股更名为医务科,傅忠林任科长,姜明英任副科长。1998 年 4 月,姜明英任科长;7 月,丁屹任副科长。翌年 3 月,周晓岚任副科长。2000 年 6 月,申敖齐任医务科科长兼质控室主任。2007 年 11 月,韩留娣任副科长。2008 年 10 月,徐颖任医务科科长。翌年 10 月,徐颖兼任中医管理科科长,孙文龙任医务科副科长。2012 年 11 月,孙文龙任科长兼任中医管理科科长,赵银必兼任副科长,翌年 12 月,杨璐任副科长。2014 年 7 月,袁霞兼任副科长。2015 年 3 月张俊华兼任副科长。

医务科的职能是依法执业管理(执业注册、变更等);医疗安全管理(危急值管理、住院超 30 天病人管理、非计划手术管理、不良事件上报等);医疗技术管理(参照三级医院标准,二、三类医疗技术和关键诊疗技术要求);医改工作(支付方式改革、MDT 建设与管理、费用控制、对口支援工作、重点专科建设、日间病房等);卫生应急工作(含医疗保障、突发公卫事件救治);平安医院建设(医疗投诉接待、医疗鉴定、法院诉讼、医疗责任险理赔、综合治理);科主任管理及医师考核(定期培训、考核、反馈); 中医管理;输血管理;爱婴医院创建; 协调工作(临床和辅助科室、临时性院外医疗任务)。2009 年 10 月,科教科成立后,医务科将科研、教学的职能划给科教科。

2011 年 7 月,医患沟通与纠纷协调办公室成立,孙文龙兼任主任。主要负责医院内医患纠纷协调处置及“三无”病人的医疗救治的协调等。2013 年 8 月,建立病案室,赵凯任主任;2017 年 12 月,于文敏兼主任。翌年 9 月,设立医保办,孙文龙兼任主任,有工作人员 2 人。主要负责院内职工医保、居民医保政策的执行、费用报销、转院登记审核及慢性病(特种病)门诊的准入管理等。2016 年因科室调整,卫生应急办隶属于医务科管理。

2000 年起,医务科参与确定金坛市医保定点单位、门诊特种病种鉴定、医保基本药物目录、院外转诊定点医疗机构等相关事宜,协助出台职工医疗保险相关制度。2001 年起，分别与东南大学医学院、南通大学医学院、扬州大学医学院等医学院校建立教学合作。2003 年，非典型性肺炎暴发，医务科按照上级要求协同医院各部门参与医疗救治、预防等工作。2005 年，每月对门诊病历、现诊病历和归档病历的书写质量检查。每季度召开医疗质量分析会，着重分析诊断质量、治疗质量、分析床位使用率、床位周转次数等。落实《江苏省医院医疗护理工作制度》和《江苏省医院业务人员职责》等核心制度。

2006 年起，按照省卫生厅要求，开展卫生对口支援工作，指导并帮助基层医院开展诊疗工作，接受上级医院的对口帮扶。2008 年起，开展医师定期考核工作。

医务科 1983—2018 年历任负责人：

倪忠泰　股　长(1983—1987. 12. 08)

傅忠林　副科长(1987. 12. 08—1990. 07. 17)

傅忠林　科　长(1990. 07. 17—1998. 04. 27)

姜明英　副科长(1990. 07. 17—1998. 04. 27)

姜明英　科　长(1998. 04. 27—2000. 06. 14)

丁　屹　副科长(1998. 07. 24—1999. 03. 12)

周晓岚　副科长(1999. 03. 12—2007. 11. 15)

申敖齐　科　长(2000. 06. 14—2008. 10. 28)

韩留娣　副科长(2007. 11. 15—2009. 10. 23)

徐　颖　科　长(2008. 10. 28—2012. 11. 23)

孙文龙　副科长(2009. 10. 23—2012. 11. 23)

孙文龙　科　长(2012. 11. 23—)

赵银必　副科长(兼)(2012. 11. 23—2015. 3. 25)

杨　璐　副科长(2013. 12. 26—2015. 12. 17)

袁　霞　副科长(兼)(2014. 07. 14—2015. 01. 04)

张俊华　副科长(兼)(2015. 03. 25—2015. 09. 25)

医患沟通与纠纷协调办公室历任负责人：

孙文龙　主任(兼)(2011. 04. 14—)

应急办公室历任负责人：

王玉生　副主任(兼)(2009. 10. 23—2016. 12. 15)

病案室历任负责人：

赵　凯　主任(2013.08.15—2017.12.21)

于文敏　主任(兼)(2017.12.21—)

四、护理部

金坛公立医院成立之初，医院设一个综合病区，1 名护士负责内、外的护理工作。此后，陆续增加护士人员。金坛解放初，医院建立护士室，首任护士长李玉清，有护士、助理护士 5 名。50 年代，护理工作由院长直接管理。医院建立护理组，在医务股的管理下开展工作。继而，外科病区设护理组长，实行院长领导下的护士长、护理组长二级管理体制。“文化大革命”期间，护理体制一度较为混乱。1973 年，医院在医务处增设护理干事，金姣英任护理干事，各病区设有护士长。

1978 年 3 月，医院设立总护士长职位，彭淑娥任副总护士长，后改任总护士长，隶属医务股领导。1984 年，医疗工作与护理工作按医护两条线分开运作，在业务院长领导下，护理工作由总护士长管理。翌年，增设护理干事 1 名，协助总护士长工作。1987 年 12 月，护理部成立，以掌管医院各科室的护士配置、晋升、管理等业务，彭淑娥任主任。1990 年 7 月，王小琴任副主任；1992 年 9 月，程志娟任副主任。1997 年 4 月，黄慧琴任副主任，12 月，王小琴任主任。1998 年 12 月，艾月仙任主任。2001 年 5 月，韩留娣任主任助理。

2003 年 10 月，周月琴、韩留娣分任副主任；2007 年 11 月，王夕芳任副主任；2009 年 10 月，黄锡华任主任；2011 年 4 月，冯志娟任副主任；2013 年 12 月，季金华任副主任；2016 年 11 月，秦震芳任副主任；12 月，季金华任主任。

主要职责是拟定医院护理发展规划和管理目标，组织并修订各级护理人员的岗位职责、护理管理制度、疾病护理常规、护理技术操作规程、护理质量监控标准及考核标准并负责实施、督促检查和考评。承担护理教学、科研、业务培训、护理新技术的推广、实习生带教和护理质量管理等工作；负责护理人力资源的管理，合理配备人员，与人事部门合作做好护理人员的调动任免、晋升、奖惩工作。

90 年代末至 21 世纪初期，医院通过学校分配、公开招聘、外地引进等途径，使护理队伍不断壮大、管理体制逐步健全。护理部实行主任负责制，医院实行护理部、科护士长、护士长三级管理制，对各级的职、权、利做出相应的规定。2017 年、2018 年，护理部建起护理信息平台，有3个病区启用移动护士站，使护士站前移。实行目标管理。做到年度有目标、措施，季有计划，月有安排。建立各级护士的岗位职责、护理工作制度、护理常规、护理技术操作规范等系列化的护理工作制度，制定切实可行的护理质量标准和实施细则。

坚持护理质量三级监控，将医院护理工作的全过程纳入监控系统，实施工作量、安全状况、危重患者状况等动态管理，及时分析、掌握动态，适时指导、实时管理；坚持逐级考核、定期考评，并将考评结果及时反馈、纳入个人技术档案，作为绩效评估和奖励依据；注重队伍建设。建立重大抢救、特殊事件报告制度和资料管理制度。重大事件、大型活动结束后都必须按要求做好资料分类、整理，规范管理。有计划、有目标、分层次实施各级护理人员的教育培训。全面开展“以病人为中心”的优质护理服务，实施整体护理。定期调查住院患者、出院患者、门诊患者的满意度。建立护理不良事件主动报告体系。参与大型抢救、突发事件人力、物力协调。从岗位设置、护士分级、人力调配、岗位培训、绩效考核、职称晋升6个方面进行护士管理方式改革。组织实习生、进修生、新进护士的教学。组织在职护士的业务、技能训练工作及继续教育。

护理部1987—2018年历任负责人：

彭淑娥　主　任(1987.12.08—1993.08.31)

王小琴　副主任(1990.07.17—1997.12.19)

程志娟　副主任(1992.09.01—1997.04.03)

黄慧琴　副主任(1997.04.03—2002.11.07)

王小琴　主　任(1997.12.19—1998.12.09)

艾月仙　主　任(1998.12.09—2009.10.23)

韩留娣　主任助理(2001.05.10—2003.10.09)

周月琴　副主任(2002.11.07—2004.03.04)

韩留娣　副主任(2003.10.09—2007.11.15)

王夕芳　副主任(2007.11.15—)

黄锡华　主　任(2009.10.23—2016.11.17)

冯志娟　副主任(2011.04.14—2013.12.26)

季金华　副主任(2013.12.20—2016.12.15)

季金华　主　任(2016.12.15—)

秦震芳　副主任(2016.11.17—)

五、财务科

1950年,医院建立事务组,内设会计室,吴景贤任会计。50—70年代,会计室陆续增加挂号员、会计、统计等人员,隶属总务股管理。五六十年代,姜渭文任住院处会计、食堂会计。后相继由耿某某、孙普元任会计。70年代,上海财经学院毕业的卢晓玲调任医院会计。

1981年8月,总务股下设财务组、后勤组。财务组是计财股的前身,时有财务人员11人。1987年12月吴健儿任计财股副股长。1990年计财股升格为财务科,财务人员增至22人,7月吴健儿任科长。1992年9月,王敖齐任副科长;2004年3月,狄晓晨任副科长;2006年2月黄耀震兼任副科长;2012年11月,狄晓晨任科长,肖卫平任副科长。

财务科(股)曾下设门(急)诊挂号处、门(急)诊收费处、住院部、公费医疗处、农保结报处等。2018年年底,财务科有11人,下设交通事故协调处理中心、清欠办2人,住院收费处8人,门急诊收费处20人。共计41人。

主要职责和任务是合理编制医院预算,如实反映财务状况;依法组织收入,努力节约支出;建立健全内部财务管理制度,加强经济核算,提高资金使用效益;加强国有资产管理,防止流失;对医院经济活动实行财务控制和监督。负责催收医疗欠款的、结算医保经费。

医院实行“统一领导、集中管理”的财务管理体制。财务收支、核算工作及其他财务活动,由财务科统一管理,贯彻执行财经政策,加强财务监督,严格财经纪律。每年年初,财务科负责编制年度和季度的财务计划(预算),办理会计业务,报送会计月报、季报和年报(决算)。

财务科与有关科室配合,每年定期对房屋、设备、家具、药品、器械等医院资产使用情况监督,盘点清查库存,防止积压和浪费。坚持重大经济事项集体决策制度和责任追究制度,保证国有资产安全与完整。建立健全财务人员岗位责任制,做到事事有人管,人人有专责。当日收入的现金及时上缴银行,编制日报表,每月核对银行存款。每半年组织一次往来款清理工作,并做好文字记录。会计人员及时清理债权、债务,防止拖欠,避免呆账。

财务科1987—2018年历任负责人:

吴健儿　　副股长(1987.12.08—1990.07.17)

吴健儿　　科　长(1990.07.17—2012.11.23)

王敖齐　　副科长(1992.09.01—2006.02.23)

狄晓晨　　副科长(2004.03.04—2012.11.23)

黄耀震　　副科长(2006.02.23—2009.10.23)

狄晓晨　　科　长(2012.11.23—)

肖卫平　　副科长(2012.11.23—)

交通事故协调处理中心(清欠办)　1998 年以前,交通事故伤者救治协调工作主要由预防保健科承担,专人负责。1999 年 3 月医院成立交通事故协调处理中心,范永雷任主任。2006 年 2 月,徐晓斌任主任,范永雷任副主任。2011 年 4 月,交通事故协调处理中心更名为清欠办,徐晓斌任主任,隶属外协办管理。2015 年 12 月划归财务科管理。

主要职责和任务是清理收缴患者所欠医药费;负责对到医院救治的交通事故伤者的管理,创建并维护好急救"绿色通道";与金坛交警大队、各交警中队、省道路救助办公室、相关保险公司联系、沟通、协调,落实解决交通事故伤者的抢救费用、医疗费用、交通责任事故强制险垫付及救助事宜;负责管理住院患者医疗欠费的收缴;与常州市金坛区法院、相关律师的沟通与协调,全程监控交通事故伤者的理赔情况,防止理赔后的拖欠或承诺到期不兑现等,实施诉前保全、诉讼追讨;一般事故由清欠办召集伤者和责任人进行协调,重大事故则协同交警大队、交管所共同处理。

交通事故协调处理中心(清欠办)1999—2018 年历任负责人:

范永雷　主　任(1999.03.12—2006.02.23)

范永雷　副主任(道路交通事故急救中心办公室)(2006.02.23—2009.10.23)

徐晓斌　主　任(2006.02.23—2015.12.17)

六、总务科

金坛县公医院成立之初,设立事务员,由杨秀坤担任,负责物资供应、修建房屋、修路,保卫工作和催收病人欠款等后勤保障工作。金坛解放后,医院事务员仍是杨秀坤。1950 年,医院建立事务组,下设挂号室、会计室、事务室。1954 年 3 月,事务组改为总务股,李克敏为总务股股长。1956 年 8 月,尤惠如任总务股副股长。其后翟超继任股长。1968 年总务股被合并为行政总务股。70 年代中期,医院恢复总务股,季宝昌任股长。1981 年 8 月,蔡正泉任股长。总务股下设财务组、后勤组。1987 年 12 月,后勤组升格为后勤股，蔡正泉任股长，卢伟为副股长。

1990 年 7 月，后勤股更名为总务科，卢伟任科长。下设水电组、锅炉组、驾驶班、洗衣房、食堂、维修组（木工、瓦工）。1996 年 5 月，李明华任副科长。2000 年 7 月，李明华主持工作，王双斌为副科长。2002 年 7 月，李明华任科长。2006 年 2 月，王双斌主持工作，江虎喜任副科长。2009 年 9 月，王留网任科长。

2011 年 4 月总务科与保卫科合并，成立后勤安保科，王留网任科长，王双斌任副科长。2013 年 12 月，徐大伟任后勤安保科副科长。2015 年 12 月，后勤安保科撤分为总务科、保卫科。王双斌任总务科副科长，徐大伟任副科长，配备科员 1 人、班组长 5 人。下辖水电组、锅炉房（含医疗废物的收集和污水处理）、驾驶班、木工组、庭院组（含布控室）行政仓库和食堂。2016 年 12 月，王双斌任科长。

主要职责是承担医院后勤保障、基建改造、食堂管理、设施维护、环境绿化、工勤管理和应急保障工作。主要工作是“三下三通”，即下收、下送、下修，通水、通电、通气；供暖、供冷及急救工作。

“文化大革命”期间，由于计划不周、制度不严，手续不全，总务科很长一段时间存在有账无物、有物无账、账物不符、领取物资无手续、公物损坏无人管等混乱现象。1978 年，医院加强财务物资管理。基本理清以往的账目。管理人员每月到科室征求购物计划，避免盲目购买物品，造成积压浪费。同时加强物品管理、经济核算，废物回收和统一收费标准等工作。1998 年，由省卫生厅组织的全省后勤管理现场会议在医院召开，对医院后勤工作给予充分肯定。

2003 年，医院推进后勤社会化管理，将食堂承包经营（对外发包）。2006 年，医院将洗衣房承包给院外。2014 年，总务科完成医院内部道路、南围墙、非机动停车场约 750 平方米的建设改造。2015 年，采用“以租代建”合作方式，建成 5 层升降横移式立体车库。

总务科 1987—2018 年历任负责人：

蔡正泉　股　长（1987.12.08—1990.07.17）

卢　伟　副股长（1987.12.08—1990.07.17）

卢　伟　科　长（1990.07.17—2000.08.10）

李明华　副科长（1996.05.08—2002.07.11）

王双斌　副科长（2000.07.14—2011.04.07）

李明华　科　长(2002.07.11—2006.02.23)

江虎喜　副科长(2006.02.23—2011.04.07)

王留网　科　长(2009.09.04—2011.04.07)

王双斌　副科长(2015.12.17—2016.12.15)

徐大伟　副科长(2015.12.17—)

王双斌　科　长(2016.12.15—)

七、审计科

1992 年 7 月,成立审计办公室,由财务科副科长王敖齐兼任审计办主任,黄耀震任专职审计员,具体承担审计工作。并报县审计局备案。是年,审计办按照二甲医院评审细则查漏补缺、做好台账。12 月,在二甲医院评审中,审计工作顺利通过评审要求(审计得分 16.5 分,总分 18 分)。翌年,黄耀震调离,医院审计工作中止。

1996 年 9 月,因医院出现财务人员挪用公款案件,审计办重新挂牌,黄耀震任专职审计员,负责具体财务审计工作,隶属财务科管理。1998 年 3 月,黄耀震调至行政办公室,审计工作中止。2008 年 9 月,医院根据二甲医院复评要求,设立审计科,隶属院纪委。2009 年 10 月,由纪委书记丁需清兼任科长,黄耀震兼任副科长,另安排两名基建办工作人员兼任审计员。2012 年 12 月,吴杰兼任科长,翌年 12 月,吴平涛兼任科长。2018 年 7 月,审计科设专职审计员 1 人。

主要职责和任务是制定审计工作办法和流程;负责对预算执行和财务收支、工程建设、采购、国有资产管理及其他所有经济活动事项审计;负责中层干部经济责任审计;负责内部控制评价及风险管理等。

审计科 2009—2018 年历任负责人:

丁需清　科　长(兼)(2009.10.23—2012.12.06)

黄耀震　副科长(兼)(2009.10.23—)

吴　杰　科　长(兼)(2012.12.06—2013.12.26)

吴平涛　科　长(兼)(2013.12.26—)

八、感染管理科

1992 年 9 月,感染管理科成立,范永雷任副科长,王小琴兼任副科长,隶属医务科。1998 年 3 月,感染管理科独立建制,丁红月任副科长,有干事 1 人;4 月,邵静娟任副科长;12 月,黄慧琴兼任副科长。2009 年 10 月,徐佩君任副科长,2011 年 12 月任科长,有干事 2 人。2016 年 11 月,黄锡华任科长,干事增至 3 人。

主要职责是负责医院感染资料的收集、整理、分析,及时向临床做好反馈;对发生院感的相关危险因素进行监测、分析和反馈,并提出控制措施;负责监督和指导重点科室感染管理规章制度、无菌操作技术的执行;督查各医疗单元的医疗废物分类处理和收集等工作。

感染管理科按照卫生部、省卫生厅制定的统一标准和要求,拟定控制医院感染的规划,报经医院感染管理委员会批准,并组织实施、监督和评价;监测医院感染及相关危险因素,并督促整改到位;对医院的环境、物品、器械的清洁、消毒、灭菌及隔离技术、无菌操作、医疗废物处理等提供指导;对消毒剂及一次性医疗器械、用具的相关证明进行定期核查;对医务人员进行预防、控制感染和安全防护培训、指导。

2000 年起,医院安排专人负责传染病登记、网络直报工作,组织禽流感防控等培训,上报传染病例。加强手术室、血液透析室、重症监护室、新生儿病房、产房、消毒供应室等重点科室的感染控制,专辟手足口病诊疗室、输液区、病房。严格一次性医疗用品、医疗污水、医疗废物管理。

2014 年起,感染管理科依托院感管理信息系统,对重点科室、重点环节开展目标性监测,降低医院感染率;定期开展院感管理督查,规范院感工作;有针对性地对重点科室人员进行院感知识培训和应急演练;关注特殊岗位人员的身体健康,预防感染性疾病的传播;对手术室空气质量,手术医疗器械的灭菌效果严格监测,并对医院各科室的物品表面、手的表面定期采样监测,发现异常,及时干预,杜绝院感隐患。

感染管理科 1992—2018 年历任负责人:

范永雷　副科长(1992. 09. 01—1998. 12. 03)

王小琴　副科长(兼)(1992. 09. 01—1998. 12. 03)

丁红月　副科长(1998. 03—2009. 10. 23)

邵静娟　副科长(1998. 04. 22—1998. 12. 03)

黄慧琴　副科长(兼)(1998. 12. 03—2003. 10. 08)

徐佩君　副科长(2009. 10. 23—2011. 12. 27)

徐佩君　科　长(2011. 12. 27—2016. 11. 17)

黄锡华　科　长(2016.11.17—)

九、设备科

设备科的前身是医疗器械股。1987年12月医疗器械股成立,下设器械仓库、设备维修组,有工作人员2名。杨黛明任副股长。医疗器械股负责医院的医疗设备、器械的采购、保管、分发及维修保养等管理职能。1990年7月更名为医疗设备科,杨黛明任科长,任俊南任副科长。1997年2月,陈涛任副科长,工作人员4人,4月任俊南任科长。2005年,设备科从药剂科接管医用耗材的采购、分发、保管职能。2009年10月,陈涛任科长,工作人员8人。2017年,设备科医用耗材的采购、分发、保管的职能转给采购供应办,有工程技术人员5人。

设备科主要职能是负责依据国家有关医疗器械的法律、法规,执行医疗仪器设备管理的规章制度(论证、决策、购置、验收、使用、保养、维修、应用分析和更新、处置等相关制度),制定医院医疗器械管理制度,包括计划管理、资料档案管理、计量管理、采购管理、维修管理和安全管理等;协同有关部门及时收集、汇总统计记录等。

医疗器械股成立后,除做好医疗器械的采购、保管、发出和账目外,还完成医械、固定资产上账、建卡工作。建立设备的三级保修制度,大型医疗设备的维护,医院与维保公司合作,建立网管软件和专用故障维修软件,定期进行网络巡查,及时发现问题。设备科执行"医疗设备验收制度",医疗设备到货,厂家安装工程师、医院固定资产保管员、工程技术人员、使用部门负责人到安装现场验收。大型医疗设备安装时,医院组织专家、分管院长、设备科负责人等相关人员共同验收。安装调试结束后,验收报告由临床负责人、使用操作人员、设备科工程人员、设备科负责人、专家签字后生效。

2018年,设备科会同护理部联合开展仪器设备安全管理活动,将心电监护仪、输液泵、注射泵及营养泵集中管理,对除颤仪、心电监护、注射泵、输液泵、营养泵、电子血压计、耳温仪等设备正确使用,对维护保养等方面专业培训,制定完善仪器设备使用和维护操作流程,使临床护士在使用仪器设备、监管、监测,维护保养及安全防护的能力得到提升。

设备科1987－2018年历任负责人:

杨黛明　副股长(1987.12.08—1990.07.17)

杨黛明　科　长(1990.07.17—1991.07.20)

任俊南　副科长(1990.07.17—1997.04.09)

陈　涛　副科长（1997. 02. 25—2009. 10. 23）

任俊南　科　长（1997. 04. 09—2009. 10. 23）

陈　涛　科　长（2009. 10. 23—）

十、保卫科

1990 年以前，保卫工作隶属于总务科职责范围，主要由门卫负责。1990 年 12 月，医院成立保卫科，蔡正泉任科长。1995 年 8 月，周庆任科长，门卫 5 人，负责医院的治安保卫和消防工作。1997 年 12 月，医院从保安公司聘用 6 人，李明华任科长。2004 年 3 月，王留网任副科长，有专职安全保卫人员 1 人，另聘用保安 8 人。

2011 年 4 月，保卫科与总务科合并成立后勤安保科，王留网任科长，李明华、王双斌、江虎喜分别任副科长，设专职安全保卫人员 1 人，消控中心 6 人，聘请保安 16 人。2013 年 12 月徐大伟任副科长。2015 年 12 月撤销后勤安保科，分设总务科和保卫科，王留网任保卫科科长。

主要职责是承担医院内部治安、调解、消防等职责，日常负责院内治安巡逻、维护院内交通秩序、流动人口管理，参与调处医患纠纷、保护医院财产及生命安全之职责。

保卫科工作重点是治安与消防。2010—2018 年，保卫科（后勤安保科）按照平安医院的创建要求，开展防火检查，进行消防应急、防破坏、防意外事故的演练，进行有关法律、法规普及和安全教育；建立健全科室安全保卫制度，强化安保人员的岗位职责，加强重点要害部位防范。2014 年完成医院重点场所与 110 平台的高清视频对接；完成医院自动车辆识别停车场系统改造。开展安全检查，排查事故隐患，监督整改到位；开展综合治理，健全防范网络，处置突发事件，防止重大刑事和治安案件发生。

自成立保卫科后，医院未发生重大事件。社会治安消防管理成绩突出，先后 6 次被常州市公安局评为安全工作先进集体。

保卫科 1990—2018 年历任负责人：

蔡正泉　科　长（1990. 12. 13—1995. 08. 31）

周　庆　科　长（1995. 08. 31—1997. 12. 19）

李明华　科　长（1997. 12. 19—2011. 04. 07）

王留网　副科长（2004. 03. 04—2009. 09. 04）

王留网　科　长（2015. 12. 17—）

后勤安保科历任负责人：

王留网　科　长(2011.04.14—2015.12.17)

李明华　副科长(2011.04.14—2012.11.23)

王双斌　副科长(2011.04.14—2015.12.17)

江虎喜　副科长(2011.04.14—2013.12.20)

徐大伟　副科长(2013.12.26—2015.12.17)

十一、信息科

1988 年，成立医疗技术委员会，下设药事、质控、信息 3 个小组。信息组是信息科的前身，它协助医教股、质控组、药事组对病历、处方进行质控及用药管理，负责及时收集医疗信息，推广新技术。1990 年 7 月，信息科成立，姜明英任副科长，主持工作。1993 年 9 月，姜明英任科长，姜罗荣任副科长。1996 年 5 月，王中元任副科长，1999 年 3 月，王中元任科长。2002 年 3 月，曹玉芳任科长，翌年 10 月，吴平涛任副科长。2004 年 3 月，赵国辉任科长，王栋任副科长。2006 年 2 月，王栋任科长。信息科下辖信息中心、统计室、图书馆，共有职工 11 人。

信息科成立之初，属于院办公室下属的二级科室，1997 年信息科从医教科分离出来。起初主要从事医院的宣传工作，负责病案管理，编写《信息通讯》，参与编写医院 80 年院史、举办医院 80 年院庆及图片展览。随着信息化建设迅速发展，信息科的职责随之扩大，其主要职责是负责医院信息系统的管理，保障医院信息有序、正常运行；负责制定医院信息化建设发展规划，并组织推进。

1997 年，医院开始信息化系统建设，引进第一代 HIS 信息管理系统（南京高能公司），添置 1 台惠普 LH Pro 服务器、40 台同创电脑，在行政办公楼二层建立中心机房，建成医院第一代局域网络。同时完成门诊、住院收费、药库房管理信息化改造。

2004 年起，信息科办起医院网站，设立的栏目有医院概况、医院动态、就诊导医、健康园地、科室专页、专家介绍、院长热线、员工之家、在线交流、人才招聘、医院邮箱、收费查询等。接着编制、完成医院信息化“十一五”规划。2005—2010 年，医院引进第二代 HIS 系统（常州鑫亿公司），将原有单一的财务管理，扩展到文本化电子病历、住院护士站记账、物资库房管理等，并上线第一代成本核算系统和药品使用分析系统。完成医院信息系统主干网络的建设，建立三层构架主干、桌面全千兆的网络布局。完成医院电话、数字有线电视网的全面升级改造。

信息科在积累近10年信息系统建设和使用经验的基础上，又编制完成医院信息化建设“十二五”规划。2011—2015年，完成第三代HIS系统与经济核算相关的业务模块，包括门诊挂号、划价收费、住院结算、病区护士站、手术管理、医技收费、药房药库、经济核算、医保接口的升级替换，基本完成门诊、住院病人在院期间费用业务流程的全面计算机管理，堵塞医院在病人费用、药品管理等方面的漏洞，使相关业务部门能够及时了解整个医院业务状况。完成与临床业务管理相关的业务子系统，包含门诊医生站、住院医生站、合理用药咨询、检验信息系统（LIS）、医技报告系统（RIS）、物资管理、设备管理、病人咨询服务、病案管理的对接，为临床医生构建高效、便捷、科学的工作平台，实现与医院业务整合。

2015年起，信息科编制并执行医院信息化建设“十三五”规划，提出以医院搬迁、三级医院创建为契机，达到三级医院信息化评审等级要求，推进智慧医院建设。将医院电子病历应用水平等级提升五级，互联互通水平达到四级甲等，并通过省卫计委评测。推进绩效与精细化管理，加强医院成本内控。

信息科1990—2018年历任负责人：

姜明英　副科长（1990.07.17—1993.09.04）

姜明英　科　长（1993.09.04—1998.04.27）

姜罗荣　副科长（1993.09.04—1996.05.08）

王中元　副科长（1996.05.08—1999.03.16）

王中元　科　长（1999.03.16—2002.03.14）

曹玉芳　科　长（2002.03.14—2003.03.03）

吴平涛　副科长（2003.10.09—2004.03.04）

赵国辉　科　长（2004.03.03—2004.06.06）

王　栋　副科长（2004.03.04—2006.02.23）

王　栋　科　长（2006.02.23—）

十二、科教科

2009年10月，科教科从医教科中分离出来，人员2人，任美芳、韩留娣分任副科长，任美芳主持工作。2011年12月，任美芳任科长。2015年12月，杨璐任副科长，科员

1人。到2016年7月,科员增至2人。

主要职能是组织科研项目申报、鉴定、验收成果申报;组织制定住院医师规范化培训计划并负责实施,有计划地安排医护人员外出进修学习;落实医学院校实习教学工作,做好教学督查、指导;举办继续教育学习班及院内学术活动;负责重点学科考核、测评及研究经费管理;组织优秀人才和培养对象的申报和评选工作。

科教科制订落实“十一五”“十二五”“十三五”医院科教人才发展规划;每2~3年召开1次科教人才工作会议,制定完善文件;相继与江苏大学、东南大学、江苏医药职业学院、甘肃医学院等高校建立协作关系,成为他们的附属医院或教学医院和实习基地。

科教科2009—2018年历任负责人:

任美芳　副科长(2009.10.23—2011.12.27)

韩留娣　副科长(2009.10.23—2013.12.20)

任美芳　科　长(2011.12.27—)

杨　璐　副科长(2015.12.17—)

十三、预防保健科

民国35年(1946),金坛县卫生院成立后,除负责全县医政、医疗外,还负责卫生防疫接种和公共卫生。金坛解放初,医师周明龙兼任保健干事,医师钱耀鹤兼任防疫干事。1953年11月,医院设立公共卫生股,唐耀任股长(任期至1956年6月),有工作人员4人。其主要职责是担负县城的预防接种、环境卫生、饮食卫生、学校卫生等防疫工作。同年,县妇幼保健站成立,设在医院内,副站长由助产士王素琴兼任。翌年12月,县政府任命宋诚理为公共卫生股副股长,1956年6月,宋诚理任股长。同年,县政府卫生科强调医院除担任医疗任务外,还要负责指导公共卫生工作,包括防疫、保健、妇幼卫生、卫生宣传及初级卫生人员训练。1956年医院公共卫生股划归县血防站。此后,预防保健工作,基本由医疗组负责。

70年代,预防保健工作改由医务股负责,股长沈平。1980年10月,成立防疫组,由杨志明负责。1983年设立防保组,1985年建立预防保健科。1989年4月,汤毓艺任副主任。1990年7月汤毓艺任主任。1998年4月,范永雷为副主任,负责预防保健、健康教育、医院感染管理等工作。2003年10月,谢怀罗任副主任,主持该科工作。2008年9月孙文龙任副科长。2009年10月奚秋琴任科长,王玉生任副科长。2015年10月,王文辉任副科长。2016 年 11 月，徐佩君任科长。

主要职能是承担医院传染病（疫情报告、处理）、疫苗接种、食源性疾病、慢性病、院内死亡病人信息网络直报，放射防护管理及健康教育与健康促进等。

1990 起，丹金漕河以东的新生儿童，免疫保健工作纳入医院。甲、乙肝疫苗的免疫注射列入计划免疫。医院出生新生儿保证在 24 小时内第一次注射乙肝疫苗。是年起，4 月 1 日至 10 月 31 日，医院开设肠道门诊。组建厂矿防疫网协作组，到社区、学校、机关及企事业单位开展健康课堂及义诊工作，2015 年起开展“新金医、新健教、新品质”健教品牌创建活动。

预防保健科 1989—2018 年历任负责人：

汤毓艺　副主任（1989. 04. 10—1990. 07. 17）

汤毓艺　主　任（1990. 07. 17—2003. 10. 08）

范永雷　副主任（1998. 04. 22—2002. 07. 11）

谢怀罗　副主任（2003. 10. 09—2009. 05. 27）

孙文龙　副科长（2008. 09—2009. 08）

奚秋琴　科　长（2009. 10. 23—2016. 11. 17）

王玉生　副科长（2009. 10. 23—2012. 11. 23）

王文辉　副科长（2015. 10. 30—2017. 12. 21）

徐佩君　科　长（2016. 11. 17—）

十四、质量控制科（办公室）

2000 年以前，医疗质量管理工作由医务股、医教股承担。2000 年 4 月，医院设立质控办，为二级科室，隶属医务科管理，申敖齐兼任主任，王和荣任副主任，丁红月兼任副主任。2004 年 10 月，徐颖任副主任。2009 年 10 月，徐颖任主任，任美芳任副主任。2012 年 11 月，赵凯任副主任。2013 年 12 月，杨璐任副主任。2015 年 12 月，沈玉兰任副主任。2017 年 12 月，成立质控科，为一级职能科室，科员 4 人。于文敏任副科长，主持工作。

主要职能是依据国家法律法规和卫生行业质量管理要求，负责病案质量控制，完成效益、效率指标统计。如：门、急诊人次，住院人次，出院人次，手术人次（包括治疗性、诊断性操作人次），三、四级手术占比，平均住院日，床位使用率，周转率，危重病人抢救率，病房床日数,危重、疑难病例数,危急值规范处置等。

协助院部制定医疗质量管理方案。定期组织医疗质量检查、考核和评价,加强日常质量指标监控。负责基础质量监控,协助建立和完善相关医疗规章制度,提高全员的质量意识。负责环节质量监控,检查核心制度落实情况。负责终末质量监控(各病区平均住院日、术前住院日、抢救成功率、出入院诊断符合率等)。完成质量分析简报,定期召开病案委员会及医疗质量分析会,通报各科室医疗质量情况、存在问题,提出整改意见。

质量控制办公室 2000—2017 年历任负责人:

申敖齐　主　任(兼)(2000. 04. 03—2008. 10. 28)

王和荣　副主任(2000. 04. 03—2004. 10. 13)

丁红月　副主任(兼)(2000. 04. 03—2009. 10. 23)

徐　颖　副主任(2004. 10. 13—2009. 10. 23)

徐　颖　主　任(2009. 10. 23—2016. 11. 17)

任美芳　副主任(2009. 10. 23—2013. 12. 20)

赵　凯　副主任(2012. 11. 23—2017. 12. 21)

杨　璐　副主任(2013. 12. 26—2015. 12. 17)

沈玉兰　副主任(2015. 12. 17—)

质量控制科负责人:

于文敏　副科长(2017. 12. 21—)

十五、绩效管理办公室

2018 年 1 月,医院从实施新绩效考核方案出发,成立绩效管理办公室,肖卫平主持日常工作,有科员 2 人。

主要职责是负责落实绩效管理委员会绩效核算决策;负责奖励性绩效考核方案的拟定;负责奖励性绩效的核算,对科室二次考核分配进行培训与指导;根据核算结果通知科室提交二次考核分配方案与核算结果;开展科室经济运营结果分析与评价。

2018 年以前,医院绩效工作主要由核算办负责。绩效办成立后,从体现医务人员的学术价值和劳务价值出发,按照《中共中央国务院关于深化医药卫生体制改革的意见》、国家卫计委等《关于加强公立医疗卫生机构绩效评价的指导意见》和《江苏省人社厅财政厅卫计委关于深化我省公立医院薪酬制度改革指导意见》文件要求,对医院原有的奖励性绩效分配方案作重大调整，建立符合医疗行业特点和医院实际情况的人事薪酬制度，实行以服务质量和岗位工作量为主体的综合绩效考核制度。新绩效管理体系围绕构建以公益性为导向的绩效考核机制，遵循按劳取酬、优绩优酬、效率优先、兼顾公平的宗旨，建立重技术、重效率、重贡献的绩效考核分配机制，充分调动职工积极性和创造性，促进个人目标、科室目标与医院战略目标的高度统一，提高医院整体运营效率和效益。

绩效管理办公室负责人：

肖卫平（2018. 01—）

十六、核算办公室

核算办的前身是改革办公室（简称“改革办”）。1988 年，根据卫生部医院分配制度改革相关要求，成立改革办，其主要职能是探索医院改革方案和奖金测算工作。改革办主任由医院党总支部副书记丁福年兼任，后由财务科副科长王敖齐兼任。2002 年医院引进常州二院的绩效系统，试行电脑系统测算奖金工作，因不熟悉电算化程序和流程，工作方法实际仍以手工测算为主。

2006 年 3 月，医院在改革办基础上成立核算办公室（简称“核算办”），黄耀震任主任并承担具体工作。2017 年 10 月，从财务科调入 1 名科员任专职核算员，2017 年 10 月，医院引进上海东旦公司绩效考核软件。翌年 1 月，医院绩效考核软件正式上线运行。

主要职责和工作是负责科室收入、支出的配置关系及成本效益核算、经济运营状况分析，为院、科两级管理提供依据；负责测算各科室、人员奖励性绩效；规范核算工作流程，推进核算工作电算化；收集、提供医院绩效考核数据。

核算办公室负责人：

黄耀震　主任（2006. 02. 23—）

十七、医联（共）办公室

医联（共）办公室［简称“医联（共）办”］，前身是对外协作办公室（简称“外协办”）。2008 年 10 月外协办成立，申敖齐、徐珊分别任主任、副主任。2009 年 11 月，季英任外协办主任；2011 年 4 月，黄慧琴任主任；2014 年 2 月，王茂君任主任。2017 年 12 月，医院根据医改工作及岗位设置的相关要求，成立医联（共）体领导小组，苏建华任组长，赵凯任副组长。同时撤销外协办，成立医联（共）办公室，冯志娟任主任，配备科员 1 名。

外协办的主要职责是联系政府部门、社会公众及大众传媒等；联系省内外知名医院、专家和上级医院，引进先进的管理经验和诊疗技术，引进新技术、新项目；联系基层医院，提供技术、设备等服务；开展市场调查等。

医联（共）体办公室的主要职责是协助常州市金坛区医共体理事会了解牵头单位、各成员单位工作情况，收集反馈信息，为理事会决策提供建议；制定医联体、医共体岗位职责和绩效考核制度，合理分工逐项督促落实；制定个性化对口帮扶方案并督促落实；负责组织实施分级诊疗、双向转诊、多点执业；针对区域外转诊率、上转人次、下转人次等核心考核指标，提出改进方案并执行；负责金坛区集约化“六大中心”（影像中心、病理中心、心电中心、检验中心、消毒供应中心、远程会诊中心）的运行评估、工作信息汇总上报等工作；负责与上级医院优势专科、专家建立合作关系，加入专科联盟或成立教授工作站，定期评估合作医院技术水平、服务质量、医疗费用、病人满意度、对口帮扶情况以及“教授工作站”的运行情况；负责医联体、医共体活动的安排及接待上级领导机关到院检查工作及其他医疗单位参观、学习、交流等活动；负责与金坛区域内企业、事业单位签署工伤、体检、应急救援医疗服务协议，开通就医绿色通道，提供便捷优质的医疗服务。

外协办 2008—2017 年历任负责人：（下设清欠办）

申敖齐　主　任（2008.10.28—2009.10.16）

徐　珊　副主任（2008.10.30—2009.10.23）

季　英　主　任（2009.10.23—2011.04.07）

黄慧琴　主　任（2011.04.07—2014.02.24）

徐晓斌　主　任（2011.04.14—2015.12.17）

王茂君　主　任（2014.02.24—2017.12.21）

医联（共）办公室负责人：

冯志娟　主　任（2017.12.21—）

十八、基建办公室

1993 年，医院从加强综合病房大楼工程的领导和管理出发，成立医院基建办公室（简称“基建办”），陆炳泉兼任主任，卢伟兼任副主任，成员周庆、李明华、陆卫明。1996 年 11 月，基建办撤销。2003 年，医院改扩建工作和直线加速器机房建设工程摆上重要位置，因而恢复基建办，傅忠林兼任主任，黄耀震兼任副主任，成员李明华、任俊南、戴云波、王留网。2007 年，王俊华任主任，殷玉良为副主任，成员吴健儿、王双斌、王栋、陈涛、戴云波、戴静，具体负责医院综合门急诊大楼建设工程。2009 年 10 月王俊华任基建办主任。2017 年，王俊华继续任基建办主任，王双斌、陈涛、王栋分别任副主任，有科员 1 人，负责组织实施医院异地新建工程。

主要职能是负责医院建设项目决策阶段、实施阶段、使用阶段全过程的管理协调工作。基建办参与项目建设意图的酝酿，调查研究、编写和报批项目建议书，编制和报批项目的可行性研究等项 2018 年年底期的组织、管理、经济和技术方面的论证；参与项目设计准备阶段、设计阶段工作，配合施工阶段、竣工验收阶段、交付使用前准备阶段协调工作；在项目交付使用后，发现存在问题，协调和协助各方共同解决。

基建办公室 1993—2018 年历任负责人：

陆炳泉　主　任（兼）（1993. 04. 18—1996. 11. 01）

卢　伟　副主任（1993. 04. 18—1996. 11. 01）

傅忠林　主　任（2003. 05. 26—2007. 11. 15）

黄耀震　副主任（2003. 05. 26—2007. 11. 15）

王俊华　主　任（2007. 11. 15—）

殷玉良　副主任（2007. 11. 15—2009. 05. 08）

王双斌　副主任（2017. 12. 21—）

陈　涛　副主任（2017. 12. 21—）

王　栋　副主任（2017. 12. 21—）

十九、采购供应办公室

2011 年 4 月，成立采购管理办公室（简称“采管办”），季英任主任，黄贵平、陈涛、王栋、王留网分别兼任副主任；2013 年 12 月，王夕芳任主任，江虎喜任副主任。2016 年 11 月刘素琴兼任副主任，翌年 12 月任主任。

主要职责是根据《中华人民共和国政府采购法》有关规定、按照《金坛市政府采购目录及标准》执行。采购供应的范围包括医疗仪器设备、医用耗材、药品化学试剂、消毒物品、行政物资、总务设备、信息设备、信息耗材、基建工程（市采购中心和建设局公开招标的除外），还有金额较大的维修保养项目；参与大型设备采购认证工作和大宗物资市场价格咨询；参与大型设备入库验收和大宗物资验货入库；参与二级库管理。

2016 年 12 月，医院整合采购加供应，成立采购供应办公室（简称“采供办”），内设

“一办四组”。明确药品、设备、耗材、物资等采购权与管理权分离,规范新药引进流程及付款方式。采供办除主任、副主任外,另设资料审核及数据分析员、物资采购员各 1 人,物资、耗材、信息库房设财务 1 人。药品组有药品采购组长、药库管理组长、输液库管理员、药库财务各 1 人,药库管理员 2 人;设备耗材组有设备耗材库房管理组长、设备耗材采购员各 1 人;物资组有物资库房管理员 2 人;信息耗材组有信息耗材采购员 1 人。

采购医院所有物资,包括药品、试剂、消毒剂、原辅料、包装材料、器械设备、卫生耗材、办公用品、办公家具、信息设备、信息软件等;调查和开发供应商,建立供应商信息库,完善供应商动态评估机制;大型设备由医院设备耗材管理委员会讨论后交采供办采购;新药品引进由药事管理委员会讨论后交采供办采购;工程建设及基建改造物资由总务科负责项目预算,提交院务会讨论后交采供办采购;库房财务人员由财务科委派,随库房人员考勤,主要做好出入库账目,具体程序是由采购人员审核签字、采供办主任签字、财务科科长签字、分管领导签字、院长签字,最后由财务科根据合作协议拟定付款计划并付款。

采购供应办公室 2011—2018 年历任负责人:

季　英　主　任(2011. 04. 14—2013. 12. 20)

黄贵平　副主任(2011. 04. 14—2016. 11. 17)

王留网　副主任(2011. 04. 14—2016. 11. 17)

陈　涛　副主任(2011. 04. 14—2016. 11. 17)

王　栋　副主任(2011. 04. 14—2016. 11. 17)

王夕芳　主　任(2013. 12. 20—2017. 12. 21)

江虎喜　副主任(2013. 12. 26—2015. 12. 17)

刘素琴　副主任(兼)(2016. 11. 17—2017. 12. 29)

刘素琴　主　任(2017. 12. 29—)

二十、门诊部

自建院之日起,医院开展门诊医疗服务。50 年代门诊部隶属于医务股管理。60—80 年代,门诊隶属医务股、医教股管理。

1987 年 12 月,沈允昌任门诊部主任,兼任急诊科主任;王松山兼任门诊部副主任。1990 年 7 月,薛连昌任门诊部主任,兼任急诊科主任。1993 年 6 月,卞凤群任门诊部副主任。1996年5月，杜文生任门诊部主任，艾月仙任副主任。翌年12月，艾月仙任主任。1998年12月，邵静娟任门诊部主任。2002年7月、11月，贺新、黄慧琴分别任副主任。2003年10月，黄慧琴为主任。2011年4月，王夕芳任主任。2013年12月，冯志娟任门诊部主任。2017年11月，曹丽萍任门诊部副主任职务，主持工作。

1998年4月，医院在公园路开办集治疗、非处方药房和临床大输液为一体的专家门诊部。又相继在河滨小区、愚池小区、南门大街开设便民门诊部，形成社区和医院之间的双向转诊格局。1999年1月，于永仙、杨忠毅、徐建国分任公园门诊部、河滨门诊部、愚池门诊部的主任，12月徐立军任愚池门诊部主任。2006年2月，左荣和任公园门诊部主任。翌年1月，杨忠毅任公园门诊部主任。2009年1月，王玉生任社区服务站主任。

主要职能和工作：与医务科及各临床科室沟通联系，协调专科门诊。确定专家出诊、休诊时间，提前在医院网站、公众号、一楼大显示屏公示。督促和协助各科开展专科专病门诊、如期应诊。开展导诊、分诊服务；加强门诊医疗质量管理，接待和受理患者投诉，督促相关制度的落实；巡查门诊各诊室、辅助检查科室、服务窗口，检查门诊医务人员和其他勤杂人员遵守劳动纪律和有关规章制度情况，处理和解决门诊部发生的突发事件；掌握门诊各科医生出诊情况和患者就诊动态，合理调配人力资源；改善服务措施，改进服务流程。

门诊部1987—2018年历任负责人：

沈允昌　主　任（1987.12.08—1990.07.17）

王松山　副主任（兼）（1987.12.08—1990.07.17）

薛连昌　主　任（1990.07.17—1996.05.08）

卞风群　副主任（1993.06.15—1996.05.08）

艾月仙　副主任（1996.05.08—1997.12.19）

杜文生　主　任（1996.05.08—1997.12.19）

艾月仙　主　任（1997.12.19—1998.12.09）

杜文生　副主任（1997.12.19—2001.05.10）

邵静娟　主　任（1998.12.09—2003.10.08）

贺　新　副主任（2002.07.11—2009.10.23）

黄慧琴　副主任（2002.11.07—2003.10.08）

黄慧琴　主　任(2003.10.08—2011.04.14)

于永仙　主　任(公园门诊)(1999.01.21—2006.02.23)

徐建国　主　任(愚池门诊)(1999.01.21—1999.12.23)

杨忠毅　主　任(河滨门诊)(1999.01.21—2007.01.11)

徐立军　主　任(愚池门诊)(1999.12.23—2001.09)

左荣和　主　任(公园门诊)(2006.02.23—2007.01.11)

杨忠毅　主　任(公园门诊)(2007.01.11—2009.01.15)

王玉生　主　任(社区服务站)(2009.01.15—2010.01.14)

王夕芳　主　任(2011.04.14—2013.12.20)

冯志娟　主　任(2013.12.26—2017.12.21)

曹丽萍　副主任(2017.11.01—)

第二章　医疗服务科室

民国时期医院规模小,医院仅分内、外、妇科、化验室(无专职化验员)、药房。1948年公医院、卫生院平均日门诊量仅30多人次。50年代,医院设有内科、外科、五官科、产科房、护士室、化验室、门诊部、病房。60—70年代,医务人员队伍不断壮大,科室增加,仍以大内科、大外科对外。1972年7月,镇江地区卫生局提出县医院建立"九科二室一房一厂"(内科、传染科、外科、妇产科、儿科、五官科、皮肤科、中医科、病理科,检验室、X光室,药房和制药厂),医院逐步建立到位。

1979年6月医院设立急诊室,1981年医院设立抢救室。80—90年代,先后成立儿科门诊,建起B超室,设立传染科,建立血库,1986年成立老干部科。其间,医院还相继开设胃镜室、超声波、心电图、理疗等医技科室。设立统计室、病案室、图书室。1990年以后,医院根据创建三甲医院和临床学科建设需要,相继建立CT室、功能科、ICU重症监护室、高压氧舱室等。医院先后成为医学院校的实习基地和教学医院。

21世纪,科室设置趋向精细化,医院质量管理水平持续提升。2005年设有临床学科24个、病区13个,医技科室6个和社区服务中心3个。至2018年12月,医院设有临床专科32个(其中分设二级专科15个:内科7个、外科8个)、23个病区、26个护理单元、13个医技科室。神经病学学科为常州市市区共建重点学科,急诊医学科、肿瘤科、普外科、神经内科、骨科、妇科、心内科7个专科为常州市临床重点专科,中医科为江苏省综合医院示范建设单位,有18个专科被列入金坛区临床重点专科,教授工作站20个。

第一节　医疗科室

民国时期的医院医疗科室设置仅分内科、外科和妇产科,医疗器械极其缺乏。50年代,科室建设有所进展,先后建立中医科、预防保健组、口腔科,50年代后期,开始实行中西医疗法。经过10年发展,医院的医疗水平有较大进步,日平均门诊208人次,是金坛解放前夕的6倍。60年代科室变化不大,仍以大内科、大外科的形式。小儿科、传染科设在大内科,妇产科、五官科设在大外科。60年代末、70年代初,常州一院、常州二院、常州三院等一批医务人员下放到金坛,后陆续调到医院,使科室力量得到增强。70年代,根据镇江地区卫生局“关于加强县以下医院建设的意见”,逐步建立健全医疗科室。

80—90年代,医院科室设置相对健全。内科陆续分设儿科、传染科、心内科、消化科、内分泌科;外科相继开设普外科、泌尿外科、胸外科、骨外科、脑外科、烧伤整形外科等专科(专业组);麻醉科成为一级科室,并设立了重症医学科;妇产科分设产科、妇科专业组。90年代后期,传染科又分设肝病、肺病、杂病3个二级临床专业组,开展流行性出血热、肝炎、伤寒、结核等传染病的抢救治疗。医院成为上海第二军医大学、南京医学院、镇江医学院、安徽医科大学、常州卫校、武进卫校的实习基地。1992年、1997年、1999年,医院先后被镇江医学院、扬州大学医学院、南京铁道医学院定为教学医院。

2000年,科室设置开始朝现代化医院的方向发展。神经内科、呼吸内科、风湿免疫科、康复医学科、介入科、烧伤科、血液透析科、医学美容科等一批一级科室应运而生。普外科建立胃肠外科、甲乳外科和肝胆胰外科等亚专科。增加医疗项目,扩大服务范围。2006年医院被南通大学定为教学医院。2016年起,医院鼓励科室开展高精尖技术新项目,新登记备案的二、三类技术项目7个,三、四级手术占比58%。

医院按照《县级医院医疗服务能力基本标准和推荐标准》,持续加强专科建设。从“十一五”起,医院坚持专科化带动整体发展的思路,2018年与18个专科签订重点专(学)建设目标责任书。柔性引进著名三级甲等医院的专家、教授，补齐医院专业短板，加快学科建设。在神经病学学科成为常州市市区共建重点学科后，又申报常州市重点扶持专科5个。

医疗科室1987—2018年负责人名录

一、急诊科

沈允昌　主任(兼)(1987.12.08—1990.07.17)

薛连昌　主任(兼)(1990.07.17—1995.04.04)

沈汉平　副主任(1995.04.03—1997.12.19)

沈汉平　主　任(1997.12.19—2002.08.01)

倪一新　主　任(2002.08.01—2010.12.31)

李国民　主任(兼)(2010.12.31—2013.12.20)

蒋和平　副主任(2013.12.26—2016.12.15)

袁　冬　主任(兼)(2016.12.15—)

倪宏亮　副主任(2016.12.15—)

二、感染科

戴国琪　副主任(1987.12.08—1990.07.17)

蒋留保　副主任(1989.04.10—1996.05.08)

戴国琪　主　任(1990.07.17—1996.05.08)

姜　雁　副主任(1995.04.03—2001.05.10)

姜　雁　主　任(1997.12.19—2017.12.21)

林　斌　主任助理(2001.05.10—2002.07.11)

林　斌　副主任(2002.07.11—2017.12.29)

林　斌　主　任(2017.12.29—)

三、肿瘤科

田声望　副主任(1992.09.01—1997.12.19)

田声望　主　任(1997.12.19—2014.07.14)

梁国华　副主任(2004.03.04—)

梁国华　肿瘤放疗病区主任(2009.05.04—)

石永康　肿瘤化疗病区主任(2009.10.23—)

石永康　肿瘤科主　任(2014.07.14—)

四、内科

金坛解放初期,医院内科负责人朱逸民,其后王伯仁(50年代)、张德全(60年代)、夏子耆(70—80年代)为负责内科负责人。

薛连昌　主　任(1987.12.08—1990.07.17)

包德诚　副主任(1987.12.08—1990.07.17)

沈允昌　主　任(1990.07.17—1993.06.19)

徐裕成　副主任(1990.07.17—1997.12.19)

王　涛　副主任(1992.09.01—2001.05.10)

吴　萍　副主任(老干部病区)(1993.06.15—1996.05.08)

薛连昌　主　任(1993.06.19—1995.04.04)

包德诚　主　任(1995.04.04—1997.12.19)

张　维　副主任(1996.05.08—2001.01.18)

刘乐梅　副主任(1996.05.08—2001.05.10)

柳跃强　副主任(1996.05.08—2001.05.10)

王秋玉　副主任(1997.12.19—2001.05.10)

徐裕成　主　任(1997.12.19—2001.05.10)

王秋玉　主　任(内分泌科、老干部科)(1999.03.12—2001.05.10)

柳跃强　主　任(心内科)(1999.03.12—2014.12.26)

张　维　主　任(消化内科)(1999.03.12—2001.01.18)

包德诚　主　任(2001.05.08—2006.02.23)

张小平　主　任(消化内科)(2001.05.10—2006.02.23)

戴小平　副主任(2001.05.10—2006.02.23)

史志保　主任助理(2001.05.10—2002.07.11)

衡卫军　主　任(内分泌科、老干部科)(2001.05.10—2017.12.21)

史志保　副主任(2002.07.11—2011.04.14)

张小平　主　任(大内科)(2006.02.23—2017.12.21)

苏建华　主　任(神经内科)(2006.02.23—2012.10.01)

戴小平　主　任(呼吸内科)(2006.02.23—2012.12.06)

赵　凯　主　任(消化内科、消化内科病区)(2010.12.31—2017.12.21)

柳跃强　副主任(大内科)(2011.04.14—2015.01.06)

林　伟　主　任(神经内科)(2011.11.24—2016.11.17)

于文敏　主　任(十七病区)(2011.11.24—2014.07.14)

唐　伟　主　任(肾内科)(2012.11.23—2013.12.26)

戴小平　副主任(大内科)(2012.12.06—2013.12.20)

王建强　主　任(呼吸内科)(2012.12.06—2013.12.20)

吴国荣　代主任(呼吸内科)(2013.12.20—2016.02.15)

唐　伟　主　任(肾内科兼综合病区)(2013.12.26—)

任　勇　副主任(心内科副主任兼十七病区主任)(2014.07.14—2014.12.26)

于文敏　主　任(十八病区)(2014.07.14—2017.12.21)

任　勇　主　任(心内科兼十七病区主任)(2014.12.26—2017.12.21)

蒋和平　主　任(呼吸内科、十六病区)(2016.02.15—)

张俊华　主　任(神经内科兼二十二、二十三病区主任)(2016.11.17—2017.12.21)

张俊华　主　任(神经内科兼二十二病区主任)(2016.11.17—)

任　勇　主　任(心内科兼十七十八病区主任)(2016.11.17—2017.12.21)

林　伟　副主任(内科)(2016.11.17—)

于文敏　副主任(心内科)(2016.11.17—)

张小平　主　任(大内科、消化内科兼、二十病区主任兼)(2017.12.02—)

周　磊　副主任(心内科兼十七十八病区主任)(2017.12.21—)

于雪冰　副主任(内分泌科兼四病区主任)(2017.12.21—)

张志强　副主任(神经病学学科)(2017.12.21—)

王为民　副主任(神经内科)(2017.12.21—2018.12.30)

五、血液透析科

周　萍　副主任(2001.05.10—2006.02.23)

周　萍　主　任(2006.02.23—2016.11.17)

唐　伟　副主任(2013.08.15—2017.03.24)

唐　伟　主任(兼)(2017.03.24—)

六、外科

周明龙　主　任(金坛解放初期至50年代)

沈逸华　副主任(1959.10—1961,1964—1977.08)

王荣生　主　任(1962—1964)

成敦年　主　任(1964—1983)

司马衡　主　任(大外科)(1983—2003.10.08)

倪忠泰　副主任(大外科)(1987.12.08—1997.12.19)

冯田忠　副主任(大外科)(1989.10.25—2000.04.03)

陈森荣　副主任(大外科)(1990.07.17—1994.08)

倪忠泰　主　任(外科一病区)(1992.09.01—1995.12)

冯田忠　主　任(外科二病区)(1992.09.01—2006.01)

邓　建　主任助理(大外科)(1992.09.01—1995.04.03)

邓　建　副主任(大外科)(1995.04—1998.03)

华网孝　主任助理(大外科)(1995.04.03—1996.05.08)

华网孝　副主任(大外科)(1996.05.08—1999.12)

虞立平　副主任(大外科)(1996.05.08—2002.07.11)

李继春　副主任(大外科)(1997.12.19—2001.05.10)

丁需清　副主任(大外科)(1999.03.12—2014.07.14)

李继春　主　任(骨科)(1999.03.12—2006.02.23)

虞立平　主　任(泌尿外科、普外科病区)(1999.03.12—2002.07.11)

蔡国荣　副主任(大外科)(1999.03.12—2001.05.10)

蔡国荣　主　任(脑外科、胸外科病区)(1999.03.12—2001.05.10)

刘　彦　主　任(脑外科、胸外科病区)(2001.05.10—2009.10.23)

赵银必　主任助理(大外科)(2001.05.10—2002.07.11)

赵银必　副主任(大外科)(2002.07.11—2006.02.23)

虞立平　主　任(大外科)(2003.10.08—2012.11.23)

徐　群　主　任(泌尿外科、普外科、小儿外科病区)(2003.10.08—2004.03.04)

史文华　主　任(泌尿外科)(2004.03.04—2016.11.17)

史文华　主　任(普外一病区)(2004.03.04—2012.11.23)

李继春　副主任(大外科)(2006.02.23—2017.12.21)

赵银必　主　任(骨科病区)(2006.02.23—2015.03.25)

虞卫新　主　任(普外科、小儿外科病区)(2007.11.15—2016.04.01)

李继春　主　任(骨科二)(2009.05.08—2010.12.31)

赵银必　主　任(骨科一)(2009.05.08—2015.03.25)

刘　彦　主　任(脑外科)(2009.10.23—2012.11.23)

程国林　主　任(骨科二病区)(2010.12.31—2015.03.25)

李继春　主　任(骨科)(2010.12.31—2011.12.27)

徐　群　主　任(兼)(普外科)(2010.12.31—2016.11.17)

段建春　主　任(普外二病区)(2010.12.31—2016.04.01)

林　啸　副主任(胸外科)(2011.11.24—2017.07.14)

李继春　骨科主任(一级科室)(2011.12.27—2017.12.21)

刘　彦　主　任(大外科)(2012.11.23—)

何　劲　主　任(骨科三)(2012.11.23—2015.03.25)

张　斌　主　任(脑外科兼病区)(2012.11.23—)

王　荣　主　任助理(大外科)(2012.11.23—2015.03.25)

林　啸　主　任(代胸外科)(2014.07.14—2017.12.21)

王　荣　大外科副主任(2015.03.25—)

程国林　主　任(骨一科—十三病区)(2015.03.25—2016.11.17)

何　劲　主　任(十四病区)(2015.03.25—2017.12.29)

段建春　主　任(普外科一病区)(2016.04.01—)

虞卫新　主　任(普外科二病区)(2016.04.01—2016.11.17)

程国林　副主任(骨科)(2016.11.17—)

虞卫新　主　任(普外科兼、普外科二病区)(2016.11.17—)

王　荣　主　任(泌尿外科、十二病区主任兼)(2016.11.17—)

朱爱平　主　任(骨一科—十三病区)(2016.12.15—)

谢　华　主　任(骨二科—十四病区)(2017.12.21—)

张德海　主　任(胸外科)(2017.12.21—)

袁克文　副主任(普外二科—十病区)(2017.12.21—2018.12.30)

何　劲　主　任(骨科)(2017.12.29—)

七、中医科

王松山　主　任(1987.12.08—2000.06.16)

傅忠林　副主任(1989.04.10—1990.07.17)

杜文生　副主任(1990.07.17—1996.05.08)

徐留生　副主任(1996.05.08—2006.02.23)

傅忠林　主　任(2001.05.10—2009.08)

高　媚　副主任(2006.02.23—)

陈云生　主　任(2010.11.29—2016.11.17)

八、中医肛肠科

陈云生　主　任(2016.11.17—)

九、妇产科

金坛解放初期至60年代张静为妇产科负责人,其后70—80年代胡韵芳、王奎铭(常州二院下放至金坛)、薛友珠(常州一院下放至金坛)、吕凤珍等任妇产科负责人。

吕凤珍　主　任(1987.12.08—1991.07.20)

李素娥　副主任(1987.12.08—1991.07.20)

李素娥　主　任(1991.07.20—2001.05.10)

施娟英　副主任(1992.09.01—1997.12.19)

於丽娅　副主任(1995.04.03—2003.10.08)

马玉华　副主任(1999.04.26—2011.11.24)

於丽娅　主　任(2003.10.08—2010.12.31)

丁　屹　妇产科主任、妇科病区主任(2010.12.31—)

陈荣芳　妇产科副主任、产科病区主任(2010.12.31—2016.11.17)

袁　霞　妇产科副主任(2014.07.14—)

袁　霞　主　任(产科—六病区兼)(2017.12.21—)

十、母婴保健科

臧丽娜　主　任(2009.05.04—2012.11.23)

欧阳芸　主　任(兼)(2013.12.20—2014.12.26)

赵云慧　主　任(2014.12.26—2015.12.17)

十一、儿科

吕柳凤　副主任(1987.12.08—1990.07.17)

吕柳凤　主　任(1990.07.17—1995.04.04)

薛怡乐　副主任(1995.04.03—1997.12.19)

章莉萍　副主任(1995.04.03—1998.03)

薛怡乐　主　任(1997.12.19—2001.05.10)

周国平　副主任(2001.01.18—2003.10.08)

钱文杰　副主任(2001.05.10—2012.11.23)

周国平　主　任(2003.10.08—)

邓英琴　副主任(2013.12.26—)

潘　莉　副主任(2018.12.30—)

十二、五官科

金坛解放初期周宠璋兼任,其后王金学负责(50—70年代);李振东1978年起开始负责。

李振东　主　任(1987.12.08—1995.04.04)

马建华　副主任(1995.04.03—1997.12.19)

马建华　主　任(1997.12.19—)

朱宇承　主任助理(2001.05.10—2003.10.09)

朱宇承　副主任(2003.10.09—)

十三、眼科

朱宇承　主　任(2013.08.15—)

十四、口腔科

姜罗荣　副主任(1987.12.08—1993.09.04)

王和荣　副主任(1992.09.01—1997.12.19)

姜罗荣　副主任(1996.05.08—1997.12.19)

姜罗荣　主　任(1997.12.19—1999.07.15)

沈培民　主　任(1999.07.15—2016.11.17)

姜罗荣　副主任(1999.07.28—2009.10.23)

王卫芳　副主任(代理)(2016.11.17—)

十五、皮肤科

黄海霞　副主任(2010.11.29—2016.12.15)

黄海霞　主　任(2016.12.15—)

十六、重症医学科(ICU)

李国民　主　任(1997.12.19—2014.07.14)

戴小平　副主任(1997.12.19—2001.05.10)

倪一新　副主任(2001.05.10—2002.07.11)

王建强　副主任(2002.07.11—2009.05)

王建强　ICU 病区主任(2009.05.08—2012.12)

袁　冬　ICU 副主任兼病区主任(2014.07.14—2016.12.15)

袁　冬　主　任(2016.12.15—)

管双仙　副主任(2016.12.15—)

十七、麻醉科

胡渭仙　副主任(1987.12.08—2001.05.10)

李国民　副主任(1992.09.01—2001.05.10)

汤定荣　副主任(1997.12.19—2003.10.09)

陈祖萍　主任助理(2001.05.10—2003.10.09)

李国民　主　任(2003.10.08—2006.02.23)

王文辉　副主任(2003.11.27—2006.02.23)

王文辉　主　任(2006.02.23—2015.07.20)

曹国平　副主任(2006.02.23—)

范云霞　副主任(2010.11.29—2016.12.15)

范云霞　主　任（2016.12.15—）

十八、疼痛科

曹国平　副主任（兼）（2010.05.13—）

十九、肛肠科

钱锁荣　副主任（1997.04.03—1999.03.16）

钱锁荣　主　任（1999.03.16—2006.02.21）

陈云生　副主任（2006.02.23—2009.10.23）

陈云生　主　任（2009.10.23—）

二十、美容科

郝秀珍　副主任（2001.05.19—2006.02.23）

郝秀珍　主　任（2006.02.23—2010.11.29）

欧阳芸　主　任（2010.11.29—）

二十一、康复医学科

卞凤群　主　任（1996.05.08—1999.03.16）

林　伟　副主任（2013.08.15—）

张俊华　主　任（兼）（2017.03.24—2017.12.21）

薛建琴　副主任（兼二十三病区主任）（2017.12.21—）

第二节　医技科室

民国时期，医院医技科室仅有化验室、西药房。化验室的化验员由医生兼任，仪器不全、试剂缺乏。金坛解放初，医院仅有一台显微镜。20世纪50年代，逐步配备专职化验员，进行尿常规、粪常规、血常规检验。50年代后期，增加X光室。1966年建立制药厂，医院开始自制普通制剂和生产大输液。1969年设立中药房。70年代开设病理科。到80年代初，医院医技科室发展为病理科，检验室、X光室，药房（包括中药房），制药厂等5个机构。

八九十年代，医技科室开展电子内窥镜检查+息肉微波摘除术、介入治疗、静脉肾盂造影、彩色多普勒、CT扫描、高压氧舱治疗等高新技术项目。1994年12月制剂室按照《中华人民共和国药品管理法》和《中华人民共和国药品管理法实施办法》的有关规定全面调整，灭菌制剂室、普通制剂室、中药制剂室、药检及仓储建筑面积共计745平方米。制剂人员按部颁编制要求，配备副主任药师2人、主管药师3人、药师3人、药士4人，另有工人5人。1996年9月医院投资632万元，新建一幢建筑面积近3700平方米的制剂综合大楼。

21世纪后，随着现代科学技术的发展，医疗设备、器械更新加快，医技部门逐步扩展。2000—2002年，医院加大投入力度，共投资1600余万元购置引进螺旋CT、全自动生化分析仪、震波碎石仪、腹腔镜、运动平板仪等先进医疗设备106台(件)。成立全市首家中心实验室。它配置有全自动酶免分析仪、全自动特种蛋白分析仪、全自动细菌鉴定仪、全自动生物发光分析仪、全自动荧光定量PCR检测仪、全自动放射免疫分析仪6台临床检验的高、精、尖设备，为临床提供先进的诊断治疗手段。

2004年，根据省卫生厅、常州市卫生局先后出台的医技科室建设规范及考核标准，医院注重医技科室质量管理，分科室召开专门会议，将"规范"和"标准"细化，层层分解落实，对照标准，查找不足，及时整改，医技质量在年终省、市检查中得到较高的评价。2005年8月，6个医技科室集中搬迁到5号楼。2009年9月，检验科与中心实验室合并为检验科。

2012年起，医院以自身为核心，陆续建立影像中心、临床检验中心、临床病理中心等。医技技术显示超微化、电子化、自动化、遥控化、信息化的发展趋势。截至2018年年底，拥有100万元以上大型诊疗设备27台。医技科室发展到13个，医技人员119人。其中，主任技师1人、副主任技师8人、主管技师14人、技师(技士)52人；主任药师3人、副主任药师5人、主管药师20人、药师(药士)17人；工程技术人员21人，占卫生技术人员的2%。其中高级工程师(技师)2人、助理工程师12人、技术员7人。

医技科室1987—2018年负责人名录

一、体检科

徐　珊　科　长(2009.09.03—2016.11.17)

葛兰君　副科长(2014.07.14—)

庄小美　科　长(2016.11.17—)

二、功能科

季粉林　副主任(内窥镜室)(1997.02.25—1999.03.16)

季粉林　主　任(1999.03.16—2015.12.17)

彭颖秀　主　任(心电图室)(2010.11.29—2016.12)

三、病理科

王敖娣　副主任(1992.11.12—1997.12.19)

王敖娣　主　任(1997.12.19—2003.10.08)

李新忠　副主任(2003.10.09—2006.02.23)

李新忠　主　任(2006.02.23—2009.10.23)

张　玲　副主任(2009.10.23—)

周林艳　副主任(2019.01.08—)

四、超声科

葛景荣　主　任(1995.04.04—1997.02.25)

潘　秀　副主任(1997.02.25—2003.10.08)

潘　秀　主　任(2003.10.08—2009.03.05)

卢朝晖　副主任(2007.11.15—2010.12.31)

卢朝晖　主　任(2010.12.31—)

潘爱明　副主任(2011.11.24—)

五、检验科

梁化西　副主任(1987.12.08—2001.05.10)

杨义伟　副主任(1992.09.01—2002.07.11)

杨义伟　主　任(2002.07.11—2009.09.03)

焦夕琴　副主任(1999.03.12—2009.09)

唐国建　副主任(2009.09.03—2011.12)

葛锁华　副主任(2010.12.31—2016.12.15)

唐国建　主　任(2011.12.27—2016.11)

葛锁华　主　任(2016.12.15—)

芮　星　副主任(2016.12.15—)

彭俊华　副主任(2018.12.30—)

六、药剂科

华瑶玉　主　任(1987.12.08—1993.08.31)

于罗俊　副主任(1992.09.01—2002.07.11)

闵留生　主　任(1993.09.04—1997.02.25)

徐央庆　副主任(1997.02.25—1997.12.19)

徐央庆　主　任(1997.12.19—2000.08.10)

吴惠华　副主任(2000.09.01—2006.02.23)

黄贵平　主　任(2002.07.11—)

刘素琴　副主任(2006.02.23—)

七、中心实验室

董　洋　副主任(2002.11.07—2009.09.03)

八、输血科

葛锁华　副主任(兼)(2013.08.15—2016.12.15)

芮　星　副主任(兼)(2016.12.15—)

九、放射科

放射科(X光室)负责人:60年代初沈允昌(兼)、虞金川(60年代)、潘殿广(60—70年代)、杨秉性(80年代)。

孙圣庆　主　任(1987.12.08—2003.10.08)

张斌俊　副主任(1992.09.01—2003.10.08)

赵建忠　副主任(1995.12.14—2007.11.15)

吴　杰　主任助理(2001.05.10—2003.10.09)

张斌俊　主　任(2003.10.08—2007.11.15)

吴　杰　副主任(2003.10.09—2007.11.30)

朱小云　副主任(2007.11.15—2012.11.23)

吴　杰　主　任(2007.11.30—2012.11.23)

朱小云　主　任(2012.11.23—)

赖天慧　副主任(2012.11.23—)

蒋忠毅　副主任(2016.12.15—)

十、放射介入科:

蒋忠毅　主　任(兼)(2017.03.24—)

十一、临床营养科

衡卫军　主　任(2013.08.15—)

第三章　卫技队伍

金坛县公立医院开办时职工不到20人,金坛卫生院新办时仅8人,金坛县公医院创办之初有员工13人。1948年年底,公医院与卫生院合署,人员20人。21年间(抗日战争爆发后,金坛公立医院关闭),医院员工最多时20余人。

金坛解放后,县政府对医院旧职人员全部接收、留用。1949年9月,对卫生院、公医院整编,成立金坛医院,有卫技人员14人。1951年以后,医院陆续有助产士、医士、药剂士、护士分配到医院工作, 1954年9月医院整编结束,医院人员编制由47人增至56人。1959年医院拥有医技人员51人。60年代,专业的大、中专院校毕业生陆续分配到医院和选调生学成归来。医院员工比50年代增长近1倍。

20世纪70年代,特别是改革开放后,医院从医疗服务需求出发,落实党和国家的有关政策,调进、招收一批医院下放医务人员、工农兵大学生、“上山下乡”知识青年、外地、外单位人员。

80—90年代,医学院校的毕业生大批分配到医院。1985年职工总数302人。1999年9月底,医院职工605人,其中,卫技人员507人。

21世纪,医院先后召开3次科教人才工作会议,制定人才培养和学术活动计划,多渠道培养创新人才。2005年医院有卫技人员520人。2015年,医院职工831人,其中卫技人员727人。

2015年起,医院实施“百名人才工程”,完善“医师选派(外出)进修管理办法”,选送优秀青年骨干外出进修、攻读研究生,或参加专业培训班学习,培养一批高层次学科带头人,打造一支中青年技术骨干后备队伍、一支高素质卫生管理人才队伍。2018年年底,全院有职工1364人,其中卫技人员1038人、行政人员83人、后勤保障服务人员243人;卫技人员中,有医生371人、护士568人、医技人员54人、药师(药士)45人。

第一节　医疗人员

民国时期,老百姓对中医的依赖程度远远超过西医,且西医医药费昂贵,一般居民难以接受。因而,全县中医多、西医少,西医大致占医生总数5%。金坛公立医院、金坛县卫生院、金坛县公医院,只有西医、没有中医。医院的医生主要分布在内科、外科、妇产科、五官科,大多毕业于正规医学院校,曾经在上述医院工作过的高振福、潘畴占、汤福洪、周明龙、朱逸民、吴合、周宠璋等,分别毕业于上海同济大学医学院、南通医学院、震旦大学医学院、上海医学院,河北医学院等,相德全还有美国留学经历。医生最多不超过10人。

金坛解放前后,一部分医师离开医院,医生一度有所减少。1950年,医院有医生3人,占职工总数的15%,其中医师2人,助理医师1人。50年代前期,有7名转业军人(军医)相继调入医院当医生。后来,他们经过速成高中的补习,被选派到医学院校接受系统教育,毕业后回到医院,医院医疗力量得到提升。1956年,医院增设中医科,医院增添二三名中医。1958年,医院迎来第一位毕业于南京医学院本科生张德全。翌年,中医雷周绪、刘执中作为金坛县7人代表之列,参加江苏省卫生代表大会。

60年代,医生的技术水平有新的提升。1964年,医院有15名医生具有大专以上学历,其中本科学历的有6人。“文化大革命”期间,因国家取消高考制度,医院医生出现断层。1968年,医院有医生30人,占医院职工总数的28.04%,其中内科12人、外科8人、妇产科6人(含助产士)、中医科4人。60年代末70年代初,医院26名员工下放基层。同时常州市20余名医务人员下放到金坛,成为医院的骨干。到1977年,医院有医生43人,其中,内科医生19人、外科医生16人、妇产科4人、中医4人。

80年代,一批批大中专毕业生分配到医院,充实医疗队伍,改善医生的知识、专业和年龄结构。医院坚持科教兴院的战略,采取请进来辅导与派出去进修相结合的办法,提升医疗队伍的技术水平。1985年,医院有医生82人,1988年增至123人,比1977年增186%。其中副主任医师9人,分别是胡云从、沈允昌、薛连昌、夏子耆、司马衡、陈森荣、成敦年、戴国琪、吕柳风。

90 年代,医院对医生的需求不断增加。1992 年,医院从苏州医学院招录本科生 22 人。到 1999 年,医院有医生 260 人,5 年内中医生增加 137 人,增 1 倍多。在医生中,主任医师 5 人、副主任医师 25 人、主治医师 115 人;具有本科以上学历的 96 人,具有大专学历的 89 人。

21 世纪后,特别是 2010 年医院首届科教人才工作会议后,医院通过在职学习、学历提升、外出进修、师带徒、双导师制,邀请上级医院专家到医院讲学、会诊、教学查房、病例讨论、技术协作等形式,以科教兴院工程、"三名工程"等为平台,多渠道培养、招聘医疗人才,加快医生队伍的发展、壮大和提高。

2000 年 6 月,周国平成为医院第一个在职硕士研究生,毕业于北京大学医学部。翌年,徐群获南京医科大学硕士学位。2006 年,医院选派 18 名医务人员到省级医院临床进修,选派 139 人参加省内外学术活动,院内举办业务讲座 29 次,请院外专家教授到院会诊,指导手术 180 次。2008 年,有医生 286 人,其中,主任医师 7 人、副主任医师 80 人(含医技人员)。2009 年起,医院将把培养重点从学科带头人,扩大到优秀中青年技术骨干。2012 年,医院引进第一位毕业于华中科技大学医学院的博士生王荣。2016 年以后,医院加快人才引进步伐,2016—2018 年,引进硕士生 29 人,引进、培养博士生 3 人,引进中青年专家 2 人。

2012 年起,医院继续实施科教兴院工程,创立院级课题、专科发展等基金,即每年提取业务收入的 2% 作为科研教学经费投入;每年单列 100 万元作为科研立项和人才引进经费;人员外出学习、培训、进修,术有专攻。2009—2017 年,医院分 5 次确定学科带头人 17 人次;分 7 批确定优秀专业技术骨干 32 人次。2010—2018 年,医院分别在五个年度确定优秀青年人才培养对象 23 人,给他们分别指定院内导师、院外导师各 1 人。

2015 年医院推进"三名"工程。2016 年起,医院联系上海瑞金医院、北京积水潭医院等知名三甲医院,有计划分批次选派医务骨干至名院进修 30 余人、学习 70 余人。确定 3 名老中医师和常州二院、常州三院 7 名学科带头人为医院的青年人才"一对一、师带徒"指导老师。先后成立教授(团队、个人)工作站 20 个,借智引力。

2010—2017 年,在金坛市(区)第一届至第三届"金沙名医"评选活动中,医院共计有 15 人获此殊荣。2012—2016 年,在两年一度的"金沙英才"评选活动中,医院有 7 人获此奖项。2014 年,李国民获"金沙英才突出贡献奖"。2018 年,苏建华获得"金沙英才突出贡献奖”。

2018 年年底,医院有医生 371 人,占卫技人员的 35.4%,其中,主任医师 45 人、副主任医师 87 人、主治医师 122 人、住院医师 117 人。有 16 人获江苏大学和南通大学兼职教授、副教授。李国民通过江苏大学学位评定委员会的评审,获江苏大学专业学位硕士生导师资格,实现医院硕士培育点零的突破,现带教研究生 5 人。

第二节　医技人员

民国 20 年(1931),金坛县救济院施医所,增设化验室,但无专职化验员。民国 35 年新办的金坛县卫生院,无化验室和化验器材设备,民国 37 年创办的金坛县公医院,虽有化验室,但无专职化验员(由医师兼任)。

1951 年,医院恢复化验室,配置简易化验仪器和器械,上级调配李志广任化验员。另外,有药剂员周雨霖。1958 年,医院购置 1 台 200 毫安 X 光机后,成立 X 光室,负责人虞金川。从此医技部门增至 3 个,化验室、X 光室、药房。随后,医技人员随着仪器设备的添置而不断得到充实。1968 年,医院有医技人员 17 人。其中,化验室 4 人、X 光室 3 人、药房(西药房、中药房)10 人。

70 年代初,医院能够开展部分生化、免疫、骨髓细胞学和细菌学检验。1977 年,医技人员增至 29 人。其中,化验室 6 人、X 光室 4 人、药剂科(制剂室、中药房、西药房)19 人。在医技人员中,本科生 3 人,中专 6 人。

80 年代起,医院经济实力得到明显提升,进而引进、购买胃镜、B 超等先进的诊断设备、仪器和器械,随之建立胃镜室、B 超室、血库,开设超声波、心电图、理疗等项目。1985 年,有医技人员 19 人。其中,药剂师 5 人、药剂士 10 人、检验师 4 人。1988 年,有医技人员 26 人、药剂人员 30 人。

21 世纪后,医院每年投入千万元,购买高精尖的医疗设备,医技队伍得到快速发展。2005 年,医技科室(含药剂科)有 8 个、105 人。其中,科(室)正副科长(主任)10 人,工作人员 95 人。2011 年 3 月,医院成功引进第一台日本光电肌电图诱发电位仪 MEB-9404C,随后成立肌电图室。2017 年成立神经病学实验室 。2018 年 1 月成立经颅多普勒室。2018 年年底,全院有医技科室 13 个,有医技人员(含药剂人员)120 人,占卫技人员

11.4%。医技人员54人中,有正高职称1人、副高职称8人、中级职称14人、技师(技士)31人;药剂人员45人中,有主任药师3人、副主任药师5人、主管药师20人、药师(药士)17人。

第三节 护理人员

抗日战争前的金坛公立医院,有护士,具体情况不详。民国35年(1946)、民国37年新办的金坛县卫生院、金坛县公医院,都配备护士。到金坛解放前夕,医院有护士李玉清、赵德仪、丁兆年、程营、李丽英、徐国庆等。民国时期,医院有1个综合护理单元。

金坛解放初期,金坛县卫生院与金坛县公医院合并成立金坛医院。护士主任由军代表徐健兼任,病房护士长李玉清,门诊护士长赵德仪。尔后有的护士离开医院。到1950年医院有护理人员5人。其中护士长1人,护士2人,助理护士2人。

新中国成立后,医院护士人数不断增加。1952年,有2名护校毕业生分配到医院,1954年又有4名助产士分配到医院。1962年起,内、外科病区各设护理组长1名,实行院长领导下的护士长、护理组长二级管理体制。1968年,医院有护士23人,占医院职工总数21.50%。其中,内科护理室7人,外科护理室7人,产房室3人,手术供应室6人。1977年,护士长束雪星。1981年,医院设副总护士长1人,彭淑娥;有护士长6人:蔡蔚源、黄祥宝、荣菊珍、刘振英、李淑英、朱淑英;有护士55人。1985年,有护师9人、护士(助产士)68人。到1987年,有护士121人,外加23名护理员。床位数与临床护士之比不到1:0.4,

1990年,医院成立护理部,主任彭淑娥、副主任王小琴。下设护士长(助产士长、副助产士长)11人,有护士146人。1993年,医院组织到江西省上饶、抚州地区招聘护士20人,使医院护士紧缺的状况得到初步缓解。

21世纪初期,医院医疗服务范围不断扩大,金坛地区常住人口的持续增加,门急诊量和住院人数大幅上升,随之护士队伍迅速发展壮大。至2005年,医院设护理部正副主任各1人,下辖护士长19人、护士214人,护士总数达235人,比1990年增60.3%。2018年,医院护理队伍发展到涵盖病区、门诊部、急诊科、手术室、供应室、ICU、血液透析科等,共26个护理单元、护理人员568人,比2005年增137.2%,占卫技人员53%,实际病区床位与护士之比1∶0.46。在护士中，有主任护师7人、副主任护师37人、主管护师193人、护师(包括护士)331人。

表1-3-1　**1987—2007年医院护理人员结构表**　单位：人

年份	人员数	护理职称				
		主任护师	副主任护师	主管护师	护师	护士
1987	92	—	1	4	36	51
1988	114	—	1	4	41	68
1989	119	—	1	4	48	66
1990	127	—	1	4	54	68
1991	144	—	1	4	61	78
1992	149	—	1	3	61	84
1993	163	—	1	3	65	94
1994	169	—	1	3	80	85
1995	172	—	1	5	104	62
1996	193	—	—	11	116	66
1997	210	—	—	18	150	42
1998	229	—	—	26	155	48
1999	229	—	—	4	168	27
2000	233	—	—	45	140	48
2001	237	—	—	84	95	58
2002	236	—	—	108	79	49
2003	232	—	3	134	76	19
2004	251	—	3	154	75	28
2000	243	—	4	136	78	25
2006	254	—	6	143	79	26
2007	264	—	8	146	80	30

从20世纪50年代到20世纪末，医院护士队伍一直处于紧缺状态。1981年镇江卫校金坛护士班第一届学员毕业，有10人分配到医院，给医院护士队伍增添新生力量。尔后，医院采取卫校办班，从外地引进、调入、招聘护士，同时自主培养护理人员。1983年起，金坛卫校每年都以四五十名的招生计划，开办护理专业班。每年分到医院的护士10名左右。经过20多年的努力，护士队伍迅速发展壮大。2002年，艾月仙第一个取得本科学历，2010年第一个取得主任护师职称。至2007年12月，医院有17个护理单元，在岗护士262名。有18名护士取得自学本科学历，157名护士取得大专学历。至2018年年底，护士通过函授、自学考试，取得大专学历270人、本科学历180人、研究生在读2人。

医院护士常年占卫技人员一半左右。新中国成立后，医院一直重视护理队伍的建设。特别是改革开放和1986年全国首届护理工作会议后，护士的地位和待遇不断提高，增加护龄津贴和10%工资。1987年起，医院每年利用“5·13护士节，开展纪念活动，给30年护龄护士发“荣誉证书”。1990年后，医院开展“三基”“三严”考试考核、操作演练、技能比赛等，强化在岗护士的业务技能。1994年起，贯彻《护士管理办法》，每年组织1次护士执业考试，发放“护士执业证书”，并登记注册。

2008年始，医院贯彻《护士条例》，坚持“以病人为中心”，开展“和谐病区”“优质护理服务示范工程”等创建活动，持续提升护理质量。2018年，医院从岗位设置、护士分级、人力调配、岗位培训、绩效考核、职称晋升6个方面进行护士管理方式改革，制定《专科护士管理办法》，实行专科护士院内审核制，推进医院同质化护理和管理；选拔10名优秀合同制护士，享受与编制内护士相同待遇。选派10名骨干护士到三级医院进修，有2名护士取得省级专科护士资格，有3个病区启用移动护士站。至2018年年底，医院有17个“A”类病区，4个“B”类病区，实现优质护理全覆盖。2010—2018年在省级以上医学刊物发表论文688篇。其中，SCI收录论文1篇、国家级2篇、核心期刊和统计源期刊发表187篇、市级期刊10篇。获区以上科研成果11项，国家专利37项。

表1-3-2　**2008—2018年医院护理人员结构表**　单位：人

年份	人员数	护理职称				
		主任护师	副主任护师	主管护师	护师	护士
2008	281	—	8	146	79	48
2009	295	—	10	155	83	47
2010	318	1	8	152	93	64
2011	340	1	6	101	140	92
2012	453	1	12	140	156	144
2013	449	4	13	149	103	180
2014	489	5	17	188	69	210
2015	497	6	38	162	99	192
2016	509	5	39	164	120	181
2017	556	5	39	167	164	181
2018	568	7	37	193	139	192

金坛解放后医院历任护士长名录

李玉清(1949.04—1954.09)

卜　琦(1954.09—1960.02)

汪传蓉(1960.02—1974.02)

束雪星(1974.02—1978.10)

彭淑娥(1978.11—1987.12.08,任副总护士长、总护士长)

蔡蔚源(1981年时任内科护士长)

荣菊珍(1981年时任外科护士长)

李淑英(1981年时任妇产科护士长)

黄祥宝(1981年时任传染科护士长)

刘振英(1981年时任手术供应室护士长)

朱淑英(1981年时任门急诊护士长)

门诊输液室

艾月仙　护士长(1993.07.08—1997.04.03)

周月琴　护士长(1997.04.03—1999.12.10)

冯志娟　护士长(1999.12.10—2000.03.24)

庄小美　护士长(2000.03.24—2009.05.08)

邵云芳　护士长(2009.05.04—2010.12.31)

谢金美　护士长(2010.12.31—2012.11.23)

刘金花　护士长(2012.12.23—)

顾丽萍　护士长2018年1月门诊部

感染科

王小琴　护士长(1984.10—1985.10)

张陵洁　护士长(1985.10—1987.01)

丁红月　护士长(1987.01—1990.07.17)

徐　珊　护士长(1990.07.17—1992.09.01)

韩留娣　护士长(1992.09.01—1996.05.08)

陈火娣　护士长(1996.05.08—2013.12.20)

陈　辉　护士长(2013.12.26—)

急诊科

唐美兰　护士长(1987.12.08—1992.09.01)

周丰美　护士长(1992.09.01—1996.05.08)

谢金美　护士长(1996.05.08—2005.09.18)

周丰美　护士长(2005.09.18—2007.01.11)

王　悦　护士长(2007.01.11—2009.10.23)

胡冬英　护士长(2009.10.23—)

肿瘤科

韩留娣　护士长(1996.05.08—2000.03.24)

冯志娟　护士长(2000.03.24—2011.04.14)

陈　萍　护士长(2009.10.23—)

孙秋萍　护士长(2011.04.14—)

儿科

王小琴　护士长(1985.11—1987.07.17)

艾月仙　护士长(1987.07.17—1993.03.08)

唐美兰　护士长(1993.03.08—2002.03.14)

季金华　护士长(2002.03.14—2009.05.08)

庄小美　护士长(2009.05.08—2016.11.17)

李　萍　护士长(2016.12.15—)

重症医学科

周丰美　护士长(1997.12.19—2002.03.14)

秦震芳　护士长(2002.03.14—2016.11.17)

李　华　护士长(2016.12.15—)

妇产科

崔苏敏　护士长(1987.12.08—1989.04.10)

喻琴珍　护士长(1989.04.10—2000.03.24)

韩留娣　护士长(2000.03.24—2001.05.10)

陈耀芹　护士长(2001.05.10—2009.05.04)

赵云慧　护士长(2009.05.04—2011.11.24)

张文喆　产科护士长(2011.11.24—)

陶粉华　妇科护士长(2011.11.24—2015.12.17)

赵云慧　妇科护士长(2015.12.17—)

产房

赵文瑛　助产士长(1987.12.08—1995.04.03)

臧丽娜　副助产士长(1990.07.17—1995.04.03)

臧丽娜　助产士长(1995.04.03—1996.05.08)

臧丽娜　产房护士长(1996.05.08—2000.03.24)

陈耀芹　助产士长(2000.03.24—2001.05.10)

臧丽娜　助产士长(2001.05.10—2009.05.04)

陶粉华　产房护士长(2009.05.04—2011.11.24)

张文喆　产房护士长(2011.11.24—)

特需病房

赵云慧　护士长(2011.11.24—2014.12.26)

周　杨　护士长(2014.12.26—2015.12.17)

外科

王小琴　护士长(外一)(1987.07—1987.12)

周小健　护士长(外二)(1987.12.08—1989.04.10)

周小健　护士长(外一)(1989.04.10—1995.04.03)

张陵洁　护士长(外二)(1989.04.10—1996.05.08)

奚秋琴　护士长(外一)(1995.04.03—1996.05.08)

张陵洁　护士长(胸外科、脑外科)(1996.05.08—2009.05.04)

奚秋琴　护士长(泌尿外科、普外科)(1996.05.08—2009.10.23)

季　英　护士长(骨科)(1996.05.08—2007.01.11)

高春芬　护士长(普外科一、小儿外科)(2004.04.22—)

周丰美　护士长（骨科）（2007. 01. 11—2009. 05. 08）

韩卫芳　护士长（脑外科）（2009. 05. 04—）

陈旭霞　护士长（骨科二）（2009. 05. 04—2016. 11. 17）

周丰美　护士长（骨科一）（2009. 05. 08—2010. 12. 31）

季金华　护士长（胸外科）（2009. 05. 08—2013. 12. 20）

王　悦　护士长（泌尿外科、普外科）（2009. 10. 23—2012. 11. 23）

孙秋萍　外科病区护士长（2010. 11. 29—2011. 04. 14）

罗红芳　护士长（骨科一）（2010. 12. 31—2015. 12. 17）

薛　皑　护士长（普外科二）（2011. 11. 24—）

王菊香　护士长（骨科三）（2011. 11. 24—2015. 03. 25）

王　悦　护士长（泌尿外科）（2012. 11. 23—）

王水娟　护士长（胸外科）（2013. 12. 26—）

陶粉华　护士长（骨科—十三病区）（2015. 12. 17—）

史婉芳　护士长（骨科—十四病区）（2016. 12. 15—）

马　赟　护士长（神经外科）（2018. 06. 05—）

血液透析科

周　萍　护士长（2010. 08. 05—2016. 11. 17）

王兰兰　护士长（2016. 12. 15—）

内科

朱慧秋　护士长（内科）（1987. 12. 08—1990. 07）

程志娟　护士长（内科）（1990. 07. 17—1992. 09. 01）

邵静娟　护士长（内科）（1992. 09. 01—1996. 05. 08）

朱美兰　护士长（老干部科）（1992. 09. 01—1996. 05. 08）

邵静娟　护士长（神经内科、消化内科）（1996. 05. 08—1998. 04. 22）

周丰美　护士长（心内科）（1996. 05. 08—1997. 12. 19）

朱美兰　护士长（内分泌科、老干部科）（1996. 05. 08—2002. 03. 14）

王　晔　护士长（心内科）（1997. 12. 19—2003. 11. 27）

黄锡华　护士长（神经内科、消化内科）（1998. 04. 22—2009. 05. 08）

王夕芳　护士长(内分泌科、老干部科)(2002. 03. 14—2007. 11. 15)

周丰美　护士长(心内科)(2003. 11. 27—2005. 09. 18)

谢金美　护士长(心内科)(2005. 09. 18—2010. 12. 31)

顾丽萍　护士长(内分泌科、老干部科)(2007. 11. 15—2010. 12. 31)

何金晓　护士长(消化内科)(2009. 05. 04—)

黄锡华　护士长(神经内科)(2009. 05. 08—2009. 10. 23)

黄　慧　护士长(神经内科)(2009. 10. 23—2017. 12. 21)

尹伟琴　护士长(呼吸内科)(2010. 11. 29—)

顾丽萍　护士长(心内科)(2010. 12. 31—2017. 12. 21)

邵云芳　护士长(内分泌科、老干部科)(2010. 12. 31—)

陈旭霞　护士长(肾内科)(2016. 11. 17—)

王菊香　护士长(呼吸内科)(2017. 01. 01—)

马　赟　护士长(心内科—十七病区)(2017. 12. 21—2018. 06. 05)

陈　超　护士长(心内科—十八病区)(2017. 12. 21—)

曹丽谢　护士长(神经内科—二十二病区)(2017. 12. 21—)

中医肛肠科

王菊香　护士长(2015. 03. 25—2017. 03. 01)

手术室

卢桂萍　护士长(1987. 12. 08—1995. 04. 03)

王粉娥　护士长(1995. 04. 03—2004. 07. 29)

沈玉兰　副护士长(1996. 05. 08—2004. 07. 29)

沈玉兰　护士长(2004. 07. 29—2015. 12. 17)

严　冰　副护士长(2004. 07. 29—2009. 05. 04)

傅　燕　护士长(2016. 01. 11—)

功能科

王粉娥　护士长(2004. 07. 29—2008. 10. 30)

供应室

蔡蔚源　护士长(1987. 12. 08—1989. 04. 10)

杨献萍　护士长（1989. 04. 10—1990. 07. 17）

丁红月　护士长（1990. 07. 17—1998. 12. 03）

徐　珊　护士长（1998. 12. 03—2008. 10. 30）

王粉娥　护士长（2008. 10. 30—2010. 11. 29）

丁小仙　护士长（2010. 11. 29—）

康复医学科

胡六梅　护士长(1996. 05. 08—1999. 12. 10)

马夕芳　护士长(1999. 12. 10—2006. 02. 23)

翟佳佳　护士长(康复医学科—二十三病区)(2017. 12. 21—)

科护士长

邵云芳　护士长(大内科)(2012. 11. 23—)

韩卫芳　护士长(大外科)(2012. 11. 23—)

秦震芳　护士长(急重症科)(2012. 11. 23—)

庄小美　护士长(综合科)(2012. 11. 23—2016. 11. 17)

陈旭霞　护士长(综合科)(2016. 11. 17—)

王　悦　护士长(大外科)(2018. 06. 05—)

表1-3-3　**1987—2007年医院医疗队伍分类表**　单位:人

年度	职工总数	行管后勤人员数	卫技人员数	卫技人员占职工总数%	卫技人员职称分类							
					主任医师	副主任医师	主治医师	医(技)师	副主任护师	主管护师	护师(士)	士级
1987	320	90	230	72	1	10	20	52	1	8	95	43
1988	342	91	251	73	—	10	24	48	1	8	96	64
1989	355	71	284	80	—	10	30	66	1	8	104	65
1990	372	81	291	78	—	10	31	76	1	8	125	40
1991	398	88	310	78	—	10	34	81	1	8	140	36
1992	444	107	337	75	1	12	41	85	1	5	151	41
1993	487	112	375	77	1	13	42	92	1	4	158	64
1994	499	112	387	77	2	14	43	100	1	4	160	63
1995	509	115	394	77	3	14	56	94	—	9	157	61
1996	559	123	436	78	3	16	55	100	—	9	185	68

续表 1-3-3

年度	职工总数	行管后勤人员数	卫技人员数	卫技人员占职工总数%	卫技人员职称分类							
					主任医师	副主任医师	主治医师	医(技)师	副主任护师	主管护师	护师(士)	士级
1997	582	116	466	81	2	23	62	119	—	21	195	44
1998	605	107	498	81	4	23	59	137	—	27	204	44
1999	608	111	497	81.7	5	25	82	121	—	33	198	33
2000	610	117	493	80.8	6	27	78	117	—	44	187	34
2001	607	103	504	83	7	24	70	122	—	44	191	46
2002	596	87	509	85.4	6	27	99	101	—	76	159	41
2003	597	98	499	83.5	5	40	98	91	3	104	125	33
2004	612	109	503	82.1	5	44	112	88	3	118	111	22
2005	617	97	520	84.2	7	42	124	73	4	139	95	36
2006	619	102	517	83.5	6	54	129	66	6	147	90	19
2007	628	93	535	85.1	6	59	135	52	8	154	89	32

表 1-3-4　**2008—2018 年 医院医疗队伍(在编人员)分类表**　单位:人

年度	职工总数	行管后勤	卫技人员数	卫技占职工比%	主任医师	副主任医师	主治医师	医、药、技师	主任护师	副主任护师	主管护师	护师	护士
2008	676	106	570	84.3	8	80	98	98	0	9	98	116	10
2009	682	104	578	84.8	5	69	89	113	—	9	150	83	26
2010	725	102	623	85.9	13	77	89	109	—	15	180	58	22
2011	758	98	660	86.5	13	81	90	130	1	21	175	66	29
2012	796	96	700	87.9	14	85	89	139	2	24	183	62	44
2013	831	97	734	88.3	18	89	93	137	4	28	172	73	64
2014	870	98	772	88.7	25	89	89	136	5	39	169	97	71
2015	894	100	794	88.8	34	83	105	139	6	39	166	116	64
2016	910	99	811	89.1	40	76	111	143	5	39	174	122	62
2017	913	96	817	89.5	45	69	130	146	6	39	187	129	44
2018	900	90	810	90.0	45	68	133	160	7	37	193	134	21

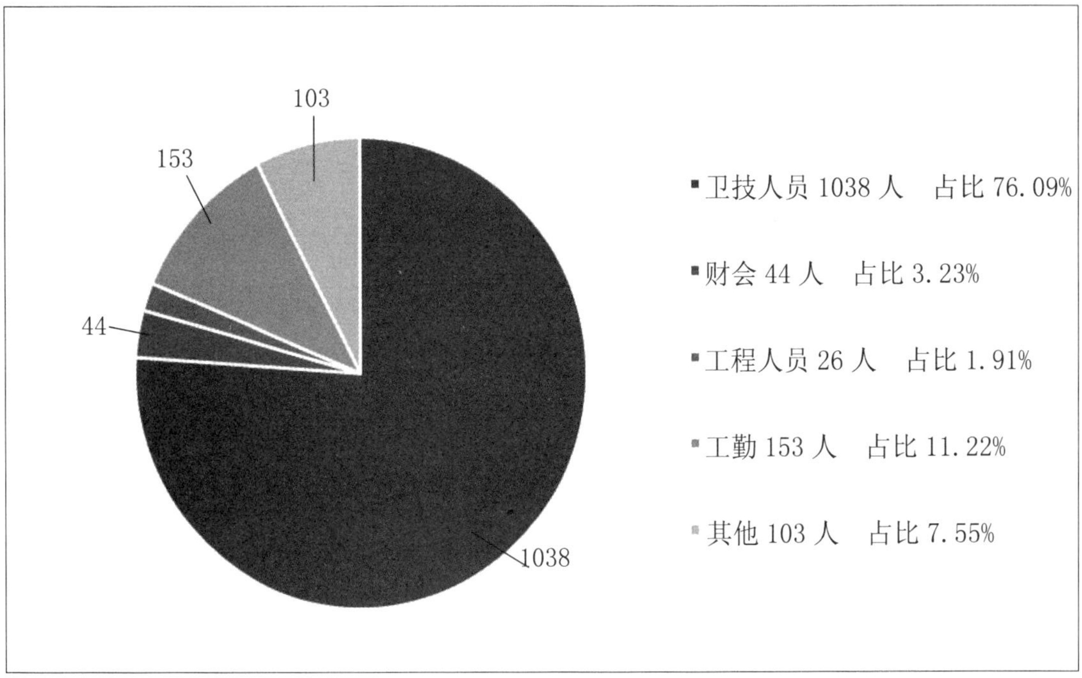

图 1－3－1　2018 年医院职工专业分类图

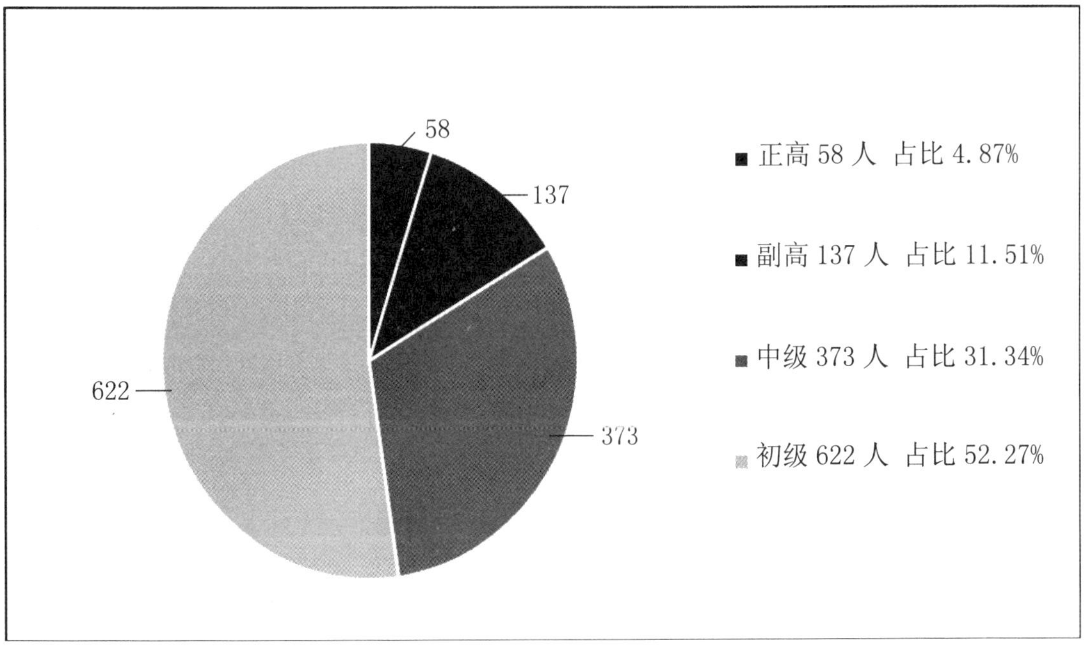

图 1－3－2　2018 年医院职工职称分类图

第二篇　医院建设与改革

民国时期，医院设施、设备简陋，仅有几间房、几张床、几个人。到民国37年(1948)，医院建筑面积500多平方米。50—70年代，医院通过改建、扩建，占地面积达8570.2平方米，建筑面积增至2901.54平方米。80年代，医院加大基建投入，至2007年，医院新建房屋建筑面积6.27万平方米。2018年年底，医院占地3.3万平方米，建筑总面积8.13万平方米。2015年医院易址新建，新医院占地17.06万平方米，建筑面积19.68万平方米。医疗设备从无到有，医院拥有价值达10万元的医疗设备(设施)有299台(套)。其中，100万元以上的高精尖设备27台(套)，基本满足医疗需要。

医院制度建设贯穿于不同历史时期医疗、教学、科研、管理和服务全过程。医疗、管理、服务逐步建章立制，保证了医疗工作的开展。90年代后，医院围绕争创等级医院、公立医院改革等，以建设现代化医院为目标，制度建设再上新台阶。2011年，医院被确定为省16家公立医院综合改革试点县医院之一，医院以临床医疗为中心，以绩效管理为主线，制定涵盖医疗护理、质量控制、感染控制、病历书写、药事管理、患者权利、行政管理、人力资源管理、财务绩效管理、科研教学管理、设备物资管理、安全管理等14类、800多项制度。

医院改革始于70年代，经历四轮重大改革创新，医院运行机制不断完善。80—90年代医院从改革管理体制入手，实行院长负责制，院科两级实行分级管理。改革劳动人事制度，实施聘用制。2011年起以公立医院改革为核心，围绕“百姓得实惠、卫生有发展、医改促健康”目标，改革运行机制，推动医院向质量效益型转变。2018年推进绩效考核与分配制度改革，并制定《医院奖励性绩效考核与分配方案》。

医院体制和制度的创新与完善，为医院的发展提供了保障和原动力。

第一章　制度建设

民国时期,医院就有查房和值班等规章制度规范医疗行为。1949 年冬,医院行使卫生行政职权,制定全县社会医生登记制度。1952 年 1 月制订《关于组织联合诊所章程》,号召个体开业医生走集体化道路。11 月协助县政府制定《金坛县公费医疗预防暂行诊疗办法(草案)》。1958 年,贯彻落实卫生部颁发的《综合医院工作制度》《综合医院工作人员职责》,1961 年,实施卫生部颁发的《医院管理工作试行条例》。50—60 年代,医院建立《巡回医疗制度》《财务管理制度》《查房制度》《医药费减免规定》《考勤制度》等。"文化大革命"期间,医院规章制度被当作资产阶级"管、卡、压",而予以废弃。1975 年,医院领导班子调整后,制度逐步得到恢复。

70—80 年代,医院贯彻执行《全国医院工作条例》,制定《晨会制度》《处方制度》《护理操作规程》《责任护理规定》《探视陪客制度》《财产物资管理制度》等,涉及行政、医疗、护理、门诊、病区、后勤等方面,制定工作人员岗位职责,医院运行走上正常轨道。20 世纪 90 年代后,特别是 21 世纪,医院围绕等级医院创建、公立医院改革,制定管理、医疗、服务等制度 800 余项,规范有序推进医疗服务、护理保健、教学科研等工作。

第一节　党政工作制度

20 世纪 90 年代初、2014 年、2017 年,医院 3 次编纂《医院制度汇编》。2014 年 9 月,医院编写《医院管理制度汇编》(250 多项)、《医院部门服务规范汇编》(41 项),计 290 多项;2017 年 11 月,医院编写《医疗相关制度汇编》(341 项)、《护理工作制度》(224 项)、《医院感染管理手册》(50 项)、《人员岗位职责汇编》(187 项)等,共计 802 项。截至 2018 年年底,医院生效的有 14 类、800 多项制度。以下择录其中一部分。

一、党群工作制度

共有 7 项。分别是党委会制度、党政工团联席会制度、党员领导干部民主生活会制度、党支部书记例会制度、党员大会制度、党委中心组学习制度和党委议事规则。

二、行政管理制度

共有21项制度。分别是委员会制度、会议制度、行政查房制度、院总值班制度、医院合同管理制度、公章使用管理规定、信访工作制度、图书管理制度、机动车辆管理规定、横幅海报管理规定、“三重一大”监督管理制度、标牌和布告管理制度、员工身份牌管理规定、计算机管理制度、社会监督制度、医德教育和医德考核制度、计算机维修管理办法、档案管理制度、投诉处理管理制度、院务公开制度、医院信息公示制度。

第二节　综合管理制度

一、岗位职责制度

共有6项制度。涉及6类人员、143个岗位的职责和管理。分别是管理人员职责(涉及44个岗位)、医疗人员职责(涉及14个岗位)、护理人员职责(涉及73个岗位)、药学人员职责(涉及14个岗位)、医技人员职责(涉及31个岗位)、财务人员职责(涉及11个岗位)。

二、人力资源管理制度

共有10项制度。分别是岗位职责制定及评价制度、人员配备规定、全员聘用制实施办法,员工招聘、安置和续聘规定,注册医师、护师管理制度,员工聘用合同的终止、辞退、免职和死亡,医生医疗权限,员工岗前培训制度,员工调动、离职暂行规定和护理人员调配制度。

三、财务管理制度

共有4项制度。分别是财会人员岗位责任制度、经费审批报销制度、财务票据管理办法和关于规范医药收费管理规定、财务审计制度。

四、绩效管理制度

共有3项制度。分别是科室成本核算制度、目标管理责任制度和奖励性绩效考核与分配方案。

五、设备、物资和后勤管理制度

共有11项制度。分别是医疗器械管理制度、财产物资管理制度、库房管理制度、设备使用、保管、维修、报废、赔偿制度,设备档案管理制度、财产物资领用制度、物资采购制度、清洁卫生工作制度、基本建设管理制度、招标投标管理办法和办公用品管理制度。

六、安全管理制度

共有18项制度。分别是安全管理制度、婴儿安全制度、失物招领制度、地面管理制度、交通和停车管理制度、危险品管理制度、污水处理制度、消防管理制度、关于应对火灾预案、禁烟制度、用氧安全制度、便携式电器和电源延长线使用规定、紧急事件应对制度、放射防护管理制度、重大医疗过失行为和医疗事故报告制度、医疗技术风险管理制度、关于医疗安全(不良)事件报告的规定、危急值管理制度和督查制度。

七、患者权利维护制度

共有9项制度。分别是患者权利和义务、患者私人财物的保管、满足患者精神需求的服务、患者及其家属的教育、患者知情同意事项、患者拒绝治疗的有关规定、医患冲突解决方法、与语言障碍、听说受损患者的交流、医院依法维护病人权利的制度。

第三节 医护服务管理制度

一、医疗管理制度

共有43项制度,涉及医疗诊治服务各个岗位和环节。

序号	制度名称	序号	制度名称
1	急诊工作制度	12	会诊制度
2	抢救室工作制度	13	转院、转科制度
3	急诊观察室制度	14	病例讨论制度
4	门诊工作制度	15	值班、交接班制度
5	处方制度	16	手术室管理制度
6	病历书写制度	17	麻醉科工作制度
7	查房制度	18	医疗技术管理制度
8	医嘱制度	19	临床检验危急值报告制度
9	医疗质量管理制度	20	检验标本采集、运送制度
10	医院感染管理制度	21	患者评估管理制度
11	查对制度	22	手术(有创操作)分级管理制度

续表

序号	制　度　名　称	序号	制　度　名　称
23	主诊医师负责制度(试行)	33	针灸室工作制度
24	危重病人进行高风险诊疗操作的资格许可授权制度(试行)	34	设备科工作制度
		35	重症医学科(ICU)管理制度
25	首诊负责制	36	ICU病人收治范围及实施危重程度评分制度
26	患者转运制度	37	医师外出会诊管理制度
27	急危重病人抢救及报告制度	38	重大手术报告审批制度
28	血液净化室工作制度	39	三级医师查房制度
29	住院病历环节质量与时限基本要求	40	医师值班和交接班制度
30	病房小药柜管理制度	41	术后患者管理制度
31	预防保健科工作制度	42	临床、医技、药学“三基”培训及理论考核管理办法
32	中医科工作制度	43	疑难危重病例医务科备案制度

二、护理工作制度

共有45项制度,涉及全院护理工作及其管理的各个岗位与管理。

序号	制　度　名　称	序号	制　度　名　称
1	护理部工作制度	13	病房安全制度
2	病房管理制度	14	患者膳食管理制度
3	早会制度	15	健康教育制度
4	交接班制度	16	探视、陪伴管理制度
5	夜班督导工作制度	17	注射室工作制度
6	执行医嘱制度	18	治疗室工作制度
7	分级护理制度	19	换药室工作制度
8	护理会诊制度	20	患者入院、出院工作制度
9	病房药品管理制度	21	物资、器材管理制度
10	病房消毒隔离制度	22	病人外出检查制度
11	皮肤压力伤登记报告制	23	护理查房制度
12	导管滑脱登记报告制度	24	护理查对制度

续表

序号	制　度　名　称	序号	制　度　名　称
25	护理人员技能定期评估制度	36	护理质量管理制度
26	护理新技术准入制度	37	患者入院、住院、出院管理制度
27	护理制度、操作常规变更批准制度	38	护理安全管理制度
28	护理人员继续教育制度	39	ICU 护理工作制度
29	护理应急管理预案	40	门诊护理工作制度
30	护理差错、事故登记报告制度	41	急诊护理工作制度
31	患者约束管理制度	42	手术室护理工作制度
32	护理文书书写基本规范与质量监管制度	43	消毒供应中心护理工作制度
33	特殊科室管理制度	44	血液净化中心护理工作制度
34	护理行政管理制度	45	产房、母婴同室护理工作制度
35	护理人力资源管理制度		

三、医技工作制度

共有 14 项制度。分别是检验科工作制度，输血科、工作制度，血库工作制度，中心实验室管理制度，病理科工作制度，临床检验危急值报告制度，临床实验（检验，病理）标本采集，储存、运送制度，医学影像科工作制度，放射治疗科工作制度，特殊检查室工作制度，理疗科工作制度，针灸室工作制度，营养科管理制度，临床营养工作制度和仪器管理制度。

四、药事管理制度

共有 19 项制度。分别是药事管理委员会工作制度、临床用药管理制度，药剂科工作制度、调剂室工作制度、制剂室工作制度、静脉用药调配中心工作制度、临床药师工作制度、药房值班工作制度、药库工作制度、药品采购工作制度、药品验收和保管制度、药品质量监控制度、住院病人自备药品管理制度、麻醉药品和一类精神药品管理制度、关于药品采购的规定、关于加强中药注射剂及部分重点监控药物临床应用管理的通知、超说明书用药管理规定、关于加强麻醉药品及第一类精神药品管理规定和抗菌药物临床应用管理制度。

五、感染管理制度

共有 16 项制度。分别是感染预防、控制制度，感染监测报告制度，消毒隔离制度，消毒药械管理制度,无菌操作规范,医疗废物管理制度,感染的分级防护管理制度,预防重点部位医院感染制度,感染管理委员会的职责,感染管理部门、分管部门及医院感染管理专(兼)职人员主要职责,消毒技术管理规范,手部卫生规范与质量监管制度,关于一次性医疗用品、消毒药械的使用管理规范,医疗废物管理制度、医技科室及后勤部门感染管理制度和医务人员职业防护制度。

六、科研教学管理制度

共有14项制度。分别是科研工作管理条例,员工在职培训制度,继续医学教育管理办法,CPR和ACLS培训制度,学术活动管理条例,住院医师规范化培训管理办法,岗前培训制度,见习、实习和进修人员的管理办法,重点专科建设管理办法,实习生管理条例,优秀青年人才培养工程实施办法,学科带头人管理暂行办法,临床教学查房制度和新技术、新项目管理制度。

七、医疗质量控制管理制度

共有16项制度。分别是处方点评制度,医务人员不良行为计分办法,手术审批制度,危重病人会诊制度,重大手术前讨论制度,死亡病例讨论制度,医疗质量监督检查评比制度,护理基础质量考核标准,35周岁以上病人首诊测血压制度,首问负责制,医疗不良事件报告制度,医疗事故处理条例,医疗事故防范预案,医患沟通及规范,住院病历管理制度和门诊病历、住院病历评价标准。

第二章　体制改革与创新

70年代末,医院改革启动。第一轮改革是70年代末到80年代初。改“以存定销”为“二级管理、金额控制、数量统计、实耗实销”药品管理办法。1979年8月,医院作为省卫生厅经济管理试点单位,试行科室部分核算,办公用品定额供应,财务管理“以收定耗”。恢复院务委员会,实行科主任负责制、部分科室核算制。

80年代后期至90年代,医院进行第二轮重大改革。1987年年底,成立医院改革领导小组。出台《医院改革方案》。实行院长负责制,院科两级实行分级管理、分级负责、两级核算。试行、逐步实行中层干部聘任和职务津贴制,卫技人员技术职务聘用制、工勤人员计件合同制、职工科室辞退制。有业务收入科室实行岗位技术经济责任制，无业务收入的科室实行岗位责任制，制剂室实行企业化管理等。1989 年以后，围绕医疗、服务、药材、物资管理 4 个方面制定 16 项配套改革措施。医院第二届三次职代会通过《医院 1992 年综合配套改革方案》，出台《医院综合目标责任制管理实施细则》。90 年代，实行干部聘用制、工人合同制和专业技术职务聘用制的“三轨制”。2000 年以后，重点改革医院内部运行机制，完善综合目标责任制，突出增收降耗。

公立医院改革是第三轮改革。2011 年，医院被确定为省 16 家公立医院综合改革试点县医院之一后，医院深化内涵建设，提升服务能力；改革运行机制，打造服务型、惠民型、公益型医院；拉开收入分配档次，重点向技术骨干倾斜；干部竞聘上岗，调动医务人员积极性；改革医院药品与耗材的采购模式，遏制商业贿赂。

第四轮是绩效考核与分配制度改革。绩效制度改革起步于 2005 年，发展于公立医院改革启动后，到 2018 年成熟。2005 年实行《金坛市人民医院奖金分配方案》，2012 年出台《关于深化分配制度改革的实施意见》。2017 年 10 月，医院引进新的绩效考核管理软件，2018 年 4 月，制定《医院奖励性绩效考核与分配方案》，经医院七届六次职代会审议通过。

第一节　劳动人事制度

20 世纪 80 年代初期，医院贯彻落实《全国医院工作条例》《医院工作人员职责》，实行党支部领导下的院长负责制，逐步定岗定编。1985 年年底，医院有职工 302 人，其中卫技人员 130 人。

80—90 年代，医院实行“三轨制”，对不称职者，作待聘处理。待聘半年以上者，发基本工资的 70%，待聘一年以上者，发基本工资的 50%。1987 年 9 月，医院领导班子调整后，着手改革领导体制和人事制度。实行党政分开、院长负责制，明确院长在行政业务中心地位，职代会积极参政议政，审议和确定医院重大事项。科室实行科主任负责制，形成院科两级领导体制和工作机制。年底，成立医院改革领导小组，下设办公室。首次推行中层干部院长聘任制。任期 2 年，可连聘连任，可辞聘、解聘，首批受聘的有 38 人。

1988 年 2 月底，医院出台《医院改革方案》，共 5 个方面 38 条，经医院首届职代会讨论通过。至1990年年底，医院改革劳动人事制度，增强自主调控能力。对中层干部实行聘任和职务津贴制，对卫技人员实行技术职务聘用制，对工勤人员实行计件合同制，对职工实行科室辞退制。医院对职工有记功、工资浮动和记大过以下处分等权利，调动干部、职工积极性。1988—1990年，新分配到医院的本科生14人、大专生5人、中专生44人，调进医院的卫技人员11人。1992年7月25日，医院第二届三次职代会讨论通过《医院1992年综合配套改革方案》，提出改革医院人事制度，实行分级管理、两级考核。

2001年起，医院按照公开招聘、择优录用、平等自愿、协商一致的原则，招录医学院校毕业生。2002年，医院通过市人才服务中心招录卫技人员，实行人事代理。7月，医院首次实行中层干部竞聘上岗，通过资格审查、理论考试、竞聘演讲、民主测评、组织考察、聘前公示等程序，选拔、任用中层干部3人。2005年起，取消大、中专医学院校毕业生指令性分配，医学院校毕业生全部进入市人才市场，经考试，被医院录用后，实行人事代理。打破行政职务、专业技术职务终身制，由身份管理向岗位管理转变。在部分科室试行工勤社会化管理，推进中层干部竞聘上岗。

2009—2017年相继开展7次中层干部竞聘上岗活动，通过竞聘走上中层干部岗位的有41人。2012年实行“评聘分开”，按需设岗、以岗定编、按编聘任、动态管理，实现身份管理向岗位管理、固定用人向合同用人转变。建立健全医院岗位管理及聘用制度，实行全员聘用制。按照床位数与医务人员1∶1.5的比例，增加编制。2018年，医院完善岗位聘任制度，全年完成空岗竞聘97人、职称聘用72人。

第二节　收入分配制度改革

1979年，医院被省卫生厅列为经济管理试点医院，医院收入分配制度改革拉开帷幕。

80年代，科室之间奖金差距很小。实行院长负责制后，首先推行以收入指标为主的综合目标责任制，领导、干部、职工按系数分配，拉开差距，打破“大锅饭”。其次，在考核收入的基础上，增加工作量指标，并逐步核定各科室的支出定额，视其目标完成情况考核、奖惩，再次拉开分配差距，打破分配上的“中锅饭”，促进医院向集约型转变。再次，建立以社会效益为准则、质量指标为核心、行为指标为标志、经济效益为杠杆的改革方案，提高业务量指标的权重，增加完成手术台次等考核指标。对投入大、技术含量高的特殊治疗项目加大奖励力度,鼓励工作量和效益的增长,拉大收入分配差距,打破分配中的“小锅饭”,体现多劳多得的分配原则。

21 世纪初期,医院着重开展奖励性绩效考核与分配制度的改革和探索。21 世纪初,医院按照《金坛市卫生系统分配制度改革试行意见》,根据不同岗位、职务高低、风险和能力大小,制定收入分配办法。2002 年起,医院按照绩效优先、按劳分配和按生产要素分配相结合的原则,把质量—成本—效益指标作为奖金分配的依据。2003 年以后,完善综合目标责任制。2005 年,实行《医院奖金分配方案》,注重质量、效益和效率,在分配上向临床医生倾斜、向技术骨干倾斜、向贡献大的倾斜。2006 年,按照卫生部卫规财发【2004】第 410 号文件《关于加强医疗机构财务部门管理职能、规范经济核算与分配管理的规定》》精神,适当调整方案,以服务效率、服务质量、经济效益等依据,每季度对临床、医技科室服务效率、服务质量、药占比指标、安全指标进行 20 分制考核,核算科室奖金。

2011 年,医院被列入公立医院改革试点医院后,着重加强绩效考核制度的改革。2012 年开始,在护理岗位实行二次分配绩效考核方案,将奖励性绩效的 50% 用于考核工作量、工作质量和满意率。为吸引和留住人才,对引进的高层次人才实行年薪制,对编外合同工实行同工同酬待遇。2016 年在医技科室率先施行计件制考核,以服务质量、数量、安全、满意率作为考核指标。

2017 年,根据国家卫计委等四部委局联合发布的《关于开展公立医院薪酬制度改革试点工作的指导意见》,10 月医院引进新的绩效考核管理软件,总结 10 多年的实践,利用信息化,优化全成本核算,坚持以预算为导向,以工作效率、工作质量、制度执行和成本控制为核心,坚持质量管控数量的原则,细化绩效考核分配单元,规范考核分配流程,构建高激励、严考核、权责匹配的经营绩效管理体系。11 月制定《医院奖励性绩效考核与分配方案》(简称《方案》),经医院七届六次职代会审议通过。把医院绩效改革推向高潮,趋向完善。《方案》实行医护分开、医技分开、管理与执行分开的考核办法。将考核分配单元分为医疗系列、医技系列、护理系列、行政后勤系列等四类,其人均预算奖励性绩效水平(系数)依次是 1.4、1.2、1.0、0.9。奖励性绩效考核分配分为部门 1 次分配和人员 2 次分配。坚持向临床一线岗位、重点学科、技术骨干倾斜,以收定支,坚持对特殊科室、特殊项目有限扶持等原则。

科室 1 次考核分配。医院按照四大单元,分别考核工作效率、服务质量、制度执行、成本控制四个方面。行政后勤单元不考核工作量，实行按岗取酬，“以岗定薪、岗变薪变”。人员2次考核分配。根据岗位技能等级系数、岗位目标考核内容确定个人二次分配系数。岗位技能等级系数依据临床医生、护士、医技及各自职称确定；岗位目标考核内容分为工作效率、服务质量、制度执行、考核加扣分。另外，还制订编外人员奖励性绩效方案。依据按岗取酬的原则，分2类22个岗位。其中，工勤人员4个岗位、非卫技人员18个岗位。《方案》符合医疗行业特点，创立竞争激励机制。

2018年，医院奖励性绩效考核分配方案运行1年，推进管理科学化、规范化、精细化，促进发展。医院全年完成财务总收入5.66亿元，比2017年增长20.88%。

第三节　公立医院改革创新

一、改革历程

2011年，医院贯彻执行省卫计委《关于推进县级公立医院综合改革的意见》，按照保基本、强基层、建机制的工作要求，坚持“四分开”原则，推进县级公立医院综合改革，取得群众得实惠、卫生有发展、医改促健康的良好成效。

2011—2015年，医院公立医院综合改革试点工作全面展开。推行临床路径试点工作，制定临床路径管理工作制度和实施方案，健全临床路径组织体系，选择8个专业、9个病种临床路径试点，后逐步推进。组建以自身为核心、有8家镇卫生院组成医疗集团，建立“基层首诊、分级医疗、双向转诊”的集团化医疗卫生服务体系。成立药品医用耗材采购管理中心，推进药品与医用耗材统一采购管理。2013年2月，出台《公立医院综合改革方案》，启动医疗价格改革，实行药品零差率销售、降低部分检查项目价格、提高医疗服务费等措施。加大人才引进和重点专科建设力度，增加诊疗病种。实施医疗体系改革，初步形成“小病在乡镇、大病进医院、康复回社区”的就医新格局。

2016—2018年，医院按照《2018年全市深化医改综合试点工作要点》和《常州市金坛区公立医疗机构绩效考核方案》，综合改革整体推进、逐步深化。重点推行按病种付费与总额预付相结合的混合支付方式改革。加快内涵建设：以问题为导向抓管理；加强医疗质量监管、考核和评价力度；借等级医院创建之机，提升医院管理、功能设施、人员技术等五项综合素质；构筑专业学科体系；提升优质护理内涵。推进对集团中乡（镇）卫生院的帮扶。2018 年初,制定《医院奖励性绩效考核分配方案》。

在近 8 年的公立医院综合改革试点工作中,常州市金坛区政府为医院偿还银行贷款 4200 万元。医院移址新建到金坛滨湖新城,区政府投资 20 亿元,为医院综合改革试点工作提供财力支持。医院综合改革不断取得阶段性成果。在收入结构方面,2018 年完成医疗收入 51461 万元,比 2017 年增加 7367 万元,增长 16.71%;在运行指标控制方面,2018 年药品收入占医疗收入比例为 33.08%,比 2017 年下降 2.75 个百分点;在控费方面,2018 年门诊均次费用 240.75 元,住院均次费用 10610.74 元,增长率均控制在 5% 以内;在基药配备及使用方面,2018 年基药配备占比 71%,比 2017 年同期上升 3%。2018 年基药使用金额占 35.38%,比 2017 年同期上升 12.29%。医院分别获 2011—2012 年度、2013—2014 年度省卫生厅、国家卫计委授予的"群众满意的卫生计生机构"称号。2015 年,被国家卫计委列入全面提升县级医院综合能力第一批名单。2018 年 2 月,医院晋升为江苏省三级综合医院。

二、综合改革举措

(一)医疗、药品价格改革　价格改革主要包括药品降价、医技检查费用下调和支付方式改革两个方面。1. 2013 年 2 月 26 日,医院取消药品加成。医院根据苏价医【2015】234 号文件《城市公立医院医药价格综合改革的指导意见》精神,2015 年 10 月 31 日,对 734 项医疗服务价格进行第二次调价。每年 CT、核磁共振及检验检查等项目减少患者负担 700 余万元。面对第二次调价后出现的政策性亏损,主要通过拓展二、三类技术和开展新项目、提升诊疗服务能力、调整服务流程等举措优化收入结构。2016 年 12 月,门诊均次费用 227.36 元,门诊均次药费 88.94 元,住院均次费用 10647 元,住院均次药费 3597.7 元,分别比 2013 年 2 月下降 29.86 元,下降 36.41 元,持平,下降 1425.95 元。2. 改革支付方式,有效控制医疗费。2011 年试行电子化临床路径管理和支付方式改革,以后,逐步推进扩面,强化日间手术和日间病房工作。一把手亲自抓落实,分解落实责任,定期总结评估。2018 年开展 72 个病种临床路径,临床路径管理患者占出院患者比例 22.4%,临床路径入径率 83.1%,完成率 75.2%;对 10 个专业、12 个病区、13 个病种推进电子化临床路径,全年开展电子化临床路径 1497 例,入径率 85%,完成率 83%。单病种质量控制 7 个,进入单病种付费病种 166 个,完成单病种付费 2051 人次,日间手术占比 2.3%。

（二）医教研能力建设　1. 医院把科教兴院放在首要位置，2012 年、2016 年召开第二届、第三届科教人才工作会议，2014 年召开科教人才工作推进会，制定激励政策，设立“科教人才发展基金”，鼓励多出成果，快出人才。医院被金坛市（区）政府授予“科技进步先进单位”。2. 实施名院进修、名师带徒、名科联合“三名”工程。2017—2018 年，医院分批次选派医疗骨干到国内知名三级医院（上海瑞金、北京积水潭医院等）进修近 70 人、学习百余人；有 1 个师徒结对获常州市医学会“优秀师带徒”称号，有 4 个师徒结对获金坛区总工会“优秀师带徒”称号。3. 2015—2017 年，围绕专科建设，医院投入 5000 万元购置及更新直线加速器、电子胃肠镜、关节镜、胸腹腔镜、DR、呼吸机、麻醉机、酶免分析仪等设备，促进一批科研项目的开展。4. 引进新技术、新项目，拓展三、四级手术范围，提高专科急诊服务能力，医院三、四级手术占比，稳中有升。2015 年、2016 年、2017 年、2018 年，医院三四级手术占比分别为 47.7%、58%、49.26%、52%，2017 年腔镜率显著上升。5. 制定重点专科建设规划（2018—2020 年），加大重点专科和亚专科建设力度，2018 年与 18 个专科分别签订省、市、区及重点专（学）科目标责任书。6. 2015 年，医院创成江苏医药职业学院的临床学院，2017 年医院被学校评为优秀临床教学基地，妇产科教研室被评为优秀教研室。作为常州二院国家级住院医师规范化培训基地的协同医院，医院内科基地被常州市卫计委评为优秀基地。

（三）提升综合服务水平　医院对总体格局全面调整，将院区流程重新分割，从方便病人的角度设计新的交通流程，凡有病人通行的地方，都设计无障碍通道。2011 年、2012 年分别完成 6 号、3 号病房大楼装饰改造工程，改善住院条件。新设立康复病区、NICU、新生儿病房、肾内科病区、CCU、RICU、急诊病区等。开通全区首家支付宝服务窗、微信公众号等互联网就医新模式；门诊推出诊间结算功能，病区试点开展护士站出入院床旁结算服务；完成影像预约检查系统、检验报告单自助打印系统；开通门诊“二次叫号”系统，规范一医一患一诊室，在就诊高峰增加导医流动服务，完善医疗服务功能。建成 5 层升降横移式立体车库。绿化医院环境。开展“规范化服务建设年暨优质服务窗口、优秀服务标兵”主题竞赛活动，以规范化建设推进工作标准化，树立“人人是窗口、个个是形象”的服务理念。

（四）上引下联　上引是与三级甲等医院合作，下联是与乡（镇）卫生院建立医共体。1. 医院多渠道寻求技术帮扶与支持。2016—2018 年，先后与常州一院、常州二院、无锡明慈心血管病医院、东南大学附属中大医院、省人民医院、省中医院、上海东方肝胆医院等三甲医院的强势专科合作，分别成立16个“著名教授工作站”。通过外聘教授、签约专家、专科联盟等方式引进技术和人才，专科技术水平有质的飞跃，县域内就诊率不断提升。

2. 实行集团医院一体化管理。2012年成立医院医疗集团，2014年医院制订医联体理事会章程，2017年成立“医联（共）体”领导小组和“医联（共）办公室”。建立“六大中心”，实现资源共享。出台医院对集团内乡（镇）卫生院帮扶实施方案（16条）。2017年10月、2018年7月，与指前镇卫生院、直溪中心卫生院签订“紧密型医共体建设”合作协议，实行同质化管理。2018年4月，医院组织召开“医共体建设推进会”，出台医院《关于深入推进医共体建设的实施意见》。扶持指前分院建设特色专科——消化内科，全力帮扶医共体直溪分院成功创成二级综合医院。推进分级诊疗，2018年开通双向转诊、预约专家号绿色通道，在急诊、门诊服务台设立“医共体转诊、专家号预约接待站”，2018年全年接收上级医院转诊186人，接收下级医疗机构转诊620人，向下级医疗机构转诊551人。

（五）便民惠民　开展宫颈癌、乳腺癌、终末期肾病血液透析等重大疾病的救治和儿童白血病、先天性心脏病的筛查转诊工作，服务重点人群。落实“十免十减半”惠民活动十余年，年均惠民250余万元；结合党委、团委的“惠民流动医院”和“天使伴我行”等优质服务项目进社区、进企业、进学校，每年健康惠民服务50余次，受惠近万人次。护理部开展的“总有天使在身边”护理延伸服务，每年对70余名带管出院患者家庭随访，并走进社区、养老院、福利院、启智学校进行健康知识普及。2017年医院“2H”志愿服务成功创建为金坛区第五批优质服务品牌，“天使伴我行”创成为常州市“岗位学雷锋”示范点。

第三章　基础设施建设

民国8年开办在仓房的金坛公立医院，规模不详。35年、37年创办的金坛县卫生院、金坛县公医院，37年合并后是一个简陋的小院。占地面积不到5亩，房屋建筑面积510平方米。

新中国成立后，医院建设初具规模。1950 年，医院拥有房屋 25.5 间，其中，内科、外科、手术室、化验室、药房各 1 间，业务员库房 2 间，事务办公室、会议室和护士室各 1 间，职员寝室 3 间，饭厅、厨房、候诊室、产室、太平间各 1 间，病房 7.5 间，病床 20 张。5 个区卫生所房屋 27.5 间，其中直溪卫生所 9 间。1951 年，医院房屋增至 33 间、病床 35 张。50—70 年代，医院新建门诊平房、病房、水塔、门诊楼及辅助用房。大多是改建、扩建的工程。1966 年年底医院占地 8570 平方米，建筑面积 2902 平方米。与新中国成立初相比，分别增加 1.6 倍、4.8 倍。

中共十一届三中全会召开后，医院进入新的发展时期。1982 年 10 月，医院占地 15993 平方米，其中院内 8666 平方米、院外 7327 平方米；建筑面积 14628 平方米，其中门诊 1127 平方米、病房 3545 平方米（其中新建的病房楼 2069 平方米）、制剂室 584 平方米、辅助用房 6109 平方米、卫校楼（教学）551 平方米、职工宿舍 1953 平方米、其他用房 759 平方米。80 年代先后修建两幢病房楼及急诊楼、医技楼，90 年代建成综合制剂楼、综合病房大楼、5 幢职工宿舍楼。投资 200 多万元，完成医院园林化改造工程。

21 世纪，医院围绕建设高标准、多功能、园林化的现代化医院的目标，聘请上海同济大学对医院发展作总体规划设计。1987—2007 年，医院新建房屋建筑面积 6.27 万平方米。其后，改建、拆除并举。改造行政楼、医技楼，拆除旧楼 5 幢、近 4 万平方米。斥资新建一幢综合门急诊病房大楼，使医院基本达到现代化标准。2018 年年底，医院占地 3.3 万平方米，建筑总面积 8.13 万平方米。2015 年，医院启动易址新建工程，至 2018 年年底，医院移址工程基建部分基本结束。

第一节　医疗及辅助用房

民国 35 年（1946），金坛县卫生院创办在日军占领时期开办的纯达医院旧址，两年以后，迁至地处火巷的原日军医院旧址，两幢木板房，建筑面积 250 平方米。1948 年，民间筹资新办的金坛县公医院，租赁一户三进两厢的私宅，建筑面积约 260 平方米。

金坛解放后，医院本着勤俭办院的方针，一面扩大业务，开源节流；一面向县政府及上级主管部门申请资金。50 年代初通过改造、扩建，增加医院房屋。1950 年医院有房屋 25.5 间，其中医疗用房 11.5 间。翌年，医院房屋增至 33 间，其中医疗用房 20 间。1958

年4月，医院投入1800元将原来的门诊由4间扩建到8间，建筑面积达到511平方米。分设内科、外科、五官科、化验室、治疗、挂号等，并将天井改造为候诊室。60年代先后建起两幢病房，建立手术室、修建水塔等医疗用房和辅助建筑。

“文化大革命”期间，医院基本建设基本处于停滞状态。1967年4月，医院向上级申请建造门诊楼，直到1974年10月，医院投资8.2万元，一幢局部3层、建筑面积1120平方米门诊楼才建成。它是医院首座楼房。

80年代，医院在地方财政和省、市卫生主管部门的支持下，加大基建力度。出现新的起色。1987年新建急诊楼。1989年9月，一幢耗资56.36万元、建筑面积1067平方米的医技楼竣工。到90年代，医院采取争取政府投入、银行借贷、社会赞助、职工集资、医院自筹相结合的办法，筹集2012万元建成一幢建筑面积为13387平方米的10层综合病房大楼；先后修建CT机房、高压氧舱房、锅炉房，改造医技楼、门诊楼、急诊楼等。1999年，医院占地2.23万平方米，总建筑面积7.55万平方米，分别比1990年扩大15倍、3.1倍。

21世纪最初5年，医院投入1200万元，有偿置换周边实验小学和粮食局幼儿园地块，扩大医院范围，建成直线加速器机房等；投入1116万元，改造医技楼等；实施一期拆迁等工程，拆除原2号、3号、4号、7号、8号楼，为新建综合门急诊病房大楼奠基；投资1007万元建成一幢5118平方米的综合康复楼；投资2000余万元完成疗养楼(3号楼)、门诊楼改造等工程，医院新增建筑面积5219平方米，改造建筑面积1.2万平方米。

2005年9月，总投资1.8亿元，主体16层、建筑高度66米，占地6480平方米、建筑面积4.3万平方米的一类高层综合门急诊病房大楼开始兴建，2009年4月竣工交付。新建层流净化手术室、标准化消毒供应室、现代化重症监护病房、血液透析科、产房等，集信息网络、自动监控、自动消防、自动传呼等系统为一体的智能结构，具有较高的现代化水平。2010年年底，医院占地3.5万平方米，建筑面积7.8万平方米。

2011年以后，医院完成6号病房大楼4—9层的装饰改造工程，增设特需病房及康复科等；完成燃气锅炉房、检验科门诊、挂号收费处装饰、改造等工程。截至2018年，医疗业务用房建筑面积6.86万平方米。其中门诊建筑面积1.19万平方米，医疗辅助用房建筑面积1.24万平方米。

第二节　生活用房及设施

金坛解放初，医院有职员寝室3间，主要是单身职工宿舍和晚上值班医生的休息室，厨房1间。1951年职员寝室增至5间，增加饭厅2间。50年代中期，医院改造、扩建饭堂，改建职工宿舍。

20世纪60年代，医院改善工作条件和生活条件，在医院附近建成一幢职工宿舍（平房）。70年代后期，在生活区新建首座3层12户，带简易厨房、卫生间（蹲位、水冲式）设施的职工宿舍楼。70年代末，在院内修建职工浴室，初步改善职工的生活条件。80年代起，医院加大基本建设的力度。1986年，在虹桥新村建成一幢35户（套）的职工宿舍楼。90年代，医院坚持医疗用房和生活用房同步建设，1990—1992年、1994—1995年，分别在河滨新村、南门大街、愚池新村等处征地兴建5幢职工宿舍楼，总造价609.8万元、建筑面积9675平方米，120多户职工分到住房。还改造浴室、食堂，办起职工俱乐部、歌舞厅。

医院自1992年起投资100多万元，实施园林化改造工程。在院内种植草坪、花卉，培育盆景；开凿鱼池，建造亭阁回廊，砌造假山喷泉；增设白求恩、母与子、少女驯鹿等汉白玉塑像，初步形成院中园、园中院的优美环境。

1994年国家实施住房制度改革后，医院所有住房以优惠价销售给原住户，从此医院不再建造职工住宅楼。1995年12月，医院有职工宿舍8幢，占地8004平方米，建筑面积11627平方米。

第三节　病房建设及设施

一、病房建设

1950年，医院仅有病房7.5间，翌年扩大到10间，其中，普通病房6间，隔离病房4间。60年代初，医院建成1幢680平方米的病房和手术室。1964年又建病房1幢。50年代至70年代，医院病房建设以改建、扩建为主。

改革开放后，医院加大病房建设的力度，1982年、1984年分别将60年代建造的两座病房楼拆除，新建成两幢相连的病房楼，建筑面积2069平方米。1991年又新增1层达到

4 层。1996 年 5 月，投资 2012 万元、历时 3 年，一幢建筑面积为 1.34 万平方米的 10 层综合病房大楼建成竣工。

21 世纪，医院现代化建设步伐加快。2009 年 4 月，医院综合门急诊病房新大楼建成。2011 年医院完成 6 号病房大楼 4—9 层的装饰改造工程，增设 CCU 病房、新生儿病房和特需病房等。2015—2018 年，医院在 2 号楼 3 楼完成病理中心一体化建设；医院重新修缮改造；完成呼吸内科 RICU 病房改造、门诊休闲区改造，医院的病房环境面貌焕然一新，医院病房规模迈上新台阶。

二、病房设施

金坛公立医院开办之初，设立病床 10 余张，其中有专为政府官员设置的特别病床 3 张。到 30 年代，医院病床增至 20 多张，其中一等病床七八张，二等病床十五六张。金坛县卫生院成立时，有病床 6 张。后与金坛县公医院合署，床位仅 20 张，病房用品陈旧不全，传染病没有专门的隔离病房。民国时期，金坛先后开办的 3 家医院（金坛公立医院、金坛县卫生院、金坛县公医院）床位始终没有超过 30 张。

新中国成立之初，医院处于恢复期，对工农大众全面开放，对贫苦人群实行减免医疗费用，医院的门诊量、收治住院病人快速上升。1950 年，医院普通病床 15 张，产床 4 张，隔离病床 1 张，合计 20 张。1951 年病床增至 35 张，其中普通病床 23 张、产床 4 张、婴儿床 3 张、隔离病床 5 张。1958 年，县门诊受治病人日均 200 余人，实际开设病床 80 张，比 1950 年增长 3 倍。50 年代，医院病房设施不全，病床主要以棕棚床、木板床为主，简易病床大多是竹榻床。传染病人没有隔离病房。病区男、女患者同室而住。

60 年代，医院门急诊和收治住院患者数量不断上升。1966 年，最高日治疗量超 700 人次，住院人数最高时达 190 多人，国家核定的医院床位远不能满足需要。于是，医院改造、新建两幢病房。镇江地区卫生局调拨 30 张钢丝床，自行购置 30 张铁条床，不断增加简易病床。1967 年，病房面积 1455 平方米，实际拥有床位突破 145 张。70 年代，病房条件简陋，加温用煤炉、停电用蜡烛。1976 年，床位增加至 185 张。

改革开放后，全县人民的卫生需求提高。80 年代，医院床位有新的增加，1982 年新病房楼竣工后，总务股自行设计、制造病床 290 张。90 年代，医院步入快速发展时期，1996 年 5 月，10 层综合病房大楼交付使用，病房分特等、甲级、普通三种，开设病床 360 张。病床统一改为可升降式摇床，部分配有席梦思床垫和移动式餐桌，病区设开水间、配餐间，每个病房放置病床 2 ~3 张，设有卫生间、淋浴房、中心供氧和负压吸引。配有床头柜、木制衣柜、可躺式陪客椅、医用信号呼叫系统，闭路电视。90 年代末，医院购置摇头床 149 张、骨科床 50 张，实际开放床位 396 张，病房条件改善。

2009 年综合门急诊病房大楼建成后，设有 12 个病区，床位超过 500 张。配备中心吸引、中心供氧、电视监护、通信、传呼、采暖、制冷、供水、供电、消防十大全自动化装置，优化了医疗设施和病房的条件。2006—2015 年，医院通过盘活资产、房屋改造，使病房设施又有新的改变。截至 2018 年年底，病房建筑面积 5.30 万平方米，床位净使用面积 7629.9 平方米，超过规定的基本标准。

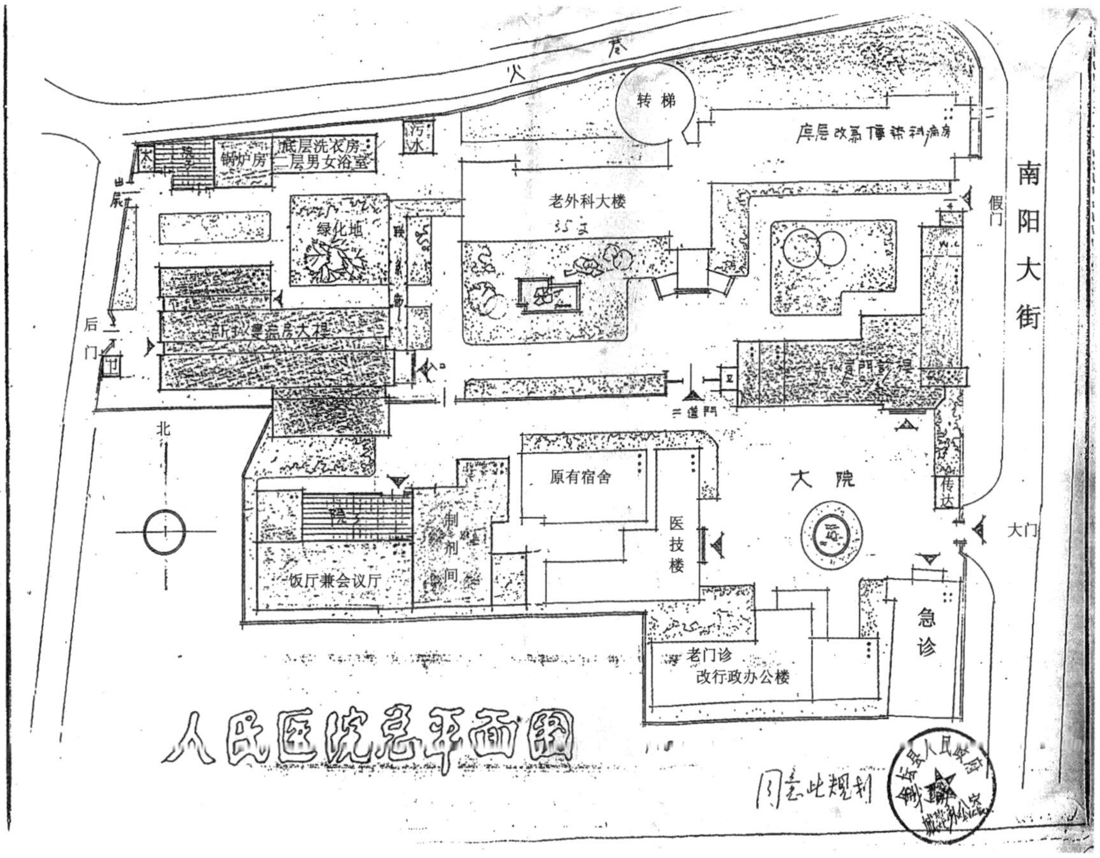

图 2 -3 -1　90 年代人民医院总平面图

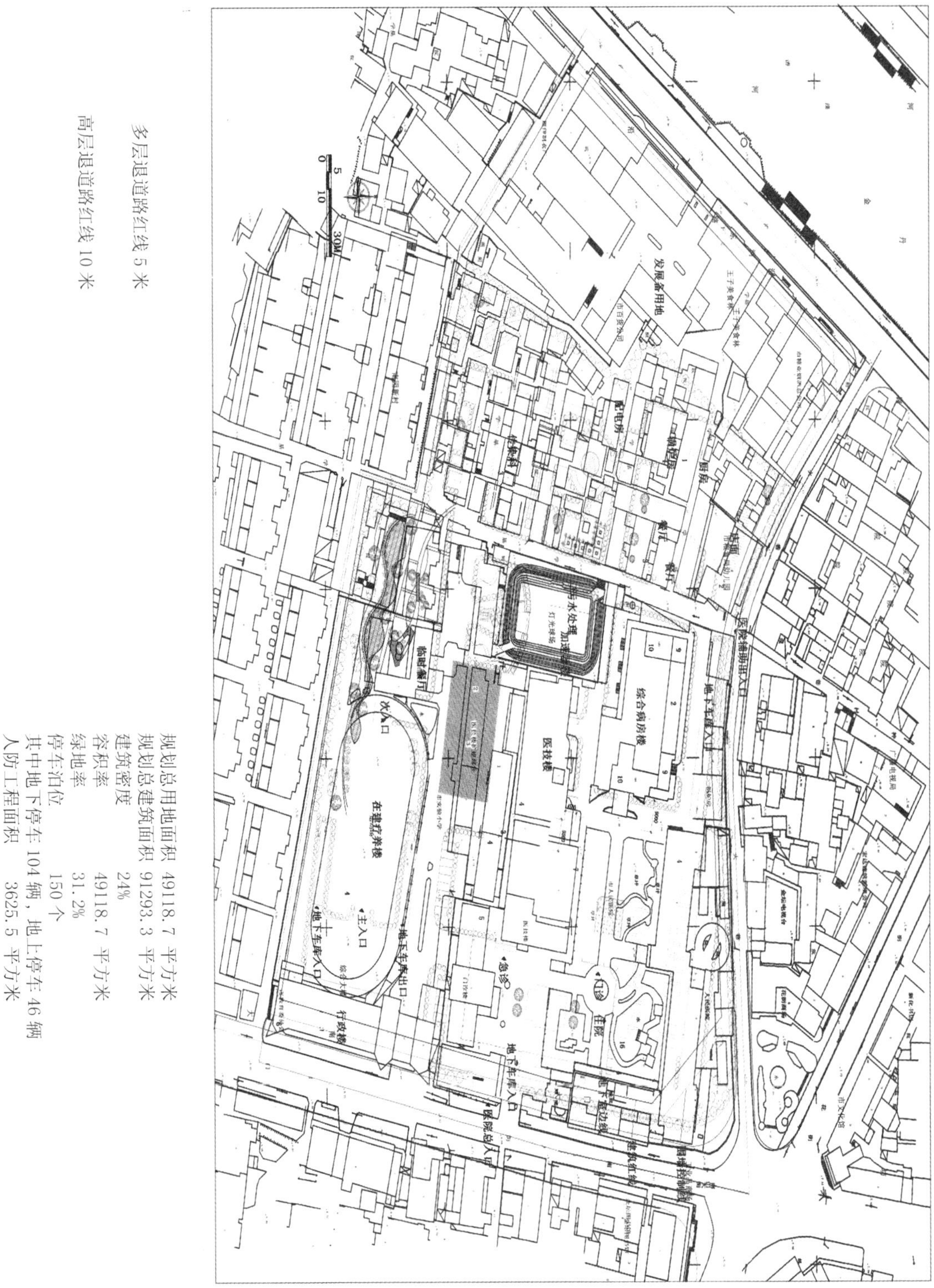

图 2－3－2　2018 年医院平面图

表 2-3-1　　1989—2018 年金坛人民医院医院基建项目统计表

编号	项目名称	建筑面积(平方米)	金额(万元)	竣工年月
1	医技楼	1067	56.36	1989 年 9 月
2	河滨宿舍楼	1704	63.22	1990 年 5 月
3	外科加层	567	18.42	1991 年 3 月
4	高知楼	1002	34.22	1991 年 8 月
5	中层干部楼	1639	74.24	1992 年 9 月
6	CT 机房	187	17.77	1994 年 1 月
7	职工住宅楼	1156	76.24	1994 年 7 月
8	制剂楼	3699	632.28	1996 年 9 月
9	综合病房大楼	13387	2342.31	1996 年 9 月
10	高压氧舱	116	7.08	1996 年 9 月
11	老病房楼(改造)	5217	36.17	1996 年 12 月
12	洗衣房(改造)	207	15.69	1996 年 12 月
13	行政楼(改造)	826	7.46	1996 年 12 月
14	医技楼(改造)	1067	4.26	1996 年 12 月
15	车库及烘干机房	244	13.59	1996 年 12 月
16	锅炉房	221	31.41	1997 年 1 月
17	门诊楼(改造)	2037	174.88	1999 年 3 月
18	急诊楼(改造)	1128	56.40	1999 年 4 月
19	老病房楼(改造)	5217	158.31	2000 年 9 月
20	配电房及总务科	380	49.93	2001 年 6 月
21	医技楼(改造)	1067	18.44	2001 年 11 月
22	直线加速机房	1221	307.11	2003 年 12 月
23	新行政办公室楼(原实小房屋改造)	7129	1145.60	2005 年 3 月
24	新医技楼(原制剂楼改造)	4321	772.18	2005 年 11 月
25	制剂供应楼(原实小房屋改造)	1147	77.12	2005 年 11 月
26	综合疗养楼(3 号楼)	5118	1006.95	2005 年 11 月
27	门急诊综合大楼	46174	18000.00	2009 年 5 月
28	综合病房大楼(6 号楼)改造	10955	615.78	2011 年 1 月

续表 2-3-1

编号	项目名称	建筑面积(平方米)	金额(万元)	竣工年月
29	综合病房楼(3 号楼)改造	4343	386.00	2013 年 1 月
30	锅炉房	84	9.05	2013 年 1 月
31	病理中心	926	74.58	2015 年 1 月
32	立体停车场	384	312.00	2015 年 12 月
33	食堂 2-3 层改造及会议室	1000	48.51	2016 年 4 月
34	血透室改造	500	2.18	2016 年 6 月
35	道路、景观、绿化改造	5000	146.03	2016 年 7 月
36	呼吸内科 RICU 改造	310	4.16	2016 年 7 月
37	液氧基础及围墙改造	70	13.88	2016 年 8 月
38	学生宿舍改造	600	2.11	2016 年 12 月
39	DSA 机房	500	3.58	2016 年 12 月
40	直线加速器防护墙加厚	800	40.23	2016 年 12 月
41	产房改造	40	1.50	2016 年 12 月
42	呼吸内科 RICU 改造	130	4.16	2017 年 1 月
43	消化内镜室改造	900	4.93	2017 年 6 月
44	大会堂装修	600	57.92	2017 年 9 月
45	医院 5.6 号楼之间道路,绿化改造	2000	19.61	2017 年 10 月
46	DSA 机房改造	100	3.58	2018 年 5 月

第四节　其他设施

一、供水、供电设施

建院初期医院用水以井水、河水为主。20 世纪 60 年代医院自建水塔 1 座。70 年代金坛县自来水厂建立,医院接通自来水。随着用水量的增多,医院自来水管网经过几次改扩建,基本满足医院医疗和生活用水需求。

60—70 年代,医院有 50 千瓦发电机 1 台,配备 75 千伏安的变压器 1 台,主要用于手术和急诊供电。1983 年 6 月,扩建配电间 86 平方米。1988 年,配置 100 千伏安的变压器 1 台。1994 年,建造 1 座二层楼的配电间,增容 1 台 315 千伏安的变压器。1995 年 7 月,开始高压高空计量,容量为 2 台 315 千伏安变压器,高压电源由单路改为双路进线。同时配有柴油发电机组,在发生自然灾害、出现供电故障时,可对医院主要场所(手术室、ICU、血透室)提供电源。

2006 年 5 月,扩容 2 台 630 千伏安变压器。2009 年 5 月,因 16 层综合门急诊病房大楼(1 号楼)落成,再次扩容2 台1000 千伏安和1 台2500 千伏安变压器,在门诊大楼地下室设置另一座配电间。

二、污水处理设备

1981 年,医院购买第一台污水处理设备次氯酸钠发生器,建污水处理设施。1983 年10 月,医院自行设计了1 套自控污水处理设施,月处理污水150 吨。1990 年,医院更换2 台二氧化氯发生器。2000 年5 月,医院改扩建污水处理设施,安装HSH-B-1000 二氧化氯发生器1 台、溶配槽1 台。2010 年安装带化盐槽二氧化氯发生器1 套。2012 年,安装南京科盛环保科技有限公司生产的KS-2000 型二氧化氯发生器1 套。2016 年,安装深圳欧秦华工程设备有限公司生产的OIH-F-4000-1000 型二氧化氯发生器1 套。2018 年,安装四川润兴环保科技生产的RO SUN 水处理设备。

三、车辆停放设施

2009 年,医院有地面机动车停车位90 个,综合门急诊病房大楼(1 号楼)地下室机动车停车位88 个(属租用区民防局)。2015 年,医院新建5 层、99 个升降横移机械车位停车场。该项目采取“以租代建”的方式,建造方承担建造费用、设备安全运行和维护责任。5 年内,医院每年支付建造方设备设施使用租金及部分管理费用。

四、消防、安保系统

90 年代以前,医院消防主要配置一些简易防火器材,由保卫科管理。1996 年,医院第一代消防管理系统建立。2009 年综合门急诊病房大楼落成,启用新一代消防监控管理系统,配有消火栓、干粉灭火器、防火门、烟雾感应器、温度感应器、排烟通道、水泵接合器、自动喷淋系统、消防水池(楼顶和地下室)。设有监控点398 个,其中与公安110 或公安派出所直接连接的高清监控点40 个,实现医院全方位监控、重点部位实时监控。至2018 年年底,消防、监控设施累计投资1000 余万元。

第五节　医院易址新建工程

2015 年,按照国家三级综合医院标准建造,医院易址新建工程(新医院)启动。总占地面积17.06 万平方米(255.83 亩),总建筑面积24.73 万平方米,分一、二期实施。截至2018 年年底,一期工程房屋建设基本结束,总建筑面积19.68 万平方米。其中,地上建筑面积 14.93 万平方米,地下建筑面积 4.76 万平方米。

地上建筑(建筑面积)。门急诊、医技楼由 8 个单元模块组成,共 6.62 万平方米;住院楼 17 层,共 5.7 万平方米,分为东和西两个护理单元,设置床位 1350 张;培训综合楼 5 层,共 1.36 万平方米,包含行政办公、多功能会议中心、餐厅、信息机房、科研教学楼、学生公寓等;感染楼 4 层,共 5391 平方米;高压氧舱房 476 平方米;连廊 212 平方米;后勤用房 1559 平方米。

地下建筑(建筑面积)。包括人防医院 4529 平方米、人员掩蔽所 2130 平方米、放化疗房 2881 平方米、设备用房 1565 平方米、地下水池及污水处理 900 平方米等。

一期工程能容纳机动车停车 2387 辆,非机动车停车 1491 辆。根据医院发展择期建设二期工程。一期工程预计 2019 年年底达到交付使用标准,2020 年上半年完成设备调试、整体模拟运行、压力测试,2020 年投入使用。

新医院建成后可每日接待门急诊病人 5000 人次以上,可提供病床(包含住院床位、日间病房床位、留观床位、体检床位)1450 张。院内设有急救中心、内窥镜中心、介入治疗中心、影像中心、静脉配置中心、病理中心、检验中心、消毒供应中心、现代化手术中心(拥有 18 间手术室,其中 4 间百级手术室、1 间数字化手术室、1 间玻璃手术室)、现代化多媒体技能培训中心、2 个血透中心等。新医院是一所融科技与人文理念为一体的现代化综合医院,可服务于全区医疗机构,节约医疗资源、提高医疗服务效能。

院内设有宽敞通透的主医疗街,长 160 米,宽 32 米、高 16 米,兼有医疗与配套服务功能于一体,南北及东西向医疗街屋面均采用大面积透明节能玻璃设计,采光充足,使患者就医过程中身心得以放松;门急诊、医技各功能模块通过南北向主医疗街和东西向医疗街自然连接。医疗街设有人工及自助挂号收费、自助报告单查询打印、自助发药等医疗配套设施;另设有银行、餐饮、超市、咖啡厅等人性化便捷服务设施,满足患者、家属及医护人员的要求,体现以人为本的设计理念。儿科及妇产科门诊、病房根据儿童及产妇心理特点予以个性化设计,色彩鲜艳活跃,采用儿童乐园等构思设计,使得就诊、候诊区域更能吸引儿童的注意力,有效转移儿童就医过程中的焦虑与恐惧;妇产科设计以温馨舒适为主题,充分体现对妇女、婴幼儿的人文关怀;产科和儿科病房采用毛细管地暖式辐射空调系统,该空调系统开启后能达到恒温恒湿且无明显气流对人体造成的不适感,使产妇及婴幼儿在病室内的舒适度达到最佳。

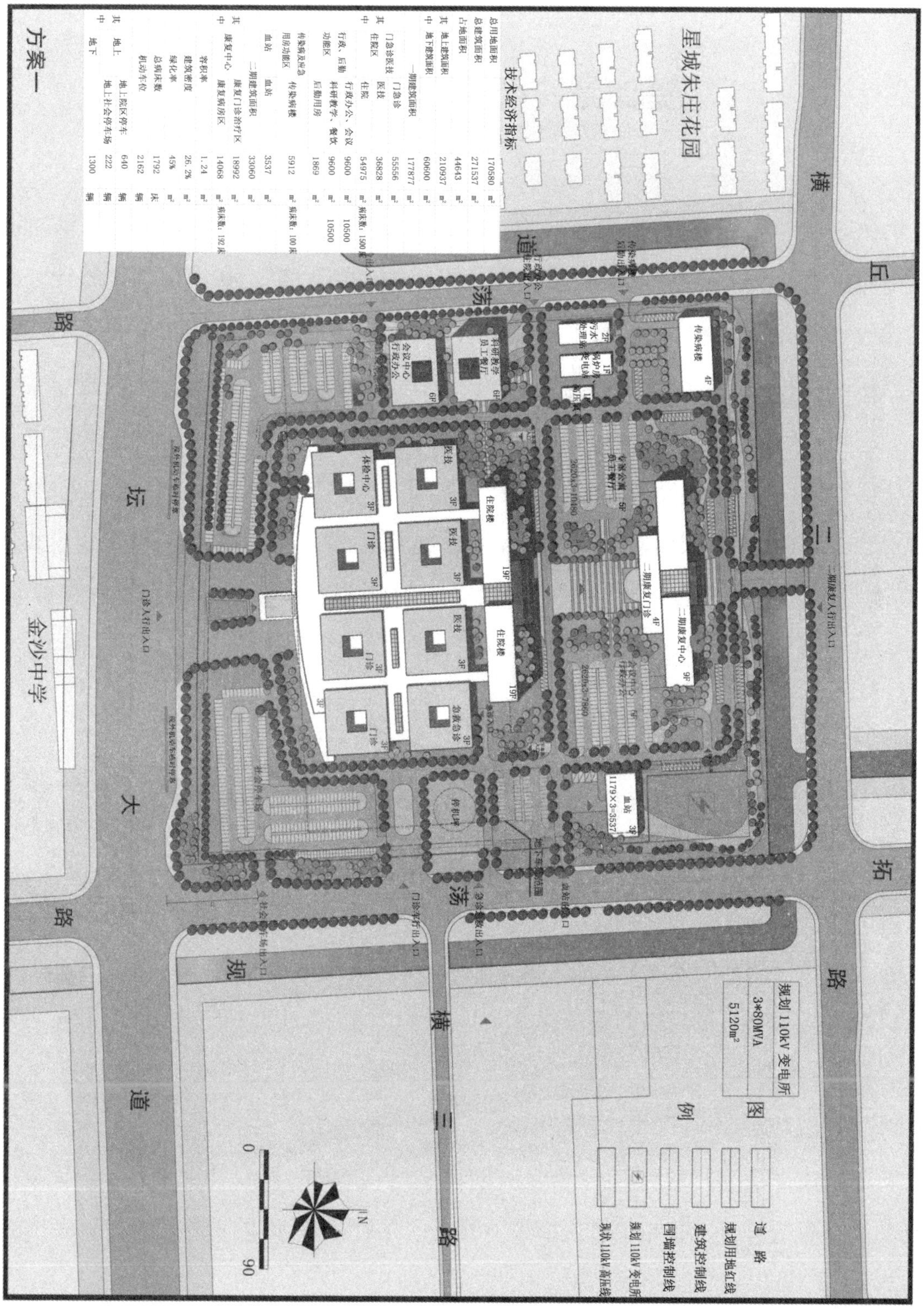
星城朱庄花园
技术经济指标
总用地面积 170580 m²
总建筑面积 271537 m²
占地面积 44643 m²
其中 地上建筑面积 210937 m²
地下建筑面积 60600 m²
一期建筑面积 177877 m²
其中 门急诊医技住院区 门急诊 55556 m²
医技 36828 m²
住院 54975 m² 病床数：1500床
行政、后勤功能区 行政办公、会议 9600 m² 10500
科研教学、餐饮 9600 m² 10500
后勤用房 1869 m²
传染病及应急用房功能区 传染病楼 5912 m² 病床数：100床
血站 血站 3537 m²
二期建筑面积 33060 m²
其中 康复中心 康复门诊治疗区 18992 m²
康复病房区 14068 m² 病床数：192床
容积率 1.24
建筑密度 26.2%
绿化率 45%
总病床数 1792 床
机动车位 2162 辆
其中 地上 地上院区停车 640 辆
地上社会停车场 222 辆
地下 1300 辆
方案一
金沙中学
丘
拓
路
横
二
荡
道
横
三
路
规
坛
大
道
路
路
二期康复人行出入口
传染病楼 4F
二期康复中心 9F
二期康复门诊 4F
专家公寓 员工餐厅 5F
会议中心 行政办公
2620×3=7860
2620×3=10480
血站 3F
1179×3=3537
2F 污水处理站
1F 锅炉房、变电站
高压氧
科研教学 员工餐厅 6F
会议中心 行政办公 6F
住院楼 19F
住院楼 19F
医技 3F
医技 3F
医技 3F
急救急诊 3F
体检中心 3F
门诊 3F
门诊 3F
门诊 3F
停机坪
社会停车场
地下车库范围
门诊人行出入口
急诊急救出入口
门诊车行出入口
社会停车场出入口
血站出入口
行政办公 住院出入口
传染病楼 后勤出入口
院外机动车临时停车
规划110kV变电所
3*80MVA
5120m²
图例
道　路
规划用地红线
建筑控制线
围墙控制线
规划110kV变电所
现状110kV高压线
N
0
90

图2－3－3　新医院平面图

第四章 设备购置与建设

民国时期，金坛公立医院、金坛县卫生院、金坛县公医院，其医疗设备设施非常简陋，直到金坛解放前夕，一台日产显微镜成为最贵重的医疗设备。50—70年代的计划经济时期，受经济条件的制约，医院添置显微镜、医用冰箱、无影灯、手术台、X光机、吸引器、手术器械、锅炉等常规设施、设备。改革开放后，医院陆续购置一些较先进医疗设备和仪器。如超声心动图仪、纤维胃镜、半封闭麻醉机、呼吸机、彩超等。21世纪，医院以建设现代化医院为目标，每年投入数百万元，甚至上千万元，引进和购买高精尖设备设施和医疗技术，2015年以后，医院投入5500万元购置钬激光、电子胆道镜等，更新医用直线加速器、高清腹腔镜、全自动生化、心脏彩超等一些临床急需的医疗设备。2001—2018年，医院购置10万元以上医疗设备（设施）有299台（套），其中100万元以上的高精尖设备27台（套）。

第一节 医疗护理设备

民国时期医院规模小，医疗业务少，医院收入甚微，政府无钱资助，故医院医疗器械缺乏。不论是抗战前的公立医院、抗战后成立的卫生院、公医院，还是后来合署后的县卫生院，设备都很简陋，最高档的设备仪器是日本生产的放大1500倍的显微镜和两台陈旧的手术台（手术器械不全）。常规的医疗器械听诊器、血压计、体温表、注射器等，数量有限。医疗器械奇缺，影响医生诊断和治疗。

新中国成立初，国民经济处于恢复时期，经济非常薄弱，财政补助金很少。医院响应政府勤俭办院的号召，精减人员，压缩事业开支。尽管如此，医院业务收入，除发工资、添置药品外，无钱购置医疗设备、器械。

50—60年代，医院购置医疗设备以上级支持和自筹相结合。1958年由地方财政拨款2万元、自筹0.5万元，购置1台200毫安X光机。50年代末，化验室购置1台医用冰箱和1架显微镜，共计0.5万元。60年代，新病房建成后，医院手术室添置无影灯、手术器械;产房设备相应配套;化验室的基本装备也初步配齐。70 年代门诊楼建成后,医院着重解决医技科室的建立和装备,购置超声波、心电图等仪器,添置五官科(含牙科)设备及生化检验器材。另外购置 200 毫安双床双球管 X 光机 1 台。70 年代末医院对部分器械进行更新换代。

1980 年,医院购置胃镜 1 台,至 1986 年,医院拥有医疗器械 20 种、75 件(台),价值 35 万元。80 年代中后期,医院又购进二维扇形超声心动图机、尿液自动分析仪、起搏机、24 小时动态心电图、进口纤维支气管镜、救护车、50 千瓦发电机、40 万塔式熏蒸馏器等价值万元以上设备 20 余套(件),总投资 152.6 万元。

1993 年 3 月,医院耗资 316 万元购置 1 台全身 CT 机。1997 年,医院购置 1 套监护仪。90 年代,在资金短缺的情况下,医院采用银行贷款、职工集资、负债经营、滚动运作的办法,先后购进万元以上的医疗、检验设备 62 台。至 20 世纪末,医院拥有日本东芝 TCT-300SCT、美国百胜彩色超声诊断仪、贝克曼 Cx-Delta 5 型全自动生化分析仪、瑞典产超 200 人工肾透析机、美国太空实验室监护系统、电子胃镜、带闭路电视高压氧舱等万元以上设备 100 多台(件)。

2000 年以后,医院加大设备仪器投入的力度,购置一批先进的医疗设备、装备。2003 年医院投入 1200 万元,引进奥林巴斯胃镜、肠镜、电子阴道镜、呼吸机、血球机等高档医疗器械 30 余台(件)。2004 年 3 月引进德国西门子 PREMVS 直线加速器正式投入临床使用。翌年 6 月,医院投资 1000 余万元引进的大型医疗设备——德国西门子 1.5T 超导核磁共振仪(MRI)投入使用。2001—2005 年,医疗设备投资累计 4950 万元。2006—2010 年,医院又投入 6000 多万元,购进彩色三维超声仪、心脏血管数字减影 DSA、数字拍片机、乳腺钼靶机、手术净化尘流等医疗设备 108 台(件)。

2011 年起,医院每年投资千万元,购置、引进更新电子胃镜、十二指肠镜、支气管镜、电子高清腹腔镜、超声骨密度仪、血培养仪、球囊反搏仪,双板 DR、酶免分析仪、心脏彩超、关节镜呼吸机、麻醉机、医用直线加速器等医疗设备、仪器和系统。2001—2018 年,医院购置万元以上医疗设备 614 台(套),其中,拥有价值 100 万元以上大型诊疗设备彩超 27 台(套);价值 50 万元以上的高精尖设备 61 台(套)和价值 10 万元以上 299 台(套);全院购置 MRI 的资金达 1295.4 万元、购置 CT 机的资金达 956.5 万元。

表2-3-2　　2009年医院价值10万元以上在用医疗设备表

设备名称	数量	购置金额（万元）	规格/型号
呼吸机	1	18.15	泰科 NPB740
	1	18.15	泰科 NPB740
	2	15.94	泰科 NPB760
血液透析仪	1	22.50	金宝 AK-95
血液透析仪	1	16.15	费森尤斯 4008B
	1	20.40	费森尤斯 4008
	2	18.00	费森尤斯 4008B
十二指肠镜	1	17.35	FVJINON
运动平板系统	1	16.15	QVEST
动态心电图	1	16.00	12导+3导
螺旋 CT	1	4112.80	西门子 Emotion
CR 医学影像成像系统	1	138.00	富士
数字胃肠机	1	251.46	西门子 R200
荧光定量 PCR 检测仪	1	31.00	杭州大禾 FQD-33A
全自动酶免分析仪	1	39.10	伯乐-EVOLIS
全自动特定蛋白分析系统	1	55.25	德灵-BN100
血细胞分析仪	1	42.50	DIANA5
黑白超+阴道探头	1	40.00	GELOGZQ-4008B/N
彩色多普勒超声诊断仪	1	123.20	百胜 AU-4
麻醉机	1	26.00	欧美达 S/5AESPIRE
腹腔镜，关节镜系统	1	43.78	史赛克 888i
麻醉机	1	24.65	欧美达 AESTIVA1000
C 型臂床	1	13.00	CHICK
水处理系统	1	11.60	TCH-RO12
高压氧舱	1	24.00	R-500
手术床	15	92.80	台湾三丰 NOVEL330T/TF/TK
无影灯	13	82.40	台湾三丰 620
手术塔	36	100.00	上海力新 A8，B25
血液透析仪	1	18.50	金宝 AK-95S
血液透析仪	1	16.00	费森尤斯 4008B
	1	19.00	费森尤斯 4008S+OCM
	2	31.00	费森尤斯 4008B
	2	50.00	费森尤斯 4008S
	1	15.50	费森尤斯 4008B
血透水处理仪	1	21.20	杭州天创-2000

续表 2－3－2

设　备　名　称	数量	购置金额（万　元）	规　格／型　号
血液透析仪	1	25.00	4008S＋ONLINEPLUS
移动式 C 型臂 X 光机射线系统	1	60.80	飞利浦 Bvlibia
强生超声刀系统	1	33.88	豪韵 GEN04
脑电图机	1	10.00	Nation9128
电子胃镜，肠镜	1	50.78	奥林巴斯 V70
奥林巴斯电子内窥镜	1	30.00	奥林巴斯 V70
鼻咽喉镜	1	11.00	FNL-15P2
床边 X 光机	1	10.20	—
核磁共振	1	1295.40	西门子 Avanto1.5T
屏蔽室	1	14.80	—
全自动生化分析仪	1	155.4000	贝克曼 LX20
LIS 系统	1	13.70	科华实验室信息管理系统
全自动尿沉渣检测分析仪	1	13.98	US-2025
全自动发光免疫系统	1	40.70	拜耳 ACS180SE
彩色多普勒超声诊断仪	1	190.55	GE-VIVI7
西门子彩超	1	64.90	G50
医用直线加速器	1	535.94	西门子 PRIMUS
模拟定位机	1	69.80	山东新华 SL-ID
医用电子直线加速器三维 TPS	1	22.00	德国西门子
测量仪	1	12.50	292T
微波肿瘤热疗系统	1	78.00	MTC-3D
水处理系统	1	11.60	THC-RO12
电子胃镜	2	21.00	奥林巴斯 V70
透析器复用机	1	13.60	明太克
血滤机	1	25.00	4008S-online plus
血液透析仪	2	38.00	费森尤斯 4008s
中央监护系统	1	76.00	迈瑞 T5 系列
全身 X 线计算机断层扫描系统	1	628.50	西门子 Sensation64 排

续表 2－3－2

设　备　名　称	数量	购置金额（万　元）	规　格／型　号
X 射线摄影装置（单靶 DR）	1	145.00	西门子 Aristos-VX
呼吸机	2	44.00	泰科 NPB840
钼靶机	1	280.00	芬兰 Planmed-Nuance
全景机	1	80.00	芬兰 Planmeca Proline-XC
心脏 DSA	1	380.00	GE-LCE＋
X 射线摄影装置（双靶 DR）	1	237.00	西门子 Aristos-MX

表 2－3－3　　2009—2018 年医院购置价值 50 万元以上医疗设备表

设备名称	规格型号	金额（万元）	科室	购入时间
全身 X 线计算机断层扫描系统	Sensation64	628.5	放射科	2009 年 5 月 25 日
中央监护系统	包含 12 台心电监护	61.9	ICU	2009 年 6 月 11 日
彩色超声诊断仪	西门子 X300	120	超声科	2009 年 9 月 30 日
单板 DR	AXICM VX	145	放射科	2009 年 11 月 25 日
彩色超声诊断仪	飞利浦 IE22	248	超声科	2010 年 12 月 20 日
	HD11	130	体检科	2010 年 12 月 20 日
	HD11	130	超声科	2010 年 12 月 20 日
德国徕卡染色封片工作站	CV5030	50	病理科	2011 年 4 月 25 日
DSA	GE DSA	450	放射科	2011 年 4 月 25 日
手术显微镜	蔡司	69	手术室	2011 年 5 月 1 日
电子内窥镜	高清腹腔镜 12881	90	手术室	2012 年 3 月 1 日
	宫腔镜 1088i	53	手术室	2012 年 3 月 1 日
	奥林巴斯 26（胃、肠）	147.77	胃镜室	2012 年 5 月 1 日
全自动酶免分析仪	Uranus AE150	97.5	检验科	2012 年 11 月 11 日
超声体外碎石机	苏州	62	碎石中心	2013 年 1 月 25 日
双板 DR	Aristos Ysio	322	放射科	2013 年 1 月 28 日
手术显微镜	眼科 Limera i	69	手术室	2013 年 6 月 19 日
电子内窥镜	奥林巴斯 cv260	143	胃镜室	2013 年 9 月 25 日
彩色超声诊断仪	飞利浦 IE33	220	超声科	2013 年 9 月 25 日
	飞利浦 IE22	228	超声科	2013 年 9 月 25 日

续表2－3－3

设备名称	规格型号	金额（万元）	科室	购入时间
超声刀	强生	60	手术室	2013年10月20日
	强生	600	手术室	2013年10月20日
	强生	60	手术室	2013年10月20日
全身X线计算机断层扫描系统	GE16排	328	放射科	2013年12月20日
电子内窥镜	关节镜560HD	71	手术室	2014年5月25日
混合动力碎石清石系统	莱凯LCM21	76	手术室	2014年12月12日
X光机	乳腺钼靶Nuance	258	放射科	2015年10月20日
	口腔全景Proline XC	100	放射科	2015年10月20日
超声胃镜	EU-ME2	78.8	胃镜室	2016年7月15日
电子内窥镜	摄像1488-010-000	98	手术室	2016年11月15日
INNOVA 3100工作站	INNOVA 3100	50	放射科	2016年11月15日
放射治疗模拟机	模拟定位机	69	放疗科	2017年3月25日
C臂型X光机系统	飞利浦	68	手术室	2017年6月6日
医用加速器	Elekta	1180	放疗科	2017年9月19日
彩色超声诊断仪	飞利浦IE33	228	超声科	2017年9月20日
骨密度仪	Hologic	86	放射科	2017年9月20日
C臂型X光机系统	飞利浦	162	手术室	2017年9月20日
射频治疗仪	PWG-230	50	疼痛科	2017年9月20日
全自动快速生化分析仪	日立008	120	检验科	2017年9月20日
胸腔镜系统	史托斯	120	手术室	2017年10月20日
电子支气管镜	奥林巴斯290	130	呼吸内科	2017年10月20日
钬激光	科医人	119.8	手术室	2017年11月20日
全自动尿液分析仪流水线	希森美康1000i	58.58	检验科	2017年12月20日
电子胃肠镜	CV290	150	胃镜室	2018年7月20日
全自动生化分析仪流水线	贝克曼	350	检验科	2018年10月20日
全自动化学发光仪流水线	贝克曼800	80	检验科	2018年10月20日
	贝克曼800	80	检验科	2018年10月20日

第二节　信息技术设备

医院信息化建设始于90年代。1997年,投资60万元实施微机网络首期工程。引进第一代HIS信息管理系统,添置1台惠普LH Pro服务器、40台电脑,建立中心机房,建成医院第一代局域网络。1998年组建医院微机网络中心;1999年实施微机第二期工程;2000年医院投入10多万元添置必备设备,门诊收费与医保中心顺利联网。

2001年6月29日,医院财务电算化软件安装完毕,通过验收并启用。2003年,启动千兆光纤主干、桌面百兆可网管的高速以太网,完成计算机房和6号楼的综合布线。翌年,建立医院网站,开始更新原有的收费、药房、库管、住院管理医保接口,更新服务器2台、电脑48台、打印机17台,完成院内主干光缆、主干电话电缆的铺设。

2005年9月,成功实施收费、药房、库管、住院管理医保接口的更新,对医院信息系统中的电脑、服务器进行更新换代,更新电脑工作站48台、打印机17台、服务器2台,完成院内主干光缆、主干电话电缆的铺设,完成疗养楼(3号楼)、医技楼的网络施工和疗养楼(3号楼)监控安装。医院新的HIS系统启用。2006年投入25万元,完善HIS系统。2009年起,完成综合门急诊病房大楼网络系统、门禁系统、安防系统、消防系统、不间断电源、电子显示屏等系统设备设施的安装,完成新大楼弱电系统建设与调试工作。上半年信息系统招标采购交换机、不间断电源、电子显示屏、停车场系统,共计154万元。

2010—2018年,医院共计投入信息化建设资金5600余万元,添置和更新信息系统和硬件设备。其中,2017年投入近600万更新医院硬件云平台,更新2台核心交换机,出口方面新增2台安全出口网关设备互做热备配置,对医院原有光纤线路进行规整等。

表 2-3-4　　2010—2018 年医院信息化建设软硬件投入表

<table>
<tr><th>投资大项</th><th>投资分项</th><th>投资年份（年）</th><th>投资金额（万元）</th><th>完成情况</th></tr>
<tr><td rowspan="13">软件</td><td>1. THIS4 医院信息管理系统（共 17 大类 35 个子系统）</td><td>2010</td><td>160</td><td>完成</td></tr>
<tr><td>2. EMR 结构化电子病历系统（共 23 个子模块）</td><td>2011</td><td>70</td><td>完成</td></tr>
<tr><td>3. 区域影像系统（共 13 个子模块）</td><td>2012</td><td>80</td><td>完成</td></tr>
<tr><td>4. 移动护士、医生站，OA，一卡通，可追溯供应室（含硬件、网络）</td><td>2014</td><td>450</td><td>完成</td></tr>
<tr><td>5. 处方点评、抗生素、临床路径、绩效、院感</td><td>2014</td><td>143.5</td><td>完成</td></tr>
<tr><td>6. 微信支付宝掌上医院</td><td>2016</td><td>70</td><td>完成</td></tr>
<tr><td>7. 自助服务体系</td><td>2016</td><td>350</td><td>完成</td></tr>
<tr><td>8. 手术麻醉系统</td><td>2017</td><td>49</td><td>完成</td></tr>
<tr><td>9. 重症系统</td><td>2018</td><td>50</td><td>完成</td></tr>
<tr><td>10. 血透系统</td><td>2018</td><td>30</td><td>完成</td></tr>
<tr><td>11. 护理质控、护理管理</td><td>2018</td><td>70</td><td>完成</td></tr>
<tr><td>12. 输血全流程闭环</td><td>2018</td><td>20</td><td>完成</td></tr>
<tr><td>13. 五级电子、互联互通四级甲等改造</td><td>2018</td><td>1900</td><td rowspan="2">2018 年立项，2019 年开始实施。完成</td></tr>
<tr><td rowspan="6">硬件</td><td>1. HIS、LIS、RIS 等医院信息系统用服务器集群及冗余数据存储</td><td>2009</td><td>155</td></tr>
<tr><td>2. EMR 结构化电子病历系统服务器集群及存储</td><td>2011</td><td>94.4</td><td>完成</td></tr>
<tr><td>3. 区域影像系统用服务器集群及海量存储</td><td>2012</td><td>70</td><td>完成</td></tr>
<tr><td>4. 电脑、打印机、其他设备</td><td>2010—2013</td><td>239.2</td><td>完成</td></tr>
<tr><td>5. 电脑、打印机、其他设备（CIS 上线，零星采购）</td><td>2013—2015</td><td>60</td><td>完成</td></tr>
<tr><td>6. 私有硬件云平台</td><td>2017</td><td>570</td><td>完成</td></tr>
</table>

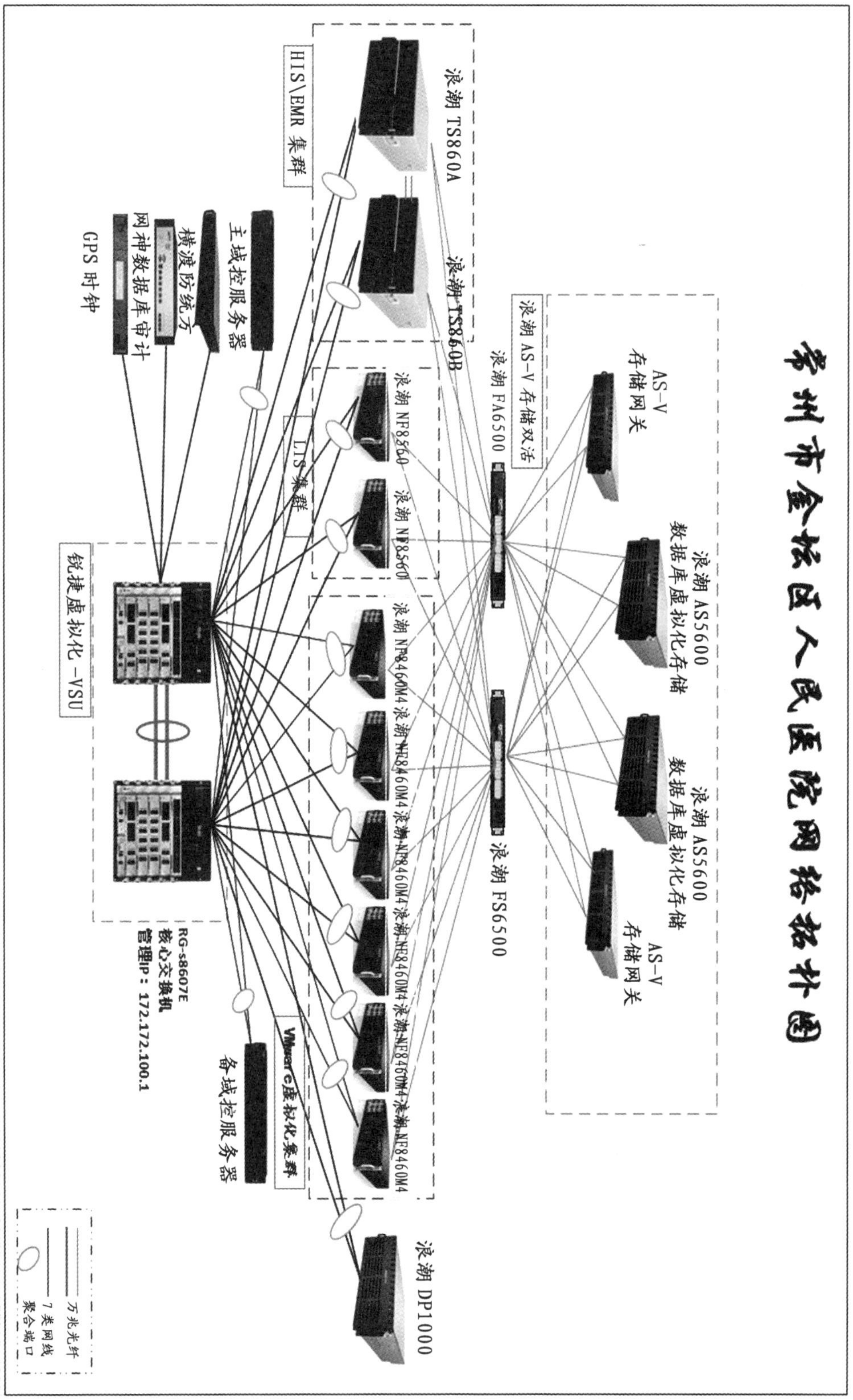

图 2-3-4　2018 年医院网络拓扑图

第三节　其他设备

一、车辆

1966 年冬，省卫生厅分配给医院“跃进”牌救护车 1 辆，因时值“文化大革命”，1967 年下半年救护车才到医院。这是医院第一辆救护车。1988 年上半年，医院购进“花果山”牌救护车 1 辆。

2002 年 6 月，医院新购福特全顺商务车、大众桑塔纳轿车各 1 辆。2003 年 10 月，购买别克商务车 1 辆。2004 年 4 月，购买大众帕萨特轿车 1 辆，6 月购买金杯牌救护车 1 辆。2005 年 2 月，购置福特全顺牌救护车 1 辆。2006 年 4 月，购进别克轿车 1 辆，7 月购回中型柯斯达客车 1 辆。2007 年 11 月，购买金杯牌救护车 1 辆。2009 年 6 月，购买桑塔纳轿车 1 辆。2013 年 3 月，购买培新牌救护车 1 辆。2014 年 8 月，购买金杯牌救护车 1 辆。10 月购买别克商务车 1 辆。2016 年 1 月，购买金杯牌救护车 1 辆。2018 年 2 月购买一汽大众迈腾轿车 1 辆。

1988—2018 年，医院共购买各式救护车 18 辆，商务车、轿车、客车 9 辆。

二、电梯

1984 年 6 月，医院在老干部病区楼安装苏州迅达公司生产电梯 1 台。1995 年 11 月，在 6 号楼（北）安装奥的斯（中国）有限公司生产的电梯 1 台，在 6 号楼（南）安装上海崇友东芝电梯有限公司生产的电梯 2 台。2005 年 1 月，在行政楼安装东芝电梯（上海）有限公司生产的电梯 1 台，7 月、8 月在 3 号楼、5 号楼分别安装东芝电梯（上海）有限公司生产的电梯 2 台。2009 年，在综合病房大楼安装东芝电梯（中国）有限公司生产的电梯 4 台，分别是 1 号、2 号、3 号、4 号电梯；安装蒂森电梯有限公司生产的电梯 4 台，分别是 5 号、6 号、8 号、9 号电梯；在 1 号楼门诊安装广州奥的斯电梯有限公司生产的电动扶梯 4 台。2010 年 1 月，在 1 号楼门诊安装东芝电梯（中国）有限公司生产的电梯 1 台，即 7 号电梯。2012 年 10 月在 6 号楼（西）安装东芝电梯（沈阳）有限公司生产的电梯 1 台。至 2018 年年底，医院共有电梯 22 台。

三、中央空调

2005 年 2 月，医院在医技楼安装大金中央空调 1 台。8 月，在 3 号楼安装约克（无锡)空调冷冻设备有限公司生产的中央空调水冷机1台。2008年12月,在1号楼1~3层安装青岛海信日立有限公司生产的日立中央空调多联机,4~16层安装约克(无锡)空调冷冻设备有限公司生产的中央空调水冷机组2台。2009年7月,在6号楼1~3层安装青岛海信日立空调系统有限公司的中央空调多联机。2010年7月,在6号楼4~9层安装青岛海信日立空调系统有限公司的中央空调多联机。

四、锅炉

1962年,镇江地区调拨给医院0.5立方米锅炉1台,1965年,装备0.37吨的立式锅炉,1968年置换成1立方米的锅炉。1983年上半年,安装1台容量2吨的锅炉。1995年11月,市计委批准医院添置4吨和2吨锅炉各1台,耗资18万元。1996年、2012年分别安装启东锅炉厂生产的2吨、4吨的蒸气燃煤锅炉各1台。2013年,安装镇江韩国海太锅炉厂生产的2吨的蒸气燃气锅炉2台、4吨的热水锅炉1台。

五、中心供氧、负压吸引、传呼系统

1996年5月,医院综合病房大楼(6号楼)竣工,设病区11个,配备中心供氧、中心吸引、通讯传呼、消防安全等10个智能化系统。2005年,康复疗养楼(3号楼)启用,投入21.88万元完成中心供氧、吸引、呼叫系统的安装,接入医院系统。2009年综合门急诊病房大楼(1号楼)启用,投入102.8万元,完成中心供氧、吸引、终端634个、呼叫主机13台、呼叫分机541个、卫生间的紧急呼叫234个,更新医院的中心吸引及中心压缩空气系统。2010年,对6号楼装修改造,更新中心供氧、吸引及呼叫系统,设终端444个,呼叫主机6个,呼叫分机200个。

第三篇　医疗技术与服务

民国时期，医院规模小，主要设内科和外科，开展日常救治和简单手术。新中国成立后，医疗技术不断提升，医疗服务逐渐增多。70—80年代，医院以大内科和大外科为主，首座3层门诊大楼（1038平方米）1974年投入使用。医技科室同步发展，能开展生化、细菌、病理等检查；心电图、超声检查应用于临床。90年代后，医院创建二级甲等医院，医院内科、外科等医疗科室、医技科室设置到位、细化优化。1996年内科有3个病区，6个二级专科。2005年内科调整为5个病区，8个二级专科；2018年内科拥有10个独立病区，9个二级专科，成为集医疗、教学、科研于一体的现代化综合医院。1996年，外科分三个病区（骨科与烧伤病区，泌尿与儿外病区，脑外与胸外病区）；2009年外科扩大到7.5个病区；2018年外科有5个专科，8个亚专科。2009年综合门急诊大楼（11865平方米）启用，医院门诊服务功能拓展、强化。其他医疗科室麻醉科、妇产科、儿科、五官科、口腔科、感染科等科室，也得到发展壮大，满足金坛地区医疗服务需求。近30年间，医院加大医技设备资金投入，引进多种高科技先进设备，医技科室检查项目更全面，检查数据更准确，达到基本现代化医院建设要求。100年来，医院从几张床、简陋的设备，到2018年，医院核定床位800张，设有23个病区，32个临床专科，26个护理单元，13个医技科室。能开展常规手术及颅脑、胸腔、腹腔等大型手术。医疗技术与服务水平都是处金坛地区领先水平。

第一章　门诊　急诊

新中国成立前，医院规模小，医疗力量薄弱，仅为日常门诊救治工作，加上战事频繁，医院没有发展。金坛解放后，医院开始设立管理医疗的组织机构，扩大医疗服务项目。医院经常组织巡回医疗、开展健康体检和医疗卫生保健工作。60年代初，一批大中专院校毕业生分配到医院工作,充实和提高医院的技术力量。“文化大革命”期间,医院门急诊服务受到一定影响。“文化大革命”结束后,开始整顿医疗秩序,医疗护理质量持续提升。80 年代,医院重点加强抓医疗质量、医疗服务、科学管理,开展示范病房创建活动,门急诊业务量稳步上升。90 年代,在创建二级甲等医院的进程中,提升医疗水平,改善就医环境。要求主任医师、副主任医师、主治医师门诊时间不得少于规定时间。

2000 年以后,医院实施以“病人为中心、质量为核心、满意为目标”为主要内容的质量管理年活动,提出“科无纠纷,人无差错”的要求。强化专家专科门诊,为病人提供优质快捷的医疗服务。加强急诊急救的组织领导,建立健全疑难危重病例会诊制度,提高应急救治水平。落实核心制度,确保医疗有效安全,规范医务人员的执业行为。2011 年以后,医院深化公立医院综合改革、围绕三级医院创建,门急诊工作取得新突破。2018 年医院门急诊量 73.45 万人次。

第一节　门　诊

医院门诊服务始于建院初期。50 年代,门诊部隶属于医务组管理,下设内科、外科、五官科、化验室、妇产科、护士室。1958 年,新建 1 幢门诊平房 511 平方米,1974 年 10 月首座局部三层门诊大楼(1038 平方米)投入使用。1998 年 4 月,医院在公园路开办集治疗、非处方药房和临床大输液为一体的专家门诊部。又相继在河滨小区、愚池小区、南门大街开设便民门诊部,形成社区和医院之间的双向转诊制度,方便群众就地就近就诊。

2000 年,医院首批推出专家、专科医生 46 名,将他们的照片公布上墙,供病人自主选择。2003 年 4 月,门诊开展“青年志愿者导医”服务,门诊大厅开设“一站式服务台”。9 月在门诊及住院大厅安装电子触摸屏,方便病人查询医疗费用及医疗价格,提供医保知识和服务指南查询。2009 年 10 月 8 日,新门急诊综合病房大楼落成,三层门诊建筑面积 11865 平方米。门诊设置为:一楼设总服务台、成人输液室、儿童输液室、注射室、门诊部;二楼设内科诊区、外科诊区、儿科诊区、挂号收费处、西药房、门诊化验室、门诊手术室;三楼设耳鼻喉科、眼科、口腔科、妇产科、中医科、肛肠科、皮肤科、性病科、针灸推拿科、中药房、西药房、收费处。

2012 年 11 月 5 日起,加入江苏省预约诊疗服务平台,通过医院的网站,可直接进行专家及专科预约挂号。2015 年 11 月 4 日，加入银医系统项目组，上线门诊检查检验预约系统、分诊排队叫号系统、门诊优化流程预付费系统、门诊就医预约系统、自助机终端软件系统，逐步实现门诊一站式预约、诊间结算、自助挂号、自助缴费、自助取检验检查报告、门诊智能排队（二次叫号）等服务功能。2015 年 11 月，设立肿瘤多学科综合门诊（MDT 门诊）。12 月，与常州二院共建专科（内分泌科、骨科、儿科）的专家门诊正式开诊。

2017 年 3 月，与无锡明慈心血管病医院建立协作关系，陈长志教授的心胸外科专家门诊每周四上午到院开诊。4 月，与东南大学附属中大医院建立协作关系，东南大学附属中大医院消化道早癌诊疗中心金坛分中心及著名消化病学专家施瑞华教授工作站在医院挂牌，定期安排专家到院坐诊。5 月，新的六边形环岛“一站式服务台”投入使用，服务台前移可近距离、全方位主动为门诊患者服务。8 月，与省人民医院眼科建立协作关系，成立刘庆淮教授工作站，每周五上午有 1 名副主任医师到院坐诊。10 月，门诊一楼、二楼、三楼大厅休闲区正式对门诊病人开放，为等待就诊的门诊病人提供良好的休息环境。2018 年，省人民医院骨关节科王青教授、肝胆外科李相成教授、省中医院肛肠科谷云飞教授等先后在医院成立工作站，开设专家门诊。

1987 年起，沈允昌、薛连昌、杜文生、艾月仙、邵静娟、黄慧琴、王夕芳、冯志娟、曹丽萍先后任门诊部主任。2018 年 1 月，顾丽萍任门诊部护士长。

表 3－1－1　　**1989—1997 年医院各科门诊工作量统计**　　单位：人次

年份/科室	1989	1990	1991	1992	1993	1994	1995	1996	1997
内科	31967	36706	38038	46800	37737	39716	42758	46321	43707
外科	15138	17766	18877	19090	17183	19410	18711	17818	18078
妇产科及计划生育	17676	18464	19453	17822	17281	18317	18863	19231	21105
儿科	19259	24102	22575	26645	25865	23583	25620	26656	26203
传染病	7889	10289	9523	9591	11151	7844	6198	5970	5715
五官科	16422	18537	19552	21035	11432	20809	10433	11425	10910
口腔科	7330	9254	9867	19806	8634	6916	7501	6659	6923
中医内科	6682	9562	9209	9006	5418	5876	5123	4864	4042
健康检查	1419	4737	3919	1524	514	5568	1093	3365	2440

表 3-1-2　　1998—2005 年医院各科门诊工作量统计　　单位:人次

科室＼年份	1998	1999	2000	2001	2002	2003	2004	2005
内科	43165	43534	46013	46723	47818	37321	36336	37322
外科	16135	16040	14984	15640	16716	11624	13549	13859
妇产科	20791	22456	20941	21852	22909	15522	18795	18592
儿科	23496	20739	20473	21586	24606	17135	22935	27532
传染病	4806	4761	5579	6935	5818	3131	3003	2547
五官科	11061	10086	9473	9766	10647	11639	13770	14596
口腔科	6747	5689	6152	6748	6600	3996	3895	3279
中医内科	4194	4060	3904	3732	3330	2038	1657	1621
健康检查	1819	1313	2511	2516	4413	9303	7253	10387
观察室收病人数	—	651	455	360	429	374	264	76

表 3-1-3　　2006—2014 年医院各科门诊工作量统计　　单位:人次

科室＼年份	2006	2007	2008	2009	2010	2011	2012	2013	2014
内科	36611	48501	61958	44586	36264	105937	158385	158528	185771
外科	13659	18616	26955	17327	16196	34206	47775	45715	53618
妇产科	20613	24645	30395	27940	28403	43763	53531	51826	56986
儿科	29852	30767	35147	38681	42115	47876	66005	62736	72532
传染病	3704	4549	4649	2834	1988	8465	10843	11827	14545
五官科	15255	18776	22521	18500	18678	27621	35912	34030	35495
口腔科	3254	4045	4559	3753	3749	8118	11126	15102	16727
中医内科	1159	2237	3000	2023	1625	3757	5497	5460	5339
健康检查	12396	9982	14090	28147	48450	—	—	—	—
肠道门诊	—	—	—	—	—	304	132	222	290

表3－1－4　　**2015—2018年医院各科门诊工作量统计**　　单位：人次

年份 科室	2015	2016	2017	2018
呼吸内科	20794	18204	15043	18394
肾内科	6325	7796	6433	13493
内分泌科	26592	31678	35723	36733
血液科	1013	1190	2138	1197
风湿免疫科	52	24	12	360
消化内科	20220	20520	21447	25806
神经内科	16867	13137	19195	22120
心内科	29494	31857	34866	42194
肿瘤科	8297	10199	10828	13990
普外科	19644	19092	19873	21755
胸外科	2489	2268	2867	3766
乳房外科	227	1002	1752	2341
神经外科	1546	1834	2027	2368
骨科	17470	19560	23578	28700
泌尿外科	14051	13248	14775	16586
妇科	45053	42669	42321	46965
产科	10111	11412	9801	10229
儿科	63768	62535	77849	81922
感染科	14745	14550	12689	17459
疼痛科	3818	2189	2361	2879
五官科	36536	36771	40181	44549
口腔科	17901	14593	16045	18532
中医科	5441	5557	5526	8647
肠道门诊	398	306	255	716

表 3-1-5　　2018 年 12 月医院专家坐诊榜表

星期	专科	姓名	职称	坐诊时间
周一	普外科	虞立平	副主任医师	周一全日
	乳腺专科	戴国芳	副主任医师	周一全日
	骨科	程国林	主任医师	周一上午
	骨科常州专家	徐南伟	主任医师	12 月 10 日、24 日下午
		张云坤	主任医师	12 月 3 日、17 日、31 日下午
	妇科	马玉华	主任医师	周一全日
	消化内科	张小平	主任医师	周一全日
	高危产科	林菊芳	主任医师	周一全日
	儿科	邓英琴	副主任医师	周一全日
	口腔科	王卫芳	副主任医师	周一全日
周二	消化科	赵凯	主任医师	周二全日
	神经内科	史志保	主任医师	周二全日
	胸外科	丁需清	副主任医师	周二全日
	普外科	段建春	副主任医师	周二全日
	骨科	李继春	主任医师	周二上午
	眼科南京专家	刘庆淮	主任医师	12 月 6 日下午
	骨科常州专家	赵国辉	副主任医师	周二下午
	妇科	袁霞	副主任医师	周二全日
	儿科常州专家	周承	副主任医师	周二上午
	皮肤科	龚小俊	副主任医师	周二全日
周三	心内科	于文敏	主任医师	周三全日
	普外科	徐群	主任医师	周三全日
	骨科南京专家	王青	主任医师	12 月 12 日、26 日上午
周三	骨科	朱爱平	主任医师	12 月 5 日、19 日上午
	骨科	谢华	副主任医师	周三下午
	妇科	陈荣芳	主任医师	周三全日
	高危产科	倪息兰	主任医师	周三全日
	儿科常州专家	程宝金	主任医师	周三上午
	儿科	郃建飞	副主任医师	周三下午
	耳鼻喉科	马建华	副主任医师	周三全日
	眼科	朱宇承	副主任医师	周三全日
	肛肠科南京专家	谷云飞	主任医师	12 月 26 日上午
	皮肤科	陈军	副主任医师	周三全日

续表 3－1－4

星期	专科	姓名	职称	坐诊时间
周四	心内科	徐腊生	副主任医师	周四全日
	呼吸内科	吴国荣	主任医师	周四全日
	普外科	虞卫新	主任医师	周四全日
	骨科	程国林	主任医师	周四上午
	骨科	周忠华	主任医师	周四下午
	妇科	曾艳华	主任医师	周四全日
	儿科	周国平	主任医师	周四全日
	皮肤科	黄海霞	副主任医师	周四全日
	南京肿瘤科专家	束永前	主任医师	12 月 6 日、20 日下午
		刘怡茜	副主任医师	12 月 13 日下午
		范伯强	副主任医师	12 月 26 日下午
	中医科	傅忠林	主任医师	周四全日
周五	内分泌常州专家	成金罗	主任医师	12 月 7 日、21 日上午
		叶新华	主任医师	12 月 14 日、28 日上午
	消化南京专家	施瑞华	主任医师	12 月 28 日上午
	神经内科	张志强	主任医师	周五全日
	普外科（甲乳）	沃扣洪	副主任医师	周五全日
	骨科	何劲	主任医师	周五上午
	骨科	周忠华	主任医师	周五下午
	妇科	丁屹	主任医师	周五全日
	高危产科	沈粉华	主任医师	周五全日
	儿科常州专家	万瑜	副主任医师	周五上午
	儿科	王文辉	主任医师	周五下午
	南京眼科专家	王飞 林小俊 刘肖艺	副主任医师	周五上午
	口腔科	沈培民	副主任医师	周五全日
周六	消化南京专家	冯亚东	副主任医师	周六上午
	妇科	陈文云	主任医师	周六全日
	肝胆外科南京专家	李相成	主任医师	临时通知
		王科 姚爱华	主任医师	周六上午
	肛肠科南京专家	陈邑岐	主任中医师	12 月 8 日、15 日、22 日上午
	儿科	钱文杰	主任医师	周六全日
周日	南京妇科专家	姜智	副主任医师	12 月 16 日上午
	儿科	虞永杰	主任医师	周日全日

表 3-1-6　　2018 年 12 月医院外聘专家坐诊表

专科	姓名	职称	时间	所在单位
骨科	徐南伟	主任医师	10 日、24 日下午	常州二院
	张云坤	主任医师	3 日、17 日、31 日下午	常州二院
	赵国辉	副主任医师	周二下午	常州二院
	王青	主任医师	12 日、26 日上午	省人民医院
儿科	周承	副主任医师	周二上午	常州二院
	程宝金	主任医师	周三上午	常州二院
	万瑜	副主任医师	周五上午	常州二院
内分泌科	叶新华	主任医师	14 日、28 日上午	常州二院
	成金罗	主任医师	7 日、21 日上午	常州二院
肛肠科	谷云飞	主任医师	26 日上午	省中医院
	陈邑岐	主任医师	8 日、15 日、22 日上午	省中医院
肝胆外科	王科	主任医师	12 月 15 日上午	省人民医院
	姚爱华	主任医师	12 月 8 日、29 日上午	省人民医院
妇科	姜智	副主任医师	16 日上午	省肿瘤医院
眼科	刘庆淮	主任医师	6 日下午	省人民医院
	王飞(14 日) 林小俊(21 日) 刘肖艺(28 日)	副主任医师	周五上午	省人民医院
消化内科	冯亚东	副主任医师	周六上午	南京中大医院
	施瑞华	主任医师	28 日上午	南京中大医院
肿瘤科	束永前	主任医师	6 日、20 日下午	省人民医院
	刘怡茜	副主任医师	13 日下午	省人民医院
	范伯强	副主任医师	26 日下午	省人民医院

第二节　急　诊

建院初，未设急诊科，急诊病人由门诊内、外科值班医生负责诊治。1979 年 8 月成立急诊室。1981 年成立门急诊抢救室，建立规章制度，实行 24 小时应诊制。1988 年成立急诊科，并列为一级临床科室，日常工作由门诊部主任负责，急诊医师仅 1 位主任固定，其他医生均由内、外科医生每天轮转。急诊室设抢救室（抢救床 2 张）、急诊内科、急诊外科、护士办公室、观察室和输液室等。1966 年，医院第一辆救护车由省卫生厅分配（1967

年到位),负责全县急救和转运病人。随着医院的发展,至2018年年底,有救护车6辆。

1987年,沈允昌兼任急诊室主任。1990年,薛连昌兼任急诊科主任。1995年,沈汉平任急诊科副主任,1997年任主任。2002年,倪一新任急诊科主任。2010年,院党委副书记、副院长李国民兼任急诊科主任,将ICU、急诊科实行一体化管理。2013年,蒋和平任急诊科副主任主持工作。2016年,袁冬兼任急诊科主任,倪宏亮任急诊科副主任主持工作。2008年,急诊科建立绿色通道,完善相关规章制度,与ICU通力合作,建立起快速有效的抢救通道,24小时收治病人。2009年创建"生命绿舟"服务品牌,获常州市"优秀服务品牌"称号。2017年急诊科获全国"巾帼文明岗"称号。

2009年5月,金坛市医疗急救站投入使用。同年,医院急诊科迁至新大楼,设急诊大厅,形成抢救、诊疗、观察、输液、检验、影像、药房、挂号、收费等独立区域。设观察床位9张。诊室分内科、外科、五官科、儿科,其他科室由病房值班医生兼任。输液室配备输液椅60张,普通输液与隔离输液相对分区。2012年,急诊科医师相对固定,3个月轮转1次。2012年,成立急诊病区,设床位19张,兼观察、住院、监护等功能。2014年,由于医师人员不足,将急诊病区合并到特需病房。2018年年底,急诊科有护士28人。先后有数名医师和护士在南京鼓楼医院和省人民医院、常州一院专科进修。有2名护士参加全国百家医院急诊科专科护士学习,有4名护士参加常州市急诊科专科护士学习,并取得专科护士证书。

一、120急救中心

2008年根据《金坛市卫生惠民工程实施方案》的要求,按照《江苏省急救中心(站)建设管理规范》,12月底,金坛区医疗急救站(即急救中心)筹建;2009年5月22日投入使用。区医疗急救站是由金坛区人民医院、金坛区中医院和金坛区薛埠医院急救资源整合而成,即医院出人、出车,由区医疗急救站统一调度,负责全区的急救工作。医院人员工资、车辆维护、医疗设备都由医院负责。

机构人员　设有站长室、办公室、调度室、会议室等。2018年初,薛埠急救分站建成并投入使用,主要用于东方盐湖城及薛埠集镇附近的急救;二院急救分站正在筹建中。全部有站长1人、调度员7人,1人兼计算机、网络维护。急救医务人员:人民医院驾驶员6人,主班车配备医生、担架工各1人,副班每辆车配备1名护士;中医医院驾驶员6人,主班车配备1名医生,副班每辆车配备1名护士;薛埠医院驾驶员3人,每辆车配备医生、担架工各1人。

基本设备　急救站有救护车11辆，其中，人民医院普通型救护车2辆，监护型救护车3辆（含产科急诊用车）、特种型救护车（负压救护车）1辆，中医院普通型救护车3辆，监护型救护车1辆，薛埠医院监护型急救车1辆，全部安装GPS车载系统。有指挥调度设备1套。指挥调度室有2部120急救专线电话与呼救受理计算机相连，日常实行5台车24小时值班，反应时间市区平均为10分钟、乡镇平均约20分钟，急救半径平均近20公里。

运行情况　急救流程快捷高效，调度员接到呼救电话——制作命令单——选择车辆——派车（1分钟内）——跟踪车辆（3分钟内出车），准确及时到达呼救现场——接听并记录急诊室反馈的信息，120统一信息收集及指挥，有效降低空车率。加强与110指挥中心的联系，形成110与120的联动机制，与110及其他联动部门一起共同打造接警服务体系。

救治情况　2015年接警总数39036次，派车总数11395次，接病人数8493人，转院1002人。2016年接警总数40280次，派车总数11595次，接病人数8867人，转院987人。2017年接警总数31332次，派车总数12539次，接病人数9489人，转院1262人。2018年接警总数29253次，派车总数12959次，接病人数9751人，转院1269人。

二、医疗技术

急诊科实施气管插管术、人工辅助通气技术、心肺脑复苏术、穿刺技术、急性脑血管病的诊治、急性心肌梗死静脉溶栓治疗、严重心律失常的诊断和综合急救、休克及多脏器功能衰竭抢救与监护、ARDS及肺栓塞早期诊断和救治、创伤尤其是严重多发伤及复合伤快速有效救治、严重脓毒症治疗、中毒综合救治、急性和慢性呼吸衰竭急性发作呼吸监测和血气动态监测等急诊技术。2000年起，有效救治重大群体性中毒群发事件，如氯气中毒、硫化氢气体中毒及非典防治、禽流感防治。2015年，新增自动心肺复苏仪和心肌检测仪、血气分析仪，为快速诊断提供依据。改进抢救预案和突发事件应急预案，建立起“快速反应、有效救治”的急救体系，开展脑卒中、胸痛患者就诊流程，与各乡镇医院合作共同创建“信息化、网络化、整体化、环环相扣无缝隙连接的救治”新模式，缩短脑卒中、胸痛患者的治疗时间，提高病员抢救成功率，缩短院前院内衔接时间。据统计，实施新模式后死亡率较前下降43.4%，治愈率上升18.6%。这种病员的现场施救、信息网络告知、途中救护到院内抢救、手术住院治疗等连续性急救方式，打破传统的急救模式，赢得抢救伤病员的黄金时间。

三、教学科研

急诊科建立后，在急诊、急救技术方面对金坛乡（镇）卫生院起指导作用，承担临床进修生、实习生急诊急救技术培训任务，也是院内急诊急救技术培训基地。承担金坛卫生进修学校、乡（镇）卫生院、全科医生急诊教学和培训任务；承担常州市医学会组织的乡村医生心肺复苏培训班教学和临床实践任务。2010 年，急诊科与 ICU 联合创成常州市临床重点专科（急诊医学科）。2017 年起，承担江苏盐城卫生技术学院医学本科班理论教学和临床见习、实习带教任务。

第二章　内　科

民国时期，医院就设有内科。金坛解放后，内科作为传统科室不断发展。50—80 年代王伯仁、张德全、夏子耆先后负责内科。90 年代后沈允昌、薛连昌、王涛、徐裕成、包德诚等相继任科主任。至 1996 年，设有 3 个病区、6 个二级专科，床位 60 余张。有老干部科、呼吸内科、心内科、肾内科、消化内科、神经内科、内分泌科。2005 年 10 月，内科调整为 5 个病区、8 个二级专科，有呼吸内科、内分泌科、老干部科、肾内科、风湿内科、肿瘤科、神经内科、消化内科、心内科。2009 年，设有 6 个病区、9 个二级专科，有肿瘤科（化疗、放疗）、心内科、呼吸内科、消化内科、神经内科、血液科、内分泌科、风湿免疫科、老干部科。

经过 20 多年的发展，内科拥有 10 个独立病区、9 个二级专科。其中，消化内科、呼吸内科、康复医学科、内分泌科为金坛区临床重点专科；肿瘤科、神经内科、心内科为常州市临床重点专科。相继成立 CCU、NICU、RICU、血液透析科、消化内镜中心等抢救、诊疗中心。至 2018 年年底，内科拥有主任医师 12 人、副主任医师 20 人、主治医师 17 人、住院医师 23 人，其中研究生学历 16 人。开放床位 300 余张。有常州市中青年专业技术拔尖人才、常州市卫生系统重点医学人才、省“333 工程”高层次人才重点培养对象各 1 人。

心内科、消化内科、内分泌科分别与南京市第一医院、南京中大医院、常州一院、常州二院合作，成立胸痛诊治中心、施瑞华教授工作站、消化道早癌诊治中心、成金罗教授工作站。

教学方面，内科承担东南大学医学院、江苏医药职业学院、徐州医药职业技术学院等实习生、见习生及进修生的临床实习和授课任务。承担住院医师规范化培训工作，并有2名医生获省级规培资格，4名医生获市级规培资格。

第一节　肿瘤科

1991年1月，由田声望主持创建肿瘤科，为常州地区县级医院最早建立的肿瘤科室。最初主要开展规范化的肿瘤化疗及生物免疫调节剂治疗工作，病区位于7号楼4楼，当时有医生2人，设床位10张。1996年，病区迁至6号楼9楼，与五官科组成九病区，有医生6人，设床位20张。2004年，病区迁至7号楼1楼。同年3月，开展肿瘤常规放射治疗与全身热疗，有医生7人，设床位36张，科内分设化疗、放疗组。2004年被评为常州市市级临床重点专科。2005年，病区迁至3号楼2楼、3楼，并分设化疗、放疗病区。其中，化疗病区有医生4人，设床位36张；放疗病区有医生4人，设床位36张。2012年通过常州市临床重点专科首次复评。2012年开始进行三维适形放疗及适形调强放疗。2014年获“江苏省癌痛规范化治疗示范病房”称号，并被评为金坛市名科。2017年通过常州市临床重点专科二次复评。2018年5月，放射介入科加入，设床位4张。是年9月，与江苏省人民医院肿瘤科建立合作关系，成立了束永前教授工作站。年收治肿瘤患者约3281人次。

1992年9月，田声望任肿瘤科副主任，1997年9月任主任。2004年7月始，梁国华任副主任，2006年8月兼任放疗病区主任。2009年12月，石永康任肿瘤科二病区主任，2014年7月起任肿瘤科主任兼化疗病区主任。唐美兰、艾月仙、周丰美、韩留娣、冯志娟先后任肿瘤科护士长；2009年5月始，陈萍任放疗病区护士长；2011年5月始，孙秋萍任肿瘤科化疗病区护士长。2018年，肿瘤科有医生16人，其中主任医师4人、副主任医师2人、主治医师7人、住院医师3人；有研究生学历4人。护理人员27人，其中副主任护师2人、主管护师7人、护师9人、护士9人；本科学历10人。9名肿瘤科医生先后在常州市肿瘤医院、省肿瘤医院、解放军八一医院、南京军区总医院及上海瑞金医院等专科进修。2018年，科室被评为巾帼文明岗，化疗病区获评为区优质护理服务团队。

一、医疗技术

1991 年开展恶性肿瘤化疗，胸腔灌注化疗，腹腔热灌注化疗，微量泵 120 小时持续输注 5-FU 化疗治疗消化道肿瘤。2004 年开始运用直线加速器进行肿瘤常规放疗，开展全身热疗。2012 年 3 月开展肿瘤三维适形调强放疗。2014 年起常规开展肿瘤靶向治疗、经皮肝动脉化疗栓塞治疗、肿瘤消融治疗、CT 引导下肺穿刺活检技术、PICC 置管技术、静脉输液港植入技术。2015 年以后，进行恶性肿瘤的规范化化疗与放疗、肿瘤生物免疫治疗及分子靶向治疗，在恶性肿瘤的诊断与综合治疗上积累了丰富的经验。

二、教学科研

科室有江苏大学兼职副教授 1 人，共有 5 名带教老师通过高校教师资格培训考试，每年带教医学院校实习生、全科医师规范化培训医生及住院医师规范化培训医生 4 ~6 人，参与学校与医院组织的授课比赛。曾多次与常州一院、常州四院联合举办及单独举办省市级肿瘤继续教育学习班。2017 年及 2018 年连续两次举办常州市级继续教育学习班。2000 年，田声望负责的“以顺铂为主的双路疗法治疗癌性胸腹水的临床研究”及 2010 年“肺癌 ERCC1 调控区基因多态性与 mRNA 定量表达关联分析”两项科研项目先后获金坛市科技进步二等奖。2018 年有常州市卫计局项目 1 项和金坛区科技局项目 1 项、院级在研课题 2 项。2014—2018 年科室人员在省级以上期刊发表医学论文 100 余篇，其中 SCI 收录论文 5 篇、国家级论文 3 篇。

三、典型医案

精准放疗术　患者李某某，女性，53 岁。2018 年 8 月有不规则阴道出血，妇检示：宫颈见菜花样突起，且可见散在渗血。宫颈活检病理：宫颈鳞状细胞癌。MRI：宫颈占位，考虑“宫颈癌，阴道上段受侵”可能，双侧附件区囊性灶。予“TP”方案化疗一周期后予以体膜固定。根据定位 CT 所见（宫颈肿块侵及上段阴道，盆腔未见明显肿大淋巴结）制作三维适型调强放疗计划，采用 7 野调强放疗。放疗后复查 MRI 示宫颈病灶明显缩小，予“TP”方案化疗两周期。1 个月后，患者无阴道流血，MRI 片所显示的 55 ×47mm 的宫颈肿块已经完全消退。肿瘤放射治疗科自 2012 年开始引进三维适形调强放疗手段治疗宫颈癌及其他多种常见恶性肿瘤，提高了肿瘤治疗效果，减少或减轻放疗相关并发症，提高了恶性肿瘤患者生存质量，该技术填补了金坛地区技术空白，在常州地区及江苏省内也处于先进地位。

经皮肤肿瘤微波消融术　患者谢某某，男，64岁。2016年12月21日患者在医院行横结肠癌扩大根治术。术后病理：结肠中分化腺癌，浸润全层。术后行“奥沙利铂+希罗达”方案辅助化疗6周期。9月1日复查全腹部CT：肝内低密度灶，乙状结肠壁可疑增厚。行上腹部MRI示：肝S6段结节，转移瘤可能；建议患者行手术切除或者行肿瘤微创治疗，患者拒绝。2018年6月8日复查CT：肝右后叶占位，7.3cm×4.6cm，考虑转移瘤。腹腔内淋巴结肿大，CT提示肝脏病灶进展。肿瘤科在CT引导下对患者行经皮肝肿瘤微波消融术和希罗达维持化疗，术后复查CT病灶稳定，随访至今，患者仍存活。微波消融术是一种微创、安全、经济、有效的肿瘤治疗方式，该技术为肿瘤科引进的新技术、新项目，填补了金坛区医疗卫生系统的空白，在周边市（区、县）级医院中均处于领先地位。

第二节　神经内科

神经内科成立于1993年，1996年独立成科。2005年9月创成金坛市临床重点专科。2006年2月，苏建华任神经内科主任兼十一病区（神经内科和消化内科综合病区）主任。2009年5月，神经内科和消化内科分科，迁至1号楼15楼。2011年神经内科迁至6号楼8楼和9楼。2009年5月至2011年10月副院长苏建华兼任神经内科主任。2011年10月至2016年11月林伟任神经内科主任，市卫生局副局长苏建华兼任神经内科名誉主任。2016年11月，张俊华任神经内科主任兼二十二、二十三病区主任。2018年1月薛建琴任康复医学科副主任、二十三病区主任，张俊华任神经内科主任兼二十二病区主任。2017年1月，引进兰州军区总医院张志强主任医师，为神经病学学科带头人。开设神经内科普通门诊和专家门诊，另设专病门诊三个，核定病床71张，其中重症监护（NICU）病床6张。主要收治脑血管病及神经系统疾病，年收治住院病人1700余人次，门急诊约3万人次。邵静娟、黄锡华、黄慧、曹丽谢先后任神经内科护士长。

2018年年底，全科有医师14人，其中主任医师4人、副主任医师3人、主治医师3人、住院医师4人；本科以上学历达100%，其中硕士学位医师4人，在读硕士2人。护士19人，其中主管护师6人、护师6人、护士7人；本科以上学历9人。有常州市中青年专业技术拔尖人才、常州市卫生系统重点医学人才、省“333工程”高层次人才重点培养对象1人。2013年创成常州市临床重点专科，2015年成为常州市市区共建医学重点学科，2018 年被确定为常州市医学会急性脑梗死 2 小时救治圈成长单位和中国神经变性病和遗传疾病联盟单位。2014 年，护理工作获评为优质护理服务 A 类病房。2017 年获常州市“青年文明号”称号。

一、医疗技术

科内分为卒中与神经介入组、NICU 组、眩晕癫痫组和康复组，分别有卒中三位一体管理、周围神经损伤、缺血再灌注损伤、脑梗死伴颈动脉斑块炎症标志物研究等四个研究方向，能独立开展脑血管 DSA 造影检查，颅内外动脉狭窄血管成形术，常规开展周围神经疾病、中枢神经疾病、自主神经疾病和肌病的诊断和鉴别诊断，对急性意识障碍、颅内高压症、急性呼吸肌麻痹、癫痫持续状态有较强的急诊处置能力。神经内科开展卒中组织化治疗、脑出血颅内血肿微创术、rt-pA 急性脑梗死溶栓治疗、亚低温治疗、脑脊液置换术、全静脉营养支持、物理运动治疗、作业治疗、语言治疗、低频电刺激吞咽障碍治疗、中频电刺激治疗、肢体蜡疗、空气压力波预防深静脉血栓等技术 10 余项，形成主要以重症监护、治疗、康复为一体的特色专科。神经内科有独立的神经功能检查室，包括 24 小时视频动态脑电图、进口肌电图和诱发电位仪、TCD 仪和眼震电图仪，开展脑脊液常规检查、细胞学分析、病原检查及免疫学检查，能常规开展抗癫痫药（丙戊酸钠、苯巴比妥、卡马西平、苯妥英钠）血药浓度检测，开展 TCD、MRI、CTA、MRA，MRI 波谱分析等检查。自 2016 年起，开展 DSA 及颈动脉支架置入术，2018 年年底已完成全脑血管造影术 100 余例，支架置入十余例，对缺血性卒中预防有重要意义。

二、教学科研

该科承担江苏大学、东南大学、南通大学等医学院的教学工作，自 2016 年起担任江苏医药职业学院学生的临床理论和实践技能的教学工作。建立神经内科实验室，具备神经病学实验室的试验器材，主要研究方向为周围神经疾病。2017 年 12 月，苏建华、张俊华分别被聘为江苏大学兼职教授和兼职副教授。积极引进并开展新技术、新项目，开展急性脑梗死的超早期静脉溶栓治疗、颅内血肿微创技术和脑卒中的康复治疗等新技术新项目。其中“甲钴胺在缺血再灌注损伤性疾病中的应用”于 2016 年获常州市卫计委新技术引进二等奖。开展与重点专科技术发展相适应的医学研究，2018 年年底该科有周围神经损伤研究、脑梗死伴颈动脉斑块的炎症标志物研究、缺血再灌注损伤研究、卒中三位一体管理 4 个研究方向。承担区级以上课题 10 余项，获金坛市（区）科技进步奖 14 项，常州市科技进步奖3项，常州市医学新技术引进奖2项，国家实用型专利2项。2016—2018年科室发表论文29篇。其中，SCI收录5篇。

三、典型医案

疑难罕见病吉兰—巴雷综合征的诊治　患者朱某，男性，50岁，因“行走不稳伴手、足麻木3天余”入院。2017年2月14日早上，患者无明显诱因下感觉行走不稳，有踩棉花感，伴有手心及足底麻木。2月17日感觉行走不稳较前加重，说话欠流利，拟“四肢麻木待查：吉兰—巴雷综合征”收住入院。入院查体：头颅CT平扫未见明显异常。肌电图所检神经运动诱发电位除右胫神经外，其余所检运动神经F波出现率均下降，双侧正中神经、尺神经感觉神经电位波幅下降，传导速度正常，左第一骨间肌放松时可见正锐波。MRI颅内未见异常，右顶部表皮结节灶。初步诊断：吉兰—巴雷综合征（Miller-Fisher综合征）。入院当天下午即行腰穿脑脊液检查，予以静脉用丙种球蛋白治疗。经丙种球蛋白25克/天静滴冲击治疗，辅以甲钴胺营养神经治疗后，患者四肢麻木症状较前有好转，请北京301医院教授会诊示患者诊断明确，丙种球蛋白治疗及时有效。

此患者系吉兰—巴雷综合征下的少见亚型，在临床上属少见病、疑难病。但该病例诊断及时，用药果断，入院当天下午即行丙种球蛋白冲击治疗，并有国内顶尖专家会诊，确定神经内科对该病人诊断及时、用药准确，明显改善了病人的预后。北京解放军总医院对金坛医院的疑难病诊断、治疗水平给予了很高评价。

DSA下颈动脉支架植入术　患者李某某，男，65岁，有头昏伴发作时黑蒙，2017年11月17日入院。经查颈部血管彩超提示：双侧颈动脉粥样硬化伴双侧斑块形成。左侧颈总动脉狭窄。左侧颈总动脉斑块处狭窄85%。在局麻下行全脑血管造影术，术中见左侧颈总动脉重度狭窄，右侧大脑前动脉及左侧椎动脉起始处轻度狭窄。行颈总动脉支架植入术，术后行左颈动脉造影，见支架膨胀良好。一周后平稳出院。随着社会的不断发展，人民生活水平的提高，及人口老龄化的到来，缺血性脑血管病的发病率也越来越高。全脑血管造影术及颅内外血管支架植入术，是国内外2018年年底治疗缺血性脑血管病的重要手段，是衡量神经内科技术水平的重要标志。

第三节 心内科

1998年医院设立心内科，设在6号楼7楼，与呼吸内科同一个病区，床位25张。2003年，迁至3号楼4楼，独立开设心内科病区，设床位40张，有医师6人。2009年5月，迁至1号楼13楼。2011年迁至6号楼3楼、4楼，开设十七、十八病区，设床位50张（实际床位68张，其中CCU6张）。2008年10月，引进研究生李穗吉医师。2010年创成金坛市临床重点专科。2018年列为常州市临床重点专科建设单位，2019年5月创成常州市临床重点专科。

2018年年底，有主任医师1人、副主任医师6人、主治医师1人、住院医师2人。其中，硕士研究生学历者8人。护理人员24人，其中主管护师6人、护师12人。柳跃强、于文敏、任勇先后任心内科主任、副主任及病区主任。2018年12月周磊任心内科副主任。王晔、周丰美、谢金美、顾丽萍、陈超先后任护士长。2010年，心内科被评为医院优秀示范病区。2017年获区"优质护理服务团队"称号。2018年，心内科成功加入中国心脏联盟心血管疾病预防与康复专业委员会——支架人生俱乐部；创建成金坛区"青年文明号"。

一、医疗技术

心内科主要收治心血管常见病多发病，同时重点收治急性心肌梗死、严重心律失常、重度心衰、冠心病、心肌病、风心病、先心病、高血压病及疑难病症和急危重症患者。平均年收治住院病人1800人次，年门诊量达3万人次。心内科的介入团队，分别与南京市第一医院、江苏大学附属江滨医院、常州一院、常州二院等三甲医院展开多次合作；派医务人员外出进修学习。能常规开展心血管疾病及疑难疾病的诊断及治疗；急诊及常规冠状动脉造影及介入诊疗；冠状动脉血管内超声检查；永久性、临时性心脏起搏器植入术；肺动脉栓塞经皮溶栓和碎栓治疗；心脏电生理检查和射频消融术；冠脉内血流储备分数检测；肾动脉造影及介入治疗。

二、教学科研

近年来，心内科承担科研项目4项，获金坛区科技进步二等奖、三等奖各1项和金坛区卫计局新技术引进二等奖1项，发表专业论文40余篇。在教学方面，承担东南大学医学院、江苏医药职业学院、徐州医药职业技术学院等实习生、见习生、进修生的临床实习和授课任务。

三、典型医案

急性心肌梗死的急诊介入治疗　患者，蒋某某，男性，35岁。因：突发胸闷胸痛半小时，2018年5月14日入院。查心电图示：V1-V5导联T波高尖，随后病人出现心跳呼吸骤停，立即予以心脏按压及气管插管处理，后患者神志逐渐转清。急诊行介入手术；CAG示：LAD近段完全闭塞，TIMI血流0级，TIMI血流3级。行"LAD-PCI"术后复查造影支架贴壁良好，残余狭窄<10%，TIMI血流3级；术后继续予抗凝、抗血小板聚集、扩管、调脂、控制心室律、活血化瘀及营养心肌处理。患者病情平稳后出院。该病例的诊治，体现医院心内科、急诊科的急救能力及快速心脏介入手术的处置能力。

急性心肌梗死除颤、血肺复苏后急诊行冠脉造影手术　患者周某某，男，53岁。因"突发胸痛1小时"，于2018年11月2日入院。入院1小时前无明显的诱因下突发胸痛不适，伴有大汗，位于胸骨正中位置，被家人送至医院。刚到急诊即发现患者意识不清，抽搐，立刻予以胸外心脏按压，并予以200J电除颤后患者神志转清，查心电图提示窦性心率，II，III，AVF导联ST段压低，急诊予以口服拜阿司匹林300毫克，波立维600毫克，予以收住入院行急诊冠脉造影提示右冠脉中段85%长狭窄，予以植入支架两枚，术后予以抗凝，抑制血小板，稳定斑块等对症处理，并转ICU治疗，1周后病情稳定出院。医院成立胸痛中心以来。结合医院和区域实际，建立了以心内科、急诊科为核心的胸痛中心的运作平台取得了较好的社会效果。

第四节　消化内科

消化内科成立于1996年5月，与神经内科、血液科同属八病区，在6号楼8楼。2005年4月迁至3号楼3楼。9月，消化内科成为金坛市首批临床重点专科之一。2009年5月迁至1号楼14楼，与呼吸内科同一病区。2010年10月赵凯兼胃镜室主任。2011年2月，消化内科成为独立病区（十七病区），迁至1号楼1楼。2011年10月，消化内科迁至6号楼6楼，更名为二十病区。2012年8月，胃镜室由5号楼3楼迁至1号楼门诊3楼，成立消化内镜中心，消化内科与内镜中心实行一体化管理，由赵凯负责管理工作。2017

年 11 月,由内科主任张小平负责管理消化内科。至 2018 年,消化内科病区开放病床 43 张。有医生 12 人,其中主任医师 2 人、副主任医师 2 人、主治医师 4 人、住院医师 4 人;研究生 4 人(1 人在读),学科带头人赵凯、张小平;有护理人员 13 人,其中主管护师 1 人、护师 4 人、护士 8 人。历任护士长何金晓、李艳。

2011 年起,先后添置 2 台奥林巴斯 260 及 1 台奥林巴斯 290 电子内镜系统,配备奥林巴斯 260 及 290 型电子胃肠镜、奥林巴斯 260 型十二指肠镜;添置奥林巴斯 EU-ME2 超声内镜;添置迈尔内镜清洗消毒设备;配备 Fabius2000. REF2604100-09 麻醉机 1 台,添置 ERBE 电凝电切仪、高频氩气刀及内镜治疗附件;添置同位素碳-14、碳-13 呼气检测仪及金山胶囊内镜系统等设备。

2011 年 10 月消化内科聘请常州一院消化科博士生导师沈云志为名誉主任。2017 年 4 月与东南大学附属中大医院消化内科合作,成立著名消化病学专家施瑞华教授工作站;建立东南大学附属中大医院消化道早癌诊疗中心金坛分中心。通过专家坐诊、教学查房、专题讲课、手术演示、病例讨论等多种形式,全面带动消化内科提升内镜诊疗技术,促进学科快速健康发展。消化内科规范性开展消化系统常见病、多发病的预防及诊治工作,开展消化道大出血及重症胰腺炎的综合救治,在黄疸、腹腔积液、炎症性肠病等疑难疾病方面积累了丰富的经验。2018 年收治住院病人 1428 人次,门急诊约 2.58 万人次。消化内科病区是常州市优质护理 A 类病房,曾获得区"优秀护理团队"及"医院最美病区"称号。

一、医疗技术

2011 年,科室除开展原有的常规及无痛胃肠镜检查、消化道息肉电切术、内镜下食管扩张及支架置入术外,拓展内镜治疗新技术:消化道出血的急诊内镜止血;内镜下空肠营养管置入;消化道黏膜病变包括息肉及消化道早癌的内镜下黏膜切除术(EMR)及剥除术(ESD);消化道黏膜下肿瘤的内镜下挖除术(ESE)及隧道内镜技术(STER);ERCP 及相关技术,包括鼻胆管引流(ENBD)、内镜下乳头括约肌切开及扩张术(EST 及 EBD)、胆总管结石的机械碎石术及取石术、胆管扩张术及胰胆管支架置入术等,微创治疗胆总管结石、梗阻性黄疸等胆胰疾病;开展超声内镜技术。并合作开展内镜消化道全层切除术(EFR),经口内镜下贲门肌切开术(POEM)治疗贲门失迟缓症,经口内镜下幽门环肌切开术(G-POEM)治疗幽门排空障碍,抗反流黏膜切除术(ARMS)治疗食管反流,这些项目填补了金坛地区的空白。在常州地区属领先地位。在技术推进的同时,完成内镜技术3E分组,即ESD、ERCP及EUS的技术分组,保持科室持续均衡发展。

二、教学科研

科室在积极拓展技术的同时,注重内镜新技术在基层的推广。2011—2018年负责常州市继续教育项目2项,承担省继续教育项目2项,举办国家级继续教育项目1项;完成江苏大学临床科技发展基金项目1项,金坛区科技局项目4项,获金坛科技进步二等奖2项、三等奖2项。2011—2018年,SCI收录论文3篇、核心期刊发表论文10余篇。

四、典型医案

胰头占位ERCP　患者,张某某,男,67岁,因"腹痛伴黄疸20余天"入院。入院诊断"胰头占位梗阻性黄疸"。2016年9月22日在DSA室行ERCP+EST+胆道扩张+金属支架置入,术后患者黄疸减退。消化内科于2011年开展ERCP,很快形成常规,具有微创及耐受性好的优点,用微创的方法解除或缓解患者疾苦。

胃底早癌黏膜剥除术(ESD)　患者孟某某,男,64岁,因"上腹部不适1月"入院。胃镜提示胃角溃疡伴癌变(早癌?)、胃体病变。病理:(胃角)糜烂性炎症伴部分腺体中—重度不典型增生;(胃体)糜烂性炎症。2018年9月6日在手术室行内镜下胃角病变ESD手术。术后恢复良好。术后病理示:(胃角)慢性溃疡伴部分腺体中度不典型增生,局灶腺体重度不典型增生。术后病理组织切缘及基地未见残留病灶。内镜下黏膜剥除术,消化内科已常规开展。ESD为近年新开展的一项新的手术方式,主要是治疗食管、胃、结肠早期癌变或较大的良性病变,具有微创、恢复快、并发症少等优点。

第五节　呼吸内科

1989年以前,医院未设立呼吸内科,呼吸系统疾病由普通内科诊断治疗。1993年1月,设立呼吸内科治疗组,戴小平任组长,并于当年设立支气管镜室。1996年,倪一新调入呼吸内科任组长。1997年9月,戴小平调入ICU,任副主任,筹建医院综合ICU。2000年7月成立呼吸内科,与心内科同一个病区。戴小平调回内科,任大内科副主任兼呼吸内科主任,2013年,王建强代理呼吸内科主任。2014—2015年,吴国荣代理科主任。2016年2月起,蒋和平任科主任。2016年12月,呼吸内科由原来十六病区扩展至十五、十六两个病区。2017 年 4 月开设 RICU，常年聘请常州二院呼吸内科韦国桢教授到院指导临床诊疗和科研教学工作。周丰美、季金华、何金晓、尹伟琴、王菊香先后任护士长。年收治住院病人 2263 人次，门急诊量 18394 人次。1992 年以后，戴小平、吴国荣、景再君、姜文明、李湘荣、蒋和平、王云先后赴苏州大学附属一院、南京鼓楼医院、省人民医院、常州二院等医院进修学习 1 年或数月不等，在临床实践中不断提升诊断和医疗水平。

2018 年年底，有医生 13 人，其中主任医师 1 人、副主任医师 4 人、主治医师 3 人、住院医师 5 人。十五病区护理人员 22 人，其中副主任护师 2 人、护师 9 人、护士 11 人；十六病区护理人员 14 人，其中主管护师 5 人、护师 3 人、护士 6 人。2014 年，十五病区获“优质护理服务 A 类病房”。2018 年，十六病区获区“优质护理服务团队”。呼吸内科被评为医院效率效益优胜科室。

一、医疗技术

1989 年 8 月，科室成功抢救首例口服氧化乐果中毒呼吸、心搏骤停的病人。近 30 年，抢救成功 289 例重度有机磷农药中毒及呼吸内科危重病人，抢救成功率 85%。1993 年开展支气管镜检查、TBLB 及支气管动脉造影 + 栓塞治疗支气管扩张大咯血。1995 年开展胸腔置管引流。1999 年开展胸腔闭式引流治疗自发性气胸和支气管镜检查及 X 线透视行 TBLB。2001 年 8 月开展首例主气管支架植入。2008 年开展支气管镜检查及 CT 引导下经皮肺穿刺活检。2011 年开展肺功能检查（通气功能、弥散功能检查）及支气管舒张试验。2017 年 4 月起，常州二院呼吸科主任医师韦国桢教授每周五查房、进行支气管镜检查及治疗，促进医疗水平提升。

二、教学科研

1992 年起科室承担江苏大学医学院、东南大学医学院、常州卫校、金坛卫校及甘肃省平凉医专实习生的临床带教、临床见习任务，并接受金坛市（区）乡镇卫生院医师进修培训工作。2006 年起，承担金坛地区全科医师轮转培训工作。举办常州市继续教育项目班 2 次。2015 年承担盐城卫校教学、见习及实习工作。姜文明、戴小平协助药剂科刘素琴开展的“抗菌药物序贯疗法转换时间的研究”获市科技成果三等奖。至 2018 年年底，发表省级以上论文 20 余篇，其中，SCI 收录 3 篇、中文核心期刊 5 篇、统计源核心期刊 8 篇。

三、典型医案

右下小细胞癌支气管镜下介入治疗　患者蒋某某,男,81岁。因“咳嗽、咳痰伴胸闷10余天”,2018年8月27日收住入院。胸部CT提示右下阻塞性肺炎？结合以往病史拟诊右下阻塞性肺炎、高血压病。入院后排除支气管镜检查的禁忌症后予以行支气管镜检查:气管镜下,右上叶开口见新生物,堵塞管腔约90%,交代病情,考虑肺癌,当时堵塞管腔,影响呼吸通道,予以氩气刀(APC)开通管腔。术后患者胸闷、气急状况明显缓解。病理诊断为:右肺小细胞癌。支气管镜下氩气刀和电刀切除肿瘤,为医院首例气管镜下介入治疗,显示医院支气管镜下治疗进入新的阶段。

肺隆凸肿瘤支气管镜下切除术　患者魏某某,男,85岁。因“胸闷气急1月余”,2018年2月1日收住入院。1个月前无明显诱因出现胸闷气急、呼吸困难,伴有刺激性咳嗽,无咯血,无发热,休息后无缓解,胸部CT提示:气管内隆凸处占位。支气管镜检查见隆凸处新生物,堵塞左侧主支气管,随呼吸运动起伏,予以活检,病理显示肺腺癌。诊疗:入院后当日行支气管镜下氩气刀+圈套器手术治疗,手术顺利,肿瘤切除充分。术后胸闷气急明显缓解,呼吸通畅,无咯血,无发热,无咳嗽咳痰。术后第二天即予以出院。出院诊断:肺腺癌。支气管镜下氩气刀和电刀、圈套器切除肿瘤术,为医院首例气管镜下肿瘤切除手术,体现了医院呼吸科在支气管镜下治疗的技术革新。

第六节　康复医学科

康复医学科成立于2010年11月初,是金坛地区综合性医院中首个建立的康复医学科。有医生9人。其中,主任医师1人、副主任医师1人、主治医师6人、医师1人;康复护士(师)10人,康复治疗师8人。林伟兼任科主任。2016年11月张俊华任主任。2018年1月薛建琴任副主任。黄慧,翟佳佳先后任护士长。年底创建成金坛区临床重点专科。

康复医学科由医疗组、护理组及康复治疗组构成,拥有较为完整的康复治疗体系,能开展神经功能康复、骨关节康复、创伤性骨关节疾病颈肩腰腿痛的康复治疗。每年的康复患者800余人。科室拥有640多平方米康复治疗大厅,设有康复评定室、综合康复训练室、传统康复治疗室、理疗室、言语、认知障碍治疗室。划分为6个功能区域:1. 运动治疗区;2. 作业治疗区;3. 言语治疗区;4. 物理因子治疗区;5. 传统治疗区:开展针灸、推拿、中药熏蒸、拔罐、中医定向透药治疗;6. 经颅磁刺激治疗区。

科室配备有先进的康复治疗设备:减重步态训练器、多体位升降治疗床、电动起立床、Bobath 治疗床、偏瘫站立训练系统、经颅磁刺激治疗仪、下肢智能反馈系统、颈椎牵引器、腰椎牵引器、低中频治疗仪、高频治疗仪、痉挛肌低频治疗仪、磁疗仪、吞咽障碍治疗仪、语言、认知治疗系统、全自动智能蜡疗系统、中医定向透药治疗仪、中药熏蒸仪及针灸、推拿、拔罐康复训练设备等。2017 年,获常州市"青年文明号"和医院"巾帼文明示范岗"称号。2018 年,在医疗服务中成绩显著,被医院评为"全面管理先进科室"。

一、医疗技术

科室常规进行脑梗死、脑出血、颅脑损伤、脊髓损伤、周围神经损伤、面瘫等神经康复治疗;开展骨折、关节置换、关节损伤、手外伤等术后关节功能障碍的骨科康复治疗;开展急性肌肉韧带扭伤及慢性肌肉肌腱劳损等运动训练伤康复;开展颈椎病、肩周炎、腰椎间盘突出症等颈肩腰腿痛康复。

二、教学科研

康复医学科承担常州卫生高等专科学校、甘肃平凉医学院、江苏医药职业学院等多所学校的教学实习。2018 年,康复医学科带教医疗实习生 13 人、护理实习生 5 人、康复实习生 15 人。承担常州市科技支撑计划项目 1 项,金坛区科技立项 1 项。发表论文 4 篇。

三、典型医案

颈椎损伤致不全瘫患者的康复治疗　患者宗某某,男,70 岁。2017 年 11 月 7 日,拟"颈髓损伤伴不全瘫、左锁骨骨折"收住康复医学科行康复治疗。治疗前,双上肢痉挛性瘫痪,肌张力高,肌力 0 级,双下肢肌张力降低,肌力 0 级。日常生活能力评分 0 分。康复功能评定仅得 5 分(健康人日常生活能力评分总分 100 分)。经过为期 1 个月的康复训练后,康复功能评定得分 75 分,关键肌的肌力达到训练后的 4 级,生活基本能够自理,两个月后基本康复,四肢肌力 V 级。专业的康复训练让患者重拾了生活的信心。康复医学科将 PDCA 循环管理模式运用到治疗脊髓损伤患者中,及时发现问题,精准评估定位,治疗效果显著。

脑瘫患儿的康复治疗　患儿雷某某,男,2 岁。2018 年 3 月拟"手足徐动型脑瘫"在

康复医学科门诊行康复治疗。治疗前,患儿不能爬行和站立,同时还存在注意力不集中、手舞足蹈等情况。入科后康复团队根据实际情况为患儿量身制定康复计划。第一步:先给患儿进行爬行训练、坐位平衡训练、感统训练、上下肢肌力训练及 Bobath 球的躯干控制训练。第二步:进行直立床站立训练、引导式教育训练。第三步:步行训练。经过 2 ~ 3 个月的系统康复,患儿已能通过一些诱导动作完成 5 ~ 6 米的独立行走。第四步:3 个月后患儿能利用双踝绑沙袋进行负重训练,并能独立步行 50 余米。康复科团队根据患儿的情况渐渐地加入针灸治疗、言语训练及日常生活能力训练。2013 年成立的儿童脑瘫康复室,是金坛地区首家专业的脑瘫康复机构,为本地区脑瘫患儿提供了全面完整的康复锻炼,使脑瘫儿童在本地区就能得到专业的康复治疗。

第七节　内分泌科

1999 年以前,内分泌系统疾病由内科诊治。1995 年,衡卫军到江苏省人民医院内分泌科进修。翌年,回院后开展内分泌专科诊疗工作。1999 年 3 月,开设内分泌科、老干部科病区(6 号楼 6 楼),由内科主任王秋玉负责,下设内分泌科、肾内科、风湿免疫科、普内科,设床位 40 张。2001 年 5 月,衡卫军任内分泌科、老干部科病区主任。2002 年,科室迁至 6 号楼 9 楼,有医生 6 人。其中,内分泌专科医生 3 人。2003 年,开设糖尿病健康课堂。2009 年 5 月,迁至 1 号楼 16 楼,设床位 44 张。2013 年,迁至 3 号楼 4 楼,设床位 40 张。2013 年 9 月,肾内科分出。2018 年 1 月,风湿免疫科分出,内分泌科独立成科,于雪冰任病区主任,有医生 7 人,其中主任医师 3 人、副主任医师 2 人、主治医师 1 人、住院医师 1 人;研究生学历 1 人。邵云芳任护士长,有护理人员 14 人。设内分泌实验室,有胰岛泵 3 台、动态血糖监测仪 2 台。2015 年,医院与常州二院签订全面技术合作协议,将内分泌科(及骨科、儿科)进行首批技术托管,在技术支持、进修培训、学科建设等方面给予帮扶。2017 年年底,根据前期与常州二院的合作情况进行协议调整,续签全面技术合作协议,成立内分泌科成金罗教授工作站。5 名医生先后在省人民医院、上海瑞金医院、常州二院专科进修。2018 年创成金坛区临床重点专科。2018 年收治住院病人 1223 人次,门急诊量达 36733 人次。

护理团队 2010 年获“江苏省模范职工小家”称号,2014 年获“优质护理服务 A 类病房”。2015 和 2016 年,内分泌科的护理工作获区“优秀护理团队”和“最美的她们”称号;2017 年获“江苏省巾帼文明岗”称号。

一、医疗技术

1999 年起,科室开展甲状腺疾病的诊断、鉴别诊断与治疗,糖尿病的诊断分型。2000 年,开展放免法测定甲状腺功能,开展甲状腺彩超、CT 等影像学检查、甲状腺功能和自身抗体化学发光法检查,胰岛素和 C 肽测定。2008 年起,开展垂体前叶、甲状旁腺、肾上腺、性腺全套激素测定和功能试验。2009 年起,开展糖化血红蛋白、糖尿病大血管并发症检测。2016 年,与常州二院内分泌科建立紧密合作型科室,开展尿微量蛋白测定、快速糖化血红蛋白测定、糖尿病眼底病变筛查、24 小时动态血糖监测、踝肱指数等。2017 年起,开展双能 X 线骨密度测定,2018 年开展骨代谢与骨转换指标测定及超声引导下甲状腺细针穿刺活检。

2016 年起,开展规范化诊治糖尿病及其并发症、甲状腺疾病(甲亢、甲减、甲状腺炎、甲状腺肿瘤)、甲状旁腺疾病、骨质疏松症、代谢综合征、肥胖症、痛风、高尿酸血症、下丘脑和脑垂体疾病、肾上腺疾病、性腺疾病等。内分泌系统疾病危重症抢救成功率达 98%,承担金坛地区疑难重症内分泌及代谢性疾病会诊任务。

二、教学科研

2000 年起,科室承担南通医学院、盐城卫校、南京医科大学、徐州医学院等院校生实习、见习教学工作,乡镇医院进修生进修工作。2007 年,由衡卫军主持并完成的常州科技局立项科题“金坛市职业人群代谢综合征流行病学、干预措施及干预效果研究”获常州市科技进步四等奖、金坛市科技成果二等奖。2015 年起,承担住院医师规范化培训工作,有 1 名医生获省级规培资格,4 名医生获市级规培资格。2016 年起,承担江苏医药职业学院金坛临床学院教学工作。至 2018 年年底,累计发表省级以上论文 30 余篇。其中,SCI 收录 2 篇、中文核心 6 篇、统计源核心期刊 5 篇。参编内科书籍 1 部。

三、典型医案

胰岛细胞瘤致发作性意识障碍　患者庄某某,男,73 岁。因“发作性意识障碍 4 次,右侧肢体乏力 5 小时”入院。患者有“高血压、Ⅱ型糖尿病”史约 5 年,长期予“依伦平、优泌乐 50”控制血压、血糖。凌晨 2 点钟左右被家人发现昏迷,呼之不应。经呼唤、刺激 30 分钟后才意识逐渐转清,醒后对整个发作过程不能回忆。患者近 9 天内上述症状每隔

一天在相同时间段共发作3次。入院后仍频繁低血糖发作,考虑可能与患者肾功能不全导致药物蓄积相关,不排除“胰岛细胞瘤”可能,行分段采血胰岛素测定后确定病灶并确诊。胰岛细胞瘤较为罕见,诊断困难,切除肿瘤后可解除反复低血糖发作。该病例的诊治为以后诊治胰岛细胞瘤提供了借鉴。

原发性醛固酮增多症合并肾动脉狭窄　患者李某某,男,70岁,患者因“口干、多饮、多尿20年,发现肾功能不全1天”入院。患者于20年前诊断为Ⅱ型糖尿病,近来发现有双下肢浮肿。2018年12月11日CT检查,发现右侧肾上腺外侧结节灶;左侧肾上腺增粗;双肾囊性灶,腹主动脉硬化。左侧副肾动脉局限性狭窄;右肾动脉中段软斑块,管腔明显狭窄;右肾动脉开口钙化斑块。诊断为原发性醛固酮增多症合并肾动脉狭窄。经降糖、降压、改善循环、营养神经、维持电解质平衡、护肾、保钾、抑制醛固酮、稳定斑块等治疗后,患者病情好转,血钾回升,血压下降。原发性醛固酮增多症合并肾动脉狭窄临床较为罕见,两者均可导致继发性高血压,诊治困难,复杂多变。该病例的诊治,达到常州地区较高水平,也为以后诊治继发性高血压提供了临床经验。

第八节　肾内科

2001年以前,肾病统一由普内科负责诊疗。2002年设肾病专业组,与内分泌科同设于一个病区,由衡卫军负责,开展肾病门诊和病房常规诊疗工作,医生有唐伟、汤益忠等。2012年11月,肾内科独立成科,唐伟任肾内科主任,与泌尿外科、血液透析科同在综合病房大楼(1号楼)7楼,设床位10张,有唐伟、汤益忠、赵小罗3名医师。2013年9月迁至6号楼7楼,与急诊病区同处一个病区,床位增至16张,唐伟兼急诊病区主任。2015年8月,迁至综合病房大楼(1号楼)7楼,床位增至28张,有唐伟、赵小罗、汤益忠、戴贵军、孙丹等5名医师。2016年11月,血液透析科与肾内科合并,唐伟兼任血液透析科主任。2018年1月,风湿科迁至综合病房大楼(1号楼)7楼,成立综合病区,唐伟兼任综合病区主任。肾内科(包括风湿科)有医生8人,其中主任医师2人、副主任医师2人、主治医师1人、住院医师3人;研究生学历1人。有护理人员12人,其中副主任护师1人、护师6人,护士5人;本科学历7人。王悦、赵云慧、周杨、陈旭霞先后任护士长。年收治住院病人998人次,门急诊量13493人次。

血透室于1993年6月成立，隶属泌尿外科，设专职护士1人，具体负责日常护理工作。2007年周萍任主任，有血透护士7人，配备血透机17台，维持性血透病人60余人，年透析约6000余人次。2012年，周萍兼任护士长。2016年11月，血液透析科划归肾内科管理，唐伟兼任主任，王兰兰任护士长，护理人员22人，其中副主任护士2人、主管护师13人、护师6人、护士1人。血液透析科有血透机45台。2016年，肾内科被评为“感染管理先进集体”；2017年获“科室管理进步奖”，2018年被评为“医疗安全先进科室”。2017年，科室护理组获金坛区“青年文明号”；2018年被评为区“优质护理服务团队”。

一、医疗技术

2000年开展血液透析技术治疗中毒引起的急性肾衰。2002年开展肾病门诊和病房常规诊疗。2005年开展连续动静脉血液滤过治疗药物中毒、横纹肌溶解综合征等原因引起的急性肾衰和多器官功能衰竭。2010年开展血液灌流串联血液透析滤过术。2015年开展可调钠透析、序贯透析术、血液透析＋血液灌流、血液透析滤过＋血液灌流等。2017年施行动静脉内瘘手术，年底施行颈内静脉置管术。

二、教学科研

2012年起，科室承担江苏大学、江苏医药职业学院等院校实习生肾脏专科的临床实习、见习带教工作。2016年起，承担江苏医药职业学院金坛临床学院的临床教学工作。至2018年，省级以上医学杂志发表论文20余篇。其中，统计源期刊发表论文2篇。

三、典型医案

尿毒症脑病的诊治　患者宋某，男，28岁。因“血肌酐升高2年，乏力、纳差3月，意识模糊6小时”，2018年3月13日入院。诊断为尿毒症、慢性肾炎、肾性贫血，水、电解质紊乱。患者入院后胡言乱语，定向力、计算力均减退，答非所问。查体不合作，拟诊“尿毒症性脑病”。2018年3月14日起，进行血液透析治疗，患者病情逐渐好转，健康状况良好。尿毒症脑病是尿毒症严重并发症之一，严重影响患者的存活和生活质量。能够及时诊治此类患者，反映出医院肾内科的综合诊治水平。

急性肾功能不全的诊治　患者黄某某，男，54岁，2018年8月28日劳累后，大量出汗，致乏力，头昏，伴双手不自主抖动，经急诊查血生化检验，拟“急性肾功能不全、高钾血症、血小板减少症”收住入院。入院后予口服聚磺苯乙烯钠散降钾，复合辅酶改善肾损伤，补液纠

正容量不足，左卡补充肉碱。治疗后，患者肾功能恢复正常，尿量正常。出院后随访，肝肾功能均正常。急性肾功能衰竭是一组综合征，早期诊断，及时抢救，则肾功能可完全恢复，如延误诊治，则可致死。此病例的诊治，反映医院肾内科的综合诊治水平。

第九节　血液科

1976 年 8 月，包德诚自溧阳县人民医院调入，诊治血液病患者。2001 年，汤琴赴苏州大学附属一院血液科全国进修班学习 1 年，2002 年回院后在副院长包德诚指导下诊治血液专科病人，成功救治急性早幼粒细胞白血病复发伴颅内浸润脑出血、慢性粒细胞性白血病白细胞瘀滞等患者。2011 年医院设血液内科专业组，由汤琴负责，医生 2 人，隶属于神经内科。2014 年 8 月，血液专科硕士研究生夏雷入科。2016 年 3 月，血液科自 6 号楼 9 楼迁至 1 号楼 7 楼，唐伟任病区主任，有医生 3 人。

一、医疗技术

该科常规开展骨髓穿刺、腰椎穿刺、化疗、鞘注化疗等诊疗工作，减少患者外出就医困难，减少医疗费用，做到早诊断、早治疗。抢救危重血液病患者。参与院内外血液病会诊。2011 年，与血液净化科合作，成功救治血栓性血小板减少性紫癜患者 1 例。能诊治贫血、血小板减少，抢救急性溶血性贫血、重型再生障碍性贫血等。随着医院实验室的发展及院外实验室的支持，能开展白血病 MICM 分型，诊治白血病及淋巴瘤、多发性骨髓瘤等血液肿瘤。

二、教学科研

2012 年起，承担江苏大学、甘肃平凉医专等院校实习生血液专科的临床实习、见习带教工作。2016 年起，承担江苏医药职业学院金坛临床学院的教学工作。至 2018 年年底，累计发表统计源期刊论文 5 篇。

第十节　风湿免疫科

2002 年以前，风湿病统一由普内科负责诊疗。2003 年医院设风湿病专业组，与内分泌科、肾内科属同一个病区，衡卫军任病区主任，开展风湿病门诊和病房常规诊疗工作，医生有李小兰等。2018 年 1 月，迁至综合病房大楼（1 号楼）7 楼，成立综合病区，有李小兰、刘秀成 2 名专科医生，唐伟任病区主任。

一、医疗技术

2003 年，该科开展关节常规检查。同时随着医院的发展和院外实验室的支持，常规开展抗体检测、补体、免疫球蛋白、肌电图、泪流量 + 角膜荧光染色等监测。常规开展痛风性关节炎、类风湿关节炎、骨关节炎、系统性红斑狼疮、干燥综合征、系统性硬化症、多发性肌炎皮肌炎、白塞氏综合征、强直性脊柱炎、风湿热、血管炎、继发性骨质疏松等风湿病的早期诊断及免疫治疗；开展狼疮性肾炎、肺间质病变、血管炎等免疫抑制治疗；开展狼疮性脑病、重症狼疮性肺炎、狼疮性心肌病、肺间质病变合并呼吸衰竭、严重继发性血小板减少、干燥综合征合并严重肾小管酸中毒低钾血症等患者治疗及抢救。

二、教学科研

2012 年起，科室承担江苏大学、江苏医药职业学院等院校实习生风湿免疫专科的临床实习、见习带教工作。2016 年起，承担江苏医药职业学院金坛临床学院的临床教学工作。至 2018 年年底，在省级以上医学杂志发表论文 10 篇，其中核心期刊论文 3 篇。

第十一节　放射介入科

2006 年放射科吴杰、蒋忠毅利用西门子 500 毫安大型 X 线电视胃肠机开展介入手术，主要开展肝癌的化疗与栓塞、食管支架植入等手术，有兼职护士 1 人。2010 年，医院引进国际先进 GE 大型 DSA 血管造影剂，成立导管室，有兼职医生 2 人，有专职护士、兼职护士各 1 人。2015 年，神经内科林伟、放射科蒋忠毅、神经外科钱春生，分别赴南京军区总院和苏大附一院进修神经介入。2016 年开始独立开展脑血管造影术，在外院专家指导下开展颈部、脑部血管的支架置入及动脉瘤的栓塞治疗。2017 年 3 月成立介入放射科，蒋忠毅兼任介入科主任，有兼职医师 3 人，其中副主任医师 1 人、主治医师 2 人；设置床位 4 张，与消化内科组成综合病区。2018 年 5 月介入放射科迁入肿瘤科（二病区）。

一、医疗技术

2006 年，开展肝癌化疗栓塞术，置管支架植入术。2008 年，开展支气管动脉栓塞术，食管球囊扩张术。2010 年，在开展肺癌、肝癌、胃癌、肾癌、子宫及附件肿瘤介入治疗的基础上,开展肾动脉栓塞、骨盆骨折大出血的栓塞治疗。2015 年,开展 CT 引导下穿刺活检,前列腺、膀胱出血的栓塞治疗,消化道营养管的置入,全脑血管造影及支架置入,颅内动脉瘤的栓塞治疗,气道支架置入术。2017 年,开展下腔静脉滤器的植入,肝脓肿穿刺引流,肾穿刺引流,子宫肌瘤、子宫腺肌症的介入栓塞治疗。2018 年,开展经皮肝内胆管穿刺引流及胆道支架植入,输液港的植入及取出,肿瘤的消融,下腔静脉滤器的取出等介入手术。手术量由 2006 年每年 10 余台增至 2018 年的 200 余台,三、四级手术占比大于 50%。

二、教学科研

从 2010 年起,负责金坛区各乡(镇)卫生院的介入宣教,承担金坛卫校授课任务;承担相关医学院校影像专业、临床专业的实习带教任务。介入科开展的介入新技术填补了金坛区多项介入技术空白。在省级以上医学杂志发表论文 4 篇。

三、典型医案

DSA 下双侧子宫动脉栓塞术　患者黄某,女,39 岁。10 年前在上海诊断为“子宫腺肌症”,每次经期经量过多,经期延长伴腹痛,并逐渐加重,口服“止痛片”难以缓解。2017 年 5 月 18 日医院介入科在 DSA 下行双侧子宫动脉栓塞术。术后经期疼痛明显减轻,经量明显减少。4 个月后 MRI 示:子宫明显缩小,达到预期效果。该例应用栓塞剂栓塞子宫血管床,阻断通向腺肌症供血血流,从而使宫腔内的病灶缺血坏死后吸收,保留子宫,同时达到治愈目的。该项技术在金坛地区首次开展,在常州地区处于领先水平。

食管癌术后并发食管气管瘘行 DSA 下食管支架植入术　患者俞某某,男,64 岁。因“食管癌放疗后三年,进食梗阻、呛咳 1 周”,2017 年 5 月 28 日入院。食道造影显示食管癌放疗后,食管壁增厚,食管气管瘘。2017 年 6 月 7 日在 DSA 下行食管支架植入术,术后进食顺畅,呛咳消失。达到预期效果。食管气管瘘后植入带膜支架,封堵瘘口,术中患者痛苦小,术后生存质量明显提高,延长生存期。该项技术在金坛地区唯一一家常规开展,在常州地区处于较高水平。

第三章　外　科

从建院起，医院一直有外科。50年代，周明龙负责外科。外科能开展阑尾切除、脓肿引流等手术。60年代初王荣生任外科主任，有床位44张。能开展胃、胆囊切除等普通外科手术。1964—1983年，成敦年任外科主任。普外科逐渐向专科化发展。1966年开设骨科；1973年开设泌尿外科；1975年开设胸外科；1983年开设烧伤外科和神经外科。1983年，外科有50多张床位，分为3组。骨科一组，小儿外科与神经外科一组，泌尿外科与胸外科一组。1985年，神经外科因故中断，1988年年底重新开设，各专科皆兼普外科。

1996年，外科实际开设135张床位，分成三个病区，分别是骨科与烧伤病区，泌尿与儿外病区，脑外与胸外病区，每病区核定36张床位，仍然是以普带专的形式。2002年神经外科率先专科化，不再兼普外工作。2005年骨科独立成科也脱离了普外。1983—2003年，司马衡任大外科主任；2003—2012年，虞立平任大外科主任。

2009年，外科扩大到7.5个病区，有340张床位，核定床位277张。每个病区实际开放床位45张，核定床位36张。其中骨科3个病区，神经外科1个病区，胸外科与五官科1个病区，普外科2个病区，泌尿外科1个病区，各专科不再兼普外工作。2012—2018年，刘彦任大外科主任。

2015年6月骨科合并为2个病区。7月神经外科与神经内科共同组建成神经病学科，创成常州市市区共建医学重点学科。

普外科在2006年被评为常州市临床重点专科。骨科、神经外科、泌尿外科在2005年分别被评为金坛市临床重点专科。2016年，骨科被评为常州市临床重点专科建设单位，2018年成为常州市临床重点专科。

2018年年底，外科共有医生65人，其中，主任医师12人、副主任医师20人、主治医师22人；博士4人（其中2人在读）、硕士15人（其中3人在读）。

第一节　普外科

2004 年普外科由原来的专科带普外的形式转变为独立科室，和五官科、口腔科合为一个病区(6 号楼 6 楼六病区)，有医生 4 人。2006 年 12 月普外科创成常州市临床重点专科。2009 年迁入综合门急诊病房大楼(1 号楼)，分为十病区和七病区。副院长徐群兼任普外科主任；虞卫新任十病区主任，高春芬任护士长；史文华任七病区(泌尿兼普外)主任，奚秋琴、王悦先后任护士长。

2012 年 11 月，普外科分成两个科室：普外科 1 和普外科 2。原十病区改为九病区普外科 1，病区主任虞卫新、护士长高春芬；七病区一分为二，分别为泌尿外科(七病区)和普外科 2(十病区)，病区主任段建春、护士长薛皑。

2016 年 4 月，普外科亚专科细化。分为十病区：肝胆外科、血管外科，病区主任虞卫新、护士长薛皑；九病区：甲乳外科、胃肠外科，病区主任段建春、护士长高春芬。九病区胃肠、甲乳外科开放床位 48 张，有医生 13 人，其中主任医师 1 人、副主任医师 5 人、主治医师 3 人、住院医师 4 人；硕士研究生 4 人。有护士 13 人，其中副主任护师 2 人、主管护师 3 人、护师 4 人、护士 4 人。十病区肝胆、血管外科开放床位 48 张，有医生 11 人，其中主任医师人人、副主任医师 4 人、主治医师 3 人、住院医师 3 人；硕士研究生 5 人。有护士 15 人，其中主管护师 3 人、护师 7 人、护士 5 人；具有本科学历的护士 9 人。2016 年 11 月，虞卫新任普外科主任和九病区主任。

2016—2017 年，医务人员先后赴上海瑞金医院肝胆胰外科、胃肠外科，常州一院肝胆外科、省人民医院、常州一院血管外科进修 1 年或数月不等。2018 年 7 月，肝胆外科与省人民医院肝胆外科联合成立李相成教授工作站。

2009 年，虞立平、徐群被评为普外科学科带头人，虞卫新被评为优秀技术骨干。2010 年，普外科被评为金坛市名科，徐群、虞立平被评为金坛名医。2018 年，司马衡、虞立平、虞卫新被评为金坛第一届大美医生；徐群被列为江苏省“333 高层次人才培养工程”培养对象。

2013 年和 2014 年，九病区分别获评常州市“优秀服务模范病区”和“优质护理服务 A 类病房”；2016 年九病区、2018 年十病区分别获评区“优质护理服务团队”；2017 年、

2018 年获评金坛区“优秀技术拓展项目组”。

一、医疗技术

2000 年以前，该科能开展传统开腹手术如胰十二指肠切除术、肝硬化门脉高压贲门周围血管离断术、胃肠癌根治、乳癌改良根治术、甲状腺癌根治术、胆囊切除、胆总管探查胆肠吻合术等。

甲乳胃肠外科　2001 年引进腹腔镜技术后，逐步运用于胃肠外科，腹腔镜下直肠癌根治术、肠粘连松解、阑尾切除术、结肠癌根治术、胃部分切除术、腹股沟疝修补术（TEP、TAPP）、胃癌根治术及甲状腺 Miccoli 手术等，同时开展乳房疾病微创治疗（Mammotome 系统）及甲状腺穿刺技术等。

肝胆血管外科　2001 年，开展腹腔镜胆囊切除术、腹股沟疝无张力修补术。2002 年开展胆道镜检查取石术。2005 年，开展腹腔镜下胆总管切开取石 T 管引流或一期缝合术。2012 年与消化科联合开展双镜联合治疗肝外胆道结石。同年开展腹腔镜下腹股沟疝修补术（TEP、TAPP）。2013 年，开展首例下腔静脉滤器置入术。2014 年，开展腹腔镜下左肝外叶切除术，2015 年，开展腹腔镜下脾切除术。2016 年，开展腹腔镜下左半肝切除 + 胆总管探查 T 管引流术。2017 年，完成手术 1000 台，三、四级手术占比 65%。

二、教学科研

普外科成立后，承担江苏大学、徐州卫校、盐城卫生技术学院（江苏医药职业学院）等实习带教任务，并接受乡（镇）卫生院医师进修培训任务。2006 年起，每年举办 1 期常州市级继教班，承担省级继教项目 2 次。2007 年，虞立平的“补贴法一期闭合胆总管切口的临床研究”获金坛市科技进步一等奖。2016 年，“双孔钩针缝合腹腔镜穿刺孔的临床应用”获常州市医学引进一等奖。徐群主编专著《实用乳腺手术学》（2013 年 1 月人民军医出版社出版）。2010 年以后，普外科发表在省级以上刊物上的医学论文近 100 篇，其中，SCI 收录 1 篇、国家级 6 篇、核心期刊 20 余篇。

三、典型医案

新辅助化疗后乳腺癌切除 + 皮瓣转移术　患者王某某，女性，54 岁。因“左乳房无痛性肿块 3 年，红肿溃破渗液 1 年”，2018 年 8 月 12 日入院。查体：左乳头下方可见 10 × 8 厘米大小的肿块突出如菜花样。病理：左乳浸润性癌；免疫组化：ER（ + + + ），PR（ + + + ），Her-2（1 + ），Ki-67（约 40% + ）。经 TEC 方案化疗 5 个疗程后，行左乳

癌改良根治术，并于同期转移腹部皮瓣移植覆盖创面。术后患者左侧胸部、腹部切口愈合良好，2019 年 1 月 11 日好转出院回家休养。乳腺癌切除同时并施行皮瓣转移术，在金坛尚属首例，在常州市域也罕有报道，充分体现出医院高超的外科技术和大医精诚的人文关怀。

胰十二指肠切除术　患者钱某某，男，74 岁。因“反复上腹部疼痛不适伴尿黄 8 月余”，2018 年 2 月 13 日入院。原有“十二指肠乳头癌支架植入”病史。南京医科大学二附院诊断为：梗阻性黄疸、十二指肠乳头恶性肿瘤。病理（南医二附院，2018 - 06 - 10）：十二指肠乳头管状腺瘤伴高级别瘤变（黏膜内癌）。10 月 28 日上午在全麻下行根治性胰十二指肠切除术，术后病理报告：（十二指肠乳头）腺癌Ⅱ级，浸润肠壁全层，侵及神经，未侵及胰腺，上下切缘未见癌组织，胰腺切缘、胆总管切缘未见癌组织，瘤旁淋巴结见癌转移（2/25）。术后恢复良好。胰十二指肠切除术，手术涉及 5 个脏器，为普外科最复杂手术，医院已开展胰十二指肠切除术 20 余年，达到常州市先进水平。

第二节　骨科（脊柱、关节、创伤）

1972 年，倪忠泰在上海第二军医大学附属长征医院进修，1974 年回院从事骨科专科诊疗，无核定床位。1978 年，邓建赴南通大学附属医院进修骨科，回院后设立骨科治疗组，倪忠泰负责，核定床位 12 张，医生 3 人。1986 年，骨科治疗组医生增至 5 人，床位扩至 24 张，设立骨科专科门诊。1996 年随着综合病房大楼（6 号楼）的使用，骨科扩展为一个病区，李继春任病区主任，核定床位 36 张，设两个治疗小组，骨科医生 8 人。烧伤组整合在骨科病区内统一管理，年手术量 350 台左右。

2001 年，骨科专科化建设进入快速发展阶段，年专科手术稳步上升。2005 年 9 月，骨科被评为金坛市临床重点专科。2009 年，骨科扩展为两个病区，设立骨科专科门诊，骨科医师 12 人，李继春和赵银必分别任病区主任。2012 年，骨科扩展为两个半病区，提升为一级临床科室，李继春任骨科主任，赵银必、程国林、何劲分别任骨科病区主任。核定床位 100 张，年手术量突破 1200 台，骨科亚专科建设起步。2015 年，为适应发展需要，骨科重新整合为二个病区，核定床位 100 张，分为脊柱、关节、创伤三个亚专业。何劲任骨科主任，程国林任骨科副主任，朱爱平、谢华分别任骨科病区主任。周小健、季英、周丰美、陈旭霞、罗红芳、王菊香、陶粉华、史婉芳先后任护士长。12月，与常州二院骨科技术合作，聘常州二院徐南伟主任为骨科名誉主任，定期有常州二院专家教学查房、手术指导及专家门诊。2016年，骨科被列为常州市临床重点专科建设单位，2017年12月，成立常州二院专家徐南伟教授工作站。2018年1月，成立省人民医院王青教授工作站，使骨科的技术水平得到快速提高。2018年被评为常州市临床重点专科，开展的技术项目覆盖三级综合医院重点学科的技术项目。

2018年，骨科有医、护人员51人，医生22人，其中主任医师6人、副主任医师2人、主治医师8人、住院医师6人。博士1人、硕士6人、在读硕士3人，硕、博占比达45%；学科带头人有李继春、何劲。护理人员29人，其中副主任护师3人、主管护师5人、护师11人、护士10人。全科年门急诊量约28000人次，年出院人数约2700人次，年手术约1600余台，其中三、四级手术占60%，承担金坛区及周边65%急诊创伤诊治。

2011年获评“优质护理A类病房”，2012年获评常州市“优质护理服务先进病区”，2013年获“金坛市巾帼文明岗”称号，2014年获“常州市青年文明号”称号。2017年，何劲获“金沙名医”称号，朱爱平获2015—2016“常州市金坛区金沙英才奖”。

一、医疗技术

从1978年骨科专科成立开始，已经能够进行四肢骨折手术。80年代中期，开始开展脊柱手术。90年代中期，开展断指和断肢再植手术，能进行比较复杂的围关节周围手术和骨盆手术。2000年以后，骨科能独立开展复杂的皮瓣移植手术及骨盆髋臼手术。2001年，开展颈椎手术。2003年，开展关节镜手术和髋关节置换手术。2004年，开展首例膝关节人工关节置换手术。2006年，开展膝关节镜下前交叉韧带重建手术。2008年，开展膝关节镜下后交叉韧带重建手术。2010年，开展胸椎前路手术。2010年以后，骨科微创技术飞速发展，逐渐在创伤、关节、脊柱领域开展多种多样的微创手术：包括经皮螺钉接骨术、关节和脊柱的腔镜手术。2011年，成功完成103岁高龄患者的微创PFNA手术并获良好疗效。2012年，开展脊柱微创PVP、PKP手术。2013年，开展脊柱的微创经皮椎弓根内固定手术。2016年，开展脊柱内镜手术、肩关节镜手术和髋关节镜手术。2017年，开展显微镜辅助下颈椎手术。2018年，开展通道辅助下微创腰椎融合手术。截至2018年，脊柱外科微创手术率已经超过60%，常规开展颈椎前路、后路。胸椎和腰椎手术，能独立开展脊柱肿瘤和结核的手术。关节外科能独立开展复杂的关节置换和翻修手术、关节镜手术。创伤骨科能独立开展复杂的肢体骨折、髋臼骨折和周围神经血管修复手术和复合组织修复手术。

二、教学科研

科室常年承担院内急救技能培训、乡(镇)卫生院医生培训及进修规培工作。2008年以后,开展省市继续教育项目7项,承担江苏大学医学院、东南大学医学院和盐城卫生技术学院外科教学工作,包括理论教学、临床见习及实习带教任务。2009—2018年科室开展并完成"不同骨移植物对胫骨平台塌陷的影响""纽扣钢板治疗肩锁关节脱位的临床研究"等科研项目10项,获常州市科技进步奖1项、金坛市(区)科技进步奖7项。申请江苏大学课题1项,已结题。获国家专利2项。出版著作3本。在省级以上医学杂志发表论文30余篇,其中,SCI收录7篇、国家级论文2篇。

三、典型医案

椎管内肿瘤切除术+腰椎后路融合固定术　患者陆某某,女,60岁。因"腰部疼痛伴右下肢无力疼痛和大小便功能障碍1年",2018年12月31日入院。腰椎MRI示"L3-4椎间盘平面椎管内占位,考虑神经源性肿瘤"。2019年1月4日在全麻下行"椎管内神经源性肿瘤切除术+腰椎后路融合内固定术",术后予以抗感染、营养神经、骨营养等对症治疗,术后病理:脊髓神经鞘瘤。术后患者症状消失。此例为骨科自行独立完成的椎管内神经源性肿瘤切除术,患者术后获良好的疗效。而且由于术中使用大型显微镜辅助手术,最大限度地保留了马尾神经的功能,术后患者没有出现神经功能异常。此类手术的开展,代表医院骨科在脊柱肿瘤精准手术治疗中达到市级该专科水平。

高位颈椎后路内固定术治疗　患者袁某某,男,61岁,因"外伤后颈部、右大腿、右小腿疼痛1小时",2017年12月23日入院。急诊摄片示"颈2、3椎体附件骨折伴失稳,右股骨中上段多段骨折合并胫腓骨骨折,原内植物断裂、弯曲"。CT示:C2、C3附件骨折,C2、C3椎体失稳。2018年1月1日,在全麻下行颈椎后路骨折切开复位内固定术及右下肢重建手术。患者术后恢复良好,已能自行行走,无须扶拐保护,恢复生活自理能力。高难度的高位颈椎的内固定治疗及高位硬膜破裂的修补术和高难度的下肢多段多处骨折合并原内植物断裂、弯曲的重建手术,是医院骨科在复杂创伤和复杂颈椎损伤中的技术体现,达到常州三级甲等医院的水平。

第三节　泌尿外科

泌尿外科创立于1977年，是医院设立较早的专业科室。早期与普外科、小儿外科同属三病区。1996年5月，与普外科同属四病区。1999年3月，虞立平任泌尿外科主任、普外科病区主任；2003年10月，徐群任泌尿外科、普外科、小儿外科病区主任；2004年3月，史文华任泌尿外科、普外一病区主任。2005年创成金坛市临床重点专科。2009年，迁至综合门急诊病房大楼7楼。2012年10月，泌尿外科独立成科，史文华任主任，有医生2人，核定床位30张。2016年11月，王荣任科主任。奚秋琴、王悦先后任护士长。2018年，泌尿外科有主任医师1人、副主任医师2人、主治医师2人、住院医师3人；博士生1人、研究生2人、在读研究生3人；有4名医生分别到南京鼓楼医院、省人民医院、苏大附属第二医院等医院专科进修。有护理人员17人，其中主任护师1人、主管护师1人、护师11人、护士4人。

2017年获评市“优质护理服务团队”，2018年被评为医院“医疗安全先进科室”。

一、医疗技术

1992年5月10日，由时任副院长、副主任医师司马衡主刀，成功施行医院第一例同种异体肾移植术。其后，1995年、1999年、2002年自体和同种异体肾移植手术均获成功。

科室坚持微创手术为主要发展方向和主要特色。2012年12月，开展经尿道前列腺等离子电切术。2013年4月，开展经尿道前列腺等离子剜除术。2013年5月，开展钬激光输尿管狭窄切开术。2014年，开展腹腔镜下肾癌根治术、腹腔镜下前列腺癌根治术、腹腔镜下UPJO成型、腹腔镜下输尿管膀胱再植。2016年，独立开展第一台经皮肾镜碎石取石术、腹腔镜下腔静脉后输尿管成型术、腹腔镜下全膀胱切除术、TUFO手术。2017年，引进100瓦大功率激光，开展腹腔镜下肾盂癌根治术。2018年5月，开展第一台经尿道前列腺钬激光剜除术。

二、教学科研

2011年起，科室承担江苏大学医学院、东南大学医学院实习生实习带教任务，并承担金坛市（区）乡（镇）卫生院医务人员进修培训工作。2015年，举办区级学术讲座1次。2014年、2015年，分别开展立项科研1项。至2018年年底，在省级以上刊物发表论文40

余篇。其中,核心期刊15篇、SCI收录1篇。

三、典型医案

无管化经皮肾镜治疗及手术 患者闻某某,男,56岁,因"左侧腰腹部疼痛不适5天加重3小时"。2017年4月24日入院。彩超检查示:双肾结石、左肾积水,左输尿管上段结石伴扩张。患者腹部CT检查示左侧上段结石大,排出困难,且伴有明显肾脏积水。2018年11月4日在全身麻醉下行"左侧经皮肾镜钬激光碎石术"。术后患者恢复情况良好。术后1月复查,拔除双J管无结石和积水,临床痊愈。此技术填补金坛区肾结石的微创外科技术的空白,在常州市乃至江苏省属先进水平。

经尿道前列腺钬激光剜除术 患者李某某,男,66岁,因"反复排尿不畅4年余"于2017年8月3日入院。2018年8月4日进行经尿道前列腺钬激光剜除术。术后患者恢复良好,临床痊愈出院。术后3月复查,排尿通畅。无尿路感染,下尿路刺激症状完全消失。此项技术填补金坛区在前列腺微创外科技术的空白,在常州市乃至江苏省属先进水平。

第四节 神经外科

1983年,储容开诊神经外科时,医院无固定床位。1986年,因储容调离后神经外科诊疗中断。1988年年底,刘彦赴常州一院神经外科进修回院后,重新开展神经外科诊疗业务。1989年4月成立外科二病区,由脑外科、胸外科、烧伤科组成,冯田忠任病区主任,张陵洁任病区护士长,脑外科核定床位12张。1996年,综合病房大楼落成启用,神经外科与胸外科组成五病区,神经外科核定床位24张,蔡国荣任神经外科主任兼病区主任。2002年,刘彦任神经外科主任兼病区主任。2005年创成金坛市临床重点专科,为全市首批临床重点专科。

2009年5月,综合门急诊病房大楼建成后迁至1号楼十二病区,成立神经外科专科病区,核定床位36张,实际开放床位48张,刘彦任神经外科主任兼病区主任,韩卫芳任病区护士长。2012年,张斌任神经外科主任兼病区主任。2018年6月,马赟任病区护士长。2015年7月,迁至6号楼二十一病区,与神经内科合并组成神经病学科,创成常州市市区共建医学重点学科。至2018年年底,神经外科有医生8人,其中主任医师1人、副主任医师2人、主治医师2人、住院医师2人；研究生3人，在读博士生、研究生各1人。有护理人员16人，其中主管护师4人、护师5人、护士7人。

2012年，获评常州市“优质护理A类病房”和市“优秀护理团队”；2014年，在“三好一满意”活动中获评“优质服务模范病区”；2015年、2016年，分别获医院和金坛区“巾帼文明示范岗”“巾帼文明岗”称号；2018年获“常州市巾帼文明岗”称号。

一、医疗技术

1983年该科开展脑血管造影术；颅内血肿清除减压、探查手术及重型颅脑损伤的救治。1988年年底，开展硬膜外血肿清除术、急性硬膜下血肿清除术、脑内血肿清除术、慢性硬膜下血肿钻孔引流术以及颅骨修补术。1993年起，开展脑室——腹腔分流术治疗梗阻性脑积水、幕上脑脓肿清除+引流术、后颅窝血肿清除术、小脑血肿清除术；开展颈内动脉——椎动脉造影术，完成脑动静脉畸形切除术。1998年，开展大脑廉旁脑膜瘤切除术、经额脑垂体瘤、颅咽管瘤切除术、颈椎高节段髓内室管膜瘤摘除术、胸腰椎椎管内肿瘤摘除术、脑内转移瘤切除术以及脑胶质瘤切除术。2008年起，高血压性脑出血开颅血肿清除术逐年增加，2010年引进神经外科显微镜，开展显微神经外科手术。2015年，开展神经外科介入技术、常规进行全脑血管造影术，当年完成颅内动脉瘤栓塞术、颈内动脉海绵窦瘘介入封堵治疗以及颅内动脉瘤夹闭术。2017年引进神经内镜，逐步开展神经内镜下手术。

二、教学科研

2012年和2013年，神经外科开展新技术5项。2014年完成常州市级科研项目1项。至2018年年底，在省级以上刊物发表论文40余篇。其中，中华期刊论文1篇、SCI收录论文6篇、中文核心期刊3篇、科技核心期刊11篇。

三、典型医案

颅内巨大脑肿瘤手术　患者罗某某，女，42岁。因“发现脑膜瘤4年，反应迟钝伴呕吐1天”，2018年2月24日入院。头颅MRI检查示左侧额叶占位。2018年2月25日在全麻下行开颅肿瘤切除术。手术顺利，术后病理示孤立性纤维性肿瘤（WHOⅡ级）。术后病情好转，3月14日康复出院。颅内巨大脑肿瘤，病情重，完整切除肿瘤，患者得以康复。体现出神经外科精湛的医疗技术、优良的护理水平。

右后交通动脉瘤破裂栓塞术　患者倪某某，女，53岁。因突发头痛6小时伴呕吐入

院。2018 年 10 月 28 日入院。头颅 MRI:蛛网膜下腔出血。全脑血管造影提示:右后交通动脉瘤破裂。2018 年 11 月 2 日患者在全麻下行颅内动脉瘤栓塞术,手术顺利,术后恢复良好,2018 年 11 月 10 日治愈出院。突破技术瓶颈,施行动脉瘤介入手术。该技术的开展为地区首创,手术技术成熟,已成功救治多名此类危重患者。

第五节　烧伤科

90 年代初,外科二病区开始收治烧烫伤病人,由丁需清负责,设床位 6 张,主要收治中小面积烧烫伤病人。1995 年,周忠华在省人民医院进修烧伤整形,回院后兼职从事烧伤病人的诊治。1996 年 5 月,迁至综合病房大楼四病区,成立烧伤整形科,隶属骨科,无固定床位。2009 年 5 月,迁至综合门急诊病房大楼(1 号楼)八病区,无固定床位。2012 年 11 月迁至 1 号楼十三病区,2015 年 9 月,迁至 1 号楼十四病区,无固定床位。

一、医疗技术

90 年代开始诊疗中小面积烧伤病人。1998 年成功抢救登兴某化工厂爆炸导致的多人成批烧伤,同时开展深度烧伤的切削痂植皮术及关节部位疤痕挛缩的整形手术。

二、教学科研

90 年代起,承担金坛卫校、南京铁道医学院、镇江医学院等医学院实习带教任务和金坛市(区)乡(镇)卫生院医生培训工作。至 2018 年年底,在省级以上医学杂志发表论文 10 余篇,其中核心期刊论文 2 篇。

第六节　胸外科

1975 年 5 月,成敦年赴南通肿瘤医院胸外科进修一年,回院后在镇江第一人民医院胸外科医生赵振林指导下开展食管、贲门癌的手术及肺大疱切除等简单的肺部手术,以专带普形式开展工作,工作重点仍为普外科,无胸外科固定床位。1982 年,赵卓先调入胸外组,胸外科人员开始相对固定。1989 年 6 月至 1990 年 6 月,林啸赴镇江医学院附属医院胸外科进修后,开始常规开展食管、贲门及肺的手术。1988 年,冯田忠调入并赴上海中山医院进修,1989 年回院后,任外科副主任兼管胸外科。

1992—2003 年,张国柱、丁需清、冯波、周小兵先后赴省肿瘤医院、上海中山医院胸外科、省人民医院胸外科进修学习,2009 年,胸外科建成独立科室,副院长丁需清兼任胸外科主任,设定床位 20 张。2011 年,林啸任胸外科副主任,2014 年 7 月,任胸外科代主任。2016 年 6 月,引进张德海博士。2017 年 12 月,张德海任胸外科主任。张陵洁、季金华、王水娟先后任护士长。有专科医生 8 人,其中副主任以上医师 4 人、主治医师 4 人;博士研究生 1 人、硕士研究生 1 人。有护理人员 13 人,其中副主任护师 1 人、主管护师 3 人。

2009—2017 年,林啸、王国君、黄军贤、王健先后赴南京胸科医院、上海瑞金医院、南京鼓楼医院、省人民医院、南京军区总医院进修。2014 年获评“优质护理服务 A 类病房。”

一、医疗技术

1975 年后,胸外科开展食管中下段癌、贲门癌手术及肺大疱切除等。1990 年,开展食管癌的三切口手术及肺叶切除术、脓胸的胸廓成形术、动脉导管未闭结扎术。1995 年,成功救治多例心脏急性填塞及心脏刀刺伤修补术。2009 年,开展胸腔镜肺大疱切除及胸腔探查手术,在外院专家指导下开展胸腔镜肺叶切除术。2011 年,在上级医院专家指导下开展胸腹腔镜联合食管癌切除术。2017 年,独立开展胸腔镜肺叶切除术。

二、教学科研

从 2016 年起,科室承担江苏医药职业学院金坛临床学院的临床理论教学及临床见习、实习带教工作,承担金坛区乡(镇)卫生院医师的进修培训工作。2015 年获常州市科技局指导性课题立项,已结题。2017 年,分别获金坛区卫计局及常州市科技局立项课题各 1 项。至 2018 年年底,在省级以上刊物发表论文 50 余篇。其中,中华医学期刊论文 2 篇、SCI 收录论文 1 篇、中文核心期刊 2 篇、科技核心期刊 15 篇。

三、典型医案

胸腔镜下肺癌切除术　患者陈某某,男,78 岁,2018 年在体检时,发现右肺结节。2018 年 10 月 12 日入院。患者有近 50 年吸烟史,是肺癌的重要病因之一。胸部 CT 检查显示:患者右上肺有一大小约 12 × 14 毫米的磨玻璃样结节,诊断:右侧原发肺癌,需实施胸腔镜微创手术。2018 年 10 月 20 日,患者在全麻下实施“胸腔镜右上肺肺段切除 + 纵隔淋巴结清扫术”的胸腔镜微创手术,术后病理报告显示其中肺结节为早期肺腺癌。手术 1 周后,患者恢复良好出院。肺癌是对人类健康危害最大的恶性肿瘤,既往对于高龄、

心肺功能差的病人，开胸手术存在极大的风险。微创胸腔镜手术的开展，使胸外科手术适应证得到扩展，使得部分高龄、肺功能差的病人有了手术的机会。

胸腔镜＋腹腔镜微创食管癌根治术　患者蒋某某，男，74岁，因“进行性吞咽困难”，于2017年4月15日收住胸外科。经胃镜及病理诊断明确为“食管中段鳞癌”。病人长期吸烟，有慢性阻塞性肺疾病及高血压、糖尿病，肺功能较差，常规开胸手术风险大。胸外科采用国内先进的胸腔镜＋腹腔镜联合微创手术方法对病人施行了食管癌根治手术，术后一周病人经口进食无异常，术后12天痊愈出院。传统食管癌手术需要在胸部、腹部及颈部三切口进行手术，手术创伤比较大，术后出现肺部感染、肺不张等并发症比例较高，通过胸、腹腔镜联合微创手术食管癌根治切除手术，不仅切口小、创伤轻，而且清除纵膈淋巴结较彻底，手术后病人恢复明显好于传统开胸手术。

第四章　其他医疗科室

其他医疗科室，包括中医科、重症医学科、麻醉科、妇产科、儿科、感染科、疼痛科、五官科、口腔科、理疗科、高压氧舱室、皮肤科、医学美容科13个科室。其中，60年代末和70年代初，中医科、妇产科、五官科独立成科。80年代末90年代初，儿科、感染科、皮肤科、口腔科、麻醉科、理疗科等科室相继成立。1996年成立高压氧舱室，1998年成立重症医学科，2000年医学美容科开诊，2005年开设疼痛门诊，2008年设立疼痛科。

麻醉科自1989年独立成科，已经发展为集临床麻醉、急救复苏、疼痛治疗为一体的一级临床科室，二级学科。90年代以后，妇产科各类手术日趋成熟精湛，特别是妇科恶性肿瘤的根治手术和阴式手术的施行。2000年后，宫颈癌卵巢移植术、妇科微创手术、腹腔镜下卵巢囊肿剥除术、子宫肌瘤剥除、子宫切除术等一批显示医院妇产科综合治疗水准的高难度手术相继开展。2008年起儿科先后开设儿童癫痫诊疗门诊、新生儿疾病等专家门诊。五官科开展功能性鼻窦内窥镜手术；口腔科开展的镍钛机扩根管术、前牙美塑修复，烤瓷全瓷冠修复、瓷贴面、嵌体及固定矫治、活动矫治及隐形矫治技术。感染科开设结核门诊、肠道门诊、艾滋病门诊、感染科门诊，承担相应的公共卫生，传染性疾病的临床诊治。皮肤科开展的艾拉光动力治疗尖锐湿疣和疱疹等皮肤肿瘤、皮肤肿物切除加活检术等，均处于区域领先水平。中医科开设中医内科、中医妇科、中医骨伤科，冬令膏滋药治疗慢性病、针灸减肥等特色项目，具有显著疗效。1998 年初重症医学科成立，2011 年与急诊科联合创成常州市临床重点专科，构建大急诊框架，形成院前急救、院内急救、重症监护治疗一体的急救体系建设，形成完备的“急救绿色通道”，提高区域急诊危重病医学诊治综合水平。

第一节　中医科

民国时期及解放初，医院未单独设立中医科。1956 年，医院由当时金坛地区颇有名望的刘执中、雷周绪及刘执中所带学徒张金龙、张福元常年坐诊。1968 年，张柏琪开始实施中医针灸治疗工作。1969 年，何宇林任首任中医科主任后，开设中医内科、妇科、针灸推拿等数个专业诊治项目。1972 年，中医科开设病区，拥有床位 9 张，与传染科同在一个病区，在各种类型肝炎、黄疸、肝硬化腹水等病人的治疗上具有一定优势。80 年代，中医科一直隶属于大内科。1987 年在原有中医专业的基础上，增设中医伤骨科专业，当时有工作人员 6 人，由傅忠林兼任科室负责人。90 年代初，中医科与五官科、儿科、肿瘤科同在一病区。1991 年增设针灸专业。1992 年，王松山任主任。1993 年，陈云生到江苏省中医院进修中医肛肠，1994 年开设中医肛肠科。1996 年，中医康复病区成立，王松山任中医科主任，卞凤群任病区主任，设床位 22 张。为一级科室，下设中医内科、中医肛肠科、中医伤骨科、针灸推拿科等 4 个二级科室。2001 年，傅忠林任主任，徐留生任副主任。2006 年 2 月，高媚任副主任。2009 年，综合门急诊病房大楼（1 号楼）启用，中医科、骨科同在八病区。2010 年 11 月，陈云生任中医科主任，高媚任副主任。2012 年，中医科病房迁入十五病区。2013 年，中医科创成常州市综合医院示范中医科。2014 年，中医科设独立病区（二十四病区），拥有中医医师 13 人，核定床位 14 张。2016 年 12 月，肛肠科从中医科分出，中医病区从二十四病区迁入 6 号楼 9 楼神经内科二十三病区，核定床位 4 张，有工作人员 10 人，高媚主持工作。2018 年 1 月，康复科从神经内科分出，中医科病区与康复科病区同在二十三病区。高媚、杨辉先后赴江苏省中医院进修。

2016 年 12 月，肛肠科迁入 1 号楼 10 楼，与普外 2 合为一个病区（十病区），陈云生任肛肠科主任，设床位 6 张。有医生 5 人，其中副主任中医师 2 人、副主任医师 1 人、主治中医师2人。陈云生、李梅琴、郁斌先后赴江苏省中医院肛肠科进修。2018年7月成立谷云飞教授工作站，聘请省中医院肛肠科主任、南京中医药大学教授、博士生导师谷云飞和主任中医师陈邑岐、徐民民博士每月定期到医院门诊和手术。在手术新技术及中药治疗肠道、肛周疾病等领域有较大的优势。使科室医疗质量、医疗技术水平、医疗安全、管理创新、全员素质等方面迈上一个新台阶。

2011年，中医科被评为“优质服务先进科室”；2013年获“常州市综合医院示范中医科”称号；2018年5月创成江苏省综合医院示范中医科建设单位。

一、医疗技术

中医科开展诊疗项目有中医内科、中医骨伤科、针灸推拿科和肛肠科4个科室。中医科特色项目冬令膏滋药治疗慢性病具有补虚扶正、治病纠偏、抗衰延年、纠正亚健康之功效。冬病夏治穴位敷贴，治疗类寒证，效果显著。针灸减肥安全可靠，疗效显著，不易反弹。

中医内科　呼吸系统、消化系统常见病、多发病如慢性咳嗽、支气管、支气管哮喘、肺气肿；慢性胃炎、胆囊炎、消化性溃疡、慢性肠炎、肠易激综合征等。中医妇科：痛经、闭经、月经不调、盆腔炎、女性不孕等。

中医骨伤科　跌打扭伤、腰肌劳损、颈椎，腰椎间盘突出症、风湿性关节炎等。

针灸推拿科　周围性面瘫、带状疱疹、颈椎病、肩周炎、急性扭挫伤、卒中后遗症、呃逆、胃脘痛、便秘、尿潴留等。

肛肠科　治疗常规肛肠科疾病痔疮、肛瘘、肛周脓肿、肛裂、肛乳头肥大、顽固性便秘、胃肠功能失调等；运用中医特色，采用中医针刺、灸法、中药调理、耳穴压籽及手术等方法治疗肛门直肠疾病，尤其对环状混合痔、复杂性肛瘘及顽固性便秘、炎症性肠病等一些肛肠疑难病，采用手术加中药口服及心理疏导、饮食调理、肛门功能训练等方法，具有独特的治疗优势。

二、教学科研

80年代始，中医科承担江苏大学、徐州卫校、盐城卫生技术学院（江苏医药职业学院）等学校实习带教任务，承担乡（镇）卫生院医师进修培训任务。2002年徐留生、岳锁留等开展的“芒菔散敷脐治疗腹胀痛的临床研究”和2014年陈云生、郁斌等开展的“中药熏蒸疗法在肛肠科手术应用的临床研究”，分别获金坛科技进步二等奖。2015年，陈云生、吕琦等“王不留行籽贴压耳穴干预混合痔外切内扎术后疼痛的临床研究”获常州科技局指导性项目。1988—2018 年，中医科累计在省级以上刊物发表论文 60 余篇。

第二节　重症医学科

1997 年 10 月，麻醉科副主任李国民开始负责筹建重症医学科（ICU）工作，1998 年 1 月 8 日重症医学科独立设科，李国民任主任，有专职医师 5 人，设置监护床位 5 张，护理人员 8 人。配备中心供氧、中心负压吸引、美国太空中央监控台、心电监护仪 5 台、美国泰科 PB740 呼吸机两台、除颤仪、掌式血气分析仪等仪器设备。2005 年，ICU 扩建，开放床位 8 张。2009 年整体迁至综合门急诊病房大楼，开放床位增至 11 张，采用层流式净化方式，配备有监护系统、呼吸机、除颤仪、CRRT 机、PICCO、降温毯、纤维支气管镜、床边 B 超机、床边心电图等齐全配套的先进监护抢救设备。建科后抢救患者约 1.2 万人次，年均救治患者约 600 人次，抢救成功率达 93%。

2011 年，与急诊科联合创成常州市临床重点专科，2017 年通过复评。科室与省人民医院、南京市鼓楼医院、南京中大医院、常州一院等常年合作。

2009—2012 年，王建强任病区主任主持科室工作。2014 年，袁冬任病区主任主持科室工作，2016 年任重症医学科主任。历任护士长为周丰美、秦震芳、李华。2018 年，科室有医护人员 50 余人，其中主任医师 1 人、副主任医师 2 人、主治医师 6 人、副主任护师 2 人、主管护师 4 人；研究生 1 人、在读研究生 7 人。先后有 6 名医生赴浙江大学附属第二医院、南京中大医院、南京鼓楼医院、省人民医院、上海长征医院等三级医院进修学习。学科带头人、主任医师李国民成为江苏大学教授、硕士生导师。李华、董菊美、林梦、张芸、赵倩文等先后取得专科护士资质。

1998 年后，科室逐步健全制度，管理有序。先后获“江苏省学习型班组”“常州市十佳学习型班组”“金坛市学习型班组”“常州市优秀护理团队”“优质护理服务团队”（金坛）等荣誉，获评“医院管理先进科室”“医疗安全先进科室”。

一、医疗技术

1998 年起，科室承担医院危急重症病人及术后病人诊治工作。开展深静脉穿刺置管、中心静脉压监测、胃肠外营养、连续性血流动力学监测、血液灌流、有创血流动力学监测、无创、有创机械通气、临床亚低温等技术。2000 年起，开展 SWAN-GANZ 导管留置并进行血流动力学及氧代谢监测。2002 年起，开展经皮穿刺气管切开技术。2005 年起，开展内窥镜引导下经皮胃造瘘术、经皮空肠造瘘术。2010 年，开展颅内压监测、腹腔持续灌洗引流及腹内压监测、俯卧位通气等技术，随着这些技术相继应用，医疗技术水平得到提高。

2012 年，开展纤维支气管镜检查治疗、肺泡灌洗术，并在此基础上推进纤维支气管镜引导下经皮穿刺气管切开术，提高手术的安全性。同年，独立开展 CRRT 治疗，成功救治急性肾功能损伤、感染性休克、急性胰腺炎、中毒、中暑等患者 150 余例。2014 年，全面开展 PICCO 监测技术，为血流动力学监测再添新手段。2017 年，开展床边彩超检查技术，常规实施彩超引导下深静脉置管术以提高置管成功率，进行创伤 FAST 评估提高快速诊断准确率，进行容量、呼吸循环及其他脏器评估提高诊治水平；开展鼻肠管盲插技术及经磁导航鼻肠管置入术。2018 年，开展经鼻高流量氧疗技术及动态尿量监测、心肌标志物和降钙素原等床旁快速检测（POCT）。

二、教学科研

科室常年承担院内心肺复苏、气管插管等急救技能培训，承担乡（镇）卫生院医生培训及进修规培工作。2008 年以来开展省市继续教育项目 5 项，承担盐城卫生技术学院急诊医学教学工作，包括理论教学、临床见习及实习带教任务。科室开展并完成“精氨酸加压素联合左昔蒙旦对脓毒症时急性肺损伤的影响”“乌司他丁对重型颅脑损伤患者脑氧代谢的影响”等科研项目 9 项，获常州市新技术引进奖、常州市科技进步奖各 2 项，获金坛区科技进步奖 9 项，其中一等奖 3 项、二等奖 4 项、三等奖 2 项；获国家专利 2 项。2009—2018 年在省级以上医学杂志发表论文 50 余篇。其中，SCI 收录 3 篇、中文核心期刊 7 篇、统计源期刊 2 篇、省级期刊 30 余篇。

三、典型医案

H1N1 甲流重症肺炎救治　患儿胡某某，男，6 岁，因“咳嗽 1 天，颜面部浮肿 7 小时，呼吸困难 1 小时”，2009 年 12 月 19 日入院。患儿 1 天前无明显诱因下出现咳嗽，伴呼吸频率稍有增快，7 小时前出现颜面部浮肿，尤以右下眼睑明显，入院前 1 小时气道分泌物逐渐增多出现呼吸困难，呈进行性加重，伴胸闷、气促，口唇青紫，高浓度吸氧下氧饱和度只有 90% ~92%，呼吸频率最高达 55 次/分，神志不清，大小便失禁。

经确诊为甲型H1N1流感危重症，重症肺炎，急性呼吸衰竭，急性呼吸窘迫综合征，右上肺不张，双侧气胸，纵膈气肿，皮下气肿。患儿入院后加强心电监护、机械通气SIMV + PCV模式，请胸外科会诊，予行右胸腔闭式引流术，加持续的负压吸引，注射用头孢他啶 + 万古霉素抗感染、奥司他韦抗病毒、小剂量激素抗炎、人体白蛋白及丙种球蛋白支持治疗。12月24日顺利停机拔管，患者自主呼吸平稳。2010年1月3日，复查胸部CT示肺复张良好，气胸吸收，肺炎有所吸收，拔除引流管，体温血象正常后降低抗感染降阶梯处理，1月13日治愈出院回家休养。2009年国内甲型H1N1流感大规模流行，重症患者死亡率较高。该患儿是全省二级医院独立收治并抢救成功的首例重症患者，救治过程被媒体广泛报道。

溺水、心肺复苏术后的救治　患者许某某，男，21岁，因"溺水后神志不清、呼吸困难1小时"，2015年6月20日拟"溺水、肺水肿、呼吸衰竭"收治入ICU。患者约1小时前落水，约数分钟后被发现，救出水面，当时他人发现其无自主呼吸，即予胸外心脏按压、口对口呼吸，并拨打120，约数分钟后患者恢复自主呼吸。初步诊断为溺水、心肺复苏术后吸入性肺炎、肺水肿、呼吸衰竭、缺血缺氧性脑病、急性肾功能衰竭、乳酸酸中毒。患者入院后给予心电监护，机械通气，加用PEEP减轻肺水肿、电子冰毯低温、脑保护、血液净化等。抢救治疗后，患者意识恢复，生命体征平稳后出院疗养。

该患者溺水后出现心跳呼吸骤停，经心肺复苏后恢复自主心律，但出现了吸入性肺炎、肺水肿、呼吸衰竭、肾功能衰竭、缺血缺氧性脑损害等一系列并发症，经机械通气、支气管镜治疗、床旁肾脏替代、低温脑保护等一系列综合救治，病情痊愈，意识清醒，脑功能完全恢复，正常回归家庭、社会。此病例成功救治体现了医院的危重症综合救治能力。

重症中暑、多器官功能衰竭患者的救治　患者许某某，男，48岁，因"突发呼吸困难伴神志不清2小时余"，2016年8月23日入院。患者原有癫痫病史20余年。8月23日上午被家人发现跌倒在床边，神志不清，伴发热39℃，呼吸困难，BP79/57毫米汞柱，胸部CT显示左下肺炎。经血气分析，拟"感染性休克、癫痫"直接收住入ICU。

入院查：T38.3℃，P116次/分，R30次/分，血压测不出。患者神志模糊，营养差，消瘦貌。结合患者病史、查体及辅助检查，考虑诊断为"重症中暑，热射病，横纹肌溶解综合征，多脏器功能不全、休克、代谢性酸中毒、乳酸酸中毒、呼吸衰竭、急性肾损伤、凝血功能障碍、慢性酒精性肝损害、肺部感染、癫痫，全身多处皮肤擦伤"。患者入院后，立即予重症心电监护、气管插管机械通气、提升血压、快速补液抗休克维持水电解质酸碱平衡、抗感染、脑保护、血液净化等治疗。经积极治疗后患者肾功能改善,脏器功能明显好转,血流动力学渐稳定,心脏泵功能改善,意识清醒后转肾内科继续予抗感染、间断血液透析、营养及维持水电平衡处理,9 月 22 日出院回家休养。

患者因昏迷入院,表现为全身多器官功能衰竭,病因不明,缺乏病史资料,重症医学科团队从细节入手,找到重症中暑的真正病因,采用机械通气、床旁肾脏替代治疗、肠内外营养等一系列综合救治,病情逐步好转,心肺功能、脑功能、肾功能等全身情况逐步恢复,疗效满意,充分体现了重症医学科团队的分析处理能力。

第三节　麻醉科　手术室

1982 年前,手术室的麻醉工作由手术室护士兼任。1989 年,按照《卫生部关于将麻醉科改为临床科室的通知》要求,将麻醉科划归为一级临床科室、二级学科。同年,医院正式成立麻醉科。1989—2018 年,麻醉科历任负责人是刘振英、朱萍萍、胡渭仙、李国民、汤定荣、王文辉、范云霞。科室由原先的手术室护士长负责手术室的全面工作、麻醉科负责手术病人麻醉的工作模式,转变为麻醉科主任全面领导和负责麻醉科手术室工作的模式。1997 年创成"江苏省青年文明号";2013 年创成金坛市临床重点专科。麻醉科手术室在人才培养、科教研工作开展、新技术引进、医疗服务能力提升、硬件设备配置、人文关怀服务等方面取得长足的进步。2018 年,有麻醉医生 17 人(其中硕士 3 人,在读硕士 5 人)、麻醉科护士 3 人、手术室护士 25 人。麻醉科主任范云霞是江苏大学硕士生导师、兼职副教授。手术室每年完成手术麻醉 8000 余例,无痛胃肠镜手术、无痛人流手术 4000 余例,疼痛门诊 2000 余人次,危急重症手术麻醉占全区 70% 以上。

2015 年起,麻醉科、手术室相继获常州市总工会"微视频"大赛一等奖、"金坛市巾帼示范岗""三八"红旗集体、"科教人才工作先进集体""优质服务先进科室""巾帼文明示范岗""三级医院创建先进科室"等荣誉。

一、医疗技术

麻醉科技术全面,熟练开展全身麻醉、椎管内麻醉、神经阻滞麻醉、单肺通气、体温调控、控制性降压、机械通气、术后镇痛、无痛胃肠镜、无痛人流、无痛分娩等技术。2015 年后,科室相继开展呼末二氧化碳监测、呼吸力学监测、血气凝血监测、血流动力学监测(无创、有创监测)、麻醉深度监测、自体血液回输、超声技术在麻醉科的应用等。同时,麻醉科规范各专科手术麻醉的管理,对小儿麻醉、老年人麻醉及危重疑难病人的麻醉处理也有丰富的经验。2016—2018 年,还将无痛诊疗技术、舒适小儿麻醉技术、超声技术在麻醉科的应用作为该科室的技术特色。

疼痛诊疗工作在常州地区处于领先地位。疼痛门诊每周一至周五全天开放,对慢性疼痛如颈肩腰腿痛、神经病理性疼痛、癌症晚期疼痛等的诊治有先进的理念和独特的疗效。至 2018 年年底,开展经皮激光椎间盘内减压(PLDD)、经皮射频椎间盘成形术(IDET)、晚期癌痛脊髓电刺激、吗啡泵体内埋入术、臭氧治疗骨性关节炎、三叉神经半月神经节射频毁损术等,取得满意的疗效。

二、教学科研

科室教学工作形成以科主任为组长,教学秘书、带教老师为组员的教学小组,通过临床带教、小讲座、病例分析、考核等方式,完成对非麻醉专业实习生的带教工作。在教学过程中,科室发表教学论文 1 篇,2 人获教师资格,1 人为江苏大学兼职副教授。科室成立后,对以小儿麻醉、分娩镇痛、危重病为重点的多项课题进行研究。曾主持和参与省、市及卫生局科研立项课题多项,获常州市医学新技术引进一等奖 1 项、二等奖 1 项;常州市科技进步二等奖 1 项、金坛科技进步一等奖 1 项、三等奖 2 项。以第一作者发表在国家级期刊论文 2 篇、SCI 收录论文 3 篇、核心期刊论文 20 余篇;获实用新型专利 2 项,先后数次主持承办市级学术会议。

三、典型病案

神经阻滞技术(超声引导下)、全身麻醉技术　患者蒋某某,男,48 岁。因右肩部疼痛伴活动受限两月余入院。右肩 MRI 检查提示右肩冈上肌肌腱撕裂,入院诊断"右肩袖损伤,右肩峰撞击综合征"。2018 年 8 月 24 日进行"右肩关节镜探查 + 右肩袖修补 + 右肩峰成形术"。ASA 评分Ⅱ级。超声引导下行右臂丛神经阻滞,超声下可见药液均匀包裹肌间沟神经,无局麻药中毒、全脊髓麻醉等不良反应后,行气管插管全身麻醉术。手术历时 75 分钟,手术过程顺利,监测生命体征平稳。全麻苏醒:手术结束患者即苏醒,拔除气管导管,自主呼吸平稳,Steward 评分 6 分,安全出手术室。术后随访:患者无不适主诉,穿刺点无红肿痛,无咽喉疼痛等。

超声引导下神经阻滞技术是近年来麻醉学界技术发展的新热点,医院是常州地区最早开展超声引导下神经阻滞技术的医院之一。全身麻醉技术是医院麻醉科最早申报的江苏省二类技术,全身麻醉技术的开展保障了病人的生命安全,更为手术向难度、深度发展提供了技术保障。

单肺通气技术　患者肖某某,男,66 岁。因右侧肩部疼痛不适就诊,胸部 CT 平扫提示“右上肺占位,考虑右上肺癌”收治入院。入院后行肺穿刺活检,明确为肺癌,2018 年 8 月 27 日行“右肺癌根治术”。ASA 评分Ⅱ级,麻醉方案为“双腔支气管插管 + 全身麻醉”。上午 8 点 30 分,进行“双腔支气管插管,全身麻醉”。全麻诱导后,可视喉镜下双腔支气管插管顺利,明视下可见双腔管入声门,听诊法和纤维支气管镜法判断纤支镜位置。手术历时 185 分钟,手术过程顺利,监测生命体征平稳。全麻苏醒:手术结束入 PACU,意识恢复、自主呼吸平稳后拔除双腔支气管导管,Steward 评分达到 6 分,评估无异常后出 PACU。术后随访:患者生命体征平稳,双肺听诊右肺呼吸音稍低,无干湿啰音,咽喉部稍有不适,术后镇痛效果优良。

单肺通气技术使病人两侧肺部隔离,并能实施一侧肺部通气的技术,麻醉科为金坛地区最早使用该技术的单位,具有先进性和创新性,对保障胸科手术的顺利开展、保障病人安全具有重要的作用。

第四节　妇产科

50—60 年代,妇产科隶属于外科。由张静负责,承担一般接生工作。1972 年,妇产科从外科分出,有医生 5 人,床位 18 张。1977 年设立婴儿室。1995 年撤销婴儿室,实行母婴同室,通过爱婴医院评审,成为爱婴医院。1996 年妇产科迁至 6 号楼。2009 年妇产科迁至综合门急诊病房大楼(1 号楼),设床位 38 张。门诊设置妇科门诊、产科门诊、计划生育手术室。2012 年分设妇科与产科,妇科床位 44 张,产科床位 38 张。2016 年成立高危孕产妇急救中心。2018 年 4 月起,外聘省肿瘤医院妇科姜智博士定期到院坐诊,协助科室开展妇科肿瘤的诊治。2018 年,妇科创成常州市临床重点专科,妇产科创成金坛区临床重点专科。2019 年 5 月,聘请省人民医院生殖中心专家开设不孕不育专科门诊。

1964 年,庄云珍负责妇产科工作。1968 年,吴云芳负责妇产科工作。1972 年,吕凤珍任妇产科主任、李素娥任副主任。1990 年,李素娥任妇产科主任。2000 年,於丽娅任妇产科主任。2011 年,丁屹任妇产科主任,兼任妇科病区主任;陈荣芳任产科病区主任。2016 年,袁霞任产科病区主任。2018 年,妇产科有主任医师 8 人、副主任医师 4 人、主治医师 7 人、住院医师 4 人、助产士 15 人。妇产科成立后,崔苏敏、喻琴珍、赵文瑛、臧丽娜、韩留娣、陈耀芹、赵云慧、陶粉华、张文喆先后任妇产科(或妇科、产科)护士长。妇科有护理人员 11 人,其中,副主任护师 1 人、主管护师 4 人、护师 1 人、护士 5 人;产科护理人员 20 人(含 15 名助产士),其中副主任护师 2 人、主管护师 5 人、护师 7 人。

2006 年妇产科被省总工会命名为“巾帼标兵岗”;2011 年妇产科获评“江苏省巾帼示范岗”;2013 年妇产科获评市“优秀护理团队”;2017 年妇科护理组获“药品质量安全管理示范病区”;2018 获医院“科室管理进步奖”,被评为“学习型科室”。

一、医疗技术

1952 年,科室实施第一例古典式剖宫产。1970 年,开始开展子宫下段剖腹产、子宫切除、宫外孕手术、横位内倒转手术。1976 年,妇产科成功为一位病人切除 1 个巨型卵巢囊肿,开始施行利凡诺羊膜腔内引产术,并在省内推广。80 年代后开始使用产程图,提高产科质量,使产后大出血、产前、产时、产后子痫的抢救成功率明显提高。开展腹膜外剖宫产。1993 年,设立胎心监护室,同年开展阴道镜宫颈癌筛查。1995 年以后,开展妇科恶性肿瘤的根治手术和阴式手术。2005 年 7 月 12 日,开展首例宫颈癌的卵巢移植术。2007 年,开展妇科微创手术、腹腔镜下卵巢囊肿剥除术、子宫肌瘤剥除、子宫切除术。2014 年,四级腔镜技术被审核批准,二类腔镜技术全面开展。

二、教学科研

妇产科成立后,承担全县乡镇医院妇产科医生的进修带教工作。1990 年,开始承担金坛卫校妇幼医师班的教学工作。2014 年,丁屹负责的科研项目“人类白细胞抗原 G 与胎膜早破关系的研究”获金坛市科技进步二等奖。2016 年,成立妇产科教研室,承担江苏医药职业学院的临床教学工作。承办市级继续教育项目 4 项。2018 年,获常州市科技局科研立项 1 项。截至 2018 年,在省级以上医学杂志发表论文 70 余篇。其中,SCI 收录论文 1 篇、国家级 2 篇、统计源期刊 2 篇。

三、典型病案

单孔腹腔镜下双侧卵巢畸胎瘤手术　患者夏某,女,23 岁,因发现双侧附件肿块 4 天,查 B 超:双侧附件区混合性占位病变,考虑畸胎瘤可能。2018 年 1 月 8 日拟“双侧卵巢畸胎瘤”收住入院。1月10日在患者全麻下行“单孔腹腔镜下双侧卵巢囊肿剥除术”，手术顺利，术中出血少，术后6小时就自行行走，恢复快，4天出院，腹部看不见伤口，患者非常满意。经脐单孔腹腔镜，是指手术中手术器械经脐孔进入腹腔并完成相关手术，达到令人满意的美容效果和无疤痕的手术目的。医院妇科自2007年开展腹腔镜、宫腔镜微创手术以来，已开展腔镜手术数千例。单孔腹腔镜的开展，再次证明医院腹腔镜水平居全市前列。

凶险性前置胎盘，产后出血治疗　患者杨某某，女，32岁，因“停经37周，发现胎盘位置异常4个月”，2016年9月12日入院。查B超中央型前置胎盘。入院诊断：G5P1孕37周LOA待产、中央型前置胎盘、疤痕子宫。2016年9月13日患者在腰硬联合麻醉下施行了子宫下段剖宫产术+全子宫切除术。术中见：胎盘与宫颈粘连明显，无法完全剥离，剥离面出血明显，予缩宫素及欣母沛宫体注射，压脉带压迫子宫血管，宫颈胎盘组织无法分离，10分钟内出血估计1500毫升，即刻行全子宫切除术。手术顺利，术后生命体征平稳，恢复良好，顺利出院。该例产妇胎盘附着在上次剖宫产的瘢痕部位，手术中胎盘难以剥离，导致大量出血，止血困难，严重危及孕妇的生命，是产科严重并发症之一。产科通过充足的术前准备、良好的术前沟通及精湛的手术技术，使该产妇转危为安。

第五节　儿　科

建院后，儿科病人一直由内科医生兼职诊疗，附属于内科。1974年，胡云从、夏子耆等从事儿科诊疗工作。1985年独立成科，开设儿科门诊和病房，有医生4人，病房与中医科、五官科同在一个病区，设儿科病床24张。2007年，设床位40张。2012年，开设新生儿病房，设床位15张，由郜建飞负责，护理工作由于燕负责；普通儿科床位增至44张。吕柳风、薛怡乐、周国平、邓英琴等先后任儿科主任；王小琴、艾月仙、韩留娣、唐美兰、季金华、庄小美、李萍等先后任儿科护士长。截至2018年年底，儿科有医生15人，其中主任医师4人、副主任医师3人、主治医师4人、住院医师4人；研究生学历1人，正在攻读硕士学位3人。护士20人，其中主管护师7人、护师8人、护士5人。有11名医生先后在省人民医院、南京儿童医院、苏州儿童医院、上海儿童医学中心进修学习。

2016年起，儿科与常州二院开展合作共建，常州二院的程宝金主任，万瑜、周承副主任3位专家定期到院参与专家门诊，定期对疑难危重病例和新生儿病房查房，并多次开展有关早产婴儿喂养、气管插管、疑难危重症的早期识别等专题讲座。2017年12月，与常州二院儿科首席专家程宝金签订补充协议，重点扶持儿科新生儿室的建设和发展，扩大了医院儿科的区域影响力，取得良好的社会效益。2018年收治住院患儿2652人次，门急诊81922人。

一、医疗技术

80年代儿科即开设儿童精神卫生方面问题的专科门诊。1986年，开展头皮静脉穿刺术及雾化吸入技术。1987年，中英合作开展新生儿疾病诊疗工作，配远红外辐射抢救台及早产儿培养箱，开展新生儿黄疸光疗技术。1993年，应用CPAP技术抢救呼吸道疾病危重患儿。从2008年起，先后开展儿童剥夺睡眠检查、呼出气NO检测、儿童呼吸道病毒检测等新技术项目。2012年，全面开设儿科专家门诊，开设儿童癫痫诊治门诊及新生儿疾病等特色专家门诊。2016年起，与常州二院儿科合作共建，医疗技术有了长足进步。2014年3月，创成为金坛市临床重点专科。2017年5月，通过金坛区卫计局临床重点专科复审。

二、教学科研

80年代，儿科即开始关注儿童精神卫生方面的问题，举办“学习困难和儿童多动症”学习班。1985年后，承担乡镇卫生院医生进修培训工作。1987年起，承担金坛卫生学校儿科教学工作。先后还承担江苏大学、东南大学医学院、南通大学医学院学生临床实习带教任务。2016年起，承担江苏医药职业学院临床儿科学教学实习任务。获金坛科技局课题立项3项、常州市卫计委课题立项1项。获金坛科技进步二等奖2项、教育部自然科学奖二等奖及中华医学会医学科技三等奖各1项。从2004年起，与美国学者一起开展“金坛儿童健康项目”一系列科研活动，取得丰硕成果。参加全国性儿科学术活动百余次，与常州二院、常州市儿童医院、苏州市儿童医院等开展多种形式合作交流，共建特色儿科。2009—2018年，在省级以上医学杂志发表论文近100篇。其中，中华儿科杂志1篇、北京大学学报1篇、SCI收录1篇、核心期刊20余篇。

三、典型医案

新生儿“ABO”溶血合并心律失常的诊治　患儿陈某某，男，5天。因“生后皮肤黄染

2天”入院。入院考虑新生儿高胆红素血症、ABO溶血可能,释放试验及游离抗体阳性,确诊ABO溶血及溶血性黄疸,即予静脉丙种球蛋白应用,中和抗体抑制溶血。经治疗及复查,患儿黄疸降至正常,溶血反应停止。入院第5天,患儿出现心率增快,达220次/分以上,急诊心电图检查提示室上性心动过速。予普罗酮抗心律失常治疗后,心率降至正常,至出院时心电监护提示心率及血氧饱和度均正常,抢救治疗成功。这是医院成功抢救的首例新生儿溶血合并心律失常(室上性心动过速)新生儿。该病例的诊治,体现医院新生儿科的诊治达到本地区的先进水平。

新生儿肺炎B族溶血性链球菌(GBS)败血症的诊治　患儿陈某之子,出生后5小时。因“生后青紫、呻吟伴吐沫5小时”。患儿生后即出现全身青紫,气急、呻吟。考虑新生儿肺炎,即予吸氧吸痰、抗感染治疗。胸片提示肺炎及胸腔积液。入院第二天血培养化验室报告革兰氏阳性菌生长,在没有药敏结果前提下,根据临床经验及时调整抗生素,予青霉素、舒普深联合抗感染治疗后血培养提示GBS感染,青霉素、舒普深敏感,抗感染治疗有效,患儿气急、青紫、呻吟、吐沫等临床症状及体征逐渐好转,复查血培养阴性,治疗2周痊愈。这是医院首例新生儿肺炎合并GBS败血症患儿,新生儿GBS感染导致的肺炎、败血症、脑膜炎,发病率和死亡率较高。此例成功抢救,标志医院新生儿救治水平有了新的质的提高。

第六节　感染科

感染科1987年成立,戴国琪任主任、蒋留保任副主任,有医生5人、护士8人。1998年,姜雁任科主任、林斌任副主任,有医生7人、护士10人。2018年,林斌任科主任。有医生10人,其中主任医师1人、副主任医师2人、主治医师3人、住院医师4人。护理人员14人,其中主管护师4人、护师4人、护士6人。开放床位35张。王小琴、丁红月、张陵洁、徐珊、韩留娣、陈伙娣、陈辉先后任护士长。

感染科主要从事急慢性肝炎、肺结核及其并发症、肺炎、伤寒、流行性出血热、细菌性痢疾、霍乱、水痘、麻疹、腮腺炎、艾滋病、疟疾、血吸虫病等传染性疾病的临床诊治工作。对重症肝炎、重症肺炎、重症出血热、感染性休克的抢救治疗及对发热待查、黄疸待查、抗生素的运用、感染性皮疹、胸腹水的鉴别等有丰富的临床经验,并且承担着相应的公共卫生工作。在“非典”及“甲流”等急性群体性传染病暴发的时候，感染科医护人员冲向第一线，为传染病的防治做出贡献。科室的医疗工作在金坛处于领先水平，年门诊量约1.8万人次，收治住院患者约800人次。

2003年，感染科被评为非典防治先进集体；2015年，被医院授予“巾帼示范岗”称号；2016年，在甲流防治中被评为先进集体。

一、医疗技术

常规开展的项目有：腹水浓缩回输术、肝病治疗、各型肝炎病毒血清标记物、HBV-DNA、HCV-RNA定量，HBV、HCV基因分型，核苷类药物耐药的监测，肝纤维化，肝组织活检；血清内毒素、G试验检测等。设有如下门诊：

结核病门诊　2012年1月1日，结核病防治所的结核病门诊并入感染科管理，担负着全市肺结核的诊断、治疗、免费药物发放、建卡入组、随访、管理等一系列相关工作。

感染科门诊　主要承担急慢性肝炎、疟疾、血吸虫病、流行性出血热、伤寒等疾病的诊治工作。当急性传染病流行或者暴发时，感染科的医护人员承担一系列的诊治工作。

肠道门诊　从每年的4月1日到10月31日止，是肠道传染病的流行季节，主要为防治如霍乱等疾病的流行扩散，并在第一时间上报和进行治疗、抢救等临床工作。

艾滋病门诊　2012年9月正式由疾病控制中心移交感染科管理，担负着全区新老艾滋病患者的确诊、登记、随访、发药、对症治疗及转诊等工作。

二、教学科研

科室历年承担东南大学预防医学、江苏医药职业学院临床医学等传染病学的理论教学和临床实习带教工作。2018年3月始，感染科与常州三院建立了医联体工作站，以指导、提高感染性疾病的诊疗、科研、教学工作。先后在省级核心刊物上发表10余篇论文，国家级刊物论文1篇、SCI收录论文1篇。

三、典型医案

流行性出血热　患者朱某某，男，52岁，因“发热5天，头痛、尿少1天”，2014年12月3日入住感染科。患者入院前5天无明确诱因下出现畏寒及发热，体温最高39.0℃左右，至当地卫生院予抗感染、清热解毒等对症治疗，症状无明显改善。入院前1天患者24小时尿量约300毫升，伴头痛，为额顶部持续性疼痛为主，有咽痛、两眼眶痛、腰痛等症状，稍感胸闷、腹痛，食欲不振，食纳减少，恶心。入院查流行性出血热病毒抗体测定IgG阳性、IgM阳

性。予抗感染、护胃、护肾、补液、利尿、稳定机体内环境、维持水电解质平衡等综合治疗。经医务人员悉心诊治，患者于2014年12月21日康复出院。该患者的成功救治，体现了感染科对传统传染病及重症传染病的诊治能力，达到三级医院感染科应有的水平。

H3N3禽流感肺炎治疗　患者张某某，女，63岁。因发热咳嗽1周，2016年12月收住医院。入院前查胸部CT示两肺感染。入院后于抗感染、止咳化痰对症治疗，患者症状较前加重，复查胸部CT两肺病灶进展，感染科考虑为病毒性肺炎，后抽血送外院行病毒检测为H3N3禽流感肺炎。给予积极抗病毒、预防感染、支持等治疗，患者病情得到控制，并好转出院。门诊随访，胸部CT见病灶基本吸收。该病例的成功诊治，证明医院感染科具备一定的诊治高致病禽流感及防控能力，体现了三级医院感染科应有的诊疗水平。

第七节　疼痛科

2004年，曹国平赴南京鼓楼医院疼痛科进修半年回来后，2005年5月开设疼痛科门诊。2008年，正式成立疼痛科，开设周一至周五上午门诊。随着业务量增大，为满足患者需求，增设疼痛科病房，有病床2张，在1号楼十四病区。2013年开设全天门诊。2018年1月，加入南京鼓楼医院“疼痛医联盟”，开始规范化建设，并单独绩效考核。科室有主任医师、主治医师、专业护理人员各1人，诊室、治疗室各1间，曹国平任主任。

一、医疗技术

科室开展CT引导下经皮激光椎间盘成形术、射频成形术、胶原酶化学溶核术、颅神经射频热凝术等，熟练掌握银质针软组织松解术、三氧自体血回输疗法、骨关节炎治疗及癌痛病人的规范化治疗等。2014年，开展经皮椎间孔镜下髓核摘除术及鞘内泵植入术。

二、教学科研

2007年“T引导下侧隐窝注射胶原酶化学溶核术、经皮椎间盘激光成形术”获常州市新技术引进二等奖。2012年，申报常州市课题“臭氧治疗膝关节骨关节炎研究”，已结题。

第八节　五官科

70年代初成立五官科，包括耳鼻喉科、眼科和口腔科，病房和外科二病区在一起，不设固定床位，李振东任科室负责人。1991 年，五官科包括耳鼻喉科、眼科，李振东任主任，设在外科一病区。1995 年，五官科和儿科、肿瘤科在同一个病区，有床位 9 张，马建华任五官科副主任、唐美兰任护士长。1998 年，五官科迁至综合病房楼(6 号楼)九病区，床位 9 张，马建华任主任。2001 年，朱宇承任主任助理，2003 年任副主任。

2009 年 5 月，五官科迁至 1 号楼 11 楼，与胸外科、口腔科在同一个病区，设床位 16 张，马建华兼任病区主任。2013 年，朱宇承任眼科主任。2018 年，五官科有专科医师 9 人、耳鼻喉科专科医师 6 人、眼科专科医师 4 人，其中主任医师 1 人、副主任医师 3 人、主治医师 2 人、住院医师 3 人。有 6 名医生先后到省人民医院、南京军区总院、南京鼓楼医院、南京市第一人民医院专科进修。

2017 年 9 月，医院与省人民医院眼科合作签约，成立刘庆淮教授工作站。每周派 1 名副主任及以上职称医师到院门诊，并指导青光眼、白内障、眼底病变等复杂眼科疾病手术，科室的医疗质量和知名度不断提高。2018 年，专家门诊号 1183 人次，专家手术 458 例，科室手术量上涨 5.29%，其中三级手术占 72%、四级手术 1.96%。2018 年 10 月 1 日起，在刘庆淮教授工作站的专家技术支持下，免费为 88 名白内障患者实施免费手术，受到患者的好评和群众的欢迎。

2016 年获科室管理先进奖，2018 年获评“作风建设提升年先进科室”。

一、医疗技术

1976 年起，施行扁桃体摘除术、柯－陆氏上颌窦手术、双鼻息肉摘除术、食道异物切除术、乳突根治术等。1991 年，开展纤维鼻咽喉镜检和诊断、声带息肉摘除术，开展电测听检查，在上级医院的指导下，开展喉癌半喉切除、全喉切除术，上颌窦癌的根治术，悬雍垂腭咽成形术。2000 年，开展功能性鼻窦内窥镜手术(鼻内窥镜下治疗顽固性鼻出血、慢性鼻炎鼻窦炎、鼻息肉、鼻腔—鼻窦肿瘤切除术、鼻中隔矫正术等)。

眼科有电脑验光仪、免散瞳眼底照相、非接触式眼压检查、角膜地形图、全自动视野检查、眼科 A/B 超、YAG 激光仪、OCT 检查等，开展斜弱视矫正、青少年近视角膜塑形镜治疗、翼状胬肉显微切除术、羊膜移植术、睑内翻、外翻矫正术、角巩膜穿通伤显微缝合手术、青光眼小梁切除术、上睑下垂矫正术、白内障小切口囊外摘除＋人工晶体植入术、白内障超声乳化＋人工晶体植入术、泪囊鼻腔吻合术、开展羟基清灰石义眼台植入术、眶内容剜除术、YAG 激光虹膜打孔及后发障切开术等。

二、教学科研

1992 年起，科室承担金坛乡（镇）卫生院医师进修培训、金坛耳鼻喉科的教学工作，承担徐州卫校、江苏医药职业学院的实习生带教任务。2015 年起，承担江苏医药职业学院金坛临床学院的教学、见习、实习工作。1998 年，马建华负责的“支撑喉镜下声带息肉摘除术”获市科技进步三等奖。在省级以上刊物发表论文 36 篇，其中统计源论文 8 篇、SCI 收录论文 1 篇。

第九节 口腔科

1974 年，医院成立口腔科，隶属五官科管理。口腔科仅有 2 名无相关学历的医生，开展补牙、拔牙及镶牙等诊疗工作。口腔科的外伤处理由外科负责。医疗设备只有 2 台破旧的治疗椅及脚踏式牙钻机。1981 年，口腔科增加王和荣、姜罗荣 2 名医疗专业大专毕业生，人员增加到 3 人，口腔科的诊疗工作逐步向口外方面发展。1990 年 7 月，口腔科成为一级科室，姜罗荣任口腔科副主任，有医师 3 人、技师 1 人。1992 年 9 月，王和荣任口腔科副主任，与外科二病区在同一病区，设床位 2 张，购买牙科 X 光摄片机。1996 年，综合病房大楼（6 号楼）启用，口腔科与五官科、肿瘤科病房同在九病区，有病床 4 张。1996 年 5 月，姜罗荣任口腔科副主任，1997 年 12 月任主任。1999 年 7 月，沈培民任主任，姜罗荣任副主任。2016 年 11 月，王卫芳任副主任。其间，口腔科人员增加、设备增强。2018 年年底，有医生 9 人，护士 1 人，工勤 1 人。其中，副主任医师 2 人、主治医师 3 人。有综合治疗椅 9 张，芬兰进口全景摄片机、普兰梅卡牙片机、EMS 喷砂洁齿机、登士柏根管机扩仪、法国安多健种植机、韩国迪奥种植系统等医疗设备。

一、医疗技术

70 年代，施行补牙、拔牙、根管治疗术，牙髓干尸术，活动义齿、固定义齿修复术，1989 年起施行腮腺、颌下腺、舌下腺肿瘤切除手术，上、下颌骨骨折固定手术，唇裂、腭裂修复术。1996 年，在上级医院专家的协助指导下，逐步施行舌颌颈、颊颌颈联合根治术。门诊施行正畸、种植牙等新的治疗方法。2000 年以后，施行镍钛机扩根管术、前牙美塑修复，修复科开展烤瓷全瓷冠修复、瓷贴面、嵌体等新项目。正畸科施行固定矫治、活动矫治及隐形矫治项目。

二、教学科研

2009 年起，接受山东枣庄技术学院、甘肃医学院、江苏医药职业学院等医学院校的实习生带教，及乡镇医院口腔科医生的培训工作。2009—2019 年，共带教进修医生及实习生 78 名。在国家级及省级医学杂志发表论文 20 余篇。

第十节　理疗科

80 年代初医院设立理疗室，对患者实施物理疗法，由沈春娣进行操作。仪器有超短波、微波、神灯等。90 年代初，姚金娣、戴红调入理疗室。1996 年，理疗室迁至 7 号楼 2 楼，诊室面积约 200 平方米，治疗床 15 张，隶属康复科管理，卞风群任主任。治疗仪器增加干扰电、药物导入仪、颈腰牵引仪、热疗仪等。开展的治疗项目有颈、腰、腿退行性病变、急慢性盆腔炎、乳腺炎及外伤后的肿胀、疼痛等。1998 年，顾青仙调入；1999 年，陆利民调入。2005 年，理疗室迁至 2 号楼 3 楼，工作人员有姚金娣、顾青仙。2007 年，顾青仙调出，理疗室隶属骨科管理。2015 年，理疗室隶属神经内科管理。

第十一节　高压氧舱室

1996 年医院投资 24 万元，购进安徽芜湖生产的 6 座位的医用高压氧舱 1 台，安装于 6 号楼 1 楼旁。1997 年 3 月，高压氧舱治疗室对外治疗，有工作人员 3 人。其中，医生 1 人、护士 2 人。周晓芳负责。高压氧舱室的病人，由各临床科室明确诊断后，转至高压氧治疗室进行治疗，包括门诊和住院患者。治疗病种有一氧化碳中毒及其他有害气体中毒、脑外伤、脑缺氧、脑梗死、手外伤、断指再植、神经性耳聋、皮瓣移植、急性视网膜病变等。2001 年，陈军调皮肤科工作。2009 年，该室归属神经外科管理。2012 年，神经外科医生钱春生兼任该室的医疗工作。2016 年 9 月 1 日，该室由于位置不符合消防要求停用并拆除。

第十二节　皮肤科

1986 年以前，医院无皮肤科专科医生，皮肤科先后由外科医生李朝安、张可力和内科医生吴晓明诊治。1986年，医院正式成立皮肤科，王翔负责皮肤病门诊诊疗工作。1993年黄海霞入科。2001年，陈军调入。2010年，科室由黄海霞负责。2013年，金坛皮肤病防治研究所皮肤科撤并至医院皮肤科。2016年，在1号楼十六病区设病床2张。2017年，迁至6号楼十七病区。至2018年，有医生7人。其中，副主任医师3人、主治医师3人、住院医师1人。先后有4名医生到常州一院、江滨医院、省人民医院、上海瑞金医院皮肤性病科进修。拥有GX-Ⅲ型多功能电离子治疗仪、JC40标准型CO2激光仪等仪器设备。

一、医疗技术

1996年起，开展液氮冷冻治疗疣、皮赘等，承担病房会诊工作。1998年起开展电离子治疗黑痣、小血管瘤等，同时开展对尖锐湿疣、梅毒、淋病等疾病的实验室筛选与疫报，规范性病的诊治。2008年起，开展艾拉光动力治疗尖锐湿疣和鲍温等皮肤肿瘤。2015年起，开展皮肤肿物切除加活检术。2016年起，开展二氧化碳激光治疗。同年，开设病房，收治皮肤病人，同时承担院内会诊工作。

二、教学科研

2000年起，承担金坛（市、区）乡（镇）卫生院医生进修培训。2015年起，负责江苏医药职业学院金坛临床学院皮肤性病学理论教学任务和实习生的带教工作。在省级以上医学杂志发表专业论文20余篇。

第十三节　医学美容科

1999年7月，医院筹建美容科，派出5名医护人员外出进修培训，培训内容为医疗美容和生活美容。同年11月，开始试运行。2000年10月31日，美容科正式开诊，负责人为郝秀珍，有工作人员5人，开设30余种项目。2010年12月，欧阳芸任美容科主任，有医生2人、护士3人，美容师3人。2012年，取得医学美容执业许可证，外聘上级医院主任医师定期坐诊，逐步开展重睑、开眼角、切眉、祛眼袋、隆鼻、隆下颌、除皱术等手术项目，同时还进行生活美容、皮肤护理等项目。科内拥有射频、光子嫩肤等生活美容设备。2018年5月，美容科取消生活美容项目，保留美容外科项目。

表 3-4-1　　1989—1997 年医院各科住院病人数统计　　单位:人

科室＼年份	1989	1990	1991	1992	1993	1994	1995	1996	1997
合计	7931	7434	7865	7691	7303	6383	7287	7980	8752
内科	804	778	838	833	866	936	946	1316	1680
普外科、胸外、泌尿、骨科、脑外	1606	1896	2078	1956	1993	2024	2184	2372	2843
妇产科	2652	2700	2697	2455	2216	2167	1924	1839	1705
儿科	856	961	1010	1045	834	851	797	900	737
传染科	553	599	577	558	564	685	586	528	450
五官科	307	294	307	307	324	335	370	410	445

表 3-4-2　　1998—2004 年医院各科住院病人数统计　　单位:人

科室＼年份	1998	1999	2000	2001	2002	2003	2004
合计	8224	8692	8755	9372	9962	10308	10951
心、肾、消化(病区);呼吸、神经、血液(病区);神经内科(病区)	1566	2319	2547	2617	2795	3349	3242
肿瘤(病区)	322	351	336	381	381	433	586
胸外、泌尿(病区);普外、脑外(病区);骨科(病区)	2678	2733	2724	2922	3225	3475	3836
妇产科(病区)	1512	1512	1507	1477	1475	1333	1478
儿科(病区)	632	583	604	745	904	721	587
传染科(病区)	410	334	327	474	396	374	366
五官科(病区)	408	439	392	425	445	437	472

表3－4－3　　2008—2018年医院各科住院人数统计　　单位:人

科室＼年份	2008	2009	2011	2012	2013	2014	2015	2016	2017	2018
合计	13485	14590	14694	21989	31944	24561	24708	26391	27121	31233
呼吸内科(病区)	515	757	804	1383	1352	1383	1453	1468	2111	2257
心内科(病区)	1128	1191	997	1659	1718	1800	1845	1937	1756	2204
神经内科(病区)(含康复医学科)	1240	553	833	1345	1379	1554	1726	1842	1726	2092
消化内科(病区)	—	—	711	1173	10261	1163	1154	1281	1272	1428
内分泌(病区)	872	521	676	908	870	836	889	930	1009	1208
肿瘤1(病区)	1071	1332	765	1311	1478	1471	1443	1501	1714	2139
肿瘤2(病区)	—	—	401	641	763	765	713	840	1003	1142
肾内科(病区)	—	—	31	20	113	651	777	608	537	988
神经外科(病区)	1152	1303	606	827	794	837	868	880	825	898
胸外科(病区)	—	—	475	784	710	690	732	588	619	702
胃肠(病区)、肝胆(病区)	2654	1095	0	135	1285	1253	1191	1274	1323	1291
泌尿(病区)	—	1181	1121	1550	959	1073	1191	1485	1585	1714
介入科(病区)	—	—	0	0	0	0	0	0	24	26
骨科1(病区)	1093	880	729	1006	902	913	1236	1233	1101	1366
骨科2(病区)	—	585	889	1131	1131	1170	1155	1346	1377	1561
乳房甲状腺(病区)	—	—	1087	1489	1541	1597	1535	1517	1546	1732
肛肠(病区)	149	180	188	314	353	336	304	304	224	376
ICU(不包括其他科室转入)	180	182	163	206	195	199	202	276	217	249
妇科(病区)	1522	1834	1794	2335	1408	1510	1323	1450	1367	1635
产科(病区)	—	—	0	144	1408	1555	1499	1631	1487	1470
儿科、新生儿(病区)	883	1921	1557	2268	1995	2337	2025	2274	2297	2651
感染科(病区)	395	387	371	665	646	708	640	685	765	878
五官科(病区)	572	593	442	656	656	715	770	1002	1187	1195
口腔科(病区)	59	95	54	39	27	45	37	39	49	31

表3-4-4　　1976—2018年医院医疗数据统计

年份	门诊人次	住院人次	手术人数	病床使用率(%)
1976	130705	5459	1279	85%
1977	117658	5184	—	79%
1978	123932	4538	1224	83.4%
1979	133285	4880	1561	91%
1980	145820	4334	1396	87.7%
1981	141921	4263	1524	87.4%
1982	140916	3225	1430	91.3%
1983	155931	4796	—	90.8%
1984	185148	4969	—	91.3%
1985	140498	4355	—	91%
1986	154802	5566	—	81.5%
1987	169159	6107	1841	90.8%
1988	155674	7065	1950	99.6%
1989	146350	7031	2240	93.2%
1990	175161	7434	2500	95.3%
1991	178576	7865	2668	97.9%
1992	190601	7691	2803	94.2%
1993	178063	7303	2854	91.5%
1994	163617	6383	3172	90.7%
1995	166869	7287	3064	87.4%
1996	169336	7980	3414	89.6%
1997	158125	8752	3193	87.7%
1998	164464	8224	3725	81.3%
1999	182625	8692	3805	73.7%
2000	216199	8755	3635	64.2%
2001	214154	9372	3693	70.6%
2002	219793	9250	4052	76.9%
2003	220052	10308	3135	82.1%
2004	234533	10951	3201	88.9%
2005	244059	11708	3636	90.4%
2006	224339	12081	3428	95.3%
2007	265023	12498	3462	98.1%
2008	322699	12805	3358	106.7%
2009	321853	16050	4246	104.8%
2010	315701	18668	4940	118.8%
2011	274724	14892	4145	72.4%
2012	374602	22779	6419	95.4%
2013	388130	23793	7027	95.2%
2014	446054	24980	7318	94%
2015	453065	25012	7297	91.5%
2016	506112	26701	8744	93.9%
2017	559313	27544	9621	99%
2018	621929	31835	13812	111.7%

第五章　医技科室

医技科室是运用现代高科技仪器设备的操作方法，对人体进行检测，为临床医生诊治疾病、评价医疗效果、教育科研提供科学依据。民国37年(1948)，金坛县公医院始设化验室，人员1人，开展血、尿、大便常规检查。1958年，金坛县政府卫生院设X光室，开展X线胸透和四肢摄片等检查。60年代，检验室开展生化、细菌等检查。放射室开展静脉肾盂、胆道造影等检查。1965年心电图应用于临床。1973年，设病理室开展病理检查。应用A型超声诊断仪，开展肝、胆、颅脑及妇产科的超声检查。1984年设超声波检查室，开展腹部超声检查。1987年，开展脑电图检查。80年代更新添置先进全自动小型或大型生化仪，使检验科手工操作转向全自动操作。引进750毫安双床双球管带电视监视X光机、洗片机等，放射科透视检查告别了人工洗片。90年代后，医院先后从欧美等国引进多种高科技先进设备，如多种全自动生化仪、多种彩色多普勒超声诊断仪、CT、核磁共振成像系统、数字化X线摄片系统、医学影像存档和传输系统等，从而使医技科室检查项目扩大增多，质量更高，达到现代化医院建设要求。

第一节　检验科

1953年，医院正式建立化验室，仅1名化验员，只能做血、尿、大便三大常规检验。60年代，开展生化、细菌等检查，配合临床开始输血。1969年起，戚庆炳、王森坤(原常州二院检验科主任)主持化验室工作，开展部分生化、免疫、骨髓细胞学和细菌学检验。1983年，化验室分配来第一个大专生杨义伟。1984年5月，柯树培任化验室负责人，科室面积120平方米，有检验人员7人，设临检室、细菌配血室、生化室、免疫室、门急诊检验室。1987年，更名为检验科，梁化西任检验科主任。1989年医技大楼建成，检验科得到快速发展。同年，血库成立，面积扩大到400平方米，有工作人员12人、工勤人员1人。1992年增设放免室，分配来第一个本科生焦夕琴，杨义伟任副主任。1993年后，检验科引进了多名大中专毕业生，购进了生化、血球、尿液、血气等多台全自动分析仪。1999年，焦夕琴任副主任。至2001年,检验科人员达16人。

2002年7月通过竞聘上岗,杨义伟任检验科主任、焦夕琴任副主任。并成立中心实验室,在7号楼2楼,董洋任主任,设免疫室、细菌室、放免室、PCR室。2005年,引进科华实验室信息管理系统(LIS系统)。

2010年,中心实验室撤并到检验科,搬迁到医技5号楼。通过院内竞聘,唐国建任检验科主任。同年12月,引进金仕达卫宁医院管理信息系统(HIS),实现LIS与HIS联网。7月,检验科获"艾滋病检测筛查实验室"资质证书。2011年,有工作人员24人,面积达800平方米。2012年通过江苏省临检中心验收合格,获"临床基因扩增检测实验室"资格证书。2014年3月,创成金坛市临床重点专科。

2016年12月,科室引进硕士研究生马永宾。葛锁华任主任,芮星任副主任兼输血科副主任。2018年3月引进博士彭俊华,并成立博士工作站。12月,彭俊华任检验科副主任。

经过80多年的发展,检验科已成为集临床医疗、教学、科研为一体的综合科室。2018年,科室有工作人员34人、工勤2人。其中,主任医师1人、副主任技师10人、副主任护师1人、主管技师7人、主管护师1人、检验师14人;博士生1人、硕士研究生2人,在读研究生3人。全年检测标本量近70万份,业务收入6000多万。

一、检验项目

检验科生化检测主要包含肝功能检测、肾功能检测、心肌功能检测、电解质无机盐检测、血脂水平检测、胰腺功能检测等、化学发光免疫检测主要包含有性激素检测、甲状腺功能检测、血清肿瘤标志物检测等;免疫学检测包含HIV检测、梅毒检测、肝炎病毒感染检测、呼吸道细菌及病毒检测、特种蛋白检测、肌红蛋白、肌钙蛋白、脑钠肽的检测、PCT检测;PCR室开展HVB、HPV、TB、CT、UU等DNA检测;临检体液室开展尿沉渣、大便自动分析、阴道分泌物微生态分析、胸腹水及其他体液检测;临检血液学开展血细胞分析、血凝五项分析、血细胞形态及骨髓形态学分析;微生物室开展血、尿、便、体液、痰液的培养及药敏分析、真菌的G试验、结核菌涂片检测等。检验共计400多项,满足临床检验医学的需要。

二、设施设备

2018年,检验科使用面积1200平方米,实行"清洁区办公区、半污染区为实验试剂耗材资料等库房区、污染区的实验室操作区”的三区分开模式。实验室设有门急诊实验室、生化实验室、免疫实验室、临检血液学实验室、临检体液学实验室、微生物实验室、分子生物学实验室。拥有大型现代化设备总价值约 1200 万元。主要设备有贝克曼公司的生化发光全血自动流水线 1 条，内含 AU5800 全血动生化分析仪 2 台、DXI800 全自动化学发光免疫分析仪 2 台，前处理系统及在线离心机 2 台，日立 008 全自动快速生化分析仪、E411 罗氏全自动电化学发光分析仪、Vitros350 干式生化分析仪、VIDAS 免疫分析仪、AE-180 全自动发光免疫分析仪、ABIStepone 荧光定量 PCR 分析仪、LiCA500 科美全自动光激化学发光分析仪、ImmAge800 特定蛋白分析仪、Walk-Away96 全自动细菌鉴定、药敏检测系统、BACTEC-9050 及 BACTFX-40W 全自动血培养仪、UranusAE150 爱康全自动酶免分析仪、SYSMEX 公司的 XS-1000i、XN-2000 全自动血细胞分析仪、SYSMEX 公司 CA8000 及 CS5100 全自动凝血分析仪、SYSMEX 公司的 UF1000 希森美康全自动尿沉渣分析仪、珠海科域 KU-F10 全自动粪便分析仪，bPR-2014A 阴道炎自动检测工作站、血沉动态分析仪、美国 Bio-Tek 鲎试验快速检测系统、血流变分析仪等先进的仪器设备。

三、检验技术

1953 年 2 月，开展血、尿、大便三大常规检验。60 年代，开展部分生化项目的检测。1965 年，开展临床输血，供血员的组织、采血、血型鉴定、交叉配血均由化验室负责。1965—1970 年，开展肝功能、肾功能、出凝血时间、尿三胆、妊娠试验、血常规等项目检查。70 年代，开展免疫学、细胞形态学项目的检查。1970 年起，开展骨髓细胞学检验、细菌涂片染色和细菌培养。1974 年始，开展肥达氏试验、外斐氏试验、冷凝集试验、康华氏试验、甲胎蛋白测定、乙肝表面抗原测定等。70 年代末，应用火焰光度法进行钾、钠、血清电解质测定。开展显微镜技术、生化分析技术、电泳技术和简单的免疫分析技术（琼脂扩散法等）

80 年代，配置半自动检验仪器设备，增加生化分析项目，开展生化项目的室内质控，提高测定精密度和准确性。应用血凝技术（RPHA）测定乙型肝炎表面抗原，免疫胶乳测定 CRP、ASO、RF 等，免疫分析技术逐步应用。80 年代末，开展检验项目 180 余项，实现血常规、尿常规和生化项目半自动化操作，细菌室开展药物敏感试验（纸片法）。

90 年代，全自动生化仪、血液分析仪、尿液分析仪、血凝分析仪、ELISA 处理仪、洗板机、酶标仪等多种仪器单机出现，试剂商品化大力发展，检验方法多，检验项目快速增长。

实验室对检验的质量实行全面管控,室内质控结合省市的室间质评,提高检验结果的准确性。1992 年,利用全自动生化分析仪扩展生化分析方法,动力学法测定生化酶全面展开;开展血黏度分析、免疫扩散法测定免疫球蛋白和补体。1996 年,开展 ELISA 方法检测乙肝两对半和丙肝抗体采用酶标仪判读结果,免疫分析技术全面展开。1998 年,初步实现血细胞和生化全自动化分析。开展放射免疫分析(RIA)检测 AFP、CEA、甲状腺功能、乙肝二对半定量等项目。

2002 年,开展全自动尿沉渣定量分析、HIV 抗体检测,实现细菌鉴定药敏试验和凝血功能测定的自动化,药敏试验定量化。利用伯乐全自动酶免仪 EVOLIS,实现 ELISA 分析自动化。应用拜耳的 ACS180SE 全自动发光免疫系统,开展电化学发光免疫分析技术,逐步替代 RIA,实现内分泌激素、肿瘤标志物等一系列项目的自动化定量分析。运用杭州大禾的荧光定量核酸检测扩增仪,开展乙肝等传染病病原体核酸定量检测。应用德国德灵公司生产的 BN-100 开展免疫球蛋白、补体、ASO、RF 等特定蛋白类项目全自动定量分析。应用 HPLC 方法测定糖化血红蛋白。2005 年,开展多肿瘤标志物联合检测(C12)。2010 年,开展干化学快速技术、开展血浆 D-二聚体定量测定。应用国产仪器(长春迪瑞)开展尿沉渣定量分析,应用美国 BD 血培养仪。2014 年,依托检验科成立金坛基层卫生检验检测中心、网络覆盖全区各乡镇医院,利用第三方检测平台(迪安诊断)的物流和技术统一配送检测。

2015—2018 年,先后开展乙肝前 S1 抗原、丙肝抗原检测,应用分子导流杂交技术进行人乳头瘤病毒分型检测,PCR 技术开展沙眼衣原体、解脲支原体检测、结核感染 T 细胞检测、心脏标志物检测、血流变检测、微柱凝胶卡式法开展血型正、反定型、不规则抗体筛查、阴道炎自动检测工作站、粪便全自动分析仪检测、内毒素、真菌葡聚糖检测、呼吸道病原体 7 联检、骨松标志物等项目。为方便门诊患者,2017 年 10 月,购买日立 008 快速生化分析仪独立用于门诊生化检测,极大缩短了患者生化报告时间,2018 年 6 月,检验科安装贝克曼库尔特生化免疫流水线,提高工作效率,提升服务能力。

四、质量控制

80 年代以前,所有实验均为手工操作,实验室开展项目少,商品化试剂少,这一阶段主要是抓操作基本功的训练,加强复查与临床沟通,提高检验结果的准确性。80 年代,国产或进口的半自动、全自动仪器相继进入临床实验室,实验室开展项目迅速增多,商品化试剂出现。临床实验室质控技术完善，检验科在做好室内质控基础上，1987 年参加常州市临床检验中心临床生化室间质量评价，包括钾、钠、氯、钙、血糖、尿素氮、总蛋白、白蛋白 8 项，取得了满意的成绩。

90 年代，随着免疫技术、PCR 技术的广泛应用，临床诊断水平提高，实验室规范、质量要求加强，检验科陆续参加江苏省及常州市的血细胞、尿液、尿干化学、凝血功能、菌种鉴定和药敏试验等室间质评，检验科人员素质能力、仪器设备状态得到提高。

21 世纪，实验室建设规范，对质量要求更高，国家《临床实验室管理办法》的出台，ISO 15189 的认可，使实验室对人员、仪器的能力及实验室的质量要求规范明确，实验室的质量控制覆盖检验分析前、分析中、分析后各个环节，检验结果准、快。检验科参加江苏省的临床化学、传染病标志物、菌种鉴定和药敏试验、特定蛋白、血细胞室、尿干化学、凝血功能、肿瘤标志物、内分泌类、血脂类、干化学检测、PCR、血型及输血相容性、心脏标志物、D－二聚体、血气酸碱分析、糖化血红蛋白的质量评价活动。开展江苏省室间质评项目，室内质控覆盖率达 80%，129 项参加省及常州市的室间质评活动，全年成绩均合格。检验科获 2015—2018 年度江苏省临床检验质量管理工作先进单位。

五、教学科研

自 1980 年起，接手金坛县各乡镇卫生院医生的进修培训工作。90 年代承担金坛卫校检验专业课程教学工作。2008 年起，陆续接受苏州卫校、甘肃平凉医专、江苏大学京江学院等院校的实习带教任务。举办市级继续教育项目 3 项。检验科先后有 12 人在上海中山医院、省人民医院、苏州大学附属一院等医院专科进修。

2012—2018 年，检验科获江苏省科技厅的科研立项 1 项并顺利结题、常州市科技局科研立项 1 项、金坛市（区）科技局科研立项 2 项；获金坛市（区）科技进步二等奖 1 项；配合临床参与科研活动并多次获奖。发表论文 60 余篇。其中，统计源期刊 30 余篇、中文核心 6 篇、SCI 收录论文 1 篇。

第二节　放射科

1958 年，医院向镇江专署申请批拨 1 万元，向县财政申请 1 万元，自筹 5000 元，购得 200 毫安 X 光机 1 台，10 月 X 光室成立。70 年代，购置 1 台上海产 200 毫安双床、双球管X光机,开展X线摄片业务。1989年,引进东芝WF-10B双球管带显示器的500毫安X光机1台,从此结束放射诊断检查暗室操作的历史。1990年,孙圣庆任放射科主任。1992年,购置日本东芝300S CT 1台,开始计算机X线断层摄影检查。

2001年4月,购买西门子Emotion螺旋CT,5月22日开机。2003年,张斌俊任主任。2005年6月,德国西门子MAGNETOMAvantol1.5T磁共振正式开始运行。2007年,吴杰任主任。2009年4月,德国西门子SOMATOMSensation 64排螺旋CT开始运行,它具有扫描速度快、图像清晰、扫描层次薄、能更早发现病灶的特点。安装西门子的PACS系统和金马扬名的RIS报告系统,告别手写报告的时代。2012年,朱小云任放射科主任。2015年,创成金坛市临床重点专科。先后有15名医技人员至苏大附属一院、南京军区总院、上海瑞金医院、南京医科大学附属第一医院、镇江江滨医院、常州一院等医院专科进修。截至2018年年底,有医技人员33人,其中主任医师1人、副主任医师5人;诊断组人员13人、技术组人员14人。

2015年、2017年和2018年,被评为“全面管理先进科室”;2016年被评为“效率效益优胜科室”;2018年被评为“作风建设提升年先进科室”。

一、仪器设备

拥有德国西门子MAGNETOMAvantol1.5T磁共振1台、德国西门子SOMATOMSensation64排螺旋CT 1台、美国通用GEBrightSpeedselect16排CT机1台、德国西门子AXIOMIconosR200(500毫安)数字胃肠机1台、上海百腾BGL3000(200毫安)数字胃肠机1台、芬兰普兰梅卡PlanmecaProineXC口腔全景X线机1台、芬兰普兰梅德PlanmedNuance数字钼靶乳腺机1台、德国西门子YsioDR 1台、德国西门子AXIOmAristosVXPlus 1台。

二、诊疗技术

1958年起,逐步开展透视、胃肠钡剂检查、口服胆囊造影等。70年代,开展静脉尿路造影、子宫输卵管造影等。80年代,开展肠套叠灌肠整复、胃肠低张双对比造影、结肠双对比造影等。1993年,开展CT全身各部位检查。2001年,螺旋CT开展全身各部位扫描、椎体重建、血管重建等。2005年,开展MR全身各部位检查。2006年起,逐步开展介入手术。2008年11月,与全市9家乡(镇)卫生院签订影像及医技检查合作协议书,利用医院的技术设备为乡(镇)卫生院提供技术服务,互惠互利,实现双赢。

2009年,能开展多种骨重建、泌尿系重建、脑、颈肺血管、胸腹、主动脉、四肢动脉、内脏血管重建、肺小结节分析、体部肿瘤与肿块的多方位重建,脑、肺、肝、脾、肾灌注,气管、结肠重建,对气管、胃、结肠、血管模拟内镜检查,脑血管、冠状动脉CT血管重建,肿块动态增强扫描,口服对比剂小肠重建,乳腺钼靶检查、口腔全景等。同年建立PACS系统,胃肠、摄片、CT、MR等图像联网,光盘刻录保存资料。2012年,与医院HIS系统连接,临床医生工作站均可调阅影像科报告及图像。2018年,CT、MR检查技术及项目等级达三级医院标准。

三、教学科研

70年代起,负责全县各乡镇卫生院、厂矿医务室放射医生的进修培训。80年代,不定期举办全县性有关放射专题培训班。90年代,承担金坛卫校影像诊断授课任务。21世纪后,随着教学医院的成立,逐步承担各相关院校影像专业、临床专业实习生带教任务。2008年,吴杰开展的“咯血血供类型及栓塞方法对介入治疗疗效的影响”获市科技进步三等奖;2013年,吴杰、金英涛开展的“区域化远程医学影像集中管理信息系统建设与应用示范”获市科技进步三等奖。截至2018年,在省级以上医学杂志发表论文19篇,其中核心期刊5篇。

第三节　病理科

1974年,医院病理科成立,有工作人员2人,用房1间,隶属门诊部功能科。1992年独立设科,王敖娣任主任,有医师3人、用房2间。1996年,工作人员增至4人、用房6间。2000年,李新忠任病理科主任,工作人员增至5人、用房10间。2009年,张玲任病理科副主任,主持工作,外检常规病理突破万例。2010年,病理科有工作人员7人,其中副主任医师1人、主治医师1人、住院医师2人、技师3人;研究生学历2人。医务人员先后赴省人民医院、镇江江滨医院、苏州大学附属一院、常州一院进修。

2015年7月,金坛区卫计局将医院病理科和中医院病理科合并,成立金坛区临床病理诊断中心(简称病理中心),面积达800平方米。病理中心负责金坛区人民医院、金坛中医院、乡镇卫生院的病理检查,年外检达2万余例。李国琴任主任,张玲、高萍宇任副主任,工作人员增至14人。2018年,引进高级技术人才周林艳,12月周林艳任副主任。

一、仪器设备

病理中心拥有奥林帕斯显微镜 12 台，病理图文报告系统，徕卡全自动脱水机 2 台，徕卡全自动染色封片一体机 2 台，赛默非进口切片机 4 台，徕卡切片机 1 台，徕卡冰冻切片机 1 台，石蜡包埋机 4 台，漂片烘片仪 4 台。

二、病理技术

1974 年起，科室开展普通石蜡切片、食道拉网、宫颈刮片、胸腹水脱落细胞检查。1990 年开展快速石蜡切片。1998 年开展免疫组化检查。1999 年应用病理图文报告系统出具病理诊断报告。2004 年，开展宫颈薄层液基细胞检查。2015 年承担中医院、乡(镇)卫生院的常规外检及快速冰冻检查。

三、教学科研

病理科成立后，承担实习生及乡(镇)卫生院病理科进修医生的带教工作及下级医院疑难病理切片的会诊工作。在全国各级期刊发表 20 余篇文章，其中省级以上期刊 10 余篇。

第四节　输血科

1988 年 10 月血库成立，在医技大楼 3 楼，面积约 30 平方米。时任血站副站长王松山调到血库任负责人，由护士采血，到病人床边供血。主要任务是有计划、有偿地采集血液，为全县医疗机构及周边省市供血。献血员除本县外，还包括溧水、丹阳、句容、丹徒以及部分外省人员。当时献血员体检的项目有血红蛋白、谷丙转氨酶、血型鉴定(ABO 系统)、乙肝表面抗原鉴定。1991 年增加丙肝抗体检测。1992 年，徐晓斌任血库负责人，工作人员有 4 人。同年增加艾滋病、梅毒螺旋体检测项目，使血液制品的质量和献血员的安全得到保证。1997 年，金坛县中心血站由医院代管，负责人王亚生，县中心血站负责临床用血的供给，血库归并给检验科。1999 年，实施互助保证金政策，血站派人在医院征收互助保证金，工作人员有张月生、张洪发、崔建华、孙夕琴等。

2000 年，根据卫生部颁布的《医疗机构临床用血管理办法》(试行)，对照标准，逐条落实，对血库的环境、设备、组织、质量管理、无偿献血等工作全面整治，建立健全规章制度，使血库的规范化建设得到提升。2001 年，逐步取消有偿献血。同年为充分合理利用血资源,大力推广成分输血,直至2016年实现了100%成分血的目标。

2012年5月,由于互助献血政策的调整,不再收取献血互助保证金,血站工作人员撤回原单位。2013年7月,医院建立临床输血管理委员会,负责对医院临床用血进行管理、审核和制定用血计划。8月,根据等级医院评审要求,血库升级为输血科,葛锁华兼任副主任。同年,输血科基本设施齐全,设计布局合理,清洁区、半污染区、污染区基本分开。添置血浆融化仪、运血冷链箱、恒温水浴箱、冷冻冰箱,开展微柱凝胶技术血液相容性检测等新项目,其中包括血液交叉配血和不规则抗体筛查,增加了临床输血的安全性。1997年8月至2013年8月血库历任负责人先后是梁化西、杨仪伟、唐国建。

2016年,输血科引进全自动血型鉴定仪,对血型进行正反定型,确保血型结果准确无误,保证临床用血安全。配合临床开展输血及血液治疗,推广成分输血和输血新技术,12月,芮星兼任副主任。2017年4月,科室4名工作人员赴常州二院输血科进行短期轮训;5月,医院加入江苏省输血协会。2017年10月,接受省卫计委对输血管理督查。2018年2月,输血科购置2台恒温溶浆仪。3月,引进第一位毕业于临床检验专业临床输血方向的全日制本科生侯晚军。至2018年年底,输血科有人员6人。其中,副高职称2人、中级职称3人;本科生3人。

一、仪器设备

科室拥有血型TD-3型专用离心机、专用血液运输冷链箱、三洋医用贮血冰箱、医用血浆低温贮存冰柜、废血袋回收专用冰箱、备用贮血冰箱、输血小板恒温震荡仪、FYQ型抗体筛查、配血专用孵育器、24小时不间断冷链系统、专用血浆溶解仪、中济万泰全自动血型分析仪;信息系统为金仕达卫宁输血管理软件。

二、质量控制

科室开展的项目主要有ABO、RH血型鉴定、盐水法、凝聚胺法交叉配血实验、不规则抗体筛查。信息系统为金仕达卫宁输血管理软件,升级后的新系统将满足三级综合医院输血科全过程输血质量控制的需求。

三、教学科研

2012年起,输血科带教来自江苏大学和甘肃省平凉医药专科学院实习生约18人;发表在省级以上期刊论文5篇。

第五节 超声科

1984 年,设立超声波检查室(简称 B 超室),葛景荣负责。主要设备是通用电器公司 GE 超声波检查仪。1985 年,引进日本产 B 型超声诊断仪,开展心脏、肝、胆、胎儿、肿瘤等疾病检查。1987 年,潘秀从金坛县妇幼保健所调入 B 超室。1993 年,工作人员增至 4 人。1995 年 4 月,葛景荣任 B 超室主任。1996 年开始,引进百胜彩色多普勒超声检查仪,逐步开展心脏、血管及浅表小器官等检查项目。先后派多名医师到省人民医院、南京鼓楼医院、南京妇幼医院、南京中大医院、南京军区总医院、常州妇幼医院等进修心血管彩超、胎儿产前筛查超声检查。1997 年 2 月,潘秀任 B 超室副主任。2003 年 B 超室更名为超声科,10 月潘秀任超声科主任。2007 年 11 月,卢朝晖任副主任。2010 年,卢朝晖任主任。超声科率先在金坛市开展胎儿产前筛查检查。2011 年 11 月,潘爱明任副主任。2013 年通过常州市卫生局的胎儿筛查资格认证。至 2018 年年底,有工作人员 11 人,其中副主任医师 5 人、主治医师 4 人、住院医师 1 人、住院医师规培 1 人。

2011—2012 年,科室被评为百日医疗安全活动先进集体;2013 年在“四优”竞赛活动中被评为优质服务示范窗口;2017 年获“全面管理先进科室”称号。

一、仪器设备

科室拥有飞利浦公司 IU22、IE33、HD11 等高级彩超诊断仪 5 台和索诺森床边彩超仪 1 台。

二、诊疗技术

1984 年起开展腹部彩超、阴超、心血管超声检查。至 2018 年年底,开展项目有:心脏常见疾病、先天性心脏病及疑难杂症的诊断;腹部肝脏、胆囊、胰腺及腹膜后疾病的超声多普勒超声诊断;妇产科、泌尿系及浅表小器官彩色多普勒超声诊断;阴道彩色多普勒超声检查;胎儿产前筛查检查;血管超声检查;床边腹部彩超检查;配合泌尿外科开展超声引导下钬激光泌尿系结石治疗、肾穿刺,配合普外科超声引导下麦默通乳房微创旋切手术、超声引导甲状腺穿刺、肝脓肿介入治疗等。

三、教学科研

1984 年起,承担医学院校实习生的带教及金坛地区超声医师进修培训工作。至

2018 年年底,科室人员在省级以上刊物发表论文 20 余篇。

第六节　心电图室

70 年代初期,常州二院谢怡芬医生下放到医院,开设心电图检查。1978 年,朱荷英到心电图室兼做心电图和 A 超,1980 年赴上海第三人民医院进修心电图和 B 超,回院后开展检查。当时心电图室隶属于门诊医技科(理疗室、心电图室、胃镜室),由副院长夏子耆分管。80 年代后期,徐湘雅到心电图室工作。

1990 年,彭颖秀分配至医院心电图室,朱荷英负责科室工作。心电图室主要开展普通心电图、二级梯运动试验、阿托品试验等。后徐湘雅开展长程动态心电图及体外反搏治疗。1995 年有 6 名医技人员,科室曾派 2 名医生赴南京三甲医院学习动态心电图、动态血压等项检查。1997 年 2 月,心电图室与胃镜室、脑电图室合并,成立功能检查科。2010 年 11 月,心电图室独立设科,彭颖秀任主任。2018 年,有医技人员 6 人。其中,副主任医师 2 人、主治医师 1 人、住院医师 3 人。彭颖秀、于迎根先后到苏州大学附属第一医院及江苏大学附属医院进修学习。

一、仪器设备

科室拥有美国 Mac 十二通道心电图机、日本光电心电图机。深圳博英动态心电分析系统、美国顺泰动态血压分析系统、北京麦迪克斯网络心电图分析系统。

二、诊断技术

90 年代初期,科室有上海医用电子仪器厂生产的单导热笔式心电图机 1 台,开展二级梯运动试验、阿托品试验、长程动态心电图检查。1995 年,开展 24 小时动态心电图(磁带式)和动态血压检查,引进日本光电三通道心电图机。1995 年,常规心电图检查约 3000 人次、动态心电图约 400 人次。21 世纪初,动态心电图检查分离出去,并入心内科。2009 年,购置美国 Mac 十二通道心电图机。2016 年,引进北京麦迪克斯网络心电图分析系统,成立金坛区心电图网络会诊中心,为全区乡镇医院提供心电图会诊,动态心电图归入心电图室管理。2018 年,检查常规心电图 2.65 万人次,动态心电图检查 2800 人次。

三、教学科研

1976 年起,科室接受金坛县(市、区)乡(镇)卫生院医生进修培训工作。80 年代起,承担医学院校大中专生心电图实习及带教任务，承担乡镇医院内科医生、心电图医生、院内新上岗医师轮转及护士的专业进修培训工作。至2018年年底，科室人员累计在省级以上医学杂志发表论文20篇。

第七节　神经电生理室（脑电图、肌电图）

一、脑电图室

1992年1月，医院成立脑电图室，工作人员1人，隶属医技科室。购买的第一台脑电图仪为日本光电走纸八道脑电图机，运用这种无创、可系统动态检测脑电活动信息的检查方法，为脑血管病、癫痫、缺血性脑病等提供诊断依据。年检查病人500余人。2005年10月，购买上海诺诚电气有限公司Nation9128数字化脑电图仪，同一主机可实现常规脑电图、脑电地形图，一机多用。以直观、清晰的二维图像形式显示大脑在生理和病理状态下活动的特征和规律，为脑部疾病早期诊断治疗及预后的评定提供客观、准确地依据。

2007年，脑电图室隶属神经内科，工作人员1人。2015年12月，增加日本光电Neurofax视频脑电图（EEG-1200C）1台，该仪器可以全过程同屏同步存储、编辑、回放病人的脑电波与录像信号，并可长距离、长时间的记录。有工作人员陆惠华、何桂霞和兼职人员祁英杰，仍隶属神经内科。2018年1月归属康复医学科管理。年完成视频脑电图检查约150人次。

二、肌电图室

2011年3月，科室引进第一台日本光电肌电图诱发电位仪MEB-9404C，用于神经科常规检查、术中监护、麻醉深度监护、康复评估、脑死亡鉴定、眼科、耳科、儿科、脑功能研究、运动员肌肉评估等。主要测量项目有诱发电位（听觉自动进行ABR听阈测验、视觉、体感）；神经传导研究（感觉、运动、重复电刺激、F波、H反射、瞬目反射）；肌电图（手动和自动运动单元电位、定量肌电图、干扰相分析、单纤维肌电图、巨肌肌电图、受刺激单纤维肌电图）。7月划归神经内科，有工作人员2人（其中兼职1人）。2018年1月，隶属康复医学科，年检查约100余人次。

第八节 经颅超声多普勒室

经颅超声多普勒室(TCD)于2018年1月成立,隶属康复医学科。购买深圳市德力凯医疗设备股份有限公司的经颅多普勒仪器1台。经颅超声多普勒(经颅超声多普勒技术)是用频谱多普勒对颅底动脉血流动力学进行评价的一种无创性检查方法。通过超声多普勒效应检测颅内外各主要血管及其分支和阶段血流动力学及生理参数,实时和动态的观察以判断脑血管疾病,为临床治疗提供信息。开展对重危病人进行床边和术中监护,为脑血管疾病的诊断提供更准确的脑血流动力学资料。

经颅超声多普勒检查的适应证主要有颅内动脉狭窄和闭塞的诊断和评估、颈内动脉狭窄和闭塞的诊断和评估、脑血管痉挛的诊断和评估、脑血管畸形的诊断和评估、锁骨下动脉盗血综合征的诊断和评估、脑死亡的诊断等。经颅多普勒室有何桂霞1名工作人员。2018年检查工作量约600人次。

第九节 肺功能室

肺功能室始建于1995年,由原大内科主任徐裕成运用简易肺功能仪器开展肺功能诊疗工作。2009年,医院派王云到常州二院进修学习。2010年,购买科时迈PCRS232肺功能仪,正式成立肺功能室,隶属呼吸内科管理。常规开展肺通气、支气管舒张试验、流速容量曲线、残气容量测定、肺弥散功能测定等检查。2016年,购买呼气末一氧化氮测定仪,开展呼气末一氧化氮测定。

肺功能室主要仪器有QuarkPFT3肺功能仪、体积描记仪、呼出气一氧化氮分析仪等。检测项目包括通气功能、弥散功能、气道阻力、残气功能、支气管舒张实验、6分钟步行试验、呼出气NO检测等。通过肺功能检测可以对呼吸系统常见病、多发病及疑难病进行诊断、鉴别诊断,特别对COPD、哮喘、气道高反应、肺间质性疾病等进行诊断和鉴别诊断;对心胸外科手术的患者进行术前肺功能评估,保证手术安全。

肺功能室有7名医师取得肺功能检查规范化培训合格证书,其中,主任医师1人、副主任医师3人、主治医师2人、住院医师1人;专职护士1人。2018年检查工作量1100人次。

第十节　消化内镜中心

消化内镜中心前身为胃镜室。1980 年,副院长夏子耆首先开展纤维胃镜检查技术并成立胃镜室,夏子耆兼负责人。1988 年,开展肠镜检查技术。90 年代成立内窥镜室,1997 年 2 月,季粉林任副主任,内窥镜室隶属功能科。1999 年 3 月,季粉林任功能科主任。2010 年 10 月,消化内科主任赵凯兼管胃肠镜室。2012 年 8 月,胃肠镜室由 5 号楼 3 楼迁至 1 号楼门诊 3 楼,成立消化内镜中心,消化内科与消化内镜中心实行一体化管理,由赵凯全面负责。2017 年 11 月,由内科主任张小平负责。

自消化内镜中心成立后,医院先后添置 2 台奥林巴斯 260 及 1 台奥林巴斯 290 电子内镜系统,配备奥林巴斯 260 及 290 型电子胃肠镜、奥林巴斯 260 十二指肠镜;添置奥林巴斯 EU-ME2 超声内镜和迈尔内镜清洗消毒设备;配备 Fabius2000. REF2604100-09 麻醉机 1 台,添置 ERBE 电凝电切仪、高频氩气刀及内镜治疗附件;添置同位素碳 - 14、碳 - 13 呼气检测仪、金山胶囊内镜系统。

2018 年,消化内镜中心面积 185 平方米,设有 2 个诊疗单元、1 个复苏室及 1 个专用内镜清洗消毒间。有专职内镜医生 2 人,均为主治医师。有专业内镜护理人员 4 人,设组长 1 人,负责内镜的消毒、保养,并配合内镜检查及内镜下治疗。每年完成内镜检查近 9000 余人次,内镜下治疗及手术近 400 人次。

第十一节　药剂科

建院至 70 年代初,医院设有药房,配发一般药品。先后开设西药房、中药房、药库、制剂室等。70 年代初,刘午负责药房工作。70 年代中期成立药剂科,华瑶玉为负责人,盛钧芳负责西药房,陈国贤负责中药房,刘慧珠负责药检工作。1990 年 7 月,华瑶玉任主任。1992 年 9 月,于罗俊任副主任。1993 年 9 月,闵留生任主任。1997 年 2 月,徐央庆任副主任,12 月任主任。2000 年 9 月,吴惠华任副主任。2002 年 7 月,黄贵平任主任。2006 年 2 月,刘素琴任副主任。

1995 年,药剂科下设西药房、中药房、病区中心药房、西药库、中成药库、输液库、制剂室、药检室等单元。2005 年创成常州市规范药房。是年起,药品实行常州市统一招标采购。2008 年 1 月,综合门急诊病房大楼门急诊部启用后,设立急诊药房、便民药房,启用新的药库房。设有中央空调、冷库、药品保险柜等,并根据药品不同储存要求放置不同区域,库房温湿度接受市食品药品监督管理局实时监控。2009 年起参加江苏省网上药品集中招标采购。

2010 年医院通过常州市卫生局和食品药品监督管理局的“江苏省医疗机构药品使用质量管理规范”验收。2013 年 2 月 26 日起,药品实现“零差价”销售。是年,药剂科创成金坛市临床重点专科。2016 年 7 月成立临床药学室。2017 年 1 月起,医院成立采供办,将药剂科的中西药库、输液库划归采供办管理。2018 年年底,药剂科有药学技术人员 45 人,其中高级职称 8 人、本科学历 26 人、研究生学历 2 人,取得执业药师资格 16 人。

80 年代,药剂科先后被金坛卫校、常州卫校定为实习基地,同时接受乡镇卫生院进修培训。1995 年起,担任金坛卫校药物制剂专业课程理论教学,同时承担江苏医药职业学院、常州技术师范学院、无锡卫生高等职业技术学校、甘肃省平凉医专、平凉卫校等院校实习生带教任务。2005 年起,承担全市医师麻醉药品处方权和药师麻醉药品调配权资格培训和考试,至 2018 年已举办 5 期培训班。从 2008 年起,每两年举办 1 期医学继续教育培训项目。70 年代中期,该科研制抗癌药 701 注射液、虎杖涂液、乳膏剂等特色制剂。至 2018 年,开展科研项目 7 项,获市科技进步一等奖 1 项、三等奖 2 项。2009—2018 年在省级以上医学杂志发表论文 30 余篇,其中核心期刊 6 篇。

一、门诊药房(西药房、综合药房)

建院初期医院设有西药房。70 年代初,在门诊 1 楼设有西药房,面积 80 平方米,调配门诊处方以及急诊处方,后设立病区药房。80 年代起,西药房、病区药房实行“金额管理、数量统计、实耗实销”管理模式,西药房旁设立收费窗口,处方药房人员划价后收费。1996 年,门诊药房迁至门诊 2 楼,面积约 120 平方米,有药剂人员 8 人,设有 2 个取药窗口。添置冰箱、空调、可移动式货架。处方不需药剂人员划价后收费,由收费处直接收取药费。2003 年起,采用金仕达卫宁 TIS3. 5 系统电脑管理与医院各科电脑联网,药品领发数量及金额账目实行电脑系统管理。2005 年,因医院综合门急诊病房大楼建设,迁至行政楼 2 楼,面积约 150 平方米,设有二级库房和麻醉药品专库。2008 年 1 月,综合门急诊病房大楼门急诊部启用，门诊药房迁至门诊大楼2楼，为方便病人将中成药放置到门诊药房调配，门诊药房面积约300平方米，采用大窗口柜台式发药方式，设有4个发药窗口。药房配有冰箱5台、中央空调，并设有二级库、麻醉药品二级库、办公室、更衣室等辅助场所。药品价格电子屏滚动公示。2018年，门诊药房工作人员9人，日配方量约1200张。2018年9月起，急诊、门诊药房人员统一排班。

二、病区药房（中心药房）

70年代中期医院设立病区药房。90年代初迁至7号楼2楼，面积约80平方米，人员6人。2003年，因医院建设迁至6号楼2楼，面积约120平方米。2009年5月，迁至综合门急诊病房大楼5楼，面积约250平方米。2018年，病区药房配有药剂人员10人，日配方金额约26万元。

三、急诊药房

1995年开设，面积约16平方米。急诊药房归门诊药房管理，人员统一排班，日配方量在60～80张。2008年1月，门急诊综合大楼启用后，在急诊区域单独成立急诊药房，24小时值班，面积约80平方米。2018年，急诊药房有药学人员7人，日配方量在250～300张。

四、草药房（中药房）

70年代初开设，由陈国贤负责，调配中草药及少量中成药，面积约50平方米，同时开展中药饮片加工炮制以及中药制剂。2002年起，中药房开展客料膏滋加工业务。2006年6月，中药煎药室引进煎药机。2008年5月，迁至门诊楼3楼，面积约120平方米，并将中成药转至门诊药房，仅保留中药饮片配方工作。2016年7月，对中药煎药室进行改造，按相关规定重新设置中药煎药室。2018年3月，对中药房货架进行更换，改用统一中药货架以及操作台，设有药斗540多个，同时对中药房的发药窗口以及室内重新改造装潢。2018年4月，引进广东一方精制免煎颗粒，实行电脑化的免煎颗粒配方发药。2018年，中药房有药学人员5人，日均饮片配方量在20～30张，免煎颗粒处方约30张。

五、药库

建院初期，药库由药房人员兼职管理，后设专职管理人员，面积约30平方米。80年代中期，药库负责西药、中成药、中草药及饮片、输液，Ⅰ、Ⅱ、Ⅲ类器械及医用耗材等，管理采用人工账卡式台账模式。1990 年，药库搬迁，库房面积扩大至约 200 平方米。另设输液库、制剂库。配备药库管理员、采购员、财务会计。2005 年 5 月迁至 2 号楼 6 楼，面积约 650 平方米，分库房及办公区域，库房分草药库、成药库、针剂库口服药库、眼用药库、外用药库、麻醉药库、原料库、化试库、输液库等。库房分为常温区、阴凉区、合格药品区、待验区、不合格药品区，并采用色标管理，安装监控设备与 110 链接，温湿度监控设备与食品药品监督管理局联网。2008 年 6 月，增设 16 平方米的冷藏库。2016 年，将库房墙体改成防火材料，同时对库房布局进行调整。2017 年 1 月，将库房划归采供办管理。4 月对输液库调整。2018 年，库房有工作人员 6 人。

六、制剂室（含药检分析室）

建院初期开展协定处方以及普通制剂的配制，至 70 年代，逐步增加含灭菌制剂、中药制剂、普通制剂等品种。1975 年制剂室落成，由华瑶玉负责并兼管所有制剂的质量检验，朱全负责中药制剂，谢金保负责动物房。80 年代初，制剂室逐渐形成规模，制剂品种包括大输液、外用药、乳膏剂、注射剂、糖浆、冲剂、胶囊等百余种。1983 年，在江苏省制剂整顿中验收合格。1990 年，建成制剂楼，面积约 500 平方米，设有 60 多平方米的净化区，生产瓶装输液。1994—1995 年，对制剂室进行改造，生产软袋输液，含灭菌制剂 20 多个品种、普通制剂 40 多个、中药制剂 20 个，并研发出清肠合剂、养阴清肺糖浆、海马杜仲酒、银花露、清咽袋泡茶等特殊制剂。药检室 80 多平方米，包括仪器室、菌检室，配有 751 型紫外分光光度计及电子天平、细菌培养箱、净化操作台等设备，能开展制剂常规检测。1996 年制剂产值 400 多万元。2006 年撤销制剂室。2007 年，利用原有生产注射用水的设备生产纯净水，并成立饮水办，负责向医院办公区域及职工家庭供应饮用纯净水。2012 年饮水办撤销，停止生产纯净水。

七、临床药学室

2012 年 9 月，朱洁到江苏省人民医院临床药学基地进修抗感染专业，2013 年 4 月取得临床药师资格证书。2013 年 9 月，孙晶到苏州大学附属一院临床药学基地进修抗凝专业，2014 年 8 月取得抗凝专业临床药学证书。2016 年 6 月，医院成立临床药学室，12 月 29 日，承办“常州市第六阶段临床药师规范化药学”查房活动。2017 年 1 月，引进广州军区广州总院抗感染专业临床药师 1 人，9 月袁馨到南京中大医院临床药师基地进修通科专业，杨鹏飞到常州二院临床药师基地进修肿瘤专业。至 2018 年，该室有专职临床药师

5 人。负责查房、会诊、疑难病例讨论、用药监护、用药宣教、药物咨询、合理用药宣传、不良反应监测上报、《药讯》编辑、药历书写、血药浓度监测以及抗菌药物监测网数据上报等工作。

第十二节 临床营养科

2013 年 12 月,内分泌科病区主任衡卫军兼任营养科主任,营养科诊疗工作融入内分泌科诊疗范围。2018 年 4 月 26 日正式成立临床营养科,有主任医师、主治医师、住院医师各 1 人。随着临床营养治疗学的发展,饮食在防病治病中的作用越来越受关注,营养治疗已融入现代医学的医疗、护理之中,成为医院综合治疗不可分割的重要组成部分。营养科成立后,加强医院临床营养管理,开展营养与健康宣教教育服务,为住院患者提供膳食营养指导,提高营养诊疗质量与服务质量。

第十三节 体检科

2009 年 9 月,医院正式成立体检科,徐珊任科长。设在 6 号楼 2 楼,面积 760 平方米,设有内科、外科、五官科、妇科、心电图室、超声科、DR 室、物理检查等诊室。在科室完成宫颈癌筛查、骨密度测定、动脉硬化测试等检查项目。乳腺钼钯、CT、磁共振等大型设备和医技科室资源共享,配有餐厅、休息室和贵宾室。体检科由副主任医师 1 人、主治医师 5 人、副主任护师 3 人、主管护师 5 人和各医技科室的专业技术人员组成。2014 年 7 月,葛兰君任副科长。2016 年 11 月,庄小美任科长。

一、设备与项目

科室独立配备有先进的设备(包括两台超声机、心电图机、动脉硬化测试机、DR 机等)和一支拥有高超技术的专业团队,为年老体弱、市企业精英、学科带头人等开通绿色通道,为受检者精心设计体检项目、合理制定体检路线,整个体检过程均有导医全程导诊服务。建立个人体检档案,实行信息化管理,确保体检客户的体检质量及报告质量,给予一对一的咨询服务,提供科学的健康指导。做好后续服务工作,如病情需要主动向其介绍和联系医院的专家会诊。主动结合医院创建的“惠民流动医院”,对大型企业、学校等人数众多的单位采取派专科医生上门解读、检查报告、接受健康咨询和释疑等后续服务形式。

二、体检服务

新中国成立后，根据金坛县（市、区）人民政府的要求，抽调医务人员参加县（市、区）人武部组织的征兵体检。倪忠泰、包德成、申敖齐、刘彦等先后任征兵体检站总主检。80 年代，医院每年组织医务人员走出院门为厂矿、机关干部、企事业单位员工进行健康体检，以及招工、招干、中高考学生体检。1995 年体检工作由门诊部负责，体检主要对象为中、高考学生及机关工作人员。2009 年体检科成立后，为机关、企事业单位及个人提供健康套餐体检和自选项目检查，开展招工，调干、高考、入学、出国、特种工、司机、保险等特殊体检。2010 年 2 月起，全市驾驶员体检由医院负责，专门在交警大队设立了驾驶员体检点，具体由体检科分管。平均每天体检 150 人次，每年承检约 5.8 万余人次。

表 3－5－1　　1989—1997 年医院医技科室工作量统计表　　单位：人次

年份 科室	1989	1990	1991	1992	1993	1994	1995	1996	1997
透视	16846	13703	16329	12005	12773	6100	6992	8387	9209
摄片	9872	9552	10596	14823	18738	10671	14934	18787	19537
检验	167913	218897	277887	230038	298055	296336	227756	513435	556018
理疗	—	—	—	—	13341	12186	11257	11069	17885
B 超	8258	9719	11211	14529	17393	17029	18303	20341	23319
脑电图	—	—	—	—	914	700	570	587	506
心电图	3305	3992	3995	3751	4511	4319	4847	4836	4474
病理	2226	2423	2590	2088	2310	2245	2511	2906	3338

表 3－5－2　　1998—2005 年医院医技科室工作量统计表　　单位:人次

年份 科室	1998	1999	2000	2001	2002	2003	2004	2005
透视	7688	11136	9928	12096	18082	22453	9726	8740
摄片	18385	18133	18367	18581	22927	26485	26702	25267
检验	608712	664632	714803	884513	1322992	1133689	1233629	1123706
理疗	9218	7531	4375	5545	5449	5879	5237	4285
B 超	24775	26906	26930	28675	33988	34701	40370	36967
脑电图	449	480	523	612	661	592	640	524
心电图	4955	5297	5271	5045	6270	7060	7959	8727
胃镜	—	3181	3037	2671	3042	2701	3647	3808
结肠镜	—	294	393	426	489	418	489	443
病理	4066	5226	4723	4667	5049	4992	5465	6385
CT	—	5788	5805	6531	7889	8962	10210	12182

表 3－5－3　　2006—2018 年医院医技科室工作量统计表　　单位:人次

年份 科室	2006	2007	2008	2009	2010	2011	2012	2013	2014	2015	2016	2017	2018
透视	4897	4560	5756	7920	12400	21000	48640	59794	66573	75074	8661	—	—
摄片	26712	38564	42432	51547	54237	40714	63793	73115	80201	84259	99183	106946	110462
检验	1436026	1524463	1711525	3088557	2506309	2971127	4580423	5073125	5962316	6576513	7044436	4606460	756200
理疗	3204	3295	1912	2130	3811	2395	3480	3215	2063	2708	2934	2495	2049
B 超	38993	42754	47910	57162	64724	59172	86271	92471	106859	111214	108268	128373	130547
脑电图	780	995	1025	1252	1433	1125	1475	1452	1500	1516	1455	1470	1314
心电图	9568	10193	11522	15317	17893	14713	21039	22152	23854	24378	25142	26348	30993
胃镜	4404	4997	5170	5617	5815	4530	6856	7046	7712	7571	7139	6980	7664
结肠镜	938	1015	1325	1529	1852	910	810	898	1101	1134	1340	1723	1988
病理	7086	7266	8227	9030	11560	10949	15049	16616	18726	18127	10027	12706	15816
CT	16796	19648	23598	26104	24868	19604	32286	37278	43907	49150	56402	66151	84621
超声心动图	—	—	1098	1515	1404	—	—	—	—	6608	6814	6905	—
核磁共振	2651	3706	5224	7162	7347	6516	10645	11004	12682	14684	15997	17073	21322
彩超	38993	42754	47910	57162	64724	59172	86271	92471	106859	111214	108268	128373	130547

第四篇　护理保健与社会服务

护理是医疗服务中的重要内容，建院初期，医生不多，护理人员更少。新中国成立后，医院的护理体制逐步完善。初期护理工作由院长直接管理，1953 年成立护理组。50－70年代以功能制护理为主，实行护士长、护理组长二级管理。80 年代推行以病人为中心的责任制护理，设立总护士长，实行总护士长、护士长二级管理。90 年代成立护理部，成为职能科室，实行以人的健康为中心的整体护理模式。2010 年起医院全面推行优质护理，护理更趋科学化和专业化。2012 年实行护理部主任、科护士长、护士长三级管理，开展“总有天使在身边”品牌服务，服务项目拓展、延伸，服务水平优化、提高。

医院的预防保健工作，解放后才开展实施。初期医院负责全县医政并担负公共卫生的防治。60－70 年代，医院在预防接种的基础上，又承担爱国卫生和传染病防治任务。80 年代始，医院与县中医医院分工协作，主要承担金坛城区东部预防保健。医院预防保健工作坚持以“预防为主”的方针，开展社会保健和医疗服务，血吸虫防治、抗震救灾、突发性公共卫生防控等，医务人员深入一线，积极参与，为全区健康卫生事业保驾护航。

第一章　护理工作

医院创办初期，护理人员仅 2～3 人，新中国成立后经过近 70 年的发展，医院护理体制从护士长一级管理，到总护士长、护士长二级管理，护理部主任、护士长二级管理。最终实行护理部主任、科护士长、护士长三级管理。服务理念从“以疾病为中心”提升到“以病人为中心”，护理模式从功能制护理发展为责任制护理，最终实行整体护理。护理单元从最初的 1 个综合护理单元，发展到涵盖病区、门诊部、急诊、手术室、供应室、ICU、血液透析科等 26 个护理单元。护理队伍从建院初护士 2～3 人发展到 2018 年 568 人，大专以上学历护士占 81%。护理技术从初期发药、注射、输液等简单技术发展到涉及病房、手术室、ICU、急救、血液净化等现代临床、医技学科等数十个专业，护士须掌握基本医学理论和多种医疗器械操作技能。

医院创造了人性化、亲情化、礼仪化等特色鲜明的护理文化。护理教学与科研取得丰硕成果。自70年代起，护理部门为各类医学院校、乡镇卫生院带教、培训护士、护理骨干、护士长等数百名。11项护理科研成果获金坛（县、市、区）科技进步奖，多项新技术填补金坛（县、市、区）空白，40余项发明获国家实用新型专利。2010—2018年在省级以上医学刊物发表论文688篇。

第一节　护理模式与质量管理

一、护理模式

随着护理学的不断发展，护理模式大致经历了3个阶段。

第一阶段，50—70年代，医院护理模式还停留在传统的、沿袭多年的护理形式——功能制护理。这一阶段“以疾病为中心”，着重病人的生理疾病护理。护士仅限于晨间护理、铺床叠被、打针发药测体温、完成医嘱和生活护理。

第二阶段，80年代初，医院引进新一代护理模式——以病人为中心的责任制护理。要求护理工作应根据病人身心两方面存在的问题制订护理计划后实施。1982年，选择在内科病区试点，实施责任护士和辅助护士对其所负责的一定数量的护理对象，按照护理程序，实行8小时在岗、24小时有专人负责的责任制护理方法。责任制护理工作范围包括病人的治疗、饮食、基础护理、心理护理及护理病历书写、护理记录等。这样，护士很快熟悉和了解自己分管病人的情况，利于护患沟通，受到病人欢迎，并逐步在医院推行。后因护士紧缺、设备差，难以照顾周全，常引发护患矛盾，实际推广中遭遇困难。

第三阶段，以人的健康为中心的整体护理模式。随着医学科学的不断进步，原先的生物医学模式已不能适应临床需要，病人对护理的要求不断提高，使护理模式开始向“生物—心理—社会医学”模式转变。在整体护理模式病房，推行以人为本，实行人性化护理，执行护士行为规范，开展礼仪行为、礼貌用语服务。整体护理病区根据具体情况，在责任制护理基础上制订出病区标准护理计划、标准教育计划，设置多种护理工作记录表格，强调以人为本的护理服务理念，对新入院病人评估，找出现存和潜在影响康复的问题，与病人交流沟通，制定病人能配合的护理服务措施，并随时听取反馈意见调整措施，健康教育贯穿于病人住院全过程。在引导护理人员逐步转变观念的基础上，1995 年，护理部组织对护理个案查房，健全护士长例会制度，完善护士长手册的填写，对护理质量进行全面考核。

1997 年，医院率先在条件较好的五病区（脑外科、胸外科）、八病区（神经内科、消化内科）、九病区（肿瘤科）3 个病区推行整体护理，创建模式病房的试点。要求护理人员运用护理程序的方法实施整体护理。通过 5 个月的运行，社会反映良好，社会满意率 98.6%，比普通病区高了 6 个百分点。1997 年年底，常州市整体护理工作经验交流会在医院召开，与会人员对金坛医院整体护理给予充分肯定。1998 年在三病区（泌尿外科）、四病区（骨科）和七病区（心内科）推行，对其他病区进行渗透，逐步转变护理模式。2002 年，有 8 个病区实行整体护理。2004 年以后，医院所有病区均以整体护理模式开展护理。

2010 年起，遵循“以病人为中心、安全护理、真诚关怀”的护理理念，从科学化和专业化护理着手，落实基础护理责任，切实改进临床护理服务质量，打造社会尊重、患者满意、同行认可的优质护理服务新形象。在护理质量管理中遵循 PDCA 循环模式对护理质量进行考核、分析、评价，整改、追踪、再评价，达到护理质量的持续改进。2015 年，围绕质量、安全、服务的宗旨，更新护理理念，改进服务流程，加强护理质量控制和护理监督，提高了护理服务品质。2017 年，在“等级医院复评”和“医院规范化服务提升年”活动中，对照标准，逐条、逐项落实，护理管理制度化、规范化，护理质量稳步提升。2018 年，病人对护理服务的满意率达到 95%。

二、质量管理

医院的护理质量是一个不断提升的过程。1980 年 10 月，医院首先选择内科病区创建示范病区，成立创建示范病区领导小组，内科建立病区管理小组，由科主任、护士长、护理组长、工友和病员组长 5 人组成，院党支部领导亲自抓，严格探视、陪客规定和病区管理等制度，限制陪客人数及探视时间，室内每天清扫消毒。制定 15 项护理技术操作常规，开展基础护理、危重病人护理、专科护理等。1982 年 12 月，内科通过常州市卫生局示范病区验收。1983 年起，医院将内科创建示范病区的经验，逐步推广到其他病区，使病区陪客数量明显减少，医疗服务得到改善、护理质量得到提升。1984 年实行责任制护理，开展护理业务考核和技术操作比赛。1986 年全国首届护理工作会议后，确立了护理学科的科学性、重要性、系统性，使护理工作在新形势下，得到加强和发展。至80年代后期，制定全面质量管理实施方案，完善各级各类护理人员职责、各专科护理常规以及重点护理和护理操作流程等，定期检查考评。

90年代，医院实施“三基”教育的新举措，通过考试考核、操作演练，强化在岗护士的业务技能。深化护理管理推出对护士“三严”管理的新理念，抓护士的再教育、技能比赛、考试考核，护理质量得到不断提升。

1995年，医院在3个病区试点，推行以病人为中心整体护理，创建模式病房，随后全面推开。1997年年底，常州市卫生局在医院召开整体护理现场会。

21世纪，全面推行整体护理模式，加强落实护理“三查七对制度”“交接班制度”“差错事故管理制度”“护理查房制度”，全面施行《护士条例》。对在岗护士进行全面质量教育，树立质量第一的观念；制定包括质量标准、质量指标、实施措施、考评办法等全面质量管理实施方案，完善《护理质量考核细则》《各专科护理常规》《护理服务规范》等规章制度及护理操作流程，规范了护理质控工作的各个细节，使护理管理者和护理人员对护理质量控制目标明确，有章可循，使管理手段走向常规化、制度化、规范化、科学化，进行定期或不定期的检查考评和质量监督。抓岗位责任制，考评实绩与奖金挂钩。

2006年，医院在十二病区（心内科）、十一病区（神经内科、消化内科、血液科）、十病区（肿瘤科）、九病区（内分泌科）四个病区开展和谐病区创建活动，注重“八化”：首诊宣教情感化、爱心活动日常化、健康教育制度化、基础护理灵活化、星级服务标准化、技能服务优质化、护理工作连贯化、陪护帮教化。2009年，开展亲情服务病区创建活动。

2010年2月，卫生部在全国开展“优质护理示范工程”，目的在于切实加强基础护理，改善护理服务，提高护理质量，保障医疗安全，努力为人民群众提供安全、优质、满意的护理服务，医院积极贯彻落实活动方案的精神。在护理人员不足的情况下，根据医院实际情况，2010年7月，率先在神经内科和骨科创建优质护理示范病区，经过一段时间的实施，医生和患者都很满意，尤其是骨科病区的“亲情式无陪护理”工作的开展，效果很好，社会评价很高，极大地满足了患者和家属的需求。2011年年底，骨科一区、骨科二区作为首批A类优质护理病区通过常州市卫生局专家组的评审。

2011年，有7个病区（外科八区、十区、十一区、十二区，内科十六区、十四区、二十区）进行优质护理示范病区的创建。借鉴原有优质护理病区创建的经验，加深内涵建设，改变了传统护理模式,实施责任制整体护理,每位护士都责任包干护理病人,每位患者都有自己的责任护士;另外在护理举措上增加了护理车、洗头车、床旁消毒仪、床上餐桌等护理用具,为护士工作提供了有力的保障;规范了护士日常行为礼仪;简化护理文件书写,把时间还给护士,把护士还给病人;护理不仅仅是照顾好病人,还要努力教会病人如何自理,更好地回归社会。围绕着这个目标,对病人进行分阶段、分层次的护理。在深化专科护理内涵上下功夫,每个病区根据自身专科的特点,为病人提供特色专科护理,如:糖尿病病人的胰岛素注射示范指导、肺心病病人的呼吸操训练、肿瘤患者的居家止痛、胸外科病人肺功能锻炼、普外科的造口护理、脑外科对昏迷患者的呼唤式促醒护理等等。

为更好地了解病人需求和对护理工作的要求,各护理单元设计了不同的住院病人意见征求表,主动了解病人需求,对存在的问题及时予以解决和帮助。建立了出院病人一周内回访制度,对出院患者提供电话咨询服务、主动关心了解病情、提醒首次复诊时间。了解病人的思想动态,重视反馈的信息,定期召开服务质量沟通分析会,提出整改意见,解决问题。推行人文关怀,使护理工作更亲情化,各优质护理创建病区,制作了“温馨提示卡”“健康小贴士”“温馨欢送卡”等,对暂时离开病区的患者提供护理服务,方便患者回病室后能在第一时间接收到护士传达的信息。

2012 年 7 月,在院部的支持下,护理部组建了“支助中心”,为临床病区提供多方面的保障服务,如病人的陪检、药品的配送、急诊血标本的送检等。从制度、人力、财力、流程上保证“把时间还给护士,把护士还给病人”,确保护士为病人服务的有效时间。同年,医院开展“总有天使在身边”的延伸护理服务,对长期带管出院的患者、糖尿病独居老人等提供上门进行管道护理及专科护理服务。至 2018 年,为出院患者服务 300 余人次;组织 200 余名护理人员到社区、学校、养老机构进行免费义诊、老年人安全护理、慢病管理、急救知识及技能讲座共计服务 1200 人次。

2013 年,护理部和各护理单元根据护士的工作量、护理的难度、患者的满意度和医生的满意度及病区成本控制等对护士进行业绩考核和薪酬分配,真正做到奖勤罚懒、奖优惩劣的绩效管理,充分调动了护士的主动性和积极性。成立了 2 个护理品管圈:糖尿病护理品管圈(甜甜圈)和静疗护理品管圈(希望圈),通过 QCC 七大手法,促进护理质量的持续改进。2012 年神经外科、消化内科通过“常州市优质护理 A 类病区”的创建工作。2013 年胸外五官科、普外科一、神经内科、呼吸内科(十五病区)、内分泌科通过“常州市优质护理服务 A 类病房”的创建工作。

2014 年,在临床病区启用移动护理系统(PDA)、护理电子病历,采用条码核对功能有效、正确识别患者,落实患者风险评估,实现录入、读取生命体征信息流程优化,有效实现闭环医嘱,提高了护理质量和工作效率,推进了护理工作量化可追溯,保证了病人安全。在护理质量管理中,应用 PDCA 循环模式对护理质量进行考核、分析、评价,整改、追踪、再评价。组织了“护士长病房管理规范月”“输液病人质量规范月”“管道护理质量规范月”“围手术期护理质量规范月”“健康指导活动月”等活动。进一步规范护理工作标准和要求,使护理工作更加规范化、标准化、制度化。为更好地落实饮食指导工作,护理部编印了《住院患者膳食适应征和膳食应用原则》手册,指导护士正确进行健康饮食宣教。统一制作了围手术期患者术前和术后护理评估单,并完善了围手术期的应急预案和护理技术规范,以指导年轻护士临床护理工作。同年,经过省专家组现场审核评定,肿瘤科病区被评为第三批“江苏省癌痛规范化治理示范病房”。

2016 年,完成护理质量持续改进项目 10 余项,开展“品管圈”活动,创建了“迈动圈”(骨科)、“救生圈”(急危重组)、“希望圈”(肿瘤科组)、“爱脑圈”(神经内科组)等 22 个“品管圈”,有效完善和解决了护理工作中存在的难点。2018 年,医院品管圈“健生圈”参加江苏省品管圈大赛获一等奖,参加全国品管圈大赛获三等奖。同年,心内科、泌尿外科、儿科通过“常州市优质护理服务 A 类病房”的创建工作。

2017 年,成立静疗小组、造口伤口管理小组、护理科研小组等,每季度开展活动。全面实施以临床案例为背景的护理实景能力考核,引进新型的“E 答考试系统”,改变了传统三基考试的模式。完成护理质量持续改进项目 10 余项,开展品管圈活动 22 项,开展专科特色护理和创新服务 20 余项。2017 年呼吸内科(十六病区)、普外科二、肾内科、ICU、肿瘤化疗科通过“常州市优质护理服务 A 类病房”的创建工作。截至 2018 年,医院 26 个护理单元全面实施优质护理,共有 17 个护理单元先后通过“常州市优质护理服务 A 类病房”的创建工作。

2018 年,加强护理信息平台建设,在 3 个病区启用了移动护士站,真正实现了护士站前移,2018 年 12 月,护理部加强护理信息化建设,使用护理质控系统、护理排班系统、护士分级档案管理系统、国家敏感指标收集系统等,以提高护理管理的效率。

第二节　护理单元

一、病区护理单元

建院初期，床位较少，不分护理单元。30—40 年代，仅有 2 ~ 3 名护士、1 间护士办公室兼治疗室。

50 年代，医院设内科、外科、手术室和门诊 4 个护理单元。70 年代增至 8 个，分别为内科、外科、妇产科、小儿科、传染科、手术室、供应室、门诊，每个护理单元设治疗室、抢救室、护士办公室。1981 年，增设晚期血吸虫病房和传染病房。1985 年增设老干部科病区，每个病区单元设护士办公室、治疗室、库房。1987 年，增设内、外科病区各 1 个。

1996 年 5 月综合病房大楼（6 号楼）启用，医院病区增至 11 个，设 11 个临床护理单元。病区分布：一病区（产科），二病区（妇儿科），三病区（泌尿、普外、儿外），四病区（骨科、烧伤、整形），五病区（脑外、胸外），六病区（老干部科），七病区（心肺内科、肾内科），八病区（消化、神经、内分泌科），九病区（肿瘤、五官、口腔），十病区（中医、康复），十一病区（传染科）。病区单元中增设配餐室、处置室，并配有中心吸引和中心吸氧，部分病区设有示教室和病员活动室。2005 年 10 月综合病房楼（3 号楼）启用，病区调整为 12 个，有 12 个临床护理单元。其中 6 号楼病区 1 ~ 9 楼分别为：一楼妇产科一病区；二楼手术室；三楼 ICU 为三病区、血透室；四楼普外科、泌尿外科为四病区；五楼胸外科、脑外科为五病区；六楼普外科、小儿外科、口腔科、五官科为六病区；七楼骨科、烧伤整形外科为七病区；八楼呼吸内科、儿科、中医科、肛肠科为八病区；九楼内分泌科、肾内科、风湿内科为九病区。3 号楼病区编号：一楼感染科为二病区；二楼肿瘤科为十病区；三楼神经内科、消化内科为十一病区；四楼心内科为十二病区。

2009 年 5 月，综合门急诊病房大楼（1 号楼）启用，病区调整为 16 个，有 16 个临床护理单元。病区调整为 3 号楼（1 ~ 4 楼）：一病区感染科，二病区肿瘤科（化疗），三病区肿瘤科（放疗），四病区（儿科）。新大楼 1 号楼病区（5 ~ 16 楼）：五病区 ICU，六病区妇产科，七病区泌尿外科、血透中心，八病区骨科（一）、肛肠、中医，九病区骨科（二）、疼痛科，十病区普外科，十一病区胸外科、五官科、口腔科，十二病区脑外科，十三病区心内科，十四病区呼吸、消化内科，十五病区神经内科、血液科，十六病区内分泌、风湿免疫、老干部科。2011 年,6 号楼病房大楼 4 ~ 9 层装饰改造工程完毕,于 10 月 8 日完成搬迁投入使用,增设心内科 CCU 病房、新生儿病房、特需病房及康复科。2011 年 11 月,妇产科分成妇科、产科。2012 年新开了新生儿病区、急诊病区、肾内病区、泌尿外科病区。11 月骨科增至 3 个病区,普外科增至 2 个病区。2015 年 6 月,骨科 3 个病区归并为 2 个病区。2016 年 11 月,呼吸内科增加 RICU,并扩建为 2 个病区。2018 年年底,有临床护理单元 23 个。

二、门诊部护理单元

新中国成立初期,医院设门诊注射室、机关门诊室、换药室。1982 年,设门诊小手术室,由 1 名护士负责小手术室、换药及日常工作。同年,内科设分诊护士 1 人,对内科就诊病人预检分诊、测量体温等。1982 年起,内窥镜室设护士 1 人,由内科护士兼任。1999 年,公园、河滨和愚池门诊部各设护理人员 1 人。1993—2005 年,分别在 CT 室、血液透析室、磁共振室设护理人员各 1 人,负责日常护理工作。2018 年设门诊部护士长 1 人,负责门诊科室护士管理,截至年底,门诊有护理人员 31 人(门诊护士 13 人、医技护士 18 人),其中副主任护士 4 人、主管护士 20 人、护师 3 人、护士 3 人。分别在一站式服务中心、预检分诊、门诊分诊、换药室、小手术室、B 超、检验、DSA、CT、MRI 等岗位开展护理服务。

三、门诊输液室护理单元

1993 年 7 月门诊输液室成为独立护理单元,在门诊楼 1 楼。护理人员由急诊科护士轮流排班,有 13 名护士,后增至 15 人。主要负责门诊患者的输液、注射治疗。2004 年以后,由于医院的改造和扩建,几经搬迁。2008 年 1 月迁至综合门急诊病房大楼 1 楼。有成人输液室、儿童输液室、隔离输液室、注射室组成。2017 年开设雾化吸入室。主要负责门诊患者的输液、注射、雾化吸入、健康知识宣教和指导工作。2018 年年底,有护理人员 14 人,其中主管护师 8 人、护师 2 人、护士 4 人。

四、手术室护理单元

1949 年 6 月,设手术室 1 间,有兼职护理人员 1 人。1983 年设手术室 4 间,并设敷料间、器械间、无菌间、仪器间、物品准备室,护士 4 人、工人 2 人。1996 年随着手术量增多,手术室增至 5 间,护理工作人员增至 11 名。1999 年,手术量进一步增加,手术室增至 7 间,手术室护士 12 人、工人 4 人。手术室护士开始对疑难重大手术病人进行手术前访视，通过与病人交流和术前知识宣教指导，减轻病人的心理压力和恐惧，并在术前访视基础上，对手术后病人开展回访。2009 年起，所有外科手术病人手术室护士都实行术前访视和术后回访工作。2009 年 5 月，手术室增至 15 间，有护理人员 16 人，其中男护士 2 人。2012 年麻醉恢复室成立，设护士 1 人。截至 2018 年年底，有护理人员 28 人。其中，男护士 2 人，麻醉恢复室护士 3 人。

五、产房护理单元

新中国成立初期，产房设分娩室和婴儿室，有简易分娩床 1 张、助产士 2 人。1970 年助产士增至 4 人。1983 年购置产床 1 张，门诊增设产前检查室，有专职助产士 2 人，负责产前检查。产房有助产士 11 人。80 年代后期，购置远红外新生儿抢救台 1 台和产床 3 张。1995 年，创建国家级爱婴医院，按爱婴医院标准对妇产科护理人员进行全员培训，采用母婴同室，取消婴儿室，由专职护士指导产妇正确哺乳和新生儿护理。2012 年起，设独立分娩室 3 间，有产床 3 张，设待产室，增加胎心监护仪、胎心多普勒、坐式产床等设备。门诊设孕妇氧吧，定期对孕产妇进行相关知识培训，陆续开展陪伴分娩等服务。

六、急诊护理单元

90 年代，急诊科设在医院的大门口，有木质急救床两张，输液室坐落于医院的二道门，观察室兼抢救室。有护士长 1 人、护士 10 余人，负责院内抢救、院前急救、中午和晚夜间输液、留观患者的护理。2005 年，建立急诊绿色通道，救护车到院时护士接车，协助抬运病人。2008 年 1 月，急诊科迁至综合门急诊病房大楼一楼，有抢救床 6 张，观察床 20 张，另设急诊输液室，功能区域划分规范合理。医院制订急诊护理常规、急救流程和操作规程，添置和更新仪器设备，组建专业急诊医疗护理队伍，建立新型急救模式，将院外急救、院内急救、重症监护融为一体，推行“一体化急救模式”。2018 年，有护理人员 28 人，负责急诊病人救治、院前急救、急诊手术病人术前护理、观察室和日间病房病人常规治疗、护理和急诊输液室管理等。

七、重症监护室护理单元

1998 年 1 月，医院创立 ICU（重症监护室），由护士长、护士共 8 名组成护理单元，负责 5 张床位重症病人的抢救、监护、治疗、基础护理和心理护理。2005 年，增设护士 3 人，设床位 8 张，护理人员 11 人。每张床位配备多功能监护仪、输液泵、注射泵等仪器，配有中心负压吸引和中心吸氧、气垫床等。2009 年 5 月，ICU 迁至 1 号楼 5 楼病房，有护理人员 24 人,参与抢救和护理急、危、重症病人 1 万余人。2012—2018 年,派出 8 名护士参加专科护士培训,其中全国专科护士培训 3 人、省级专科护士培训 1 人、市级专科护士培训 4 人。2018 年,3 名护士外出进修血液净化技术,并取得资格证。2018 年年底,有护理人员 25 人,其中副主任护师 1 人、主管护师 3 人、护师 11 人、护士 10 人。

八、供应室护理单元

60 年代前,医院未设供应室,管理分散,医院所需的用物清洗、敷料制作、消毒等工作由相关科室人员兼做,且采取浸泡和煮沸消毒法。1962 年医院建立供应室,配置了小型高压消毒锅 1 台,工作人员 3 人,其中消毒员 1 人。1968 年置换了下排气蒸汽灭菌器 1 台,工作人员增至 5 人。“文化大革命”期间,供应室工作秩序出现波动。70 年代中期开始恢复和健全工作制度,使消毒供应工作逐步走上正轨。80 年代始,供应任务增多,工作量加大,质量要求更高。供应室划分为清洗间、敷料制作间、包装间、物品存放间。80 年代后期,开始将反复使用的乳胶输液、输血器改为一次性输液、输血器,同时逐步将玻璃注射器改用一次性注射器。90 年代,按照卫生部 1988 年颁布的《医院消毒供应室验收标准(试行)》要求进行对照和改进落实。1995 年 1 月通过省卫生厅验收,置换脉动真空灭菌器 1 台,工作人员增至 15 人,其中专职消毒员 2 人。供应室划分为无菌区、清洁区、污染区,制定规范、操作流程和工作制度。随着一次性医疗用品增多,原由人工制作的纱布、棉球改为成品供应。

2009 年,卫生部颁布消毒供应中心管理规范,消毒供应中心清洗、消毒灭菌操作规范、消毒供应中心清洗及消毒灭菌效果监测标准,医院投资 300 多万元对消毒供应室进行改造、落实要求,建筑面积扩建为 600 多平方米。供应室划分工作区和辅助区,工作区分为去污区、检查包装灭菌区、无菌物品存放区,辅助区分为办公室、更衣室、休息室等。人、物分流,物品由污到洁,不交叉、不逆行,各区域设置缓冲间。添置 1.2 立方米的脉动压力蒸汽灭菌器 2 台、5XL 环氧乙烷灭菌器 1 台、全自动清洗机 2 台、超声清洗机 1 台,水处理设备、干燥柜、洗眼装置各 1 台,水气枪设备、清洗操作台 1 组、敷料架、生物监测阅读器、切割机、封口机、放大镜、电脑、下收下送车辆、静电吸附式空气消毒器等设备。

2010 年 10 月,消毒供应室迁至 6 号楼 1 楼,制定并完善操作流程、岗位职责、应急预案、规章制度。同年 12 月通过消毒供应中心的验收。由于微创技术的发展,原有的低温灭菌设备不能满足腔镜器械的周转需求，2013 年添置低温过氧化氢等离子灭菌器 1 台。实现对消毒供应中心的器械回收、清洗消毒、包装、灭菌、存储、发放、各科室使用环节的跟踪和管理，达到可追踪。2015 年 4 月，消毒供应中心配置了追溯系统，质量追溯系统的正式启动，标志着医院消毒供应专业跨上了一个新台阶，质量控制管理进入新的里程。截至 2018 年 12 月，科室有工作人员 22 人，其中副主任护师 1 人、主管护师 9 人、护士 2 人、消毒员 3 人，清洗包装下收下送工勤 7 人。消毒供应中心年灭菌锅次达 3000 次，不但承担医院复用物品的清洗消毒灭菌供应、一次性使用无菌物品的供应，还为部分乡镇医院、民营医院提供消毒灭菌服务 9000 件/年，区域化供应正在筹备中。

九、消化内镜中心护理单元

1982 年，医院创建胃镜室，由经专业培训的护士兼职协助胃镜检查、治疗，负责胃镜消毒、保养，年检查和治疗病人 300 余例。1988 年，开展纤维结肠镜检查。1997 年，胃镜室更名为内窥镜室，设专职内窥镜护士 1 人，负责消毒、隔离及胃镜、肠镜检查治疗的配合和仪器保养、内窥镜室管理等，年检查和治疗 3000 余例患者。90 年代后期，内窥镜室增添护士 2 人。2012 年，内窥镜室更名为消化内镜中心，设护士组长 1 人、护士 2 人，年胃肠镜检查和治疗 7000 余例（其中胃镜取异物 64 例、肠镜 2000 余例）。2016 年开展无痛胃肠镜检查，2017 年增加护士 1 人，2018 年完成胃肠镜检查及治疗 9000 余例。

十、血液透析科护理单元

1993 年 6 月，医院建立血液透析室，隶属泌尿外科，有血透机 1 台，1 名专职护士，年透析 80 余人次。1999 年，增设血透机 1 台，增加护士 1 名，年透析 500 余人次。2009 年，血透室更名为血液透析科，隶属肾内科管理。有血透机 18 台，护理人员 7 人，年透析近 9000 人次。护士完成常规护理工作的同时，开展健康教育，以提高病人生活质量和远期生存率为目标，对每个新透析病人进行有关肾病知识、透析注意事项、内瘘的保护、控制水分方法、合理饮食、锻炼方法等进行系统指导。每月对维持性血液透析病人进行一次健康教育，让病人学会自我管理，提高治疗依从性。2010—2018 年，血液透析科护理单元在肾内科的统一管理下，护理工作更加规范有序，质量和水平持续提高。血液透析科维持性血液透析病人生存最长时间已达 18 年。现有护理人员 23 人，其中副主任护师 2 人、主管护师 13 人、护师 6 人、护士 1 人。

表 4－1－1　　2018 年医院护理工作隶属关系及单元设置表

单　元	核定床位（张）	护士长（名）	人员（名）	人员结构				
				主任护师（名）	副主任护师（名）	主管护师（名）	护师（名）	护士（名）
护理部	—	—	20	1	1	—	—	—
一病区（感染科）	24	1	12	—	—	4	4	4
二病区（肿瘤·化疗）	40	1	14	—	2	3	3	6
三病区（肿瘤·放疗）	34	1	14	—	1	4	2	7
四病区（内分泌科）	33	1	15	—	2	2	6	5
五病区（重症监护－综合 ICU）	7	1	25	—	1	3	11	10
六病区（产科/产房）	36	1	20	0	2	5	7	6
七病区（肾内科/血液科/风湿免疫科）	37	1	14	—	1	1	7	5
八病区（妇科）	37	1	13	0	1	5	1	6
九病区（普外科·甲乳、胃肠、小儿外科）	44	1	14	—	2	1	5	6
十病区（普外科·肝、胆、胰、脾、血管、肛肠科）	46	1	16	0	0	4	7	5
十一病区（胸外科/五官科/口腔科）	38	1	15	0	2	2	3	8
十二病区（泌尿外科、男性科）	42	1	16	1	1	—	5	9
十三病区（骨科·脊柱、关节、创伤）	44	1	15	0	2	0	8	5
十四病区（骨科·创伤、烧伤、疼痛）	46	1	15	—	1	4	3	7
十五病区（呼吸内科）	61	1	21	—	2	2	7	10

续表 4－1－1

单　元	核定床位（张）	护士长（名）	人员（名）	人员结构				
				主任护师（名）	副主任护师（名）	主管护师（名）	护师（名）	护士（名）
十六病区（呼吸内科）	—	1	15	—	—	4	3	8
十七病区（心内科/皮肤科）	22	0	10	—	—	2	4	4
十八病区（心内科）	30	1	14	—	—	5	5	4
十九病区（儿科、新生儿监护室）	43	1	22	0	0	7	4	11
二十病区（消化内科/介入科）	39	1	14	—	1	—	3	10
二十一病区（神经外科）	33	1	15	0	0	4	4	7
二十二病区（神经内科-NICU）	34	1	18	0	0	6	5	7
二十三病区（康复医学科/中医科）	30	1	8	—	—	—	3	5
急诊科	—	1	28	—	1	4	9	14
手术室	—	1	28	—	2	12	7	7
门诊各科	—	1	31	—	4	21	3	3
供应室	—	1	12	—	1	9	0	2
血液透析科	—	1	22	—	2	13	6	1
门诊输液室	—	1	14	—	—	8	2	4
消化内镜中心	—	—	4	—	—	4	—	—
总　计	800	28	496	2	32	139	137	186

第三节　护理队伍

一、队伍建设

80 年代,医院的医护比例、床护比例严重失调。1987 年以前,医院仅有护士 121 人,外加 23 名护理员,床位数与护士之比不到 1∶0.4,不能满足医疗服务的实际需要。护士实行三班倒,轮值时间达 1 周,有时身兼多职,常常顾此失彼,容易影响医疗护理质量。随着改革开放的深化,医疗卫生事业的发展,为了顺应现代医疗服务、满足临床护理需求,解决护理队伍紧缺的状况,县卫生局和医院运用多种途径解脱困境。首先卫校办班,卫校从 1985 年起,每年都以 40 ~ 50 名的招生计划,开办护理专业班级。由于全县护理人员紧缺,每次分配到医院的护士平均仅约 10 名。1993 年 8 月,医院从江西招聘 20 名护士。此外,医院采取自主培养、引进、调入、招聘的方式广纳护理人才。2018 年年底,医院护士总人数 568 人。其中,主任护师 7 人、副主任护师 37 人、主管护师 193 人、护师(士)331 人;中专 105 人、大专 270 人、本科 180 人、研究生在读 2 人。

2002 年起,为推进医院干部制度改革,引入竞争激励机制,提高护理管理人员的整体素质和科学管理水平,提高护理工作整体效率效能,加快医院基本现代化建设步伐,在医院进行护士长调整聘任工作。通过报名推荐、资格审查、民主测评、理论考试和综合评价,先后有多名护士被选拔到护士长岗位。

2006 年起,护理部以抓护理内涵建设为重点,提高护理管理队伍的管理能力,先后有 18 名护士长参加常州市卫生局举办的"护士长岗位培训班"并取得证书;坚持每月 1 ~ 2 次护士长例会,分析护理质量问题,提出整改意见,对护理缺陷进行原因分析,明确防范措施,从环节上杜绝护理差错的发生。

2015 年起,医院始终将"提升服务质量,塑造医院形象"作为重点工作来抓。护理部首先从业务素质抓起。通过举办护士长培训班、组织外出参观学习等形式,提升护士长的管理水平;采用护理道德报告会、护理礼仪演示会、护患沟通交流现场会、健康教育指导会、文件书写展示会、先进事迹演讲会等形式,提升护理人员的综合素质。其次抓队伍继续教育,组织护士完成继续教育考试课目。鼓励和支持具有 3 年以上临床经验的护士参加护理大专、本科自学和函授等教育考试。实施"三基"训练,要求护理人员在理论上刻苦钻研、精益求精，在技术上从难从严，考核的办法依据人员结构、素质、分层次地进行，对主管护师、护师的考核侧重于知识的深度和广度；对护士、见习护士考试侧重于结合临床工作需要的新知识、新概念；对其他护理人员则侧重在应知应会的广泛性考试。

2018年，实施护士岗位管理，从岗位设置、护士分级、人力调配、岗位培训、绩效考核、职称晋升等六个方面对护士管理方式改革；选派护理骨干赴三级医院进修，对新上岗的护士长实行院内护士长导师制。至2018年年底，护理人员取得全国专科护士8人、江苏省专科护士8人、常州市专科护士13人。

二、人员培训

实习生带教 1972年起，医院接受镇江卫校护士实习生带教，由护士长和高年资护士负责学生的教学和生活管理。1979年，开办镇江卫校金坛护士班，朱淑英任班主任并兼任基础护理课程教学，此后有多名护士长和护士担任授课任务。1996年，医院设示教室，购置模拟人，带教老师指导实习生掌握护理技术和理论，并进行考核。2007年重新修订带教计划，改进带教方法，实行全程带教，每个学生有1名全程带教老师负责职业道德教育、护理业务指导、查阅实习日记，了解学生的思想动态，及时解决问题。2011年起，接受常州卫校、江苏大学医学院等院校实习学生，每年50～100人。2011—2018年，医院累计带教护理实习生505人，其中，本科实习生85人、大专实习生256人、中专实习生164人。

新上岗护士培训 90年代初起，医院执行新上岗人员培训制度，护理部门制订新护士培训计划，并按计划严格培训，对新护士进行规范化岗前教育1周，由相关院领导、职能科室负责人和相关专业人员授课，并接受为期1～3个月“三基”操作轮训。规定本科、大专和中专生的培训周期分别是1年、3年和6年，培训周期内，护理部制订新护士统一轮转表进行科室轮转。科室轮转结束时参加专科理论和操作考核，由护士长进行出科鉴定。

在职护士继续教育 1973年以前，护士通过培训和自学提高护理业务水平。1973年开始，以科室为单位，每周组织业务学习1次，每月组织对危重、疑难病例护理查房1次。80年代初，医院护理部门每月组织医院性业务讲座1次。1982年起，护士艾月仙在南京医科大学高护班脱产学习3年，获护理大专文凭。90年代起，卫生主管部门对医护人员继续医学教育提出相关规定，采用积分制，在任期内完成必修课和选修课

科目考试。1992 年,南京医科大学开始实行护理专业大专班自学考试,医院在职护士多人报考,1995 年,3 人毕业,获大专文凭。此后,大批护理人员分别通过“自考”“夜大”“远程教育”获大专以上文凭,成为护理队伍的中坚力量。2000 年以后,卫生行政部门和护理部门更加重视护理人员的继续教育,有国家、省、市级培训班、学术讲座,临床病例、案例讨论,护理部和科室组织护理查房、自学考试、远程教育、撰写论文、综述,开展科研、参加进修等。至 2018 年年底,护理人员获大专以上学历累计 357 人。

乡镇医院护理指导　1994 年起,医院护理部每年参加市(区)卫生局组织的对乡(镇)卫生院护理工作的检查和指导。同年 10 月,对首批乡镇一级医院护士长进行“三基”理论考试和指导建立台账。1995 年 6 月,受金坛县(市)卫生局委托,护理部分别赴薛埠、直溪、水北、指前等乡(镇)卫生院,对全县 200 多名护士进行四项护理操作技能考核和三基本理论考试。1996 年,受金坛市卫生局委托,举办第一期乡镇医院护理骨干培训班,培训护理骨干 18 人。2001 年起,协助金坛市卫生局举行二级医院和乡镇医院护理技能操作比赛。2011 年为深化医药卫生体制改革,推进建立二级医院带一级医院的服务模式和医疗、康复、护理有序衔接的服务体系,更好地发挥二级医院专业技术优势及带头作用,加强对一级医院的能力建设,合理利用资源,方便群众就医,推进医疗联合体的建设,构建纵向一体化、全方位、全周期的区域健康服务联合体。护理部重点对医共体成员单位加强护理人才培养,做好护理技术帮扶,通过护理专家现场指导、业务学习、护理查房、危重病人讨论、实景考核等培训方式,提升成员单位护理专科业务水平,进而提升临床护理质量。

2018 年,医院成立由护理部主任 + 核心成员护士长(副主任护师)组成的医联(共)体护理管理专家组,到对口单位进行需求调研,每月至少两次有针对性的指导,对医共体单位进行轮流指导督查,定期向直溪中心卫生院、指前镇卫生院派驻护士,在护理管理上实现同质化,医共体单位护士长加入医院护理管理微信群,参与护士长例会、护理质量分析会及护理不良事件讨论分析会议。针对一级医院慢性病人、老年病较多的现象,在医共体单位及社区开展老年康复护理、慢性病护理知识,不断提升一级医院的专科护理能力。医院护理部还协助各医共体单位开展应急演练,规范流程,提高护士的应急能力。

至 2018 年年底,医院举办护士长和护理骨干学习班 10 余期,培训乡镇医院护士长 160 余人次、护理骨干 400 余人次,接受乡镇医院进修护士 100 余人。

表 4－1－2　　2011—2018 年医院带教实习护士情况表

年份	实习生所属学校	学历	人数（人）	实习期（周）
2011	江苏大学京江学院	本科	5	48 周
	甘肃平凉医学高等专科学校	大专	23	42 周
	山东杏林职业技术学院	大专	14	40 周
	泰州职业技术学院	大专	1	44 周
	连云港卫校	大专	3	50 周
	扬州环境资源职业技术学院	大专	8	44 周
	江苏建康职业技术学院	大专	4	48 周
	宿迁卫校	中专	3	40 周
	阜新市卫生学校	中专	9	40 周
	黑龙江绥化市卫校	中专	9	40 周
	镇江卫生学校	中专	1	52 周
	常州卫生高等职业技术学校	大专	13	46 周
2012	镇江卫生学校	中专	4	50 周
	常州卫生高等职业技术学校	中专	11	52 周
		大专	10	
	连云港卫校	大专	2	48 周
	赣州卫校	中专	5	41 周
	扬州环境资源职业技术学院	大专	16	47 周
	湖北天门卫校	大专	4	40 周
	江苏大学	本科	7	47 周
	甘肃平凉医学高等专科学校	大专	12	42 周
	山东医学高等专科学校	大专	1	52 周

年份	实习生所属学校	学历	人数（人）	实习期（周）
2014	首都铁路学校	大专	1	40 周
	江苏大学	本科	4	40 周
	湖北荆州职业学校	大专	1	40 周
	甘肃平凉医学高等专科学校	大专	11	40 周
	山东现代学校	大专	1	40 周
2015	常州卫生高等职业技术学校	中专	7	8 周
		大专	49	
	扬州大学	本科	1	48 周
	镇江卫生学校	中专	5	52 周
	宿迁卫校	中专	1	44 周
	泰州职业学校	中专	1	40 周
		大专	3	
	湖北省潜江市卫生学校	中专	13	32 周
2016	首都铁路学校	中专	3	37 周
	江苏大学	本科	3	40 周
	湖北天门卫校	本科	1	40 周
	甘肃医学院	大专	9	40 周
	扬州大学	本科	1	48 周
	连云港卫校	大专	1	48 周
	徐州卫生学校	大专	1	52 周
	常州卫生高等职业技术学校	大专	18	48 周
	常州卫生高等职业技术学校	中专	5	48 周
	镇江卫生学校	中专	6	52 周

续表 4－1－2

年份	实习生所属学校	学历	人数（人）	实习期（周）
2013	连云港卫校	大专	1	50 周
	常州卫生高等职业技术学校	大专	16	46 周
	金坛卫校	中专	22	46 周
	镇江卫生学校	中专	6	52 周
	宿迁卫校	中专	3	40 周
	湖北天门卫校	中专	3	40 周
	泰兴卫校	中专	1	40 周
	扬州环境资源职业技术学院	大专	5	44 周
	江苏建康职业学院	大专	1	48 周
	江西蓝天职业技术学院	大专	10	40 周
	南京中医药大学	本科	1	52 周
	山东杏林学校	大专	3	40 周
	江苏大学	本科	8	40 周
	江苏靖江卫校	中专	1	42 周
	广西中医药大学	本科	1	40 周
	甘肃平凉医学高等专科学校	大专	9	42 周
	无锡金城职业学校	大专	1	32 周
2014	常州卫生高等职业技术学校	大专	9	46 周
		中专	9	
	扬州大学	大专	3	48 周
	镇江卫生学校	中专	2	52 周
	宿迁卫校	中专	3	44 周
	江苏健康职业学院	大专	2	48 周
	江西科技学校	大专	5	42 周
	泰州职业学校	大专	2	44 周
	南京翰林职业学校	中专	1	40 周
	首都铁路卫生学校	大专	1	40 周

年份	实习生所属学校	学历	人数（人）	实习期（周）
2016	镇江卫生学校	大专	1	52 周
	河南省平顶山医学院	本科	1	23 周
	扬州环境资源职业技术学院	大专	1	40 周
	首都铁路学校	中专	1	44 周
	江苏大学	本科	3	44 周
	湖北省潜江市卫生学校	中专	7	40 周
	甘肃医学院	大专	7	44 周
	连云港卫校	大专	1	50 周
		中专	8	
2017	徐州卫生学校	中专	6	46 周
	镇江卫生学校	中专	9	52 周
	泰山护理学院	大专	1	40 周
	江苏大学	本科	3	44 周
	常州卫生高等职业技术学校	大专	6	46 周
	徐州卫生学校	中专	16	40 周
	甘肃医学院	大专	3	42 周
	连云港卫校	中专	5	49 周
	徐州卫生学校	中专	2	52 周
	常州卫生高等职业技术学校	大专	14	49 周
		中专	6	
	镇江卫生学校	中专	3	42 周
2018	湖北省潜江市卫生学校	大专	10	40 周
	江苏大学	本科	2	44 周
	甘肃医学院	大专	4	44 周
	山东煤炭卫生学校	中专	1	38 周
	随州职业技术学院	大专	1	40 周

表4－1－3　2013—2018年医院护理对乡(镇)卫生院授课表

时间	授课人	授课题目
2013年3月	黄　慧	卒中病人的康复护理
2013年10月	罗红芳	护士的语言艺术对护理工作的促进作用
2013年12月	徐佩君	医院感染管理工作如何开展
2014年6月	何金晓	年轻护士带教质量管理
2014年10月	季金华	导管滑脱的防范与护理
2015年5月	邵云芳	护理文件的书写规范及纠纷防范
2015年12月	韩卫芳	护士职业暴露与防范
2016年1月	季金华	患者安全目标
2016年3月	徐佩君	灭菌包装材料的要求及选择
2016年3月	王　茜	压疮护理
2016年4月	傅　燕	手术室物资管理
2016年6月	高春芬	外科疼痛护理快速康复
2016年9月	邵云芳	胰岛素规范注射与相关并发症的处理
2016年9月	徐佩君	基层医院院感管理常见问题与管理策略
2016年10月	黄锡华	护理不良事件管理
2016年11月	徐佩君	院感重点部门管理
2016年12月	袁　媛	外来手术器械的管理
2017年3月	季金华	护士长台帐的记录方法和技巧
2017年3月	黄锡华	环境表面清洁与消毒
2017年3月	王　茜	伤口护理
2017年6月	赵云慧	护理管理中的沟通技巧
2017年9月	丁小仙	区域化集中消毒供应存在问题与管理策略
2017年9月	韩卫芳	危重症患者交接班过程中的风险及管理
2017年12月	季金华	病情观察与早期危象识别
2017年12月	黄锡华	临床护理工作中院感问题与对策
2018年3月	季金华	精细化管理与护理安全用药
2018年3月	秦震芳	患者跌倒预防与实施措施
2018年6月	陈旭霞	老年患者的安全管理
2018年6月	尹伟琴	呼吸治疗进展现状分享
2018年9月	李　华	ICU常见皮肤损害及防护进展
2018年9月	李　萍	患儿安全与风险防范
2018年12月	韩卫芳	精细化管理在医共体中的运用
2018年12月	王　悦	护理敏感指标在精细化管理中的运用

第四节　护理技术

一、病房护理技术

新中国成立初期,病房护理工作以发药、肌肉注射、静脉注射、输液及病人一般生活护理为主,新生儿的护理工作由产科护士负责。助产士开展难产上产钳、胎吸、横位内倒转等技术。行剖腹产时,助产士做助手。1951 年开始,护士协助进行下腹部手术术前准备和术后护理,如输液、吸氧、插胃管、口腔护理、导尿、灌肠及生命体征监测和记录。60 年代中期,护士配合医生做必要的治疗工作。70 年代,配合医生完成胸、腹穿的准备和观察,外科护理工作范围也逐步扩大。1970 年,助产士采用会阴切开皮内缝合新技术,有效减轻病人疼痛。产科护士开展新生儿抚触、新生儿游泳护理技术。80 年代,开展脑外科、妇产科、眼、耳鼻喉科、骨科、胸外科等手术的术前准备和术后护理观察。内科护士学习掌握心电图知识,掌握呼吸机和除颤仪的使用、内窥镜检查治疗配合方法。

1992 年,护理部成立特护小组,协助医生完成首例肾移植手术。1993 年,内科护士掌握氧喷治疗仪、光亮子治疗仪的使用。1998 年,成立 ICU 室,护理人员掌握危重病人的监护技术。外科护士协助完成心脏外科创建和开展手术。助产士掌握新生儿气管插管吸痰技术。为提高基础护理质量,医院增购床旁洗头车为长期卧床病人洗头。2001 年,呼吸科及消化科开展胸腹腔置 Arow 导管持续引流护理。2005 年内分泌科开展胰岛素持续皮下泵入护理。2006 年开展外周中心静脉导管置入术(PICC)。2009 年,神经内科开展微创颅内血肿清除术护理。神经外科护士掌握呼吸机、机械辅助排痰,空气压力波治疗仪等设备的使用技术,开展胃肠外营养、无创、有创机械通气、临床亚低温等护理技术。

2010 年,肿瘤科使用化疗泵持续给药,开展腹腔灌注化疗药物护理。心内科开展心脏冠脉造影、冠脉支架植入和射频消融术中配合和术后护理。儿科开展新生儿硬肿症复温,新生儿股静脉、股动脉、桡动脉采血,新生儿静脉留置针输液,掌握新生儿无创空氧混合持续正压通气辅助呼吸机、新生儿监护仪、新生儿红外线抢救床、新生儿暖箱、新生儿双面蓝光箱等仪器使用技术;呼吸科开展无创呼吸机支持呼吸使用及护理。神经外科开展颅内压监测护理技术。2011 年,胃镜室护士先后配合医生开展胃镜下治疗急性上消化道出血、胃镜下钛夹止血、内镜下胃肠道息肉摘除、胆总管结石取出、ERCP下鼻胆管引流、胆道支架植入术。2011年神经外科开展气管切开患者声门下吸引技术。2017年，肿瘤科开展静脉输液港植入护理技术。

二、手术室护理技术

新中国成立初期，护士配合医生进行外伤清创缝合、骨折外固定等简单手术。50年代开展首例阑尾切除术护理，此后逐步开展下腹部和上腹部普外科手术配合护理，术后器械清洗、打包等。70年代，配合普外科、骨科、妇产科手术及外伤清创缝合术。80年代，配合脑外科、五官科、普外科等科实施硬膜外血肿清除术，脊髓神经鞘瘤切除术、声带息肉切除术、经颈胸腹食道癌根治术、肾结石切开取石术等高难度手术。1995年开始，手术室护士多次外出进修，学习神经外科、胸外科、泌尿外科等手术的术中配合技术。2001年，手术室护士赴江苏省人民医院进修学习腹腔镜手术的配合与护理。2017年年底，手术室有护士22人分别进修微创手术、泌尿外科、骨科关节镜、五官科、骨科等手术术中配合和护理。手术室基本形成脑外科、骨科、妇科、产科、胸外科、泌尿外科、五官科手术护理专业组。

三、重症监护室(ICU)护理技术

1998年，ICU护士掌握进口多功能监护仪、微量注射泵、输液泵、气垫床、呼吸机、无创、有创血流动力学监测仪、麻醉镇静意识深度监测仪、连续性血液透析滤过机、物理降温仪、机械辅助排痰、空气压力波治疗仪、血气分析仪等设备的使用技术，承担医院危急重症病人及术后病人的护理。开展深静脉穿刺置管、中心静脉压监测、胃肠外营养、连续性血流动力学监测、血液净化、有创血流动力学监测、无创、有创机械通气、临床亚低温治疗等护理技术。2000年，开展SWAN-GANZ导管护理并进行血流动力学及氧代谢监测。2002年，配合医生开展经皮穿刺气管切开术术中术后护理。2005年起，配合医生开展内窥镜引导下经皮胃造瘘术、纤支镜下肺泡灌洗术。至2010年，颅内压监测、腹腔持续灌洗引流及腹内压监测、俯卧位通气等护理技术相继应用。2017年，开展鼻肠管盲插及经磁导航鼻肠管置入术，协助医生开展床边B超技术。2018年，协助医生开展经鼻高流量吸氧技术及尿液计量仪使用，启用心肌标志物和降钙素原的床旁检测。

四、急诊科护理技术

1976年，护理组掌握吸引器吸痰、漏斗式洗胃器洗胃技术等。1983年以后，护理人员逐渐掌握定容型呼吸机、半自动洗胃机、除颤监护仪等使用技术，逐步掌握动脉穿刺、输液泵和注射泵应用、面罩通气等技术。2005 年起，急诊护士开展咽喉镜协助下插胃管洗胃术、心电监护、除颤、周围静脉留置置管术、末梢血糖监测等技术，掌握心电图操作，并能简单阅读心电图报告。2012 年开始，科室逐渐增加血气分析仪和心肌检测仪、自动复苏仪，护士能熟练操作。2017 年增加 1 台犬伤冲洗机，规范了犬伤的创口处理。

五、血液透析科护理技术

1993 年开展血液透析技术。1994 年起，开展直接动脉穿刺行血液透析和可调钠透析护理技术，护士根据病人情况适当调整透析液钠浓度、调低透析液温度、调整患者体位来预防患者透析中低血压。1996 年，对晚期癌症腹水病人、急性心力衰竭、大超滤量患者行单纯超滤术，迅速清除多余水分，缓解患者呼吸困难症状。1998 年，开展个体化透析（针对易发肌肉痉挛病人调高透析液温度、钠浓度），缓解患者肌肉痉挛症状，降低发作频率。1999 年，开展血液透析联合血液灌流技术及连续性血液净化技术。2001 年开展血液透析滤过技术，2007 年开展血浆置换技术。

第二章　预防保健与社会医疗服务

新中国成立后，医院在以“预防为主”的方针指导下，实施预防接种和计划免疫，并大力开展爱国卫生运动和卫生监督监测，促进公共卫生和人民健康水平的提高。提升突发性公共卫生事件的防控能力与水平，血吸虫病防治、传染性非典型肺炎防治、禽流感防治等，医院积极参与防治与管控。医院多次被评为金坛县（市、区）、常州市和江苏省防控工作先进集体。医院还积极参加援外支边医疗、农村巡回医疗、农村疾病普查、抗震救灾医疗、健康体检、惠民义诊等各种社会医疗服务活动，树立医院形象，取得良好的社会效果。

第一节　免疫接种

金坛解放初，金坛县卫生院除负责全县医政外，还担负卫生防疫接种和公共卫生工作。1953 年，医院设立公共卫生股，时有工作人员 4 人。其主要职责是担负县城的预防接种、环境卫生、饮食卫生、学校卫生等工作。1954 年,县政府卫生科召开的第一次卫生行政扩大会议,强调县卫生院除了医疗任务外,还要负责办理及指导公共卫生工作。1956 年 10 月,医院公共卫生股划归县血防站,医院预防保健工作基本上由医疗组负责。

20 世纪 60—70 年代,按照“以医疗为中心,扩大预防工作”的要求,医院的预防保健,已不再是单纯的预防接种、爱国卫生和传染病报告等内容,而是赋予了新的任务和内涵。

1983 年,医院设立防保组,采取与县中医院分工协作的方式,主要承担城区的防保工作。1984 年,由于全县实行计划免疫日制度,规定每月 11 日为计划免疫日。为此,与中医院划片分工,以丹金漕河为界,人民医院负责河东片 5 个居委会,中医院负责河西片 4 个居委会,各自承担区域内的计划免疫任务、由居委会邀集定时定点接种。1985 年,医院建立预防保健科,轮流从各科室抽调人员协助计划免疫接种,以完成 0 ~4 周岁婴幼儿按免疫程序的“五病两脑”和卡介苗的接种计划。定于每周二、五与防疫站联合开展结核病专科门诊。1988 年开始由产科负责对出生 24 小时内的新生儿进行乙肝疫苗接种,由预防保健科派专人在产房对新生儿进行卡介苗接种。当时乙肝疫苗为自费接种。每年 5—11 月,协同传染科开设肠道门诊。每年年底对城区死亡人口进行死因调查和统计分析。

1999 年开始,由于疫苗分甲类(免费)、乙类(自费)两种,预防保健科实行每天开设计划免疫门诊(除休息日),方便了家长,拓展了业务。此外,进行恶性肿瘤的登记及其流行病学个案调查;开展辖区内适龄儿童的基础免疫和水痘、麻疹、腮腺炎、肺炎、风疹疫苗等的免疫接种和成人甲肝、乙肝、肺炎疫苗、乙肝免疫球蛋白等的免疫接种。适龄儿童计划免疫接种率为 100%,“五苗覆盖率”达 100%。

第二节　传染病与突发性公共卫生防控

1956 年 10 月,医院防疫股并入县防疫站,医院不再行使防疫管理职能。60 年代起,医院对全县各乡镇(公社)卫生院进行预防接种、疫情处理(消毒、隔离、报告等)技术指导和培训,对全县适龄人群接种预防传染病疫苗。1962 年起,医院每年 5 月至 11 月设立肠道门诊,对疑似病例实施采样送检、隔离观察,有效防止肠道传染病的传播,并早期发现霍乱疫情。1989 年 6 月,医院成立以分管院长为组长的传染病防控组织网,建立传染病报告制度和传染病转诊制度。医院把传染病报告率百分之百定为科室年度考核指标,预防保健科巡查督察,保证传染病百分之百上报并归口管理。1990 年起,开展急性弛缓性麻痹(AFP)报告工作,报告率达 100%。2002 年年底,实施传染病网络直报,使传染病上报更加及时、准确、完整。同年开始对新生儿进行乙肝疫苗首针免费接种。

2003 年 4 月,一场波及全国的急性呼吸道传染病——非典型肺炎影响金坛。医院成立非典型肺炎防控领导小组和治疗专家组,开设发热预检门诊,建立隔离观察病房,有 46 名医务人员分 3 批进入隔离病区。至 6 月底,前后共报告发热门诊病人 447 人,留院观察 124 人,为外地务工人员体检 3585 人。2005 年,由于外地发生高致病性禽流感,医院及时成立防治领导小组和治疗专家组,进行防控和监测,预防保健科有专人执行疫情报告制度和零报告制度,全年监测 1123 人次,未发现高致病性禽流感疫情。

2007 年,手足口病在社会上流行。医院为此成立领导小组和专家治疗组,预防保健科深入学校、幼儿园做好手足口病的防治知识宣传及保健老师的培训,指导晨检监测,以防手足口病扩散。至 2008 年年年底,监测报告手足口病 229 例。2009 年暴发猪流感(H1N1),2012 年发生禽流感(H5N1、H7N9)、埃博拉等疫情,预防保健科组织做好医疗预防、诊断、救治及信息上报等工作。

对法定传染病,食物中毒、突发性公共卫生事件,都及时会同金坛县(市、区)疾控中心进行紧急处理和流行病学调查。临床各科医务人员在发现法定传染病后,按要求认真填写、填报传染病报告卡,由预防保健科专人负责在规定时限内进行网络直报。

一、结核病防治

1952 年起医院收治结核病病人。60 年代,结核病收治在内科病房设相对隔离的病室。1972 年,传染科从内科分出,成为独立的病区,设置结核病病房。1976 年,结核病防治工作纳入县卫生防疫站负责,医院开设肺科门诊,主要诊治对象为肺结核病人。1983 年 5 月,县防疫站在医院每周二、五联合开设结核病专科门诊,由医院和防疫站结防科轮流值诊。1984 年起,按常州市防疫站的规定,为新生儿接种卡介苗。90 年代,为了适应预防医学模式的改革,取消每周二、五的结核病联合门诊,由防疫站自行开设结防门诊,医院仍然做好结核病的专项登记、报卡工作。2004 年,金坛市政府发文指定市疾病预防控制中心和市人民医院为活动性肺结核病人定点诊疗机构，其他医疗机构发现活动性肺结核病人，一律不得截留治疗，对需住院病人应及时转至市人民医院传染科，不需住院或可疑病人则及时转至疾控中心结防门诊。同年，医院制订《金坛市人民医院肺结核管理制度》和《结核病报告奖惩管理办法》《院内结核病发现报告转诊流程图》，预防保健科细抓每个环节，严格执行。2006 年医院被常州市卫生局评为结核病防治工作先进单位。

二、肠道传染病管理

1965 年，为应对突发的肠道传染病疫情，医院成立肠道传染病防治小组配备治疗、消毒药品，对医务人员进行诊断、治疗、消毒等方面培训；在传染病疫情发生区域广泛开展卫生知识宣传。同时，为防止可能出现的大面积传播，医院即组织防治小组，分别赶往白塔、涑渎、城西及后阳等地巡查，查明病人可能污染的范围区域，确定消毒对象及消毒方法，配置消毒药品，对病人进行隔离，对病人排泄物污染或可能污染过的区域，分别采用不同的方法进行彻底消毒，对疫区内居民用水进行消毒。同时在相关区域广为宣传，教育群众注意个人卫生和饮食卫生，在流行期不要串门、不要走亲戚。由于行动迅速、措施得力，疫情很快得到控制。

1962 年下半年，医院开设肠道病门诊，每年夏秋季施诊。1983 年起，按照常州市疾病预防控制中心的规定，每年 5 月 1 日至 11 月 10 日肠道病门诊开诊。1990 年起，进行腹泻病患者旬报，每月的 1 号、11 号、21 号报上一旬的腹泻病情况。1995 年，肠道病门诊提前于 4 月 15 日开诊。

2001 年，按照《常州市规范化肠道病门诊标准》，新建肠道门诊室，设独立的诊疗、观察、检验、药房等室及专用厕所，配备专用医疗设备、抢救药品、消毒药械等，专人负责，强化管理，做好肠道病人的登记、报告、采样、检索和消毒隔离工作，立足早发现、早报告、早隔离、早治疗，并进行肠道传染病的预防宣传。

2002 年起，按常州市卫生局的规定，肠道门诊开诊时间改为每年的 4 月 1 日至 10 月 31 日。每年进行开诊前人员培训，并参加常州市疾病预防控制中心的各类腹泻病诊治及检验培训班，提高对腹泻病的认识和救治能力。2002 年起进行网络直报。

三、传染性非典型肺炎防治

2003 年初春，中国局部地区发生“非典”疫情，抗“非”形势严峻。金坛市人民医院被省政府指定为“非典”防治定点医院。4 月 7 日，医院成立防治“非典”领导小组，由院长邓建任组长、副院长包德诚、章莉萍任副组长，相关科主任为领导组成员。下设 4 个工作小组，分别为专家组、抢救组、消杀组、后勤保障组，各组成员 4 ~ 11 人不等，明确分工，责任到人。为了打好抗击“非典”硬仗，医院做出快速反应，迅速出台《金坛市人民医院非典型肺炎控制预案》《非典型肺炎消毒隔离预案》《非典型肺炎防治药品、医疗设备及物资储备预案》及《非典型肺炎防治培训方法》等规范性文件，完善《消毒隔离制度》《休息轮转制度》及隔离病区工作流程、工作职责，为抗击“非典”提供制度保证。在工作中，坚持“沉着应对、有效防治”的原则，实施对医院卫技人员的专项培训，做好外来人员门诊体检工作和防非健康宣教工作，对医院职工加强防护措施，每人发抗病毒口服液 1 盒、12 层口罩 2 只、口表 1 支，确保防治“非典”物资的供应。4 月中旬，按照非典定点收治医院的要求，组建隔离病区，先后设立发热预检处、发热门诊、外出返坛人员和来坛人员体检处、发热病房。投入 3. 5 万元，3 次对隔离病区、发热门诊进行改造。抗击非典期间，组织“非典”防治工作培训班 18 次，召开医院职工大会 2 次，中共医院党委、共青团总支分别组织志愿者签字活动，医务人员纷纷递交请战书，争上救治“非典”第一线。医务科抽调临床医生到急诊科报到，组成三套班子，分别负责体检、发热门诊、发热病房诊疗工作，并做到统一调度，轮转医生 24 小时待命，严阵以待。为保障住院病人安全，对所有探视人员进行测体温、及时登记。为切实做好预防工作，医院制订“非典”防治方案、应急救治预案及各部门、各级各类人员消毒隔离措施，制订住院病人和家属探访等有关规定，每天坚持为发热病人测量体温、体检、观察。同时在门诊大厅开展“青年志愿者导医”服务，门诊大厅开设“一站式服务台”。对内对外，医院大力宣传“非典”防治知识。截至 6 月 15 日，发放宣传手册 1 万余本、宣传资料 4586 份，门诊体检 3535 人次，发热门诊 414 人次，隔离观察 124 人次，解除隔离观察 124 人次，投入专项资金 340 余万元，有 46 名医护人员分 3 批进入隔离病区工作，实现零感染。医院职工齐心协力，在 6 月 15 日宣告“抗非”战役取得全面胜利，历时 70 天。医务人员自始至终坚守第一线，把个人安危和家人置之度外。省卫生厅、人事厅、中医药局授予金坛人民医院“全省卫生系统抗击非典型肺炎先进集体”称号，中共金坛市委、市政府，市卫生局授予金坛人民医院“非典”防治工作先进集体称号，授予邓建、陈伙娣抗击“非典”先进个人称号。

表4－2－1　　2003 年医院防治"非典"工作机构及成员

组别	组长	副组长	成员
领导小组	邓　建	包德诚、章莉萍	申敖齐、艾月仙、徐裕成、倪一新、戴小平、姜雁、周国平、李国民、丁红月、黄慧琴、汤毓艺
专家组	邓　建	傅忠林、章莉萍	申敖齐、艾月仙、李明华、任俊南、汤毓艺、吴平涛、赵国辉
抢救组	章莉萍	包德诚、姜　雁	徐裕成、戴小平、倪一新、徐留生、周国平、王建强、林　斌、黄贵平、韩留娣、谢金美
消杀组	丁红月	周月琴、黄慧琴	庄小美、徐　珊、陈伙娣、季金华、王小燕
后勤保障组	傅忠林	李明华、任俊南、黄贵平	王双斌、陈　涛、吴惠华

四、血吸虫病防治

血吸虫病俗称"大肚子病",是一种严重危害身体健康的重大传染病和寄生虫病。金坛也是重疫区。医院是血防工作的主力军,始终战斗在血吸虫病防治工作的第一线。金坛县从 1951 年秋开始血吸虫病防治工作。县卫生院血吸虫病防治站组织医务人员,深入疫区,开展宣传教育和思想发动工作,提高疫区群众对血吸虫病防治工作的认识。1952 年冬至 1953 年春,全县组织 56 名医生、24 名防治干部,组成 3 个防治大队,在城东、城西乡、西阳公社仙姑大队、花山公社友联大队、薛埠公社建国大队、茅麓致和等 6 个流行村庄,对居民进行体检抽查,平均阳性率为 16.21%,其中西阳仙姑的阳性率竟高达 70%。同时开展治疗工作,共治疗病人 1259 人。

1954 年,在重点流行区先后设 10 个联合诊所建立血吸虫病治疗组,扩大查病治病范围。1955 年春,由医院血防站组织的 3 个调查组,在流行区域开展为期 4 个月血吸虫病流行线索调查,绘制血吸虫病流行示意图。并举办防治医生进修班和护士化验班,组成 39 个普查组,在全县范围内开展病情和螺情调查工作。金坛血吸虫病流行有 13 个乡(镇、场圃)、50 个大队、211 个生产队,流行人口约 6 万人;全县有螺面积 730.66 万平方米,患病 7745 人。1955 年 12 月,中共金坛县委成立消灭血吸虫病领导小组,医院在其领导和统一协调组织下,组织技术防治小组。按照"查螺灭螺、查病治病、粪水管理、个人防护"16 字方针,采用药物灭螺和土埋灭螺的方法,效果明显。

1956 年 10 月,建立金坛县血吸虫病防治站,县卫生院公共卫生股划并入县血吸虫病防治站。此后,血吸虫病的防治工作归县血防站统一组织调度,医院紧密配合。1957 年

7月，县血吸虫病防治站撤销，该站部分人员又并入县医院预防组，负责全县血吸虫病防治工作。1958年，医院对城区6个居委会的血吸虫病患者进行调查摸底，并对330名患者实施医疗。6月，医院派出1个医疗队，普查钉螺面积18512.4平方米，灭螺3153.5平方米，治疗血吸虫病人1798人，治疗钩虫病、蛔虫病、线虫病1425人。

1960年7月，县卫生防疫站成立，血防工作归口县卫生防疫站组织调度。当年，医院派出多名医务人员，和防疫站及各公社卫生院组织3个重点灭螺组，深入田头，坐镇疫区进行工作，在薛埠、茅麓逐块逐片，采用人工药物相结合的方法进行灭螺，经过反复调查全县核实，实有钉螺面积113.57万平方米。

1969年8月，医院抽调16名医务人员，在血吸虫病防治组副组长虞金川的带领下，奔赴血吸虫病的重灾区茅麓、西阳、薛埠3个公社，开展血防工作。历时1个多月，完成查螺55万平方米、灭螺10万平方米、治疗6批近200名血吸虫病患者的任务。

70—80年代，医院按照县血吸虫病防治站的统一部署，及时抽调医务人员奔赴血防一线，反复进行查螺灭螺、查病治病。经过多年的反复查治，疫情显著下降。到1975年年底，达到省委规定的基本消灭血吸虫病的指标，螺情下降98.63%，病情下降93%。1981年以后的扫尾阶段，防疫部门采用监测方式，继续查螺灭螺。1998年5月15日，江苏省血防领导小组批复：金坛市达到消灭血吸虫病标准。此后，金坛区的血吸虫病防治工作即进入巩固监测阶段。

表4-2-2　　**1992年金坛血吸虫病流行基本情况表**

流行单位	流行村（工区、居委会）（个）	历史累计有螺面积（平方米）				历史累计病人数（人）
		合计	江湖滩	内陆	山区	
罗村	9	535101	—	—	535101	551
薛埠	10	5200427	—	—	5200427	3710
花山	3	102023	—	—	102023	10
茅麓	3	680535	—	—	680535	736
西阳	5	162760	—	—	162760	757
茅麓茶场	5	84053	—	—	84053	170
茅东茶场	4	233447	—	—	233447	256
方麓茶场	1	18604	—	—	18604	63

续表 4－2－2

流行单位	流行村（工区、居委会）（个）	历史累计有螺面积（平方米）				历史累计病人数（人）
		合计	江湖滩	内陆	山区	
涑渎	1	13340	13340	—	—	59
五叶	3	81212	80812	400	—	3
建昌	5	25000	—	25000	—	185
登冠	1	22000	—	22000	—	45
城东	4	670000	—	670000	—	8
城西	1	32300	—	32300	—	0
白塔	8	4127610	—	4126710	—	0
金城镇	6	31335	—	31335	—	—
合计	69	120194747	214212	4908645	7016950	7810

五、霍乱防治

霍乱又称二号病，是一种严重影响人类健康的甲类肠道传染病。医院对霍乱防治工作十分重视，早在 1962 年就成立霍乱防治领导小组，负责霍乱的防治工作，并对人员、药品、隔离疫区控制、疫点封锁等防治的具体工作做详细安排。1981 年，我国部分地区发生霍乱疫情，为防患于未然，保障人民生命健康，医院迅即成立霍乱救治小组启动抢救预案，分管领导亲自抓，专设肠道门诊与霍乱观察室。1998 年，长江流域发生特大洪水，为防止灾后大疫，医院按照《常州市 1998 年霍乱控制预案》，加强水源性传染病尤其是霍乱的防控工作。此后，医院对霍乱的防治工作常抓不懈，每年 3 月，医院都对感染科、急诊科、消化科医务人员定期开展霍乱防治知识培训考核；每年 4 月 1 日到 10 月 31 日，设立专门的肠道门诊，完备急救药品，收治腹泻患者，对可疑霍乱患者采集样本送检。

六、手足口病防治

2007 年，发生手足口病疫情时，医院及时成立领导小组和专家治疗组，设立手足口病专门诊室及病房，做好预检分诊工作，防治医院感染的发生。同时，每年开展手足口病防治全员培训，积极开展防治及传染病报告工作，预防保健科亦深入学校、幼儿园做好手足口病的防治知识宣传及保健老师的培训，指导晨检监测，对手足口病患儿严格开具复学证明，防止手足口病在学校的蔓延。2007—2008 年，共监测报告手足口病 229 例。最近几年手足口病发病率较稳定,未有流行趋势。2018 年报告手足口病例 955 人,无重症手足口病发生。

七、狂犬病暴露处置

2014 年 10 月,狂犬病暴露门诊由金坛疾控中心转到每个医院,医院由急诊科负责狂犬病暴露患者的处置。接到任务后,急诊科外科医生和护理人员接受疾控中心的统一培训,考核合格后发放证书。狂犬病暴露患者的处置流程:由外科医生负责狂犬病暴露患者的接诊、诊断,护士根据医嘱进行登记、建卡、患者伤口的冲洗和狂犬病免疫球蛋白及狂犬病疫苗的注射。

2014 年 11 月 11 日,急诊科接诊第一位狂犬病暴露患者,接诊量逐年增加,2014 年接诊 104 人次,2015 年接诊 1136 人次,2016 年接诊 1389 人次,2017 年接诊 1494 人次,2018 年接诊 1698 人次。2017 年 10 月 20 日,为规范狂犬病暴露患者的伤口处置,医院购买斯康汀医用创口冲洗机和专用的犬伤净冲洗液,专门用于狂犬病暴露患者的创口冲洗,改变传统的水龙头和肥皂冲洗的状态。2016 年,由于颜面部和口腔部位的狂犬病暴露患者逐年增加,为规范暴露患者的处置,预防保健科和疾控中心将五官科医生和口腔科医生加入狂犬病暴露的培训。

八、禽流感防治

禽流行性感冒(简称“禽流感”)是由禽流感病毒引起的急性传染病,主要发生在禽,也发生在哺乳动物甚至人,对禽危害最大的为 H5、H7 和 H9 型毒株。21 世纪后,各地时有发生,影响到人民群众的健康。为此,医院积极应对,有效防治,成效显著。

2004 年初至 2005 年,由于外地发生高致病性禽流感,按照上级要求,医院及时成立防治领导小组和治疗专家组,制订《金坛市人民医院突发人禽流感疫情应急预案》,确保此类病人得到有效的诊治,把禽流感作为冬春季呼吸道传染病的防控重点,对医院员工开展禽流感防控诊疗知识的培训考核;通过电子屏滚动播放、发放宣传单页、院报刊登等形式做好禽流感防治宣传工作,预防保健科有专人执行疫情报告制度和零报告制度。2005 年全年共监测 1123 人次,未发现高致病性禽流感疫情。近年来,偶有散发病人得到及时救治。

九、甲型 HN 流感防控

甲型 H1N1 流感最初发现于 2009 年 3 月,在墨西哥和美国等地先后暴发的“人感染猪流感”疫情,并迅速在全球范围内蔓延。世界卫生组织(WHO)初始将此型流感称为“人感染猪流感”,4 月 30 日更名为“A 型 H1N2 流感”,中国称为“甲型 H1N1 流感”。卫生部于 5 月 11 日上午确诊中国内地首例甲型 H1N1 流感患者。

2009 年,医院在上级卫生主管部门的指导和部署下,做好甲型 H1N1 流感的应对和应急准备工作。加强人感染禽流感疫情应急处理组织、协调与管理,成立人感染禽流感疫情应急处理技术指导组和应急救治专家组,制定《金坛市人民医院人感染禽流感应急预案》。制定和实施人感染禽流感疫情的防治措施,组织医务人员集中培训,提高认识,增强防护救治能力。多次召开专题会议,根据疫情发展情况,部署防控措施和物资储备。快速建立流程合理的发热门诊,及时做好人感染禽流感的治疗。发热门诊有醒目的标识,有诊治流程图,对门急诊发热病人进行预检分诊工作,认真筛查流感样病例,做好病例的登记、报告和病例采样等工作,加强对不明原因肺炎和流感样症状病例的监测。同时,印发大量的甲型 H1N1 流感防治健康教育宣传材料。严格按照标准和规范,建立医学观察病房,加强禽类疾病的监测。在发热门诊和观察病房安排专职医护人员,进入观察病房的医护组安排两个梯队。后勤物资做好充分准备。设立专门资金账户,保证甲型 H1N1 流感的防控、治疗工作不受影响。同时,医院还承担配合市疾病控制中心,为不同人群进行“甲型 H1N1”疫苗接种的任务。12 月 19 日,1 名 6 岁男性儿童被确诊为甲型 H1N1 流感,经医院全力抢救治愈出院,成为全省二级医院独立收治并抢救成功的第 1 例重症患者。

2013 年,外地发生人感染 H7N9 禽流感疫情,为做好防控工作,提高防治水平和应对能力,医院及时采取防控措施,做到早发现、早报告、早隔离、早治疗,制订应急预案,调整人感染 H7N9 禽流感防控领导小组、防治专家小组及后勤保障小组,采取全员培训、规范监测、严格诊断程序、集中收治重症病例、强化院感控制等措施。2014—2018 年,针对人感染 H7N9 禽流感严峻形势,作为定点收治医院,及时启动应急防控预案,对疑似病人进行及时救治。

2017 年 1 月初,医院收治 1 名发热咳嗽女性病人杨某某,确诊为人感染 H7N9 禽流感。医院高度重视,立即启动应急预案并向区卫计局报告,同时召开禽流感防控紧急会议,防治专家小组全力以赴抢救,患者终于被成功治愈。

表 4－2－3　　2006—2018 年医院传染病防控情况表

项目 \ 数据 \ 年份	2006	2007	2008	2009	2010	2011	2012	2013	2014	2015	2016	2017	2018
传染病上报数(例)	2356	2116	2123	2138	2230	1659	1642	914	3246	1121	1550	929	1562
传染病上报率%	100	100	100	100	100	100	100	100	100	100	100	100	100
肠道门诊登记数(例)	421	357	426	353	379	573	452	396	470	432	426	350	432
肠道门诊标本送检数(份)	48	50	52	52	49	50	52	54	52	56	56	42	45
发热门诊登记数(例)	6626	6723	6955	7033	7310	7227	7174	7210	7139	7209	7113	7228	8113
肺结核痰检数(例)	331	342	298	252	231	234	237	217	217	216	212	183	539
肺结核痰检阳性数(例)	227	226	233	207	187	97	110	107	107	85	110	93	86
疑似肺结核上报数(例)	682	666	626	532	566	507	521	497	443	425	383	403	317
疑似肺结核转诊数(例)	306	486	428	449	462	427	417	392	301	292	258	280	317
新生儿预防接种人数(例)	655	603	534	643	1070	1214	1458	1248	1363	1251	1362	1266	1132
符合条件新生儿接种率%	98.2	97.6	97.5	99.2	99.3	98.5	98.9	98.7	98.4	97.8	98.5	98.3	99.2
农药中毒上报数(例)	53	49	68	35	50	71	64	67	42	60	54	41	25
食源性疾病上报数(例)	193	183	162	157	163	175	189	163	172	158	161	152	153
死因监测数(例)	376	380	421	307	321	347	383	445	405	409	476	459	517
小于 15 岁 AFP 发现数(例)	376	380	421	307	321	347	383	445	405	409	476	459	0
院内健教专栏(期)	6	6	6	6	6	6	6	6	6	6	6	12	12
制订作健教专版(块)	92	96	96	102	108	112	120	136	142	148	152	276	336
发放健教处方(份)	12005	12638	13125	13250	14630	17633	18630	19562	22361	25630	27839	32612	35213

第三节　社会医疗服务

一、援外支边

（一）支边医疗服务　1998 年 7 月，医院根据上级指示，选派副院长王亚生参加江苏省卫生厅组织的援藏医疗队，赴西藏自治区拉萨市人民医院开展医疗工作，帮助和指导二级医院的创建。于1998年10月回院，历时3个月。2018年，医院与宁陕县、石泉县县级医院签订帮扶责任书，明确帮扶目标任务。医院选派主任医师丁屹、虞卫新、张斌、赵银必、陈文云，副主任医师刘彦、赖天慧、张俊华、朱光明、段建春、袁霞、于雪冰等14名专家，分3批，到受援医院帮扶。时间短的1个月，长的1年。同时接受宁陕县人民医院办公室主任到院挂职锻炼，接受8名医护人员到院进修学习。通过精准施策，采取有力措施，从人力、物力、财力给予帮扶，确保扶贫政策落地生根。

（二）“抗美援朝”医疗服务　1952年6—12月，王荣生参加苏南抗美援朝第三医疗队，任后方医院伤病员的救治工作、表现积极，工作出色，荣立三等功。

（三）援助坦桑尼亚医疗服务　1976年1月至1978年1月，医院选派王森坤参加国家援助坦桑尼亚医疗队，历时2年。

二、农村巡回医疗

50年代，医院每年派出2～3名医务人员组成小分队，到金坛县西阳、茅麓等边远乡镇进行血吸虫病防治和流行性脑膜炎、病毒性肝炎等预防工作。1955年5月，医院（卫生院）在全县麻疹严重地带白塔区召开全县医工大会，部署麻疹防治工作。9月，医院派出专人赴麻疹重灾区白塔区庄城、白塔等村进行防治和巡回医疗。1958年6月和11月夏秋农忙季节，医院先后组织医疗队16人次，赴农村巡回医疗，诊治900余人次。

1960年，贯彻“预防为主，防重于治”的方针，4月，各地连续发生浮肿病5600例、青紫病1700多例、分散性的麻疹，在主管部门的指引下，医院立即抽调了10多名医生，分赴河头、尧塘、指前标等公社进行调查治疗，及时控制病源发展。在夏秋两季农忙期间，医院先后组织了8个医疗小组，到各公社大队进行巡回医疗，先后医治病人2700多人次。在春夏多发病季节，医院先后赴通用厂、跃进厂等企业巡回医疗，先后医治病人1100多人次，并帮助两个厂建立保健室。

1965年，医院巡回医疗队在直溪公社直里大队、水北公社南站大队开展疾病的全面调查，并为1000多人进行白喉、百日咳混合疫苗接种。同年，省中医院两个巡回医疗队到金坛开展医疗支农，医院组织两个巡回医疗队配合，到直溪、小水北、岳阳、洮西、涑渎等公社开展巡回医疗，深入生产队开展防病治病相结合。历时7个月，共计治疗26000多人次，施行手术200多人次，抢救危重病人106人。医院为使农村的危重病人得到及时抢救，成立轻骑流动手术小组，对多名危重病人进行手术，均获痊愈。1969年6月夏秋农忙时节，医院先后组织2批9名医务人员到农村5个点进行巡回医疗。1973年派出巡回医疗队深入到山区、水乡，为农民查病治病，送医送药。

1975年夏，五叶公社发生肠道传染病流行，医院立即组织医疗小分队，奔赴发病区紧急处置。同年，医院先后派出3个医疗队25人，由医院领导或科室负责人带队，为期2~3个月，到社头、指前、薛埠3个公社巡回医疗。对社头、指前两公社的合作医疗进行全面调查、整顿和提高，分别举办为期7~15天的赤脚医生中草药训练班，提高他们运用一根针、一把草防病治病的能力和水平，使50%以上的大队合作医疗建立社队联办的模式。医院的外科、妇产科、五官科和白塔、城东、城西、指前、建昌等公社卫生院挂钩，进行技术指导，遇有危重病人，医院随即派医生出诊抢救。年内，医院出诊抢救危重病人40余次。

1976年，医院先后两次组织巡回医疗小分队21人次，为期3~6个月，分别到薛埠、儒林两公社巡回医疗。医院组织由内科医师、护士、X光医师组成的医疗队，赴城东公社电胜大队进行肺结核病普查，胸透627人，发现肺结核患者11人及时进行医治。查出并医治疟疾患者42人。1978年4月，医院派出内科、外科、妇科及麻醉医务人员包德诚、储容、吕风珍、王风珍，组成卫生工作队，进驻社头中心卫生院8个月，帮助培养医疗骨干。

三、医疗救灾

（一）唐山大地震救灾医疗　1976年7月28日，唐山发生7.8级强烈地震。29日，医院派出王伯仁、沈静、史信荣、刘振英、梁化西、杜德华、杨献萍、宋小洪等8名医护人员，在党支部书记王伯仁带领下奔赴唐山，夜以继日开展医疗救治工作。除救治伤员外，他们还到乡村巡回医疗，为灾区农民治伤、治病，为期1月余。刘振英、梁化西表现突出，受到上级有关部门和中共金坛县委的表彰。8月，医院迅速腾出所有闲置病床，在门诊大楼设立专门病区，并成立3个医疗抢救小组，为救治唐山地震灾区的伤病员做好准备。

（二）四川汶川大地震救灾医疗　2008年5月12日，四川汶川发生8级特大地震，5月14日，医院召开"抗震救灾"动员大会，医务人员积极报名，主动请缨赴地震前线救治伤员。5月14日，救护车司机曹和平赴四川地震灾区什邡市帮助运送重伤员，历时26天，于6月9日结束任务返回医院。6月22日，ICU医师袁冬到四川绵竹市齐天镇卫生院参加抗震救灾医疗工作，历时31天，于7月22日返回医院。曹和平、袁冬均获常州市抗震救灾先进个人称号。6月6日，医院职工捐款10万余元，党员交纳特殊党费24750

元,支援四川汶川地震灾区。

(三)昆山爆炸事故医疗　2014 年昆山“8・3”爆炸事故发生后,根据上级卫生部门安排,医院即派烧伤科副主任医师周忠华赴常州二院参加抢救伤员,历时 1 个月;同时派护理人员罗红芳、徐香梅、王菊香赴苏州市立医院参加伤员的护理工作。

(四)金坛地区洪灾医疗　1954 年 7 月,金坛遭遇百年一遇的特大洪涝,社头区东浦大塘圩决口,500 多户农民无家可归,5000 多亩稻田被淹,直接损失稻谷约 100 万公斤。医院迅速抽调 6 名医务人员同第二联合诊所 2 名医务人员,组成 2 个医疗小组赴社头灾区,分别在遭灾最严重的东浦、芦溪、指前标、湖荡 4 个乡进行巡回医疗。医务人员一面医治受伤生病的群众,一面抽空参加筑堤坝劳动,宣传卫生常识,还抽人逐村巡回医疗。历时 20 天,共医治内外科病人 405 人,救治轻伤 300 余人,产后访视 5 人,使受伤和有病的灾民群众得到及时治疗。

1991 年 6 月,金坛遭受特大洪灾,医院迅速组织两个医疗救护队,分别由院长窦东升、副书记张法兴带队,深入到抗洪救灾第一线,开展防病治病医疗工作。7 月 18 日,医院职工捐款 2495 元,支援全县抗洪救灾。7 月 20 日,医院被县政府授予“抗洪救灾先进集体”称号。1998 年 7 月,金坛市再次遭受洪灾,医院按照市委、市政府的要求,组织成立医疗救护队,前往灾区救灾。

2016 年 8 月,指前镇发生洪涝,医院组织 30 多人次支援指前卫生院抗洪救灾。

四、社区服务

社区医疗是医院医疗、防疫、保健工作的重要组成部分。50 年代,社区医疗以“出诊”为主,主要为县城及其周边地区的病人提供服务。一般是由病人家属到院提出要求,阐述病情,医院根据情况派出相应医生,携带常用药赴诊。50 年代后期至 60 年代,巡回医疗是医院的常规工作之一,每年派出医疗队赴农村,到缺医少药的偏僻乡村巡回医疗,开展爱国卫生运动,进行破除迷信思想宣传教育,防治传染性疾病,为农民群众送医药解除疾病痛苦。

70 年代初期,医院与相关公社医院协作,组成医疗队,下乡开展农村疾病普查,对公社医院医护人员和赤脚医生进行业务培训。

80—90 年代,医院对乡镇医院技术指导和业务培训更加常态化。医院采用卫生支农的方式,每年多次派出内科、外科医师及护士长(或高年资护士)为基层医院进行技术指导,长年接纳基层卫生院的医、技、护人员到医院进修学习。通过技术培训和业务指导,这些医院的业务技术水平得到明显提高。

1998 年 4 月,医院在公园路新村开办集治疗、非处方药房和临床大输液为一体的专家门诊部,主要人员为主任医师胡云从、药剂师华瑶玉、检验柯树培、心电图徐湘雅、护理李小芳;同年 5 月 8 日,医院河滨门诊部开张,内科副主任包德诚、儿科副主任吕柳凤、儿科主治医师章莉萍、薛怡乐、钱文杰轮流坐诊。此后又在愚池新村等处设立便民门诊部,建立社区门诊工作制度、工作人员职责等,使社区医疗工作规范化,极大地方便了周边居民群众的就诊。2010 年 1 月,按照市卫生主管部门的指示精神,撤销虹桥、河滨、愚池社区门诊。

2010 年以后,医院先后对金坛二院、茅山地区人民医院、直溪中心卫生院、水北中心卫生院、尧塘中心卫生院等 8 家基层医院进行指导与帮扶,有力促进区域医疗水平的整体性提升。

第四节　健康教育与爱国卫生运动

一、爱国卫生运动

自建院起,医院重视环境卫生工作,开展爱国卫生运动,制订环境卫生工作制度,组织环境卫生检查,日常清扫工作常抓不懈,定期或不定期进行统一清理活动。20 世纪 50—60 年代,持续开展除“四害”运动,整治环境,铲除蚊、蝇、蟑、鼠孳生源。1977 年起,医院设置多处毒饵点,开展灭鼠灭蟑工作。每周三下午,组织医务人员集中打扫卫生。食堂工作人员每年接受体检并发放健康证。2002 年起,医院每年 5 月清理下水道,更换破损窨井盖,为病区更换纱窗,每年两次清洗中央空调出风口 1000 多个。2005 年,改造垃圾房,实行垃圾分类处理。21 世纪后,医院成立以分管院长为组长,总务科、预防保健科科长为副组长,各职能科长为小组成员的领导小组,健全完善爱卫机制,加强医院环境卫生管理工作。领导小组成员均有明确的卫生包干区。爱卫办每月对医院内外进行环境卫生检查,考核评分,与奖金挂钩。

二、健康教育

新中国成立初期,健康教育名为医务人员在诊疗过程中,对病人治疗和康复交代注意事项。1973 年起,医院重视公众健康教育,开展日益广泛的健康宣传工作。初期,病区设置小黑板,由护士根据各科特点或不同季节,宣传健康知识和疾病防治知识。随着宣传力度的加大,在病区和院内空地设立宣传专栏。1992 年起,医院开辟健康教育园地,在院内道旁、候诊室、病区设立板报,张贴宣传画,在金坛电台、《金坛日报》、金坛电视台等开设专家讲座,开展形式多样的爱国卫生知识、计划生育、日常卫生常识、疾病预防等健康教育宣传。并走出院门,为学校师生讲解饮食、饮水等日常卫生知识。配合金坛县红十字会到车站、广场等公众场合开展大型健康教育活动,在院内宣传吸烟危害性,设立禁止吸烟标志,开展禁烟运动。2000 年起,院内增设画廊、各科专版、墙报、电子显示屏等宣传设施。在门诊病区发放健康教育处方,开展就诊、入院、住院、出院和随访、宣教等形式健康教育活动。每年多次组织医务人员到各社区、乡镇义诊,提供健康咨询服务,展示宣传展板、发放宣传资料、组织讲座等。对门诊和住院病人的健康心理辅导成为医护工作的重要内容之一。2000 年前后,在金坛市创建"国家卫生城市"活动中,医院健康教育工作顺利通过区、市、省、国家各级专家组检查考核。2014 年,医院响应卫生部倡议,制订控烟制度,动员医务人员戒烟。在诊疗活动中,开展吸烟危害健康宣传活动,劝导患者和家属戒烟。在呼吸科开设戒烟门诊,申报创建"无烟医院"。2015 年年底,医院被授予"无烟医院"称号。

2016 年 3 月,获"江苏省健康促进医院"称号。2017 年起,开拓健康教育工作内涵,病区健教栏由双月刊改为月刊,开展门诊患者及家属的晨间课堂、健教视频比赛活动。2017 年 7 月通过专家组验收,获"国家级健康促进医院"称号。2019 年 5 月,首次举办金坛区"医院健康教育与健康促进新进展"学习班,促进医院健康教育工作进一步发展。

表 4-2-4　**1993—2008 年预防保健工作统计数据汇总表**　单位:例

年份	疫情报告数	免疫接种数	学校接种数	传染病防治数		院内健康教育	慢性非传染病防治数
				疫点处理	流行病学调查		
1993	831	3743	4245	43	121	3660	0
1994	688	4444	6482	28	102	4024	0
1995	432	5863	5420	19	95	3965	0
1996	316	5012	6872	22	91	6299	0

续表 4－2－4　　单位:例

年份	疫情报告数	免疫接种数	学校接种数	传染病防治数		院内健康教育	慢性非传染病防治数
				疫点处理	流行病学调查		
1997	277	3855	5910	16	89	5829	582
1998	204	6633	5130	23	84	8219	542
1999	150	4359	3498	29	61	8141	262
2000	174	4139	2439	20	73	8209	507
2001	276	4331	3400	19	93	8402	539
2002	176	5256	6786	17	81	10232	685
2003	151	5667	7668	16	68	9904	516
2004	280	5225	8033	36	72	11132	1014
2005	150	6028	9244	20	50	11901	1376
2006	350	6981	9893	28	61	13375	2195
2007	449	13056	10783	7	59	12293	1761
2008	598	22980	12785	8	60	13485	2117

第五篇　教育科研与交流合作

教育科研是医院持续发展的推进剂，是提高医疗技术水平的强大动力。金坛解放初，医院开办护士学校开展教学活动。50 年代，医院还主办县卫生学校，培养卫生人才。80 年代，金坛县卫生进修学校成立，主要由医院承担学校教学任务。70 年代始，医院先后承担金坛卫校、常州卫校、镇江医学院等医学院校学生实习带教任务。90 年代，与镇江医学院、扬州大学医学院、南京铁道医学院建立教学与实习关系。2009 年，成为江苏大学附属医院。2015 年，成为盐城卫生职业技术学院临床学院。

医院的科研主要起步于 60—70 年代，80 年代后医院加大教育科研的投入，医务人员外出培训、进修增多，有论文、科研成果发表、获奖。21 世纪，医院为鼓励多出成果、快出成果，制定完善奖惩条例，2009 年成立科教科。从制度和机制上保证医院教育科研的发展。2000—2018 年，医院获金坛区（县/市）人民政府以上机构的科技成果奖 71 项。其中，常州市政府和科技部门的 10 项。

医院的交流合作始于 90 年代，医院多次组织人员到各地和境外交流，开阔视野，促进医疗技术的提高。

第一章　教育教学

50—70 年代，医院的医学教学着重于基础知识和基本技能的培训。80 年代以来，加强医务人员“三基”的培训，严格操作规范。重视临床医师继续教育，进行科研项目申报。21 世纪后，随着现代化医院建设的加快，医院加大资金投入，组织医学培训班、外出进修、研究生班等，促进教学科研迅速发展。医院成为江苏大学附属医院、东南大学医学院（原南京铁道医学院）教学医院后，获奖科研成果和论文发表显著增多，促进医疗卫生事业的发展。

第一节　院校教学

1949 年 7 月，医院创办附属护士学校，每个乡保送 1 名女生到护校学助产，培养了一批护士。同年，护校还培养保健员 20 人。1950 年 2 月，按金坛县卫生科指示，护校招收学员 30 人。学员有周惠芬、徐琳、姜晓云、耿素珍、耿素英等。护校自编学习教材，采取边学习边实习的教学方法。同年 9 月，学员调往苏州护校及防保学校继续学习。1952 年 6 月，医院开设保健员训练班，学员 24 人，为期半年，于 12 月 16 日结业。学员除 3 人留院工作外，其余被分配至各区卫生所或保健站。

1958 年 9 月，县政府创办金坛县医士学校，翌年更名为“金坛县卫生学校”。由县卫生科主管，医院主办。师资由医院临床医生兼任，配有教职员工 6 人，其中专职教师 4 人。卫校为三年制（中专班），专收金坛县学生，前后共招收 3 期。1958 年招收 35 人、1959 年招收 55 人（实收 47 人）、1960 年招收 50 人。1962 年，因国家办学政策调整，学校停办。第一届学生由政府统一分配，第二届学生按照中央“三自”（自费实习、自带口粮、自谋职业）的原则处理，第三届学生回乡自谋职业。

1979 年 4 月，根据镇江地区行政公署《关于办好高校大专班和护士班的通知》文件精神，医院承担镇江地区卫生学校金坛护士班教学任务。由省下达地区统招指标，招收高中毕业生，名额为 50 名，学制 3 年，周明龙任校长，朱淑英任班主任。首届于 1981 年 1 月毕业，由地区统一分配工作。医院周明龙、夏子耆、华瑶玉、司马衡、倪忠泰、严柏初、葛景荣、戚庆炳、朱淑英、沈允昌、包德诚、李振东、戴焕林、何宇林、张柏岐等先后兼任镇江卫校金坛班老师。

1982 年 8 月，金坛县卫生进修学校成立，与金坛县人民医院分开，隶属金坛县卫生局。该校是一所中等专业技术学校，开设有检验、中药炮制、医士、护士、中医等专业班级。同时也是在职进修、培训和培养中级医药卫生人员的教育基地，并承担省、市、县类型的专业办班任务。医院长期承担金坛县卫生进修学校理论课教学任务，1983 年起，医院内 60 多名医护人员先后被金坛县卫生进修学校聘为兼职教师。

第二节 临床教学

1972年起，医院先后为南京药学院、南京中医学院、镇江医学院、苏州医学院、南通医学院、中国药科大学、江苏大学、常州卫生学校、武进卫校等医学院校带教临床、医技、药剂、护理等专业学生实习。同时为各乡镇卫生院带教医生进修生1800余人。2011—2018年，累计带教护理实习生505人，带教乡镇卫生院护士进修生200余人。

90年代，医院先后成为上海第二军医大学、南京医学院、镇江医学院、安徽医科大学、常州卫生学校、武进护校的实习基地，医院成立医学教学管理小组，制定临床教学计划、医院带教等工作制度。1992年成为镇江医学院的教学医院。1999年9月，被确定为南京铁道医学院（东南大学医学院）的教学医院。2002年4月，被确定为江苏大学和苏州医学院教学医院。2006年，成为南通大学教学医院。2008年6月，与常州卫生高等职业技术学校签订实习协议书。2009年4月，被确定为江苏大学附属医院。

2010年4月，医院与江苏大学联合举办的首届江苏大学临床研究生班开班，有来自全市卫生系统各医疗单位40名学员，医院有32名青年医师参加研究生班的学习。医院制定了《江苏大学临床研究生班管理办法》，专门成立教学管理机构，安排了管理培训人员。同年，医院还有5名科室骨干脱产就读其他医学院校临床研究生课程。2014年，与江苏大学联合举办的第二期研究生班开班，医院有38名青年职工攻读研究生学位。2015年，与苏州大学合作同等学力在职研究生班，有20名医护人员报名参加学习。2018年年底，已有16人通过江苏大学在职研究生班课程学习，获硕士学位。

2015年5月，创成为盐城卫生职业技术学院临床学院。医院为了加强教育管理，根据临床教学工作需要，成立内科、外科、妇产科、儿科、综合五个教研组，张小平任内科教研组主任、刘彦任外科教研组主任、丁屹任妇产科教研组主任、周国平任儿科教研组主任、袁冬任综合教研组主任。2016—2018年，医院每年承担盐城卫生职业技术学院（2017年更名为江苏医药职业学院）一个班22名学生的临床理论教学任务，所有理论课和见习课均由院内中级以上职称医师担任。每班授课448学时，共授课1344学时。

在开展临床教学的实践中，医院的一批骨干医生被学校聘为兼职教授、副教授、讲师或硕士生导师。1997年1月，司马衡、包德诚、李素娥、徐裕成被镇江医学院聘为副教授。2009年12月，李国民、苏建华、虞立平被聘为江苏大学兼职副教授。2013年，江苏大学聘任李国民为兼职教授，田声望、唐国建、王建强为临床教学兼职副教授。张俊华、何劲、袁霞、郃建飞、范云霞成为讲师；南通大学聘任徐群为兼职教授、丁需清为兼职副教授。2015 年，李国民被聘为江苏大学硕士生导师，实现医院硕士生导师及硕士生培育点零的突破。2017 年 12 月，江苏大学聘任李国民、苏建华为临床教学兼职教授，张俊华、范云霞为临床教学兼职副教授。2018 年 1 月，王荣成为江苏大学硕士生导师，王健、周磊、王水娟、周林秋、朱敏、王珍、曹征然、潘莉成为讲师。2019 年 1 月，范云霞成为江苏大学硕士生导师。

2015 年，盐城卫生职业技术学院聘任张小平、周国平为兼职教授，聘任刘彦、王荣、张俊华、丁屹、袁冬、衡卫军、丁需清、任美芳为兼职副教授。2016—2018 年，张小平等 40 位临床医师被聘为江苏医药职业学院兼职教师。

表 5－1－1　**2012—2018 年江苏大学附属金坛医院讲师表**

学　科	姓　名	学　科	姓　名
内　科	张俊华、周　磊、王　珍	儿　科	郃建飞、潘　莉、朱　敏
外　科	何　劲、王　健、周林秋	麻醉学	范云霞
妇产科	袁　霞、曹征然	护理学	王水娟

表 5－1－2　**2016—2018 年医院医生担任江苏医药职业学院兼职教师表**

任教科目	职　称	姓　名	任教科目	职　称	姓　名
外科学	主任医师	万　航、朱爱平	血液内科	副主任医师	汤　琴
	副主任医师	汤　立、周小兵	急救医学	主任医师	李国民
	主治医师	薛一峰		副主任医师	袁　冬
普外科	副主任医师	傅　宇、沃扣洪 戴国芳、周林秋		主治医师	管双仙、倪宏亮、 张　新、丁东亮、 王　珍
	主治医师	徐涌波	妇产科学	主任医师	丁　屹、陈荣芳、 曾艳华
骨　科	主任医师	何　劲			
	副主任医师	谢　华、刘　俊		副主任医师	袁　霞、陈文云、 曹征然
	主治医师	张　兴			
神经外科	主任医师	张　斌	儿科学	主任医师	周国平、钱文杰
	副主任医师	刘　彦		副主任医师	邓英琴、郃建飞
	主治医师	钱春生		主治医师	史卫群、潘　莉、 朱　敏

续表 5－1－1

任教科目	职　称	姓　名
胸外科	副主任医师	张德海
	主治医师	王国君
泌尿外科	副主任医师	王　荣、陈伟军
内科学	副主任医师	李湘荣、蒋和平
内分泌科	主任医师	衡卫军、邓国忠
	副主任医师	于雪冰、李　君
神经内科	主任医师	史志保
	副主任医师	张俊华
肾内科	主任医师	唐　伟
	主治医师	戴贵军
呼吸内科	主任医师	吴国荣
	副主任医师	姜文明、戴小平
消化内科	主任医师	张小平、赵　凯
	副主任医师	潘红芳
	主治医师	周　鑫

任教科目	职　称	姓　名
五官学	副主任医师	闵晓燕
	主治医师	韩元萍
口腔学	副主任医师	沈培民、王卫芳
	主治医师	丁喻华
皮肤病学	副主任医师	黄海霞、陈　军、龚小俊
眼科学	副主任医师	朱宇承
医患沟通	副主任医师	丁需清
	主管药师	孙文龙
感染科	主任医师	林　斌
风湿免疫科	副主任医师	李小兰
心内科	副主任医师	杨黎明、卫小兵、周　磊
	主治医师	张小勇、吕　远

第三节　学历教育

70 年代末，一批初高中学历的征地用工人员、社会招工人员、顶替工作人员先后被安排到医院工作。1980 年，医院职工大专以上学历在 20% 左右。80 年代后，国家成人高等教育事业逐步恢复并迅速发展，大批医护人员参加夜大、函授、自学、脱产学习等，取得大专以上高等教育学历人数逐年增加。1980—2018 年，医院参加学历教育 479 人次，其中，取得博士学位 2 人、硕士学位 24 人、本科学历 320 人、大专学历 102 人。至 2018 年年底，医院职工 900 人，其中博士研究生学历 3 人、硕士研究生学历 73 人、本科学历 594 人、大专学历 164 人、中专学历人员 54 人；大专以上学历者占职工总数有 92%。

一、研究生学历教育

2000—2018 年，医院参加研究生课程班学习 106 人，其中取得博士学位 1 人、硕士学位 24 人。

表 5－1－3　　2000—2018 年医院职工硕士以上学历教育情况表

姓　名	性别	毕业学校	毕业时间	学习形式
周国平	男	北京大学医学部	2000 年 6 月	全日制
王俊华	男	苏州大学	2001 年 6 月	函授
徐　群	男	南京医科大学	2001 年 7 月	全日制
王　栋	男	华东师范大学	2008 年 1 月	函授
朱爱平	男	苏州大学医学院	2008 年 12 月	全日制
卫小兵	男	苏州大学	2009 年 7 月	全日制
周小兵	男	江苏大学临床医学院	2010 年 6 月	全日制
陈伟军	男	南京大学	2011 年 6 月	课程班
乔　华	女	扬州大学	2011 年 7 月	全日制
谢　华	男	南京医科大学	2012 年 7 月	课程班
张俊华	男	江苏大学	2014 年 6 月	课程班
于文敏	女	江苏大学	2014 年 12 月	课程班
鲍丽娟	女	江苏大学	2015 年 6 月	全日制
曾艳华	女	江苏大学	2015 年 6 月	函授
陈荣芳	女	江苏大学	2015 年 6 月	函授
汤　琴	女	江苏大学	2015 年 6 月	课程班
张小勇	男	江苏大学	2015 年 6 月	课程班
周　磊	男	江苏大学	2015 年 12 月	课程班
李穗吉	男	苏州大学（获博士学位）	2017 年 2 月	函授
范云霞	女	江苏大学	2017 年 6 月	课程班
王　贤	男	南开大学与澳大利亚费林德思大学	2017 年 8 月	课程班
杨　阳	女	南京大学	2017 年 9 月	课程班
管双仙	女	江苏大学	2018 年 6 月	课程班
钱春生	男	江苏大学	2018 年 6 月	课程班
周　丹	女	江苏大学	2018 年 12 月	课程班

二、本科及大专学历教育

1992—2018 年,医院职工参加学历教育学习取得本科学历 316 人,大专学历 101 人。

表 5-1-4　　1992—2018 年医院职工本科学历教育情况表

姓名	性别	毕业学校	毕业时间	学习形式
邓迪花	女	现代秘书速记学校	1992 年 4 月	函授
苏建华	男	南京铁道医学院	1999 年 7 月	全日制
孙文龙	男	郑州大学	2000 年 6 月	函授
徐晓斌	男	江苏广播电视大学	2001 年 8 月	函授
戴卫剑	男	中共中央党校函授学院	2002 年 7 月	函授
黄耀震	男	江苏省广播电视大学	2002 年 12 月	函授
周丰美	女	南京医科大学	2002 年 12 月	自考
欧阳芸	女	镇江医学院	2003 年 1 月	夜大
冯　涛	男	南京中医药大学	2003 年 6 月	函授
奚秋琴	女	南京医科大学	2003 年 6 月	自考
谢金美	女	南京医科大学	2003 年 6 月	自考
曹国平	男	东南大学	2003 年 7 月	夜大
邓英琴	女	江苏大学	2003 年 7 月	夜大
丁　屹	女	扬州大学	2003 年 7 月	夜大
韩元萍	女	东南大学	2003 年 7 月	函授
李新忠	男	东南大学	2003 年 7 月	函授
梁　悦	女	中国药科大学	2003 年 7 月	函授
林菊芳	女	江苏大学	2003 年 7 月	夜大
石晓云	男	东南大学	2003 年 7 月	夜大
王卫芳	女	徐州医学院	2003 年 7 月	函授
吴建华	男	江苏大学	2003 年 7 月	夜大
杨采琴	女	江苏大学	2003 年 7 月	夜大
夷赛平	女	中国药科大学	2003 年 7 月	函授
沈玉兰	女	南京医科大学	2004 年 6 月	自考
陈　军	男	南京医科大学	2004 年 7 月	函授

续表 5 -1 -4

姓名	性别	毕业学校	毕业时间	学习形式
陈文云	女	扬州大学	2004 年 7 月	夜大
黄海霞	女	南京医科大学	2004 年 7 月	函授
蒋忠毅	男	江苏大学	2004 年 7 月	夜大
李国民	男	徐州医学院	2004 年 7 月	函授
倪息兰	女	扬州大学	2004 年 7 月	夜大
翟金荣	男	江苏大学	2004 年 7 月	夜大
张　玲	女	南京医科大学	2004 年 7 月	函授
赵　俊	女	南京工业大学	2004 年 7 月	函授
朱小云	男	江苏大学	2004 年 7 月	夜大
王留网	男	中央广播电视大学	2005 年 1 月	函授
高　媚	女	南京中医药大学	2005 年 6 月	自考
王夕芳	女	南京医科大学	2005 年 6 月	自考
汤小萍	女	南京医科大学	2005 年 12 月	自考
丁瑜华	女	南京医科大学	2006 年 1 月	函授
罗春晖	男	中央广播电视大学	2006 年 1 月	函授
包琰黎	女	中央广播电视大学	2006 年 4 月	函授
王　悦	女	南京医科大学	2006 年 6 月	自考
吴艳辉	女	南京医科大学	2006 年 6 月	自考
徐佩君	女	南京医科大	2006 年 6 月	自考
黄慧琴	女	上海交通大学	2006 年 7 月	远程
张　立	女	北京中医药大学	2006 年 7 月	远程
曹林军	男	南京大学	2006 年 12 月	自考
高春芬	女	南京医科大学	2006 年 12 月	自考
韩卫芳	女	南京医科大学	2006 年 12 月	自考
沈国琴	女	中国药科大学	2007 年 1 月	函授
吴　萍	女	西南科技大学	2007 年 1 月	远程
葛兰君	女	南京医科大学	2007 年 6 月	自考
蔡云芳	女	南京中医药大学	2007 年 7 月	函授

续表 5－1－4

姓名	性别	毕业学校	毕业时间	学习形式
黄军贤	男	南京医科大学	2007 年 7 月	函授
吴平涛	女	上海交通大学	2007 年 7 月	函授
周晓芳	女	南京医科大学	2007 年 12 月	自考
曹云舒	女	江苏大学	2008 年 1 月	函授
潘凤珍	女	中国药科大学	2008 年 1 月	函授
潘　良	女	江苏大学	2008 年 2 月	函授
戎欣兴	女	泰州市职业技术学院	2008 年 6 月	函授
徐　珊	女	北京中医药大学	2008 年 7 月	远程
陈旭霞	女	南京医科大学	2008 年 12 月	自考
蒋文娟	女	南京医科大学	2008 年 12 月	自考
凌爱芳	女	南京医科大学	2008 年 12 月	自考
潘　华	女	中共中央党校函授学院	2008 年 12 月	函授
孙秋萍	女	南京医科大学	2008 年 12 月	自考
王　晔	女	南京医科大学	2008 年 12 月	自考
钱　瑾	女	苏州大学	2009 年 1 月	函授
仲雪琴	女	苏州大学	2009 年 1 月	函授
周　俊	女	中国药科大学	2009 年 1 月	函授
周美兰	女	苏州大学	2009 年 1 月	函授
杨　璐	女	苏州大学	2009 年 4 月	函授
林　啸	男	江苏大学	2009 年 5 月	函授
董佳佳	女	南京中医药大学	2009 年 6 月	全日制
蒋芳华	女	南京医科大学	2009 年 6 月	自考
徐立军	男	中国药科大学	2009 年 7 月	函授
王水娟	女	南京医科大学	2009 年 9 月	自考
王玉生	男	苏州大学	2009 年 10 月	函授
陈　萍	女	苏州大学	2009 年 12 月	函授
傅　燕	女	南京医科大学	2009 年 12 月	自考
揭国丽	女	南京医科大学	2009 年 12 月	自考

续表 5－1－4

姓名	性别	毕业学校	毕业时间	学习形式
吕建芬	女	南京医科大学	2009 年 12 月	自考
薛　皑	女	南京医科大学	2009 年 12 月	自考
庄小美	女	南京医科大学	2009 年 12 月	函授
陈雪美	女	苏州大学	2010 年 1 月	函授
顾丽萍	女	苏州大学	2010 年 1 月	函授
韩锁凤	女	苏州大学	2010 年 1 月	函授
李　敏	女	苏州大学	2010 年 1 月	函授
李雪萍	女	苏州大学	2010 年 1 月	函授
卢朝晖	女	南京医科大学	2010 年 1 月	函授
马建华	男	苏州大学	2010 年 1 月	函授
闵晓燕	女	苏州大学	2010 年 1 月	函授
王菊香	女	苏州大学	2010 年 1 月	函授
闻　华	女	苏州大学	2010 年 1 月	函授
沃扣洪	男	苏州大学	2010 年 1 月	函授
徐文兰	女	苏州大学	2010 年 1 月	函授
尹伟琴	女	苏州大学	2010 年 1 月	函授
曹征然	女	苏州大学	2010 年 2 月	函授
徐翠霞	女	苏州大学	2010 年 4 月	函授
秦震芳	女	南京医科大学	2010 年 5 月	自考
邵云芳	女	南京医科大学	2010 年 5 月	自考
陶粉华	女	南京医科大学	2010 年 5 月	自考
狄晓晨	男	南京政治学院	2010 年 6 月	函授
季　诚	男	南京政治学院	2010 年 6 月	函授
李艳娟	女	南京政治学院	2010 年 6 月	函授
张文喆	女	南京医科大学	2010 年 6 月	自考
贺燕美	女	南京医科大学	2010 年 7 月	函授
石永康	男	苏州大学	2010 年 7 月	函授
袁　媛	女	郑州大学	2010 年 9 月	远程

续表 5－1－4

姓名	性别	毕业学校	毕业时间	学习形式
吕菊仙	女	苏州大学	2010 年 10 月	函授
胡冬英	女	江苏大学	2010 年 11 月	函授
马惠芳	女	江苏大学	2010 年 11 月	函授
倪卫芳	女	江苏大学	2010 年 11 月	函授
汤　芳	女	江苏大学	2010 年 11 月	自考
王丽华	女	江苏大学	2010 年 11 月	函数
王　茜	女	江苏大学	2010 年 11 月	函授
袁桂琴	女	江苏大学	2010 年 11 月	函授
李梅琴	女	南京中医药大学	2010 年 12 月	函授
于　蓓	女	南京医科大学	2010 年 12 月	自考
丁粉红	女	苏州大学	2011 年 1 月	函授
季金华	女	苏州大学	2011 年 1 月	函授
李　林	女	北京师范大学	2011 年 1 月	函授
沈培民	男	苏州大学	2011 年 1 月	函授
郜文静	女	南京医科大学	2011 年 1 月	函授
唐小飞	女	苏州大学	2011 年 1 月	函授
王兰兰	女	苏州大学	2011 年 1 月	函授
王前进	男	苏州大学	2011 年 1 月	函授
王　霞	女	苏州大学	2011 年 1 月	函授
吴云峰	男	苏州大学	2011 年 1 月	函授
徐　浩	女	苏州大学	2011 年 1 月	函授
刘春梅	女	苏州大学	2011 年 4 月	函授
彭颖秀	女	苏州大学	2011 年 6 月	函授
史婉芳	女	南京医科大学	2011 年 6 月	自考
高梦艳	女	北京中医药大学	2011 年 7 月	远程
季　英	女	中央广播电视大学	2011 年 7 月	自考
刘　霞	女	南京中医药大学	2011 年 7 月	远程
潘爱明	男	苏州大学	2011 年 7 月	函授

续表 5 - 1 - 4

姓名	性别	毕业学校	毕业时间	学习形式
戴玉洁	女	南京医科大学	2011 年 12 月	自考
李　华	女	南京医科大学	2011 年 12 月	自考
刘　芳	女	南京医科大学	2011 年 12 月	自考
沈卫萍	女	北京中医药大学	2011 年 12 月	远程
杨春燕	女	北京中医药大学	2011 年 12 月	远程
曹　慧	女	江苏大学	2012 年 1 月	函授
董菊美	女	江苏大学	2012 年 1 月	函授
冯新芳	男	苏州大学	2012 年 1 月	函授
韩阿琴	女	苏州大学	2012 年 1 月	函授
芮　星	男	上海交通大学	2012 年 1 月	远程
王欣蓓	女	上海交通大学	2012 年 1 月	远程
翁丽华	女	苏州大学	2012 年 1 月	函授
赵云慧	女	南京医科大学	2012 年 1 月	函授
朱忠琴	女	苏州大学	2012 年 1 月	函授
金英涛	男	西南科技大学	2012 年 2 月	远程
蒋美琴	女	江苏大学	2012 年 4 月	函授
于静芳	女	江苏大学	2012 年 4 月	函授
朱玉梅	女	江苏大学	2012 年 4 月	函授
冯志娟	女	苏州大学	2012 年 6 月	函授
蒋美芳	女	南京医科大学	2012 年 6 月	自考
陆小妍	女	南京医科大学	2012 年 6 月	函授
吴翠华	女	南京医科大学	2012 年 6 月	自考
陈云生	男	南京中医药大学	2012 年 7 月	函授
葛锁华	男	上海交通大学	2012 年 7 月	远程
蒋海燕	女	江苏大学	2012 年 7 月	函授
祁粉琴	女	上海交通大学	2012 年 7 月	远程
王国芳	女	上海交通大学	2012 年 7 月	远程
吴　军	男	江苏大学	2012 年 7 月	函授

续表 5－1－4

姓名	性别	毕业学校	毕业时间	学习形式
丁小仙	女	苏州大学	2013 年 1 月	自考
耿息凤	女	苏州大学	2013 年 1 月	函授
何金晓	女	苏州大学	2013 年 1 月	函授
梁　璐	女	苏州大学	2013 年 1 月	函授
罗红芳	女	苏州大学	2013 年 1 月	函授
孙　桦	女	苏州大学	2013 年 1 月	函授
田　文	女	苏州大学	2013 年 1 月	函授
汪爱兰	女	苏州大学	2013 年 1 月	函授
谢春花	女	中国药科大学	2013 年 1 月	函授
谢亦琴	女	苏州大学	2013 年 1 月	函授
徐艳萍	女	苏州大学	2013 年 1 月	函授
杨文娟	女	苏州大学	2013 年 1 月	函授
于月仙	女	苏州大学	2013 年 1 月	函授
余　敏	女	苏州大学	2013 年 1 月	函授
虞　蔚	女	苏州大学	2013 年 1 月	函授
曹一波	男	中国人民大学	2013 年 3 月	远程
张　磊	女	北京中医药大学	2013 年 4 月	远程
戴玉亭	女	东南大学	2013 年 7 月	函授
芦　嫣	女	东南大学	2013 年 7 月	函授
史江云	男	中央广播电视大学	2013 年 7 月	自考
汤琰华	女	北京中医药大学	2013 年 7 月	远程
王国芳	女	北京中医药大学	2013 年 7 月	远程
许丽华	女	北京中医药大学	2013 年 7 月	远程
庄卫琴	女	南京医科大学	2013 年 7 月	函授
袁小帅	女	江苏职工医科大学	2013 年 9 月	函授
周　玲	女	东南大学	2013 年 11 月	函授
黄　慧	女	南京医科大学	2013 年 12 月	自考
黄锡华	女	苏州大学	2013 年 12 月	函授

续表 5－1－4

姓名	性别	毕业学校	毕业时间	学习形式
王弦弦	女	南京财经大学	2013 年 12 月	自考
刘金花	女	苏州大学	2014 年 1 月	函授
汤金姬	女	中国药科大学	2014 年 1 月	函授
田　柳	女	中国药科大学	2014 年 1 月	函授
张桂红	女	苏州大学	2014 年 1 月	函授
李雪芳	女	北京中医药大学	2014 年 4 月	远程
翁火梅	女	南京医科大学	2014 年 6 月	自考
张劲秀	女	南京医科大学	2014 年 6 月	自考
丁　晶	女	南京医科大学	2014 年 7 月	函授
李　英	女	北京中医药大学	2014 年 7 月	远程
廖　玮	女	苏州大学	2014 年 7 月	函授
汤　敏	女	东南大学	2014 年 9 月	远程
汤益美	女	中国药科大学	2014 年 10 月	函授
史秀华	女	南京医科大学	2014 年 12 月	自考
吴军华	女	南京医科大学	2014 年 12 月	自考
袁　云	女	南京医科大学	2014 年 12 月	自考
朱培霞	女	中国药科大学	2014 年 12 月	函授
曹丽谢	女	苏州大学	2015 年 1 月	函授
陈　艳	女	苏州大学	2015 年 1 月	函授
高荣娟	女	苏州大学	2015 年 1 月	函授
张　欣	女	苏州大学	2015 年 1 月	函授
赵　霏	女	苏州大学	2015 年 1 月	函授
朱　雷	女	苏州大学	2015 年 1 月	函授
王　菲	女	江苏大学	2015 年 6 月	函授
周美香	女	南京医科大学	2015 年 6 月	自考
董　倩	女	苏州大学	2015 年 7 月	函授
刘　花	女	江苏大学	2015 年 7 月	函授
王海欢	女	内蒙古通辽市民族大学	2015 年 7 月	函授

续表 5－1－4

姓名	性别	毕业学校	毕业时间	学习形式
王君茹	女	南京医科大学	2015 年 7 月	函授
徐艺文	女	中国药科大学	2015 年 7 月	函授
周　杨	女	江苏大学	2015 年 7 月	函授
倪　帆	女	东南大学	2015 年 8 月	函授
杨　婷	女	苏州大学	2015 年 9 月	函授
肖卫平	女	中央广播电视大学	2015 年 11 月	函授
时　华	女	中国药科大学	2015 年 12 月	函授
胡雁萍	女	中南大学	2016 年 1 月	远程
王　芳	女	中国药科大学	2016 年 1 月	函授
许晓昀	女	苏州大学	2016 年 1 月	函授
颜　婧	女	苏州大学	2016 年 1 月	函授
王　慧	女	东南大学	2016 年 5 月	函授
张　燕	女	东南大学	2016 年 5 月	函授
陈　超	女	南京医科大学	2016 年 6 月	自考
陈　娟	女	南京医科大学	2016 年 6 月	自考
鲍琴华	女	江苏大学	2016 年 7 月	函授
卞婷婷	女	苏州大学	2016 年 7 月	函授
陈　旭	女	苏州大学	2016 年 7 月	函授
陈　云	女	苏州大学	2016 年 7 月	函授
储　蕾	女	苏州大学	2016 年 7 月	函授
冯敏慧	女	苏州人学	2016 年 7 月	函授
何春慧	女	南京医科大学	2016 年 7 月	函授
李　铭	女	苏州大学	2016 年 7 月	函授
李　颖	女	苏州大学	2016 年 7 月	函授
陆素珍	女	苏州大学	2016 年 7 月	函授
沈　燕	女	南京医科大学	2016 年 7 月	函授
沈韵香	女	苏州大学	2016 年 7 月	函授
史洋洋	女	苏州大学	2016 年 7 月	函授

续表 5－1－4

姓名	性别	毕业学校	毕业时间	学习形式
史　瑜	女	苏州大学	2016 年 7 月	函授
汤彩云	女	苏州大学	2016 年 7 月	函授
王　欢	女	吉林大学	2016 年 7 月	远程
杨立文	女	苏州大学	2016 年 7 月	函授
于　莹	女	南京医科大学	2016 年 7 月	函授
袁　芳	女	苏州大学	2016 年 7 月	函授
袁　悦	女	苏州大学	2016 年 7 月	函授
张　芸	女	苏州大学	2016 年 7 月	函授
赵倩文	女	东南大学	2016 年 7 月	远程
周颖鑫	女	吉林大学	2016 年 7 月	远程
朱　莹	女	苏州大学	2016 年 7 月	函授
田　晶	女	南京医科大学	2016 年 12 月	自考
李　阳	女	苏州大学	2017 年 1 月	函授
庄水灵	女	南京中医药大学	2017 年 1 月	函授
俞　悦	女	南京中医药大学	2017 年 5 月	函授
王艳玲	女	苏州大学	2017 年 6 月	函授
陈　兰	女	苏州大学	2017 年 7 月	函授
戴　倩	女	苏州大学	2017 年 7 月	函授
丁卓文	女	南京医科大学	2017 年 7 月	函授
范　云	女	东南大学	2017 年 7 月	函授
金云霞	女	苏州大学	2017 年 7 月	函授
凌　华	女	苏州医科大学	2017 年 7 月	函授
吕　亭	女	苏州大学	2017 年 7 月	函授
欧阳晨	女	苏州大学	2017 年 7 月	函授
苏　宁	女	苏州大学	2017 年 7 月	函授
孙　齐	女	南京中医药大学	2017 年 7 月	函授
田梦颖	女	苏州大学	2017 年 7 月	函授
王　婧	女	苏州大学	2017 年 7 月	函授

续表 5－1－4

姓名	性别	毕业学校	毕业时间	学习形式
王亚雯	女	南京中医药大学	2017 年 7 月	函授
徐　沁	女	苏州大学	2017 年 7 月	函授
杨　怡	女	苏州大学	2017 年 7 月	函授
虞　珏	女	苏州大学	2017 年 7 月	函授
张　笑	女	苏州大学	2017 年 7 月	函授
邹　样	女	南京医药大学	2017 年 7 月	函授
马素珍	女	南京医科大学	2017 年 12 月	自考
王慧琳	女	南京医科大学	2017 年 12 月	自考
曹玉梅	女	苏州大学	2018 年 1 月	函授
靳素琴	女	吉林大学	2018 年 1 月	远程
申　燕	女	苏州大学	2018 年 1 月	函授
汤　欢	女	苏州大学)	2018 年 1 月	函授
王凤霞	女	苏州大学	2018 年 1 月	函授
吴丽霞	女	苏州大学	2018 年 1 月	函授
鲍翠瑾	女	扬州市职业大学	2018 年 6 月	函授
陈春凤	女	苏州大学	2018 年 7 月	函授
杜晨烨	女	南京医科大学	2018 年 7 月	函授
符云霞	女	苏州大学	2018 年 7 月	函授
傅莉华	女	苏州大学	2018 年 7 月	函授
顾　玥	女	苏州大学	2018 年 7 月	函授
韩　姝	女	苏州人学	2018 年 7 月	函授
杭　玮	女	苏州大学	2018 年 7 月	函授
何桂霞	女	南京医科大学	2018 年 7 月	函授
荆文凝	女	南京医科大学	2018 年 7 月	函授
雷　婷	女	南京医科大学	2018 年 7 月	函授
刘依雯	女	苏州大学	2018 年 7 月	函授
倪　丹	女	苏州大学	2018 年 7 月	函授
史琳璐	女	东南大学	2018 年 7 月	函授

续表 5－1－4

姓名	性别	毕业学校	毕业时间	学习形式
史湘云	女	苏州大学	2018 年 7 月	函授
王　丹	女	苏州大学	2018 年 7 月	函授
王莉华	女	苏州大学	2018 年 7 月	函授
王　琰	女	南京医科大学	2018 年 7 月	函授
夏乙娟	女	苏州大学	2018 年 7 月	函授
谢　蓓	女	苏州大学	2018 年 7 月	函授
谢魏婷	女	苏州大学	2018 年 7 月	函授
徐　静	女	南京医科大学	2018 年 7 月	函授
张兴兰	女	苏州大学	2018 年 7 月	函授
周文梅	女	苏州大学	2018 年 7 月	函授
周　翔	男	南通大学	2018 年 7 月	函授

表 5－1－5　　**1988—2018 年医院职工大专学历教育情况表**

姓名	性别	毕业学校	毕业时间	学习形式
殷玉良	男	北京国际科技与经济管理交流培训中心	1988 年 6 月	函授
季粉林	男	中国农村智力开发函授学院	1989 年 12 月	函授
陈雅英	女	江苏省广播电视大学	1990 年 6 月	函授
王小琴	女	南京医科大学护理学院	1990 年 12 月	自考
潘　敏	男	四川现代秘书速记学校	1993 年 4 月	函授
谢伟平	男	南京中医学院	1993 年 7 月	函授
陈奋奋	女	金坛党校大专班	1996 年 7 月	函授
陈　弢	男	北京医学专科学校	1997 年 7 月	函授
王　云	女	南京医科大学	1998 年 6 月	自考
孙　祎	女	金坛市广播电视大学	1999 年 7 月	函授
陈志英	女	南京医科大学	1999 年 12 月	自考
方云琴	女	南京医科大学	1999 年 12 月	自考
冯　勤	女	南京医科大学	1999 年 12 月	自考
彭桂芬	女	南京医科大学	1999 年 12 月	自考

续表 5－1－5

姓名	性别	毕业学校	毕业时间	学习形式
张粉仙	女	南京医科大学	1999 年 12 月	自考
李　静	女	南京医科大学	2000 年 6 月	自考
李　萍	女	南京医科大学	2000 年 6 月	自考
史咏秋	女	苏州大学	2000 年 7 月	夜大
陈火娣	女	南京医科大学	2000 年 12 月	自考
陆桂珠	女	南京医科大学	2000 年 12 月	自考
陶晓燕	女	南京医科大学	2000 年 12 月	自考
严　冰	女	南京医科大学	2000 年 12 月	自考
郭　庆	男	苏州大学	2001 年 1 月	夜大
景留娣	女	南京医科大学	2001 年 6 月	自考
臧　琼	女	南京医科大学	2001 年 6 月	自考
戴美娣	女	南京医科大学	2001 年 12 月	自考
冯　伟	女	南京医科大学	2001 年 12 月	函授
蒋莉萍	女	南京医科大学	2001 年 12 月	自考
李红兰	女	南京医科大学	2001 年 12 月	自考
宁建华	女	南京医科大学	2001 年 12 月	自考
乔秀珍	女	南京医科大学	2001 年 12 月	自考
吴粉红	女	南京医科大学	2001 年 12 月	自考
陈淑琴	女	南京医科大学	2002 年 6 月	自考
钱海兰	女	南京医科大学	2002 年 6 月	自考
秦军华	男	工程兵指挥学院	2002 年 6 月	函授
王美菊	女	南京医科大学	2002 年 6 月	自考
朱翠萍	女	南京医科大学	2002 年 6 月	自考
朱文燕	女	南京医科大学	2002 年 6 月	自考
冯华军	男	中国药科大学	2002 年 7 月	函授
衡　颖	女	南京医学院	2002 年 12 月	自考
马月琴	女	南京医科大学	2002 年 12 月	自考
吴春华	女	南京医科大学	2002 年 12 月	自考
许云霞	女	南京医科大学	2002 年 12 月	自考

续表 5－1－5

姓名	性别	毕业学校	毕业时间	学习形式
王惠芳	女	南京医科大学	2003 年 3 月	自考
郭晓英	女	南京医科大学	2003 年 6 月	自考
王庆亚	女	南京医科大学	2003 年 6 月	自考
王文丽	女	南京医科大学	2003 年 6 月	自考
华　艳	女	常州工学院	2003 年 7 月	函授
谢怀罗	女	江苏职工医科大学	2003 年 7 月	函授
严清香	女	苏州医学院	2003 年 7 月	夜大
顾青仙	女	南京医科大学	2003 年 12 月	自考
马火琴	女	南京医科大学	2003 年 12 月	自考
王国芳	女	南京医科大学	2003 年 12 月	自考
徐国强	男	南京工程学院	2004 年 7 月	函授
徐爱华	女	南京医科大学	2004 年 12 月	自考
袁爱珍	女	南京医科大学	2004 年 12 月	自考
王双斌	男	中央广播电视大学	2005 年 2 月	函授
张益华	女	中央广播电视大学	2005 年 5 月	函授
马夕芳	女	南京医科大学	2005 年 6 月	自考
徐永红	女	南京医科大学	2005 年 6 月	自考
叶园芳	女	南京医科大学	2005 年 6 月	自考
杨忠毅	男	中国药科大学	2005 年 7 月	函授
张留军	男	南京陆军指挥学院	2006 年 6 月	函授
周　云	女	南京医科大学	2006 年 7 月	夜大
陈育琴	女	南京医科大学	2006 年 12 月	自考
孙丽君	女	常州市工学院	2007 年 1 月	函授
朱文静	女	南京医科大学	2007 年 1 月	函授
周　玲	女	南京医科大学	2007 年 6 月	自考
王　星	女	金坛市广播电视大学	2007 年 7 月	函授
张云仙	女	南京医科大学	2007 年 7 月	远程
李瑞娟	女	江苏职工医科大学	2008 年 1 月	函授
景　芳	女	南京医科大学	2008 年 6 月	自考

续表 5－1－5

姓名	性别	毕业学校	毕业时间	学习形式
张玉燕	女	南京医科大学	2008 年 6 月	自考
徐国美	女	苏州医学院	2008 年 9 月	函授
练美琴	女	南京医科大学	2008 年 12 月	自考
束明乐	女	南京医科大学	2008 年 12 月	自考
滕志娟	女	南京医科大学	2008 年 12 月	自考
曹素梅	女	苏州大学	2009 年 1 月	函授
陈　辉	女	苏州大学	2009 年 1 月	函授
杜岸芳	女	中国药科大学	2009 年 1 月	函授
冯　婧	女	苏州大学	2009 年 1 月	函授
蒋昔琴	女	苏州大学	2009 年 1 月	函授
景云华	女	苏州大学	2009 年 1 月	函授
李　萍	女	苏州大学	2009 年 1 月	函授
薛　琴	女	苏州大学	2009 年 1 月	函授
张绥凤	女	南京医科大学	2009 年 1 月	函授
高腊梅	女	苏州大学	2009 年 2 月	函授
徐香梅	女	南京医科大学	2009 年 6 月	自考
黄　丽	女	南京医科大学	2010 年 1 月	函授
夏　璐	女	南京医科大学	2010 年 1 月	函授
邓迪香	女	南京医科大学	2010 年 9 月	自考
郭丽娟	女	江苏职工医科大学	2011 年 6 月	函授
吴彩娥	女	南京医科大学	2012 年 6 月	自考
王　璟	女	北京中医药大学	2013 年 1 月	远程
李　楚	女	东南大学	2013 年 12 月	函授
郑婷婷	女	北京中医药大学	2014 年 1 月	远程
汪文波	男	南京理工大学	2015 年 5 月	函授
刘艳琴	女	泰山护理职业学院	2015 年 7 月	全日制
侯　丹	女	江苏开放大学	2016 年 7 月	函授
吴丹琴	女	江苏健康职业学校	2016 年 7 月	函授
邹　欢	女	苏州大学	2018 年 7 月	函授

第四节　职工进修

1954 年 9 月至 1957 年 7 月，沈逸华被派往江苏卫生干部进修学校外科医生进修班学习。1960 年，医院派夏子耆参加南京儿童医院住院医师进修学习班。1966 年，戴国琪在南京儿童医院学习进修。70 年代开始，医院逐年派出医务人员在南京、上海等地著名医院进修深造。1973 年，医院出台激励政策，鼓励员工外出进修。从 1992 年至 2018 年年底，医院派出进修人员 328 人次，涉及 6 个省、64 所医院、57 个专项。进修人员学成回院，成为临床、医技、护理等各专业骨干或学科带头人，引进并开展一系列新技术、新项目，各专业技术水平步入同类医院先进行列。

一、医疗人员进修

1954—2018 年，金坛人民医院累计有专业医疗人员 272 人次外出参加专业知识与技术进修。

表 5-1-6　　1954—2018 年医院医疗人员进修情况表

姓名	进修单位	进修科目	起始年月	进修时长(月)
沈逸华	江苏卫生干部进修学习	外科医生进修学习班	1954 年 9 月	34
夏子耆	南京儿童医院	住院医师进修学习班	1960 年 3 月	15
戴国琪	南京市第一人民医院	内科	1966 年 5 月	8
倪忠泰	南京中医学院	西医专职学习中医班	1972 年 9 月	9
司马衡	常州市第一人民医院	膀胱镜检查和泌尿外科手术	1973 年 3 月	6
沈允昌	南京市鼓楼医院	心内科	1974 年 9 月	12
李素娥	常州市第二人民医院	妇产科	1975 年 10 月	12
倪忠泰	上海第二军医大学附属医院	骨科	1976 年 11 月	12
司马衡	江苏省人民医院	泌尿外科	1977 年 4 月	12
夏子耆	上海第二军医大学附属一院	内科	1978 年 9 月	12
吴　萍	常州市第一人民医院	心内科	1979 年 3 月	10
陈森荣	苏州市儿童医院	小儿外科	1979 年 9 月	12

续表 5 - 1 - 6

姓名	进修单位	进修科目	起始年月	进修时长(月)
吴　萍	上海市第二医学院附属第三人民医院	超声	1980 年 1 月	5
戴国琪	南京医学院附一院	传染科	1981 年 2 月	12
王伟承	江苏省东海县人民医院	眼科	1981 年 5 月	12
刘乐梅	南通医学院附院	消化内科	1981 年 6 月	12
施娟英	南京市妇幼保健院	妇产科	1982 年 1 月	12
夏子耆	南京市鼓楼医院	消化内科	1982 年 9 月	12
章丽萍	南京市儿童医院	新生儿与新生儿疾病	1983 年 10 月	6
包德诚	上海市长征医院	神经内科	1984 年 12 月	12
李素娥	上海市第三人民医院	妇产科	1984 年 12 月	12
徐裕成	上海市长海医院	呼吸内科	1985 年 1 月	12
沈允昌	上海第二医科大学附属仁济医院	心内科	1985 年 9 月	12
张翠英	南通医学院附属医院	儿内科	1986 年 1 月	3
傅忠林	瑞金医院伤骨研究所	伤骨科	1986 年 9 月	12
姜　雁	江苏省人民医院	感染科	1987 年 3 月	6
王　翔	江苏大学附属江滨医院	皮肤性病科	1987 年 3 月	6
马建华	南京市第一医院	耳鼻咽喉科	1987 年 8 月	12
傅忠林	上海龙华医院	伤骨科	1987 年 9 月	3
王和荣	南京市口腔医院	颌面外科	1987 年 9 月	12
刘　彦	常州市第一人民医院	神经外科	1988 年 3 月	12
冯田忠	上海市中山医院	胸外科	1988 年 9 月	12
林　啸	镇江医学院附属医院	胸外科	1989 年 6 月	12
李继春	苏州医学院附院	骨科	1989 年 8 月	12
虞立平	江苏省人民医院	泌尿外科	1989 年 10 月	12
郑勋亮	南京鼓楼医院	普外科	1990 年 1 月	12
贺　新	上海市第九人民医院	口腔颌面外科	1990 年 5 月	12
李国民	上海市中山医院	麻醉科	1990 年 9 月	12

续表 5 - 1 - 6

姓名	进修单位	进修科目	起始年月	进修时长(月)
戴小平	苏州大学附属第一人民医院	江苏省呼吸内科医师进修班	1992 年 1 月	12
姜　雁	上海传染病总院	感染科	1992 年 3 月	12
蔡国荣	常州第一人民医院	神经外科	1992 年 5 月	12
胡顺美	上海红房子医院	妇产科	1992 年 8 月	12
张小平	南京鼓楼医院	消化内科	1992 年 9 月	12
陈云生	江苏省中医院	肛肠科	1993 年 4 月	12
汤定荣	江苏省人民医院	麻醉科	1993 年 8 月	12
徐　群	江苏省人民医院	普外科	1993 年 9 月	12
史志保	苏州大学附属第一医院	神经内科	1993 年 10 月	12
马玉华	江苏省肿瘤医院	妇科肿瘤	1993 年 10 月	1
章丽萍	南京市儿童医院	小儿内科	1993 年 10 月	12
钱文杰	苏州医学院附属儿童医院	小儿内科	1994 年 1 月	6
周国平	南京医科大学儿科	小儿内科	1994 年 3 月	5
曹国平	江苏省人民医院	麻醉科	1994 年 9 月	12
徐　坚	上海中山医院	麻醉科	1995 年 3 月	12
黄海霞	常州市第一人民医院	皮肤性病科	1995 年 3 月	12
周忠华	江苏省人民医院	整形烧伤科	1995 年 3 月	12
衡卫军	江苏省人民医院	内分泌科	1995 年 3 月	12
丁需清	上海市中山医院	胸外科	1995 年 6 月	12
陈　芳	苏州大学附属第一医院	麻醉科	1995 年 10 月	12
石晓云	江苏省人民医院	耳鼻咽喉科	1996 年 3 月	12
陈文云	上海医科大学妇产科医院	妇产科	1997 年 2 月	12
王　翔	江苏省人民医院	皮肤性病科	1997 年 3 月	12
刘　彦	江苏省人民医院	神经外科	1997 年 3 月	12
程国林	苏州大学附属第一医院	骨科	1997 年 7 月	12
胡建平	南京大学附属口腔医院	颌面外科	1997 年 9 月	12

续表 5－1－6

姓名	进修单位	进修科目	起始年月	进修时长(月)
梁国华	江苏省肿瘤医院	放疗	1997 年 10 月	12
张国柱	江苏省肿瘤医院	胸外科	1998 年 2 月	12
丁年东	南京铁道医学院附属医院(中大医院)	神经内科	1998 年 3 月	12
赵银必	南京鼓楼医院	骨科	1998 年 10 月	12
李　君	江苏省人民医院	内分泌科	1999 年 3 月	12
景在君	常州市第二人民医院	呼吸内科	1999 年 4 月	12
徐腊生	上海中山医院	心内科	1999 年 5 月	1
杨黎明	北京阜外心血管专科医院	心内科	1999 年 5 月	12
林　斌	江苏省人民医院	感染科	2000 年 3 月	6
戴国芳	江苏省人民医院	普外科	2000 年 3 月	12
段建春	江苏省人民医院	泌尿外科	2000 年 3 月	12
江树明	江苏省人民医院	神经外科	2000 年 4 月	12
苏建华	江苏省人民医院	神经内科	2000 年 7 月	12
王文辉	东南大学附属中大医院	麻醉	2000 年 8 月	12
任美芳	江苏省人民医院	妇产科	2000 年 8 月	12
林菊芳	东南大学附属中大医院	妇产科	2000 年 9 月	12
吴建华	江苏省肿瘤医院	放疗＋化疗	2000 年 10 月	12
虞卫新	江苏省人民医院	普外科	2001 年 3 月	12
翁丽华	常州市妇幼保健院	妇产科	2001 年 8 月	12
王文辉	上海儿童医学中心	小儿内科	2001 年 9 月	12
虞永杰	江苏省人民医院	小儿内科	2001 年 9 月	12
唐　伟	江苏省人民医院	肾内科	2001 年 9 月	12
陈荣芳	上海仁济医院	妇产科	2001 年 10 月	12
徐腊生	上海中山心血管研究所	心内科	2001 年 10 月	12
张小平	南京医科大学第二附属医院	消化内镜	2002 年 6 月	4
卫小兵	江苏省人民医院心内科	心内科	2002 年 6 月	12
李小兰	江苏省南京市鼓楼医院	风湿免疫科	2002 年 8 月	12

续表 5－1－6

姓名	进修单位	进修科目	起始年月	进修时长(月)
张俊华	江苏省人民医院	康复医学科	2002 年 9 月	3
李梅琴	江苏省中医院	肛肠科	2002 年 9 月	12
赵 凯	南京鼓楼医院	消化内科	2002 年 9 月	12
高 媚	江苏省中医院	针灸科	2002 年 9 月	12
梁国华	江苏省肿瘤医院	放疗	2002 年 10 月	6
林 伟	南京脑科医院	神经内科	2003 年 2 月	11
邓英琴	江苏省人民医院	小儿内科	2003 年 3 月	12
周忠华	常州市第二人民医院	骨科	2003 年 3 月	3
周小兵	江苏省人民医院	胸外科	2003 年 3 月	12
韩元萍	南京军区总院	眼科	2003 年 3 月	12
于文敏	上海东方医院	心内科	2003 年 3 月	12
邓国忠	江苏省人民医院	内分泌科	2003 年 3 月	12
郭玉华	南京八一医院	肿瘤内科	2003 年 4 月	6
王卫芳	南京市口腔医院	口腔颌面外科	2003 年 4 月	12
徐涌波	上海市中山医院	普外科	2003 年 7 月	12
杨采琴	上海市第一妇婴保健院	妇产科	2003 年 7 月	12
何 劲	复旦大学附属华山医院	骨科	2003 年 8 月	12
李湘荣	江苏省人民医院	呼吸内科	2003 年 9 月	12
胡 双	江苏省人民医院	康复科	2003 年 9 月	6
程国林	常州市第二人民医院	骨科	2003 年 10 月	4
曹征然	常州市妇幼保健院	妇科阴道镜	2004 年 3 月	3
姜文明	江苏省人民医院	江苏省呼吸医师进修班	2004 年 3 月	12
赵 凯	常州市第一人民医院	消化内镜	2004 年 3 月	3
曹国平	南京鼓楼医院	疼痛科	2004 年 5 月	6
张俊华	上海长征医院	神经内科	2004 年 8 月	12
朱宇承	江苏省人民医院	眼科	2004 年 8 月	12
胡建平	南京大学附属口腔医院	种植牙及正畸	2004 年 8 月	6

续表 5 - 1 - 6

姓名	进修单位	进修科目	起始年月	进修时长(月)
吴建华	常州市肿瘤医院	放疗	2004 年 10 月	6
陈　军	江苏省人民医院	皮肤性病科	2005 年 3 月	12
王　霞	南京市口腔医院	口腔内科	2005 年 3 月	6
丁瑜华	常州市第二人民医院	口腔	2005 年 3 月	12
周忠华	上海华山医院	骨科	2005 年 4 月	12
李继春	北京第三医院	骨科	2005 年 8 月	3
闵晓燕	南京鼓楼医院	耳鼻咽喉科	2005 年 8 月	12
王建强	东南大学附属中大医院	重症医学科	2005 年 8 月	8
万　航	上海长征医院	普外科	2005 年 9 月	12
王　霞	南京市口腔医院	口腔正畸	2005 年 9 月	6
虞卫新	江苏省人民医院	腹腔镜外科	2005 年 10 月	3
丁　屹	南京市鼓楼医院	妇产科	2006 年 3 月	12
郃建飞	南京儿童医院	小儿内科	2006 年 3 月	8
范云霞	南京军区总医院	麻醉科	2006 年 3 月	12
沈培民	南京市口腔医院	颌面外科	2006 年 3 月	6
陈伟军	南京鼓楼医院	泌尿外科	2006 年 3 月	12
于雪冰	上海瑞金医院	内分泌科	2006 年 9 月	6
冯新芳	江苏省肿瘤医院	腹部肿瘤诊断	2006 年 10 月	6
凌志琴	江苏省肿瘤医院	肿瘤放射治疗	2006 年 10 月	12
曹征然	镇江市妇幼保健院	腹腔镜	2007 年 3 月	3
潘红芳	江苏省人民医院	消化内科	2007 年 3 月	12
王朝华	江苏省南京二院	感染科	2007 年 3 月	9
汤　立	上海长征医院	骨科	2007 年 3 月	12
傅　宇	南京军区总医院	普外科	2007 年 3 月	12
张　斌	苏州大学附属第一医院	神经外科	2007 年 5 月	12
林菊芳	镇江妇幼保健院	妇产科	2007 年 6 月	3
王自珍	南京儿童医院	小儿内科	2007 年 9 月	8

续表 5－1－6

姓名	进修单位	进修科目	起始年月	进修时长(月)
朱爱平	上海市第六人民医院	关节骨科	2008 年 1 月	3
周美兰	南京鼓楼医院	麻醉科	2008 年 3 月	12
倪息兰	南京鼓楼医院	妇产科	2008 年 3 月	12
翁丽华	常州市妇幼保健院	宫颈疾病	2008 年 4 月	3
李穗吉	南京市第一医院	心血管介入	2009 年 1 月	6
杨黎明	南京市第一医院	心血管介入	2009 年 1 月	6
林　啸	南京胸科医院	胸外科	2009 年 1 月	6
徐文兰	江苏省人民医院	麻醉科	2009 年 3 月	12
沈粉华	江苏省人民医院	妇产科	2009 年 3 月	12
马　宗	北京协和眼科医院	眼科	2009 年 9 月	3
徐腊生	南京市第一医院	心血管介入	2009 年 7 月	6
郜建飞	上海儿童医学中心	NICU	2009 年 10 月	6
段建春	常州市第一人民医院	肝胆微创	2009 年 10 月	3
蒋和平	南京胸科医院	呼吸内科	2010 年 3 月	6
任　勇	南京市第一医院	心脏介入	2010 年 3 月	6
刘　俊	苏州大学附属第一医院	骨科	2010 年 3 月	12
陈荣芳	江苏省人民医院	生殖医学临床	2010 年 6 月	3
沈培民	江苏省口腔医院	种植修复	2010 年 6 月	3
孙　凌	常州市第二人民医院	内分泌科	2010 年 7 月	12
周林秋	南京军区总医院	普外科	2010 年 9 月	12
袁　霞	上海复旦大学附属妇产科医院	妇产科	2010 年 9 月	12
贺　新	江苏省口腔医院	口腔科	2010 年 9 月	3
卫小兵	南京市第一医院	心血管介入	2010 年 10 月	6
祁英杰	扬州市苏北人民医院	肌电图	2011 年 3 月	4
于建新	上海公共卫生中心	艾滋病的临床诊治	2011 年 3 月	3
袁　冬	浙江大学附属第二医院	急诊	2011 年 4 月	6
周　磊	南京市第一医院	心内科	2011 年 4 月	12

续表5－1－6

姓名	进修单位	进修科目	起始年月	进修时长(月)
贺　新	江苏省口腔医院	种植修复	2011 年 6 月	3
朱光明	南京军区南京总医院	麻醉科	2011 年 8 月	12
朱雅俊	江苏省肿瘤医院	肿瘤放射治疗	2011 年 10 月	12
杨　璐	常州市第一人民医院	质控管理	2012 年 2 月	3
沈　露	南京鼓楼医院	疼痛科	2012 年 3 月	12
吕　远	南京市第一医院	心血管介入	2012 年 3 月	12
王　贤	苏州大学附属第一医院	脑外科	2012 年 3 月	12
唐　伟	江苏省人民医院	血液净化	2012 年 6 月	4
胡建平	南京医科大学口腔医院	种植牙及正畸	2012 年 6 月	3
周　鑫	常州市第一人民医院	消化科	2012 年 7 月	12
刘丽琴	江苏省中医院	中医妇科	2012 年 9 月	9
汤　立	常州市第二人民医院	骨科	2012 年 10 月	3
葛海龙	常州市第一人民医院	肝胆外科	2012 年 10 月	3
王卫芳	江苏省口腔医院	种植修复	2012 年 10 月	3
张小勇	南京市第一医院	心血管介入	2013 年 2 月	12
潘　莉	苏州大学附属儿童医院	小儿内科	2013 年 4 月	7
潘　良	常州市第一人民医院	消化内科	2013 年 7 月	6
管双仙	东南大学附属中大医院	重症医学	2013 年 9 月	12
周小兵	常州市第一人民医院	血管外科	2013 年 10 月	6
王国君	南京鼓楼医院	胸外科	2014 年 1 月	12
曹　娴	常州市第一人民医院	医院感染管理	2014 年 3 月	3
戴　兴	上海市第一医院	消化内科	2014 年 6 月	12
史卫群	上海儿童医学中心	小儿内科	2014 年 7 月	12
潘　良	常州第一人民医院	消化内科	2014 年 7 月	6
周　磊	南京市第一医院	心血管介入	2014 年 7 月	12
钱春生	南京军区总医院	神经外科	2014 年 9 月	12
倪宏亮	南京鼓楼医院	重症医学科	2014 年 9 月	6

续表 5－1－6

姓名	进修单位	进修科目	起始年月	进修时长(月)
周小兵	常州第一人民医院	心内科	2014 年 9 月	6
曾艳华	江苏省肿瘤医院(江苏省肿瘤医院	妇瘤外科	2014 年 10 月	12
白　晶	江苏省肿瘤医院	肿瘤内科	2014 年 10 月	12
赵　凯	江苏省中医院	消化内科	2015 年 1 月	3
王前进	江苏省人民医院	感染科	2015 年 3 月	6
许　剑	江苏省人民医院	普外科	2015 年 3 月	12
黄军贤	南京军区总医院	胸外科	2015 年 3 月	12
潘红芳	常州第一人民医院	超声内镜	2015 年 6 月	3
林　伟	南京军区总医院	神经内科介入	2015 年 9 月	6
张晶云	浙江省育英儿童医院	麻醉科	2015 年 10 月	3
尹　琪	南京儿童医院	麻醉科	2015 年 10 月	3
查全斌	江苏省肿瘤医院	肿瘤内科	2015 年 10 月	12
孙亚文	上海市第一人民医院	骨科	2015 年 11 月	6
杨　辉	江苏省中医院	脾胃病科	2015 年 11 月	6
赵　凯	江苏省中医院	ESD	2015 年 12 月	3
倪宏亮	常州市第一人民医院	急诊科	2016 年 1 月	3
王　健	南京军区总医院	胸外科	2016 年 1 月	12
王　珍	江苏省人民医院	重症医学	2016 年 3 月	6
闫成元	江苏省人民医院	骨科	2016 年 3 月	6
王　娟	南京鼓楼医院	妇产科	2016 年 4 月	12
杨　辉	江苏省中医院	呼吸内科	2016 年 4 月	6
张　瑜	江苏省中医院	针灸康复科	2016 年 6 月	3
朱爱平	北京积水潭医院	骨科	2016 年 6 月	6
虞卫新	上海瑞金医院	肝胆外科	2016 年 6 月	3
戴国芳	江苏省人民医院	乳腺外科	2016 年 6 月	3
乔　华	扬州市苏北人民医院	心内科、心脏超声、心血管介入	2016 年 6 月	12

续表 5－1－6

姓名	进修单位	进修科目	起始年月	进修时长(月)
郁　斌	江苏省中医院	肛肠科	2016 年 7 月	12
何云文	常州市第一人民医院	神经外科	2016 年 7 月	12
张俊华	上海瑞金医院	神经内科	2016 年 8 月	3
蒋和平	上海瑞金医院	呼吸内科	2016 年 8 月	3
张　斌	苏州大学附属第一医院	神经外科	2016 年 8 月	3
王庆华	苏州大学附属儿童医院	NICU	2016 年 9 月	6
鲍丽娟	江苏省人民医院	呼吸内科	2016 年 9 月	12
袁　霞	上海瑞金医院	妇产科	2016 年 9 月	3
薛一峰	江苏省人民医院	泌尿外科	2016 年 9 月	6
张　玲	江苏省肿瘤医院	肿瘤内科	2016 年 10 月	6
丁东亮	南通大学附属医院	重症医学	2016 年 10 月	6
张德海	上海胸科医院	食管外科	2016 年 10 月	3
潘　良	南京中大医院	消化内科	2016 年 11 月	6
沈粉华	上海瑞金医院	妇科腔镜	2016 年 11 月	3
何　劲	上海瑞金医院脊柱外科	骨科	2016 年 11 月	3
段建春	上海市瑞金医院	胃肠微创	2016 年 11 月	3
陈文云	上海瑞金医院	妇科腔镜	2017 年 2 月	3
刘　俊	上海交通大学医学院附属瑞金医院	骨科	2017 年 2 月	3
周林秋	上海瑞金医院	普外科	2017 年 2 月	6
林　啸	上海市瑞金医院	胸外科	2017 年 2 月	3
朱光明	上海瑞金医院	麻醉科	2017 年 3 月	3
谢　华	上海瑞金医院	骨科	2017 年 3 月	3
林　斌	上海市瑞金医院	感染科	2017 年 5 月	3

续表 5－1－6

姓名	进修单位	进修科目	起始年月	进修时长(月)
万　航	上海瑞金医院	肝胆外科	2017 年 6 月	3
陈云生	江苏省中医院	肛肠科	2017 年 7 月	3
丁　屹	上海瑞金医院	妇产科腔镜	2017 年 8 月	3
朱雅俊	上海瑞金医院	肿瘤放射治疗	2017 年 8 月	3
傅　宇	上海瑞金医院	微创外科	2017 年 8 月	3
卫小兵	上海瑞金医院	心内科	2017 年 8 月	3
吴文霞	常州第一人民医院	消化内科	2017 年 9 月	12
于小飞	苏州大学附属第一医院	麻醉科	2017 年 9 月	6
曹留俊	南京军区总院	影像介入	2017 年 9 月	6
李益欢	苏州大学附属第一医院	神经外科	2017 年 9 月	3
何桂霞	苏州大学附属第一医院	康复科	2017 年 9 月	3
葛海龙	江苏省人民医院	普外科	2017 年 10 月	3
徐文兰	上海瑞金医院	麻醉科	2017 年 11 月	3
黄海霞	上海瑞金医院	皮肤性病科	2017 年 11 月	3
欧阳芸	江苏大学附属江滨医院	整形美容外科	2017 年 11 月	6
周忠华	上海瑞金医院	骨科	2017 年 11 月	3
王义东	南京军区总院	影像介入	2018 年 3 月	6
陈　军	上海瑞金医院	皮肤性病科	2018 年 3 月	3
汤　立	上海瑞金医院	骨科	2018 年 3 月	3
王俐杰	南京鼓楼医院	耳鼻咽喉科	2018 年 3 月	6
郭玉华	上海瑞金医院	肿瘤内科	2018 年 5 月	3
邓英琴	上海瑞金医院	儿科	2018 年 9 月	3
李湘荣	上海瑞金医院	呼吸内科	2018 年 9 月	3

二、医技人员进修

1972—2018 年,金坛人民医院累计有专业医技人员 70 人次外出参加专业知识与技术进修。

表 5-1-7　　1972—2018 年医院医技人员进修学习情况表

姓名	进修单位	进修科目	起始年月	进修时间(月)
梁化西	江苏省中医院	检验科	1972 年 8 月	12
华瑶玉	南京药学院	临床药学	1982 年 3 月	3
郭　庆	镇江江滨医院(镇江医学院附属医院)	影像诊断	1990 年 7 月	12
吴　杰	卫生部办华东地区放射医师进修班(苏州大学附属第一医院)	放射	1990 年 11 月	12
潘　秀	常州市第一人民医院	心脏超声	1991 年 6 月	3
梁化西	上海市中山医院	检验科	1991 年 9 月	12
杨义伟	苏州市第一人民医院	生化检验	1992 年 1 月	3
卢朝晖	南京鼓楼医院	B 超	1992 年 6 月	6
吴　杰	上海医疗器械高等专科学校	放射设备专业	1992 年 10 月	10
范龙金	南京军区总院放射科	影像诊断	1993 年 10 月	12
李新忠	苏州大学附属第一医院	病理诊断	1994 年 4 月	12
赖天慧	苏州医学院附属第一人民医院放射科	CT 诊断	1994 年 11 月	6
彭颖秀	苏州大学附属第一医院	心电图	1994 年 11 月	12
葛锁华	上海市中山医院	微生物免疫	1995 年 9 月	12
张　玲	江苏省人民医院	病理诊断	1996 年 9 月	12
卢朝晖	南京鼓楼医院	彩超和 TCD	1997 年 1 月	6
张绥凤	江苏省人民医院	病理技术	1997 年 9 月	6
董　洋	江苏省人民医院	微生物免疫学	1997 年 11 月	12
潘爱明	南京中大医院	腹部及心脏彩超	2001 年 1 月	6
朱小云	南京中大医院放射科	影像诊断	2001 年 2 月	12
吴成玉	南京医科大学附属第一医院	影像诊断	2001 年 8 月	12
卢朝晖	江苏省人民医院	心脏超声	2001 年 9 月	6

续表 5 - 1 - 7

姓名	进修单位	进修科目	起始年月	进修时间(月)
郭　庆	苏州医学院附属第一医院	CT 诊断	2001 年 12 月	6
唐国建	苏州大学附属第一医院	骨髓形态检验	2002 年 9 月	6
韩锁风	江苏省人民医院	腹部和妇产科超声	2002 年 10 月	6
蔡月明	江苏省人民医院放射科	影像诊断	2004 年 3 月	12
薛　惠	苏州大学附属第一医院放射科	MR 诊断	2004 年 3 月	3
贺燕美	江苏省人民医院	腹部及小器官超声	2004 年 10 月	6
赖天慧	苏州大学附属第一人民医院	MR 诊断	2005 年 2 月	3
蒋忠毅	南京军区总院放射科	影像诊断、介入放射	2005 年 3 月	12
朱小云	苏州大学附属第一医院	MR 诊断	2005 年 5 月	3
范龙金	苏州大学附属第一医院	MR 诊断	2005 年 6 月	3
王志梅	南京军区总医院	心脏彩超	2005 年 9 月	6
蒋海燕	江苏省南京军区总医院	微生物检验	2006 年 11 月	6
李　敏	江苏省人民医院	心脏超声	2008 年 3 月	6
薛　惠	南京军区总医院放射科	影像诊断	2009 年 3 月	12
韩锁风	常州市妇幼保健院	胎儿系统筛查	2009 年 9 月	3
郃文静	江苏省人民医院	体液检验	2010 年 3 月	3
卢朝晖	南京市妇幼保健院	胎儿系统筛查	2010 年 9 月	3
贺燕美	苏州市立医院	胎儿系统筛查	2010 年 9 月	3
闻　华	苏州市立医院	胎儿系统筛查	2010 年 12 月	3
李晶晶	常州第三人民医院放射科	放射介入	2011 年 3 月	6
芮　星	江苏省人民医院	生化检验	2011 年 9 月	6
吴　军	江苏省人民医院	免疫检验	2012 年 9 月	6

续表 5 - 1 - 7

姓名	进修单位	进修科目	起始年月	进修时间(月)
朱　洁	江苏省人民医院	抗感染专业临床药学	2012 年 9 月	6
冯新芳	常州市第一人民医院	心脏彩超	2012 年 11 月	3
严清香	苏州市立医院	超声科	2013 年 4 月	3
孙　晶	苏州大学附属第一医院	抗凝专业临床药师	2013 年 9 月	12
季　捷	常州市第一人民医院	检验科	2013 年 11 月	6
卢朝晖	南京市妇幼保健院	超声	2014 年 9 月	3
孙露阳	苏州大学附属第一医院	骨髓形态	2014 年 10 月	6
蒋忠毅	苏州大学附属第一医院	介入放射	2015 年 10 月	3
张绥凤	常州市第一人民医院	病理技术	2016 年 6 月	3
何春慧	常州市第一人民医院	病理技术	2016 年 9 月	3
赖天慧	上海瑞金医院放射科	影像诊断	2016 年 12 月	3
张欢妍	江苏省人民医院	微生物检验	2017 年 3 月	6
张　叶	常州市第一人民医院	病理科	2017 年 3 月	6
朱小云	上海瑞金医院	影像诊断	2017 年 5 月	3
杨鹏飞	常州市第二人民医院	抗肿瘤专业临床药师	2017 年 9 月	12
袁　馨	东南大学附属中大医院	通科临床药师	2017 年 9 月	6
薛　惠	上海市瑞金医院	放射科	2017 年 11 月	3
杨　盼	上海市瑞金医院	CT 增强技术	2018 年 3 月	3
张　玲	上海瑞金医院	病理诊断	2018 年 3 月	3
司马亚慰	江苏省人民医院	病理诊断	2018 年 3 月	3
杨　屹	江苏省人民医院	病理技术	2018 年 3 月	6
沈亦亦	上海市瑞金医院	放射诊断	2018 年 5 月	3
孙露阳	上海瑞金医院	检验科	2018 年 10 月	3
李晶晶	上海瑞金医院	放射科	2018 年 10 月	3

三、护理人员进修

1993—2018 年，金坛人民医院累计有护理人员 63 人次外出参加专业知识与技术进修。

表 5－1－8　　1998—2018 医院护理专业进修情况表

姓名	进修单位	进修科目	起始年月	进修时间(月)
臧丽娜	常州市妇产医院	产房	1993 年 3 月	6
葛兰君	上海市中山医院	手术室护理	1995 年 3 月	6
王文丽	上海中山医院	胸外科护理	1995 年 3 月	6
周　萍	常州市第一人民医院	血液净化技术	1996 年 3 月	6
陈志英	常州市第一人民医院	神经外科护理	1998 年 8 月	3
谢金美	常州市第一人民医院	急诊护理及管理	1998 年 8 月	3
鲍琴华	苏医附一院	重症护理	1999 年 10 月	3
周丰美	江苏省人民医院	心脏介入护理	2002 年 5 月	5
薛　琴	江苏省人民医院	康复护理	2004 年 10 月	3
蒋文娟	南京市第一医院	心血管介入治疗与护理	2008 年 6 月	6
邵云芳	南京军区总院	骨科护理	2008 年 6 月	3
秦震芳	苏州大学附属第一医院	重症护理	2008 年 10 月	3
谢金美	南京市第一医院	心血管介入治疗与护理	2009 年 3 月	3
蒋文娟	南京医科大学附属第一医院	心内导管室手术护理	2009 年 7 月	6
陶粉华	常州妇产医院	产房护理	2009 年 7 月	3
罗红芳	苏州大学附属第一医院	优质护理	2010 年 7 月	3
王银花	南京市第一医院	心血管介入治疗与护理	2011 年 9 月	6
蒋美芳	常州市第一人民医院	血液净化	2011 年 10 月	6
韩阿琴	南京鼓楼医院	疼痛科	2012 年 5 月	3
史秀华	苏州大学附属第一医院	神经外科护理	2012 年 8 月	3
曹丽谢	苏州大学附属第一医院	神经外科护理	2012 年 12 月	3
葛　云	苏州大学附属第一医院	神经外科护理	2013 年 6 月	3
周美香	苏州大学附属第一医院	神经外科护理	2013 年 9 月	3
袁　媛	常州市第二人民医院	医院感染管理	2014 年 6 月	6

续表 5－1－8

姓名	进修单位	进修科目	起始年月	进修时间(月)
车爱华	常州市第一人民医院	血液净化专科护理	2014 年 9 月	3
张　鑫	常州市第一人民医院	血液净化专科护理	2015 年 1 月	3
冷欢欢	常州市第一人民医院	血液净化专科护理	2015 年 4 月	3
闫慧娟	常州市妇幼保健院	产房助产技术	2015 年 5 月	3
吴军华	上海市第一人民医院	骨科	2015 年 7 月	3
戴玉亭	常州市妇幼保健院	产房助产技术	2015 年 8 月	3
岳惠莲	常州市第一人民医院	神经内科护理	2015 年 9 月	3
仇　雪	徐州儿童医院	儿科危重症	2015 年 10 月	4
高梦艳	常州市第一人民医院	血液净化专科护理	2015 年 10 月	3
陆素珍	常州市妇幼保健院	产房助产技术	2015 年 11 月	3
史洋洋	常州市妇幼保健院	产房助产技术	2016 年 2 月	3
袁小帅	常州市第一人民医院	普外科专科护理	2016 年 3 月	3
陈　超	南京市第一医院	心血管介入治疗与护理及 CCU 病房	2016 年 3 月	3
王莉华	南京市第一医院	CCU 病房护理	2016 年 6 月	3
樊　蕾	常州市第一人民医院	血液净化专科护理	2016 年 7 月	3
马　赟	南京市第一医院	CCU＋心导管介入护理	2016 年 9 月	3
庄卫琴	南通大学附属医院	ICU 血滤技术	2016 年 10 月	3
蒋美琴	常州市第一人民医院	血液净化专科护理	2016 年 11 月	3
吕菊仙	常州市第一人民医院	血液净化专科护理	2017 年 4 月	3
陈　云	常州第二人民医院	骨科护理	2017 年 4 月	3
徐香梅	镇江市第一人民医院	内镜下治疗的配合及护理	2017 年 7 月	3
申　燕	常州市第一人民医院	神经外科护理	2017 年 7 月	3
卢　嫣	苏州大学附属第一医院	骨科护理	2017 年 9 月	3
王丽华	常州第一人民医院	消毒供应中心	2017 年 10 月	3
李　楚	常州第一人民医院	神经外科护理	2017 年 10 月	3
张劲秀	常州第一人民医院	消毒供应中心	2017 年 10 月	3

续表 5－1－8

姓名	进修单位	进修科目	起始年月	进修时间(月)
张云仙	东南大学附属中大医院	内镜下治疗的配合及护理	2017 年 11 月	3
李　艳	东南大学附属中大医院	消化内科临床护理	2017 年 11 月	3
田　文	常州市第一人民医院	血液净化专科护理	2017 年 11 月	3
高　佳	常州市第一人民医院	肝胆外科护理	2017 年 11 月	3
周颖鑫	南京省人民医院	乳腺外科护理	2017 年 11 月	3
李亚娟	常州市第一人民医院	血液净化专科护理	2018 年 2 月	3
马　惠	常州市第一人民医院	肝胆外科护理	2018 年 2 月	3
田梦颖	常州市第一人民医院	神经外科护理	2018 年 2 月	3
冯　婧	镇江市第一人民医院	内镜下治疗的配合及护理	2018 年 3 月	3
汤佳欣	常州市第一人民医院	血液净化专科护理	2018 年 4 月	3
陈　云	常州市第二人民医院	骨科护理	2018 年 4 月	3
潘　婷	常州市第一人民医院	神经外科护理	2018 年 5 月	3
华　黎	常州市第二人民医院	骨科护理	2018 年 7 月	3

第五节　继续教育

1980 年，医院职工大专以上学历占职工总数的 20%。1993 年，根据卫生部、江苏省卫生厅、常州市卫生局颁发《继续医学教育暂行规定》《常州市专业技术人员继续医学教育实施办法》的文件精神，医院成立医学继续教育管理小组，制订继续医学教育实施方案及有关制度、措施。医院请院内专家、骨干医生，上海、南京、镇江、苏州、常州及外国专家到院开展讲座。按需施教，讲求实效。讲学内容突出“四新三性”（“四新”指新理论、新知识、新技术、新方法，“三性”指先进性、针对性、实用性），涉及政治思想、医疗技术、医德医风、医学伦理、法律法规等各个领域。教育形式灵活多样，充分利用多媒体、远程教育网等现代化教育手段。2002 年，医院被评为常州市继续医学教育先进集体。2008 年，继续医学教育实施 IC 卡信息化管理，培训覆盖率和学分达标率均为 100%，项目层级、人次逐年增多。2002—2018 年，举办医院性业务学术讲座 300 余次，2007—2018 年，举办省、市两级继续医学教育项目85项。

一、省级继续医学教育

2013—2018年，医院主持省级继续医学教育项目5项，其中李国民、张俊华分别组织、主持各2项，范云霞组织主持1项。

表5－1－9　　2013—2018年医院省级继续医学教育项目表

项目负责人	项目名称	实施年度（年）
范云霞	罗哌卡因复合曲马多或芬太尼硬膜外腔分娩镇痛的临床应用	2013
李国民	有机磷农药中毒的综合救治	2015
	感染性休克治疗进展学习班	2018
张俊华	脑卒中单元在急性缺血性脑血管病诊治中的运用	2017
	脑卒中相关疾病诊治进展培训班	2018

二、市级继续医学教育

2007—2018年，医院主持市级继续医学教育项目80项。其中，黄贵平主持6项，李国民、季金华、虞卫新各主持5项，黄锡华、李继春各主持4项，史文华、唐国建、丁屹、艾月仙各主持3项，苏建华、王建强、徐群、於丽娅、赵凯、王夕芳各主持2项，其他专家27人组织、主持各1项。

表5－1－10　　2007—2018年医院市级继续医学教育项目表

年度	级别	项目名称	项目负责人
2007	市级	胰腺炎的诊治进展学习班	张小平
2007	市级	急诊与危重病学进展学习班	李国民
2007	市级	普外科疾病诊治进展学习班	徐　群
2007	市级	妇产科常见病诊治进展学习班	於丽娅
2007	市级	临床药学及合理用药学习班	黄贵平
2007	市级	护理质量管理及护士行为规范	艾月仙
2008	市级	糖尿病临床诊疗新进展	衡卫军

续表 5－1－10

年度	级别	项目名称	项目负责人
2008	市级	急诊与危重病学进展学习班	李国民
2008	市级	小儿哮喘诊治	周国平
2008	市级	护士人文素养与优质服务	艾月仙
2008	市级	胸部占位性病变影像学诊断及治疗	吴　杰
2008	市级	医疗质量管理与防范医疗事故	申敖齐
2008	市级	高血压合并其他疾病的诊治	柳跃强
2009	市级	无张力疝修补术的规范化治疗	虞卫新
2009	市级	护理安全质量管理	艾月仙
2009	市级	急诊与危重病学新进展研讨会	王建强
2009	市级	泌尿系统疾病的规范化诊疗和新进展学习班	史文华
2009	市级	骨科新理论新技术学习班	赵银必
2009	市级	麻醉与疼痛治疗进展学习	王文辉
2009	市级	抗菌药物的合理应用	黄贵平
2009	市级	脑卒中新理论与实践	苏建华
2010	市级	检验医学在临床上的应用	唐国建
2010	市级	脓毒症的诊治新进展	王建强
2010	市级	COPD 诊治新进展	戴小平
2010	市级	提高病人满意度开发护理服务空间	黄锡华
2010	市级	缺血性脑卒中白质保护策略进展	苏建华
2010	市级	甲状腺、乳腺外科疾病诊治进展	虞卫新
2010	市级	护理健康教育的动态与实践	王夕芳
2010	市级	恶性肿瘤个体化治疗学习班	田声望
2011	市级	临床心理护理理论与技术的新进展	黄锡华
2011	市级	妇科腔镜技术临床应用及进展	於丽娅
2011	市级	泌尿系统疾病的规范化诊疗和新进展学习班	史文华
2011	市级	心律失常治疗新进展	卫小兵
2011	市级	ERCP 在胆胰疾病中的应用	赵　凯
2011	市级	胃肠疾病外科诊治进展	虞卫新

续表 5－1－10

年度	级别	项目名称	项目负责人
2011	市级	骨外科新技术新项目推广学习班	李继春
2011	市级	静脉安全合理用药	黄贵平
2012	市级	微生物检测在临床及医院感染控制上的应用	唐国建
2012	市级	脊柱关节疾病治疗新技术推广学习班	李继春
2012	市级	急危重病进展学习班	李国民
2012	市级	临床护理隐患、危险防范	黄锡华
2012	市级	围产期保健与产科新进展学习班	丁　屹
2013	市级	高危科室急救与风险管理	沈玉兰
2013	市级	非抗菌药物合理应用学习班	黄贵平
2013	市级	医院门诊管理与服务创新实践	王夕芳
2013	市级	持续改进护理质量，扎实推进优质护理服务	黄锡华
2013	市级	骨科新技术进展学习班	李继春
2014	市级	胸外科围手术期呼吸道管理研讨班	季金华
2014	市级	手术室感染控制新进展	徐佩君
2014	市级	甲状腺乳腺外科疾病诊治进展	虞卫新
2014	市级	心肺脑复苏进展培训班	李国民
2015	市级	神经内科常见疾病的诊断和处理	林　伟
2015	市级	临床护理安全与风险管理	季金华
2015	市级	关节外科微创技术新进展	李继春
2015	市级	检验医学新进展及其临床应用	唐国建
2015	市级	妇产科常见疾病诊疗新进展	丁　屹
2015	市级	外科护理风险预见与管理	韩卫芳
2015	市级	泌尿外科诊治进展	史文华
2016	市级	药学精细化管理，提高服务质量	黄贵平
2016	市级	消化道早癌内镜诊治进展	赵　凯
2016	市级	慢性心衰的治疗进展	任　勇
2016	市级	神经系统疾病诊治培训班	张俊华
2016	市级	心肺脑复苏培训班	李国民

续表 5－1－10

年度	级别	项目名称	项目负责人
2016	市级	临床护理安全与风险管理	季金华
2017	市级	肺癌的精准治疗学习班	石永康
2017	市级	甲乳疾病外科诊治进展	徐　群
2017	市级	泌尿外科腔内治疗进展学习班	王　荣
2017	市级	微创骨科新技术、新进展学习班	谢　华
2017	市级	产科急重症救治学习班	丁　屹
2017	市级	儿童喘息性疾病诊治学习班	邓英琴
2017	市级	年轻护士临床护理实践能力的培养与管理	季金华
2018	市级	慢性气道疾病规范化诊治学习班	蒋和平
2018	市级	骨质疏松症的诊治新进展暨规范化管理	于雪冰
2018	市级	腹腔镜技术在肝胆外科的应用进展	虞卫新
2018	市级	小儿麻醉新进展学习班	范云霞
2018	市级	泌尿系统疾病影像诊断学习班	朱小云
2018	市级	消化道肿瘤综合治疗新进展学习班	梁国华
2018	市级	临床输血安全管理学习班	葛锁华
2018	市级	县级医院临床药学开展与合理用药	黄贵平
2018	市级	精细化管理与护理安全	季金华

第六节　学术交流与研讨

在 50—60 年代，县级医院很少有人参加省级以上各类学术研讨会议。70 年代始，医院每年定期组织高年资医师开展面向公社卫生院的业务讲座，同时邀请上级医院医师到院进行学术讲座或技术指导，派医务人员参加全国、省和常州市等医疗单位组织的各项学术活动。1979 年，江苏省卫生厅举办镇江专区心血管疾病防治水平试点班，学习为期 3 个月。医院内科胡云从、外科史信荣、手术室护士王风珍参加，集中在南京、镇江二地学习。学习班期间，胡云从首次实习心血管检查操作。学习班结束后，由胡云从带领全班学员前往浙江医学院、南京医学院、南京铁道医学院、苏州医学院附属医院参观学习1周。80年代,医院多次举办开放式心电图学习班(对外招收学员)、医学统计学习班(包括医学论文书写要求和科研设计方法)、X线心脏读片、颅脑CT读片等学习班。派人员参加B超、心脏超声、英语初中级以及各种医学讲座和医学最新进展等学习班。90年代,随着医疗事业的发展,参加省和全国各类学术研讨会议或学习班逐年增加。进入21世纪,各类学术研讨会议日趋增多,医院每年组织各类学术交流活动,邀请上海、南京、苏州等地专家到院讲学。多次承办省和常州市、金坛市(区)医学会学术研讨会议。2017—2018年,医院参加国内学术交流达220次,约350人次。截至2018年,医院有35人参加22次国际学术交流活动。

表5-1-11　　**2013—2018年医院卫技人员参加重要学术交流活动表**

年度	姓名	地点	活动内容
2013	沃扣洪、葛海龙	广州	全国乳腺微创手术学习班
2013	袁　冬、秦震芳、王　珍	南京	全国重症医学质控会
2013	林　伟、薛建琴	南京	神经内科全国年会
2013	田声望、梁国华	厦门	全国临床肿瘤学大会暨2013年csco学术年会
2013	陈　辉	杭州	急救护理交流会
2013	王建强	大连	中华医学会呼吸病学年会
2013	周国平	长沙	全国儿科大会
2013	管双仙	上海	全国危重病学年会
2013	王　翔	徐州	苏鲁省第十六次皮肤科年会
2013	王玉生	南京	全国中毒学习班
2013	陶晓燕、车爱华	上海	透析治疗在危重病患者中的临床应用交流会
2013	冯　婧	南京	全国内镜清洗消毒与感染控制的规范化培训
2013	赵银必	西安	脊柱新技术学习交流
2013	李国民	厦门	全国重症医学年会
2013	曹国平	沈阳	中华医学会疼痛学会第八届全国疼痛科主任峰会
2013	臧丽娜	北京	儿童早期综合发展的评价、指导和干预学习班
2013	王　茜	南昌	糖尿病教育护士培训班

续表 5－1－11

年度	姓名	地点	活动内容
2013	傅　燕、徐艳萍	成都	全国科室护理年会
2013	赖天慧、薛　慧、王庆亚	苏州	全国乳腺影像学术会议
2014	管双仙	上海	东方神经重症论坛
2014	王文辉	济宁	手术室内外麻醉学舒适化医疗交流和讨论
2014	蒋忠毅、王庆亚	常州	中华医学会外周血管介入新技术会议
2014	袁　冬、于雪冰	上海	第三届公济内科论坛
2014	周国平	贵阳	新生儿学术会议
2014	冯　涛	南京	江浙沪中西医结合高峰论坛
2014	朱爱平	天津	第二十一届全国中西医结合骨伤科学研讨会
2014	李国民、徐文波	常州	第十届全国灾害急救危重医学学术会议暨江苏省中西医结合学会灾害、重症医学专业委员会成立大会
2014	戴国芳、沃扣洪	南京	第五届中国乳腺病论坛暨第三届中德乳腺病论坛
2014	田声望、石永康	济南	第八届中国肿瘤学术大会
2014	唐国建	北京	临床微生物与感染中欧高峰论坛
2014	苏建华、张俊华	西安	全国神经系统感染性疾病与脑脊液细胞学学术大会
2014	林　斌	北京	中华医学会《系统评价/mefa 分析》讲习班
2014	田声望	西班牙马德里	欧洲临床肿瘤学会(Emo)2014 年会
2014	张翠英	杭州	第三届江浙沪儿科呼吸专题研讨会
2014	陈旭霞、罗红芳	上海	骨科护理与技术新进展交流会
2014	李继春	成都	骨与关节研讨会
2014	赵银必、何　劲	上海	上海市第一人民医院医疗集团创伤临床诊治中心成立大会
2014	鲍琴华	贵阳	手术室护理年会
2014	黄锡华、景　芳、孙秋萍、夏　璐	上海	2014 护理论坛
2014	尹伟琴、王楞旭、谢　蓓	上海	慢病护理与管理交流会

续表 5－1－11

年度	姓名	地点	活动内容
2014	潘　良	上海	ESD 手术进展研讨会
2014	苏建华、张俊华	长沙	中国脑血管病大会
2014	田声望、石永康	南京	中国淋巴瘤学术研讨会
2014	柳跃强	北京	全国介入会议
2015	朱雅俊、蒋忠毅	北京	第七届全国放射性粒子规范化治疗学习交流
2015	王　荣	广州	泌尿外科切除与功能重建手术国家级 CAE 项目交流会
2015	李国民、王珍、张新	上海	第九次全国重症医学大会
2015	曹国平	太原	疼痛科建设论坛
2015	高　媚	苏州	第十七届苏南苏中地区针灸学术交流年会
2015	倪宏亮、丁东亮	上海	危重病基础生命支持学习班
2015	苏建华、张俊华	重庆	中华医学峰会暨第八届中青年神经病学学术大会
2015	查全斌	南京	第六届全国乳腺癌高峰论坛
2015	蒋和平、王建风	南京	全国急诊年会
2015	张俊华	成都	神经内科全国年会
2015	田声望	厦门	第八届全国临床肿瘤病学大会暨 2015csco 年会
2015	朱竹君、祁英杰	上海	国家级退行性暨罕见疾病继教班
2015	何　劲、李继春	苏州	全国脊柱脊髓学术会议
2015	蒋和平	南京	全国急性中毒多学科联合救治高峰论坛
2015	何　劲、李继春	重庆	中华医学第 17 届骨科学术会议暨第十届 coA 国际学术大会
2015	尹伟琴、吴国荣	上海	呼吸内科学科建设与管理论坛
2015	邵云芳	南京	中华医学会糖尿病分会教育管理研讨会
2015	王庆亚	南京	全国乳腺钼靶学术会议
2015	王　茜	南京	第五届南京军区糖尿病高峰论坛
2015	陈旭霞、张文喆、沈玉兰、孙秋萍	上海	推动专科护理发展。提升护理品质论坛

续表 5－1－11

年度	姓名	地点	活动内容
2015	何金晓	南昌	中国消化内镜学术大会
2015	唐　伟	青岛	D3 造·全新视界—罗盖全 2015 全国精英论坛
2016	沈培民	盐城	国家级口腔颌面—头颅肿瘤多学科序列治疗学习班
2016	耿瑜睿	北京	精品眩晕学习班
2016	季金华、陶粉华、傅燕、孙秋萍、李　萍	上海	2016 护理论坛
2016	蒋和平	温州	慢阻肺大讲堂
2016	张俊华	杭州	中国脑血管病大会 2016
2016	周国平	徐州	江苏、山东、安徽、河南儿科会议
2016	梁国华、朱雅俊	北京	肿瘤放疗规范及靶区定义
2016	何　劲	大连	东北亚国际脊柱微创高峰论坛
2016	赖天慧、薛惠	上海	乳腺影像论断规范与进展学习交流会议
2016	彭颖秀	杭州	全国第 27 期心电图提高班
2016	李国民	郑州	中华医学会重症医学分会年会
2016	高　媚	无锡	第十五届苏南苏中地区针灸学术交流年会
2016	蒋和平	深圳	呼吸慢病管理论坛
2016	曹国平	西安	全国疼痛建设论坛
2016	张俊华、祁英杰、谢　华、周林秋	上海	系统评价与 meta 分析学习交流会
2016	袁　冬	成都	全国营养年会
2016	刘　彦	上海	神经外科内镜和微创新进展交流会
2016	周　杨	南京	第八届全国肾脏病护理新理念及新技术
2016	孙秋萍	合肥	《肿瘤治疗血管通道安全指南》解读全国巡讲
2016	丁小仙、王国芳	合肥	中华护理学会第十二届全国消毒供应中心发展论坛
2016	周　萍	南京	第八届中国血液净化论坛江苏省血液净化中心分会 2016 年会
2016	秦震芳、高春芳	南京	第六届全国护理科研能力提升高级研讨会

续表 5－1－11

年度	姓名	地点	活动内容
2016	曹国平、谢华	温州	脊柱内镜尸体模型培训交流会
2016	范云霞	成都	医院麻醉科科主任培训交流会
2016	田声望、石永康	南京	ACTL 靶向性抗肿瘤细胞免疫疗法联合 TKI 治疗晚期 EGFR 敏感突变阳性非小细胞肺癌的随机、对照中心 2 期临床研究
2016	耿瑜睿	上海	第一届长征眩晕论坛暨眩晕疾病诊疗及新进展学习班
2016	沈　露、韩阿琴、朱　云、曹国平	南京	中华医学会疼痛分会第十三届年会
2016	卢朝晖	上海	第九届长三角超声会议
2016	周　磊	北京	第二十七届长城国际心脏病学会年会
2016	任　勇	长沙	中华医学会心电生理和起搏分会 12 翌年会
2016	唐　云、孔　媛、万东军	上海	重症医学专科资质培训
2016	袁　冬、徐文波	上海	第五届环太湖地区创伤急救论坛
2016	王卫芳	上海	隐形矫治中级证书认证
2016	张俊华	广州	中华医学会第十九次全国神经病学学术会议
2016	黄贵平	乌鲁木齐	“互联网＋健康”与研究型医院论坛
2016	傅　燕	南京	医院重点科室感染控制及管理实践研讨会暨全国手术室质量评价标准与操作流程及感染控制研讨会
2016	范云霞、尹　琪	台州	浙江省麻醉学术年会
2016	周国平	上海	江、浙、沪儿科呼吸年会
2016	任　勇	成都	中国中西部心血管病学术会议
2016	邓英琴、潘莉	上海	第八届上海儿科胃肠道病国际论坛
2016	衡卫军	北京	内分泌与代谢学临床进展培训班
2017	黄锡华、曹娴	杭州	医院感染规范化、标准化管理培训班
2017	丁　浩	南京	伤口护理培训班
2017	黄锡华	南京	江苏省医院感染管理专职人员岗位培训班—资质培训
2017	周国平	三亚	儿童哮喘的抗病毒治疗

续表 5－1－11

年度	姓名	地点	活动内容
2017	季金华、袁　媛、冯　婧、丁小仙	南京	医院感染管理专业委员会学术年会
2017	焦夕琴	南京	江苏省临床基因扩增检验实验室质量管理暨上岗培训会议
2017	马永宾	镇江	江苏省临床检验质量控制培训班（临床微生物专业）
2017	王国芳	南京	中华医学会杂志社指南与进展巡讲（产科）南京场暨胚胎医学新进展学习班
2017	韩新生	南京	消毒员消毒灭菌知识培训班
2017	李继春	武汉	第四届运动损伤磁共振诊断学习班
2017	葛锁华、季捷	南京	结核分歧杆菌快速检测培训班
2017	张志强	郑州	第十三届中国医院管理暨康复医学科建设论坛
2017	李国民	广州	中国中西医结合学会灾害医学专业委员会年会
2017	卢朝晖	上海	乳腺超声学习班
2017	葛锁华	南京	江苏省医院检验科主任岗位培训班
2017	耿息风	杭州	中华护理学会第 21 届全国手术室护理学术交流会议
2017	黄锡华	南京	江苏省感控医生临床研修班开班旁听及手卫生视频颁奖会议
2017	黄贵平	扬州	感染药药学专业委员会会议
2017	张俊华	厦门	第十七次中国脑血管病大会
2017	蒋和平	上海	CSCO 第八届上海国际肺癌论坛暨第四届中瑞国际肺癌论坛
2017	祁英杰	南京	中华医学会神经病学分会第十一届全国脑电图与癫痫诊治进展
2017	傅　燕	杭州	中华护理学会第二十一届全国手术室护理学术交流会
2017	陈传新	杭州	第九届全国神经创伤学术会议
2017	钱春生、钱腾达	南京	第二届金陵脑血管病多学科高峰论坛
2017	管双仙、王珍、董菊美	无锡	重症医学会江苏省年会

续表 5－1－11

年度	姓名	地点	活动内容
2017	张玲玲、孔　媛、丁东亮	南京	机械通气规范化培训
2017	张　新、王　珍	南京	重症超声规范化培训
2017	李国民	无锡	江苏省重症医学年会；住院医师规培医师培训班
2017	黄　慧、戚辰君	南京	第十期质量管理水平提升之工具品管圈十大步骤操作、七大手法、绘图详解与标准化作业流程现场操练
2017	范云霞、尹　琪	苏州	江苏省中西医结合麻醉专业委员会年会
2017	王水娟	无锡	心胸外科临床治疗及专科护理实践新进展
2017	潘　华、王　晔	苏州	江苏省医院协会关于医院人力资源管理专业委员会学术年会
2017	薛建琴	北京	第五届全国痴呆与认知障碍学术研讨会及高级讲授班
2017	傅　燕、李　颖	上海	手术室围术期管理学习班
2017	袁　冬	西安	第十一届重症医学全国年会
2017	李　华	苏州	危重症患者安全管理新进展培训班
2017	唐　云	南京	重症医学 CRRT 培训班
2017	王卫芳	无锡	前牙分层树脂堆塑美学修复班
2017	蒋海燕	南京	结核病项目二期经验推广培训
2017	沈培民	江苏	省中西医结合口腔专业委员会暨学术会议
2017	张俊华	沈阳	卒中中心培训
2017	田声望、石永康、查全斌	南京	江苏省第九次肿瘤化疗与生物治疗学术会议暨金陵肿瘤转化医学高峰论坛
2017	张志强	北京	天坛国际脑血管病会议
2017	徐　群、葛海龙	南京	江苏省医学会肝胆肿瘤学组会议
2017	汤　琴	扬州	江苏省第二十一次血液学学术会议
2017	蒋和平	连云港	江苏省呼吸年会
2017	李国民	苏州市	中国研究型医院学会卫生应急专业委员会年会
2017	于雪冰	南京	全国骨质疏松骨折会议

续表 5－1－11

年度	姓名	地点	活动内容
2017	曹国平	南京	南京鼓楼医院疼痛医联盟培训班
2017	曹国平	北京	中国疼痛医学会议
2017	段建春	南京	江苏省甲状腺癌学术会议
2017	徐文波	南京	重症医学 CRRT 专项技能规范培训
2017	沃扣洪	南京	第三届江苏省甲状腺癌手术研讨会
2017	潘爱明	盐城	江苏省超声年会
2017	蒋和平、吴国荣	北京	第十四届天坛全国呼吸内镜介入技术学习班
2017	高春芬	镇江	神经外科、普外科护理学术会议
2017	朱竹君	上海	卒中中心培训
2017	于雪冰	徐州	江苏省医学会骨质疏松与骨矿盐疾病分会委员扩大会议
2017	邓英琴、钱文秀	苏州	姑苏儿童呼吸论坛暨儿童呼吸及过敏性疾病进展学习班
2017	汤　琴	上海	第三届“多学科视野下的淋巴肿瘤诊疗”高峰论坛暨“多学科视野下淋巴肿瘤诊疗进展”国家级学习班
2017	束明乐、徐艳萍	无锡	综合外科、手术室护理学术会议暨高危科室护理感染管理新知识、新技能学习班
2017	黄锡华、丁小仙	南京	江苏省医院协会关于医院感染控制高级研修班
2017	刘素琴	泰兴	江苏省药师协会学术年会
2017	徐佩君	南京	产后健康管理
2017	周国平	银川	儿科主任论坛
2017	耿瑜睿、薛建琴、孙亚云	苏州	中华医学会第二十次全国神经病学学术会议
2017	倪宏亮、胡冬英、韩　姝	南通	第八届江苏、浙江两省急诊医学学术年会
2017	唐　伟	武汉	全国肾脏病年会
2017	王　茜	南京	江苏省伤口、造口、失禁学术会议
2017	王　荣	广州	经皮肾镜学习班
2017	徐佩君、夏　璐	扬州	医院健康教育技能培训
2017	张　芸	南京	重症监护新技术、护理新进展学习班

续表 5－1－11

年度	姓名	地点	活动内容
2017	周　丹	杭州	中华医学会第十三次全国检验医学学术会议
2017	张　燕	泰州	手术室、供应室安全管理培训班
2017	张俊华	上海	脑卒中中心培训
2017	李国民	上海	中华医学会灾难医学分会年会
2017	张劲秀、王丽华	泰州	手术室、供应室安全管理培训班
2017	黄海霞、王翔	苏州	江苏省十八次皮肤性病学学术会议
2017	衡　颖	宁波	全国临床输血学术年会
2017	葛海龙	南京	1. 完成与江苏省人民医院合作课题；2. 学习基本实验流程
2017	范云霞	呼和浩特	中国心胸血管麻醉学会—基层委员会学会换届选举
2017	黄锡华、王玉沐	南京	消毒及感染控制标准与技术研究进展培训班
2017	田声望、查全斌	昆山	江苏省抗癌协会肿瘤复发与转移专业委员会第二届学术会议
2017	黄贵平	泰兴	江苏省药学大会暨第十七届江苏省药师周
2017	葛锁华	南京	检验医学年会暨江苏省第十七次临床检验学术会议
2017	尹　琪、戴　雷	苏州	麻醉科超声学习班
2017	石永康、查全斌	南京	医学免疫与临床应用高峰论坛
2017	徐　群、虞卫新	南京	江苏省胆道肿瘤专业委员会年会
2017	祁英杰	南京	第一届 JAAE 脑电图和电生理大会
2017	张俊华	北京宣武医院	县级公立医院医院管理及临床重点专科能力建设项目县级医院短期交流学习
2017	林　鑫	重庆	血液透析设备应用管理、维护技术规范化培训班
2017	沃扣洪、曹彩霞、吴丽霞	南京	金陵乳腺癌高峰论坛
2017	张　斌	苏州	颅内动脉瘤基础与临床研究进展
2017	张　玲、高萍宇	靖江	镇、常、扬读片会
2017	邱桂才、丁卓文、王君茹	盐城	言语与认知治疗新技术培训班

续表 5 - 1 - 11

年度	姓名	地点	活动内容
2017	周　丹	南京	《血液与健康》通讯员培训班
2017	芮　星	南京	江苏省第三期输血科主任培训班
2017	唐　云、徐文波	南京	全国重症急性胰腺炎多学科研讨会暨急性胰腺炎国家级继续教育学习班
2017	张俊华、曹　明	淮安	江苏省第二十次神经病学大会
2017	范云霞、尹　琪、张晶云	南京	优化老年患者围术期管理学习班
2017	欧阳芸	南京	江苏省美容主诊培训
2017	黄　慧、荆文凝	淮安	江苏省第二十次神经病学学术会议
2017	薛　皑	南京	江苏省护理学会儿科护理安全委员会暨学组国际大会
2017	曹　娴、汪爱兰	南京	“临床主导感控、科学规范院控”金陵医院感染管理高层论坛
2017	曹国平	北京	第五届中国冲击波医学大会
2017	于雪冰、马建强、王　茜	苏州	江苏省第十一次骨质疏松与骨矿盐疾病学术会议
2017	季金华、李　萍	苏州	中国医院协会护理管理专业委员会年会暨现代医院护理管理改革创新实践研讨会
2017	庄小美	南通	疾病与健康管理学术年会
2017	蒋海燕	南京	检验与临床论坛
2017	朱宇承、季一星	南京	江苏省眼科医师年会
2017	李国民	上海	第四届东方神经重症论坛
2017	傅　燕	南京	医院重点科室感染控制及管理实践研讨会暨全国手术室质量评价标准与操作流程及感染控制研讨会
2018	张俊华	无锡	卒中中心培训
2018	张文喆	徐州	全国妇产科专业化发展热点研讨会
2018	王　茜	南京	江苏省护理学会伤口、造口、失禁护理专业委员会全体委员会议
2018	季金华、韩　姝、王　悦、丁　悦	南京	品管圈十大步骤操作、七大手法绘图详解与失效模式分析现场演练

续表 5－1－11

年度	姓名	地点	活动内容
2018	曹丽谢、陈　超	南京	护理职业化之护士长管理能力、病人安全有效沟通标准化建立案例实操
2018	黄锡华、曹　娴	南京	全国洁净手术部规范建设暨手术室管理新进展培训班
2018	王玉沐	南京	江苏省感控学术年会
2018	谢　晋、张志强	苏州	缺血性卒中介入治疗全国巡回大讲堂
2018	黄　慧、吕　亭	苏州	江苏省综合内科护理学术会议
2018	丁小仙、张劲秀	苏州	洗涤消毒管理培训班
2018	张俊华	昆明	中华医学会神经病学分会第九届全国神经重症学术会议
2018	孙　凌	广州	2009—2018 以来糖尿病全国论坛
2018	黄贵平	新加坡	医院综合管理中新交流论坛
2018	范云霞、尹　琪	无锡	中国长江医学论坛—2018 麻醉学年会
2018	陈云生	南京	炎症性肠病南京论坛
2018	彭俊华	南京	江苏省医院检验科主任岗位培训班
2018	石永康	南京	江苏省专科培训班
2018	王　荣	南京	钬激光剜除术
2018	林　斌	泰州	江苏省第七届传染科医疗质量控制大会
2018	蒋和平	南京	第四次全国重症呼吸学术大会
2018	李国民	南京	江苏省医学会重症医学分会年会
2018	张俊华	上海	卒中学院 SCA 培训
2018	王　珍、李　华、赵倩文	南京	江苏省重症年会
2018	李国民	济南	第三届全国中西医结合学会灾害医学分会年会
2018	周　磊、张小勇、陈　超、蒋文娟	苏州	第十届九龙心脏论坛会议
2018	汪爱兰、王玉沐	南京	江苏省医院感染管理专职人员岗位培训班
2018	王菊香、翟佳佳	苏州	慢性病护理新进展学习班
2018	戴玉洁、高梦艳	苏州	临床护理人员科研能力提升班

续表 5－1－11

年度	姓名	地点	活动内容
2018	张　云、田　晶	连云港	压力下损伤治疗与专科发展研讨班
2018	高春芬、史秀华	苏州	神经外科专科护理理论与实践
2018	蒋和平	上海	第四届肺健康高峰论坛
2018	张　斌	上海	第四十五届中国颅底外科讲习班
2018	张晶云、尹　琪	南京	金陵西子国际围术期神经科学高峰论坛
2018	范云霞、尹　琪、徐　坚	扬州	江苏省中西医结合学会麻醉专业委员会学术年会
2018	陈云生	徐州	中医药信息研究会肛肠分会年会
2018	谢　晋	南京	中国介入神经病学大会
2018	张欢妍	南京	医学实验室认可内审员培训班
2018	田声望	上海	第三届大肠癌肝转移综合治疗高峰论坛
2018	曹国平、沈　露	苏州	江苏省中西医结合学会、疼痛专业委员会学术年会暨疼痛诊疗进展学习班
2018	林　斌	盐城	江苏省第二十次感染病学学术会议
2018	沈培民	镇江	省中西结合口腔专业委员会暨学术研讨
2018	季金华、曹丽谢	南京	老年慢病管理及实用技术新进展培训班
2018	范云霞	沈阳	中国中西医结合麻醉年会
2018	李　萍	南京	江苏省儿科护理学术会议
2018	孙秋萍、王　慧	苏州	第二届苏州博习护理发展论坛
2018	张　立、周文梅	南京	静脉治疗质量控制与专业技术新进展研讨、护理品质管理与护理人文建设研讨班
2018	曹　娴、汪爱兰	无锡	第四届云龙微生物与感控论坛
2018	黄锡华、王玉沐	南京	江苏省医院感染管理高层论坛
2018	张　瑜	南京	江苏省针灸学会年会
2018	周国平	长春	东北儿科主任论坛及儿科呼吸系统疾病学术会议
2018	孙露阳	无锡	第七届寄生虫病专业委员会、长三角地区寄生虫学研究高端研讨会

续表 5－1－11

年度	姓名	地点	活动内容
2018	张俊华	长沙	卒中学院 SCA 会议
2018	衡卫军	泰州	医院临床营养管理专业委员会学术年会暨江苏省临床营养科医疗质量控制工作会议
2018	傅　燕	上海	瑞金—强生 Depuy Synthes 全国创伤骨科护士长学习班
2018	潘爱明、韩锁风	淮安	江苏省超声年会
2018	王　茜	南京	江苏省第一届糖尿病足病论坛
2018	范云霞	上海	超声引导技术在临床麻醉和疼痛治疗中的应用
2018	祁粉琴	南京	江苏省妇幼保健协会新生儿疾病筛查技术分会
2018	赵　凯、周　鑫、何金晓、徐香梅	南京	江苏省消化内镜年会
2018	高春芬、刘　芳	南京	江苏省普外科护理学术会议暨普外科临床营养支持护理论坛
2018	曹国平	广州	脊椎病因治疗手法复位学习班
2018	张　抗	南京	医疗美容主诊医师培训
2018	王　荣	日本冈山大学	中日泌尿外科学术交流活动
2018	梁国华、朱雅俊	苏州	江苏省第十七次放射肿瘤治疗学术会议
2018	马建强、于雪兵	杭州	中华医学会第十七次全国内分泌年会
2018	何振文	南京	新肺结核诊断标准培训班
2018	杨　阳	南京	梅毒实验室检测技术培训班
2018	景留娣、马丽丽	无锡	口腔器械消毒灭菌技术专项培训班
2018	曹彩霞	杭州	浙江大学医学院附属第一医院乳腺微创学习班
2018	翟金荣	无锡	江苏省中西医结合学会大肠病专业年会
2018	唐　伟	无锡	江苏省肾病学医疗质量控制中心学术年会
2018	欧阳芸	南京	江苏省医疗美容主诊医师（美容外科专业）培训班
2018	林　斌	上海	结核病基础与临床新进展研讨班
2018	朱　洁、杨宝春	南京	儿童合理用药大会
2018	杨文娟	南京	PICC 专业技能提高班

续表 5－1－11

年度	姓名	地点	活动内容
2018	衡　颖、侯晚军	南京	长三角输血医学论坛
2018	黄贵平、刘素琴	南京	江苏省药师协会学术年会
2018	吴建华、查全斌、曹留俊	厦门	第二十一届全国临床肿瘤学大会暨 CSCO 学术年会
2018	张　瑜	天津	中国民族医药学会针灸分会学术交流会
2018	丁东亮、李国民	南通	中国灾害卫生应急救援与处置培训
2018	陈　萍	徐州	血液护理学组全体组员会议
2018	黄贵平	南京	感染治疗主委会工作会议
2018	王国芳	南京	全省产前诊断技术考核培训班
2018	张德海、王国君	南京	江苏省第四次胸外科学术会议
2018	周国平	成都	儿科主任论坛、儿科呼吸系统疾病进展
2018	沈玉兰、姜英杰	福州	第三届国家疾病诊断相关分组（DRGS）论坛
2018	陈　萍	南京	姑息治疗及临终关怀专题培训
2018	林　斌	南京	江苏省医师协会感染科医师年会
2018	李国民	上海	《中华卫生应急电子杂志》编委会会议
2018	马建华、石晓云	南京	江苏省医师协会耳鼻咽喉科医师年会
2018	傅　燕	苏州	第三期爱惜康苏南 OR 护士长学习沙龙
2018	王水娟、沈　燕	南京	江苏省第四次胸外科学术会议
2018	马建华、王俐杰	南京	OSAHS 诊疗新进展学习班
2018	曹国平	苏州	南京鼓楼医院疼痛专科联盟 2018 年度会议
2018	张　玲、高萍宇	上海	骨肿瘤及泌尿男性生殖系统肿瘤病理诊断及新进展
2018	王　茜、田晶	南京	首届优玛金陵伤口学校高级伤口管理论坛
2018	唐　云	杭州	第二届急危重症超声西湖论坛会议
2018	潘爱民	南京	儿科心脏超声培训
2018	王　菲	南京	结核病实验室检测新技术暨耐多药诊断培训
2018	谢　晋、曹　明	上海	上海瑞金神经病学高峰论坛暨首届中国神经变性和遗传疾病联盟大会

续表 5－1－11

年度	姓名	地点	活动内容
2018	梁国华、朱雅俊	杭州	中华医学会第十五次全国放射肿瘤治疗学学术会议
2018	陈　芳	银川	牵手西部行，江苏—银川麻醉学术研讨会
2018	薛建琴、朱竹君	北京	神经重症早期管理与康复培训班
2018	祁英杰	徐州	神经病学年会
2018	李国民、倪宏亮	宁波	中国县级医院急诊联盟成立大会
2018	段建春	南京	第三届金陵甲状腺论坛
2018	秦震芳	南京	现代护理管理理论与实践
2018	孙亚云、耿瑜睿	徐州	神经病学年会
2018	史卫群、邓英琴	厦门	中华医学会第二十三次全国儿科学术大会
2018	周　鑫、管双仙	连云港	住院医师规培骨干师资培训班
2018	虞卫新、万航	宜兴	太湖普外科微创论坛
2018	蒋和平、葛海龙、杨　璐、于丽静	南京	江苏省医学模式教学师资培训班
2018	石永康、朱雅俊	上海	首届国际癌症大会暨第三届国际癌症代谢与治疗大会
2018	蒋海燕	徐州	江苏省第四次结核病学术会议
2018	任文焦、张　芸	南京	呼吸危重症金陵论坛
2018	张德海	沈阳	中华医学会第十八次全国胸心血管外科学会议
2018	周　磊	美国圣迭戈	美国经导管心血管治疗学术会议
2018	张志强	南京	中国医师协会神经内科医师分会睡眠专委会
2018	任美芳、朱雅俊	宁波	伦理委员会运行与管理培训班
2018	石永康、朱雅俊	南京	肿瘤医院分会暨江苏省肿瘤科医疗质量控制中心和江苏省放射治疗专业医疗质量控制中心年会
2018	于雪冰、徐文波	上海	上海第一人民医院“2018 年第七届公济内科论坛”
2018	戴玉洁、吴军华、戴玉婷、林　梦	上海	上海第一人民医院“2018 公济护理论坛”
2018	周国平	上海	东方儿科大会

第七节　规范化培训

住院医师规范化培训是医学生毕业后教育的重要组成部分，对于培养临床高水平医师，提高医疗质量极为重要。长期以来，我国无规范化住院医师培训制度。80 年代起，许多地方恢复了住院医师培训的试点工作。90 年代以前，医院主要开展内部职工业务培训工作，建立规章制度，制订培训计划。每月 2 次业务学习，医院性培训活动每月1 次，并邀请县乡（镇）卫生院专科人员参加，为乡镇培养医务人员。

1993 年，根据卫生部规定，医院开始实行住院医师规范化培训，制订住院医师规范化培训管理办法和实施细则。制订“三基”考核、住院医师考核、研究生考核等细则，规范化培训住院医生，实行定期轮转科室制，参加理论和技能考核。逐步将参加住院医师规范化培训并取得“住院医师规范化培训合格证”作为晋升中级职称的必备条件之一。2007 年始，对没有工作经历的研究生开展规范化培训。2008 年，医院成为江苏省住院医师规范化培训基地。2009 年，医院成为江苏省全科医师规范化培训基地，2009—2014 年，承担 36 名乡镇卫生院的全科医师规范化培训，全科医师培训结业考核合格率达 100%。

2015 年，成为常州二院国家级培训基地的协同医院，协同培训科目为内科、外科。2015—2018 年，39 名住院医师到常州二院培训，已有 20 人结业。2 人到常州一院（全科、整形外科各 1 人）培训。留院培训 13 人，已有 10 人结业。住院医师规范化培训结业考核合格率达 100%。至 2018 年年底，医院参加住院医师规范化培训 249 人，211 人取得卫生主管部门颁发的合格证。

第二章　医护科研

60 年代以后，医务人员在临床工作实践中为解决实际问题，进行一系列探索，临床科研工作开始起步。70 年代，医院注重引进新技术，引导卫技人员开展科研活动，医务股承担科研管理工作、负责申报科技项目、组织科技论文撰写和推荐发表。80 年代，科研工作取得进展,有多项科研项目获省、市级各类奖项,1987 年 12 月,医务股更名为医教股,科研工作由医教股统筹管理。90 年代,医院争取上级科技部门的指导和帮助,组织各种科研活动。21 世纪,科技工作迅猛发展,为鼓励医务人员开展科研项目,开发和引进新技术、新项目、撰写专业论文,在 2000 年、2003 年、2005 年,医院制定完善奖惩条例,对开展科研、新技术、新项目、撰写专业论文的科室和个人根据项目级别给予不同奖励。1990 年 7 月,医教股更名为医务科。

2009 年 10 月,科教科成立后,科研工作由科教科统筹管理,制定《科研奖励暂行办法》《科研经费管理办法》。每年定期组织召开科研座谈会,介绍医院科技发展情况、最新项目申报信息等。组织召开医院学术委员会会议,评审科研课题和新技术项目,审定医院技术建设规划、科研工作规划和计划。2010 年,召开首届科教人才工作会议。

第一节 技术创新

20 世纪 70 年代,医院科研小组采取中西药结合方法,在医治尿毒症、肿瘤、老年性慢性支气管炎、妇产科中期妊娠引产、手术针刺麻醉等方面取得较好的效果。70 年代中期,由胡云从用“不落果”(由制剂室用不落果制作成浸膏片)治疗小儿单纯性消化不良,取得良好效果,其总结报告在 1978 年第 2 期《新医药》杂志上发表。1976 年 6 月,妇产科成功施行“依沙吖啶”引产。1979 年医院开展肝脏快速活检、电复律术、膝关节融合术、肝内胆管取石术等 16 项新技术。开展环磷酰胺治疗流行性出血热等项研究。仿制成功心电遥测仪,提高对心肌梗死、心律失常病人的诊疗水平,降低死亡率。80 年代,积极引进新技术、新项目,外科开展皮管食指再造术、PTCD,内科开展心导管起搏术,妇科开展巨大子宫肌瘤切除术。临床检查方面开展 B 超、超声心动图、心脏电生理、血液循环功能测定、纤维胃镜、纤维结肠镜及二对半、高密度脂蛋白测定等项目。

90 年代起,医院更重视技术创新,制订规章制度,将技术创新作为职称晋升考核内容,建立激励机制,重奖技术创新优秀成果,开展新技术项目达 123 项。21 世纪后,医院技术创新氛围浓厚,临床、医技、护理各个部门技术创新成果不断涌现,三级医院标准的医疗技术普遍开展。部分新技术、新项目获省、市、区科学技术进步奖和医学新技术引进奖。医疗、医技不断创新,提高医院的诊断和治疗水平。

表 5-2-1 **2007—2018 年医院开展新技术、新项目表**

开展时间	科别	项目名称	负责人
2007 年	妇产科	LEEP 刀治疗宫颈病变	於丽娅、丁 屹
2007 年	妇产科	硬膜外镇痛分娩	范云霞、臧丽娜、谢 辉
2007 年	普外科	腹腔镜直肠癌根治术	徐 群、虞卫新
2007 年	普外科	腹腔镜下消化道穿孔修补术	徐 群、虞卫新
2007 年	ICU	俯卧位机械通气	王建强
2007 年	ICU	肺保护性通气策略临床应用	王建强、李国民
2007 年	ICU	封闭式人工气道管理	秦震芳、李国民
2007 年	肿瘤科	热疗配合放、化疗治疗恶性肿瘤	田声望、梁国华
2007 年	骨科	扩张式髓内钉内固定式	李继春
2009 年 4 月	骨科	颈椎前路后路手术	李继春、程国林
2009 年 4 月	妇产科	腹腔镜下子宫肌瘤剥除术、妇科腹腔镜手术、	於丽娅
2009 年 4 月	妇产科	广泛全子宫切除术+盆腔淋巴结清扫术	马玉华
2009 年 4 月	妇产科	宫腔镜检查及治疗	於丽娅
2009 年 4 月	妇产科	阴式子宫切除术	马玉华
2009 年 7 月	骨科	新型皮瓣-腓肠神经,隐神经穿支皮瓣修复足踝部软组织缺损	程国林、李继春
2009 年 7 月	骨科	保留股骨颈的全髋置换术	程国林、李继春
2009 年 7 月	心内科	冠脉造影+冠脉内支架植入术	柳跃强
2009 年 7 月	心内科	射频治疗室上性心动过速	柳跃强
2009 年 10 月	骨科	球囊扩张椎体成形术治疗老年骨质疏松脊柱压缩骨折	程国林、李继春
2009 年 10 月	骨科	MIPO 技术——微创经皮插入钢板内固定治疗胫腓骨远端骨折	程国林、李继春
2010 年 4 月	肿瘤科	改良型防针刺外周中心静脉置管术	冯志娟
2010 年 4 月	检验科	产前筛查(唐氏筛查)	唐国建
2010 年 4 月	检验科	D 二聚体检测	杨义伟、唐国建
2010 年 4 月	检验科	化学发光法检测 HCV 抗体	葛锁华、唐国建
2010 年 4 月	骨一科	关节镜下治疗腘窝囊肿	程国林、朱爱平

续表 5-2-1

开展时间	科别	项目名称	负责人
2010 年 4 月	骨二科	颈椎压力内固定器的临床应用	李继春、汤　立
2010 年 4 月	骨一科	负压封闭引流技术应用	赵银必、陈旭霞
2010 年 7 月	普外一	无张力疝修补术	徐　群
2010 年 7 月	普外一	腔镜下甲状腺大部切除术	徐　群
2010 年 7 月	普外二	腹腔镜肠粘连松解术	虞卫新
2010 年 10 月	五官科	角膜塑形镜	朱宇承
2010 年 10 月	肛肠科	自动痔套扎术（RPH）	陈云生
2010 年 10 月	泌尿外科	钬激光技术临床应用	史文华
2010 年 10 月	普外一	Miccoli 甲状腺手术应用	徐　群
2011 年 1 月	胸外科	胸腔镜下纵膈肿瘤摘除术	丁需清
2011 年 1 月	ICU	经皮髂外固定抢救不稳定性骨盆骨折并创伤性休克	李国民、王建强
2011 年 1 月	ICU	连续性高容量血液滤过在 ARDS 中的应用	王建强、周萍
2011 年 1 月	ICU	经皮胃造瘘在危重病人中的应用	李国民、张小平
2011 年 1 月	ICU	机械通气联合长托宁抢救急性重度有机磷农药中毒	王建强、李国民
2011 年 1 月	肛肠科	中药熏洗	陈云生
2011 年 4 月	骨二科	全膝关节置换术	何　劲
2011 年 4 月	骨二科	关节镜下膝关节前、后交叉韧带重建术	周忠华、赵银必、何　劲
2011 年 4 月	检验科	新一代肝癌诊断指标——甲胎蛋白异质体（AFP-L3）	唐国建
2011 年 4 月	骨一科	经椎弓根椎体支柱块治疗胸腰椎骨折的临床应用	朱爱平、李继春
2011 年 4 月	骨一科	单管闭式冲洗引流术在骨科感染中的治疗应用	汤　立、程国林
2011 年 10 月	消化内科	内镜下胆管外引流术患者的护理	何金晓
2011 年 10 月	内分泌科	糖化血红蛋白检测	衡卫军
2011 年 7 月	胸外科	胸腔镜（VATS）下肺减容术	丁需清
2011 年 7 月	心内科	φⅡb/Ⅲa 受体拮抗剂在 ACS/PCI 中的应用	李穗吉

续表 5－2－1

开展时间	科别	项目名称	负责人
2011 年 10 月	妇产科	宫腹腔镜联合在妇产疾病的应用	丁 屹
2011 年 10 月	骨一科	踝关节镜技术及 ishude 开展应用	汤 立
2011 年 10 月	心内科	静脉注射艾司洛尔和低能量电复律治疗室性心律失常风暴	于文敏
2011 年 10 月	心内科	螺旋穿透微导管(Tornus)在冠状动脉慢性完全闭塞病变介入治疗中的应用	吕 远
2012 年 1 月	母婴保健科	产后康复技术	臧丽娜
2012 年 1 月	普外科	造口、伤口患者的专科护理	袁小帅
2012 年 1 月	神经内科	丁咯地尔在周围神经损伤性疾病中的应用	苏建华
2012 年 1 月	ICU	纤维支气管镜引导下经皮扩张气管切开术	袁 冬
2012 年 1 月	消化内科	内镜下黏膜剥除术(ESD)	张小平
2012 年 1 月	超声科	胎儿畸形的产前系统筛查	卢朝晖
2012 年 1 月	皮肤科	艾拉光动力疗法	黄海霞
2012 年 4 月	ICU	一次性湿热交换器(人工鼻)	袁 冬
2012 年 4 月	消化内科	早期内镜治疗急性胆源性胰腺炎	赵 凯
2012 年 4 月	消化内科	快速尿素酶试验检测 HP 感染	赵 凯
2012 年 4 月	骨一科	关节镜治疗坐骨关节囊肿	汤 立
2012 年 4 月	骨二科	内置纽扣钢板重建喙锁韧带微创治疗Ⅱ度肩锁关节脱位	何 劲
2012 年 4 月	脑外科	经额叶造瘘术手术治疗脑室出血、脑室铸型	刘 彦
2012 年 4 月	检验科	人乳头瘤病毒的检测	唐国建
2012 年 7 月	麻醉科	光棒引导困难气管插管技术的临床应用	王文辉
2012 年 7 月	脑外科	去大骨瓣减压术加颞肌贴敷治疗大面积脑梗塞	刘 彦
2012 年 7 月	骨二科	腰椎后路椎弓根非融合技术	谢 华
2012 年 10 月	胸外科	肺动脉成形术	林 啸
2012 年 10 月	麻醉科	喉罩的临床运用	范云霞
2012 年 10 月	妇产科	水囊压迫在产后出血中的应用	丁 屹

续表 5－2－1

开展时间	科别	项目名称	负责人
2012 年 10 月	普外科	麦默通乳腺旋切技术在乳腺良性肿块切除术中的应用	沃扣洪
2012 年 10 月	胸外科	胸腔镜肺叶切除术	林　啸
2013 年 1 月	五官科	支撑喉镜下喉内窥镜手术	马建华、王俐杰
2013 年 1 月	放射科	MR 扩散加权成像在前列腺疾病诊断中的应用	吴　杰、朱小云、赖天慧
2013 年 1 月	肿瘤放疗科	三维适形放射治疗	田声望、梁国华、朱雅俊
2013 年 5 月	心内科	介入技术在肺栓塞的诊断和治疗中的应用	周　磊、柳跃强
2013 年 5 月	脑外科	可调压式腰大池－腹腔分流术治疗交通性脑积水的可行性报告	钱春生
2013 年 5 月	骨一科	肩关节悬吊复合体损伤的解剖基础及临床治疗	朱爱平
2013 年 7 月	检验科	荧光定量聚合酶链反应(PCR 荧光法)在泌尿生殖道感染的解脲支原体(UU)及沙眼衣原体(CT)检测中的应用	唐国建
2013 年 7 月	骨二科	手指中节指动脉背穿刺支皮瓣修复手指远端外伤性缺损	周忠华
2013 年 7 月	消化内科	胆管支架治疗恶性胆管狭窄	张小平
2013 年 10 月	妇产科	宫腔镜下子宫肌瘤切除术子宫内膜切除术	丁　屹
2013 年 10 月	儿科	儿童剥夺睡眠脑电图检查	周国平
2013 年 10 月	呼吸内科	DSA 下纤支镜肺活检和肺灌洗应用于诊断间质性肺病	王建强
2013 年 12 月	皮肤科	红蓝光高光功率光子治疗	黄海霞
2014 年 4 月	肿瘤科	CT 引导下经皮穿刺活检术	田声望、曹留俊、郭玉华
2014 年 4 月	放射科	Curved MPR 在隐匿性肋骨骨折诊断中的应用	赖天慧、朱小云
2014 年 4 月	普外一	腹腔镜阑尾切除术的临床应用	万　航、虞卫新
2014 年 4 月	内分泌科	糖尿病足神经病变定量检查	邵云芳

续表 5－2－1

开展时间	科别	项目名称	负责人
2014 年 7 月	肿瘤科、检验科	关于开展 CIK 细胞治疗新项目的相关论证	田声望
2014 年 7 月	检验科	干扰素体外释放酶联免疫法在结核病诊断中的价值	蒋海燕、葛锁华、杨义伟、王国芳
2014 年 10 月	消化内科	胶囊内镜	袁永翀、赵　凯
2014 年 10 月	皮肤科	冷冻联合艾拉治疗尖锐湿疣、扁平疣及甲缘疣	陈　军
2015 年 1 月	胸外科	胸腔镜下(VATS)纵膈肿瘤切除术	丁需清
2015 年 1 月	胸外科	胸腔镜食管癌根治术	林　啸
2015 年 1 月	妇产科	米索用于妊娠晚期促宫颈成熟和引产	陈荣芳、曹征然
2015 年 1 月	麻醉科	脑电双频指数(BIS)监测在临床的应用	朱光明、汤定荣、范云霞
2015 年 1 月	泌尿外科	超声引导下经直肠前列腺穿刺活检术	史文华
2015 年 1 月	心电图室	动态血压监测系统的临床应用	彭颖秀
2015 年 3 月	超声科	乳腺超声检查 BI-RADS 分级	王志梅
2015 年 6 月	妇产科	羊膜穿刺术了解胎肺成熟及促肺成熟治疗	沈粉华
2015 年 10 月	手术室	自体血回输技术	耿息凤
2016 年 1 月	放射科	64 排螺旋 CT 头颈部血管成像	薛　惠
2016 年 10 月	妇产科	腹腔镜下全子宫切除术可行性报告	丁　屹、袁　霞
2016 年 10 月	五官科	耳鼻喉科低温等离子手术	王俐杰
2016 年 10 月	化疗科	DSA 引导下静脉输液港植入技术	曹留俊、郭玉华
2017 年 1 月	心内科	急诊 PCI 技术	任　勇
2017 年 1 月	消化内科	EBD 在胆管取石中的应用	赵　凯
2017 年 1 月	骨二科	椎间孔镜技术治疗腰椎间盘突出症	何　劲
2017 年 9 月	ICU	PICCO 指导的血流动力学评估和容量管理	管双仙
2017 年 9 月	消化内科	超声内镜的临床应用	潘　良、潘红芳
2018 年 1 月	骨一科	经皮椎弓根螺钉内固定术治疗胸腰椎骨折	谢　华、张文超
2018 年 4 月	儿科	呼出气一氧化氮测定	朱　敏
2018 年 4 月	肿瘤化疗科	经皮穿刺肿瘤微波消融术	曹留俊

续表 5－2－1

开展时间	科别	项目名称	负责人
2018 年 7 月	泌尿外科	经尿道前列腺铥激光剜除	王　荣
2018 年 7 月	麻醉科	超声引导改良阴茎背神经阻滞联合酮咯酸氨丁三醇预先镇痛对患儿包皮环切术术中及术后镇痛的效果	范云霞
2018 年 7 月	骨二科	显微镜下颈前路减压植骨融合内固定治疗颈椎病	何　劲、徐中华
2018 年 7 月	呼吸内科	便携式睡眠监测仪在阻塞性睡眠呼吸暂停综合征诊断中的应用	蒋和平、王丽东

表 5－2－2　**2006—2018 年医院获常州市医学新技术引进奖表**

年份	科别	完成人	新技术、新项目名称	奖励等级
2006	重症医学科	李国民	气管内灌洗联合机械通气治疗重症肺部感染	常州市卫生局新技术引进三等奖
2007	麻醉科	曹国平、邓　建、王文辉	胶原酶侧隐窝注射联合椎间盘激光减压术治疗腰椎间盘突出症	常州市卫生局新技术引进二等奖
2011	神经内科	苏建华、陈玉芳、林　伟	丁咯地尔在周围神经损伤性疾病中的应用	常州市医学新技术引进二等奖
2012	普外科	虞立平、周林秋、徐金芳	改良 sigmA 直肠膀胱术及输尿管—肠吻合术的改进	常州市医学新技术引进二等奖
2013	麻醉科	范云霞	罗哌卡因联合曲马多硬膜外腔分娩镇痛的疗效	常州市医学新技术引进一等奖
2013	急诊科	李国民	乌司他丁在救治重型颅脑损伤患者中的应用及脑氧代谢监测	常州市医学新技术引进二等奖
2014	普外科	徐　群、傅　宇、沃扣洪	Focus 超声刀在甲乳手术中的应用	常州市医学新技术引进二等奖
2016	普外科	虞立平、段建春、周林秋	双孔钩针缝合腹腔镜穿刺孔的临床应用	常州市医学新技术引进一等奖

续表 5－2－2

年份	科别	完成人	新技术、新项目名称	奖励等级
2016	神经内科	苏建华、陈玉芳、薛建琴	甲钴胺在脑缺血再灌注损伤疾病中的应用	常州市医学新技术引进二等奖
2017	普外科	虞卫新、徐　群、王　玉	腹腔镜技术治疗粘连性肠梗阻	常州市医学新技术引进二等奖
2018	手术室	范云霞项目组	超声引导改良阴茎背神经阻滞联合酮咯酸氨丁三醇预先镇痛对患儿包皮环切术术中及术后镇痛的效果	常州市医学新技术引进二等奖

第二节　科研成果

50 年代，医务人员开展医学科学研究，成立科技活动小组。由小技术、小创造、小革新到科研尝试。70 年代后期，外科首先开展临床科研。随后内科、外科、妇儿科、检验、病理、护理、药剂、管理等部门都积极投入行动，制订计划，申报项目，相互配合，共求发展。80 年代，医院加大科研投入，省以上学术会议交流论文达 14 篇，获省级科技成果奖 1 项。90 年代以来，医院实施“科技兴院”战略，贯彻落实科学发展观，科研之风日趋增浓，科研项目进一步得到发展。到 20 世纪末，医院获江苏省人民政府、常州市政府、常州市科技局及金坛市政府、金坛市科技局科技进步奖 10 余项。

2002 年，医院制定《科研管理条例》。2006 年 9 月，调整学术管理委员会，制定《科研奖励条例》（简称《条例》）。《条例》对科研工作的组织领导、计划管理、资金投入、成果鉴定、奖励办法等都做出明确规定。2010 年和 2016 年，医院在原《条例》的基础上，制定《科学技术奖励办法》。奖励办法分科研项目激励奖、科研成果激励奖、重点专科（学科）激励奖、科技论文奖及专利奖等。2003 年，医院开始获省、市级科研立项。

2010 年，医院不断获省、市级主管部门的科研立项，立项的数量和档次逐渐提高，所获资助费用不断增加。2010—2018 年，获立项 88 项，其中，市级以上 47 项、省级 5 项。2000—2018 年，在完成立项科研项目中，获金坛区（县、市）人民政府以上机构的科技成果奖81项，其中，常州市政府和科技部门10项、金坛区（县、市）人民政府71项。获国家专利50项。

表5－2－3　　2012—2018年医院省级科研项目及江苏大学项目表

年份	课题来源	项目	负责人
2012	苏财教〔2012〕126号	乳腺癌腋窝前哨淋巴结超声造影检查的可行性研究	徐　群
2012	苏财教〔2012〕142号	幽门螺杆菌分泌系统伴侣蛋白的作用机制及其快速诊断试剂的研制	唐国建
2013	苏卫科教〔2013〕13号	关节镜治疗坐骨结节囊肿的解剖基础及临床研究	汤　立
2014	苏卫科教〔2014〕12号	脓毒症性脑病（SE）病理性γ振荡及癫痫样放电的监测及临床意义	李国民
2015	苏卫办科教〔2015〕9号	输尿管镜术后双J管综合征的发病机制、高位因素及治疗对比分析	王　荣
2010	江苏大学医学部〔2010〕5号	精氨酸加压素联合左昔蒙旦对脓毒症时急性肺损伤的影响	李国民
2010	江苏大学医学部〔2010〕5号	甲钴胺对大鼠脑缺血再灌注损伤后细胞凋亡及Bcl-2/Cytc/Caspase-3信号通路的影响	苏建华
2010	江苏大学医学部〔2010〕5号	小剂量精氨酸加压素对大鼠体外循环术后血流动力学及肾灌注的影响	范云霞
2010	江苏大学医学部〔2010〕5号	SAH后引起CVS的神经机制研究	王建强
2010	江苏大学医学部〔2010〕5号	钮扣钢板重建喙锁韧带治疗肩关节脱位的临床应用	何　劲
2012	江苏大学医学部〔2012〕9号	周期性机械应力促进大鼠髓核细胞增殖和细胞外基质合成的EGFR-JNK信号通路的研究	谢　华
2012	江苏大学医学部〔2012〕9号	cGKI对胃癌细胞的抑制作用及机制研究	赵　凯
2012	江苏大学医学部〔2012〕9号	NRGI-ErbB信号通路在脓毒症性心肌功能障碍中的作用及机制研究	李国民
2012	江苏大学医学部〔2012〕9号	血流储备分数检查（FFR）在冠脉中度狭窄病变治疗策略选择中的价值	李穗吉
2014	江苏大学医学部〔2014〕14号	柴胡皂甙联合灯盏花素对肺损伤－肺纤维化的治疗作用研究	王建强
2014	江苏大学医学部〔2014〕14号	医学生的生命教育与责任意识培养研究	任美芳

续表 5－2－3

年份	课题来源	项目	负责人
2016	江苏大学医学部〔2016〕18 号	强化瑞舒伐他汀治疗对急性冠脉综合征介入患者血清对氧磷酶 1 及预后的影响	周　磊
2016	江苏大学医学部〔2016〕18 号	骨髓间充质干细胞分泌的 EVs 对坐骨神经损伤的治疗作用	马永宾
2016	江苏大学医学部〔2016〕18 号	颈外静脉留置针在 ICU 的使用对于减少中心静脉导管留置时间的研究	秦震芳
2016	江苏大学医学部〔2016〕18 号	绳带捆绑技术在脑梗死偏瘫患者康复治疗中运用的临床研究	张俊华
2016	江苏大学医学部〔2016〕18 号	不同充气容量 Supreme 喉罩在腹腔镜手术中对气道和消化道的影响	范云霞

表 5－2－4　　2010—2018 年医院常州市科研项目立项表

年份	课题来源	项目	负责人
2010	常卫科教〔2010〕324 号	精氨酸加压素联合左昔蒙旦对脓毒症时急性肺损伤的影响	李国民
2010	常卫科教〔2010〕324 号	甲钴胺对大鼠脑缺血再灌注损伤后细胞凋亡及 Bcl-2/Cytc/Caspase-3 信号通路的影响	苏建华
2010	常卫科教〔2010〕324 号	小剂量精氨酸加压素对大鼠体外循环术后血流动力学及肾灌注的影响	范云霞
2011	常卫科教〔2011〕285 号	偏头痛发作频率与 T 淋巴细胞亚群、PRL 及 TNF-a 关系的研究	苏建华
2012	常科发〔2012〕202 号	头孢曲松与奥硝唑的配伍稳定性研究（常州四药临床药学科研基金）	刘素琴
2012	常卫科教〔2012〕239 号	胃癌肿瘤微环境中 DC 与 NK 的抗肿瘤细胞免疫机制	田声望
2012	常卫科教〔2012〕239 号	三氧治疗膝骨性关节炎的疗效分析	曹国平
2013	常科发〔2013〕205 号	腹腔镜技术在粘连性肠梗阻诊治中的临床研究	虞卫新
2013	常科发〔2013〕205 号	关节镜下有限清理术结合三联药物治疗早中期膝关节骨性关节炎的近期疗效分析	朱爱平

续表 5－2－4

年份	课题来源	项目	负责人
2014	常卫科教〔2014〕210 号	输尿管镜术后双 J 管综合征相关危险因素及对比治疗分析	王　荣
2014	常科发〔2014〕262 号	输尿管镜术后双 J 管综合征的相关危险因素及治疗对比分析	王　荣
2014	常科发〔2014〕262 号	间充质干细胞移植对急性肺损伤后肺纤维化的机制研究	王建强
2014	常科发〔2015〕190 号	万古霉素血药浓度监测及临床应用的研究（常州四药临床药学科研基金）	刘素琴
2015	常卫科教〔2015〕239 号	三位一体智能化平台对金坛区域内脑卒中管理效果评价	苏建华
2015	常卫科教〔2015〕239 号	肋骨钢板内固定术对连枷胸早期肺水代谢影响的实验研究	王　健
2015	常科发〔2015〕190 号	后踝钉板系统的研制及相关生物力学研究	赵银必
2015	常科发〔2015〕190 号	王不留行籽贴压耳穴干预混合痔外切内扎术后疼痛的临床研究	陈云生
2017	常卫科教〔2017〕290 号	辛伐他汀对高胆固醇血症患者髋关节置换术后假体周围骨密度及骨代谢的影响	张　兴
2017	常科发〔2017〕144 号	miR-21 介导的 TGF-β 纤维化通路对子宫内膜异位症的调控作用	丁　屹
2017	常科发〔2017〕218 号	circRNA 在食管癌早期诊断中的研究	张德海
2017	常科发〔2017〕218 号	活性氧协同内质网应激诱导肝细胞凋亡在急性肝损伤中的作用及其机制	许剑
2017	常科发〔2017〕218 号	盐酸氨溴索与三种常用抗菌药的配伍稳定性研究	刘素琴
2018	常卫科教〔2018〕331 号	新型内源性多肽 ANPHP1 在社会挫败应激致神经病理性疼痛痛觉超敏中的机制	范云霞
2018	常科发〔2018〕191 号	基于云平台脑卒中远程延续性居家上肢康复模式研究	薛建琴
2018	常科发〔2018〕191 号	参芩白术散调节 2 型糖尿病肠道菌群、降低胰岛素抵抗的临床研究及机理探讨	葛锁华
2018	常科发〔2018〕162 号	间充质干细胞分泌的胞外囊泡对 2 大鼠坐骨神经损伤再生修复作用及机制	马永宾

表 5-2-5 2010—2018 年医院金坛市(区)科研项目表

年份	课题来源	项目	负责人
2010	金坛市科技局	睡眠、饮食习惯对儿童认知及行为影响的研究	周国平
2010	坛科字〔2010〕第 53 号	鲍曼不动菌与抗生素使用的相关性研究	唐国建
2010	坛科字〔2010〕第 53 号	淋巴细胞介导小鼠纤维化模型的建立及番茄红素抗纤维化作用研究	赵　凯
2010	坛科字〔2010〕第 53 号	区域化远程影像集中管理信息系统建设与应用示范	吴　杰
2010	坛科字〔2010〕第 53 号	钮扣钢板重建喙锁韧带治疗肩关节脱位的临床应用	何　劲
2011	坛财联字〔2011〕228 号	VSD 系统加注胰岛素治疗慢性溃疡的应用研究	陈旭霞
2011	坛财联字〔2011〕228 号	人类白细胞抗原-G(HLA-G)与胎膜早破关系的研究	丁　屹
2011	坛财联字〔2011〕228 号	生物活性种植体涂层的研究	胡建平
2011	坛财联字〔2011〕228 号	瑞舒伐他汀对急性脑梗死伴动脉粥样感化斑块患者血清 hs-CRP 与 IL-6 的影响研究	张俊华
2012	坛财联字〔2012〕205 号	小切口前路手术在腰椎疾病治疗中的应用	李继春
2012	坛财联字〔2012〕205 号	GDF-15 在急性冠脉综合征危险分层及预后中的价值	于文敏
2012	坛财联字〔2012〕205 号	siRNA 干扰 UGTIA 提高肾细胞癌 78600 细胞株 TRAIL 敏感性的实验研究	王　荣
2012	坛财联字〔2012〕205 号	床边超声在 ICU 低氧血症患者快速评估中的应用价值	袁　冬
2012	坛财联字〔2012〕205 号	中药熏蒸疗法在肛肠手术后的应用研究	陈云生
2013	坛财联字〔2013〕240 号	miRNA 对食管鳞癌放疗敏感影响的机制及临床观察	赵　凯
2013	坛财联字〔2013〕240 号	瑞舒伐他汀对脑缺血再灌注损伤后细胞凋亡影响的实验研究	张俊华
2013	坛财联字〔2013〕240 号	NRGI-ErbB 信号通路在脓毒症性心肌功能障碍中的作用及机制研究	李国民
2013	坛财联字〔2013〕240 号	检测阿奇霉素和 β-酰胺类抗生素联合使用儿童尿微量白蛋白的临床意义	周国平
2014	坛财联字〔2014〕212 号	变异性压力支持通气对 ARDS 肺内气体分布的临床研究	管双仙
2014	坛财联字〔2014〕212 号	ips 多潜能干细胞构建组织工程化神经、移植修复脑损伤的基础与临床研究	钱腾达
2014	坛财联字〔2014〕212 号	Foley 尿管水囊促宫颈成熟用于足月妊娠引产临床研究	陈荣芳
2015	坛财联字〔2015〕216 号	血必净对脑缺血再灌注损伤保护作用的实验研究	苏建华

表 5－2－5

年份	课题来源	项目	负责人
2015	坛财联字〔2015〕216 号	不同剂量酮咯酸氨丁三醇超前镇痛用于小儿腹股沟区手术后镇痛的临床研究	范云霞
2015	坛财联字〔2015〕216 号	稳定性冠心病患者冠脉微循环阻力指数及相关因素分析	乔　华
2016	坛财联字〔2016〕185 号	强化胰岛素治疗对高血糖合并急性脑梗死患者血清炎性因子的影响	孙亚云
2016	坛财联字〔2016〕185 号	AKR1B10 在肝内胆管细胞癌发生发展过程中的作用研究	葛海龙
2016	坛财联字〔2016〕185 号	TLS 通路甲基化谱调控食管癌放化疗敏感性的临床应用研究	朱雅俊
2017	坛财联字〔2017〕165 号	基于高通量测试技术食道癌特异性 cirRNA 筛选研究	张德海
2017	坛财联字〔2017〕165 号	颅脑创伤后动态监测凝血功能和儿茶酚胺与预后的相关性研究	张　斌
2017	坛财联字〔2017〕165 号	儿童重症肺炎支原体肺炎凝血功能与内皮损伤机制的研究	朱　敏
2017	坛财联字〔2017〕165 号	思维导图对中青年冠心病患者自我管理影响的研究	马　赟
2017	坛财联字〔2017〕165 号	氨甲环酸在胫腓骨骨折治疗中的作用	闫成元
2017	坛财联字〔2017〕165 号	同伴支持教育在骨质疏松性椎体压缩性骨折术后患者延续性护理中的应用	陈旭霞
2018	坛财联字〔2018〕193 号	结肠锯齿状腺瘤的内镜评价及 EZH2、BMI-1 表达的意义	赵　凯
2018	坛财联字〔2018〕193 号	髓内钉治疗股骨近端骨折闭合复位与开放复位临床疗效比较	朱爱平
2018	坛财联字〔2018〕193 号	AngII-AT1R/AT2R 通过 AMPK/p53 信号通路激活自噬影响结肠癌的发生发展机制研究	周林艳
2018	坛财联字〔2018〕193 号	正念疗法对护士职业获益感影响的研究	季金华
2018	坛财联字〔2018〕193 号	反复子宫脱垂对女性宫颈及阴道慢性病变进展影响的观察研究	顾文文
2018	坛财联字〔2018〕193 号	骨髓间充质干细胞分泌的胞外囊泡对施万细胞的作用及机制	张欢妍
2018	坛财联字〔2018〕193 号	金坛地区慢性阻塞性肺疾病流行病学调查及相关危险因素研究	蒋和平
2018	坛财联字〔2018〕193 号	常州市金坛区 2008—2017 年脑卒中发病现状分析	薛建琴

表 5-2-6　　**2010—2018 年医院申报课题分类统计表**　　单位:项

年份	类别	国家自然科学基金项目	省级项目		地市级项目		江苏大学项目	县市级项目	院级	合计
			江苏省科技厅	江苏省卫计委	常州市科技局	常州市卫计委		金坛科技局		
2010	申报	0	0	0	0	4	6	12	0	22
	立项	0	0	0	0	3	5	5	0	13
2011	申报	0	0	0	0	3	0	6	0	9
	立项	0	0	0	0	1	0	4	0	5
2012	申报	0	3	0	1	5	5	11	0	25
	立项	0	2	0	1	2	4	5	0	14
2013	申报	1	5	4	4	0	0	10	0	24
	立项	0	0	1	2	0	0	4	0	7
2014	申报	1	2	2	3	5	3	6	0	22
	立项	0	0	1	3	1	2	3	0	10
2015	申报	2	0	2	2	5	0	5	0	16
	立项	0	0	1	2	2	0	3	0	8
2016	申报	5	1	0	3	6	7	6	0	28
	立项	0	0	0	0	0	5	3	0	8
2017	申报	3	1	0	4	3	0	6	5	22
	立项	0	0	0	4	1	0	6	5	16
2018	申报	1	0	0	6	4	0	8	6	25
	立项	0	0	0	3	1	0	8	6	18

表 5-2-7　　**1990—2018 年医院获县区级以上科技进步奖表**

项目名称	课题负责人	获奖时间	获奖情况
潘生丁——食道调搏负荷复合试验对冠心病诊断价值的研究	胡云从	1990 年	江苏省科技进步四等奖、常州市科技进步三等奖、金坛市科技进步一等奖

续表 5－2－7

项目名称	课题负责人	获奖时间	获奖情况
782 例农村儿童和青少年心理卫生流行病学情况调查报告	胡云从	1991 年	常州市科技进步四等奖、金坛市科技进步三等奖
布洛芬和氨酚治疗产后外阴切开术疼痛的研究	李素娥	1993 年	常州市科技进步四等奖、金坛市科技进步三等奖
甘露醇代替脂餐口服粪造影的研究	夏子耆	1993 年	常州市科技进步四等奖、金坛市科技进步二等奖
埋藏式人工心脏起搏器安装手术	柳跃强	1996 年	金坛市科技进步三等奖
支撑喉镜下显微手术	马建华	1996 年	金坛市科技进步三等奖
断腕再植五例	李继春	1996 年	金坛市科技进步三等奖
医院图书资料信息工作及其服务效果	刘惠珠	1997 年	常州市 94—96 年度优秀科技信息成果三等奖
同种异体肾移植治疗慢性功能衰竭	司马衡	1997 年	金坛市科技进步二等奖
营养支持在外科危重病人中的应用	华网孝	1997 年	金坛市科技进步二等奖
不稳定型骨盆骨折的手术治疗	邓　建	1997 年	金坛市科技进步三等奖
切开复位内固定治疗髋臼骨折的研究	邓　建	1998 年	金坛市科技进步三等奖
经椎弓根内固定治疗颈椎不稳定性骨折的研究	李继春	1998 年	金坛市科技进步二等奖
常见内科急重症诊疗电脑咨询系统	倪一新	2000 年	常州市科技进步四等奖、金坛市科技进步三等奖
活性炭胃肠灌洗对重症有机磷口服中毒患者阿托品用量及疗程的影响	周丰美	2000 年	常州市科技进步四等奖、金坛市科技进步二等奖
负压吸引用于加药的研究	黄锡华	2000 年	金坛市科技进步三等奖
以顺铂为主的双路疗法治疗癌性胸腹水的临床研究	田声望	2000 年	金坛市科技进步二等奖
“三联疗法”治疗十二指肠溃疡伴出血的临床评价	张　维	2000 年	金坛市科技进步三等奖
自身游离骨膜移植治疗软骨缺损的研究的临床应用	李继春	2002 年	常州市科技进步四等奖、金坛市科技进步一等奖
连续性血液净化（CBP）在危重病人中的应用	周萍	2002 年	常州市科技进步四等奖、金坛市科技进步二等奖
镜下化疗加微波治疗晚期食管贲门癌的研究	季粉林	2002 年	金坛市科技进步三等奖
蓖散敷脐治疗腹胀痛的临床研究	徐留生	2002 年	金坛市科技进步三等奖
亚低温脑保护救治重型颅脑损伤及颈内静脉血氧饱和度监测价值研究	李国民	2003 年	金坛市科技进步二等奖

续表 5－2－7

项目名称	课题负责人	获奖时间	获奖情况
1—5 岁儿童及高热惊厥患者睡眠状况的流行病学调查	周国平	2003 年	金坛市科技进步二等奖
盐酸丁咯地儿对周围神经损害保护作用的实验研究	苏建华	2004 年	金坛市科技进步一等奖
微量泵持续静脉推注与间歇性静脉推注阿托品救治有机磷农药中毒的对比研究	王小琴	2004 年	金坛市科技进步二等奖
耳穴压贴加合谷皮内针减轻分娩阵痛	臧丽娜	2004 年	金坛市科技进步三等奖
腹腔液 CEA 及组织中 CD44V6 与进展期胃癌关系的研究	徐　群	2005 年	金坛市科技进步一等奖
经人工气道气管内灌洗联合机械通气治疗重症肺部感染的临床研究	李国民	2005 年	金坛市科技进步二等奖
丙泊酚在无痛胃镜检查中对血流动力学和血气的影响	张小平	2005 年	金坛市科技进步三等奖
乳腺癌生物学指标检测的临床意义	虞卫新	2006 年	金坛市科技进步二等奖
抗生素润敷留置导尿管预防继发感染临床研究	黄慧琴	2006 年	金坛市科技进步三等奖
盐酸丁咯地儿预处理对实验大鼠周围神经损害后相关凋亡基因的影响	苏建华	2007 年	常州市科技进步三等奖、金坛市科技进步二等奖
补贴法一期闭合胆总管切口的临床研究	虞立平	2007 年	金坛市科技进步二等奖
阴道超声在早期异位妊娠的诊断及治疗方式选择中的价值	韩锁风	2007 年	金坛市科技进步三等奖
IGF-Ⅱ、IGF-IR 在大肠腺瘤中的表达及其生物学意义	赵　凯	2008 年	金坛市科技进步二等奖
进展期胃癌的基础与临床研究	徐　群	2008 年	金坛市科技进步三等奖
咯血血供类型及栓塞方法对介入治疗疗效的影响	吴　杰	2008 年	金坛市科技进步三等奖
连续性高容量血液滤过在急性呼吸窘迫综合征的应用研究	王建强	2008 年	金坛市科技进步三等奖
职业人群代谢综合征流行病学、干预措施及干预效果研究	衡卫军	2008 年	常州市科技进步四等奖、金坛市科技进步二等奖
低微量元素和高血铅对儿童行为的影响	章莉萍	2009 年	常州市科技进步三等奖、金坛市科技进步一等奖
IL-Ⅱ对大鼠化疗后肠结构和屏障功能的影响	傅　宇	2009 年	金坛市科技进步一等奖

续表 5－2－7

项目名称	课题负责人	获奖时间	获奖情况
江苏省 ICU 现状调查分析及建设管理策略的研究	李国民	2009 年	金坛市科技进步二等奖
严重多发伤的救治新策略的研究	袁　冬	2009 年	金坛市科技进步三等奖
抗菌药物序贯疗法转换时间的研究	刘素琴	2009 年	金坛市科技进步三等奖
肺癌 ERCCI 调控基因多态性与 mRNA 定量表态关联分析	田声望	2010 年	金坛市科技进步二等奖
两种不同方法自体骨移植对胫骨平台塌陷的影响	赵银必	2010 年	金坛市科技进步二等奖
关节镜在膝关节及周围骨折中的应用研究	程国林	2010 年	金坛市科技进步三等奖
门急诊诊疗中急危重症猝死的预防与处理研究	倪一新	2010 年	金坛市科技进步三等奖
乌司他丁对重型颅脑损伤患者脑氧供需平衡影响的研究	李国民	2011 年	金坛市科技进步一等奖
以顺铂为主的双路疗法治疗癌性胸腹水的临床研究	田声望	2011 年	金坛市科技进步二等奖
肺复张后不同潮气量对急性肺损伤大鼠肺血管内皮舒张功能的影响	王建强	2011 年	常州市科技进步三等奖、金坛市科技进步二等奖
盐酸丁咯地尔对实验大鼠周围神经损害后神经元保护作用细胞信号传导途径的研究	苏建华	2011 年	金坛市科技进步二等奖
罗哌卡因联合曲马多硬膜外腔分娩镇痛的疗效	范云霞	2011 年	金坛市科技进步三等奖
破伤风抗毒素注射液不良反应风险评估及相关因素研究	刘素琴	2011 年	金坛市科技进步三等奖
新农合体制下护理规范化管理平台建设	王夕芳	2012 年	常州市科技进步三等奖、金坛市科技进步一等奖
鲍曼不动杆菌耐药性与抗生素使用的相关性研究	唐国建	2012 年	金坛市科技进步二等奖
睡眠、饮食习惯对儿童认知及行为的影响的研究	周国平	2012 年	金坛市科技进步二等奖
关节镜治疗腘窝囊肿的解剖基础与临床研究	汤　立	2012 年	金坛市科技进步三等奖
氯丙嗪、新斯的明联合肠内外营养治疗腹部手术后功能性胃排空障碍	虞立平	2012 年	金坛市科技进步三等奖
淋巴细胞介导小鼠肝纤维化模型的建立及番茄红素抗纤维化作用	赵　凯	2013 年	金坛市科技进步二等奖
纽扣钢板重建喙锁韧带治疗肩锁关节脱位的临床研究	何　劲	2013 年	金坛市科技进步二等奖
VSD 系统加压胰岛素治疗慢性溃疡的应用研究	陈旭霞	2013 年	金坛市科技进步三等奖

续表 5-2-7

项目名称	课题负责人	获奖时间	获奖情况
瑞舒伐他丁对急性脑梗死颈动脉粥样硬化斑块患者血清 hs-CRP 与 IL-6 的影响研究	张俊华	2013 年	金坛市科技进步三等奖
大鼠嵌顿性疝模型的建立及污染补片植入的实验研究	傅　宇	2013 年	金坛市科技进步三等奖
区域化远程医学影像集中管理信息系统建设与应用示范	吴　杰	2013 年	金坛市科技进步三等奖
精氨酸加压素联合左昔蒙旦对脓毒症时急性肺损伤的影响	李国民	2014 年	常州市科技进步二等奖、金坛市科技进步一等奖
头孢曲松与奥硝唑的配伍稳定性研究	刘素琴	2014 年	金坛市科技进步一等奖
中药熏蒸疗法在肛肠科手术后的应用	陈云生	2014 年	金坛市科技进步二等奖
人类白细胞抗原 G(HLA-G)与胎膜早破关系的研究	丁　屹	2014 年	金坛市科技进步二等奖
cGK Ⅰ 对胃癌细胞的抑制作用及其机制研究	赵　凯	2014 年	金坛市科技进步三等奖
小切口前路手术在腰椎疾病治疗中的应用研究	李继春	2014 年	金坛市科技进步三等奖
经空肠造口胃减压—肠内营养应用于合并严重呼吸道疾病的胃手术	周林秋	2015 年	金坛区科技进步一等奖
GDF-15 在急性冠脉综合征危险分层及预后中的价值	于文敏	2015 年	金坛区科技进步二等奖
甲钴胺对大鼠脑缺血再灌注损伤后细胞凋亡及 Bcl-2/Cytc/Caspase-3 信号通路的影响	苏建华	2015 年	金坛区科技进步三等奖
依达拉奉和右美托咪定对体外循环大鼠的脑保护作用及机制研究	范云霞	2015 年	金坛区科技进步三等奖
硫化氢对蛛网膜下腔出血大鼠海马区神经损伤的保护作用和机制研究	王建强	2015 年	金坛区科技进步三等奖
周期性机械应力促进大鼠髓核细胞增殖和细胞外基质合成的 EGFR-JNK 信号通路的研究	谢　华	2015 年	金坛区科技进步三等奖
血必净对脑缺血再灌注损伤保护作用的实验研究	苏建华	2016 年	金坛区科技进步一等奖
NRG1-ErbB 信号通路在脓毒症性心肌功能障碍中的作用及机制研究	李国民	2016 年	金坛区科技进步二等奖
关节镜下有限清理术结合三联药物治疗膝关节骨性关节炎的近期疗效分析	朱爱平	2016 年	金坛区科技进步二等奖
血流储备分数检查(FFR)在冠脉中度狭窄病变治疗策略选择中的价值	李穗吉	2016 年	金坛区科技进步三等奖
腹腔镜技术在粘连性肠梗阻诊治中的临床研究	虞卫新	2016 年	金坛区科技进步三等奖
瑞舒伐他汀对脑缺血再灌注损伤后细胞凋亡影响的实验研究	张俊华	2016 年	金坛区科技进步三等奖

表 5－2－8　　1991—2018 年医院获国家专利表

年份	专利人姓名	专利名称	专利号	证书号
1991	徐裕成	活套裂瓣式引流管	91 2 13143.8	第 67622 号
1992	徐裕成	单瓶套管式电动气胸治疗仪	91 2 13070.9	第 88297 号
1994	徐裕成	便携式电动气液分流引流装 置	ZL 93 246435.1	第 180206 号
1999	李国民	多功能医用检查仪	ZL 99 2 27389.7	第 374250 号
2003	黄锡华	防尘袋	ZL 03 220432.9	第 606046 号
2004	徐　珊	医用净水器	ZL 2004 2 0026789.X	第 705960 号
2004	徐　珊	枕巾	ZL 2004 2 0026788.5	第 697065 号
2004	徐　珊	医用枕套	ZL 2004 2 0026787.0	第 696929 号
2005	徐佩君 沈玉兰	消烟电刀头	ZL 2004 2 0026785.1	第 706566 号
2005	徐　珊	一次性医用口罩帽	ZL 2004 2 0026790.2	第 743820 号
		浸泡式消毒分类缸	ZL 2004 2 0026792.1	第 708425 号
2005	沈玉兰	四肢消毒支撑架	ZL 2004 2 0026436.X	第 693330 号
		防护手术巾	ZL 2004 2 0026434.0	第 692981 号
2005	谢金美	担架、病人推车上专用雨阳篷	ZL 2004 2 0027412.6	第 699399 号
2005	丁红月	一次性医用锐器毁形器	ZL 2004 2 0027224.3	第 694678 号
2005	王建娣 徐　珊	消毒筒	ZL 2004 2 0026786.6	第 705742 号
2005	黄锡华	防护手套	ZL 2004 2 0024006.4	第 675119 号
2006	王粉娥	气管插管麻醉口鼻分泌物收集器	ZL 2005 2 0075316.3	第 879714 号
2006	李国民	臂丛神经阻滞麻醉穿刺针	ZL 2004 2 0109347.1	第 758029 号
2006	臧丽娜	消毒刷	ZL 2005 2 0075315.9	第 838353 号
2006	韩留娣	消毒液收集器	ZL 2004 2 026433.6	第 764071 号
2011	车爱华 李俊贤	一次性针头防刺伤装置	ZL 2011 2 0143609.6	第 2043924 号
2015	王　栋	一种控制 X 光机的计算机系统设备	ZL 2015 2 0139394.9	第 4447037 号
2015	王　栋	一种计算机控制医疗急救呼叫系统设备	ZL 2015 2 0137595.5	第 4461656 号
2015	王　栋	一种计算机控制医疗输液呼叫设备	ZL 2015 2 0618811.8	第 4791004 号

续表 5－2－8

年份	专利人姓名	专利名称	专利号	证书号
2015	周美香	新型脑室引流瓶用输液架	ZL 2015 2 0641077.7	第 5018148 号
2015	徐佩君 沈玉兰 曹　娴 袁　媛	免接触全浸泡医用消毒装置	ZL 2014 2 0431404.1	第 4100629 号
2015	朱　伟	一种电气自动化开关	ZL 2015 2 0435640.5	第 4730813 号
2016	沈玉兰	具有收集口腔外溢物功能的气管插管	ZL2015 2 0805666.4	第 5010993 号
2016	王　庭	一种自动化电气控制柜	ZL 2015 2 0434332.0	第 4717579 号
2017	马素珍	药物振荡器	ZL 2016 2 1023448.6	第 6029390 号
		砂轮启瓶器	ZL 2016 2 1024324.X	第 6032320 号
		弹拨式棉签盒	ZL 2016 2 1024323.5	第 6033345 号
2017	赵银必	咬骨钳清洗撑开器	ZL 2016 2 0873835.2	第 6248277 号
2017	丁小仙	医用收纳盒	ZL 2016 2 0894222.7	第 6127897 号
2017	黄锡华	可移动调节式药品储存盒	ZL 2016 2 1024401.1	第 6030924 号
2017	何金晓	一种防滑落输液装置	ZL 2016 2 1024405.X	第 6317117 号
2017	陈旭霞	骨科病员服	ZL 2016 2 1024402.6	第 6029528 号
2017	季金华	神经内外科病员服	ZL 2016 2 1024403.0	第 6030220 号
2017	张俊华 邱桂才	上肢被动旋转治疗仪	ZL 2016 2 1391586.X	第 6942852 号
2017	尹伟琴 黄锡华	医用女性接尿器	ZL 2016 2 1066900.7	第 6702843 号
2018	丁小仙	腔镜清洗刷	ZL 2017 2 1541006.5	第 7679781 号
2018	邱桂才 张俊华 苏建华	一种脑卒中下肢整体矫形固定控制装备	ZL 2017 2 0644254.6	第 7867587 号
		一种脑卒中上肢整体矫形固定控制装备	ZL 2017 2 0632117.0	第 7981191 号
2018	邱桂才 薛建琴 苏建华 丁卓文	上下肢智能主被动生物反馈情景模拟康复训练机	ZL 2018 2 0775621.0	第 8277034 号
2018	马素珍	键盘清洁装置	ZL 2017 2 1541441.8	第 7708275 号

续表 5－2－8

年份	专利人姓名	专利名称	专利号	证书号
2018	王水娟	呼吸功能锻炼仪	ZL 2017 2 1539596.8	第 7964154 号
2018	王水娟 汤敏	引流导管固定装置	ZL 2017 2 1539565.2	第 8123512 号
2018	陈雪美 徐德华 于　韫	一种急救箱	ZL 2017 2 1096276.X	第 7882617 号
2018	曹玉梅 尹伟琴 王菊香	病区办公班专用收纳盒	ZL 2017 2 1541050.6	第 8127595 号
2018	魏娟芳 丁　悦 马　吉 沈　燕 金云霞	皮肤褶皱拉平用压脉带	ZL 2017 2 1540727.4	第 8123331 号
2018	周美香	手臂便携式放大镜	ZL 2018 2 0600001.3	第 8154240 号
2018	邵云芳	胰岛素轮换注射专用腹围	ZL 2017 2 0632116.6	第 7711199 号
2018	赵云慧	妇科病员服	ZL 2018 2 0601225.6	第 8282000 号

第三节　论文、专著

1996 年,徐留生参与编写的《中医论丛》由中国科学技术出版社出版,开创院内编写医学专著先河。2007 年,司马衡参与编写《尿毒症透析和肾移植治疗指南》等医学专著。2013 年起,医务人员编写或参与编写出版医学专著 20 余部。

70 年代,医务人员开始撰写科研论文并在省级以上医学刊物发表。仅 1979 年撰写论文和临床总结 11 篇。其中,内科 5 篇、外科 2 篇、妇产科 2 篇、放射科 1 篇、中医科 1 篇,有的选摘在《金坛科技》杂志上,有的在省、市医学会会议上交流。开展科研项目 4 项、新技术项目 30 余项。1980—1990 年在省、市以上杂志发表文章 36 篇,在省以上学术会议上交流论文 14 篇。1996 年起,在有关制度和政策激励下,医学科研活动蓬勃兴起,撰写科研论文蔚然成风,数量和质量迅速提高,每年在省级以上医学杂志发表论文数量逐年攀升,最高突破 290 余篇。

1990—1999年，在国家、省、市以上杂志发表文章704篇。2000—2009年，在省级以上医学刊物发表论文846篇。2010—2018年，在省级以上医学刊物发表论文1721篇。至2018年年底，医院在各级各类杂志上发表论文3389篇。其中，SCI收录35篇、国家级期刊论文17篇；中文、科技核心期刊论文476篇。

表5-2-9　**1996—2018年医院医务人员主编、参编专著、教材表**

参编类别	专著名称	姓名	出版社	出版时间
第二主编	实用乳腺手术学	徐　群	人民军医出版社	2013年1月
第二主编	基础护理操作	杨文娟	北京七彩盛世国际医学研究院	2018年4月
	护理学临床实践	戴美娣		
主编之一	临床护理学	汤小萍	中医古籍出版社	2015年8月
	脊柱外科与创伤综合治疗学	何　劲	天津科学技术出版社	2018年7月
	妇产科疾病治疗规范	丁　屹		
	临床妇产科诊疗精粹	曾艳华		2018年11月
	妇产科常见病诊断与治疗	曾艳华	吉林科学技术出版社	2018年9月
	骨科创伤与疾病诊疗学	周忠华		
副主编	妇产科疾病的检验诊断与临床	陈荣芳	上海交通大学出版社	2012年1月
	骨与关节疾病外科治疗	朱爱平	吉林科技技术出版社	2014年11月
	临床护理基础理论与实践	王　茜		2016年3月
	临床医学基础与操作—内科疾病诊疗	张小平	华龄出版社	2017年10月
			北京师范大学出版社	2018年3月
	现代临床免疫学检验	杨义伟		
编　委	肿瘤内科相关事件临床处理策略	田声望	东南大学出版社	2015年3月
	恶性肿瘤相关治疗临床应用解析			2016年5月
	现代妇产科疾病理论与实践	丁　屹	天津科学技术出版社	2018年3月
参　编	中医论丛	徐留生	中国科学技术出版社	1996年4月
	尿毒症透析和肾移植治疗指南	司马衡	人民卫生出版社	2007年9月
	肾脏养护与肾脏病的防治	司马衡	金盾出版社	2010年8月
	急危重病临床救治	李国民	湖北科技出版社	2010年9月
	泌尿生殖疾病诊治实用手册	司马衡	人民军医出版社	2011年3月
	中国药师海外游学札记	刘素琴	人民卫生出版社	2017年8月
	实用临床内科荟萃	邓国忠	科学技术文献出版社	2018年1月

表 5－2－10　1990—2009 年医院职工在医学期刊发表论文分类统计表　单位:篇

年份	国家级	省级	市级	总数
1990	—	—	10(市级以上)	10
1991	—	—	85(市级以上)	85
1992	—	—	31(市级以上)	31
1993	—	—	110(市级以上)	110
1994	6	35	24	65
1995	2	42	19	63
1996	9	28	61	98
1997	6	30	52	88
1998	8	35	37	80
1999	8	43	34	85
2000	7	62	46	115
2001	11	57	37	105
2002	29	19	10	58
2003	58	42	20	120
2004	39	24	8	71
2005	1	55	3	59
2006	1	75	14	90
2007	1	57	13	71
2008	2	81	14	97
2009	1	93	7	101
合计	189	778	635	1602

表 5－2－11　2010—2018 年医院职工在省级以上期刊发表论文分类统计表　单位:篇

<table>
<tr><th>年份
级别</th><th>2010</th><th>2011</th><th>2012</th><th>2013</th><th>2014</th><th>2015</th><th>2016</th><th>2017</th><th>2018</th><th>合计</th></tr>
<tr><td>SCI</td><td>1</td><td>4</td><td>4</td><td>3</td><td>5</td><td>3</td><td>6</td><td>10</td><td>8</td><td>44</td></tr>
<tr><td>中文核心</td><td rowspan="2">46</td><td rowspan="2">55</td><td rowspan="2">69</td><td>23</td><td>19</td><td>15</td><td>8</td><td>11</td><td>6</td><td rowspan="2">491</td></tr>
<tr><td>科技核心</td><td>63</td><td>45</td><td>21</td><td>35</td><td>48</td><td>24</td></tr>
<tr><td>总数</td><td>47</td><td>59</td><td>73</td><td>90</td><td>68</td><td>39</td><td>50</td><td>71</td><td>38</td><td>535</td></tr>
</table>

表 5－2－12　　2010—2018 年医院职工在核心期刊上发表医学论文表

年份	第一作者	论文题目	期刊名称
2010	苏建华	Protective effects of the calcium-channel blocker flunarizine on crush injury of sciatic nerves in a rat model（钙通道阻滞剂氟桂利嗪对模型大鼠坐骨神经嵌压伤的保护作用）	*Neurology India*（印度神经病学杂志）
2010	李国民	乌司他丁对重型颅脑损伤患者脑氧代谢的影响	中华急诊医学杂志
2010	王建强	肺复张后不同潮气量对急性肺损伤大鼠肺血管内皮舒张功能的影响	中华急诊医学杂志
2010	田声望	乳腺癌 RUNX3 基因启动子甲基化状态及其与病理特征的关系	中华乳腺病杂志
2010	奚秋琴	护理记录中常见问题分析及对策	中国实用护理杂志
2010	苏建华	东菱迪芙与其他药物治疗急性脑酌死对照研究的 META 分析	中国药房
2010	苏建华	丁咯地尔对大鼠坐骨神经损伤后背根神元凋亡及 caspase－3、Bcl－2 表达的影响	广西医科大学学报
2010	苏建华	甲钴胺对大鼠坐骨神经损害背根神经元 Bcl－2、Bax 表达的影响	江苏大学学报
2010	龚春香	基于 CD107a 标记流式细胞仪检测 NK 细胞毒性方法的建立	实用临床医药杂志
2010	蒋忠毅	多层螺旋 CT 对胰腺癌术前评估	中国医药导刊
2010	丁需清	胸部护板联合机械通气治疗连枷胸合并肺挫伤的效果分析	北京医学
2010	汤益忠	尿毒症患者血液透析前后血清 CRPC、IL－6 和 MDA 水平变化及其意义	山东医药
2010	范云霞	罗哌卡因复合曲马多或芬太尼硬膜外分娩镇痛的比较	江苏医药
2010	艾月仙	金坛市小学生营养知识、态度、行为及相关因素研究	东南大学学报医学版
2010	周小兵	大鼠心脏腹部和颈部移植模型的建立与比较	江苏大学学报
2010	苏建华	丁咯地尔对坐骨神经损伤大鼠背根神经元凋亡及 caspase－3 表达的影响	中国新药与临床杂志
2010	虞立平	氯丙嗪、新期的明联合肠外营养治疗腹部手术后的功能性胃排空障碍	江苏医药
2010	林　啸	充气法在食管癌根治术中用于吻合口检查	江苏医药
2010	范云霞	丙泊酚—雷米静脉麻醉联合罗哌卡因硬膜外阻滞用于胃癌手术的苏醒期观察	临床麻醉学杂志

续表 5－2－12

年份	第一作者	论文题目	期刊名称
2010	赵银必	PFN 与 GammA 钉微创治疗股骨转子间骨折的临床效果	江苏医药
2010	曹国平	雷米芬太尼用于颅内肿瘤术中控制性降压	临床麻醉学杂志
2010	沃扣洪	成人腹股沟嵌顿疝无张力修补 16 例体会	徐州医学学报
2010	曹国平	艾司洛尔对吸烟患者全麻期间氧代谢的影响	江苏医药
2010	赵银必	长骨骨折后骨不连的外科治疗	临床骨科杂志
2010	陈云生	一次性低位切开高位旷置治疗高位肛周脓肿	现代中西医结合杂志
2010	季金华	临床护理路径在浮膝损伤护理中的应用体会	现代中西医结合杂志
2010	王菊香	腰椎间盘突出症围手术期护理	现代中西医结合杂志
2010	李梅琴	骶尾部藏毛窦 14 例诊治分析	现代中西医结合杂志
2010	王志梅	彩色多普勒超声对乳腺常见肿块的鉴别诊断价值	实用医院临床杂志
2010	王志梅	彩色多普勒超声诊断下肢静脉血栓 96 例分析	中国误诊学杂志
2010	彭颖秀	对不同人群短 P-R 现象的分析	中国误诊学杂志
2010	任美芳	输卵管卵巢脓肿 21 例分析	中国误诊学杂志
2010	丁粉红	纤维鼻咽喉镜检查 1620 例的护理	中国误诊学杂志
2010	王自珍	普米克令舒、博利康尼、爱全乐三联雾吸佐治毛细支气管炎疗效观察	中国误诊学杂志
2010	刘素琴	破伤风抗毒素注射不良反应 46 例分析	医药导报
2010	王朝华	31 例老年人急性肝炎临床特点分析	实用老年医学
2010	赵银必	Ⅲ型 pilo 骨折 2 种治疗方式的比较	实用临床医药杂志
2010	钱文杰	糖皮质激素吸入干预毛细支气管炎 2 年后哮喘发作情况分析	实用临床医药杂志
2010	丁小仙	关节镜治疗膝关节骨性关节炎的围手术期护理	中国美容医学
2010	张　斌	手术治疗上矢状窦损伤 23 例临床分析	苏州大学学报
2010	张　斌	69 例老年性重型颅脑外伤的特点及救治体会	实用临床医药杂志
2010	王夕芳	糖尿病肾衰竭血液透析患者常见并发症的观察与护理	齐鲁护理
2010	丁粉红	裂隙灯显微镜下角膜异物剔除术 342 例临床护理	齐鲁护理
2010	庄美华	负压封闭引流治疗下肢软组织大面积缺损 21 例围术期护理	齐鲁护理
2010	戴小平	特发性阻塞性细支气管炎伴机化间质性肺炎 12 例临床分析	吉林大学医学版

续表 5－2－12

年份	第一作者	论文题目	期刊名称
2010	刘素琴	破伤风抗毒素注射致迟发性过敏反应 2 例	中国药物警戒
2010	黄贵平	血脂灵片引起肝损害 1 例	中国医院药学杂志
2011	万　建	胸腺肽 α1 促进调节性 T 细胞凋亡并提高脓毒症小鼠生存率	*Frontiers in Bioscience*
2011	王建强	A-β-42 在大鼠视网膜节细胞中的表达和发育	*The Anatomical Record*
2011	虞立平	薄钢片钉压治疗骶前静脉大出血	中华医学杂志英文版
2011	范云霞	Comparison of epidural tramadol-ropivacaine and fentanyl-ropivacaine for labor analgesia：A prospective randomized study（曲马多联合罗哌卡因与芬太尼联合罗哌卡因硬膜外腔分娩镇痛的前瞻性随机对照研究	*Upsala Journal of Medical Sciences*
2011	虞立平	改良 SigmA 直肠膀胱术中输尿管单腔、并腔肠吻合的疗效分析	中华泌尿外科杂志
2011	陈伟军	后腹腔镜与开放性手术治疗肾盂输尿管连接部梗阻的比较	中国基层医药
2011	尹　华	三种置钉方法在下颈椎经椎弓根螺钉置入过程的比较	中国组织工程研究与临床康复
2011	苏建华	丁咯地尔对大鼠坐骨神经嵌压伤后背根神经元凋亡及血管内皮生长因子表达的影响	郑州大学学报
2011	李国民	去甲肾上腺素联合左西蒙旦或多巴酚丁胺对脓毒性休克猪的影响	东南大学学报
2011	丁年东	认知疗法联合面部表情肌训练对特发性面神经麻痹疗效的影响	现代医学
2011	于文敏	激活血管平滑肌细胞 OX40－OX40L 系统对其增殖及迁移能力的影响	江苏医药
2011	何　劲	应用股外侧肌骨瓣旋转填塞治疗大转子褥疮	临床骨科杂志
2011	沈玉兰	早期护理干预对术后下肢深静脉血栓形成的影响	中国实用护理杂志
2011	王夕芳	护理规范化培训管理系统的研制与应用	护理研究
2011	李　君	缺氧诱导因子－1 在糖尿病肾病大鼠肾脏的表达水平	中国老年学杂志
2011	薛　惠	侧脑室肿瘤的 MRI 诊断及鉴别	中国 CT 和 MRI 杂志
2011	林　伟	丁咯地尔预处理对坐骨神经损伤大鼠背根神经元细胞色素 C 表达的影响	江苏大学学报

续表 5-2-12

年份	第一作者	论文题目	期刊名称
2011	李　君	踝肱指数在糖尿病患者血管病变评估中的价值	中国基层医药
2011	黄贵平	我院 2007—2010 年麻醉药品应用情况分析	中国药房
2011	张文喆	改良会阴侧切术在产妇分娩巨大儿产程中的应用	中国误诊学杂志
2011	李梅琴	保留齿线分段形内扎外切术治疗混合痔的体会	现代中西结合杂志
2011	虞立平	非胃部手术后功能性胃排空障碍的诊治分析	现代中西结合杂志
2011	周国平	1—5 岁儿童及高热惊厥患儿睡眠状态的流行病学调查	苏州大学学报
2011	徐　群	成人腹股沟疝 PHS 无张力修补手术体会	江苏医药
2011	刘　俊	关节镜下关节内清理术联合透明质酸钠注射治疗膝关节炎	山东医药
2011	汤定荣	丙泊酚辅助胃镜检查对循环和血气的影响	山东医药
2011	潘红芳	乌司他丁联合奥曲肽对急性轻症胰腺炎患者四种血清 IL 水平的影响	山东医药
2011	丁年东	运动意念疗法对卒中抑郁疗效的影响	南京医科大学学报
2011	邓国忠	莫沙必利联合胰激肽原酶治疗糖尿病神经源性膀胱疗效观察	山东医药
2011	汤小平	临床观察及健康教育在食管癌放疗患者中的应用	中国血液流变学杂志
2011	刘　俊	不同内固定治疗方法治疗股骨粗隆间骨折的比较研究	中国现代医学杂志
2011	张小平	重症急性胰炎伴成人急性呼吸窘迫症综合征临床诊断与治疗	中国现代医学杂志
2011	于　蓓	TOPSIS 法与 RSP 法相结合评价某院单病种医疗质量	中国卫生统计
2011	汤　立	关节镜治疗伴有关节内疾病的腘窝囊肿 22 例报告	江苏大学学报
2011	丁需清	食管癌切除术后 10 年以上者的生活质量评价	北京医学
2011	王国芳	整合子鲍曼不动杆菌多重耐药机制分析	中国医药导刊
2011	金英涛	西门子 Sensation64 螺旋 CT 典型伪影的故障分析	医疗卫生装备
2011	尹　华	椎间融合器配合颈椎压力固定器在颈椎前路重建中的应用	重庆医学
2011	冯志娟	晚期肿瘤患者 296 例的生理心理变化与人性化护理	中国误诊学杂志
2011	臧丽娜	普林格尔仪联合手法按摩对剖宫产术后腹部塑形的效果观察	中国误诊学杂志
2011	陈云生	经肛门局部切除低位直肠肿瘤 38 例分析	中国误诊学杂志

续表 5－2－12

年份	第一作者	论文题目	期刊名称
2011	黄锡华	沟通技巧在护理工作中的应用	中国误诊学杂志
2011	丁小仙	两种不同口腔护理方法的临床效果比较	中国误诊学杂志
2011	彭颖秀	J 波综合征的临床探讨	现代中西结合杂志
2011	王朝华	中西结合治疗肝石化顽固性腹水的疗效观察	现代中西结合杂志
2011	高腊梅	膝关节镜治疗膝关节半月板损伤的护理体会	现代中西结合杂志
2011	沈玉兰	颈椎前路减压植骨融合内固定的手术配合	江苏医药
2011	王欣蓓	胃部患者手术治疗前后血清 CEA、CTGF、和 VEGF 测定的临床意义	放射免疫学杂志
2011	谢金美	赛肤润防治压疮 64 例疗效观察	齐鲁护理杂志
2011	王　悦	急性氯气中毒 61 例临床护理	齐鲁护理杂志
2011	林　斌	拉米夫定治疗慢性乙型肝炎 20 例疗效观察	中国医师杂志
2011	程国林	关节镜治疗 Hoffa 骨折	临床骨科杂志
2011	赵银必	膝关节镜治疗盘状半月板损伤 21 例分析	中国美容医学
2011	丁小仙	关节镜治疗膝关节炎的围手术期护理	实用临床医药杂志
2011	丁年东	心理干预对青年脑梗死患者康复的影响	安徽医药
2011	葛锁华	胃癌患者手术治疗前后血清 CEA、1L－8 和 Cys C 检测的临床意义	放射免疫学杂志
2011	王欣蓓	DN 患者治疗前后血浆 ET－1、CGRP 和血清 NO、NOS 体测的临床意义	放射免疫学杂志
2011	徐佩君	ICU 患者下呼吸道鲍曼不动杆菌感染原因分析及护理	江苏医药
2011	金英涛	GE Innova 3100-IQ 心血管成像系统故障分析 2 例	医疗卫生装备
2012	李国民	富氢液治疗对多种微生物所致的脓毒症的影响	外科学研究杂志
2012	李国民	术后认知功能障碍:问题多于答案?	斯堪的纳维亚麻醉学杂志
2012	赵　凯	甘草次酸在大鼠肝微粒体中的体外代谢与 CYP450 探针底物的体外代谢相互作用	苏格兰生物与化学杂志
2012	艾月仙	中国学龄前儿童 HB 状态与行为智商有关而与语言智商无关	国际儿童杂志
2012	曹国平	GATA-3 和 T-bet 与吗啡抵制成人辅助性淋巴细胞分化的关系	中华麻醉学杂志

续表 5－2－12

年份	第一作者	论文题目	期刊名称
2012	钱腾达	再程序化脂肪干细胞体外定向神经分化效率和机制	中华创伤杂志
2012	李国民	乌司他丁对重型创伤性脑损伤患者颈内静脉血乳酸的影响	中华危重症医学杂志
2012	张小平	胃肠道间质瘤 MSCT 诊断与危险度分级对照分析	中华临床医师杂志
2012	徐　群	Focus 超声刀在双侧甲状腺手术中的应用	中华内分泌外科杂志
2012	王夕芳	信息化技术在护理管理规范化中的作用	中华现代护理杂志
2012	李国民	不同时期 ICU 脓毒患者临床特征转归分析	东南大学学报
2012	张小平	胃肠道神经内分泌癌 15 例分析	江苏医药
2012	何　劲	内置钮扣钢板重建喙锁韧带治疗 Tossy Ⅲ 型肩锁关节脱位	江苏医药
2012	朱爱平	锁定接骨内固定治疗肱骨外科颈骨折的疗效分析	中国临床医学
2012	朱爱平	支柱块治疗胸腰椎骨折的临床研究	江苏医药
2012	王　荣	改良阴茎脱套固定术治疗小儿隐匿阴茎 85 例报道	临床泌尿外科杂志
2012	李　君	40 例胰岛素抵抗患者认知功能测定及分析	山东医药
2012	赵　凯	番茄红素对 Con A 诱导的小鼠肝纤维化 SOD、MDA 的影响	安徽医药
2012	朱小云	MRI 与关节镜诊断半月板损伤的对比分析	中国医药导刊
2012	刘素琴	金坛市基层医院 I 类切口手术患者围手术期抗菌药物应用干预对照研究	中国药业
2012	曹国平	臭氧联合玻璃酸钠治疗膝关节骨性关节炎的临床疗效观察	临床麻醉学杂志
2012	任美芳	围绝经期子宫出血 278 例分析	中国基层医药
2012	芮　星	运用生化分析仪反应曲线吸光度差异计算高浓度天冬氨酸基转移酶的价值	临床和实验医学杂志
2012	赵银必	脊柱外科手术并发脑脊液漏的原因及其防治措施	河北医科大学学报
2012	程国林	经胸腹联合入路在严重胸腰爆裂骨折手术中的应用	中国骨与关节损伤杂志
2012	石永康	奈达铂联合多西紫杉醇治疗晚期非小细胞肺癌的临床观察	实用癌症杂志
2012	乔　华	波动性高糖对人脐静脉血管内皮细胞的损伤及其机制的研究	实用心脑肺血管病杂志
2012	乔　华	别嘌呤醇对高糖诱导损伤的人脐血管内皮细胞的保护作用	中国心血管病研究

续表 5－2－12

年份	第一作者	论文题目	期刊名称
2012	郜文静	早期糖尿病肾病患者血清中同型胱氨酸和胱抑素 C 水平变化及意义	医药论坛杂志
2012	唐国建	6 例慢性粒细胞白血病急变患者短串联重复序列的分析研究	徐州医学院学报
2012	赵　凯	序贯疗法与三联疗法根除幽门螺旋杆菌临床对比分析	徐州医学院学报
2012	周林秋	乳腺癌患者新辅助化疗疗效因素的相关性研究	医学研究生学报
2012	丁　屹	抗生素应用时机选择对剖宫产术后感染发生的影响	中国妇幼保健
2012	何晓俊	基于战略前提的公立医院绩效管理探索	中国医院
2012	陈云生	直肠类癌 24 例诊治分析	中国肛肠病杂志
2012	葛锁华	解脲支原体生物群与耐药关系的研究	国际检验医学杂志
2012	蒋海燕	ICU 多药耐药鲍曼不动杆菌耐药监测分析	国际检验医学杂志
2012	袁　冬	床边胸部超声在多发伤中的应用价值	齐齐哈尔医学院学报
2012	周忠华	全髋关节人工股骨头置换术治疗老年股骨颈骨折的疗效对比	中国老年
2012	于　蓓	运用 Ridit 分析法评价我院医疗质量	中国医院统计
2012	谢　华	封闭负压吸引技术治疗截瘫伴褥疮患者的疗效	实用骨科杂志
2012	朱玉梅	一次性湿热恋交换器在预防呼吸想相关性肺炎中的效果观察	护士进修杂志
2012	何　劲	肱骨近端内锁定系统治疗肱骨外科颈骨折 27 例临床分析	海南医学
2012	祈粉琴	2009-2011 年医院临床标本病原体分布及耐药性分析	国际检验医学杂志
2012	汤定荣	丙泊酚辅助胃镜检查对循环和血气的影响	江苏医药
2012	汤定荣	阈下剂量氯氨酮复合罗哌卡因阴茎神经阻滞用于小儿包皮环切术的临床观察	临床麻醉学杂志
2012	吴翠华	实施整体护理对乳腺癌术后放疗过程中的作用体会	中国基层医药
2012	虞　蔚	稽留流产病人的心理特点及护理干预的体会	中国基层医药
2012	杨义伟	原发性高血压肾病患者血清 Hcy、vWF 和 D-D 检测的临床意义	放射免疫学杂志
2012	程国林	关节镜治疗坐骨结节囊肿 11 例	临床骨科杂志
2012	林　斌	更昔洛伟治疗小儿手足口病 42 例	现代中西医结合杂志

续表 5－2－12

年份	第一作者	论文题目	期刊名称
2012	张俊华	瑞舒伐他汀治疗急性脑梗死伴颈动脉硬化斑块 90 例分析	中国误诊学杂志
2012	周林秋	胆管空肠 Roux-Y 吻合术后胆道感染 7 例原因分析	中国误诊学杂志
2012	谢亦琴	护理干预对剖宫产术后母报乳喂养的影响	中国误诊学杂志
2012	季金华	58 例急性闭角性青光眼术后护理体会	中国基层医药
2012	杨春燕	自发性气胸胸腔闭式引流术后护理	中国基层医药
2012	朱忠琴	乳房穴位按摩促进乳汁分泌的效果观察	中国基层医药
2012	谢金美	标准化护理质量管理系统的开发与应用	护士进修杂志
2012	陈旭霞	封闭负压吸引系统联合应用胰岛素治疗慢性溃疡的护理	护士进修杂志
2012	冯志娟	应用 PICC 联合微量泵持续输注 5-FU 的护理体会	中国基层医药
2012	沈培民	72 例隐裂牙的诊断与综合治疗的临床疗效分析	口腔医学
2012	曹　娴	高速涡轮机在拔除下颌阴生智齿中的应用	中国基层医药
2012	揭国丽	人工钱膝关节置换术的手术配合	中国基层医药
2012	沈玉兰	腹腔镜下直肠癌根治的手术配合	中国基层医药
2012	徐佩君	经胸腹联合切口胸腰椎爆裂骨折切开复位内固定术 36 例护理配合	齐鲁护理杂志
2012	吕建芬	人工全膝关节置换术 14 例围术期护理	齐鲁护理杂志
2012	黄夕华	三腔二囊管压迫止血时囊内压研究	齐鲁护理杂志
2012	徐翠霞	脑卒中继发癫痫持续状态 4 例临床护理	齐鲁护理杂志
2012	韩留娣	护理管理在临床护理教学中的作用	中国基层医药
2012	于雪冰	α-硫辛酸对 2 型糖尿病患者 C-LMT 及 hs-CRP 的影响	中国基层医药
2012	陶粉华	护理干预对重症心衰患者 PICC 堵塞的影响	中国基层医药
2012	赵云慧	优质护理服务在择期剖宫产产妇中的效果评价	中国基层医药
2012	袁桂琴	临床观察及健康教育在鼻咽放疗患者并发口腔黏膜反应中的应用	中国血液流变学
2013	汤　立	Association between Estrogen ReceptoraGene (ESR1) Pvu II (C/T) and Xba I (A/G). Polymorphisms and Hip Fracture Risk: Evidence from a Meta-Analysis(关于雌激素受体中基因(ESR1) Pvu II (C/T) and Xba I (A/G)的多态性及与髋部骨折风险相关性的荟萃分析)	公共科学图书馆综合 *PLOS ONE*

续表 5－2－12

年份	第一作者	论文题目	期刊名称
2013	林　伟	TLR2/JNK/NF-KB 通路在小鼠 NG108-15 神经细胞淀粉酶诱发的神经炎症中的作用	国际免疫药理学
2013	王建强	他汀类药物对慢性心力衰竭长程临床效果的 Meta 分析	*Heart, Lung and Circulation* 心脏肺与循环
2013	李国民	氢水对脓毒血症大鼠急性肾损伤的保护作用	中华急诊医学
2013	赵银必	锁定型钢板治疗老年人肱骨近端骨折疗效分析	中华老年医学杂志
2013	谢　华	周期性应力下磷脂酶 C-γI 及其抵制剂对大鼠髓核细胞	中华实验外科
2013	范云霞	依达拉奉对体外循环大鼠脑损伤的保护作用	临床麻醉学杂志
2013	黄贵平	升麻治疗乙型病毒性肝炎的活性部位筛选	中国实验方剂学杂志
2013	张俊华	氯吡格雷首剂冲击治疗急性脑梗死疗效观察	实用医学
2013	蒋文娟	经桡动脉与股动脉穿刺行冠状动脉照影和介入治疗护理体会	中国实用护理杂志
2013	王　茜	老年糖尿病并脑梗塞 74 例临床分析	中国实用护理杂志
2013	汤小萍	护理干预对食管癌放疗患者的影响分析	中国实用护理杂志
2013	虞卫新	麦默通旋切系统在乳腺良性肿块切除术的应用	江苏医药
2013	曾艳华	子宫内膜癌患病的危险因素回归分析	中国妇幼保健
2013	王　贤	突触体素在大鼠蛛网膜下腔出血后脑组织中的表达	江苏医药
2013	张　斌	脑出血患者 T 淋巴细胞亚群的变化	江苏医药
2013	王文辉	异丙酚对脓毒大鼠外周围血 CD4 + CD25 + T 细胞及 IL-6、IL-10 的影响	中华临床医师杂志
2013	陈云生	中药熏洗灌注治疗高位肛周脓肿的临床研究	实用医学
2013	韩卫芳	神经外科气管切开伴多重耐药菌感染患者的护理	中国实用护理杂志
2013	谢　华	臭氧联合玻璃酸钠治疗中、晚期膝骨性关节炎的临床疗效	江苏医药
2013	谢　华	单侧 Dynesys 治疗腰椎退变性疾病的疗效分析	江苏医药
2013	傅　宇	FOUCS 超声刀在乳腺癌改良根治术中的应用	江苏医药
2013	李继春	SynFix-Lre 腰椎间融合器经前路小切口治疗腰椎退变性疾病	江苏医药
2013	丁　屹	剖宫产术后切口感染因素分析	江苏医药

续表 5－2－12

年份	第一作者	论文题目	期刊名称
2013	吴国荣	乳腺癌放疗后百照射区的闭塞性细支气管炎伴机化性肺炎一例及文献复习	江苏医药
2013	周林秋	甲状腺手术中是否常规显露喉返神经的分析，	医学研究生学报
2013	倪息兰	影响妊娠合并慢性肝脏疾病妊娠结局的相关因素	中国妇幼健康研究
2013	赵　凯	番茄红素对 CCL4 诱导的正常肝细胞株 HL-7702 损伤的影响	安徽医药
2013	何　劲	倒置股骨远端锁定接骨板治疗股骨近端粉碎性骨折	临床骨科杂志
2013	王　荣	急性输尿管镜技术在急性上尿路梗阻性肾功能衰竭中的应用	中华腔镜外科杂志
2013	王　荣	经尿道前列腺中叶剜除术治疗高危前列腺中叶增生	中华腔镜外科杂志
2013	王　荣	输尿管镜下钬激光治疗输尿管狭窄 24 例疗效分析	中华腔镜泌尿外科杂志
2013	王　荣	3 种包皮环切术的临床疗效分析	中华男科学杂志
2013	徐　群	嵌顿性疝模型制作和实验观察	中华疝和腹壁外科
2013	吴　军	三种国产抗-HCV 酶联免疫诊断试剂检测结果与电化学发光比较	中华临床医师
2013	吴国荣	36 例肴老年医院获性真菌性肺炎的临床分析	实用老年医学
2013	林　斌	阿德福韦酯联合拉米夫定治疗乙型肝炎肝硬化的疗效观察	中华实验和临床感染
2013	虞卫新	腹腔镜与开腹直肠前切除术术后按期疗效的对比	腹腔镜外科杂志
2013	虞卫新	胆石症并胆道感染者胆汁与细菌培养比较	安徽医药
2013	于迎根	隐匿性冠心病患者窦性心率震荡及心率变异的研究	中国基层医药
2013	曹　慧	SLE 患者外周学中 RORrt 的检测及其临床意义	徐州医学院学报
2013	吴　杰	肾脏皮质厚度与皮质期分肾功能相关性的增强 CT 研究	中国 CT 和 MRI 杂志
2013	张俊华	不同年龄急性脑梗死患者血清炎性标志物的变化研究	中国基层医药
2013	刘　彦	影响手术治疗高血压脑出血患者预后的因素分析	中国基层医药
2013	杨义伟	COPD 患者治疗前后血清 IJ-18、D-D 和 APN 检测的临床意义	放射免疫学杂志
2013	沈玉兰	帕瑞昔布联合罗哌卡因在腹腔镜胆囊切除术后镇痛中的应用	齐鲁护理
2013	翟金荣	老年人粪嵌塞 52 例临床分析	结直肠肛门外科

续表 5 - 2 - 12

年份	第一作者	论文题目	期刊名称
2013	汤　立	椎体支柱块治疗胸腰椎骨折的早期临床疗效分析	脊柱外科杂志
2013	汤　立	关节镜与开放手术治疗坐骨结节囊肿的临床疗效比较	医药论坛
2013	王文辉	布地奈德联合孟鲁司特治疗小儿哮喘	中国基层医药
2013	于静芳	普外科急腹症患者的临床观察与护理体会	中国基层医药
2013	王文辉	新生儿坏死性小肠炎发病的危险因素分析	中国医师进修杂志
2013	任　勇	目标剂量美托洛尔缓释片对慢性心力衰竭患者的影响	实用临床医药
2013	乔　华	重组人脑利钠肽与硝酸甘油治疗急性非 ST 段抬高型心肌梗死合并心力衰竭疗效的对比研究	实用心脑肺血管病
2013	朱爱平	关节镜下辅助复位结合空心钉内固定治疗前交叉韧带胫骨止点撕脱骨折	中国骨与关节损伤杂志
2013	尹　华	两种内固定方式治疗单节段颈椎间盘突出症的临床比较	中华临床医师
2013	李湘荣	中心静脉导管置管引流并胸腔内灌注顺铂和干扰素治疗恶性胸腔积液的疗效观察	实用心脑肺血管病
2013	李湘荣	经导管支气管动脉栓塞术治疗大咯血 98 例	实用临床医药
2013	程国林	坐骨结节囊肿的关节镜治疗 18 例报道	中国微创外科杂志
2013	吴　军	原发性肝癌患者手术治疗前后血清 Hcy、Il-8 和 Il-6 检测的临床意义	发射免疫学杂志
2013	周忠华	系统干预对老年人工髋关节置换患者生活质量的影响	中国老年学杂志
2013	刘素琴	我院应用 PASS 系统监测合理用药情况	中国药师
2013	高　媚	针刺结合理疗治疗虚性耳鸣	中国基层医药
2013	徐佩君	医务人员血源性职业暴露漏报因素的调查分析及管理策略	中国基层医药
2013	臧丽娜	可行走分娩镇痛对产程的影响	中国基层医药
2013	杨文娟	曲妥珠单抗治疗 HER-2 过表达乳腺癌的观察及护理	中国基层医药
2013	高春芬	急性重症胰炎非手术治疗的护理	中国基层医药
2013	曹征然	输卵管妊娠保守治疗 58 例临床分析	中国基层医药
2013	王　悦	强化性护理干预对 TURP 术后病人膀胱痉挛的影响	中国基层医药
2013	翟金荣	切开挂线对口引流治疗复杂性肛瘘 56 例	山东医药
2013	孙秋萍	化疗药物外渗的危险因素及预防措施	现代中西医结合

续表 5－2－12

年份	第一作者	论文题目	期刊名称
2013	黄慧琴	二级医院医疗服务市场营销策略探讨	中国基层医药
2013	虞永杰	儿科传染性单核细胞增多症的临床分析	中国基层医药
2013	耿息凤	关节镜治疗坐骨结囊肿的手术配合	中国基层医药
2013	虞　蔚	孕期健康宣教提高纯母乳喂养的体会	中国基层医药
2013	吕建芬	下肢骨折术后并发深静脉血栓的护理及防治及对策	中国基层医药
2013	马惠芳	中晚期食道癌患者同步放化疗的营养支持与护理	中国基层医药
2013	蒋文娟	个性化健康教育路径在埋藏永久起搏器术患者中的应用体会	中国基层医药
2013	张文喆	阴式子宫切除术护理体会	中国基层医药
2013	徐国美	胃癌患者化疗期间的心理问题及护理干预	中国基层医药
2013	马素珍	临床护理 LBL、PBL 与 CBL 带教模式教学效果比较研究	中国基层医药
2013	徐翠霞	改良阴茎脱套固定术治疗隐匿性阴茎的观察与护理	中国基层医药
2013	李　敏	彩色多普勒超声对下肢深静脉血栓的临床诊断价值	中国基层医药
2013	韩卫芳	慢性硬膜下血肿患者围术期应用临床护理路径效果分析	中国基层医药
2013	丁小仙	关节镜治疗腘窝囊肿的康复护理	实用临床医药
2013	邓国忠	中老年人群血清 25 羟-维生素 D 与血脂的关系	南京医科大学学报
2013	焦夕琴	危险性髓系白血病患者 SALL4 基因的甲基化改变及其临床意义	江苏大学学报
2013	沃扣洪	腹腔镜辅助下颈部小切口甲状腺手术 32 例	徐州医学院学报
2013	刘素琴	脑蛋白水解物致过敏性休克 1 例	药物流行病学杂志
2013	何晓俊	县级公立医院改革的实践与探索	南京医科大学学报
2014	范云霞	Comparison of restrictive and liberal transfusion strategy on postoperative delirium in aged patients following total hip replacement: A preliminary study(限制性输血与开放性输血对老年患者全髋关节置换术后谵妄影响的随机对照研究)	*Archives of Gerontology and Geriatrics*
2014	田声望	在失控基因中的 microRNA 结合位点上的 SNPs 与非小细胞肺癌临床结局的相关性	*Lung Cancer*
2014	查全斌	人类表皮生长因子受体-2 状态对炎性乳腺癌缺乏预后价值:一项荟萃分析	*ASLAN PACIFIC JOURNAL of CANCER PREVENTION*

续表 5－2－12

年份	第一作者	论文题目	期刊名称
2014	蒋和平	细胞毒性T淋巴细胞抗原4-1722T/C基因多态性与癌症易感性无关:病例对照研究和荟萃分析	*PLOS ONE*
2014	蒋和平	Aurora-A rs1047972(丝氨酸/苏氨酸激酶15,rs1047972)基因多态性和癌症易感性的研究:一个包含27269个样本的荟萃分析	*PLOS ONE*
2014	王建强	硫化氢对蛛网膜下腔出血大鼠海马区神经损伤的保护作用及机制研究	中华神经医学杂志
2014	虞立平	腹腔镜穿刺孔缝合方法的改进	中华肝胆外科杂志
2014	石永康	替吉奥化疗联合3-DCRT对中晚期食管胃结合部肿瘤的疗效观察	中华医学杂志
2014	衡卫军	吸烟指数与新发2型糖尿病动脉粥样硬化相关因素的研究	南京医科大学学报
2014	林　啸	胸腔镜辅助肋骨肿瘤切除术	江苏医药
2014	汤　立	T型钢板与带线锚钉固定治疗不稳定性胸锁关节脱位疗效	江苏医药
2014	朱小云	MR扩散加权成像在前列腺癌诊断中的应用	江苏医药
2014	张　斌	亚低温治疗对重型脑损伤患者血清肿瘤坏死因子和白细胞介素水平的影响	江苏医药
2014	范云霞	右美托米定对体外循环大鼠神经元凋亡的影响	江苏医药
2014	王　荣	经尿道等离子双极和经膀胱前列腺摘除术治疗大体积良性前列腺增生的临床疗效比较	中国男科学杂志
2014	张俊华	瑞舒伐他汀对脑梗死合并颈动脉粥样硬化患者神经功能缺损及血清炎性因子水平的影响	临床神经病学杂志
2014	唐国建	多药耐药鲍氏不动杆菌β内酰胺酶与膜孔蛋白carO基因研究	中华医院感染学杂志
2014	虞立平	经空肠造口胃肠减压-空肠营养在胃癌合并严重呼吸道疾病手术的应用	江苏医药
2014	周　磊	硝苯地平联合依那普利治疗老年冠心病合并高血压的疗效	中国老年学杂志
2014	于迎根	心电图QRS-TS夹角和校正ST段延长联用对冠心病的诊断价值	江苏医药

续表 5-2-12

年份	第一作者	论文题目	期刊名称
2014	丁　屹	熊去氧胆酸治疗妊娠期肝内胆汁淤积症的疗效及对围生儿预后的影响分析	中国妇幼保健
2014	徐佩君	舒适护理在老年胃癌手术患者的应用	江苏医药
2014	朱小云	肺黏膜相关淋巴细胞的 CT 表现	临床放射学杂志
2014	王玉生	机械通气伍用长托宁抢救重度甲胺磷农药中毒致辞呼吸衰竭 36 例	中华高血压杂志
2014	王　荣	M 受体阻滞剂联合抗组胺药物治疗 CP/CPPS 的近期疗效分析	临床泌尿外科杂志
2014	王　荣	α1 联合 M 受体阻滞剂在输尿管镜碎石术后比 J 管综合征防治中的应用	中华腔镜泌尿外科
2014	张小平	某地区功能性胃肠病流行病学及其相关因素调查研究	中华临床医师杂志
2014	吴　杰	膝关节盘状半月撕裂的 MRI 诊断	中国 CT 和 MRI 杂志
2014	李小兰	中西结合治疗类风湿关节炎 41 例临床观察	中医药导报
2014	王　俊	HPLC 同时测定参坤养血颗粒中的毛蕊异黄酮葡萄糖苷、黄芪、甲苷、丹参素和党参炔苷	中国药师
2014	钱春生	高压氧治疗对重颅脑损伤术后肢体功能及神经功能的影响	海南医学院学报
2014	尹　华	防旋型股骨近端髓内钉治疗不同年龄段老年人股骨转子间骨折疗效比较	临床骨科杂志
2014	丁　屹	人类白细胞抗原-G 与胎膜早破关系的研究	临床和实验医学杂志
2014	徐　群	构造差异对网片植入后污染的对比研究	中华疝和腹壁外科
2014	梁国华	不同超分割放疗食管癌的临床疗效及安全性对比	实用癌症杂志
2014	梁国华	不同方案化疗联合同期放疗治疗不可手术食管癌的临床观察	实用癌症杂志
2014	陈荣芳	产后大出血高危因素分析及欣母沛的预防效果	中国妇幼健康研究
2014	焦夕琴	液基细胞学检查联合人乳头瘤病毒基因分型检测在宫颈癌筛查中的效果	检验医学与临床
2014	韩锁凤	二维超声和三维超声在产前胎儿畸形筛查中的应用价值	中国实验诊断学
2014	乔　华	微量白蛋白尿与慢性心力衰竭的关系	岭南心血管病杂志
2014	周　磊	瑞舒伐他汀对糖尿病心肌病患者脑钠肽和超敏 C 反应蛋白的影响	安徽医药

续表 5－2－12

年份	第一作者	论文题目	期刊名称
2014	赵　凯	番茄红素对小鼠肝纤维化的保护作用	江苏大学学报
2014	鲍丽娟	福多司坦与乙酰半胱氨酸对慢性阻塞性肺疾病并发肺纤维化疗效比较	江苏大学学报
2014	尹　华	栅栏取骨与大块取骨的临床比较	安徽医药
2014	万　航	腹腔镜胆囊切除术对于老年患者应激反应的影响	中国医刊
2014	戴小平	老年 COPD 患者血浆 BNP 与动脉高压的关系	中国医刊
2014	万　航	腹腔镜大肠癌根治术对于患者免疫功能的影响研究	中国临床医生杂志
2014	万　航	腹腔镜胆总管切开取石对于患者术后消化功能的影响	中国肿瘤临床与康复
2014	姜文明	噻托溴铵对 COPD 合并高血糖患者糖化血红蛋白水平的影响	中国医刊
2014	李　君	对糖尿周围神经病变患者进行缺血处理治疗的效果评估	中国实用神经疾病杂志
2014	吴　杰	64 层 CT 冠状动脉成像与 DSA 的对比研究	中国中西结合影像学杂志
2014	刘素琴	奥硝唑注射液续接注射用头孢曲松钠的稳定性考察	临床药师
2014	黄贵平	升麻中酚酸类成分提取工艺优选	辽宁中医药大学学报
2014	程国林	手术治疗肩甲骨骨折	临床骨科杂志
2014	钱莉萍	三种换药方法在骨科严重创伤及感染创面中的效果观察	河南中医
2014	钱春生	高压氧综合治疗对颅脑外伤性癫痫患者脑血流变化的影响	徐州医学院学报
2014	赵银必	栅栏取骨在自体植骨术中的应用	中国骨与关节损伤杂志
2014	沈国琴	我院骨科活血化瘀中药注射剂使用情况分析	中国药业
2014	蒋美芳	气管切开患者重症监护病房内肺部感染分析与护理对策	检验医学与临床
2014	唐国建	实验室危急值管理体系建立过程中的实践	检验医学与临床
2014	黄　慧	格林-巴利综合征患者的治疗与护理	中医学报
2014	王玉生	检测血清降钙素原鉴别诊断急性发热患者的应用价值分析	中国中医药科技
2014	唐　伟	组合型 CBP 治疗重症胰腺炎临床可行性探讨	河北医学
2014	虞立平	胆囊十二指肠瘘合并胆石性肠梗阻误诊分析	海南医学
2014	于文敏	生长分化因子 15 联合超敏 C-反应蛋白质检测在急性冠脉综合征预后判断中的价值	江苏大学学报

续表 5－2－12

年份	第一作者	论文题目	期刊名称
2014	李梅琴	低位切开高位旷置冲洗治疗高位肛瘘的体会	中医学报
2014	虞立平	近段空肠双置管用于残胃肠减压-空肠营养的临床研究	安徽医学
2014	刘素琴	肾康注射液致过敏性休克 1 例	药物流行病学杂志
2015	周国平	学龄儿童血清铜水平与认知关系的研究	*Nutrients*
2015	查全斌	乳腺癌化疗致绝经的预后价值：一项荟萃分析	*Asian Pacific Journal of Cancer Prevention*
2015	何　劲	血清 chemerin 水平与骨质疏松症和骨密度关系的病例对照研究	*Disease mArkers*
2015	谢　华	周期性应力通过 G 蛋白耦联受体激酶结合蛋白 1 调控髓核细胞细胞外基质的表达	中华实验外科杂志
2015	苏建华	甲钴胺对脑缺血再灌注损伤大鼠细胞凋亡及细胞色素 C 表达的影响	中华老年心脑血管病杂志
2015	苏建华	甲钴胺对脑缺血再灌注大鼠皮层神经细胞凋亡的预防作用	江苏医药
2015	苏建华	血必净对大鼠脑缺血再灌注损伤的保护作用及其机制	吉林大学学报
2015	张俊华	瑞舒伐他汀对脑缺血再灌注损伤大鼠神经细胞凋亡及凋亡诱导因子表达的影响	中华老年心脑血管病杂志
2015	戴小平	检测血清降钙素原和内毒素在肺部感染患者的诊断价值	江苏医药
2015	姜文明	耐碳青霉烯类肺炎克雷伯菌获性耐药基因检测与分析	中华医院感染学杂志
2015	于文敏	血清 GDF-15 在急性冠脉综合征早期诊断和危险分层的价值	江苏医药
2015	赵　凯	ccK 对胃癌细胞的抑制作用及其机制	中国老年学杂志
2015	刘素琴	气相色谱法测定水产中痕量甲基汞的方法研究	中国卫生检验杂志
2015	陶粉华	宫外孕行腹腔镜手术前后的护理干预	江苏医药
2015	吴平涛	县级医改试点医院临床医务人员对医院管理行为的满意度分析	江苏医药
2015	陈荣芳	低宫颈 Bishop 评分产妇实施低位水囊引产联合安定静注对其引产成功率及胎儿状况的影响探究	中国妇幼保健
2015	林菊芳	简易子宫压迫缝合术治疗剖宫产术中产后出血的临床效果分析	中国妇幼保健
2015	黄贵平	利用指数因素分析法对某公立医院综合改革前后业务收入的分析	中国卫生统计

续表 5－2－12

年份	第一作者	论文题目	期刊名称
2015	鲍丽娟	热毒宁注射治疗恶性胸腔积液的临床疗效观察	实用心脑肺血管病杂志
2015	李兴天	体外分离培养人脂肪间充质干细胞及鉴定	临床和实验医学杂志
2015	汤　琴	miR-93 在急性髓系白血病中的表达及其与 miR-378 表达的相关性	江苏大学学报
2015	张　斌	依达拉奉对重型颅脑损伤患者血浆 8-iso-PGF2α 水平的影响及其临床疗效观察	中国临床神经外科
2015	张俊华	瑞舒伐他汀对脑缺血再灌注损伤大鼠神经细胞凋亡及 Caspase-3 表达的影响	现代中西医结合
2015	张小平	胆管内支架置入术对老年壶腹周围癌患者肝功能及生活质量的影响	临床和实验医学杂志
2015	张小勇	冠状动脉分叉临界病变边支行血流储备分数测定的临床意义	江苏大学学报
2015	周　磊	对氧酶 1 和 D-D 二聚体在不同类型急性冠脉综合征冠脉动介入治疗患者中的变化及意义	江苏大学学报
2015	虞立平	自制双孔钩针缝合腹腔镜穿刺孔	中国微创外科杂志
2015	虞卫新	腹腔镜肠粘连松解术的应用体会	腹腔镜外科杂志
2015	季金华	强化医院校职业防护培训对减少实习护士针刺伤的效果分析	环球中医药
2015	蒋忠毅	原发性中枢神经系统淋巴瘤的影像学表现	中国中西医结合影像学杂志
2015	李小兰	七味通痹口服液配合西医常规治疗类风湿关节炎 34 例临床观察	中医药导报
2015	林　伟	脑梗死溶栓后脑出血的影响因素	中国慢性病预防与控制
2015	钱春生	B-七叶皂甙钠对高血压性脑出血患者术后血清 AQP-1 和 AQP-4 水平的影响	浙江临床医学
2015	吕建芬	多种止血方法在膝髋关节置换术中的应用效果观察	实用临床医药
2015	潘凤珍	氨溴索不同给药方式治疗急性呼吸窘迫综合征的临床观察	中国医药导报
2015	翟金荣	保留括约肌置管引流术的治疗高位瘘管性肛周脓肿临床观察	海南医学

续表 5 - 2 - 12

年份	第一作者	论文题目	期刊名称
2015	朱宇承	26 眼高度近视白内障超声乳化合并人工晶体植入治疗临床观察	医学与社会
2015	朱宇承	角膜塑形术治疗 124 眼青少年近视的三年疗效观察	中国慢性病预防与控制
2015	凌志琴	中西医结合治疗食管癌疗效分析	中医学报
2016	苏建华	环氧合酶-2(COX-2)基因多态性位点 765G > C 与阿尔茨海默病关系的 Meta 分析	*Journal of Clinical Neuroscience*
2016	苏建华	BACE1 基因多态性和阿尔茨海默病相关性评估	*Aging Clin Exp Res*
2016	苏建华	Hemoglobin Status and Externalizing Behavioral Problems in Children(儿童血红蛋白状态和外化行为问题)	*International Journal of Environmental Research and Public Health*
2016	李国民	线粒体靶向抗氧化剂 SS-31 肽对脓毒血症引起多器官功能不全的保护作用	*Inflammation*
2016	何　劲	Dynesys 动态稳定系统对固定临近段椎间盘影响的 MRI 研究	国际临床与实验医学杂志
2016	朱爱平	Fas/FasL,Bc12 以及 Caspase8 基因多态性在中国类风湿关节炎患者的研究	*GENES AND DISEASE*
2016	李国民	线粒体靶向抗氧化剂 SS-31 肽对脓毒血症小鼠急性肺损伤的影响	临床麻醉学杂志
2016	黄海霞	观察 ALA-PDT 治疗 CA 及多发性跖疣的安全性与疗效	中国公共卫生
2016	陈　军	红蓝光交替照射联合胶原贴敷料治疗寻常痤疮疗效观察	中国医院药学杂志
2016	蔡　云	HBeAg 诱导 HBV 免疫逃逸的机制研究进展	现代免疫学
2016	张俊华	绳带捆绑技术在脑梗死偏瘫患者康复治疗中的运用	中国全科医学
2016	张俊华	神经电刺激联合牛痘免疫病毒疫苗接种家兔炎症皮肤提取治疗周围性面神经麻痹的临床疗效研究	医学研究生学报
2016	刘　俊	人工股骨头置换术对围术期老年股骨头骨折患者凝血功能的影响	中国老年学杂志
2016	管双仙	神经电活动辅助通气模式和压力支持通气模式对急性呼吸窘迫综合征患者肺内气体分布影响的比较	临床麻醉学杂志
2016	陈伟军	微创等离子前列腺电切术治疗高危前列腺增生患者对 IPSS 及预后 PVR 影响	微创泌尿外科杂志

续表 5－2－12

年份	第一作者	论文题目	期刊名称
2016	石永康	卡培他滨或替吉奥治疗老年性晚期胃癌效果及安全性对比	中国综合临床
2016	李国民	NRG1-ErbB4 信号通路在脓毒症大鼠心肌功能障碍中的作用	江苏医药
2016	李国民	ICU 镇痛镇静治疗的伦理学分析	中国医学伦理学
2016	杨　阳	1 例嗜酸细胞性胃肠炎临床分析	检验医学与临床
2016	潘　良	内镜下黏膜切除术治疗消化道难治性息肉的疗效分析	中国医师进修杂志
2016	苏建华	甲钴胺对大鼠缺血-再灌注损伤神经细胞凋亡及 Caspase-3 mRNA 表达的影响	医药导报
2016	陶粉华	护理干预对妇科手术患者术后疼痛的影响	江苏医药
2016	王　栋	LVS 集群及负载均衡技术在区域 PACS 的应用研究	医疗卫生装备
2016	钱春生	老年大鼠创伤性脑损伤后血管再生调节因子表达与肠黏膜、肠屏障功能的变化	华中科技大学学报医学版
2016	黄海霞	五维赖氨酸颗粒剂联合转移因子口服液治疗 90 例扁平疣疗效观察	湖南中医药大学学报
2016	于迎根	慢性心衰患者心率减速力与室性心律失常的相关性研究	现代医学
2016	龚小俊	三味清热止痒洗剂联合糖皮质激素治疗特应性皮炎疗效观察	医学临床研究
2016	龚小俊	红光照射联合药物方案治疗急性期带状疱疹疗效观察	医学临床研究
2016	刘素琴	146 例万古霉素临床应用分析	医药导报
2016	邓英琴	血清降钙素原、C-反应蛋白及白细胞变化对儿科呼吸道感染的临床价值分析	贵州医药
2016	丁小仙	关于消毒供应中心手术器械的管理与效果分析	湖南中医药大学学报
2016	徐　群	腹腔镜下粘连性肠梗阻手术的时机选择	徐州医学院学报
2016	仲雪琴	瘢痕子宫再次剖宫产切口位置选择的治疗体会	湖南中医药大学学报
2016	庄小美	优化护理在儿科急性呼吸道感染中的临床应用分析	贵州医药
2016	邰建飞	62 例儿童肺炎支原体感染临床分析	陕西医学杂志
2016	虞卫新	腹腔镜与开腹肠粘连松解术的疗效分析	腹腔镜外科杂志
2016	吴建华	同步放化疗致中晚期宫颈癌患者骨髓抑制发生的危险因素分析	实用癌症杂志

续表 5－2－12

年份	第一作者	论文题目	期刊名称
2016	王国芳	1 例在贝克曼 UiCel dxi800 发光仪器检测甲状腺功能异常的探讨	世界中医药
2016	凌爱芳	运用综合指数法对某院 2011—2015 年医疗质量进行综合评价	世界中医药
2016	杨黎明	血浆脑钠肽水平与慢性心力衰竭患者预后的关系	中国循征心血管医学杂志
2016	沈粉华	低位水囊用于晚期妊娠引产致产科感染临床分析	中国综合临床
2016	吴艳辉	医护一体化综合干预对肺癌患者健康知识掌握度、睡眠质量改善的临床效果	中国临床研究
2016	朱爱平	关节镜术后不同时点应用透明质酸钠和双醋瑞因治疗膝骨性关节炎的比较	中华损伤与修复杂志
2016	王　悦	围术期精细护理在经尿道前列腺等离子双极汽化电切术老年高危前列腺增生患者中的应用效果观察	临床误诊误治
2016	刘　芳	自理模式护理在胆囊胆总管结石手术患者中的应用效果观察	临床误诊误治
2016	史婉芳	优质护理在经皮椎体后凸成形术治疗骨质疏松性椎体压缩性骨折患者中的应用效果观察	临床误诊误治
2016	葛海龙	腹腔镜胆囊切除术对于老年患者应激反应的影响	中国医刊
2016	葛海龙	胃肠道肿瘤合并肝硬化门静脉高压的术式选择	中国现代普通外科进展
2016	周　萍	加巴喷丁联合血液灌流治疗血液透析患者不宁腿综合征的疗效观察	蚌埠医学院学报
2016	张　斌	ACTH、COR、血糖在评估弥漫性轴索损伤预后的临床意义	现代医学
2017	查全斌	细胞外囊泡在乳腺癌发生中的作用	*Tumor Biology*
2017	张　兴	辛伐他汀对高胆固醇血症患者全髋关节置换术后假体周围骨密度的影响	*International Orthopaedics*
2017	钱腾达	ERCC 基因常见多态性与胶质瘤发病率相关性：15 例病荟萃分析	*Medicine*
2017	朱宇承	超声乳化合并人工晶体植入联合经瞳孔硅油取出手术疗效评估摘要	*Int J Ophthalmol*

续表 5－2－12

年份	第一作者	论文题目	期刊名称
2017	马永宾	骨髓间充质干细胞分泌的胞囊泡促使大鼠坐骨神经压榨性损伤的神经再生	*Int J Clin Exp Pathol*
2017	徐中华	血清 CTRP3 水平与绝经后妇女骨质疏松症相关性研究	*Experimental and Clinical Endocrinology & Diabetes*
2017	赵　凯	miR-25 promotes metastasis via targeting FBXW7in esophageal squamous cell carcinoma（miR-25 通过靶向 FBXW7 促进食管鳞状细胞癌转移）	*ONCOLOGY REPORTS*
2017	范云霞	The effect of melatonin on early postoperative cognitive decline in elderly patients undergoing hip arthroplasty：A randomized controlled trial（褪黑素对老年髋关节置换术后早期认知功能下降影响的随机对照研究）	*Journal of Clinical Anesthesia*
2017	谢　华	非平衡状态下大鼠颈椎退行性疾病的 x 线动态观察	*Acta Cir. Bras*
2017	吴国荣	甲基鼠李素在脂多糖(LPS)诱导的大鼠急性肺损伤中的抗氧化和抗炎作用	*Wu et al, Afr J Tradit Complement Altern Med*
2017	谢　华	骨水泥分布对椎体成形手术后疗效影响的研究	中华骨科杂志
2017	周林秋	腹腔镜下胆总管切开取石的临床应用	中华肝胆外科杂志
2017	郭玉华	胃癌组织肿瘤相关噬细胞和自然杀伤细胞浸润的临床意义	中华实验外科杂志
2017	马永宾	大鼠骨髓间充质干细胞培养上清液对 RSC96 细胞生物学功能的影响	中国免疫学杂志
2017	汤　琴	慢性骨髓增殖性肿瘤患者钙网蛋白基因突变及其临床意义	中国实验血液学杂志
2017	马永宾	大鼠骨髓间充质干细胞促进 RSC96 细胞凋亡并抑制其增殖和迁移	细胞与分子免疫学杂志
2017	张小平	PI-IBS 与 NPI-IBS 患者的临床对比研究	重庆医学
2017	凌爱芳	某院 1740 例超长住院日患者影响因素分析	中国卫生统计
2017	张欢妍	胞外囊泡作为药物传递天然纳米载体的研究进展	中国药理学通报
2017	尹　琪	超声引导改良阴茎背神经阻滞联合酮咯酸氨丁三醇预先镇痛用于患儿包皮环切术的效果	临床麻醉学杂志
2017	于　蓓	某院 2006-2015 年住院死亡病例统计分析	中国卫生统计

续表 5－2－12

年份	第一作者	论文题目	期刊名称
2017	黄清松	硬膜外麻醉辅助静脉复合麻醉用于胃窦癌行三腔胃肠管留置术的临床效果分析	癌症进展
2017	刘丽琴	养精种玉汤辅以体外受精-胚胎移植对子宫内膜容受性的影响	中医学报
2017	高春芬	以纽曼系统为框架的护理模式对腹腔镜胆囊切除术患者心理负担及疼痛程度的影响	山西医药
2017	钱春生	血清 N-端脑钠肽前体评估颅脑损伤预后的价值	中国临床神经外科杂志
2017	乔　华	糖类抗原 125 对急性心力衰竭诊断及临床预后的预测作用	中国心血管杂志
2017	丁小仙	消毒供应中心护士与临床科室进行沟通的体会及对冠心病患者护理质量的影响	国际心血管病杂志
2017	揭国丽	PDCA 管理方法在麻醉复苏室气管脱管中的应用和护理	实用临床医药杂志
2017	揭国丽	合并心血管疾病患者应用右美托咪对血流动力学的影响及护理	国际心血管病杂志
2017	薛　琴	探究消毒供应中心参与手术室 icu 心脏手术医疗器械清洗对无菌质量控制的影响价值	国际心血管病杂志
2017	杨春燕	孕产期健康教育与产褥期心脏病产妇母婴保健知识及护理能力关系	国际心血管病杂志
2017	宁建华	浅谈产后访视在心脏病产妇母婴保健工作中的作用	国际心血管病杂志
2017	许丽华	冠心病患者行介入术后常见并发症与护理体会	国际心血管病杂志
2017	白　晶	复方苦参注射液联合多西他赛治疗一线化疗失败非小细胞肺癌患者的疗效	医学临床研究
2017	刘　花	预见性护理在心血管疾病患者的院内转运护理中的应用效果分析	国际心血管病杂志
2017	王　云	高血压纤维支气管镜检查患者的围手术期护理效果观察	国际心血管病杂志
2017	王　悦	患者家属互述式教育联合情绪管理对泌尿系碎石患者治疗结局的影响	护理学杂志
2017	王　悦	临床护理路径在膀胱癌护理中的应用效果观察	世界中医药
2017	曹素梅	连续性护理干预对扩张型心肌病合并心力衰竭患者生活质量的影响	国际心血管病杂志
2017	周　玲	整体化康复护理在冠心病患者护理中的护理效果观察	国际心血管病杂志

续表 5－2－12

年份	第一作者	论文题目	期刊名称
2017	魏娟芳	食管癌患者术后并发心律失常的原因分析及护理研究	国际心血管病杂志
2017	严清香	彩色多普勒超声在高血压肾病早期诊断中的应用价值分析	国际心血管病杂志
2017	李　敏	彩色多普勒超声在颈动脉狭窄、闭塞患者诊断中的应用	江苏医药
2017	乔　华	a-l-岩藻糖苺酶评价心衰早期肾损害的临床价值	中国心血管病研究
2017	乔　华	并发2型糖尿病的稳定型心绞痛患者经皮冠状动脉介入治疗后微循环功能评价	岭南心血管病杂志
2017	徐腊生	比较老年冠心病患者行择期 PCI 与急诊 PCI 的有效性及安全性	中国循证心血管医学杂志
2017	王文辉	阿奇霉素治疗儿童上呼吸道感染时对体内 CRP 水平的影响研究	湖南师范大学学报
2017	顾文文	再次剖宫产出血行宫体注射欣母沛的不良反应及泌乳功能观察	湖南师范大学学报
2017	倪宏亮	急诊应用胺碘酮治疗快速型心律失常临床效果分析	湖南中医药大学学报
2017	史咏秋	动态心电图与临床观察对老年房颤患者的效果评价	湖南中医药大学学报
2017	徐　梅	手术室护理配合路径在宫腔镜子宫内膜息肉切除术中的应用评价	湖南中医药大学学报
2017	陈文云	不同孕周处理方法对胎膜早破患者妊娠结局的影响	中国性科学
2017	石永康	大肠癌患者临床病理特征与 VEGF-D/VEGFR-3 表达和淋巴管生成的相关性	医学临床研究
2017	庄小美	循证护理应用于小儿高热惊厥护理中的价值评价	贵州医药
2017	冯华军	老年缺血性脑卒中患者院外二级预防用药的依从性情况及影响因素分析	中国药物警戒
2017	顾丽萍	延续性自我管理教育对介入治疗冠心病患者疾病自我管理能力的影响	河北医药
2017	葛兰君	手术室护理干预对骨科无菌手术切口感染的效果分析	中国妇幼健康研究
2017	凌　华	循证护理在剖宫产术后护理中的运用效果观察	中国组织化学与细胞化学杂志
2017	蒋海燕	外周血 IFN-R 释放试验在结核病诊断中的价值	世界中医药
2017	于文敏	血清 GDF-15 水平与冠状动脉病变严重程度和预后的关系	江苏医药

续表 5－2－12

年份	第一作者	论文题目	期刊名称
2017	王　晔	个性化护理对恶性肿瘤放疗患者的影响临床分析	贵州医药
2017	葛锁华	大鼠骨髓间充质干细胞来源的胞外囊泡分离和鉴定	细胞与分子免疫学杂志
2017	吴　军	血尿酸及血清胱抑素 C 水平与冠状动脉病变的关系研究	实用心脑肺血管病杂志
2017	吴　军	胃癌患者血清 CK-18、CA72-4、CEA 的临床意义	热带医学杂志
2017	谢怀罗	高血压健康教育在社区慢性病防治中的应用探讨	国际心血管病杂志
2017	缪　伟	探究实施人性化护理干预对于妊娠高血压综合征产妇产后出血的影响	中国医疗设备
2017	刘　俊	自体关腱肌肌腱重建内侧髌骨韧带治疗复发性髌骨脱位疗效分析	实用骨科杂志
2017	于　蓓	应用因子分析方法探讨医疗质量综合评价分析	中国组织化学与细胞化学杂志
2017	邓英琴	舒利迭联合孟鲁司特钠治疗小儿支气管哮喘的临床效果观察	实用临床医药杂志
2017	周国平	尿微量蛋白动态监测在阿奇霉素治疗呼吸系统疾病患儿中的应用价值	医学临床研究
2017	郭玉华	XELOX 方案治疗进展期老年胃癌患者对血清胃蛋白酶原及 GAS-17 的影响	癌症进展
2018	范云霞	Inhibiting the NLRP3 Inflammasome With MCC950 Ameliorates Isoflurane-Induced Pyroptosis and Cognitive Impairment in Aged Mice（NLRP3 抑制剂 MCC950 对异氟醚所致老年小鼠细胞凋亡和认知功能障碍的影响）	*Frontiers in Cellular Neuroscience*
2018	王　荣	MicroRNA-940 Targets INPP4A or GSK3β and Regulate the mAlignant Behavior of Bladder Cancer Cells（MicroRNA-940 以 INPP4A 或 GSK3 β 为靶点激活 Wnt/β-Catenin 通路调控膀胱癌细胞的生物学机制）	*Oncology Research*
2018	石永康	MiR-139-5p suppresses osteosarcomA cell growth and invasion through regulating DNMT1（MiR-139-5p 通过调节 DNMT1 抑制骨肉瘤细胞增殖与侵袭）	*Biochemical and Biophysical Research Communications*
2018	虞蕾楠	LncRNA cancer suscePtibility candidate 15accelerates the breast cancer cells progression via miR-153-3p/KLF5 positive feedback loop（LncRNA CASC15 通过 miR-153-3p/KLF5 正反馈回路促进乳腺癌细胞的进程）	*Biochemical and Biophysical Research Communications*

续表 5－2－12

年份	第一作者	论文题目	期刊名称
2018	张　兴	ING5 is a potential Target for osteosarcomA Therapy(生长抑制蛋白5(ING5)是骨肉瘤治疗的潜在靶点)	*Tenchnology in Cancer Research &Treatment*
2018	周　丹	Original Article MesenchymAl stem cell-derived extracellular vesicies Promote apomote apoptosis in RSC96 Schwann cells through the activation of the ERK Pathway(骨髓间充质干细胞分泌的胞外囊泡对 RSC96 细胞生物学功能影响的研究)	*Int Clin Exp Pathol*
2018	丁　屹	SmAll cell neuroendocrine carcinomAs of the uterine cervix:case report(子宫颈小细胞神经内分泌癌:案例报告)	*European Journal of Gynaecological Oncogy*
2018	徐中华	Serum LeveL of fetuin B is associated With OsteoPorosis:a 4-Year prospective stuDy in China(血清蛋白 b 水平与骨质疏松的关系:随访四年的中国人群的回顾性研究)	*Clin Invest Med*
2018	马建强	原发性醛固酮增多症中血清甲状旁腺素水平的变化、影响因素及与左心室结构参数之间的相关性	南京医科大学学报
2018	曹国平	右美托咪定对老年患者骨科手术后睡眠质量的影响	临床麻醉学
2018	刘素琴	我院 ICU 老年感染患者万古霉素血药谷浓度的监测结果分析	中国药房
2018	杨采琴	探究腹腔镜下囊肿剥离术对卵巢巧克力囊肿的临床疗效	中国医院药学
2018	于迎根	窦性心率震荡及心率变异性在 ACS 患者预后评估中的应用价值	中国急救医学
2018	马建强	醛固酮瘤、单侧肾上腺皮质增生型原发性醛固酮增多症的临床特征及预后对比分析	山东医药
2018	马建强	原发性醛固酮增多症患者相关靶器官损害及预后的性别差异	江苏医药
2018	王　健	胸部撞击致家兔急性肺损伤的实验研究	临床和实验医学
2018	孙亚文	椎间孔镜微创与开放性手术治疗单节段腰椎间盘突出的疗效对比研究	临床和实验医学
2018	曹征然	胎膜早破孕妇胎膜组织中 TRAIL 、NF-KB 的表达及意义	中国计划生育和妇产科
2018	孙亚云	卒中后高血糖患者采用强化降糖方案治疗对患者预后及血糖的影响	中华保健医学杂志
2018	陈伟军	输尿管硬镜激光碎石和腹腔镜切开取石治疗输尿管上段结石的疗效和并发症的比较	实用临床医药杂志

续表 5－2－12

年份	第一作者	论文题目	期刊名称
2018	周林艳	子宫颈鳞状细胞癌组织中泛素特异性蛋白酶 4 和基质金属蛋白酶 2 的表达及意义	安徽医药
2018	王国君	快速康复外科模式对于食管癌术后患者生命质量的影响	实用癌症杂志
2018	万　航	早期乳腺癌整形保乳术联合乳腔镜下腋窝淋巴结切除术的随机对照研究	生物医学工程与临床
2018	叶园芳	连续性血液净化治疗危重患者的护理方式分析与研究	中国现代医学
2018	袁　霞	产后出血经子宫背带式缝合术对出血量、手术时间及产褥病发生率的影响	中国性科学
2018	李梅琴	括约肌间瘘管结扎术在单纯肛瘘治疗中的临床疗效	中国医疗设备
2018	史婉芳	应用椎间孔镜微创系统治疗腰椎退行性疾病的护理分析	世界中医药
2018	蒋昔琴	团队资源管理模式应用于急性缺血性脑卒中患者缩短 DNT 的作用	昆明医科大学学报
2018	吕菊仙	优质护理在 51 例糖尿病患者血液透析中的应用价值	贵州医药
2018	潘风珍	院内外延伸药学服务对 2 型糖尿病患者治疗效果及不良反应发生率的影响	中国药物警戒
2018	马　赟	思维导图对中青年冠心病患者生活质量的影响	新疆医科大学学报
2018	高春芬	海恩法则指导下的标识管理在乳腺专科护理中的应用	湖南中医药大学学报
2018	刘　芳	优质护理对胃癌手术患者术前焦虑状态及术后满意度的影响	湖南中医药大学学报
2018	查全斌	阿瑞匹坦三联疗法预防中高度催吐风险化疗所致恶心呕吐的疗效观察	中国肿瘤外科杂志
2018	杨宝春	临床药师对疑似盐酸氨溴索致药物热患者的药学监护	中国医院用药评价与分析
2018	朱　洁	临床药师参与脓毒性休克患者抗感染的治疗实践	中国医院用药评价与分析
2018	王国芳	降钙素原检测技术应用于呼吸机相关性肺炎诊断的临床效果分析	临床检验杂志
2018	葛兰君	警惕标识在手术室风险管理中的疗效观察	世界临床药物

第三章　合作与交流

改革开放后,医院陆续开展对外交流与合作,加强社会公众与医疗机构之间的沟通与协作。90 年代开始,医院先后接待世界卫生组织、外国同行及政府官员考察交流 6 批次。医院也多次派医护人员到境外学习考察,与法国枫丹白露大区医疗中心签订友好协作医院并挂牌,依托合作,开展国际学术交流。国内的合作交流着重和上海、南京等地三甲医院开展双向交流合作,签订服务协议,让优质医疗资源下沉。同时与金坛地区乡镇医院合作互补。通过交流、交往、合作,开阔视野,拓宽发展领域;提升了医疗技术水平与服务质量,赢取社会与经济的双丰收。

第一节　国际医务交流

1990 年 4 月,世界卫生组织派眼科专家爱德华基金会克瑞特博士及夫人到金坛视察和了解防盲情况,并来院实施和指导眼科手术。1991 年 10 月,世界卫生组织派员到金坛视察初级卫生保健和三级医疗保健网,并到医院视察医疗设施和医技建设情况。1995 年医院与英国 HU 基金会开展中英妇幼保健合作项目。是年 10 月 2 日,英方由宋元兴、何丽夫妇到医院洽谈妇幼保健合作事宜。1998 年,与美国瑞博眼科中心合作开展白内障超声乳化手术 + 人工晶体植入术等项目交流。2014 年 11 月,与法国圣乔治中心医院签订友好合作意向书,开展以医疗服务、医疗技术、医疗管理等交流协作。2017 年 5 月,与法国枫丹白露大区医疗中心签订友好协作医院协议并挂牌,依托合作开展国际学术交流。

2010 年 5 月 25 日,接待美国著名儿童心理学专家、宾夕法尼亚大学马斯阿享巴赫博士等 8 人,指导和交流“金坛儿童健康项目”。2012 年 4 月 23 日,国际肿瘤专家、美国安德森大学肿瘤研究中心教授李国筱到医院讲学,就转化医学、科研计划书、流行病学调查研究、肿瘤的病因研究及个性化治疗进行学术交流,卫生局局长李志芳、副局长章莉萍参加会议。

2013年11月8日,法国巴黎大区艾森省立中心医院院长、巴黎大区卫生署原国际交流合作中心主任让·米歇尔·图卢兹为首的法国艾森省立中心医院专家团5人到医院参观交流访问,副市长王艳红、外事办主任陈小华、卫生局长李志芳参加了交流接待,双方交流了医院管理、医疗技术、文化建设等方面的合作意向。2015年11月3日,法国枫丹白露——萨木瓦市副市长玛丽·弗朗斯瓦和江苏省人力资源和社会保障厅驻法国联络处主任、欧洲国际人才交流协会秘书长黄申萍博士、香港天使瑞集团董事长鲁南到医院访问,金坛区副区长王艳红陪同。

2017年5月11日,在欧洲国际人才交流协会秘书长、法国经济交流促进会副主席黄申萍的推动下,医院举行中法医学合作友好医院揭牌仪式,法国巴黎大区枫丹白露——萨木瓦市政厅分管文教卫生及国际交流合作副市长玛丽·弗朗斯瓦,法国专家咨询委员会常务副主席、法国重症监护医学著名教授乔治·奥芬斯达德,法国塞纳马恩省医疗中心副主任、全科主任医生雷佑·巴第克,法国巴黎大区枫丹白露—蒙特中心医院骨科及运动医学科主任医生萨米尔·彻尼亚热,美国国立卫生研究院博士后研究员、美国杜克大学外科学教授、美国总统特朗普委员会委员李正生参加揭牌仪式,金坛区政府副区长刘明江,金坛区卫计局局长袁永炜,医院党委书记、院长苏建华和副院长田声望、徐群、徐颖、纪委书记吴平涛等领导出席揭牌仪式。

2018年9月4日,加拿大多伦多肖代斯医院教授克劳德·布鲁访问医院,开展学术交流、手术演示。10月22日,在欧洲国际人才交流协会秘书长、法国经济交流促进会副主席黄申萍的推动下,医院举行中法医学合作中心(中法医学骨科合作中心、中法医学肾脏科合作中心、中法医学护理合作中心)揭牌仪式,法国巴黎大区枫丹白露—萨木瓦市副市长玛丽·弗朗斯瓦,法国巴黎大区南塞纳马恩省立中心医院骨科及运动医学科主任、法国骨科协会运动损伤委员会主委萨米尔·彻尼亚热,法国巴黎大区南塞纳马恩省立医院枫丹白露分院骨科主任、脊柱损伤专家本克荷立法,法国巴黎大区南塞纳马恩省立中心医院总护士长爱迪特·维尔吉尔,法国巴黎大区南塞纳马恩省立中心医院肾脏科主任、法国肾脏病协会委员萨米尔·阿尔比塔尔参加揭牌仪式。金坛区政府副区长刘明江,金坛区卫计局局长袁永炜,医院党委书记、院长苏建华、纪委书记吴平涛、副院长赵凯等领导出席揭牌仪式。

第二节　出访考察和进修交流

建院初至20世纪末，医务人员的进修、学术交流大多局限在国内。21世纪后，随着医院与外界交流合作的深化，医院开始选派业务骨干到国外（地区）进修学习，学术交流。促进医院科研、技术水平的提高。

2002年11月，原副院长司马衡、副院长包德诚、肿瘤科主任田声望及金坛市卫生局副局长何晓俊到德国考察西门子加速器设备。2005年8月，院党委书记赵锁芳、副院长傅忠林、放射科副主任赵建忠、设备科科长任俊南到德国考察医疗设备核磁共振检验仪。当月，院党委副书记、院长邓建等两人到美国交流学习。

2010年7月，院党委副书记、院长何晓俊到日本参观学习。当月，院党委副书记、副院长李国民、副院长徐群、大外科主任虞立平、药剂科科长黄贵平到台湾学习考察；10月，副院长苏建华、院纪委书记丁需清到朝鲜进行学术交流。2011年2月，院党委副书记、副院长李国民到澳大利亚医疗机构参观考察。5月，院党委副书记、院长何晓俊到北欧四国学习考察，并参加世界超声大会。8月，副院长田声望到美国交流学习。10月，纪委书记丁需清到韩国釜山参观考察。12月，市政府组织院党委副书记、院长何晓俊及卫生局和其他医院人员共11人到美国、加拿大学习考察。

2014年11月，院党委书记李国民、医务科科长孙文龙、科教科科长任美芳、护理部主任黄锡华到法国，与法国圣乔治中心医院签订友好合作意向书。2016年7月，院党委副书记、院长苏建华到法国考察交流；11月再次到法国巴黎，与枫丹白露大区中心医院签订友好合作协议。

表5-3-1　　2010—2018年医院出国（地区）进修、学术交流表

姓名	职称	地点	交流内容	开始时间	时间
李国民	主任医师	新加坡南洋创新管理学院	高级医院管理培训班	2012年5月	1周
		法国埃松省立中心医院及埃松省急救中心	门诊、急诊科及急诊ICU医疗技术	2014年11月	1周

续表 5－3－1

姓名	职称	地点	交流内容	开始时间	时间
季金华	副主任护师	台湾新北市立联合医院等	护理学	2017 年 4 月	10 天
	主任护师	日本东京都立看护学校、佐佐综合医院	护理学	2018 年 7 月	1 周
黄锡华	副主任护师	法国埃松省立中心医院及埃松省急救中心	门诊、急诊科及急诊 ICU 医疗技术	2014 年 11 月	1 周
		台北护理健康大学	常州护理菁英培训班	2016 年 7 月	10 天
吕　琦	住院医师	法国南塞纳马恩省立中心医院	康复医疗	2018 年 7 月	3 个月
任美芳	副主任医师	法国埃松省立中心医院及埃松省急救中心	门诊、急诊科及急诊 ICU 医疗技术	2014 年 11 月	1 周
孙文龙	主管药师	法国埃松省立中心医院及埃松省急救中心	门诊、急诊科及急诊 ICU 医疗技术	2014 年 11 月	1 周
邵云芳	副主任护师	台北护理健康大学	常州护理菁英培训班	2016 年 7 月	10 天
袁　冬	副主任医师	法国南塞纳马恩省立中心医院	TCU 重症监护管理与急诊	2018 年 7 月	3 个月
程国林	主任医师	奥地利、瑞士	骨科医疗管理、技术	2014 年 6 月	10 天
谢　华	副主任医师	法国南塞纳马恩省立中心医院	骨科医疗技术	2018 年 7 月	3 个月

第三节　国内合作交流

一、与上级医院的合作交流

80 年代后期，与省人民医院协作开展心血管疾病的调查和防治工作及科研项目的合作。1990 年起，与常州一院建立泌尿外科的长期合作关系。1993 年，苏医附一院派员对医院的内、外、妇、儿、放射、检验等科室进行全方位的专科技术指导，历时两年。1995 年起，与南京八一医院进行肿瘤诊断、治疗、手术等相关内容的长期协作。

2000—2008 年，医院加强与省内外知名医院的联系，引进成功的管理经验和先进的诊疗技术，开展与省内外上级医院的技术交流与合作。医院派出 737 人参加各种学术交流活动，请外院专家到院会诊、指导手术976人次。2008年12月，与南京市第一医院签订医疗技术合作协议书，成立南京市心血管病介入治疗中心金坛分中心。同年年底，医院成立有122名省内外医学专家组成的金坛市人民医院会诊中心。

2010年5月16日，南京市心脏病介入中心金坛分中心挂牌。2010—2013年，医院与上海一院、南京鼓楼医院、南京市第一医院、南京市心血管病医院、江苏大学附属医院、南京军区总院、常州一院、武警总院等三级医院签订双向交流服务协议，建立上级医院专家库。2013年，与常州一院建立对口支援机制。常州一院从医院管理、业务开展、技术引进、课题研究、专科建设等方面开展多层面、多形式的支援帮扶。至2018年，常州一院有7名医师到医院对口支援。

2014年，成立上海市第一人民医院集团创伤诊治金坛分中心。与上海长征医院、上海长海医院建立合作关系，达成人才培养、专家到金坛会诊、讲座、手术和远程会诊的意向合作协议。

2015年年底，医院与常州二院签订全面技术合作协议，将骨科、儿科、内分泌科进行首批技术托管。在技术支持、进修培训、学科建设等方面给予帮扶。2017年4月，与东南大学附属中大医院进行项目合作。建立消化道早癌诊疗中心金坛分中心，设立施瑞华教授工作站。8月，与省人民医院眼科合作签约，成立刘庆淮教授工作站。11月，与常州三院签订感染性疾病专科共建型医联体协议。

2018年1月，与省人民医院骨关节科王青教授签订合作协议，开设专家门诊。4月，与省肿瘤医院妇科肿瘤专家姜智博士签约，开设专家门诊。5月，病理中心与省人民医院病理学部张智弘教授的专家团队建立合作关系，指导病理中心临床病理诊断、疑难病例读片、病理专题讲座、开展新技术新项目、远程会诊及科研教学工作。7月，与省中医院肛肠科建立合作关系，成立谷云飞教授工作站。与省人民医院肝胆外科建立合作关系，成立李相成教授工作站。9月，与省人民医院肿瘤科建立合作关系，成立束永前教授工作站。12月，与上海东方肝胆医院建立合作关系，成立杨家和教授工作站。

医院常年聘请常州一院消化内科沈云志教授和常州二院呼吸内科韦国桢教授到医院指导临床诊疗和科研教学工作。聘请无锡二院美容科李永忠主任指导美容科诊疗工作。通过外聘教授、签约专家、专科联盟等方式柔性引进技术和人才，带动专科稳步发展，给科室技术提升和业务发展注入了活力。

二、与乡镇医院业务交流

2006 年 7 月 29 日，与城东、西岗、指前、洮西、水北、薛埠、儒林、河头、尧塘、茅麓等 10 家乡镇(中心)卫生院签订帮扶协议。在专科建设、技术指导、人才培养、医院管理等方面给予指导和扶持。2008 年 11 月至 2009 年 5 月，与金坛市 9 家乡镇卫生院签订影像及医技检查合作协议书，利用医院的技术设备为乡镇卫生院提供技术服务，互惠互利，实现双赢。

2009 年，贯彻落实卫生支农，做好与乡镇卫生院结对帮扶工作。有 18 名临床医师被派到各乡镇卫生院进行技术指导。7 月，与金坛市第二人民医院签订心理科合作协议，开设心理门诊。2010 年、2011 年，医院与常州市监狱医院、城东卫生院、金城镇卫生院等 11 家基层医院签订合作协议书。

2012 年，医院与 8 家乡镇卫生院(直溪中心卫生院、水北中心卫生院、尧塘中心卫生院、社头中心卫生院、金坛第二人民医院、城东社区卫生服务中心、指前镇卫生院、建昌卫生院)组成医疗集团。成立以金坛市人民医院为核心的区域型医联体，与医联体成员单位实现优势互补、资源共享，在人才培养、双向转诊等方面发挥作用。同时，还相继成立金坛市影像中心、临床检验中心、病理中心、消毒供应中心、远程会诊中心，为基层卫生院以及民营医院提供服务。

2013 年，医院继续主动为基层医院服务，有 10 名医师在晋升前到乡镇卫生院对口支援，与常州市监狱等医院继续签订合作协议书。2014 年，医院在组织结构、人员技术力量及设备设施等方面与 8 家乡镇卫生院实现优势互补、资源共享，提高资源利用效率，最大限度地满足群众的医疗服务需求。选派相关专家到对口支援单位进行查房、会诊、授课 5 次。

2016 年，继续执行城区医院医生在晋升职称前到基层医疗卫生机构服务制度，选派专家到对口支援单位进行查房、会诊、授课 64 人次；协助处理集团医院内 3 家乡镇卫生院 4 例医疗争议纠纷。2017 年 1 月，分别与指前镇卫生院消化内科、直溪中心卫生院普内科和骨科、尧塘中心卫生院神经内科、水北中心卫生院妇产科签订专科共建型医联体战略合作协议。10 月，与指前镇卫生院签订紧密型医共体建设合作协议。

2018 年 7 月，与直溪中心卫生院签订医共体建设合作协议。医院对两家医共体分院实行同质化管理，组织临床专家团队每周二、四前往直溪中心卫生院，每周三前往指前镇卫生院，参与值班、排班的全日制诊疗，进行门诊、查房、会诊、指导手术、讲座培训等，做好基层医院技术的传、帮、带工作，带动基层医疗服务能力的全面提升，实现上下联动、分级诊疗，为区域百姓提供连续综合的医疗服务。

三、与企业、事业单位业务合作

2006 年 4 月，与中国石油西气东输管道分公司签订定点医疗服务和应急救援服务协议。

2008 年 1 月，与江苏常宝普莱森钢管有限公司签订工伤医疗服务协议。

2008 年 12 月，与常州嘉霖灯饰有限公司签订工伤医疗服务协议。

2009 年 1 月，与全省最大的监狱医院——常州市监狱医院签订合作协议书，利用金坛市人民医院的技术、设备、医技等方面的优势实行资源共享、优势互补、双向转诊、共同发展。

2009 年 2 月，与金坛市交警大队共同合作成立驾驶员体检点，地点设在交警大队内，医院长期派一名医生和护士在体检点工作，为广大驾驶员带来方便。

2009 年 4 月，与中国石油川气东输管道分公司，5 月与中国石油川气东送管道分公司，分别签订定点医疗服务协议和应急救援医疗服务协议，为两大企业的投产、试车、检修提供现场医疗服务，为公司员工进行应急医疗急救知识培训和健康体检，确保两大公司在金坛平稳生产、安全运行。

2009 年 7—11 月，分别与中国人寿保险公司金坛支公司、阳光人寿保险股份有限公司常州直溪支公司、中国平安保险股份有限公司、英格索兰（常州）工具有限公司签订了体检协议。

2013 年 5 月，与金坛市鼎文教育咨询管理有限公司培正逗点中心签订了创办培正逗点爱婴医院合作协议，于 2016 年 4 月终止协议。

2017 年 9 月，与江苏金坛汽车工业有限公司签订了工伤医疗、健康体检服务协议。

2018 年，分别与中盐金坛盐化有限责任公司、常州天然服饰有限公司、江苏大唐国际金坛热电有限责任公司、常州菲纳斯能源科技有限公司签订了“应急救援医疗服务协议”，确保以上单位在生产运营、工程建设中发生突发事件时，受伤职工能获得及时、有效的医疗救护。

四、医技和其他医疗合作

2009 年年底，与南京伊美德尔医学技术研究中心签订了母婴保健协议。

2010 年 4 月，与南京苏健医药科技发展有限公司签订了婴幼儿早期教育合作协议。

2010 年 12 月，与无锡大华医疗器械有限公司签订了体外碎石合作协议，与江苏省北科生物科技有限公司签订了新生儿干细胞采集协议。

2011 年 1 月，与上海贺恩实业有限公司签订了 ICU 血气分析合作协议。

2011 年 3 月，与江苏康克医疗科技有限公司签订了新柏氏 TCT 合作协议。

2011 年 5 月，与上海海尔施诊断产品有限公司签订了智能化免疫光学发光系统合作协议。

2011 年 7 月，与南京欧普康视科技有限公司签订了角膜接触镜合作协议。

2011 年 11 月，与上海复旦张江生物医药签订了艾拉—光动力治疗仪合作协议。

2011 年 12 月，与金坛市豪升医疗器械有限公司签订了全自动尿液分析流水线合作协议。

2012 年 1 月，与泰州江源康药业有限公司签订了多肿瘤标志物蛋白芯片检测系统合作协议。

2012 年 2 月，与江苏美迪顺医疗器械有限公司签订了五分类血细胞合作协议。

2012 年 5 月，与东友医疗器械有限公司签订了德国贝朗血液透析机血滤机投放协议；与南京坤源生物技术有限公司签订了全自动时间分辨荧光免疫分析系统合作协议。

2012 年 7 月，与金坛豪升医疗器械有限公司签订了美国强生 350 全自动干式生化仪合作协议。

第六篇　医院管理与后勤保障

民国时期，医院属民营，董事会下的院长负责制。新中国成立后，医院主要设置行政、总务二大块负责管理运作。20世纪90年代，创建三甲医院，职能科室办公室、财务科、总务科、医务科、感染管理科、信息科、保卫科、护理部等开始配置齐全。21世纪后，又增加采购供应办、医联(共)办、质控科等科室，至2018年年底，行政职能科室发展到21个。医院科室配置合理，行政、医疗、后勤等职能清晰、职责分明。

2015年后，医院创建三级综合医院，推进医院章程制定工作，健全决策机制、管理制度，充分发挥内部理事与外部理事的监督作用，使现代医院管理制度日趋完善。实行院务公开，推进民主管理。变经验管理、粗放管理为数字控制和科学管理，提升患者安全和医院服务品质，构建节约型、持续发展型医院。实现从“二级甲等”到“三级综合”的跨越。

医院的民主管理自1988年起，主要通过“职代会”的形式，让职工参与医院重大事项的管理；完善“三重一大”制度；让民主管理落到实处。

信息技术管理起步90年代，医院信息科成立后，1997年建成医院第一代局域网络。2005年医院启用新的HIS系统，2013年建立远程会诊中心。2018年年底，医院完成临床诊疗、区域互联互通、医疗服务、绩效管理、行政管理五大信息网络系统。信息化管理手段的强化和普遍运用，医院管理更高效、及时。三级综合医院创建后，医院的管理和后勤保障提档升级，运行更趋科学、合理。

第一章　行政管理

民国时期，金坛公立医院、金坛县公医院属民营性质，医院受董事会领导，重大事项(人事变动、大额收入与支出等)须报董事会批准。院长直接管理院内行政事务，或通过事务员、文牍、会计管理。50年代，医院设立公共卫生组、防疫组、预防保健组、医务股、总务股、防疫股等机构。“文化大革命”期间被撤并，行政管理机构合并为行政总务股。1979年10月，医院恢复院务委员会。80年代初，恢复医教股、政工股、总务股（财务组及后勤组）。1988年，组建医疗器械股等，同时设立统计室、病案室、图书室。

90年代后，医院创建三甲医院，在职能科室上设置办公室、信息科、感染管理科、保卫科、护理部、改革办等。21世纪，医院新增采购供应办、医联（共）办、质控科等科室，行政职能科室发展到21个。

解放初至70年代中期，管理职能仅局限于医疗管理、后勤管理。实行党支部领导下的院长负责制和分工负责制，重大事项集体研究决定。“文化大革命”期间，医院革委会领导一切，行政管理松懈。70年代末至80年代，开展综合目标管理，实行目标管理责任制、岗位技术经济责任制、岗位责任制。

80年代末到90年代，医院制定、完善《改革方案》。实行党政分开、院长负责制。职代会参政议政，行使民主监督。审议和确定医院的各项重大事项。改革管理体制，实行科主任负责制，院科两级实行分级管理分级负责。21世纪，管理职能从医疗管理、后勤保障，发展到医疗服务、预防保健、教学科研、对外交流等方面，涉及行政、业务等多个领域。管理手段由单一的事务性，趋向制度化、信息化、人性化、精细化、社会化。遵循“管理出效益”原则，以公立医院改革为契机，建立、完善党政会议制度、行政总值班、党委议事规则、“三重一大”等规章制度。

第一节　劳动人事管理

一、劳动用工管理

民国时期的三家医院在人事劳动制度上实行聘用制、委派制、雇用制。医院职工的工作不稳定，工资、福利得不到保障。

金坛解放初，县政府对民国时期遗留人员采取全盘接收、留用的政策。50—70年代，医院新增职工主要来自部队转业军人、医学院校毕业生、经劳动部门计划招收的固定工和临时工。1952年县政府人事科对机关和全民事业单位开始核编。1962年分行政编制和事业编制两种。1971年招收一批临时工。70年代，医院主要招收城镇居民、复员退伍军员、精减下放农村的职工和上山下乡返城的知识青年。职工性质有四类：国家干部、专业技术人员、固定工、临时工。80 年代后期，经劳动部门批准，医院开始实行劳动合同制，有计划内劳动合同工和计划外临时合同工。

计划经济时期，医院国家干部、医学院校毕业医务人员，由县委组织部和县政府人事局(科)分级管理。1964 年，医院有医学院校毕业的大专以上学历的医务人员 15 人。1988 年后，医院人员进出由县人事局办理调动手续。企事业单位招收员工开始逐步放开。90 年代开始，医院从医学院校自主招录医务人员，缓解人员严重不足的状况。1998 年卫生系统开始公开招录医学院校毕业生。

2000 年起，医院全面推行全员岗位聘用制，医院和职工按照“平等自愿、协商一致”的原则，签订聘用合同。2002 年，全市卫生系统毕业生分配制度实行改革，大专以下学历的毕业生全部由市人事局、市卫生局统一组织公开招考，采取理论考试、集体面试等形式由高分到低分择优录取。本科以上毕业生由单位自主招录。2005 年起，本科生的录用也纳入统一招考。研究生、高层次人才的招录由用人单位自主选择并与市卫生局、市人事局一起面试考核，合格者予以录用。2010—2018 年，医院通过大中专毕业生公开招录、高层次人才引进及部分人员工作调动等途径，增加在编职工 390 人。

1998 年后，受事业单位人员编制的限制，医院招录职工仅限于专技人员，后勤人员不再纳入编制内招录，招录的专技人员数量也远远适应不了医院的发展需求，因此，除后勤岗位大部分使用编制外合同工以外，部分专技岗位如护理、财会、药剂等也陆续招聘编制外专技人员。2008 年 1 月 1 日，新的《中华人民共和国劳动合同法》开始实施，医院对所有合同制专技人员及后勤人员按规定签订劳动合同并缴纳各项社会保险金。对已超过法定退休年龄的人员签订聘用合同，明确双方的责任和义务。医院人事科专门负责合同工的招录、岗位培训、调配、考核等工作。2018 年年底，医院编制外合同工 439 人(其中护理 164 人、财会 20 人、药剂 4 人)，其中签订劳动合同 433 人。

二、人才建设与引进

(一)队伍建设　起始于 80 年代，发展于 90 年代到 2010 年，成熟于 2014 年后。由传统的进修、培训、提升学历，发展到培养学科带头人、创新人才、“三名战略”、技术托管等。2000 年以前，医院以职称评定、技术津贴、创建活动为抓手，通过选派人员外出培训、学术交流、学历提升、请专家教授到医院讲座、会诊等手段，加强队伍建设，提升医务人员的医疗水平。

2000年以后，医院围绕“人才强院”目标，培养和造就高素质医院人才队伍。2006—2010年，医院共引进和培养硕士研究生9人、江苏省“333工程”培养对象1人、常州市“831高层次创新创业人才培养对象”首批中青年骨干人才2人、青蓝工程培养对象2人、“百名人才培养对象”2人。2010年召开首届科教人才工作会议，2013年召开第二届科教人才工作会议，健全人才培养组织，建立科学合理的人才培养新机制，制定和出台《优秀青年人才培养工程实施管理办法》《培养和引进高层次人才管理办法》等一系列有利于人才成长和引进的政策，对青年培养对象通过在职学习、学历提升、外出进修、“师带徒”“双导师”制等形式促进他们快速成才；坚持培引并举，双管齐下。2010—2015年，医院引进和培养硕士研究生40人、博士生2人。有2人成为江苏省“333工程”培养对象；李国民、王荣分别获2012—2013年度金坛市“金沙英才突出贡献奖”“金沙英才奖”；有14人分别成为江苏大学和盐城卫生职业技术学院兼职教授和副教授；2人成为南通大学兼职教授和副教授；有医院优秀学科带头人6人、优秀专业技术骨干6人、优秀青年人才培养对象7人。

2016年年初，医院制定并出台“名院进修、名科联合、名师带徒”实施方案。同年，召开第三届科教人才工作会议，出台12项科教人才工作文件，加强和完善人才选拔、培养、考核与激励机制，年提取业务收入的2%作为科教人才发展基金。2016—2018年，医院有计划分批次选派高级职称人员及临床科主任到国内知名三级医院进修近70人、学习100余人。对学科带头人和专业技术骨干实行动态化管理，激发高层次人才的工作热情。先后与江苏大学、苏州大学联合举办在职研究生班三期。

（二）人才引进　1992年，医院从苏州医学院引进22名本科生。接着，1999年、2002年、2004年3次在《健康报》刊登招聘启事。同时分别到北京、湖南、武汉、西安、吉林、南京、徐州等地参加卫生部、各省及高校举办的人才招聘会，重点招聘紧缺专业的高层次学科带头人及硕士以上研究生。2010年引进硕士研究生5人，2011年引进硕士研究生2人。2012年全院引进硕士研究生6人、博士1人，部分科室聘请省内三甲医院的名医做名誉科主任。

2015年以后，医院加大人才引进力度，2016年引进硕士研究生9人、博士1人。2017年，打破人才引进瓶颈，加大对学科带头人和有建树的中青年专家的引进，引进中青年专家2人，硕士研究生12人，培养博士3人。2018年，医院主动到各医学院校和面向社会积极引进高层次人才，通过对应聘材料的整理、筛选，对有意向人选的考察、面试、考核等程序，引进研究生8人和检验科博士1人。2016—2018年，医院引进博士2人、硕士30人。

三、干部任用管理

解放初期，医院中层以上干部由苏南行政公署或县政府任免，江苏省建立后，改由镇江专署。之后干部的任免、考核，逐步下放至县委、县政府及县政府人事科（人事局），“文化大革命”期间，干部调进调出，都由县革委会政工组办理。

1983年前，医院行政部门正副股长与业务科室正、副主任由县委组织部门任免，护士长正、副职由县卫生局任免。1984年起，调整干部管理权限和范围，医院中层干部在县卫生局可自行调动。正副股长、正副科长（主任）、护士长均由县卫生局发文任免。1987年医院首次实行中层干部职务聘任制，38人受聘走上中层干部岗位。由院长聘任，期限2年。1988年，医院实行院长负责制，中层干部均由院长任免聘用，报县卫生局备案。90年代中期，医院中层干部正职任免先向市卫生局报批，经批复后医院发文进行任免，中层干部副职由医院直接任命聘用，报卫生局备案。

2002年7月，医院首次实行中层干部竞聘上岗，此后，2009—2017年，相继开展过7次，2002—2017年有44人通过竞聘走上中层干部岗位。2002—2003年，医院分别制定《中层干部考核实施办法》《中层干部考核细则》，对中层干部实行年度考核。职能科室负责人考核内容为自身素质、行政管理、质量管理、教研管理、劳动纪律等方面；临床医技科室主任、副主任、护士长考核内容为自身素质、服务质量、工作效率、团结协作等内容，考核结果作为中层干部年终奖金发放和干部任免的依据，对得分最末3位进行诫勉谈话，连续两年得分均在最末3位给予免职或降职。

90年代，院长每年与科室负责人签订《目标管理责任书》。2000年后，从效率效益、质量指标、科研教学等方面进行详细责任分解，对中层干部进行年度综合目标考核。2015年，对中层干部考核更加强调责任化、节点化、目标化，实行分部门（临床、医技、行政职能）半年度工作汇报，由科室负责人用PPT形式汇报所在科室效率效益质量指标完成情况，还存在哪些问题及下一步打算，院长逐一给予点评。中层干部的表现与绩效奖惩、职务任免、评先评优等挂钩。

四、离退休人员管理

1980 年 10 月，全县开始实行干部离职休养制度，规定：1949 年 10 月 1 日前参加革命工作，享受供给制待遇和从事敌后革命工作的人员，符合条件，可以离职休养。离休后，政治待遇不变，原工资归属，福利待遇从优。干部离休后，由县委老干部局统一管理。截至 2018 年年底，医院有离休人员 19 名（含调离医院的）。

1978 年县革委会做出有关退休费发放规定。1979 年，医院根据《国务院关于工人退休、退职的暂行办法》（国发〔1978〕104 号）文件规定，职工退休可由 1 名子女顶职。1987 年后，医院执行“到龄即退”的规定，政工股在职工退休前 3 个月通知有关科室，以便安排职工在职期间休完结余工休假，退休工资从其出生月份的下月 1 日起算，退休时间从其出生月份后第 1 个月的 1 日执行。

1998 年起，医院对从事临床医疗工作的中级职称以上人员，根据工作需要、健康状况，在本人自愿的前提下进行返聘，返聘年龄上限：男性 70 周岁、女性 65 周岁。返聘人员工资执行退休工资，奖金按职称确定系数和职称计算补贴。截至 2018 年年底，医院返聘医务人员 30 人。其中，高级职称 9 人、中级职称 6 人、医生 11 人、医技人员 1 人、护士 3 人。

2015 年，医院根据《中共中央组织部、人力资源和社会保障部关于机关事业单位县处级女干部和具有高级职称的女性专业技术人员退休年龄问题》通知要求，具有高级职称的女性专业技术人员，年满 60 周岁退休，如本人申请，可以在年满 55 周岁时自愿退休。截至 2018 年年底，医院有退休职工 241 人。其中，高级职称 54 人、中级职称 92 人、医生 58 人、护士 71 人、技师 27 人。年满 60 周岁退休女职工有 3 人。

第二节　工资报酬管理

一、工资

民国时期，公立医院、公医院、卫生院实行薪俸制，遇到经济萧条时，医院就以粮代金发薪金米。薪金米一直延续到 1951 年。

1951 年先以大米折合工资。不久改为工分折实。1952 年 7 月，医院根据卫生技术人员“德、才、智”评定工资等级，确定工资分，工资所含“粮、布、油、盐、煤”五种实物，保证职工生活的实际需要。

1955 年原包干制的工作人员一律改为工资制。职工及家属的生活费用均由个人负担。翌年,国家进行第一次工资改革。卫技人员工资标准划分为 21 个级别、11 个标准。医院执行国家等级工资制度,实行货币工资制,并调整职工工资。全县卫生事业单位职工平均每人年增加 57.47 元,增长 11.72%。

1959 年、1963 年、1971 年、1979 年、1982 年,根据国务院、卫生部和省劳动局文件精神,医院部分职工工资得到调整,同时,职工的福利、奖金、津贴也有变化和调整。

1985 年,根据卫生部《医疗卫生事业单位工作人员工资制度改革实施方案》《关于护士工龄津贴的若干规定》,医院职工工资进行第二次改革。实行结构工资制度,专业技术人员、管理人员实行以职务工资为主的结构工资制,工资由基础工资、职务工资、工龄津贴、奖励工资四个部分组成。工人实行以岗位工资为主的结构工资制,工资由基础工资、岗位工资、工龄津贴、奖励工资四个部分。是年,共办理 238 人工资套改。

1993 年,全国进行第三次工资改革。根据国发【1993】79 号文件《国务院关于机关和事业单位工作人员工资制度改革问题的通知》精神,医院职工分专业技术人员(职称)、管理人员(职务)、工人(技术等级)3 种类型的工资制度。1995—1997 年,医院在县人事局的统一部署下,进行 4 次工资、津贴的调整。2002 年 6 月,医院完成 2001 年度在职职工工资标准晋级及离退休人员离退休费用调整工作。

2006 年,医院执行国家规定,进行第四次工资改革。由岗位工资和薪级工资代替原来的职务工资、津贴工资。根据省人事厅、财政厅《关于印发江苏省事业单位工作人员收入分配制度改革实施意见的通知》,医院实施收入分配制度改革,建立岗位绩效工资制,工资由岗位工资、薪级工资、绩效工资和津贴补贴 4 个部分组成,是年完成编制内人员工资套改。并按规定每年完成职工正常薪级工资调整。2009 年 10 月 1 日起,实施绩效工资制。编制外人员工资实行分类管理。普通高校本科毕业生执行国家工资标准,本三、自考本科、函授本科等实行 3 个月试用期工资,试用期结束经考核合格执行国家工资标准。大、中专毕业生执行医院制定的内部编外用工工资标准。

2016 年以后,医院修订完善绩效工资制度。2018 年初,出台《医院奖励性绩效考核与分配方案》。

二、福利

80年代以前,医院职工除工资外,福利形式以粮票、布票、煤球票等有价票证为主。90年代后职工每年的福利金额,医院一般是按上年度收支结余的40%提取,外加每人每月4元的标准提取。"六险一金"的提取额度及比例是:养老保险金,1995年起,按工资总额个人缴纳3%,医院缴纳28%。医疗保险金,2000年7月起,按工资总额的8%提取。人身意外伤害险金,每人每年提取60元,其中单位缴纳30元。生育保险金,按工资总额的1%缴纳。工伤保险金,按工资总额的1%提取。失业保险金,按工资总额的0.5%提取。职工职业年金,自2017年起,按工资总额4%提取。住房公积金,1992年起,按工资总额10%提取,2012年调整为按工资总额12%提取。个人和医院缴纳比例:1998年12月31日以前参加工作的人员是1:1;1998年12月31日以后工作的人员是1:2,2000年后调整为1:2.5,2012年起调整为1:2.25。1992年起,按比例提取的住房公积金金额全部划拨给常州市住房公积金管理中心金坛分中心。

21世纪初,职工夜餐费每班8~10元;午餐费每月100元,外加40元票证;误餐费每次100元;水费每月15元票证。2013年5月,医院根据绩效改革方案执行新夜班费标准,大夜班(通夜班)40~65元/个、小夜班30~50元/个。2014年2月份夜班费标准再次调整,标准为大夜班(通夜班)60~100元/个,小夜班50~80元/个,增设急诊车班(医、护)通夜班120元/个。2014年5月7日,原水票、餐票停止发放,职工误餐费改为110元/月;12月11日,从110元/月调整为220元/月。2018年1月,医院执行新绩效分配方案,职工误餐费停止发放。

1988年医院开始发放奖金,当时是按统一标准发放,每月10元。之后奖金数额多次调整。1997年起,医院实行科室成本核算,以职务高低、风险大小、绩效高低,量化分级计算科室和个人奖金。

1986年起,医院给护士增发护龄补贴。

医院职工工资和福利总额持续增长,1987年60万元、1999年1190万元、2008年3110万元、2018年19241万元。

第三节　技术职称评聘

一、专业技术职称评聘

1987年前,医院医技人员的职称评定晋升,有的经过考核、有的直接聘任。1966年,经省卫生厅批准,医院2名医士、1名药剂士晋升为医师和药剂师。1979年国家对医务人员实行技术评定和升级考试(只限于医士升医师级),院内共有39人获医师职称。翌年2月医院有10人晋升主治医师、主管药师;9人晋升医师、药师、检验师。80年代初,医院有2名中医经省卫生厅批准,晋升为副主任医师;经晋升考核和技术职称评定,报地区卫生局批准,全县有27人晋升为主治(管)医(技)师。

1987年7—12月,医院全面开展职称改革,按阶段、分层次地进行首次技术职称聘任。医院聘任高级、中级、初级卫技人员221人(含离退休3人)。其中,副高1人、中级14人、初级76人、士级123人、员级7人。符合高聘职务资格共有126人。其中,副高级13人、中级50人、初级63人。

1993年以前,专业技术职务评聘由上级部门直接聘任。1993—1998年,根据常州市人事部门制定的任职资格评审条件,在常州市人事部门核定编制内,单位组织申报,由上级人事部门评审,取得任职资格后再办理聘任。2000年以后,专业技术职务实行评聘分开,医院制定《关于竞争聘任卫生专业技术职务的实施意见》《卫生专业技术职务岗位设置方案》《关于卫生专业人员低职高聘、高职低聘、转岗聘任、待聘和不聘的有关规定》和《关于卫生专业技术职务竞争上岗有关规定》等文件,专业技术职务评聘有序进行。

2000年,在医院开展专业技术职务岗位设置工作,建立按岗聘任、竞争上岗、聘约管理的任用制度,增强医务人员竞争意识。当时设置岗位除主系列卫生技术专业外,另设非主系列会计、档案两个专业的中、初级级别岗。2001年起,卫生系列专业技术人员必须通过全国统一考试才能取得相关专业的初、中级资格,医院对符合聘任条件人员予以聘任。2004年,经上级主管部门审批,增设会计高级岗及统计、工程两个专业中、初级岗。

2011年以前,医院聘用的正高职者9人,副高职称者36人。由于个人因素,正高职称未聘用1人,副高未聘8人;2012年起,因岗位设置的限制,每年有部分副高职称人员未聘。2012—2018年,医院聘用正高职称者55人、副高职称者124人;正高未聘用12

人，副高未聘用50人。2018年年底，医院有高级职称人员195人，其中正高职称人员58人、副高职称人员137人。医院正高职称未聘13人，其中主任医师9人、主任中医师1人、主任护师3人；副高职称未聘57人，其中副主任医师20人、副主任技师2人、副主任护师34人、副主任药师3人，其他副高职称2人；未聘主管护师2人。

二、工人技术等级评聘

1999年，医院始实行工人技术等级认定制度，从事收费员、保管员、驾驶员、水电工、消毒员、锅炉工等工种者可以晋升工人技术等级。工人技术等级分为普工、初级工、中级工、高级工、技师、高级技师，医院工人按技术等级标准进行培训考核后晋升技术等级。至2018年年底，医院有技师2人，高级工22人，中级工3人。

第四节　财务资产管理

一、会计业务

（一）收费管理与核算　解放初，国家经济相当困难，对医院实行经费自给自足，适当补贴的政策。

50—70年代，政府对医院实行全额管理和差额补助的办法，积余留用、超支不补的财政政策。50年代，财政拨给医院经费最低年份0.28万元，后增到6.82万元，70年代末达到13万多元。经费的科目有人员工资、职工福利、设备购置费、基建费、公费医疗费等13项。医院从配备专职会计，到设立会计室、财会组，分主办会计、出纳会计，住院部会计、收费员等。

50年代，医院实行挂号室和会计室并列机制，分别负责医疗收费和收支明细分类做账。1960年，成立总务股，财务账目归由总务股管理。

“文化大革命”期间，医院财务制度不落实，有账无物、有物无账、账物不符。领取物资无手续，损坏器械无人管。住院处工作混乱不堪，有的病人住院分文不交，出院不告而辞，医疗欠费十分严重。仅1970—1976年每年欠费平均达1万元，至1977年上半年，医院欠费12万多元。1975年9月起，医院党支部成立物资财产清理小组，对医院物资财产、家具等进行全面登记、建账，明确使用人和保管人。

1977年以后，院党支部着手院科两级班子的思想作风整顿，建立健全财会制度，摸清家底，健全账册，统一管理发票等票证，完备支出手续。医院经济管理初见成效。1979年8月，医院被省卫生厅列为全省经济管理试点单位。80年代初，医院全面推行经济管理考核奖惩办法，院部对医疗科室实行定额管理，规定数量、质量和经济指标；对医技科室、中医科（包括中药房、中药库）实行定额管理加责任制；对制剂室、食堂实行半企业化管理，对洗衣工等采取计件工资制。1981年，医院年总收入为74.07万元，比1980年增加11.65万元，增长18.7%。住院病人的欠费4792元，比70年代有明显下降。医院经济管理的成功经验，在全省医院经济管理工作现场会上，向全省推广。

1987年以前，医院财务工作只局限在会计核算和财务科目的账册上。1988年，财政部和卫生部共同制定《医院财务管理办法》，明确医院是独立核算的经济实体，强调医院要加强经济核算，规定医院财务会计政策，建立事业发展基金、福利基金、职工奖励基金，分别核算医疗、药品、制剂的财务收入，改收付实现制为权责发生制，改收付记账法为借贷记账法。《医院会计制度》颁布，规范会计行为，提高会计信息质量。9月，医院开始实行“财会双轨制”。

90年代，经济体制发生重大变化，各项经济政策和社会法规完善。财务工作逐渐由单纯的财务核算向财务管理过渡。陆续制定出台《医院收入管理制度》《医院支出管理制度》《物资管理制度》《预决算管理制度》《货币资金管理制度》等19项制度，促进财务管理制度化、规范化。1996—1997年，《事业单位财务管理规范》和《事业单位会计准则》颁布实施，规定所有财务人员必须通过电脑信息化培训并考核合格，同时每年必须参加财政局组织继续教育培训。1998年，财政部和卫生部联合制定《医院财务制度》《医院会计制度》，重新制定医院会计报表体系，改资金平衡表为资产负债表，全面反映医院财务收支活动，对药品收入实行“核定收入、超收上缴”的管理办法。2000年起，不断建立和完善内控制度、财务管理制度及工作人员岗位职责，使医院财务管理水平大幅提高。

1998年10月、1999年11月，医院相继建成门诊收费网络系统和住院收费网络系统，医院医疗收费全部采用微机结算。80—90年代，医院实行院科两级核算，局、院、科三级考核。医院固定资产年提存额5%，智力投资年提存额2%。

2001年6月起，医院根据市卫生局计财科要求，医院率先在卫生系统实行会计信息化管理，手工账、电脑账同时进行。2001年10月，经市卫生局审核通过，在“安易”财务软件的支撑下，财务、物资管理实行信息化管理，提高会计信息的正确性和及时性，保证资产的安全和完整。随着医院管理不断深入,成本意识不断增强,根据江苏省卫生厅《关于加强医院财务管理做好成本核算工作的通知》精神。2005 年,医院成立成本核算领导小组和工作小组,设立改革办,启动成本核算,按"效率优先、兼顾公平、多劳多得"原则,推行人事分配制度改革,不断完善考核评价体系,加强经营管理,增强自主经营意识,降低成本消耗,提高职工积极性。讲究医疗效益,促进医疗事业与职工福利同步发展。自此,医院开始拟定以"分级管理、科室核算、量化考核、系数分配"的原则,测算到科室、计算到个人的奖金分配方案,2006 年 1 月执行。医院各科室成本核算采用微机处理。2006 年,改革办改名为核算办,专门负责成本核算。

2005 年,医院新 HIS 系统启用,门诊、住院收费网络升级为第二代。2011 年 3 月,医院启用"金仕达・卫宁"新信息 HIS 系统,局域网络升级为"第三代"。3 月 19 日完成门急诊信息系统交割,4 月 8 日完成住院信息系统交割。2012 年,公立医院新会计制度改革。自 1 月 1 日起执行新医院会计制度。新会计制度对固定资产折旧、医保结算差额、基建账户处理、财务与成本的衔接等账务处理进行调整与修改,使得财务核算更科学、更真实。

2015 年 9 月,医院与中国工商银行金坛支行达成合作协议,共同建设"银医一卡通"项目,于 2016 年 7 月起逐步投入使用。实现了"自助挂号、自助收费、自助报告单、微信支付、支付宝支付、诊间结算"等项目,推进医院智慧医疗的建设。

2017 年 8 月,医院全成本核算与管理系统项目启动,于 2017 年 11 月 23 日通过专家验收正式上线运行,自此医院实行全成本核算。

(二)医疗服务价格　1960 年 9 月,医院贯彻执行省卫生厅和财政厅"关于印发公立医疗机构统一收费标准联合通知",调低收费标准。门诊收费:初诊 0.1 元,复诊 0.05 元,急诊 0.1 元,健康检查 0.4 元;住院收费:普通病床每日 0.4 元,简易病床每日 0.2 元。1983 年 2 月起,医院对普通门诊、住院病人维持原收费标准,对公费、劳保医疗病人则按成本收费。

90 年代前,医院收费项目的变动范围和幅度较小。90 年代起,医疗收费项目、价格变化较大,对挂号费、住院床位费、检验费进行调整,对手术费进行分类、分档收费,降低 CT 等大型仪器设备检查费。对一些明显偏低的作适当调整,如注射费、空调费、暖气费、陪客陪住费及部分检查治疗费。明确爱婴医院母婴同室床位费按 20—150 元/床日不同等级收费标准。调整门诊、住院诊疗费，适当提高护理费、部分治疗费、检验费、大型设备检查治疗费、X 光透视费、手术费、麻醉费，并对适用范围进行说明。

2001 年，实行“住院病人一日清单制”和“出院病人费用汇总清单”。2002 年，推行医疗收费和药品价格公示制。是年，药品集中招标采购，降低医疗成本。对部分药品在进价不变的情况下，降低零售价，使住院病人的人均药品费用明显下降。2005 年 10 月 1 日起，执行省物价局、省卫生厅印发的《江苏省医疗服务项目价格》，对医疗服务项目统一价格标准。对手术麻醉类和护理类项目实行分类、分地区制定基准价格，在此基础上根据自身的技术水平、市场供求等因素在 15% 范围内确定浮动幅度。2006 年后，根据省、市物价局有关文件不断调整。药品价格严格执行国家发改委和省物价局有关规定。

2012 年 10 月，医院施行县级公立医院改革，并率先进行医疗服务价格综合改革，取消药品加成，实行药品零差率销售（中药饮片、医院制剂除外，下同）。经过财务科历时 5 个月的测算及与省物价局的沟通，于 2013 年 2 月 26 日零时根据省物价局的批复正式实施。按照“总量控制、结构调整”的原则，将药品零差率销售的损失通过调整医疗服务价格上调补偿 70%，政府财政补偿 20%，医院通过提高管理水平自我消化 10%。2015 年 10 月 31 日零时起城市公立医院改革药品按零差率销售，医院相关的医疗服务价格又在原有基础上同步调整。

2012 年 10 月，医院推进公立医院新农合支付方式改革。实行 20 个病种限价定额结算（如乳腺癌、宫颈癌、胃癌等病种的手术、放疗、化疗）。至 2018 年年底，医院共开展单病种付费病种 166 个，完成单病种付费 2051 人次，日间手术占比 2.3%，切实减轻患者负担。医院收费实行信息化管理，门诊收费全面实行电脑化管理，划价、收费一次完成。所有收费项目采用电子显示屏、电子触摸屏、公示簿等方式公示。住院病人费用实行每日清单制，为出院病人免费提供费用明细清单。实行分层挂号收费，优化服务流程，方便病人。为更好贯彻执行有关物价精神，财务科设专职物价员，各病区、科室设兼职物价员，对病人费用定期、不定期进行稽查，制定和执行《关于规范医药收费行为的有关规定》，以便更好地规范收费行为，确保病人利益。

（三）财务审批　医院所有财务开支必须由单位负责人审批。1998 年，医院制订《财务审批报销制度》，明确财务审批的权限和手续。2001 年，市卫生局《关于下发卫生系统财务管理规定的通知》，明确资产管理方面的财务开支权限，规定医院单位价值 10 万元以上的医疗设备采购必须进行论证并报市卫生局审核批准。基建、装潢项目必须将方案报市卫生局审批同意后方可实施，决算由市卫生局委托中介机构审计。价值10万元以上的固定资产变卖、报废必须报主管局审批，财务部门凭审批意见进行账务处理。凡上级部门另有规定的，按上级规定执行。

二、经济核算

1988年，医院根据卫生部医疗机构深化分配制度改革要求，实行奖金制度，按照正式在编人员每人每月5元发放。1989年，增至每人每月10元。以后逐年递增5元左右。

1994年，医院开始实行科室核算，对科室成本效益进行测算，并作为核定科室奖金的依据（由于数据采集是原始的手工方式，因此很难完全真实反映各科室收支情况），奖金发放标准最后由院务委员会讨论决定。1995年，财务科安排专职人员负责科室经济指标测算与考核，及各科室奖金计算、发放。

1997年，医院引进南京高能公司HIS系统软件，实行系统收集数据，借鉴周边兄弟医院的经验，制定《医院奖金分配方案》，以科室为基本核算单元，推行全成本核算，收入减去支出结余部分按绩效列入核算单元分配，计算公式为：科室收支结余×提成比例＝奖金分配额。2002年，医院引进常州鑫亿公司收支系统软件，用于科室收入数据的提取、归集，支出部分还是依靠原始凭证数据和根据业务量分摊的形式实现。

2006年3月，核算办公室成立，承担原改革办职能，制定完善医院核算工作意见，出台百分制考核方案，将业务工作量、服务人次、行为指标纳入考核内容，改变过去单纯经济指标考核模式；调整科室收支结余的提成比例，将核算单元提成比例20%～60%一律调整为40%；引入上限调控比例，对奖金超出控制线的科室，按照人均奖金额进行上限调控，调控比例为：奖金超出1200元至1500元之间计算50%，超出1500元部分计算30%。收入数据一律以系统提取为准，不再将科室自行统计数据计入，避免人为因素造成偏差。

2008年，医院对核算工作作出重大调整，引进总控概念，将年度奖金计划数作为总盘控制指标，对奖金实行总量控制；将综合目标考核得分作为科室奖金最终结算标准；医生、护士分开核算；在科室奖金总数中提取科主任基金。科室奖金计算公式调整为：科室收支结余×提成比例×医生和护士分成比例×上限调整比例×总控系数＝奖金分配额。

2012年，护理人员奖金开始实行二次分配，以核算办确定的护理系列奖金总数的一半，由护理部根据护理时数测算工作量，确定各科室护理人员最终奖金。2014年，医院将奖金发放形式由现金改为打入工资卡。2016年6月，医院首先对检验科、超声科、影像科三个医技科室试行计件工分制考核，以服务质量、数量、安全、满意率作为考核指标。取消科主任基金。

2017年10月，医院以深化公立医院薪酬制度改革为契机，实施基于RBRVS为核心的工作数量、工作质量及成本控制的绩效管理改革探索。通过关键指标考核引导业务协调发展，通过绩效评价最大程度激发员工积极性和主观能动性。2018年1月1日，新绩效管理方案经医院七届六次职代会审议通过后正式实施。

三、内审管理

1992年7月，医院成立审计办公室，按照三甲医院评审细则要求，完成各项审计项目。1993年3月，因财务科副科长兼任审计办负责人，不符合相关管理规定和等级医院管理要求，且审计员调离审计办，内部审计工作停止。

1993—2008年，医院内审工作基本处于停滞状态。1997年9月，虽然恢复审计部门，但实际承担稽核会计职能：票据复核、资产清查等。2008年9月，医院成立审计科。2014年，医院定编方案确定审计科为两个专职编制，实际工作由兼职副科长一人负责。

2008—2018年，医院制定《审计工作流程规范》《二级库管理制度》等，开展对美容科、心内科、内分泌科（高能骨密度仪管理）经济责任审计；开展对骨科、心内科、医技科室等医用耗材使用管理审计；开展对神经内科、医技科室效益审计及财务、设备、零星维修预算及预算执行情况等审计，编制审计报告，提出审计建议。设计“大型医疗设备经济效益审计”模块，并提供给设备科，为设备效益分析提供科学的数学模型支持。2010年，拓展内审职能，由传统的查错防弊财务审计扩展到基建工程、维修项目预决算审计，药品、卫材、器械、后勤物资采购过程及价格审计、固定资产审计等，做好事前、事中、事后全方位监督审计。

第五节　医疗保障管理

一、职工公费医疗

在实施公费医疗前，凡是属于由国家经费报销医药费的干部和职工，实行看病记账。1952年10月，根据政务院《关于各级人民政府、党派、团体及所属事业单位的国家工作人员实行公费医疗预防的指示》和苏南行政公署《苏南区各级政府、党派、团体及所属事业单位的国家工作人员公费医疗预防暂行实施办法》,县政府制定《金坛县公费医疗预防暂行诊疗办法(草案)》,决定县公费医疗自1952年11月21日全面施行。具体公费医疗办理、结账由医院负责。医院全民所有制工作人员享有公费医疗待遇,集体所有制职工的医药费由医院承担,1953年起,享受公费医疗者医药费标准每人每月1.5元、全年18元,一直沿用到1978年。1954年,全县公费医疗及其医药费的管理交由县政府卫生科负责。医院仅管理医院职工的公费医疗工作。1978年,全县享受公费医疗的有1878人,支出医院费用3.92万元。

60年代中期,医院集体所有制工人实行劳保医疗,其就医费用由医院列支,经同意转院者就医费用也给予报销。70年代,医院根据财政部、卫生部《关于整顿和加强公费医疗管理工作的通知》规定,将公费医疗预算定额调整到每人每年30元。

80年代,根据县政府《关于改进公费医疗经费管理办法和公费医疗病人实行按成本收费的通知》,公费医疗经费由县卫生局统一掌握改为医院自行包干使用,每人每年公费医疗经费调整到30元。后县政府颁布《调整公费医疗经费定额标准和改进公费医疗管理办法的通知》,公费医疗经费调整为每人每年60元。医院制定《关于改革医院公费医疗、儿童统筹管理办法的暂行规定的补充规定》,按照"大病包看、小病包干、节约有奖、超支个人适当负担"原则,根据年龄、工龄不同,由医院从包干的医疗费中列支,每人每月发放1~1.5元。同时,其医药费医院报销80%、个人负担20%。

1991年3月,医院制定《关于改革医院职工公费及统筹医疗管理办法的草案》,成立公费医疗管理小组,根据年龄、工龄不同,正式职工公费医疗经费每人每年调整为50~70元。全年医疗费使用定额结余部分按70%予以奖励;超支部分:门诊药费按80%予以报销,门诊其他检查费按95%报销;住院药费按95%报销,住院其他检查费(床位费全报)按98%报销;其余部分由个人自理。医院临时人员,全年医药费使用定额为50元,结余部分按70%予以奖励,超支部分的所有费用医院报销50%,个人自理50%。已办理离退休手续的人员医药费全部报销。

1997年3月,医院贯彻执行市公费医疗管理委员会《关于进一步完善公费医疗管理办法的若干意见的通知》精神,实行"定额包干、责任到人、节约有奖、超支由个人适当负担"办法,将公费记账改为现金支付,后经院公费医疗管理办公室审核后予以报销。医院调整公费医疗管理小组成员，制定《金坛市人民医院关于执行职工医疗保障制度若干规定》。

2000 年 7 月，根据《金坛市城镇职工基本医疗保险制度的实施办法》，医院参加职工基本医疗保险，建立个人医疗账户和社会统筹医疗基金，基本医疗保险费由用人单位和职工共同缴纳。用人单位按上年在职职工工资总额的 8% 缴纳，职工按本人上年工资收入的 2% 缴纳。个人医疗账户用于门诊医疗费用，实行超支自理。社会统筹医疗基金主要支付住院和门诊特殊项目的医疗费用。截至 2018 年年底，医院在编职工 900 人、合同工 424 人参加职工医疗保险，医院分别为他们交纳医疗保险金额 495.48 万元和 144.96 万元。

二、儿童统筹医疗

1955 年，根据县公费医疗预防实施管理委员会规定，医院实行儿童统筹医疗制度，凡享受公费医疗的工作人员，随其共同生活的 18 岁以下子女，均可自愿参加统筹医疗，统筹医疗每人每月收费 1.25 元。统筹费交县公费医疗预防实施管理委员会统一管理。1973 年 8 月，统筹医疗每人每月收费调整到 1.3 元，家长负担 0.8 元，剩余 0.5 元由其父(母)所在单位报销。1986 年 5 月，儿童统筹医疗调整为每人每月收费 1.2 元，另由医院每人每月补助 0.6 元，每年办理时一次交清。超支部分由医院和家长按比例承担。

1991 年 3 月，医院制定《关于改革医院职工公费及统筹医疗管理办法的草案》，按照儿童统筹医疗“父(母)所在单位和儿童家长共同负担”的原则，自愿参加，继续沿用 1986 年的缴费标准。结余部分 70% 奖励给个人，超支部分区别不同情况予以一定比例报销。属独生子女的，门诊药费按 75% 予以报销，门诊其他检查费按 90% 报销，住院药费按 90% 报销，住院其他检查费按 95% 报销，其余部分个人自理；非独生子女的，门诊费按 70% 报销，门诊其他检查费按 80% 报销，住院药费按 85% 报销，住院其他检查费按 90% 报销，其余部分个人自理。

1997 年 3 月，医院贯彻执行市公费医疗管理委员会《关于进一步完善公费医疗管理办法的若干意见的通知》精神，制定《关于执行职工医疗保障制度若干规定》，规定凡符合参加医院统筹医疗的职工子女，每人每月缴纳 1.20 元统筹医疗基金。医药费及各项检查治疗费先自付、后报支，报销比例为 50%。1999 年 8 月，对参加统筹医疗的职工子女，停止扣缴每人每月 1.20 元统筹医疗基金，给予每人每月 2 元的统筹医疗补助，医药费及各项检查治疗费不再予以报销。2012 年 7 月，随着新型农村合作医疗保险和居民医疗保险工作推进，医院不再对职工子女实行每人每月 2 元的统筹医疗补助。

三、医保定点工作

2000 年 8 月，医院被市政府指定为金坛市职工医疗保险定点医院。同月，医院设立医保管理办公室，负责检查医保管理规范的落实情况，监督与考核病历、处方的规范性及临床科室指标的完成情况；加强与上级主管部门的联系，协助主管部门考核；受理参保人员信访；开展医保政策宣传和培训。定期召开部门协调会，通报考核情况，分析存在问题、提出改进措施。2008 年 2 月，医院被市政府指定为新型农村合作医疗保险和居民医疗保险定点医院。

2011 年 6 月，新型农村合作医疗保险和居民医疗保险住院病人现场结报系统开通，方便农村患者的住院费用报销过程。同时，金坛市农村孕产妇住院分娩补助项目启动，市财政部门对市范围内所有符合政策的住院农村孕产妇分娩进行定额补助。

医院规范操作流程，简化参保人员就医手续，严格按照首诊负责制和因病施治原则，坚持“以病人为中心”的服务理念，坚持“合理检查、合理治疗、合理用药”，不断提高医疗保险管理服务水平，努力为广大参保人员提供优质高效的医疗保险服务。

第六节　档案图书管理

一、档案管理

2011 年前，医院无专门综合档案室，档案员由办公室人员兼任，主要负责将纸质文书按年度装订留存，存档管理不规范。2011 年，设立综合档案室后，明确办公室为综合档案室管理部门，建立以院长负责、办公室主任分管、专职档案员具体负责、各职能科室负责人协助的档案管理网络。

综合档案室负责定期对医院档案工作进行监督检查、档案法规宣传、兼职档案员培训、各类档案收集整理，以及室藏档案的保管和开发利用等工作。设在行政楼办公区域，拥有档案库房 25 平方米、阅档办公室 15 平方米、档案办公室 15 平方米，实现“三室分开”。档案库房配有标准统一的档案密集架，规范配置实施并安装高清监控探头，达到防盗、防光、防高温、防火、防虫等要求。2016 年通过省三星级档案室复查验收。

该室根据档案工作的管理规范要求，编制档案分类方案，将收集的文件材料分成 10 个大类，文书档案、设备档案、科研课题档案、科研论文档案、基建档案、采购档案、照片档案、电子档案、实物档案、等级医院评审台账类。档案分类方案编目、装订、装盒后统一上档案架保管。至 2018 年年底，因环境条件限制，会计档案在财务科管理，专业档案（病案类）在医务科管理。另外，人事个人信息档案隶属主管部门管理。

该室通过编制手工和计算机两套检索工具，手工检索工具有归档文件目录、全引目录、案卷目录，所有文件目录、案卷条目均输入计算机，可通过专业档案管理软件对文件和案卷的目录进行模糊检索，快速、便捷，准确率高。

1997 年前的医院实体档案在市（区）档案局（馆）。2012 年起，医院推行电子病历系统，以电子化方式记录患者就诊的信息。2014 年更新医院 OA 办公平台，把文件批示归档等在 OA 上实现，实现无纸化、无遗漏的归档标准。2016 年 10 月，院综合档案室向市（区）档案局（馆）移交 1997—2010 年度保管期限为永久、长期的文书档案共 1909 件。

2018 年年底，室藏档案 10 个大类：文书档案 8447 件，设备档案 88 卷，科研课题档案 41 卷，科研论文档案 11 卷，基建档案 167 卷，采购档案 137 卷，照片档案 8 册 553 张，电子档案 2 册 27 盘，实物档案 307 件，等级医院评审台账 2166 件。

新医院综合档案室按五星级综合档案标准，建筑面积 800 多平方米，达 30 ~ 50 年的库存量，包括院史陈列室。交付后，医院所有档案将集中入室管理。

二、图书管理

60 年代初，医院设立图书室，由医院政工股管理。房屋 2 间，实用面积约 40 平方米。1977 年，图书管理员与病案管理员由 1 人兼任。1983 年，图书室与病案管理分开，图书室迁至 4 号楼，房屋 3 间，室内面积约 45 平方米，图书管理员 1 人，图书室归属信息科管理。订阅中华系列各种杂志及省级医刊近 20 份，订阅各科中外文杂志 15 种，图书室藏书达 1056 册。此后图书杂志的订阅逐年增加，购买新出版的医学书籍。1990 年年底，图书室藏书达 4630 册，各科逐年分类装订成册，统一交图书室。2005 年，购维普医学电子期刊库，建立网上电子图书馆，医院内网站均能查阅。1994 年以后的 1000 余种医学期刊内容，供职工网上阅读、浏览。

至 2018 年年底，图书室藏书 38475 余册。其中，医学类 37217 册（含外文医学图书 680 册），继续教育类 540 册，管理类 240 册，文学类 460 册，经济类 18 册。

第二章 医疗管理

民国时期,由于医院规模较小,医疗管理活动经常由院长直接管理。50年代初,医院设医务组,管理各科室。60年代,科室设置比较健全。“文化大革命”期间医疗秩序被打乱。1979医院恢复院务委员会。1988年,医院成立医疗技术委员会,下设药事、质控和信息三个小组。90年代,建起急诊室(科)、CT室、ICU重症监护室、功能科、康复科、高压氧舱室等;组建肿瘤科、成立感染管理科。21世纪后,医院的专业诊室和医技检查室分布更加合理,至2018年年底,医院设立32个临床专科、13个医技科室、23个病区、26个护理单元。

60年代至80年代中期,医疗管理包括技术和质量管理。主要指医疗技术管理、护理管理、病区管理、药事管理等。80年代后期,医院建立首科、首诊负责制,完善交接班制度、会诊制度、临界疾病的归属规定等规范医疗行为。90年代始,医院加强护理“三基”训练、操作技能考核;坚持护士长例会和护士长查房制度。21世纪初期,医疗管理领域不断拓展,建立比较完善医疗组织体系,医疗管理基本做到规范化、制度化、常态化。2011年后,医院结合公立医院改革,调整、建立医疗质量(病案)管理、医疗技术管理、药事管理、输血管理、感染控制、护理质量管理等委员会,制定《医院药事委员会章程》、《处方点评制度》、临床教学查房制度等,落实限制性医疗技术申报备案制等,与科室签订综合目标安全责任书,实行《医务人员不良行为计分办法》。2015年12月1日起,开设多学科联合门诊,提升医院综合诊疗水平。2016年完善应急管理体系。2017年完成院感系统、处方点评系统、现代化预防接种系统、输液叫号系统上线工作。随着三级综合医院的创建成功,医疗管理步入崭新阶段。

第一节 管理机构

一、院务委员会

2009年12月3日

主 任: 何晓俊

委　员：程志娟　李国民　田声望　徐　群　丁需清　苏建华　艾月仙　吴平涛　徐　颖　黄锡华　吴健儿　王留网

2012 年 2 月 9 日

主　任：何晓俊

委　员：程志娟　李国民　田声望　徐　群　丁需清　吴　杰　吴平涛　艾月仙　徐　颖　黄锡华　吴健儿　王留网

2015 年 5 月 7 日

主　任：苏建华

委　员：李国民　田声望　徐　群　丁需清　吴平涛　季　英　孙文龙　黄锡华　狄晓晨　王留网　潘　华

2017 年 12 月 21 日

主　任：苏建华

委　员：徐　群　吴平涛　赵　凯　王夕芳　孙文龙　季金华　潘　华　狄晓晨　王双斌

二、医疗质量管理委员会（病案管理委员会）

2009 年 12 月 3 日

主　任：何晓俊

副主任：田声望

成　员：李国民　徐　群　丁需清　苏建华　徐　颖　黄锡华　吴平涛　张小平　虞立平　於丽娅　周国平　史志保　柳跃强　戴小平　梁国华　石永康　衡卫军　史文华　赵银必　刘　彦　姜　雁　马建华　沈培民　倪一新　王建强　卢朝晖　吴　杰　唐国建　黄贵平　王文辉　徐佩君　黄慧琴

2013 年 7 月 18 日

主　任：丁需清

成　员：李国民　田声望　徐　群　吴　杰　孙文龙　黄锡华　吴平涛　张小平　刘　彦　丁　屹　衡卫军　周国平　柳跃强　戴小平　梁国华　石永康　林　伟　史文华　段建春　李继春　赵银必　程国林　姜　雁　马建华　沈培民　王玉生　王建强　王文辉　陈荣芳　赵　凯　卢朝晖　唐国建　黄贵平　徐佩君　王夕芳

朱小云　虞卫新　唐　伟　张　斌

2015 年 5 月 7 日

主　任：苏建华

副主任：丁需清

成　员：孙文龙　唐国建　黄锡华　黄贵平　徐佩君　张小平　刘　彦　丁　屹　周国平　汤　琴　姜　雁　沈玉兰　葛锁华

2017 年 12 月 21 日

主　任：苏建华

副主任：赵　凯　徐　群

成　员：于文敏　孙文龙　沈玉兰　季金华　张小平　刘　彦　丁　屹　周国平　石永康　梁国华　衡卫军　林　伟　王　荣　段建春　何　劲　林　斌　马建华　朱爱平　袁　冬　袁　霞　范云霞　蒋和平　卢朝晖　葛锁华　黄贵平　段建春　黄锡华　曹丽萍　薛建琴　谢　华　张志强　张德海　朱小云　虞卫新　唐　伟　张　斌　倪宏亮　王卫芳　张俊华　高　媚　周　磊　于雪冰

三、医疗技术管理委员会

2009 年 12 月 3 日

主　任：何晓俊

副主任：田声望

成　员：李国民　徐　群　丁需清　苏建华　申敖齐　徐　颖　任美芳　黄锡华　黄贵平　张小平　虞立平　於丽娅　周国平　马建华　柳跃强　衡卫军　刘　彦　姜　雁　李继春　赵银必　史文华　吴　杰　戴小平　沈培民　梁国华　唐国建　陈云生

2013 年 7 月 18 日

主　任：何晓俊

副主任：丁需清

成　员：李国民　田声望　徐　群　吴　杰　孙文龙　任美芳　黄锡华　黄贵平　张小平　虞立平　丁　屹　周国平　陈云生　马建华　沈培民　李继春　刘　彦　柳跃强　戴小平　衡卫军　梁国华　林　伟　姜　雁　史文华　王文辉　唐国建

朱小云

2015 年 5 月 7 日

主　任：苏建华

副主任：丁需清

成　员：李国民　田声望　徐　群　孙文龙　任美芳　黄锡华　黄贵平　张小平　丁　屹　周国平　陈云生　马建华　沈培民　李继春　刘　彦　任　勇　吴国荣　衡卫军　林　伟　石永康　姜　雁　史文华　王文辉　唐国建　朱小云　蒋和平

2017 年 12 月 21 日

主　任：苏建华

副主任：赵　凯

成　员：李国民　田声望　丁需清　徐　群　孙文龙　黄贵平　任美芳　季金华　刘　彦　张小平　丁　屹　周国平　马建华　林　斌　何　劲　衡卫军　蒋和平　石永康　王　荣　虞卫新　范云霞　葛锁华　朱小云　袁　冬　张俊华　高　媚　黄海霞　周　磊　于雪冰　薛建琴　张德海　张志强　王卫芳

四、药事管理与药物治疗学委员会

2009 年 12 月 3 日

主　任：何晓俊

副主任：徐　群　黄贵平

成　员：李国民　田声望　丁需清　苏建华　刘素琴　徐　颖　黄锡华　奚秋琴　王留网　徐佩君　张小平　虞立平　於丽娅　周国平　姜　雁　马建华　柳跃强　衡卫军　沈培民　刘　彦　李继春

2012 年 2 月 9 日

主　任：何晓俊

副主任：李国民　黄贵平　徐　颖

委　员：田声望　徐　群　丁需清　吴　杰　刘素琴　黄锡华　徐佩君　虞立平　张小平　姜　雁　马建华　丁　屹　陈云生　周国平　李继春　柳跃强　衡卫军　刘　彦　沈培民　王文辉　戴小平

2015 年 5 月 7 日

主　任：苏建华

副主任：丁霈清　黄贵平　孙文龙

成　员：李国民　田声望　徐　群　刘素琴　黄锡华　徐佩君　张小平　姜　雁　马建华　丁　屹　陈云生　周国平　李继春　衡卫军　刘　彦　沈培民　王文辉　吴国荣　王夕芳　蒋和平　任　勇　石永康

2017 年 12 月 21 日

主　任：苏建华

副主任：徐　群　黄贵平　孙文龙

成　员：李国民　田声望　丁霈清　赵　凯　刘素琴　黄锡华　季金华　张小平　刘　彦　丁　屹　周国平　林　斌　马建华　王　荣　陈云生　何　劲　衡卫军　范云霞　蒋和平　虞卫新　石永康　王卫芳　周　磊　张志强　张德海

五、输血管理委员会

2009 年 12 月 3 日

主　任：何晓俊

副主任：苏建华

成　员：徐　颖　黄锡华　黄贵平　徐佩君　张小平　虞立平　於丽娅　周国平　倪一新　姜　雁　王文辉　王建强

2012 年 2 月 9 日

主　任：何晓俊

副主任：丁霈清

成　员：徐　颖　唐国建　黄锡华　黄贵平　徐佩君　张小平　虞立平　丁　屹　周国平　王玉生　姜　雁　王文辉　王建强

2015 年 5 月 7 日

主　任：苏建华

副主任：丁霈清

成　员：孙文龙　唐国建　黄锡华　黄贵平　徐佩君　张小平　刘　彦　丁　屹　周国平　汤　琴　姜　雁　沈玉兰　葛锁华

2017 年 12 月 21 日

主　任：苏建华

副主任：赵　凯

成　员：孙文龙　黄锡华　葛锁华　芮　星　黄贵平　季金华　张小平　刘　彦　丁　屹　周国平　汤　琴　林　斌　范云霞　袁　冬

六、感染控制委员会

2009 年 12 月 3 日

主　任：何晓俊

副主任：田声望

成　员：李国民　徐　群　丁需清　苏建华　徐　颖　黄锡华　奚秋琴　王留网　徐佩君　张小平　虞立平　於丽娅　周国平　姜　雁　黄慧琴　唐国建　王粉娥

2012 年 2 月 9 日

主　任：何晓俊

副主任：丁需清

成　员：李国民　田声望　徐　群　吴　杰　徐　颖　黄锡华　奚秋琴　王留网　徐佩君　张小平　虞立平　丁　屹　周国平　姜　雁　王夕芳　唐国建　丁小仙

2015 年 5 月 7 日

主　任：苏建华

副主任：丁需清

成　员：田声望　徐　群　孙文龙　黄锡华　奚秋琴　王留网　徐佩君　张小平　刘　彦　沈培民　丁　屹　周国平　姜　雁　冯志娟　唐国建　蒋和平　吴国荣　丁小仙　沈玉兰　秦震芳　周　萍

2017 年 12 月 21 日

主　任：苏建华

副主任：赵　凯

成　员：徐　群　黄锡华　孙文龙　季金华　王双斌　徐佩君　张小平　刘　彦　袁　冬　丁　屹　周国平　林　斌　蒋和平　葛锁华　蒋忠毅　丁小仙　傅　燕　李　华　王兰兰　王卫芳　曹丽萍

七、爱婴医院管理领导小组

2009 年 10 月 23 日

组　长：何晓俊

副组长：田声望　李国民

成　员：徐　颖　黄锡华　王留网　王夕芳　徐佩君　奚秋琴

办理机构设在护理部

2012 年 2 与 9 日

组　长：何晓俊

副组长：丁需清　徐　群

成　员：孙文龙　黄锡华　王留网　王夕芳　徐佩君　奚秋琴

办理机构设在护理部

2015 年 5 月 7 日

组　长：苏建华

副组长：丁需清　田声望

成　员：孙文龙　黄锡华　王留网　季金华　杨　璐　徐佩君　奚秋琴　陈荣芳　周国平

办理机构设在护理部

2017 年 12 月 21 日

组　长：苏建华

副组长：赵　凯

成　员：孙文龙　季金华　王双斌　丁　屹　周国平　黄锡华　袁　霞　张文喆　赵云慧　李　萍

下设办公室在医务科。

八、120 院前急救领导小组

2009 年 12 月 3 日

组　长：何晓俊

副组长：田声望　李国民　苏建华

成　员：徐　颖　黄锡华　黄贵平　王留网　徐晓斌　张小平　虞立平　於丽娅

倪一新　吴　杰　卢朝晖　唐国建　胡冬英　潘　敏

2012 年 2 月 9 日

组　长：丁需清

副组长：徐　群

成　员：李国民　田声望　吴　杰　徐　颖　黄锡华　黄贵平　王留网　徐晓斌　张小平　虞立平　丁　屹　王玉生　卢朝晖　唐国建　胡冬英　汪文波

2016 年 1 月 8 日

组　长：丁需清

副组长：徐　群

成　员：田声望　孙文龙　黄锡华　蒋和平　黄贵平　王双斌　张小平　刘　彦　丁　屹　王玉生　卢朝晖　唐国建　胡冬英　汪文波

九、护理质量管理委员会

2015 年 5 月 7 日

主　任：田声望

成　员：黄锡华　孙文龙　张小平　刘　彦　丁　屹　周国平　季金华　邵云芳　韩卫芳　庄小美　秦震芳

2017 年 12 月 21 日

主　任：赵　凯

成　员：季金华　孙文龙　张小平　刘　彦　丁　屹　周国平　秦震芳　邵云芳　韩卫芳　陈旭霞

第二节　技术管理

一、技术水平

解放初期至 1953 年，医院仅开展简单内科与外科工作。1954 年，外科开始开展阑尾切除术、包皮环切术等下腹部手术。60 年代，内科能治疗常见病、多发病，能开展胸腔穿刺术、腰椎穿刺术、骨髓穿刺术；外科可开展腹部和部分胸外科、骨科手术，如：能开展小肠切除术、胃穿孔修补术、胆总管取石“T”管引流术、胆总管十二指肠吻合术、胸壁结核病灶清除术、慢性骨髓炎蝶形手术及输卵管吻合术等。1964 年 5 月，首例输卵管吻合术获成功，填补了省内空白。同时，在时属镇江地区上级医院指导下开展肠梗阻手术、胃大部切除术、脾切除等上腹部手术；妇产科以推广新法接生为主。

70 年代，医院中西医结合治疗达到一定范围和水平。每周五晚上，医院安排中医师授课，经常组织中医、西医会诊，中医参与查房。运用中西医结合疗法，治疗传染性肝炎、流行性出血热、肺脓疡、小儿单纯性消化不良等疾病取得相当的疗效。1978 年上半年，医院 34 名西医中有 16 名能使用中药治疗常见病，中西结合治疗患者 3530 人次。

改革开放后，医院注重引进新技术，引导卫技人员开展科研活动。仅 1979 年医院开展肝脏快速活检、电复律术、膝关节融合术等 16 项新技术，成功仿制心电遥测仪。

80 年代，医院经济状况得到改善，逐步加大设备投资，不断引进新技术项目，扩大医疗服务范围。1983—1987 年，外科开展皮管食指再造术、PTCD；内科开展心导管起博术；妇科施行巨大子宫肌瘤切除。临床检查方面，能开展心脏电生理、血液循环功能测定、纤维胃镜，纤维结肠镜及二对半、高密度脂蛋白测定等项目的应用，医技科室开展 V 胆道系统造影、逆行肾盂造影、子宫输卵管造影、膝关节充气造影、淋巴造影等特殊造影项目。

90 年代，医院能施行同种异体肾移植术、永久型人工心脏起搏器埋置术、食道上中段手术和肺癌肺叶切除术及简单的心脏手术、断腕再植术、子宫及附件恶性肿瘤广泛切除及盆腔淋巴清扫术等。开展胎心监护、高危妊娠监测，宫腔镜检查。对肿瘤病人开展手术治疗、双路化疗、介入疗法、中西医结合治疗等。开展电子内窥镜检查 + 息肉微波摘除术、介入治疗、静脉肾盂造影、彩色多普勒、CT 扫描、高压氧舱治疗等高新技术项目。

2000—2010 年，医院制定《关于开展新技术、新项目的奖励规定》。“十二五”期间，医院率先在全市施行经内镜逆行胰胆管造影术(ERCP)，十二指肠乳头切开术(EST)。有 15 项二类诊疗技术通过常州市级现场评审；有 4 项二类技术申报通过省卫生厅验收；有 14 项新技术、新项目经院技术委员会审批并施行。呼吸科纤维支气管镜技术、妇科内镜技术、消化科内镜治疗技术、泌尿外科输尿管镜技术等二类技术，通过省卫生厅的准入资格审核，临床重点专科诊疗技术水平处于同级医院先进水平。

2014 年起，医院以创建三级综合医院为契机，创造条件开展新技术新业务：神经病学学科和放射科联合开展的 CTA(CT 三维血管重建)和 DSA 下全脑血管造影和脑血管介入治疗技术；心内科开展心脏冠脉造影支架植入术、急性心梗急诊 PCI 术、外周血管介入栓塞术、室上速射频消融术；消化内科“3E”技术；骨科膝关节、单髁置换和关节镜技术；泌尿外科钬激光碎石术；肿瘤科三维适形放疗、妇产科腔镜下子宫切除、子宫肌瘤剥除术，普外科麦默通乳腺肿块旋切术、腔镜下肠癌、胃癌根治术等，2014—2017年，医院共引进新技术及开展新项目近40项。其中，通过省卫计委审批报备的二类技术23项，常州卫计委申请报备的二类技术8项。2018年，医院承担金坛区域内近60%医疗业务和对70%的危重病人的救治工作。

表6-2-1 **2018年常州市卫计委限制性医疗技术（金坛区人民医院）申报备案汇总表**

序号	医疗机构	医院级别	医疗技术名称	医疗技术级别	开展技术人员
1	常州市金坛区人民医院	二级甲等	白内障超声乳化	二类	朱宇承、韩元萍
2		二级甲等	脑脊液置换术	二类	刘 彦、张 斌、钱春生、钱腾达、何云文、李益欢、陈传新
3		二级甲等	临床基因扩增检验技术	二类	焦夕琴、蒋海燕、王国芳、季 捷
4		二级甲等	种植牙诊疗技术	二类	王卫芳、沈培民、贺 新
5		二级甲等	骨关节置换术	二类	赵银必、程国林、朱爱平、汤 立、刘 俊
6		二级甲等	内镜下逆行胰胆管造影术	二类	张小平、赵 凯
7		二级甲等	泌尿外科腹腔镜技术	二类	王 荣、史文华、陈伟军
8		二级甲等	泌尿外科输尿管镜技术	二类	王 荣、史文华、陈伟军、吴云峰、薛一峰、黄伟华
9		二级甲等	医用高压氧治疗技术	二类	钱春生
10		二级甲等	纤维支气管镜诊疗技术	二类	吴国荣、戴小平、蒋和平、景在君、李湘荣、姜文明、王丽东
11		二级甲等	全身麻醉技术	二类	范云霞、曹国平、汤定荣、徐 坚、陈 芳、周美兰、徐文兰、于小飞、尹 琪、张晶云、朱光明、黄清松、朱 云、戴 雷、王佩珊、沈 露
12		二级甲等	神经阻滞诊疗技术	二类	范云霞、曹国平、汤定荣、徐 坚、陈 芳、周美兰、徐文兰、于小飞、尹 琪、张晶云、朱光明、黄清松、朱 云、戴 雷、王佩珊、沈 露

续表6-2-1

序号	医疗机构	医院级别	医疗技术名称	医疗技术级别	开展技术人员
13	常州市金坛区人民医院	二级甲等	妇科内镜诊疗技术	二类（三级）	丁　屹、倪息兰、沈粉华、陈荣芳、曾艳华、曹征然、袁　霞、杨采琴、林菊芳、马玉华、仲雪琴、顾文文、王　娟
				二类（四级）	丁　屹、倪息兰、沈粉华
14		二级甲等	消化内镜诊疗技术	二类（三级）	张小平、赵　凯、袁永翀、潘红芳、潘　良、周　鑫、季粉林、荀兰兰、秦　岩(限胃镜)
				二类（四级）	赵　凯、张小平
15		二级甲等	关节镜诊疗技术	二类（三级）	朱爱平、程国林、汤　立、赵银必、刘　俊、闫成元
				二类（四级）	朱爱平、程国林、汤　立、赵银必、刘　俊
16		二级甲等	胸外科内镜诊疗技术	二类（三级）	林　啸、丁需清、张德海、张国柱、黄军贤、王国君、王　健
				二类（四级）	林　啸、丁需清、张德海
17		二级甲等	鼻科内镜诊疗技术	二类（三级）	马建华、闵晓燕、王俐杰
18		二级甲等	咽喉科内镜诊疗技术	二类	马建华、闵晓燕、王俐杰
19		二级甲等	儿科消化内镜诊疗技术	二类（三级）	张小平、赵　凯、袁永翀、潘红芳、潘　良、周　鑫、季粉林
				二类（四级）	赵　凯、张小平
20		二级甲等	泌尿外科内镜诊疗技术	二类（三级）	王　荣、史文华、陈伟军、吴云峰、薛一峰、黄伟华、许云华
				二类（四级）	王　荣、史文华、陈伟军

续表 6-2-1

序号	医疗机构	医院级别	医疗技术名称	医疗技术级别	开展技术人员
21	常州市金坛区人民医院	二级甲等	普通外科内镜诊疗技术	二类（三级）	徐　群、段建春、傅　宇、周林秋、虞立平、袁克文、虞卫新、周小兵、万　航、葛海龙、许　剑、王　玉、华卫俊
				二类（四级）	虞立平、袁克文、虞卫新、周小兵、万　航
22		二级甲等	小儿外科内镜诊疗技术	二类（三级）	虞立平、袁克文、虞卫新、周小兵、万　航、葛海龙、许　剑
				二类（四级）	虞立平、袁克文、虞卫新、周小兵、万　航
23		二级甲等	呼吸内镜诊疗技术	二类（三级）	吴国荣、戴小平、蒋和平、景在君、李湘荣、姜文明、王丽东
24		二级甲等	单肺通气技术	二类	范云霞、汤定荣、徐　坚、陈　芳、周美兰、徐文兰、尹　琪、张晶云、朱光明、于小飞、曹国平
25		二级甲等	脊髓型颈椎病诊疗技术	二类	李继春、何　劲、谢　华、周忠华
26		二级甲等	人工宽关节置换技术	二类	朱爱平、程国林、汤　立、赵银必、刘　俊
27		二级甲等	胆道成形术	二类	虞立平、袁克文、虞卫新、周小兵、万　航
28		二级甲等	冠状动脉介入诊疗技术	二类	周　磊、任　勇、李穗吉、杨黎明、吕　远、张小勇、卫小兵
29		二级甲等	起搏器介入诊疗技术	二类	周　磊、任　勇、李穗吉、杨黎明、吕　远、张小勇、卫小兵
30		二级甲等	心脏导管消融技术	二类	周　磊、任　勇、李穗吉、杨黎明、吕　远、张小勇、卫小兵
31		二级甲等	经内镜（纤维内镜和胸腔镜）胸部肿瘤特殊治疗技术	二类	林　啸、丁霈清、张德海、张国柱、黄军贤、王国君、王　健

表6-2-2　　时间医院限制性医疗技术开展情况表

技术名称	类别	省、市备案时间	技术名称	类别	省、市备案时间
放射治疗、X线诊断	二类	2010年1月1日	血液净化技术（含血液透析、血浆置换、腹膜透析等技术）	二类	2010年8月13日
内镜逆行胰胆管造影诊疗技术	二类	2013年6月8日	脑脊液置换技术	二类	2013年6月8日
骨关节置换技术	二类	2013年6月8日	泌尿外科腹腔镜治疗技术	二类	2013年6月8日
输尿管镜技术	二类	2013年6月8日	白内障超声乳化技术	二类	2013年6月8日
口腔种植诊疗技术	二类	2013年6月8日	医用高压氧治疗技术	二类	2013年6月8日
临床基因扩增检验技术	二类	2013年6月8日	纤维支气管镜诊疗技术	二类	2013年6月8日
全身麻醉技术	二类	2013年6月8日	神经阻滞治疗技术	二类	2013年6月8日
妇科内镜诊疗技术	二类	2014年6月17日/2016年6月21日	消化内镜诊疗技术	二类	2014年6月17日/2016年6月21日
关节镜诊疗技术	二类	2014年6月17日/2016年6月21日	胸外科内镜诊疗技术	二类	2014年6月17日/2016年6月21日
鼻科内镜诊疗技术	二类	2014年6月17日/2016年6月21日	咽喉科内镜诊疗技术	二类	2014年6月17日/2016年6月21日
儿科消化内镜诊疗技术	二类	2014年6月17日/2016年6月21日	泌尿外科内镜诊疗技术	二类	2014年6月17日/2016年6月21日
普通外科内镜诊疗技术	二类	2014年6月17日/2016年6月21日	小儿科内镜诊疗技术	二类	2014年6月17日/2016年6月21日
呼吸内镜诊疗技术	二类	2014年6月17日/2016年6月21日	单肺通气技术	二类	2016年11月30日
脊髓型颈椎病诊疗技术	二类	2016年11月30日	人工髋关节置换术	二类	2016年11月30日
胆道成形术	二类	2016年11月30日	冠状动脉介入诊疗术	二类	2016年11月30日
起搏器介入诊疗技术	二类	2016年11月30日	心脏导管消融技术	二类	2016年11月30日
经内镜（纤维内镜华胸腔经）胸部肿瘤特殊治疗技术	二类	2016年11月30日	神经血管介入诊疗技术	二类	2018年3月2日

二、专科建设

80年代初，医院临床二级专科逐步形成，外科形成的二级专科有普外科、胸外科、泌尿外科、脑外科、骨科；内科产生二级专科是：心内科、消化内科、血液科、儿科。1983—1987年，传染科、儿科从内科中分离出来，独立成科。新增心功能检查、体外反搏等医技功能科室。医院先后开设肠道、心血管、消化、泌尿、胸外、皮肤、伤骨等专科门诊。

80—90年代，外科专科发展较快，先后建立和完善泌尿外科、胸外科、骨科、脑外科、烧伤整形外科等专科(专业组)。妇产科，分设产科和妇科专业组。90年代，医院以内科专科建设为重点，对卫技人员优化组合、开始注重学科带头人的梯队建设。选送专科人才外出培训，加强设备的更新换代。1993年，儿科分设儿内、新生儿两个二级专业组。传染科，1993年分设肝病、肺病、杂病3个二级临床专业组。

2002年，医院制定《金坛市人民医院关于加强重点专科建设的有关规定》，对重点专科的组织建设、技术水平、仪器设备、质量管理、科研数学、规章制度和人员职责做出明确规定。2004年，肿瘤科被常州市卫生局评定为医院首个常州市临床重点专科。2006年普外科评定为常州市临床重点专科。

2008年，重症医学科、普外科、消化内科、儿科、肛肠科、检验科、中心实验室开展新技术、新项目12项。心内科、胸外科、骨科、妇产科分别选派业务骨干外出进修，学习专科新技术，奠定专科建设的发展基础。翌年，医院8个临床重点专科全部通过周期考核。“十一五”期间，医院坚持专科化带动整体发展的思路，医院共创成常州市临床重点专科2个，常州市临床重点专科建设单位1个，市临床重点专科5个。

2012年，神经内科被评定为常州市临床重点专科。2013年，医院加强常州市级临床重点专科肿瘤科、普外科、急诊医学科、神经内科的建设。贯彻落实《医疗技术临床应用管理办法》，使常见病、多发病、急危重症和部分复杂疑难疾病的诊治在院内得到基本解决。2014年，新增儿科、检验科2个市临床重点专科；骨科、脑外科市临床重点专科复核合格；胸外科、消化内科、骨科、五官科及妇科的腔镜技术通过市级评审。常州市卫生局专家组经过听取汇报、提问和评议3个环节的考核，中医科通过常州市级示范中医科评审。截至2014年年底，医院创成常州市临床重点专科4个、市临床重点专科10个。中医科创成常州市综合医院示范中医科。

2015—2018年，围绕专科建设，医院投入5000万元购置和更新电子胃肠镜、彩超、16

排CT、关节镜、胸腹腔镜、DR、呼吸机、麻醉机、酶免分析仪等设备。按照重点专科(学科)建设要求,医院先后投入2000万元与肿瘤科、普外科、神经内科、急诊医学科等重点专科相配套的医疗设备,促进科研项目开展。继续做好肿瘤多学科联合门诊、高危孕产妇和新生儿急救中心工作。巩固普外科亚专科建设,构筑专业学科体系。医院对照《县级医院医疗服务能力基本标准和推荐标准》《江苏省三级综合医院评审标准实施细则》,以一般科室技术和重点科室技术要求,作为科室目标考核的主要指标。基本标准达标率97.8%,推荐标准达标率96.4%。2018年初,医院制定《2018—2020年医院重点专科建设规划》,加大重点专科和亚专科建设力度,与18个专科分别签订创建省、市、区重点专(学)科目标责任书。

截至2018年年底,医院有20个临床、医技科室与三甲综合医院的专家或专家团队建立合作关系,其中建立"教授工作站"的有16个。神经病学学科创成常州市市区共建重点学科,急诊医学科、肿瘤科、普外科、神经内科、骨科、妇科、心内科7个专科成为常州市临床重点专科,中医科创成江苏省综合医院示范中医科建设单位,有15个专科被列入常州市金坛区临床重点专科。

三、技术中心

(一)区域六大中心建设　2012年5月,作为医改试点县医院,在市卫计局统一部署下成立金坛市人民医院医疗集团,与8家乡镇卫生院分别签订合作协议。医院作为牵头单位,建立影像、检验、病理、消毒供应、心电、远程会诊"六大中心"。

消毒供应中心　2013年成立。对集团内医院消毒包逐步实现物品消毒集中供应。

临床检验中心　2014年6月底运行。LIS及中间体软体的开发应用,实验室的全自动化、结果定量化、远程传输结果的实现,使其检验中心结果准、报告快、项目全。

临床病理诊断中心　2015年7月,区卫计局将中医院病理科并入医院,成立金坛临床病理诊断中心。10月,病理中心经过改造投入使用,负责医院、中医院、乡镇卫生院的病理检查。

医学影像中心与区域远程会诊中心　2015年12月成立。依托医院的优质医疗资源,建立会诊专家团队,为基层医院书写复核影像报告。将二级医院和乡镇卫生院的影像和报告集中存储在数据中心,实现医院内部各科室、医院与基层医院间影像及报告的互相调阅;丰富和完善居民电子健康档案,促进优质医疗资源共享。

心电中心　2016年上半年开始试运行,2018年8月正式成立运行。

2015—2018年,影像中心读片并签发报告12.74万份;病理中心诊断并签发报告5.9万份;检验中心签发报告16.37万份;消毒供应中心供应3.2万份消毒包;心电中心(2018年8—12月)签发报告0.13万份;远程会诊145例。

(二)五大急救中心建设　医院不断推进专科中心化建设。发展卒中中心、胸痛中心、创伤中心、高危孕产妇急救中心、危重、新生儿救治中心建设。

卒中中心　2017年4月,医院制定《急性脑卒中多学科联合救治设施方案》,组建卒中快速抢救小组,建立神经内科、急诊科、放射介入科等学科联合协助救治模式,成立"卒中中心"和"卒中学院"。建立急性缺血性脑卒中个体化治疗方案,制定脑卒中患者快速救治流程,积极打造金坛区脑卒中"1小时黄金救治圈",推进静脉溶栓治疗和神经介入治疗。建立金坛区脑卒中健康管理平台,对全区脑卒中病人系统化跟踪管理。建立以医院神经内科为中心,辐射镇中心卫生院的卒中远程会诊平台。同年8月,被中国卒中学会授牌"卒中中心"。2018年,有150余例急性脑梗死患者通过卒中中心多学科联合救治通道得到及时救治,好转率90%以上。

胸痛中心　2017年9月成立。医院对照中国胸痛中心的建设标准,整合院前急救系统与院内绿色通道,制定规章制度和优化胸痛患者诊治流程,院内外新建导引指示牌10余处。2018年,深入社区举办胸痛预防诊治培训共12次,培训人员达1000余人。处置病人200余例。STEMI的急诊PCI D-to-B时间从最初的200分钟,下降至60~90分钟。全年完成胸痛急诊PCI 62人次,为创建国家胸痛中心打下良好的基础。

创伤中心　医院根据2018年7月2日国家卫生健康委员会《关于进一步提升创伤救治能力的通知》,成立金坛区急诊创伤救治中心,建立区域创伤救治体系内统一规范的院前院内创伤分级预警机制、救治流程、信息共享机制,逐步实现院前急救与院内救治信息的互联互通。

高危孕、产妇急救中心及新生儿急救中心　2016年4月同时运行。它将产科、1CU、麻醉科、介入科、输血科、心内科等科室合作起来,为抢救高危孕产妇和新生儿提供"绿色通道"。2018年,协助常州市金坛区妇幼保健计划生育服务中心对全区妇产科骨干进行产科危急重症诊治的培训。全年住院分娩中高危孕产妇占71.8%,其中,高危孕、产妇急救中心及新生儿急救中心分别抢救危重孕产妇28例、危重新生儿42例,成功率100%。

第三节　医疗质量管理

一、医疗质量控制

民国时期，医院医疗质量由医务主任负责，但总体是由院长直接管理。新中国成立初期，由医务组负责。1954 年 3 月起，由医务股负责。一直延续到质控室科成立。

60 年代初，医院着手建立医疗质量管理制度，相继建立《手术审批制度》《危重病人会诊制度》《危重病人通知制度》。1962 年，实行《死亡病例讨论制度》。此后，实行《重大手术术前讨论制度》，手术组、麻醉组、后勤组人员共同参加讨论。“文化大革命”期间，医院医疗规章制度得不到落实，医疗管理经常处于无序状态。

1978 年，医院恢复和建立《病案管理制度》《查房制度》《交接班制度》《会诊制度》《病案讨论制度》《死亡病人讨论制度》《危重病人通知制度》《差错事故登记制度》等医疗管理制度。同年，试行业务总查房，有医院领导、科室负责人、床位医生参加。1982 年起，着重落实《全国医院工作条例》《医院工作制度》《医院工作人员职责》，建立《危重病人抢救汇报制度》，临床医生遇危重病人应及时逐级汇报。1984 年、1986 年，先后实行二级查房、三级（院长、主治医师、住院医师）查房。1988 年，组织学习执行国务院颁发《医疗事故处理办法》，强调首诊首科（室）负责制，加强院外会诊管理（由医务科统一安排）。

1992 年，医疗护理质量管理委员会成立，制定《基础质量考核标准》。同年，启动二级甲等医院创建，医院建立健全医疗工作管理制度（必备 15 项）和操作规程（40 项），制定《医疗质量考核办法》《医疗质量监督检查评比制度》，制订基础质量、环节质量、终末质量标准。90 年代，医院建立 TQC（全面质量管理）委员会，下设 TQC 办公室。各科室成立 TQC 小组。对院内手术室、供应室、妇产科重点区和外科等高危科室进行定期分析，对空气、注射器、手术器械、体温表、便盆的消毒灭菌处理做出统一规定。并制定质控标准 TQC。每季度组织医院医疗质量检查和医疗护理安全教育，重点检查工作效率、诊断质量、治疗质量、医疗缺陷、医疗文件书写等五个方面情况。每季编发 1 期《医疗质量简讯》，对病历、处方质量及各科室质量指标完成情况统计和分析。

2000 年 4 月，质控办成立，隶属于医教科、医务科，专司医疗质量管理。2017 年 12

月成立质控科,为一级职能科室。其主要职责:病案质量控制,效益、效率指标的统计,病案室管理。2000 年后,医院建立和完善每周值班制度、科主任例会制度和《重点病人管理制度》《首问负责制度》《不良事件报告制度》《会诊制度》《35 周岁以上病人首诊测血压制度》等医疗质量管理制度,业务院长定期召开临床、医技和相关职能科室主任例会,加强科主任之间医疗业务信息的沟通与交流。加强对核心医疗制度落实情况的检查与考核。

2002 年,国务院《医疗事故处理条例》出台,翌年,医院加强急诊科、麻醉科、口腔科、检验科、放射科、病理科、B 超室的规范化建设。2004 年,以开展"以病人为中心,以提高医疗质量服务为主题"的医院管理年活动为契机,开展医疗、护理安全竞赛活动。制定《金坛市人民医院医疗事故防范预案》,重点加强放射科、病理科、血液透析科等临床医技科室的质量控制、质量评价和规范化建设。2003 年,成立病案、医技和护理质量控制小组,医院每季度督查一次。2005 起,修订三级医师查房制度、疑难病例讨论制度、危重患者抢救制度等 12 项医疗核心制度,成立医疗、护理、行管、院感、后勤等 5 个小组,2008 年 6 月,医院制定《医患沟通制度及规范》《医师执业行为管理规定》《卫技人员执业资格管理暂行规定》及《医疗纠纷防范处理规定》《医疗不良事件报告制度》《医疗质量管理实施方案》等。结合"平安医院"的创建,开展"医疗质量万里行"和"医疗安全百日专项检查"。2008 年医院成功通过常州市卫生局组织的"二级甲等综合医院"复核初评审。2012 年,医院编制印发《金坛市人民医院临床医疗管理制度》《金坛市人民医院临床医疗基本操作规程》,护理工作实行护理部——科护士长——护士长三级管理,每月坚持护士长例会,医院整体护理占 90%。

2015 年,医院结合三级综合医院创建,调整、成立与医疗质量相关管理委员会,以执行核心制度为重点,先后多次组织院长查房、教学查房,开展全院性疑难死亡病例讨论,定期检查疑难危重病例、新入院病例、手术病例等。"三基"训练和考核,人人参训、人人过关。此外,每季度召开医疗质量分析会,反馈医疗质量情况,对违反核心制度的科室与个人,按照目标责任制和奖惩办法奖惩兑现,增强医务人员的责任心,减少医疗差错、事故发生。应用 PDCA 循环、品管圈等质量管理工具对医院运行、医疗质量与安全监测等多类指标进行统计、对比、分析,促进医疗质量持续改进。

二、现症病历管理

60年代，医院开始重视病历书写质量，对病历书写的及时性和完整性进行监管。1979年，要求入院后1天内完成病历的入院记录和首次病程记录，危重病人要求及时完成。规定科室甲级病历占65%、乙级病历占35%，消灭丙级病历。门诊病历符合规范。此后，每个季度组织各科室互查病历或评比，医务股定期抽查在院和出院病历。

1981年、1987年、1997年、2003年，省卫生厅先后印发《江苏省病历书写规范》第一版至第四版，医院组织学习贯彻。1988年制定《住院病历管理制度》，1990年10月，病案管理委员会成立，主要负责医院住院、门诊病历质量控制，先后组织3次病历质量抽查及住院病历展览，对优秀病历书写者给予奖励。1997年，医院将病历书写规范列为新分配人员岗前教育培训内容。2003年制定《病历书写规范考核管理办法》，2004年制定《住院病历和处方评价方案》，组织住院医师及实习、进修、轮转医师进行第四版病历书写规范培训，强调标准化、程序化、规范化书写病历。对归档病历和现诊病历进行抽查，住院病历甲级率达90%以上，门诊病历合格率92.3%，门诊处方合格率99.2%，各项指标均达到部颁标准。2006年，制定《医院住院医师病历书写规定》《住院病历中关于授权委托书的规定》，组织病历书写规范培训和考试。同时，规定新上岗医师必须完成50份合格大病历书写。2007年，制定《门诊病历评价标准》《住院病历评价标准》。

2010年，根据《江苏省住院病历评价标准》，医院制定《关于调整重度缺陷病历处罚规定》，2011年12月，医院各病区推行电子病历，完善病历质量控制体系。2015年起，医务科定期组织全院病历检查，定期对病历质量运行情况分析讨论，加强临床医师医疗文件书写规范的培训和考核；对病历的病例特点、病情评估及医患沟通等内容进行规范，并强化管理和检查，提高病历内涵质量。同年，年终检查中医院病历质量得到常州二院专家的肯定。2017年，医院制订《关于强化院科两级病案质量控制的管理规定》，强化病历质量，加强病历质控。质控科成立后，医院利用电子病历质控系统对病历质量进行全面监控。对优秀病历及优秀质控员进行奖励。

三、归档病案管理

1975年前，医院病案无专人管理，各病区病历年内由各病区护士长收集保管，年终存放到后勤仓库。1976年病案室建立，开始管理住院病历。1979年始，病案实行ICD-9

疾病分类编目,制作疾病分类卡、手术分类卡,并利用两卡进行病历信息统计。1980 年起,实行出院病历及时归档,完成医院工作报表、疾病分类报表、各项医疗质量统计报表,并通过两卡查找病历信息。1989 年,病案室由医务科管理,工作人员 3 人。建立出院病人登记簿,作为病案检索依据。1990 年 10 月,病案管理委员会成立,加强病案质量管理。1991 年,病案室归属信息科管理。

1997 年年底,安装病案管理软件,试行病案信息化管理。1998 年 5 月,录入病历首页,自动生成医院工作报表。2000 年 3 月,医院启用新版全国统一病历首页,并按病案管理要求采用 ICD-10 疾病分类编目。2002 年,将病案首页信息录入医院信息管理系统,初步实现病案管理信息化,由软件自动生成统计报表,管理软件自动检索病历信息。同年,执行《医疗事故处理条例》,为病人提供住院病历客观部分复印服务。

质控科成立后,对医院病案质量进行定期督查,质控前移;定期召开病案委员会会议,及时解决病案中存在的问题;每月会同有关科室,联合督查医院病案,尤其是重点病案质量,完成医疗质量分析简报;组织病案新首页的学习培训;加强危急值管理,每日督查反馈,参与修订 2018 年的危急值管理制度和督查制度;开展“病历质控双争创”活动,实行三级质控,加强临床医师医疗文件书写规范的培训和考核。

制定和完善病案管理制度。所有住院病历和观察室病历均由病案室分开保管;住院死亡病人门诊病历随住院病历归档保管。住院病人住院期间病历由所在科室负责保管。病案室在病员出院(死亡)后三天内及时将病案回收,严格病历管理,严禁任何人涂改、伪造、隐匿、销毁、抢夺、窃取病历。按照卫生部《医疗机构病历管理规定》,建立健全病案借阅、使用、复印制度。住院病案原则上必须保管 30 年,观察室病案必须保管 15 年。2018 年开始孕产妇病历永久保留。

按照常州市卫生局的统一要求,对门诊工作量、急诊工作量、病区病床使用及病人动态等数据,分别按月、季度、半年、全年统计,按时报送院部、区、市卫计委相关部门。同时,向各临床科室、职能科室反馈。2018 年年底,病案室有医护专业技术人员 4 人,其中主任医师 1 人、主管护师 2 人、病案管理工作人员 1 人,病案室保存病案 40 万余份,其中 2018 年归档病历 3 万多份,病案管理实现制度化、规范化、网络化。

表6－2－3　　1977—2018年医院医疗质量统计表

年份	治愈好转率%	死亡率%	病床周转日次数(次)	出院者平均住院日(天)	危重病人数(人)	抢救成功率%
1977	88.70	2.7	28.5	9.9	—	—
1978	91.30	3.2	26.1	11.7	605	—
1979	93.00	2.5	28.0	12	—	—
1980	93.30	1.8	25.0	12.8	—	—
1981	93.40	1.9	26.0	12.3	344	79.7
1982	91.90	2.3	27.4	12.2	—	—
1983	92.20	2.5	27.6	12	254	—
1984	92.80	2.1	28.2	11.5	—	—
1985	93.40	2.2	15.9	13.3	—	—
1986	93.10	1.7	22.8	13	409	98.0
1987	93.10	1.8	25.3	13	389	87.4
1988	93.30	1.7	27.1	13	566	94.3
1989	93.30	1.6	25.2	13.3	761	93.3
1990	93.60	1.3	26.6	13	487	91.6
1991	94.40	1.3	26.7	13.6	385	90.2
1992	94.80	0.9	25.8	13.6	506	93.3
1993	95.2	0.8	25.1	13.1	474	93.7
1994	95.4	0.8	25.2	13.2	621	87.6
1995	94.1	0.9	24.5	13	786	92.7
1996	94.6	0.7	24.0	13.4	531	92.5
1997	93.7	0.6	23.6	13.6	560	94.5
1998	94.1	0.4	21.9	13.7	1604	92.7
1999	93.6	0.4	23.1	12	2301	92.7
2000	92.3	0.5	23.3	10.1	2788	90
2001	92.7	0.5	24.9	10.2	3144	94.7
2002	91.0	0.8	26.5	10.4	3414	93.7
2003	90.1	0.9	27.4	11	4362	95.6

表 6－2－3

年份	治愈好转率 %	死亡率 %	病床周转日次数(次)	出院者平均住院日(天)	危重病人数(人)	抢救成功率 %
2004	92.8	0.7	29.1	11.1	4581	95.9
2005	94.8	0.6	29.3	11.1	4841	96.7
2006	94.0	0.8	30.2	11.1	5238	95.8
2007	93.8	0.7	31.2	11.6	6195	95.9
2008	94.7	0.7	32.0	11.3	6474	96.9
2009	96.0	0.5	34.4	10.8	7626	97.3
2010	95.2	0.4	37.3	11.5	7043	97.3
2011	94.3	0.5	33.3	11.5	7553	97.6
2012	92.9	0.3	29.2	12.1	7111	95.4
2013	92.8	0.4	30.6	11.7	7268	97.6
2014	91.8	0.2	32.1	10.8	7607	98.0
2015	92.4	0.2	31.3	10.7	8012	98.2
2016	92.8	0.23	33.4	10.3	7946	97.6
2017	93.7	0.2	34.4	10.4	8909	97.8
2018	95.4	0.2	39.8	10.2	9713	97.9

表 6－2－4　　**2006 年医院单病种质量统计表**

项目 / 病种	总例数	住院三日内确诊		治愈		好转		死亡病人数		入出院诊断情况			住院医疗费用	其中：住院药费	出院者住院天数	
		例数(例)	%	例数(例)	%	例数(例)	%	例数(例)	%	符合(例)	待查(例)	不符(例)	总费用(元)	总费用(元)	总天数(大)	平均天数(天)
肺炎(成人)	83	83	—	10	—	71	—	—	—	83	—	—	339335	214180	907	10.1
肺炎(小儿)	154	154	—	36	—	111	—	—	—	154	—	—	173733.9	80162	686	4.5
原发性高血压	276	276	—	—	—	271	—	1	—	276	—	—	1321722	880474	2900	10.5
脑梗死	342	—	—	—	—	—	—	—	—	—	—	—	—	—	3760	11
糖尿病	141	141	—	—	—	138	—	—	—	141	—	—	873214	563799	2287	16.2
急性心肌梗死	6	—	—	—	—	—	—	—	—	—	—	—	—	—	60	10
子宫肌瘤	129	129	—	128	—	1	—	—	—	129	—	—	695175	251133	1363	10.6
胆囊炎胆石症	418	418	—	363	—	50	—	1	—	418	—	—	2490032	—	3808	9.1

续表 6－2－4

项目／病种	总例数	住院三日内确诊		治愈		好转		死亡病人数		入出院诊断情况			住院医疗费用	其中：住院药费	出院者住院天数	
		例数（例）	%	例数（例）	%	例数（例）	%	例数（例）	%	符合（例）	待查（例）	不符（例）	总费用（元）	总费用（元）	总天数（天）	平均天数（天）
老年性白内障	50	50	—	48	—	2	—	—	—	—	—	—	193758	31332	220	4.4
胃恶性肿瘤	92	92	—	14	—	56	—	—	—	91	— -	—	1206770	694019	1916	—
股骨颈骨折	87	87	—	1	—	82	—	—	—	87	—	—	1637893	596182	1914	20.8
剖宫产	489	—	—	—	—	—	—	—	—	—	—	—	—	—	3482	7.1
阑尾炎	268	268	—	202	—	61	—	—	—	268	—	—	1026648	520335	2125	7.9
腰椎间盘突出症	23	—	—	—	—	—	—	—	—	—	—	—	—	—	294	12.8
前列腺增生症	72	72	—	22	—	45	—	—	—	72	—	—	536635	292169	1242	17.25
支气管肺炎	142	—	—	—	—	—	—	—	—	—	—	—	—	—	625	4.4
脑出血	159	159	—	2	—	121	—	3	—	—	—	—	1516249	—	1901	—
高血压性心脏病	18	18	—	—	—	18	—	—	—	18	—	—	127136	—	414	23
有机磷中毒	58	58	—	9	—	43	—	2	—	58	—	—	300287	143369	374	6.4
甲状腺机能亢进	11	—	—	—	—	—	—	—	—	—	—	—	—	—	118	10.7
原发性肾病综合症	3	—	—	—	—	—	—	—	—	—	—	—	—	—	35	11.7
支气管哮喘	40	—	—	—	—	40	—	—	—	40	—	—	96097	—	191	4.8
冠心病	305	—	—	—	—	304	—	—	—	305	—	—	1647443	—	4054	13.3
急性胰腺炎	65	—	—	15	—	49	—	—	—	65	—	—	876880	—	1072	16.5
贲门恶性肿瘤	73	73	—	4	—	59	—	—	—	73	—	—	904349	469553	1262	17.3
食道恶性肿瘤	79	76	—	1	—	71	—	1	—	79	—	—	1301365	600895	2120	26.8
结肠恶性肿瘤	22	21	—	2	—	17	—	—	—	21	—	—	277.65	153305	536	24.4
卵巢恶性肿瘤	2	2	—	—	—	2	—	—	—	2			10423	4325	17	8.5
肺恶性肿瘤	66	66	—	1	—	48	—	—	—	66	—	—	668213	404850	1257	19
乳房恶性肿瘤	17	17	—	5	—	12	—	—	—	17	—	—	186476	96850	433	25.4
结节性甲状腺肿瘤	2	2	—	2	—	—	—	—	—	—	—	—	—	—	32	16
腹股沟疝	90	90	—	90	—	—	—	—	—	—	—	—	—	—	921	10.2
青光眼	6	6	—	2	—	4	—	—	—	6	—	—	20295	10304	72	12
甲状腺腺瘤	54	54	—	51	—	3	—	—	—	54	—	—	303943	124003	498	9.2
胫腓骨骨折	166	166	—	1	—	161	—	—	—	166	—	—	2312310	932835	3343	20
胃、十二指肠溃疡	16	16	—	7	—	9	—	—	—	16	—	—	—	—	—	—
泌疗道结石	63	63	—	25	—	37	—	—	—	62	—	—	262647	131292	688	10.9
肠梗阻	132	132	—	30	—	98	—	—	—	132	—	—	455135	254325	969	7.3

表6－2－5

2018 年医院单病种质量统计表

项目 / 病种	总例数（例）	住院三日内确诊		治愈		好转		死亡病人数		术后十日死亡		入出院诊断情况				住院医疗费用		其中：住院药费		出院者住院天数		药费构成比例
		例数（例）	%	例数（例）	%	例数（例）	%	例数（例）	%	例数（例）	%	符合（例）	待查（例）	不符（例）	%	总费用（元）	平均费用（元）	总费用（元）	平均费用（元）	总天数（天）	平均天数（天）	
肺炎（成人）	467	467	—	40	—	394	—	—	—	—	—	462	5	—	—	4254875	—	1831178	—	5235	—	—
肺炎（小儿）	1341	1341	—	584	—	727	—	—	—	—	—	1329	8	4	—	4686082	—	1463341	—	8832	—	—
原发性高血压	249	249	—	—	—	247	—	—	—	—	—	245	2	2	—	1771516	—	630788	—	2181	—	—
糖尿病	1002	1002	—	8	—	982	—	—	—	—	—	1000	2	—	—	9500543	—	3800532	—	11466	—	—
急性心肌梗塞	117	117	—	—	—	99	—	1	—	—	—	113	4	—	—	4869433	—	655569	—	1030	—	—
子宫肌瘤	150	150	—	144	—	4	—	—	—	—	—	146	4	—	—	1571937	—	317597	—	1364	—	—
胆囊炎胆石症	577	577	—	429	—	142	—	—	—	—	—	560	16	1	—	7438309	—	2019623	—	5926	—	—
老年性白内障	466	466	—	454	—	2	—	—	—	—	—	464	2	—	—	3042754	—	126401	—	2090	—	—
胃恶性肿瘤	86	86	—	3	—	70	—	—	—	—	—	72	13	1	—	2067267	—	597053	—	1568	—	—
股骨颈骨折	75	75	—	6	—	64	—	—	—	—	—	75	—	—	—	2551032	—	410268	—	1350	—	—
阑尾炎	360	360	—	269	—	89	—	—	—	—	—	322	38	—	—	3409211	—	964689	—	2935	—	—
前列腺增生症	259	259	—	45	—	208	—	—	—	—	—	255	4	—	—	4833379	—	1627467	—	4420	—	—
颅内出血	261	261	—	6	—	198	—	—	—	—	—	259	2	—	—	6315972	—	1866751	—	3814	—	—
有机磷中毒	10	10	—	1	—	8	—	—	—	—	—	10	—	—	—	98117	—	26855	—	44	—	—
甲状腺机能亢进	11	11	—	1	—	10	—	—	—	—	—	11	—	—	—	64252	—	21962	—	90	—	—
贲门恶性肿瘤	12	12	—	1	—	8	—	—	—	—	—	12	—	—	—	302106	—	102830	—	219	—	—
食道恶性肿瘤	78	78	—	10	—	48	—	—	—	—	—	76	2	—	—	3465293	—	917249	—	2046	—	—
结肠恶性肿瘤	101	101	—	3	—	87	—	—	—	—	—	7623	—	—	—	2994974	—	811260	—	2284	—	—
卵巢恶性肿瘤	9	9	—	1	—	7	—	—	—	—	—	5	4	—	—	151592	—	28204	—	121	—	—
肺恶性肿瘤	122	122	—	3	—	67	—	—	—	—	—	83	39	—	—	1959002	—	498777	—	1854	—	—
乳房恶性肿瘤	51	51	—	2	—	48	—	—	—	—	—	33	18	—	—	748941	—	201019	—	948	—	—
青光眼	12	12	—	7	—	5	—	—	—	—	—	12	—	—	—	58277	—	16558	—	94	—	—
甲状腺腺瘤	18	18	—	18	—	—	—	—	—	—	—	15	3	—	—	165278	—	25294	—	172	—	—
胫排骨骨折	71	71	—	14	—	54	—	—	—	—	—	71	—	—	—	2573139	—	519637	—	1610	—	—
泌疗道结石	367	367	—	81	—	278	—	—	—	—	—	360	5	2	—	5697455	—	1880482	—	4386	—	—
肠梗阻	266	266	—	17	—	232	—	—	—	—	—	231	35	—	—	2204103	—	912678	—	2379	—	—

第四节　医院感染管理

一、感染发病监测及管理

50—80 年代，医院感染管理工作，由医务组、医务股主抓，各科和病区具体负责，无专职管理人员。60 年代起，对传染病人相对隔离、外科特异性感染病人隔离，焚烧处理有毒及污染敷料等。对医务人员无菌观念教育和无菌技术操作培训，着重预防交叉感染。

1992 年 9 月，医务科内设立感染管理科，有 2 名兼职人员，负责院内感染发病监测。同年，医院成立感染管理委员会，建立《院内预防感染管理制度》《院内感染监测制度》《控制院内感染实施方案》《院内感染分类诊断标准》等。配备 1 名专职护士从事院内感染管理工作，开展院内压力蒸汽灭菌效果、空气、物体表面、医务人员手、消毒液、紫外线灯管等基础监测工作。

1998 年 3 月，感染管理科从医务科分离出来，单独建制，进而调整医院感染监控小组成员，健全、完善医院感染三级网络（感染管理委员会、感染管理科、科室感染管理监控小组）体系。此后，定期召开医院感染管理委员会会议，制定工作计划，研究、解决医院感染管理中的重大事项，并将感染质量控制纳入科室考核范畴。对医院感染发病率、相关危险因素进行监测、分析和反馈，建立日报告制度，对感染事件及时反应，及早发出预警，严防暴发事件的发生。定期对医院环境卫生、灭菌剂、消毒灭菌效果、透析液出入口等进行监测，通过监测——控制——监测模式，减少和控制院内感染发生。根据《医院感染管理办法》《消毒技术管理规范》，细化医院感染质量综合目标考核制度，强化手术室、供应室、产房、血透室、新生儿病房、ICU、口腔科、内窥镜室、检验科等重点部门的院内感染管理工作，对消毒药械和一次性使用医疗卫生用品适时监督，对相关证件进行审核，严格执行消毒隔离制度，规范医务人员的无菌操作技术。

2003 年春季，在预防和控制传染性非典型性肺炎中，医院成立“非典”防控组织，启用发热门诊，购置防护设施和消毒设备，应对疫情。同年，安装感染管理软件系统，每季度将监测结果录入管理软件进行数据分析，并将监测情况向常州市医院感染监控中心汇报。2005 年起，医院强化医院医、护、后勤及实习生感染知识培训。

2010年起，医院陆续购置低温等离子灭菌器、超声清洗机、自动清洗烘干机、高压气枪、高压水枪、快速生物监测仪、环氧乙烷灭菌器、紫外线灯管强度监测仪、感应洗手设施、多酶清洗液、灭菌指示卡以及快速手消毒液、洗手液等手卫生用品，并将病区无菌持物钳浸泡保存改为干罐保存，医院感染管理和防控基本达到规范化和制度化。医院临床单元、手术室、医技科室所有复用器械、无菌缸、无菌镊等物品均集中由消毒供应中心统一清洗、消毒、灭菌。安排专人负责传染病登记、网络直报工作；严格管理医疗污水、医疗废物，2012年院内感染率2.5%，达部颁标准。

2014年10月，医院启用"医院感染实时监控系统软件"，对医院院感实时预警、提醒；对发生的院感病例统计分析；对手术病例进行感染监测；对发生多重耐药菌感染的患者实时监测；对抗菌药物使用前病原学送检率进行监测；对院内发生的职业暴露进行统计、汇总分析；对ICU、新生儿重症患者进行病情等级评定，等等。各项监测数据季度统计、分析并及时在医院"OA系统"上通报。将重要指标考核与绩效挂钩。2017年，改原来一床一巾的床单元清洁，为一床一巾、一床头柜一巾、一厕一巾、一室一拖等。

2018年，医院组织员工进行消毒隔离技术、防护用品使用等操作培训和考核。是年，集团医院2400余人次参加院感理论网络考试。开通"院感小蜜蜂"微信平台，定期推送院感防控知识。

二、一次性医疗用品管理

90年代，医院临床诊疗开始使用一次性无菌医疗用品。同时，医院加强对其储存和使用的监督、检查、指导。规定购置时要查验相关证件，监督进货产品的质量；科室使用前检查小包装有无破损、失效，产品有无不洁等；发现产品质量不合格或可疑时，或使用产品发生不良反应时，立即停止使用。一次性无菌医疗用品使用后不得重复使用，立即毁形并定点存放，统一销毁。

2000年，医院执行《医疗机构一次性使用无菌医疗器械管理规范》，加强一次性无菌医疗器械的采购、验收和贮存管理，并按要求建立登记账册，记录名称、规格、数量、生产批号、灭菌日期、失效日期、生产许可证等信息。2003年起，一次性无菌医疗用品使用后，统一按医疗废物分类、收集、转运、登记、储存，并交给有资质的公司焚烧处理。2008年8月，医院下发《关于一次性医疗用品、消毒药械的使用管理的规定》，加强和规范一次性医疗用品的使用管理，防止假冒伪劣产品流进医院。2010年起，每年一次性医疗用品用后销毁率均达到100%。

三、废弃物管理

医院废弃物分为医疗废物和生活废物。60年代，医院建起焚烧炉，由总务股负责焚烧废弃物。80年代，由锅炉房兼管，主要焚烧医疗废物。生活废物由工勤人员统一收集，运离医疗区域集中存放，然后由县环卫部门定期运出，统一处理。2000年，月处理量达120余吨。2003年以后，按照《医疗废物管理条例》，对医疗废物进行分类收集，交给有资质的公司统一处理。杜绝医疗废物混入生活垃圾，流入社会，污染环境。

2013年8月，医院制定《感染性物品处理要求与流程》《医疗废弃物管理制度》和《医疗废物管理突发事故应急处理预案》，2014年修订《医疗废物管理制度》。四个部门协作抓落实，感染管理科制定管理制度，负责医疗废物的全程监督管理；总务科负责医疗废物的收集、院内转运、医院储存的管理；医务部门负责监督临床医务人员的医疗废物管理；护理部门负责监督护理人员的医疗废物管理。医疗废弃物包括感染性废物、损伤性废物、病理性废物、药物性废物、化学性废物5个大类。科室医疗废物桶有明显标识；棉球、纱布、手套、口罩、帽子、中单、诊断治疗使用后的针筒和输液器等医疗废物直接放置在装有黄色垃圾袋的医疗废弃物桶中；病理性废物暂存应冷藏；少量药物性废物放置于黄色垃圾袋中，大量药物由药剂科统一处理，含有化疗药物的医疗废物用双层垃圾袋收集，并注明化疗药物；病原体的培养基、菌毒种等高危废物，先压力灭菌，再按医疗废物处理；隔离传染病病人或疑似传染病病人产生的废物使用双层黄色垃圾袋，及时密封，外贴标签；感染性疾病科的医疗废物按专项制度进行管理；被血液和体液污染的生活用品按医疗废物处理；大量的化学性废物收集在固定的容器中，由医院联系有资质的环保收集部门集中处理。

医疗废弃物，医院派专人定时、定线密封容器进行收集、运送，每天运送结束后，对运送工具进行清洁和消毒。

2017年11月起，将未被患者血液、体液、排泄物污染的输液软袋、输液瓶（除盛装化疗药物的输液瓶和输液袋外）进行分类收集，不再做生活垃圾处理，而是交给有资质的公司统一处理。被患者血液、体液、排泄物污染的输液软袋（瓶），以及盛装化疗药物的输液软袋（瓶），感染科患者使用的输液软袋（瓶）等作为医疗废物处理。医院定期检查医疗废弃物处理情况。

第五节　药品药材管理

一、药品采购管理

民国时期,医院药房一般是到上海中法大药房金坛店(西药)进药。新中国成立后,医院有药房没有药库,药品断档时,就到中百公司买药(西药),直到1958年4月,中百公司经营西药批发业务交由金坛药材公司统一经营为止。此后,医院购买西药到金坛药材公司。

1953年1月,县药审查委员会成立。拟定取缔伪药草案,组织药商及开业医生学习,规定一周内伪药登记结束,报医院。1956年9月,中国药材公司江苏省金坛县公司(1958年5月改名为金坛医药公司)成立,专营中药材。医院中医开处方,患者自去药店购药。1969年医院建立中药房后,中药统一到金坛医药公司购买。

50—70年代,药品采购由药房出具药品采购清单,全部药品经中百金坛公司、金坛县医药公司购买,对药品"进、销、存"实行计价管理,金额控制,临床使用药物药量规定门诊:急性病处方限3日量,慢性病处方为7日量,逾量或使用贵重抗生素需院长批准。60—70年代,医院药品以批发价核算,药房以零售价核算。

80年代初,在药品采购上,医院按照《关于加强医疗单位药品采购管理工作的若干规定》,加强药品采购入库工作,严禁从私人手中或未经国家批准的药厂购置药品。80年代中期,医院成立药事管理委员会,统一协调医院用药计划和用药管理。1986年,制定《关于药品采购的规定》,药剂科设专职药品采购员,负责医院药品、医用耗材、试剂、部分器械的采购。药品采购程序:科室申请——药剂科审核——分管院长审批——采购员按计划采购,采购员和药库管理人员共同负责药品入库验收。90年代末,医院药品购销活动全部实行集中采购。

2000年起,医院按照《医疗机构药事管理暂行条例》规定,参加市卫生局组织的药品集中采购,建立在政府指导下的药品集中采购方式。2005年,参与常州市卫生局组织的药品集中采购,招标品种由药品扩大到医用耗材、检验试剂等,并不断扩大药品及卫生材料招标采购范围,加大对药品及耗材询价采购力度。2007年,所有药品执行常州市统一招标采购,规范药品供应渠道。2009年起,参加省网上药品集中招标采购。根据《省物价局关于公布全省集中采购药品中标零售价格的通知》要求,从2010年5月1日起,执行以江苏省为单位集中招标采购。2017 年 1 月,医院成立采供办,将药剂科的中西药库、输液库划归采供办管理。

2007 年 6 月,医院制定《药品质量监督小组工作制度》《药品采购管理小组工作制度》等,建立新药引进评审机制,定期检查或抽查购进药品的质量。

二、药品使用管理

新中国成立初期至 70 年代末,医院门诊药房“以存定销”的管理办法,经常出现有药无账、有药无人管理,药品霉烂变质、过期失效等问题。

1979 年,医院根据苏卫财【1979】第 43 号和苏财行【1979】92 号文件规定,病区中心药房、门诊中西药房、中西药库全部数量统计。同时,实行“金额控制,数量统计,实耗实销”的办法,药房每日按处方进行数量统计,并与实物核对。药库、药房均每月定期盘点,核对库存,减少药品变质和损耗失效。药库每月以实际发出数减库存,以零售价转入药房;药房逐日计算处方金额,与财务科核对无误后以处方金额作药品消耗数。各病区药柜采取品种、基数固定的办法,由护理人员每班核对后交班,药品财务总账与中西药库、中西药房明细账一致,药库、药房明细账与实物一致。制剂室进行成本核算,改革生产程序,提高产品质量。

1986 年,医院根据《江苏省县以上医院药剂工作整顿标准》,成立药剂工作整顿领导小组,对药剂科全面整顿。制定《药事管理委员会工作制度》《药事管理委员会工作职责》,建立健全科室药品质量管理网络;药事管理委员会定期召开会议,制定监督措施,讨论药品管理重要问题;每季度对临床科室小药柜进行 1 次检查,并将科室药品管理工作列入年度考核重要内容。90 年代起,根据卫生部《药品不良反应监测管理办法(试行)》,设立不良反应监督员,不定期进行药物不良反应的监测。

2001 年,建立药品使用反馈制度。2003 年,药库和西药房使用计算机网络管理系统(HIS 系统),与挂号处、收费处联网,实现处方划价与收费同步。2007 年,编写《金坛市人民医院处方集》,临床医生人手 1 册,统一处方格式,规定以药品通用名开处方。2008 年,医院成立合理用药检查小组,定期检查病历、处方质量,公布检查结果,与绩效挂钩。2009 年 12 月,成立药事管理与药物治疗学委员会,统筹协调药物采购、使用及特殊药物的管理等。2013 年 2 月 26 日起,药品实现“零差价”销售。2018 年 9 月,门、急诊药房合并,全面推行绩效管理。

2007年6月,医院建立合理用药指导小组和监督小组(由药剂、医务、临床专家组成),成立药品不良反应事件监测领导小组,制定工作制度。普及合理用药知识,定期开展合理用药检查,控制和淘汰不规范药品。收集药物不良反应的信息,及时反馈给临床科室。2012年9月、2013年9月,医院派2名药师分别到省人民医院、苏大附一院进修抗感染专业、抗凝专业。至2018年年末,医院临床医学室有5名专职临床药师,专业覆盖抗感染、抗凝、内分泌、肿瘤等。

2014年起,医院陆续制定《关于加强质子泵抑制剂(PPIs)临床应用管理的通知》《关于加强中药注射剂及部分重点监控药物临床应用管理的通知》《超说明书用药管理规定》。医院引进临床用药决策支持软件处方点评系统和抗菌药物管理系统,通过设置医生权限级别、抗菌药物分级目录、三级管控、越级使用流程、围手术期管理等,实现事前管理。引进处方点评系统软件对电子处方进行药品禁忌证、药物配伍、药物相互作用等方面的进行初步审查,采用不同颜色作相关提示。

2017—2018年,医院运用抗菌药物管理系统、处方点评系统,从诊疗过程中进行医院合理用药监管和督查,每季度发布《用药通报》并与奖惩挂钩。每月重点对抗菌药物、肿瘤药物、辅助性治疗药物、中成药用量进行动态监测和超常规预警。对急诊用药、超常预警药物、基药等进行专项梳理和整治。两年医院药占比分别是35.97%、31.5%,抗菌药物使用管理达标。重视药物不良反应监测工作,两年内网报药品不良反应318例。药剂科与护理部联合开展“临床药品质量安全管理年”系列活动,对所有药品质量、保管、效期、管理开展自查自纠。对护理人员完成药学知识竞赛,评选出一、二、三等奖10名,“药品质量安全管理”示范病区3个。2018年5月,受到省药事管理督查组专家的好评。7月,出台医院创建“国家药物临床试验机构”资格认定实施方案,确定肿瘤科、骨科、神经内科、心内科、消化内科进行GCP资格创建。

三、麻醉、精神药品管理

民国时期,医院使用者不多,由县卫生院根据医师资格登记使用。药品价格由同行业公会议定。

新中国成立后到县政府卫生科配备专职药政人员以前,麻醉药品的采购供应,统一由医院向省医药公司购买,向有权使用医疗单位供应。1951年8月,中央内务部、卫生部联合发出“关于罂粟壳的管制处理问题”指示,医院及时部署贯彻,经查,全县有个别药店存有罂粟壳25斤13两。遂将现存数量清册随文呈报苏南行署卫生处。

60—80年代，医院贯彻执行卫生部《国家麻醉药品管理条例》《江苏省药政管理条例实施办法》，使用麻醉药品的处方权报经县卫生局（科）审批，实行专人专用处方，由业务院长签字。

90年代起，医院制订《毒、麻、精神药品管理制度》《毒、麻、精神药品安全管理措施》，麻醉药品实行专人负责、专柜加锁、专用账册、专用处方、专册登记的“五专”管理。

2005年11月1日《麻醉药品和精神药品管理条例》施行后，医院陆续制定《关于加强麻醉药品、第一类精神药品管理规定》《“麻、精”药品批号管理制度与程序》《麻、精药品“五专”管理制度与程序》《麻、精药品三级管理制度》《特殊管理药品突发事件应急预案》等，麻醉、精神药品实行专人管理，采购、验收、入库、保管，安排药学专业以上职称的药学专业人员负责。实行药库、药房、临床三级管理模式。对特殊管理药品未履行监测职责或未采取控制措施，或对突发事件隐瞒不报，给予通报批评或行政处分，情节严重的，移交司法部门处理。

2005年，省卫生厅下发《癌症患者申办麻醉药品专用卡的规定》，规定对肿瘤病人，经医师处方、医疗单位证明、向市卫生局报批后，发放麻醉药品专用卡。医院配合市卫生局举办麻醉药品使用管理培训班，医生和药师通过培训考试合格后，才能取得麻醉药品处方权和调配权。医院对肿瘤患者按编号进行登记管理，并监测其使用。2008年，医院制定《关于麻醉药品杜冷丁使用的暂行规定》，制订《关于麻醉药品和第一类精神药品的用药流程》，明确癌痛患者不可以使用杜冷丁止痛，急诊患者不可以接触到杜冷丁，同时急诊积极引进新的药品淘汰杜冷丁。对急诊病人、门诊病人、住院病人分别建立用药流程，规范麻醉药品和精神药品管理。2016年9月1日起，启用常州市麻醉药品、精神药品联合监管平台，对麻醉药品、精神药品的使用实行全方位、全天候监控。

四、抗菌药物管理

2000年始，医院加大对抗菌药物的管理，举办讲座，宣传抗菌药物使用知识。2006年2月，医院贯彻《江苏省抗菌药物临床应用管理规范》，成立抗菌药物管理办公室，临床科室设立药物管理小组。2008年，根据卫生部《关于进一步加强抗菌药物临床应用管理的通知》，制定《抗菌药物临床应用管理制度》，规范医生抗生素的临床使用。2011年、2012年，医院制订下发《抗菌药物临床应用专项整治活动实施方案》。2016年和2017

年，医院分别下发《关于进一步加强抗菌药物临床应用管理的通知》和《关于印发〈Ⅰ类切口手术预防性抗菌药物使用规范〉的通知》，建立比较完备管理体系和运行机制。

2011年起，医院根据科室各自特点，制定科室抗菌药物临床应用指标，纳入《科主任目标责任书》《科室综合目标管理责任书》，实行阶段考核。医院陆续加入江苏省抗菌药物临床应用监测网、全国耐药监测网和医院感染实时监控平台，分别由药剂科、检验科、院感科定期上报。抗菌药物管理系统按照抗菌药物管理要求分级管理，2018年引进新的绩效考核系统，确定抗菌药物使用比例、门诊患者抗菌药物使用比例、急诊患者抗菌药物使用比例、住院患者抗菌药物使用强度等11个关键考核指标，纳入系统。每月考核系统软件自动抓取相关科室考核数据，完成月度绩效考核。“十二五”期间，医院严格控制抗菌药物使用，使药占比低于40%，药品使用质量管理达到常州市优秀等级。2010—2013年连续上报药品不良反应495例。

根据《抗菌药物临床应用指导原则》和《国家卫计委办公厅关于进一步加强抗菌药物临床应用管理遏制细菌耐药的通知》，实行抗菌药物分级管理，规定医师处方权限。区卫计局到医院举办三期医生和药师抗菌药物处方权和调配权资格培训班，医院每年将抗菌药物分级目录报常州市卫计委备案，至2018年年底，报常州市卫计委备案的抗菌药物有32个品种、61个规格。

医院重视抗菌药物在临床路径中的管理，制定合理的使用方法和疗程，同时医院引进专门抗菌药物软件。加强抗菌药物的管理，特别是抗菌药物分级管理，越级审批、特殊使用级审批等。对碳青霉烯类抗菌药物及替加环素等特殊使用级抗菌药物实施专档管理，指定专人定期收集、汇总，并按规定填报。

2015年3月5日起，门诊、急诊停止使用注射用头孢地嗪、头孢西丁、头孢哌酮和舒巴坦等特殊使用级抗菌药物。2016年7月1日起，根据国家卫生计生委办公厅、国家中医药管理局办公室《关于进一步加强抗菌药物临床应用管理工作的通知》，在门诊（除儿科外）停止使用静脉输注抗菌药物，2017年1月1日起，医院全面停止门诊成人静脉输液（儿科门诊除外）。

2015年后，医院运用抗菌药物管理系统、处方点评系统，对医院诊疗过程用药情况实施监管。每月重点对抗菌药物、肿瘤药物、辅助性药物、中成药用量进行动态监测，对急诊用药、超常预警药物等进行专项梳理和整治。每季度编发《用药通报》，并与奖金挂钩,临床抗菌药物规范性使用合格率得到较好的提高,Ⅰ、Ⅱ类切口预防使用抗菌药物越来越规范,抗菌药物使用指标达到甚至超过《抗菌药物临床应用管理评价指标》,受到省药事管理督查组专家的肯定。

第三章　民主管理

医院民主管理初期以工会主导的形式参与医院事务。1988 年首届职代会召开,明确了职工参与院务形式和程序。2009 年后召开“双代会”(职工代表大会与工会会员代表大会)。医院民主管理更加深入,医院的重大事项都要报“双代会”审议。医院还通过民主评议会,院长、工会主席接待日,开展征求工作建议活动等形式让职工参与医院事务管理,提高院务的透明度。

第一节　职代会(双代会)

1988 年召开首届职工代表大会,通过职代会章程,职工开始参与医院管理。每年召开 1 ~2 次职工代表(2009 年起召开“双代会”,职工代表与工会会员代表)会,对医院提交的议案和重大事件进行审议。此后,每 4 年一届职工代表(工会会员代表)大会,选举产生新一届职代会管理机构和专门委员会。至 2018 年 12 月,先后召开 7 届。

职代会主要权利和义务:①参与医院民主管理,对院长进行民主监督,维护职工合法权益,对医院重大问题进行审议、提出意见和建议;②对医院中层以上干部进行评议;③协调干群关系,开展民主对话,增强职工参政意识。

第二节　院务公开

医院实行《院务公开制度》,主要包括院务公开内容、院务公开形式、院务公开监督三方面内容。

(一)院务公开内容　1. 向社会公开的主要内容:医院资质信息;医疗服务价格和收

费信息，包括医疗服务价格、住院病人费用的每日清单等；便民措施；行风作风建设情况；2. 向内部职工公开的主要内容：医院“三重一大”（重大决策、重大干部任免、重大项目安排及大额度资金使用）和年度工作计划、年度工作总结；医院运营管理情况，包括医疗服务、财务管理、药品集中招标采购、重大医疗纠纷和医疗事故；人事管理情况；领导班子建设和党风廉政建设情况。

（二）院务公开形式 1. 对外公开主要形式：在门诊、病房以及对公众服务窗口等醒目位置设立公开专栏；编印、发放就医手册、宣传资料；设立电子大屏幕公告栏、宣传橱窗、电子触摸屏等；通过院内局域网 OA、自由非商业性网站或政府官方网站公开；建立院领导接待日、院长信箱制度，公布咨询、投诉、举报电话等。2. 对内公开主要形式：召开职工代表大会或职工大会，党政工代表联席会、院周会、职工座谈会；设立院务公开栏，张贴有关资料；设立举报箱、意见箱、举报电话等。

（三）院务公开监督 建立由纪委、工会、职工代表和有关人员组成的院务公开监督小组。监督小组依据政策和法律，监督院务公开的内容是否真实、全面、及时，程序是否合法，职工所反映的问题是否得到认真解决和答复。监督小组定期对院务公开情况和有关部门的执行情况进行监督、检查和考核，并通报检查考核情况。被监督方应当根据监督小组的意见和建议采取措施及时整改，并在三十日内给予答复或说明。

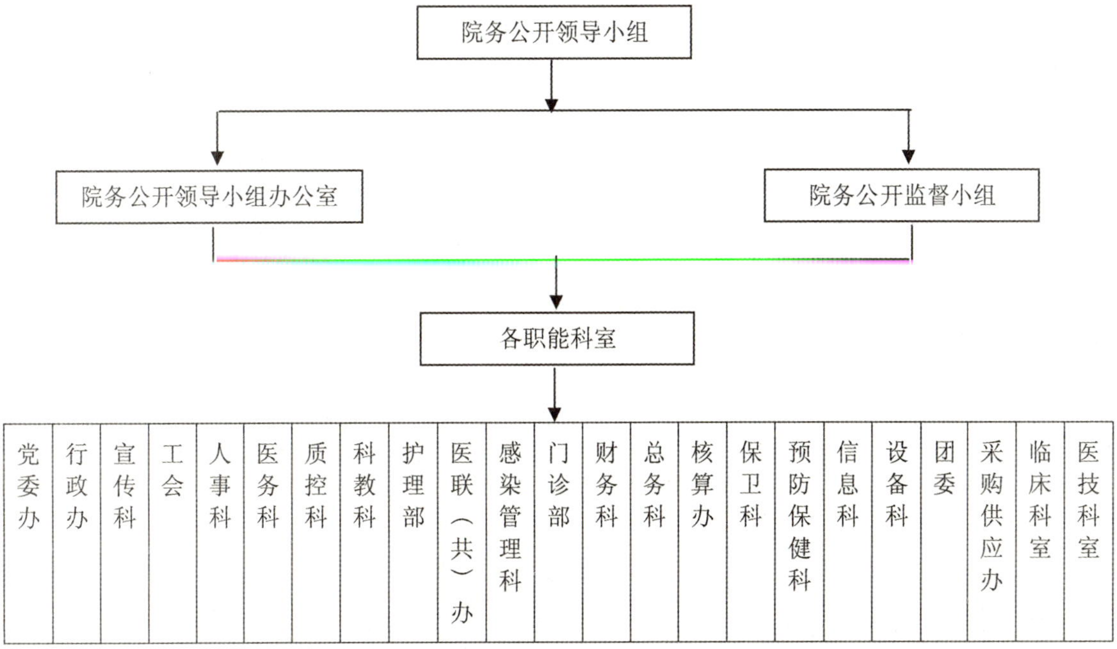

图 6－3－1 院务公开工作网络图

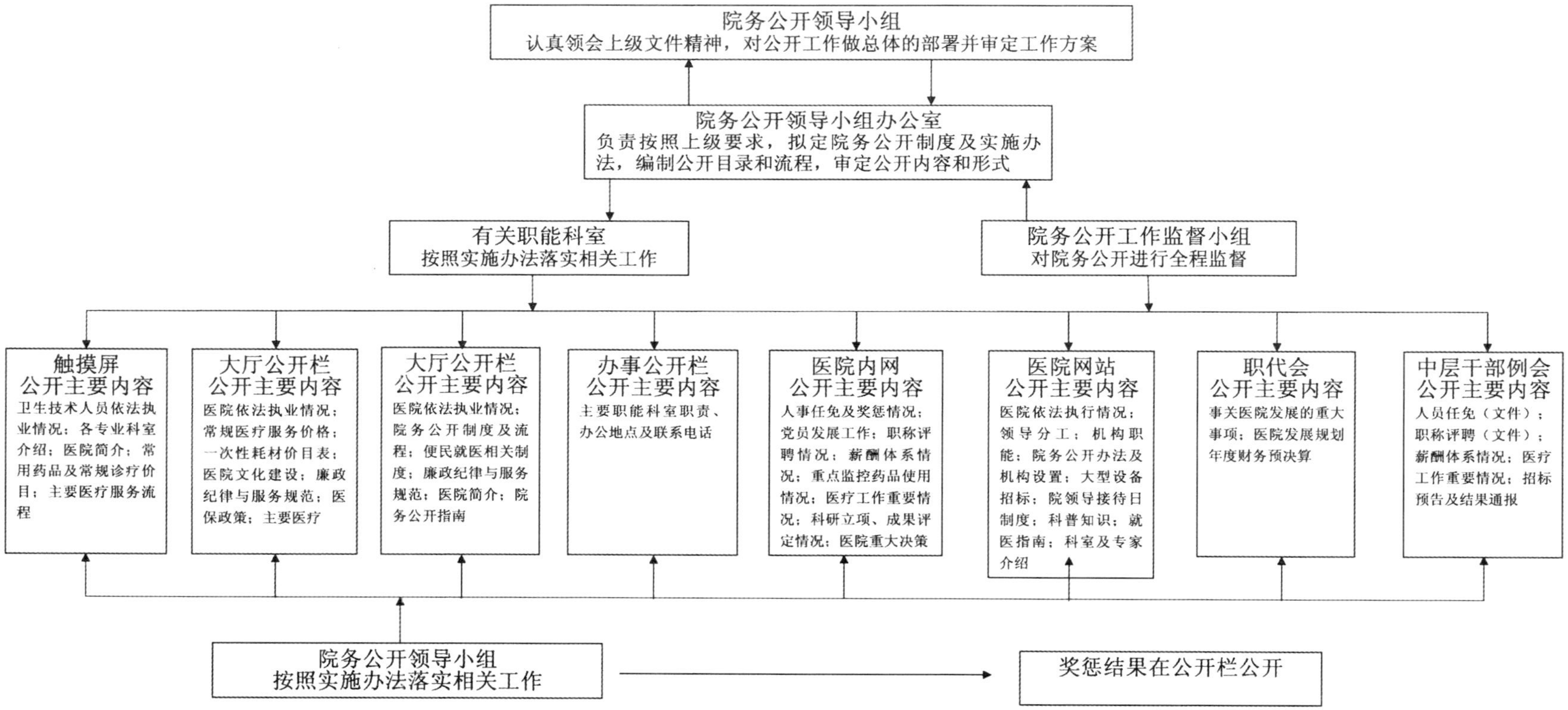

图 6-3-2　院务公开流程图

第三节　重要决策

医院制定并实行《“三重一大”制度实施办法》，推进民主决策和民主管理。医办《实行办法》包含“三重一大”事项决策原则，“三重一大”事项集体决策范围与内容，“三重一大”事项决策程序与规则。

一、决策原则

坚持集体领导、民主集中、个别酝酿、会议决定原则。坚持集体领导和个人分工负责相结合的原则。坚持科学、民主、依纪依法、集体决策的原则。

二、集体决策范围与内容

1. 党委会研究的“三重一大”事项主要内容：贯彻执行党的路线、方针、政策和常州市金坛区区委、市政府文件精神和区卫计局党委会议、文件精神计划和办法；党的建设、党风廉政建设重要工作部署；重要改革方案、奖惩决定；医院年度预决算及调整；中层以上干部任免；50 万元以上项目经费开支等。2. 行政办公会研究的“三重一大”事项主要内容：医院中长期发展规划；内部机构的设置和调整；诊疗学科的增设与停办；医院管理制度和诊疗规范的制定与修改；奖金分配方案及执行；5 万 ~ 50 万元项目经费开支等。3. 党政联席会议研究的“三重一大”事项主要内容：精神文明建设、综合治理和维稳工作的重要工作部署；毕业生招聘计划制定等。

三、决策程序与规则

1. 决策程序：提出议题；党委书记或院长决定初商议题，确定提交党委会、行政办公会或党政联席会研究；提前一天通知开会；按照议事原则研究议题。2. 决策规则：民主集中制；少数服从多数；党委会应有三分之二以上成员到会，并采用票决制进行表决。行政办公会主持会议的院长参照多数人的意见做出决定。会议按照预定议题进行，不能临时动议，特别是不能临时动议重要事项。会议决定的事项必须明确实施部门和责任人；实行回避制；防止泄密等。

四、实施与监督检查

1. 决策的组织实施。凡决策的事项，个人不得擅自改变或拒绝执行，实施部门及时反馈情况；重大基建工程、修缮工程、大宗材料设备采购等项目须实行公开招标。2. 决策的监督检查:班子成员应通过党委会或行政办公会及时报告“三重一大”事项决策的执行情况,院领导班子定期向上级主管部门报告制度执行情况;院纪委、审计、和党政办等部门对决策执行情况进行监督检查和跟踪督查;并适时适度公开。

五、责任追究

凡不执行或擅自改变集体决定;未向领导集体提供全面真实情况而造成错误决定的责任人;决策后发现可能造成损失,能够挽回而不采取措施纠正的;违反本实施办法而造成失误的。给国家、医院造成重大经济损失和严重政治影响的,要严肃追究责任。

第四章 信息技术管理

1990 年,医院信息科成立,信息化建设的机制、制度、规划逐步建立完善。1997 年,医院启动信息化系统建设,引进第一代 HIS 信息管理系统,建成医院第一代局域网络。完成门诊、住院收费、药库房管理信息化。2003 年,信息化系统建设和管理在常州市二级医院中名列前茅。2004 年,建立医院网站。2005 年,医院启用新的 HIS 系统,数字化医院建设初具规模。2009 年起,医院以公立医院改革为中心,成立信息化工作领导小组,制定医院信息化“十二五”“十三五”发展规划,更新各类信息化管理配套制度。完成 HIS、LIS、RIS、电子病历服务器集群的安装调试;完成结构化电子病历、无线护理、无线查房等临床信息系统的建设工作;以医疗为中心的第三代医院管理信息系统整体框架基本搭建。实施“银医一卡通”,实现门诊就诊流程优化和管理科学化。2013 年建立远程会诊中心。

2016—2018 年,医院按照《“十三五”医院信息化建设规划》,建成“以临床为中心,成本核算、绩效评价为主线”比较完善的现代化医院信息系统。整合资源,推动信息系统全面升级改造;完成私有云平台建设,提升医院数据库安全性;完成省、市、区三级平台数据互联互通和省数据上传工作等。截至 2018 年年底,医院基本完善临床诊疗、区域互联互通、医疗服务、绩效管理、行政管理五大信息网络系统。

第一节　信息网络系统

一、网络建设

（一）临床诊疗系统　医院实现新病案首页、临床医嘱、结构化电子病历、医技报告（RS）、临床路径、移动查房、移动护理、手术麻醉、重症、血透、输血闭环、质控平台、临床药学等系统的上线；建立家庭医生移动管理服务平台、居民健康卡应用系统；建立门诊医生站、住院医生站、病区护士站等平台升级并网，基本做到“把病人诊疗过程的信息源作为主线，医院各医疗信息系统沿此主线展开工作，病人就诊活动的各类数据通过接口向电子病历系统进行数据整合”，在电子病历平台上基本实现患者住院过程信息闭环共享，应用水平达到国家三级。

（二）医疗服务和管理系统　建成微信、支付宝和诊间结算系统和医院银医项目、新农合跨省结算系统、常州医保系统的上线工作；病人咨询、病案管理、健康档案调阅系统；处方点评、感染管理、现代预防接种、健康自动管理 App、输液叫号系统。

（三）区域互联互通系统　建成以国家武警总院为主，联合北京协和医院、解放军 301 医院等专家参与的远程会诊中心，解决医院疑难病例的会诊难题；建成区域影像、区域检验、区域病理、区域心电、区域消毒 5 个数据中心和区域级供应室、健康档案调阅系统。

（四）绩效管理系统　完成全成本核算系统、绩效考核管理系统、ASV 评估系统等上线。

（五）行政管理系统　建立医院网站，设立医院概况、医院动态、就诊导医、健康园地、科室专页、专家介绍、院长热线、员工之家、在线交流、人才招聘、医院邮箱、收费查询等栏目。完成科教考试系统、电子图书馆系统、医德医风考评系统、全面应用 OA 系统，提高办公效率，实现医院科学管理；物资管理、设备管理、质控平台、护理管理等系统上线。

二、安全管理

（一）数据安全　1. 部署可用性核心平台。医院信息管理系统数据库服务器及虚拟化服务器，采用浪潮 TS860 两台 + NF8460M4 六台 + AS5600 两台组成集群阵列，实现平台高可用，通过集群环境保障业务系统的不间断运行，任何 1 台主机停顿都不会导致系统中断。同时在磁盘阵列上采用RAID技术,保证硬盘故障时数据不被破坏。2017年8月,医院投资570万,完成全区首家医院“硬件私有云平台”建设。它采用双活数据中心,实现前段各业务系统分散数据的集中存储和统一管理。2. 数据备份。医院数据备份方案是基于热备+冷备模式,热备采用西部数据NAS盘柜异地存储,每2小时完成1次差异备份,每12小时实现1次完整备份。冷备采用浪潮DP1000设备,每24小时实现1次完整备份,异地存储。

(二)网络安全　1. 防病毒体系。医院防病毒方案采用著名的趋势科技系列产品,全方位防杀病毒体。2. 网络广播和内网优化。对网络进行VLAN(虚拟子网)划分,每一个子网形成一个广播域,VLAN之间访问通过核心交换机的3层交换实现。在信息系统应用中,还通过组策略设置,使前端工作站之间不能随意访问和共享,全面提高工作效率和网络的使用效率。3. 双网隔离。它是医院信息系统网络HIS与Internet共享网络物理隔离,在内部另外部署一个独立的网络,用于上Internet网络。4. 硬件防火墙。由于医院采用“完全独立”的两个网络结构,因此只需要在Internet接入点上安装硬件防火墙,有效防范来自Internet的威胁。硬件防火墙,采用的是锐捷+天融信企业防火墙,通过策略设置防范网络威胁。

(三)环境安全与UPS供电　机房UPS供电系统,采用雷诺士系列20KVA+10KVA两台在线式UPS,双路市电+双回路切换器,4小时后备电池,连接机房内全部的设备,保证停电或电路检修时系统不被中断。机房接地系统采用大楼综合接地与机房接地系统。

第二节　通信与多媒体应用

1960年以前,医院只有1部外线电话,设在挂号室。60—80年代,陆续增添外线电话。1991年,医院安装电话交换机,开通内线电话20余部,主要分布在院领导办公室、职能科室、各病区及部分中层干部住宅。1994年,医院电话交换机扩容,内线电话增至50余部,装入科主任和职能科室负责人住宅。1995年,医院在急诊科设置投币电话,开通120电话,方便病人及家属通信和就医联系。同年,首次编写《金坛市人民医院电话号码本》。1998年,医院配置对讲机4台,用于总值班及“120”救护,呼叫主机设在急诊室。2002年3月、2008年5月、2013年1月,先后3次重编《金坛人民医院电话号码本》。

2001年,门诊大厅安装多媒体显示屏,主要公示、广告、发布信息。在内科、儿科病房楼和外科病房楼的20余间病房,安装有线电视。2003年,安装3部程控电话。2005年7月,医院领导和中层干部住宅的内线电话拆除。2008年,综合门急诊病房大楼门诊大厅改造后重新安装多媒体显示屏,主要发布专家专科门诊信息及药品收费价格。完成所有病区病房有线电视网的铺设。2015年后,在院内增设多处多媒体显示屏。截至2018年年底,医院共开通虚拟电话772部。

第五章　后勤管理与保障

1948年8月金坛县公医院成立之初,设立事务员,管理医院后勤事务。金坛解放初,医院仍用事务员。50年代,医院建立事务组,后改为总务股。下设事务室、库房、生活组(饭厅、劳动生产组)。负责物资采购供应、后勤保障工作。"文化大革命"期间,总务股一度被合并为行政总务股。70年代,恢复总务股。1981年8月,总务股下设财务组、后勤组。1987年,后勤组升格为后勤股。负责物资采购、基建改造、食堂、设备维修保养和绿化、后勤保障、工勤管理等。1990年,后勤股改为总务科。2003年起,医院推进后勤部分社会化管理,食堂、洗衣房实行外包。2012年,医院部分科室试行工勤保洁外包社会化管理试点。至2018年,后勤管理与保障部门主要包括水电组、锅炉房、医疗废物的收集和污水处理、驾驶班、综合组(维修)、庭院组、布控室。

医院后勤管理逐步制度化、规范化。20世纪50—60年代,医院建立《财物管理制度》。60—80年代,建立《锅炉房工作制度》《维修组工作制度》《车辆管理使用制度》《食堂管理制度》《洗衣房工作制度》《安全保卫制度》。90年代后,特别21世纪,后勤管理制度更加完备。在物资、设备采购、供应上,建立物资采购、招标投标等制度;在物资管理上,建立办公用品、被服、工作服、钥匙与锁具、家具财产、库房等物资管理制度;在设备、设施管理上,建立医疗设备、冰箱、空调、电梯等电器管理制度;在安全、环境方面,建立安全、消防、保卫、紧急事件应对、交通和停车、污水处理、卫生保洁等管理制度;在基建和医疗设备器材方面,建立公开招标采购、维护、维修等制度;在管理方式上,建立后勤社会化服务管理制度。还建立水、电、汽等方面的管理制度。后勤管理、服务趋向科学化、规范化、人文化、社会化,管理手段信息化。

第一节 后勤保障

一、供水

20 世纪 50 年代,医院医疗用水和生活用水,依靠井水和河水,使用前加漂白粉消毒。1965 年,建自来水塔 1 座,用水泵将井水抽上水塔,再用水管向科室、病区和生活区供水。70 年代初,县自来水厂建成,医院开始使用自来水。2018 年,用水量每月平均 1.35 万吨。

二、污水处理

医院的污水主要为医疗污水和生活污水。1980 年前,医院无污水处理设施,所有污水直接排入下水道进入城市污水管网丹金溧漕河。1981 年起,医院购买第 1 台污水处理设备次氯酸钠发生器,建污水处理设施,实行污水处理,所有污水经医院下水管网先流进污水处理房,再进入调节沉淀池、集水池,然后加入消毒剂,污水与药液混合进入接触池,最后排入城市污水管网。沉淀物排进污泥池,加入漂白粉消毒堆放,确认达标后运出,日最大处理污水量达 80 吨。1990 年,医院更换 2 台二氧化氯发生器,污水经处理后,水质多次经市环保局检测合格。2000 年 5 月,医院改扩建污水处理设施,安装 HSH-B-1000 二氧化氯发生器 1 台、溶配槽 1 台。建立污水处理运行台账。医院污水处理工程再次通过市卫生防疫及环保部门综合验收,抽检合格率为 100%。2018 年 7 月起,污水处理改为洁污消毒粉剂。至 2018 年,医院日产生活污水约 450 吨,日污水处理能力达 600 吨。

三、供电

医院属电力供应重点保障单位,20 世纪 60—70 年代自备发电机、配备变压器。80 年代,改建配电间、增设变压器。90 年代配电间改造升级并增容、扩容;实施二路供电,高压高空计量。同时配备柴油发电机组。2005 年、2009 年,医院电力又两次增容、扩容,保证医院不间断供电。90 年代起,医院制订变配电工作制度、交接班制度及各项操作规程。2018 年,在春、秋两季,用电量平均每月约 82 万千瓦时;在夏、冬两季制冷、供热季节,用电量平均每月高达约 100 万千瓦时。

四、供气

气的供应主要用于医疗和生活两个方面。医疗方面,1990 年前,主要为供应室消毒、制剂室生产大输液和产房、检验科、放射科、针灸科及医院门急诊诊室取暖供气；2005年中央空调开始使用后，主要为供应室消毒供气。生活方面主要为食堂、浴室，洗衣房供气。2018年，春秋两季，用气量平均每月约400吨；冬季，用气量平均每月600多吨。

五、供氧

医用氧气主要用于抢救病人。1996年前，医院用氧气瓶到工厂运回氧气后，送到急诊室和病房，直接给病人输氧。综合病房大楼（6号楼）建成后，医院应用地下管道输送氧气到病区。每张病床上方均装置氧气接口，供病人吸氧。此后改建的病区及新建成的综合门急诊病房大楼（1号楼）病区都使用氧气管道。2018年，医院供液氧量280多吨。

六、中心负压吸引

医院地下预先埋下吸引管道，在中央空调机房设置真空泵及真空罐，由空调机房操作人员兼管。1996年5月，综合病房大楼（6号楼）开始使用管道吸引。2009年，综合门急诊病房大楼（1号楼）建成及以后改建的病区也全部与中心吸引相接。负压吸引的日常检查、维修和保养由设备科负责。

七、中央空调

医院中央空调系统始建于2005年，开始主要供应3号楼。2009年，综合门急诊病房大楼（1号楼）安装中央空调。翌年，综合病房大楼改造后，全部安装中央空调。医院每年入冬、入夏前对中央空调系统进行全面维护和保养，保证其在使用季节能安全稳定运行。中央空调系统的日常检查、维修和保养由水电组负责。

八、洗衣服务

民国时期，医院有洗衣工1人，负责洗涤病房床单、被套及医务人员的工作服。新中国成立后，医院设洗衣房1间，使用面积10多平方米，洗衣工2人手工洗涤。1978年，洗衣房扩大到3间，购置50公斤洗衣机1台和25公斤脱水机2台，另有煤球炉3只，洗衣工增加到4人，遇到雨天，用煤炉烘干。2004年，增加洗衣机和脱水机各3台，并购置烘干机3台、普通缝纫机2台、电动缝纫机1台、平烫机1台，洗衣工增至8人，其中临时工6人。2005年8月起，洗衣实行社会化服务，外包给常州爱心洗涤服务中心。

九、膳食供应

金坛解放初期，医院利用两间平房作为饭厅（食堂），工作人员3人，主要给工作人员供餐。20 世纪 60 年代,食堂扩大到 4 间,工作人员增至 10 人,开始向病人供应。职工用餐实行包伙制,每月规定伙食费由医院支付。病人用餐由食堂工作人员提前 1 天到病房预订,当日工勤人员将饭菜送到各个病区分发给病人。70 年代,设有病人伙食加工点(煤炉),让病人和家属自行加工。80 年代,改职工包伙制为凭饭菜票就餐。病人直接到食堂购票(饭票、菜票)就餐。1994 年 5 月,4 号楼建成后,食堂安排在该楼,一楼病员餐饮部,二楼为职工餐饮部。每病区设立配餐室,方便病人及陪护人员。1996 年,医院进行社会化管理模式试点,将食堂承包给医院职工。病员食堂开始为患者加工饮食,并出售多种花式品种的点心。对内,满足医院内部招待;对外,提供院外居民订餐购买包子。职工餐饮部每天中、晚两餐供应一定数量的小炒、卤菜、盘菜,并为值班医护人员供应夜宵。2003 年,医院贯彻落实卫生部关于"积极推进卫生事业单位后勤社会化改革"的规定,将食堂经营权面向社会招标,实行承包经营,自负盈亏。2016 年,食堂承包给常州扬子餐饮,总务科负责对食堂的日常运行进行监督。

十、卫生　保洁

20 世纪 50—60 年代,医院带头参加爱国卫生运动,制订卫生工作制度,采取突击清扫与保洁员经常打扫相结合的办法,抓好环境卫生,保持医院整洁。其间,日常卫生保洁工作由清洁工负责;每年重大节假日前和全县爱国卫生活动,医院组织医务人员全面清扫室内外,不留死角。70—80 年代,医院地域扩大,卫生保洁任务加重。医院划区域分地段,实行包干制,每天小扫、每周大扫、每月检查评比。1980 年以后,医院健全爱国卫生运动委员会,调整卫生保洁区域,实行分片包干、责任到科(室)、每周大扫除、每月检查评比的卫生制度,由院爱卫会组织检查、评比,并在院周会上通报结果。1993 年,医院被评为市爱国卫生先进单位。1995 年,市委、市政府启动创建全国卫生城市活动,每年年初,院长与科室负责人签订"创卫"目标管理责任书,实行总动员,打整体战,创新水平。历次卫生城市检查验收,医院都是必查单位。医院每年都被评为"创卫"工作先进单位。1996 年,保洁工作归属总务科管理,开始向社会招聘临时工保洁,用人数量随医院规模的扩大而增加。

2009 年以后,医院卫生设施有了较大改善,病房普遍设立卫生间和盥洗室,配备洗手盆和冷热水淋浴器。公共场所垃圾箱均改为不锈锅果壳箱。医院环境卫生、室内卫生常抓不懈,垃圾实行袋装化、日日清。

十一、环境绿化

20 世纪 50 年代，医院占地面积少，空间少，只在房前屋后及围墙边栽种少量树木。60 年代初，面积扩大，院内绿化增多，配备花工 1 人，负责树木、花卉的栽培和管理。在院内道路两侧及房前屋后，逐步种上香樟树等树木。70 年代，建造 30～50 平方米的花房 1 间，自行培植一些小盆景，供应办公室，绿化、美化。至 80 年代，在院内人行道旁，四周围墙边及空隙地带，种植大量花木。

1996 年前后，医院请园林专家整体设计和布局，实施园林化改造工程。1997 年，增设假山景点，增加花草品种、扩大绿化面积，栽培树木、花卉百余种、3000 余株（盆），绿化面积 4578 平方米，绿化覆盖率 31.8%。成为花园式医院，1998 年被评为常州市绿化达标单位。2000 年后，院内基建和停车场占有绿化面积。为此，医院重新规划布局院内绿化，除在 3 号楼和 4 号楼南面保留绿化外，在房前及人行道两旁保留和增设绿化带、绿化点和花坛，见缝布绿，有地种花。采用平面绿化、垂直绿化、立体绿化、屋面绿化、盆栽绿化和景点绿化等多种绿化方式。2018 年开始，医院绿化由专业园林养护公司进行管理。

第二节　物资供应

20 世纪 50—60 年代，医院大宗物资（主要设备）由医院向政府部门申请，经批准后调拨，其余物资医院自行采购。70 年代，医院建立库房，除药品外所有物资贮存一库，主要保管建筑材料、办公用品、生活物资、五金水暖、维修材料。80 年代，医院加强购物审批制度，制定《财产物资管理制度》，科室领取物资需填写申请单，经医院领导审核方可领取。90 年代末期，各科室所需物资须先编制计划送总务科，经医院领导审批后列入购置计划，采购后入库登记验收，物品、被服报废需办理报废手续。2003 年起，后勤部门采购的物资有 5 大类：办公用品、劳保用品、印刷品、维修材料、一般设备。一般设备又分为家具、办公设备和其他设备 3 种。临床科室、医技科室和行政科室需要的物资，应向后勤部门提出物资购置申请，详细说明购置理由，由科主任或护士长签名后，后勤部门方可办理。

2011 年 4 月，医院采购管理部门成立，总务物资的采购进一步规范。申请购置的物资，价值在 500 元以下和单价 500 元以下累计价值不超过 1000 元的，由后勤科长审批直接采购；价值超过 1000 元并在 1 万元以内，由医院采购部门规范采购；超过 1 万元或年零星采购达 10 万元报政府采购部门审批后规范采购。做好大宗物资采购前期论证工作,由分管院长召集使用科室、后勤部门和相关科室共同讨论,报院务会讨论后方可进入采购程序。

医院购置的物资须经行政库房办理验收入库登记手续。库房验收时,对数量、质量、规格型号、有效期限等均须作认真核对,发票与实物必须相符。行政库房对保管的物资,实行分区、分类、定位、立卡管理,定期盘点,做到账物相符。同时做好防霉烂、防变质、防积压、防爆炸、防盗、防火等工作,确保库房物资安全。各科室领用物资,须填写"医院库房物品材料领用单",由科室主任或护士长签名,行政库房发放。2016 年起,行政库房实行总务物资下送制度。

第三节　安全保卫

一、治安保卫

20 世纪 50—90 年代,医院没有专职安全保卫人员,安全保卫工作由门卫负责,隶属总务部门。1990 年 12 月,成立保卫科,主要负责院内治安、消防和安全工作等。保卫科开展防火、防盗、防破坏、防意外事故的宣传,进行法律法规普及和安全教育;建立健全科室安全保卫制度,落实各项防范措施,防止重大刑事和治安案件发生;定期检查、巡查,加强对高危科室、区域及重点部位的防范,确保消防设施始终处于完好应急状态;负责车辆停放管理,停车费收取等,监督隐患整改工作,开展社会治安综合治理,处置各种突发事件;健全各种防范网络。2009 年,华城派出所在医院设立警务室。1999—2018 年,医院从未发生重大失窃、火灾事故。

二、消防

1996 年 4 月,医院消控中心成立,它是医院消防系统的中枢。医院按消防标准设置、配备消防设施、设备,接受市公安消防大队的监督。消控中心人员 3 人,经消防安全培训考核合格上岗操作。2009 年 5 月,消控中心人员增至 5 人,启用新一代消防报警监控系统。2012 年,成立微型消防站,是金坛市试点单位。医院消防实行集中监管,与周边 6 家单位形成互助互通安全防控机制,定期进行安全互查,紧急情况下联合防控救援,提高医院消防应急能力,消防功能得到强化。2015 年起,医院与金坛区消防大队每两年联合举行 1 次消防灭火疏散救援大型综合演练,提高医院员工应急能力,保障医疗工作正常开展。

第七篇　党派与群众团体

医院中共党组织的发展、壮大，是医院发展的组织保证。从解放初的几名党员，到2018年262名党员。党员一直是医院的骨干力量。党的组织和党员在医院各个历史时期都发挥着战斗堡垒作用。并领导、支持民主党派、工会、共青团开展工作。2000年医院党委成立，2008年医院纪委成立，党建工作引领医院发展。2010年党委推行的“惠民流动医院”已成为金坛地区的党建活动品牌，活动的坚持和拓展，收到良好的社会效果。医院各项工作都在党的领导下有序开展。

医院有二个民主党派，民主同盟和中国农工民主党。民主党派积极发挥各自的优势，在中国共产党的领导下，协同工会、共青团组织在医院共同开展医院品牌建设和志愿服务活动，提升医院软环境。

第一章　中共组织

医院从金坛解放初期的2名党员到50年代党支部的成立、80年代党总支的成立，再到新世纪党委的成立。医院的党组织是个不断发展壮大的过程。2018年年末，医院党委下属8个支部、党员262人。在新中国成立后的各个历史时期，医院党组织带领广大党员贯彻执行党的路线、方针、政策，积极参加抗美援朝、爱国卫生等运动，开展巡回医疗、抗洪救灾等活动，为工农业生产服务；发挥党组织的战斗堡垒作用和先锋模范作用。开展经常性的思想政治工作和对工会、共青团等群众组织的领导，支持群团组织开展各项活动，团结职工、凝聚人心；讨论和决定管理范围内的“三重一大”事项；研究、审议医院五年发展规划及年度计划。对医院改革、发展和稳定，发挥政治保障作用。

第一节　医院党委

医院党支部。1949 年 4 月 24 日，金坛解放。当时医院仅有党员 2 人。5 月 18 日，金坛县政府派中共党员徐健（女）到金坛县公医院工作。1950 年，练俊任院政治指导员。1952 年春，医院建立第一个党小组，有党员 3 人，练俊为党小组长。1955 年，县卫生院党小组党员增至 7 人，11 月 7 日，医院、县文教科联合组建文卫党支部。

1957 年 9 月 14 日，县委同意金坛县人民医院单独成立党支部，隶属县直属机关党总支，任命耿敬德为党支部书记，翟超为副书记。支部有正式党员 10 人，预备党员 2 人。1958 年 4 月，党支部改选，产生新一届党支部委员会，成员有王江波、耿敬德、王伯仁。王江波任书记，耿敬德为组织委员，王伯仁为宣教委员兼管共青团的工作。至 1965 年年底，医院有 13 名党员。

"文化大革命"开始后，医院党组织受到冲击，一度处于半瘫痪状态。党支部活动不正常。1968 年 5 月，医院革命委员会成立，虞金川、耿敬德分别任副主任，虞金川主持工作。1969 年 2 月，高明谷任革委会主任，赵洪保任第一副主任。1972 年 7 月，戴建生任革委会主任兼党支部书记，季新、蒋宽生任副书记。支部有正式党员 21 人。1974 年 3 月，路许荣任革委会主任兼党支部书记，赵洪保任副主任，王江波、王伯仁、金素贞任副书记。支部有党员 27 人。1976 年 5 月，刘明珠任党支部书记，王伯仁、金素贞为副书记。

"文化大革命"结束后，党支部工作恢复正常。1976 年 10 月至 1985 年 3 月，刘明珠任党支部书记，王伯仁、金素贞、郭宏生任副书记，王江波、季宝昌、成敦年为支部委员。1977 年 3 月，党支部有党员 31 人。1985 年 4 月，樊文泉任党支部书记，郭宏生、丁福年任副书记。党支部在组织党员政治学习、培养积极分子、民主评议的基础上，召开支部大会，9 月下旬进行党员登记 40 人。

医院党总支部。1987 年 9 月，经县委批准，成立中共金坛县人民医院总支部委员会，隶属中共金坛县直属机关委员会，窦东升任党总支书记，丁福年任副书记，有党员 47 人。其中，正式党员 42 人、预备党员 5 人。1990 年 7 月，蒋午振兼任党总支书记，张法兴任副书记。8 月，增补李素娥为党总支委员。1991 年，党总支有 5 个支部、63 名党员。1992 年 1 月，徐贵荣任党总支书记，张法兴任副书记。1998 年 3 月，庄岩任党总支书记，赵锁芳任副书记。医院党总支下辖8个党支部。

医院党委。2000年3月21日,中共金坛市人民医院委员会成立,隶属市卫生局党委领导。下辖行政、门诊、内科、外科、医技、后勤、综合、离退休8个党支部,有党员113人。庄岩任医院党委书记,赵锁芳、窦东升分任副书记。4月4日,党委成立暨2000年党建工作大会召开。

2001年9月,经上级党委批准,黄恒年任院党委书记,赵锁芳、邓建分任副书记。2003年12月,赵锁芳任党委书记,邓建、倪国琴分别任副书记。2004年2月,经卫生局党委同意,增补田声望、徐群为党委委员。

2004年3月,院党委所辖党支部换届选举,产生新的党支部委员会。内科党支部史志保任书记,外科党支部丁需清任书记,门诊党支部马洪福任书记,行政党支部申敖齐任书记,综合党支部钱文杰任书记,医技党支部吴惠华任书记,后勤党支部吴健儿任书记。2005年,医院有党员134人,其中退休党员32人。在党员中,大中专以上文化程度有83人,中专23人;副高以上职称40人,中级44人。

2007年9月,邓建任院党委书记,倪国琴、李国民分别任副书记。2008年9月,邓建任党委书记,何晓俊、程志娟、李国民分别任副书记。同年8月29日,中共金坛市人民医院纪律检查委员会成立,隶属市卫生局纪委领导,时有党员167人,其中离退休党员38人。9月8日,丁需清任纪委书记。2009年8月,程志娟任院党委书记,何晓俊、李国民分别任副书记。2011年5月,行政办公室和党委办公室合并为党政办公室。吴平涛任党政办公室主任。

2011年,院党委所辖党支部换届选举,内科党支部张俊华为书记,外科党支部王文辉为书记,综合党支部庄小美为书记,门诊党支部朱宇承为书记,后勤党支部狄晓晨为书记,医技党支部杨义伟为书记,行政党支部黄慧琴为书记,退休党支部张法兴为书记。2013年12月至2017年2月,李国民任医院党委书记,其间,何晓俊、苏建华先后为副书记。2017年2月28日,苏建华任党委书记。

2015年10月,医院党委所辖党支部换届选举,内科党支部张俊华为书记,外科党支部赵银必为书记,综合党支部庄小美为书记,门诊党支部朱宇承为书记,后勤党支部狄晓晨为书记,医技党支部朱小云为书记,行政党支部季英为书记,退休党支部申敖齐为书记。

2009—2017 年,医院评选出局级优秀共产党员 133 人,评选出院级优秀共产党员 111 人。2010 年,赵凯被评为常州市优秀共产党员。2015 年 6 月,田声望被评为常州市优秀共产党员,鲍丽娟被评为金坛市优秀共产党员。2018 年 6 月,张俊华被评为常州市卫计委优秀共产党员。

2018 年年末,医院有党员 262 人,其中离退休党员 59 人。党员中研究生 20 人,大中专以上文化程度 201 人,中专文化程度 25 人,高中文化程度 7 人,初中文化程度 7 人;副高及以上职称 100 人,中级职称 87 人,初级职称 75 人。

表 7－1－1 **2000—2018 年医院党委领导成员更迭表**

时间	书记	副书记
2000 年 3 月至 2001 年 9 月	庄　岩	赵锁芳、窦东升
2001 年 9 月至 2003 年 12 月	黄恒年	赵锁芳、邓　建
2003 年 12 月至 2007 年 9 月	赵锁芳	邓 建、倪国琴
2007 年 9 月至 2008 年 9 月	邓　建	倪国琴、李国民
2008 年 9 月至 2009 年 8 月	邓　建	何晓俊、程志娟、李国民
2009 年 8 月至 2013 年 12 月	程志娟	何晓俊、李国民
2013 年 12 月至 2015 年 4 月	李国民	何晓俊
2015 年 4 月至 2017 年 2 月	李国民	苏建华
2017 年 2 月至	苏建华	

医院党委办公室(党政办)主任

2000 年 4 月至 2004 年 3 月　倪国琴

2004 年 3 月至 2009 年 10 月　周月琴

2009 年 10 月至 2011 年 4 月　艾月仙

2011 年 4 月至 2013 年 12 月　吴平涛

2013 年 12 月至 2017 年 12 月　季英

2017 年 12 月至　罗红芳(副主任负责党办工作)

2018 年医院党委下辖 8 个党支部书记、支委名录

行政党支部书记:季　英　支委:邓炳云　陈　莹

门诊党支部书记:朱宇承　支委:王　珍　韩　姝

内科党支部书记:张俊华　支委:周　磊　邵云芳

外科党支部书记:赵银必　支委:王　悦　张　兴

医技党支部书记:朱小云　支委:梁　悦　潘爱民

后勤党支部书记:狄晓晨　支委:王留网　肖卫平

综合党支部书记:庄小美　支委:林　斌　孙秋萍

退休党支部书记:申敖齐　支委:冯健敏　张陵洁

第二节　医院纪委

2008 年 8 月 29 日,中共金坛市人民医院纪律检查委员会成立。9 月 8 日,丁需清任纪委书记。2012 年 1 月,吴杰任纪委书记。2013 年 12 月起,吴平涛任纪委书记。

医院纪委成立后,开展医德医风教育、廉政警示教育、行风建设、治理商业贿赂、廉政监督等工作。中共十八大召开后,纪委加大教育、执纪、监督、问责的力度,促进医院的改革、发展和稳定。

一、廉政教育

院纪委成立后,开展廉政文化建设。通过廉文、廉信、廉训、廉述、廉评等手段,推进了廉政文化"进医院,进科室,进心灵",逐步形成"廉善、廉能、廉敬、廉正、廉法、廉辩"廉政文化价值体系。2011 年,医院邀请市检察院副检察长刘志平、市纪委副书记俞云法作廉政专场教育。2012 年,医院被评为"常州市廉政文化示范点"。2013 年起,纪委每年组织党员干部及重点岗位工作人员收看《药单背后的秘密》等警示教育片,组织学习中央加强作风建设的八项规定、市委加强作风建设"十项规定"、市卫生局作风建设"十二项规定"。医院职工廉洁行医氛围渐浓。2015 年、2016 年、2017 年,医院党员、医务人员拒收或退回红包分别是 98 次、1.07 万元,113 人次、10 余万元和 85 人次、18 万多元。

二、行风和作风建设

2005 年 5 月 18 日,医院召开"行风推进年"动员大会,制定出台《金坛市人民医院行风建设十条措施》。2013 年后,投入 1.8 万元购置医德医风考评软件,严格落实医德医风考评制度,促进行风建设信息化、规范化。开展"假如我是一名患者"大讨论。2015 年起，纪委贯彻落实中央“八项规定”和上级卫生工作会议精神，开展反“四风”、践行“三严三实”活动。规范公车使用，严禁非专职驾驶员驾驶公车；院务活动用车，服从统一调度；严禁公车私用。落实民主评议、谈话提醒等制度。严格采购管理。严把药品、后勤物资、医疗设备采购关。医院采管办着重完善招标的审批、采购流程；对月使用量连续排名处于前2名的抗菌药物及辅助药物，采用医师约谈制度、暂停采购药物等方式，规范医院药品使用管理。严肃整治大处方、滥检查和乱收费行为。2015年度，组织督查96次，对不合理用药、药占比超标的科室和个人（30人）提醒谈话。医院行风得到好转，2016—2018年，医院受到锦旗和表扬信分别为175面（封）、129面（封）。

三、治理商业贿赂

2005年5月，医院召开“治理医药购销领域商业贿赂”动员大会，下发《治理医药购销领域商业贿赂实施方案》。此后，逐年推进。2011年起，医院规定所有物资、耗材、设备、药品等均由采购办负责采购；与医药企业签订《药品购销廉洁责任协议书》；建立《医药代表接待日制度》，医药代表由药事管理委员会秘书负责接待，其他时间、其他部门和其他人员一律不准接待医药代表；建立巡查小组，定期到医院门诊、病房进行明察暗访，检查是否有医务人员与医药代表接触，经常性提醒、督促医务人员。医院还制定《医务人员廉洁从业相关规定》《医风医德考评管理办法》《医务人员不良行为记分管理办法》《采购管理办法》等管理制度，堵塞漏洞。2015年，出院病人回访满意度达98%。2016年，按照国家卫计委治理医药购销领域商业贿赂“九不准”要求，开展专项治理、自查自纠工作。2017年6月，开展“远离回扣、廉洁从医”专项行动，对全体中层以上干部、有处方权的医生、重点岗位人员、退休借用人员，共328人分三批次培训；组织298名供应商召开“阳光采购”座谈会并签订廉洁协议书；对重点部门、重点科室的48名科主任进行提醒谈话，营造风清气正的医疗环境。

四、监督

纪委建立投诉举报快速处理机制。2013年，受理群众举报6件，诫勉谈话6人。2015年，受理群众的投诉举报，查处违规违纪事件5件，处理职工9人，其中党员1人。2016年年初，医院与科室签订《党风廉政建设责任书》，每季度对落实情况督查通报。与医院所有具有处方权的医师签订廉洁行医承诺书。全年受理群众投诉举报30件，督办信访举报20余件，办结率达100%，查办案件1起。2016年、2017年医院分别有1名中层干部、2 名中层干部因受贿罪被查处。加强监督检查，敢于执纪问责，作风建设的成果彰显。是年，医院通过常州市廉政建设示范点复评。2018 年在医院职工中进一步营造风清气正、廉洁行医、诚信服务的良好工作氛围，发放《廉洁行医口袋书》，人手 1 册。组织医务人员通过院内 OA、微信公众号学习党纪条规、法律法规、树立廉洁行医，遵纪守法的自觉意识。组织医院八个支部党员干部赴南京大屠杀纪念馆、雨花台、中山陵进行“不忘初心、继续前行”为主题的现场教育活动。召开了“远离回扣、廉洁行医”为主题的专项治理警示教育大会，院领导班子成员、医院有处方权的医生、重点岗位人员、中层干部共计 200 余人参加会议。加强对重点岗位、重点人员的监督检查，院纪委对 100 名重点监督对象进行提醒谈话。

第三节 党组织主要活动

医院党支部建立前，医院党员、干部和职工按照党组织的统一部署，参与抗美援朝、保家卫国的捐献活动、镇压反革命运动；参加 1954 年的抗洪救灾、巡回医疗工作和爱国卫生运动，为群众防病治病，完成党组织交给的任务。

1956 年，县委召开爱国主义教育大会，号召支援社会主义建设。医院 7 名党员热情高涨，慷慨捐资 265 元，平均每人 37.86 元，受到党支部的表扬。党员带头响应县政府的号召，带领职工参加农村抢收抢种和除“四害”工作。1957 年医院党支部成立后，定期开展党内组织生活，组织党员学习中共八大精神和社会主义建设总路线，注重听取群众对党支部和党员的意见建议。

1957—1966 年，党支部组织党员参加整风和反“右派”斗争、“大跃进”、人民公社、“四清”等运动。支部组织党员参加整风、学习毛泽东《纪念白求恩》等资料，开展向雷锋学习活动。党支部联系群众的作风有很大的改进；党支部成员团结一心，凝聚力得到增强；党组织的威信逐步提高。党支部坚持推行集体领导的原则，遇到问题共同研究讨论。1959 年，党支部依靠骨干力量，团结医务人员，开展“学政治、比思想、比先进”的红旗竞赛活动，在活动中评选出先进工作者 5 人、先进科室 1 个，形成“学先进、赶先进”的热潮。贯彻中央“把医疗卫生工作的重点放到农村去”号召，组织医护人员主动进厂下乡为工人、农民、学生防病治病。1960 年，党支部成员深入各科室，听取医务人员的意见，及时指出医院工作薄弱环节,党的工作落实到基层一线。三年困难时期,医院党支部号召党员给困难群众捐献衣物,帮助有困难的职工过年、过冬。

“文化大革命”期间,医院党组织受到冲击。其间,党员、干部和职工主要学习《纪念白求恩》《实践论》《矛盾论》,树立全心全意为人民服务的思想。1976 年 7 月 28 日,唐山、丰台两地发生 7.8 级大地震,院党支部会同院行政遵照上级指示,组织人员、设备参加抗震救灾。院党支部副书记王伯仁带领抗震救灾小分队赴灾区。救灾小分队的工作受到有关部门和县委的表扬,其中表现突出的有刘振英、梁化西。

1976 年 10 月至 1978 年 12 月,医院党支部开展揭批江青反革命集团运动,肃清其流毒,逐渐消除“左”倾思想的影响和干扰,党支部的政治思想工作逐步走向正常轨道;开展拨乱反正、平反冤假错案,落实党的知识分子政策;开展整党整风,恢复“三会一课”制度,党的组织生活实现正常化。恢复和建立规章制度,加强内部管理,整顿医疗秩序,医疗质量、服务态度、经济效益、社会信誉度得到提高;开展真理标准问题大讨论,解放思想,实事求是。1978 年年初,以大小会相结合的形式,开展“三大讲”活动。

1979—1999 年,医院党支部贯彻执行中共十一届三中全会以后的路线、方针、政策,开展党的基本路线教育,纠正“以阶级斗争为纲”的错误思想;开展坚持四项基本原则教育,反对资产阶级自由化。贯彻党的“调整、改革、整顿、提高”的方针,调整干部、改革体制、建章立制,全面提高医疗教学科研水平;以省卫生厅在医院开展的经济管理试点工作为契机,全面调动医院职工的积极性,扭转长期亏损的局面,提升经济效益和社会效益。

1980 年,医院任命的中层干部中党员达 28 人。1983 年,在党员、职工中开展文明礼貌月活动,进行“五讲四美”“三热爱”“三优一学”教育。医院被评为常州市文明礼貌月活动先进单位。1984 年,贯彻落实县委组织部、县委宣传部部署,建立党员统一活动日制度,组织开展党建系列活动。1985 年,组织党员参加整党,学习整党决定、《中国共产党党章》《关于党内政治生活的若干准则》及中央领导的讲话,消除派性、增强党性,彻底否定“文化大革命”,反对不正之风。在整党学习期间,支部有党员 47 人,实际参加 42 人,完成 55 学时以上。整党后,党员思想觉悟提高,工作热情增强。

80—90 年代,院党支部、党总支组织党员、干部和职工学习中共十三大、十四大精神,开展社会主义初级阶段基本路线教育;开展创“三优”(优质服务、优良秩序、优美环境)活动,开展医疗职业道德教育和以“团结、优质、勤俭、创新”为主要内容的院风教育;

开展“双学”(学雷锋、学徐洪刚)活动,开展“我为金坛添光彩”主题教育活动等。坚持党团活动日、每周政治学习制度、支部与党员百分考核制度等,加强党员的教育管理。开展文明单位、文明医院创建活动。1991 年,组织开展纪念中共建党七十周年系列活动,分批次组织党员参观茅山新四军纪念馆,听离休干部、老院长耿敬德上党课;举办优秀党员事迹报告会,举行“建党七十周年党的知识竞赛”、迎“七一”文艺晚会等活动。1992 年支持配合院行政领导创建三甲医院。1997 年,组织党员、干部、职工参加全市“捐衣物、献爱心”活动,为贫困、受灾地区捐献衣服 930 件。1999 年,召开全体党员和建党积极分子大会,总结部署党总支工作,表彰 1998 年度先进党支部和优秀党员。

医院党委成立后,党建工作持续加强。在党员教育上,院党委先后开展“三个代表”重要思想、党员先进性、科学发展观等学习教育活动,举办“为党旗增光辉,为行业树形象”“讲诚信、守规范、增素质、促发展”“弘扬白求恩精神,为人民健康服务”“党员进社区”主题教育活动和纪念中共成立八十周年、九十周年活动。组织“问计于民大调查”,开展调研活动 12 次,撰写调研文章 15 篇。坚持正面引导,在《金坛日报》刊登《党旗在这里飘扬》专版,电视台连续 5 次报道医院抗击“非典”事迹,弘扬正能量。发动党员、干部和职工为“5・12”汶川特大地震交纳特殊党费 2.48 万元、捐款 10 万元。

在制度建设上,2006 年,院党委出台《金坛市人民医院党政领导干部十不准规定》。2010 年,院党委首次制定党委会议事制度和议事规则。在行风建设方面,出台《金坛市人民医院医德医风考评实施意见》,开展“惠民流动医院”等优质服务品牌创建活动,开展文明单位、平安医院等创建活动。

2013 年起,院党委围绕服务中心、建设队伍两大任务,组织支部和广大党员学习贯彻中共十八大、十九大精神和习近平新时代中国特色社会主义思想,转变作风、凝聚人心,实施医院“十二五”“十三五”规划,推进公立医院综合改革试点工作,争创三级综合医院。

党委先后组织开展群众路线教育、“三严三实”、“两学一做”、“不忘初心,牢记使命”等教育活动。有 11 篇专题调研论文入选《学习贯彻十八大精神、加快推进卫生基本现代化》优秀论文集,1 人获省卫生系统思想政治工作课题研究优秀调研二等奖。围绕学习贯彻中共十九大精神,党委中心组集中学习 5 次、党课 4 次、微党课 5 次,组织党员干部 100 余人参与区卫计局党员冬训,举办十九大知识测试 2 次,参众 800 余人次。连续十多年开展“争当知识型职工、争创学习型科室(支部)”活动,成为医院党建一项特色。每年举办道德讲堂6期,廉政课堂2期。2018年,各党支部开展“主题党日活动”共14次。

重视从优秀青年医务人员、服务岗位人员中发展党员,2013—2016年,医院发展党员18人。出台《中层干部管理办法》,推行中层干部竞聘上岗,2013—2018年,开展中层干部竞聘上岗3次,竞聘成功14人。调整群众测评不合格的干部,建立优胜劣汰、能上能下的用人机制。重视知识分子和人才工作。医院坚持党管人才原则,实施“三名工程”,重点培养中青年骨干。2018年,医院选派5批次、13名优秀人才到名院进修,选派3名骨干人才到法国深造,选派参加国家及省级的短期培训230余人次。引进检验科博士1人,评选出学科带头人1人、优秀专业技术骨干5人和优秀青年人才培养对象2人。支持医院民盟支部、农工民主党党员参政议政,发挥作用。坚持党建带团建、党建带工建,注重发挥工、青、妇组织的作用。

开展批评与自我批评,班子成员带头查找不严不实问题64个,收集“四风”问题18个,逐个列出清单,落实整改措施。开展创建“五好党支部”和“党员示范岗”活动。每年利用“党员奉献日”,组织党员、干部开展义诊10多次。2014年,在全市卫生系统首次开展“社会开放日”活动,主动接受社会监督,开门办院。2018年,医院党群部门组织党员、医务人员深入到镇、学校、社区、敬老院以及企业共18个单位,开展义诊活动,受惠群众近5000人次,心肺复苏培训1000余人次,发放健康教育宣传册3000余册。党委每年组织扶贫40户,资助贫困户2万元。2017年,党委和工会走访慰问困难党员和职工9人,扶贫帮困资金10万余元。2018年,党委和工会走访慰问职工120余人,帮扶、救助困难党员和职工8人,慰问扶贫帮困资金18万余元。

利用网站、OA平台和《院报》等,加强宣传教育、精神文明建设,开辟“党务公开”栏目,接受党员监督。

第二章　民主党派、群团组织

医院有两个民主党派,民盟成立支部组织,农工党有2名党员。成员虽少,却集中一批高层次医疗人才和医疗骨干,他们发挥自身的优势和特点,参政议政。医院工会、共青团等群众组织,围绕医院的中心工作,发挥桥梁纽带作用,组织、引导职工和共青团员,参与民主管理、民主监督;以争创(当)职工之家、劳动模范、巾帼文明(标兵)岗,争做“新长征”突击手、青年文明号为平台,开展“当好主人翁·建功新时代”、“喜迎十八大”、“喜迎十九大”“两争一树”(争创学习型科室、争当知识型职工、树立行业新形象)、庆“三八”、庆“五四”、职工文化艺术节等主题活动、纪念活动和文体活动,履行职工教育、职工维权、扶贫帮困等职能,推动公立医院改革和三级综合医院的创建。促进医院改革、发展和稳定。

第一节　民主党派

一、中国民主同盟金坛人民医院支部委员会

1998 年 4 月 13 日,中国民主同盟医卫支部成立,盟员分布于人民医院、中医院、医药公司及防疫站等单位。成立时医院有盟员 6 人,其中胡云从是 1985 年 8 月入盟的老盟员,也是医院第一位民盟盟员。华网孝、薛怡乐相继任支部主委。

2008 年 11 月 9 日,中国民主同盟金坛人民医院支部委员会成立。成立时有盟员 12 人。支部主委为张小平,支委为刘彦和王丽辉。2011 年 9 月 7 日,医院民盟支部改选,张小平当选支部主委,刘彦、王丽辉为支委,盟员增至 14 人。2016 年 5 月 13 日,医院民盟支部第二次换届,张小平再次当选为支部主委,段建春、虞卫新、朱爱平、黄海霞当选为支部支委,盟员增至 18 人。

民盟医院支部成立后,与中共医院党委密切合作,自觉接受共产党的领导,在医院党委的大力支持和帮助下,提高参政议政的能力和水平。先后获评常州市 2012—2013 年度先进民盟支部、常州市民盟 2014—2015 年度“特色基层组织”(社会服务)、金坛区民盟“2014—2015 先进基层组织”。

二、医院农工民主党党员及活动

2016 年,王夕芳加入中国农工民主党,2017 年张文喆加入中国农工民主党。2018 年 5 月中国农工民主党金坛区支部委员会成立。支部成立后,医院农工民主党党员积极参加组织活动,发挥自身优势,开展惠民义诊,服务基层百姓。

第二节　工会

医院工会是医院职工代表大会常设机构,负责检查、督促职代会决议的执行;参与协调劳动关系和调解劳动争议;开展劳动和技能竞赛、合理化建议、技能培训等活动,培育工匠精神;开展文明建设和政治思想教育、文体活动;监督有关法律、法规的贯彻执行;扶贫助困送温暖、维护职工权益;搞好工会组织建设;管理好工会经费。

一、发展概况

50年代初,医院有职工20余人,成立工会组织,钱学铭任工会主席。“文化大革命”期间,院工会组织瘫痪,活动停止。

70年代末,医院行政和管理工作逐步走上正轨,医院工会恢复。工会在维护职工权益、开展劳动竞赛、组织职工文娱活动、重视女职工权益等方面,发挥积极作用。

80年代,工会进入新的发展阶段。1981年上半年充实工会领导成员,副院长王江波兼任工会主席。同年9月,医院工会成立职工俱乐部,办起托儿所;举办日语、英语等学习班。1983年春,工会首次组织职工外出旅游。1984年职工俱乐部成绩突出,被县总工会评为先进俱乐部、授予“职工的学校和乐园”牌匾。1986年起,执行职工公休假制度。1987年,首次实行中层干部聘任制。1988年2月8日,医院首届职工代表大会召开,讨论通过《医院职工代表大会暂行条例》《医院改革方案》《医院职工奖惩条例》,选举张法兴为工会主席。嗣后,工会为每位职工办理新“工会证”。1988年9月,医院首届职代会第二次会议召开,院领导答复首届职代会上提出的126条提案落实处理情况。1989年8月,首届职代会第三次会议召开,讨论通过《医院职工住房分配暂行条例》。1988—1990年,院工会连续三年被县总工会评为先进俱乐部、先进女工工作委员会、先进职工之家。1988年,放射科被常州市总工会评为“常州市红旗班组”。

90年代,工会以职代会的形式进行换届。1990年起增设工会专职干部。1991年、1997年分别召开第二届、第三届职代会,张法兴连任工会主席。第二届职代会审议通过《“八五”医院发展规划》《医院改革方案》《医院科技成果奖励暂行办法》《医院职工奖惩条例》等9个文件。医院女工委协助做好计划生育和晚婚晚育工作,连续多年保持计划生育先进单位称号。院工会先后被江苏省总工会、常州市总工会评为“模范职工之家”。

医院被评为1991—1992年度省文明医院及常州市文明单位。

2001年1月9日，医院第四届职代会召开，赵锁芳当选工会主席。是年，医院改革领导小组成立，成员由党、政、工领导及专家、职工代表组成。2002年，职代会表决通过《医院职工奖惩条例》《医院中层干部竞聘上岗制度》、评议中层干部制度、院长向职代会报告工作制度。2003年，职代会审议通过金坛市实验小学的土地转让、市粮食局幼儿园的并购、直线加速器投资、医院新的基建规划等。是年，院工会被常州市总工会授予“先进职工之家”称号。2004年，完善职工劳动保护制度，实行为全院职工每两年体检1次，45岁以上（含退休人员）每年体检1次的举措。院工会被常州市工会评为“优秀职工之家”。

2005年1月15日，医院第五届职代会召开，倪国琴当选工会主席。讨论通过医院各科室奖金分配制度及成本核算办法。2006年，院工会被评为常州市“模范职工之家”，妇产科被省总工会评为巾帼标兵岗，苏建华被常州市总工会评为学习型职工。2007年，急诊科成功创建省巾帼文明岗。王夕芳被省总工会、团省委、省妇联评为江苏省用户满意服务明星。

2008年12月28日，医院第六届职代会召开。选举程志娟为工会主席。审议并通过《医院职工奖惩条例（修订稿）》《医院核算工作意见》，讨论通过院徽、医院精神、院训、院歌等议案。是年，医院九病区被省总工会评为“模范职工小家”，谢金美被省总工会评为“江苏省五一巾帼标兵”，黄锡华被省妇联、省总工会、团省委评为江苏省用户满意服务明星。2009年8月1日，医院六届二次职代会召开，审议并通过医院中层干部聘任管理制度、编外合同工管理制度、医院核算暂行工作意见。2009年10月，六届职代会开始为“双代会”（职工代表大会、工会会员代表大会）。

2010年年底，医院出台《医院职工互助基金管理办法》（暂行），对因病致困的困难职工进行补助。2011年，院工会开展“四优”竞赛活动。坚持每月1次工会主席接待日制度，关心编制外职工，把编制内、外两种管理统一起来，并对优秀编外劳动合同工进行表彰。感染科获“江苏省模范职工小家”称号，妇产科获“江苏省巾帼文明岗”称号；虞立平获“江苏省先进工作者”称号，苏建华获“常州市五一劳动奖章”称号。

2012年，医院组织开展了“喜迎十八大、岗位展风采”为主题的首届文化艺术节系列活动，有读书征文演讲比赛、英语演讲比赛、职工书画摄影作品展、美学讲堂等十项内容，活动历时半月。用好职工医疗互助基金,有13名困难职工申请补助,补助金额达164362元。开展了对双职工“金婚”“钻石婚”夫妇纪念贺喜活动。范云霞参加常州市“喜迎十八大,建功现代化”职工演讲比赛,荣获二等奖。医院被评为“常州市企业文化职工文化建设先进单位”。

2013年,在常州市卫生局组织的护士岗位创新技能大赛中,王水娟获儿科组理论第一名,综合第二名。在金坛市总工会组织的“职工技能大赛”中,医院获院前急救比赛团体第一,管双仙获个人第一。2014年1月10日,医院第七届职代会召开,吴平涛当选工会主席。是年,医院举办第二届职工文化艺术节,历时两周,开展职工才艺表演等十大系列活动。是年,医院获“江苏省模范职工之家”、常州市“优秀基层工会组织”等称号。2015年,院工会对《不同等级专业技术岗位晋升的任职条件(修改稿)》《专业技术岗位聘任考评表(讨论稿)》的修订做出说明。是年,院工会被评为金坛市“优秀职工之家”,张俊华被评为常州市文明职工,赵凯获常州市“五一劳动奖章”,庄小美被评为常州市十佳文明职工。

2016年,医院第七届双代会二次会议召开。会议对《医院奖惩管理办法》作修订说明,选举出席常州市金坛区卫计局工会第一次代表大会代表,并对下半年RICU病房建设、检验科生化、免疫全自动流水线设备添置计划作项目说明。院工会被常州市总工会评为常州市信赖职工之家。2017年,双代会对医院《文化与品牌形象策划设计》《绩效考核及奖励性绩效分配方案》《信息系统私有云平台建设方案》《关于不同等级专业技术岗位晋升的任职条件》作修订说明。院工会被常州市总工会授予“常州市信赖职工之家”称号,急诊科创成全国“巾帼文明岗”,内分泌科创成省级“巾帼文明岗”,输液室护理组、门诊服务台创成常州市“巾帼文明岗”;杨琴燕家庭获“全国最美家庭”称号;吴平涛被常州市总工会授予“常州市职工最可信赖娘家人”称号。2018年,双代会对医院信息化建设、新《绩效考核方案》及《护士岗位管理实施方案》等进行审议并说明。神经内科被省总工会评为“江苏省模范职工小家”。至2018年年末,医院有工会会员1359人,其中编外合同工458人。

医院工会成立初期,因职工人数少,工会组织机构简省。80年代后,工会组织机构完善,人员齐备,在医院不同时期发挥积极作用。

表7-1-2

1988—2019工会领导更迭表

职代会届次	召开日期	年度	工会主席	副主席	备　注
首届	1988年2月12日	1988—1991	张法兴	包德诚、杨黛明	
二届	1991年3月14日	1991—1997	张法兴	孙圣庆、倪忠泰	
三届	1997年7月18日	1997—2000	张法兴	孙圣庆、周　庆、卢　伟	
四届	2001年1月9日	2001—2004	赵锁芳	孙圣庆、於丽娅、李振忠	
五届	2005年1月15日	2005—2008	倪国琴	李振忠、於丽娅、衡卫军	
六届	2008年12月28日	2008—2009	程志娟	衡卫军、艾月仙	
六届	2009年10月19日	2009—2013	李国民	衡卫军、艾月仙	2009年10月增补李国民工会委员，经工会委员会选举李国民为工会主席
七届	2014年1月10日	2014—2018	吴平涛	黄慧琴、季　英、赵　凯	2017年1月10日七届五次职代会，因黄慧琴到龄，增补季英为工会副主席
八届	2019年1月9日	2019—	吴平涛	张　斌、季　英	

二、主要工作

（一）*参与医院民主管理*　工会组织成立后，积极参与医院事务管理。80年代后，以“职代会”的形式对医院重大问题进行审议、提出意见和建议，休会期间，工会委员会为其常务机构。对医院中层以上干部进行评议等增强职工参与医院管理的意识。进入新世纪，参与民主管理形式更加多样，在“双代会”的基础上，设立工会主席接待日收集基层反馈意见；定期在院内征集医院管理建议；定期对院务进行民主评议等，强化民主管理。

（二）*职工教育活动*　工会通过开展职工岗位技能、法律法规、管理知识、医院文化建设等多方位多形式培训教育，激发职工爱国、爱院、爱岗、爱家，增进职工心身健康，树立正确的人生观、价值观，知法懂法，积极岗位建功，珍惜和维护医院、家庭安定和谐，正确运用民主权力，以合理合法的方式表达利益诉求、解决利益矛盾，使医院保持稳定和谐发展的局面。

（三）*劳动竞赛活动*　工会充分发挥工会组织推动医院改革发展、维护员工权益、促进社会和谐的职能作用，开展“比业务能力、比科学管理、比安全生产、比团队和谐”的劳动竞赛活动，大力弘扬劳模精神及工匠精神。1. 调动医务人员学习医疗法律法规积极性、提高整体应急救治能力。90年代，与医务科、护理部联合举办全院医务人员医疗法律法规知识及“三基三严”培训竞赛活动。2. 联合科教科开展中青年教学竞赛、科技创新、“师徒结对”活动，组织中青年骨干赴国外、省外考察学习，不断提升科教研水平。3. 不断改变思路，组织开展“优质服务杯”、“安康杯”等竞赛，使全院职工树立规范服务意识和安全责任意识。4. 深入开展“职工之家”建设，争创模范“职工小家”，使职工有归属感。

（四）文体活动　自80年代医院成立职工工会俱乐部以来，工会联合团委举办卡拉OK比赛、知识竞赛等活动，丰富职工业余文化生活。80年代末至90年代初，医院的百人大合唱，在金坛地区享有较高声誉。90年代末，每年利用春节等假日，组织职工开展拔河、跳绳、踢毽子、登山等比赛。2012年始举办首届医院文化艺术节，历时半月，参与职工近千人，通过琴棋书画、摄影、舞蹈、演讲等十余项才艺展示，较好地推进了医院文化建设，增强职工的凝聚力和向心力。医院文化艺术节及春节晚会，每2年举办1次，截至2018年迄今已举办3届。

（五）女工工作　医院妇女组织隶属金坛卫生局女工委。在院党委、工会的关心支持下，围绕医院工作，积极开展“女职工建功立业活动”和“巾帼文明岗”创建活动，激发女职工社会责任感、创新精神和爱岗敬业的工作热情。每年“三八”国际劳动妇女节，医院女工委组织开展一系列活动：女职工登山比赛、健身活动、巧手厨艺赛，组织女职工一次惠民义诊、一次健康体检，免收女患者一天挂号费，请女职工看场电影等等。组织女职工聆听怎样正确处理学习、工作、家庭之间关系的系列知识讲座。

（六）扶贫助困“送温暖”　工会每年“两节”慰问劳模、外聘专家、重病患者、支边家属等。联合团委为福利院老人义诊、赠送食品等。年慰问婚、丧、病、困职工50余人次。组织开展“团结互助、扶贫济困”活动，帮助因病致困职工，每年为慈善总会捐款，2008年汶川特大地震时自发捐款10万余元。尤其是2010年年底，医院实施《医院职工互助基金管理办法》，每年有10余名重大疾病患者得到救助。

（七）人民调解工作　工会人民调解委员会坚持实事求是、调查研究、公正及时的工作作风，关心关爱职工工作和家庭生活，认真调解、化解矛盾，防患未然。

（八）关爱编外职工工会　2015年起吸收编外职工加入工会组织。2016年编外职工349人，吸收加入工会会员309人，占88.5%。把编制内外两种管理方式相互协调统一起来，在工作考核、技术培训、荣誉享受、职称晋升、生活关心、困难帮助、成果共享等方面做到一视同仁，从制度上强化编外员工对单位的认同感和归属感。

第三节　医院共青团组织

一、发展概况

1958年以前，卫生系统的共青团员分别参加所属县、区的共青团组织。1958年，共青团金坛县委员会批准建立金坛县人民医院共青团支部委员会。院党支部宣教委员王伯仁兼任团支部书记，时有团员14人。“文化大革命”期间，团支部停止活动。1983年，医院成立团总支，王翔任书记。1987年12月，医院成立团委，时有团员81人，徐卫平任书记，贺新、崔苏敏分别任副书记。1992年，共青团金坛人民医院第二次代表大会召开，徐卫平为书记，贺新、周庆、徐珊为副书记。1995年，医院第三次团代会召开，周庆为书记，肖绍文、丁屹为副书记。同年，推选周庆、汪爱兰出席金坛市团代会。1998年，丁屹为书记，周晓岚为副书记。1999年，医院第四次团代会召开，周晓岚为书记，丁屹、万航为副书记。2001年，医院第五次团代会召开，周晓岚为书记，张俊华、于燕为副书记。团委下辖内科、外科、综合3个支部。2004年9月，医院第六次团代会召开，张俊华为书记，周磊、陈萍为副书记。2007年，医院第七次团代会召开，张俊华为书记，周磊、陈萍为副书记。团委下辖内科（一）、内科（二）、外科（一）、外科（二）、门诊医技行政后勤（联合支部）5个支部。2010年7月，医院第八次团代会召开，张俊华为书记，周磊、罗红芳为副书记。2013年7月，医院第九次团代会召开，罗红芳为书记，周磊、周扬为副书记。团委下辖内科、外科、综合3个支部。2016年10月，医院第十次团代会召开，罗红芳为书记，周磊、张兴为副书记。至2018年年末，医院共有团员307人。

二、主要活动

医院团组织发挥联系青年职工的桥梁和纽带作用、主力军和突击队作用，带领广大共青团员和青年职工，为医疗保健、教学科研、后勤保障做出贡献。20世纪50—70年代，医院团支部贯彻落实团县委的工作部署，配合医院党支部，发动团员、青年完成不同历史阶段党和政府布置的中心工作，主动参加巡回医疗队、手术轻骑队，到农村防病治病。参与血吸虫病等地方病的防治、抗洪抗震救灾等活动。

80—90 年代，随着医院规模的不断扩大，医院团组织和团员队伍逐步壮大、增强。在医院开展“争做新长征突击手”“五讲四美三热爱”等活动。1988 年，团总支委副书记贺新获共青团常州市委“新长征上突击手”称号，团员周丰美获省“青春献七五”“技术比武优秀青年”称号。院团委成立后，发挥共青团特点，以主题活动为抓手，使共青团工作有声有色。每年利用“3 · 5”学雷锋纪念日、“五四”青年节、“5 · 12”护士节、国庆节、春节等时机，开展演讲比赛、知识竞赛、读书活动等，引导青年职工，树立正确的世界观、人生观、价值观；举办护理技能操作比赛、病历书写比赛、电脑操作比赛、急救知识培训等医疗服务技能培训和比赛，激发青年职工岗位技术练兵，营造比、学、赶、帮、超的氛围；举办茶话会、联欢会、篮球、乒乓球、足球友谊赛、书画摄影展等，陶冶情操，丰富业务生活。1997 年，医院手术室获“江苏省青年文明号”称号。

进入 21 世纪，院团委加强思想政治工作，组织青年学习“三个代表”重要思想、科学发展观理论和习近平新时代中国特色社会主义思想，增强青年的民族自尊、自信和自强精神，树立正确的理想、信念和价值观。号召团员青年弘扬“奉献、友爱、互助、进步”精神，投身志愿者服务事业，至 2018 年年底，共有 209 名青年报名参加医院青年志愿者服务队，参加慰问孤老、帮困助学、美化环境、社区义诊、义务献血等志愿者服务活动。每年特定的卫生日或应时的节令，组织团员开展“健康进社区”活动，或到敬老院，为孤寡老人体检、赠送慰问品等，奉献爱心。在 2003 年抗击“非典”、2004 年印度洋海啸捐款、2008 年汶川特大地震后的抗震救灾、2015 年金坛抗洪救灾等活动中，团员青年均发挥突击队作用。

2014 年起，团委创立“天使伴我行”志愿服务品牌，号召团员青年弘扬新时代的雷锋精神，打造优质服务团队，提升医院医疗服务水平。2016 年，内科团支部被评为常州市“五四红旗团支部”。2017 年，院团委获常州市“学雷锋活动示范点”称号。2018 年，外科团支部被评为“常州市五四红旗团支部”。持续开展青年文明号创建活动，不断深化主题，提出以“倡导职业文明，树立一流形象”“学习、创新、服务、务实、引领”等口号，并贯穿于主题团日活动之中，提高职业道德、岗位技能和服务水平。带领团员和广大青年投身医院重大改革和发展项目中，为医院公立医院改革、等级医院和文明单位等创建发挥积极作用。到2018年年底,医院有省级青年文明号1个,常州市青年文明号4个,区级青年文明号4个。

第四节　离退休职工管理委员会

2013年,医院成立离退休人员管理委员会,简称“退管会”,协助人事、工会管理离退休职工,关心他们的生活,组织他们开展健康有益文体活动。每年年底举办当年退休职工茶话会,每两年举办1次退休职工座谈会。每当退休职工住院、病故,给予慰问补贴。每年对退离休职工体检1次。节假日,医院领导走访慰问医院离退休老干部,为他们送去节日的祝福和慰问金,“重阳节”前夕,医院召开退休职工的座谈会,通报情况,征求意见。为退休人员举办“金婚纪念日”活动,使退休职工感受到组织的关爱。

第八篇　医院文化与品牌建设

医院的文化建设是医院管理重要组成部分。医者仁心、大医精诚是医院创建者的初衷。新中国成立后，医院把救死扶伤和全心全意为人民服务结合起来，真正做到“人民医院为人民”。80年代始，医院把精神文明建设作为医院文化建设的重要内容。90年代以创建文明单位、创建等级医院为载体，提升医院外在形象、内在素质。创办院报用图文的形式展示医务工作者精神和风采。21世纪后，突出医院文化建设、品牌建设。主题教育与品牌活动结合，医院文化、医院服务水平得到提升。随着信息技术的发展，互联网时代的到来，医院文化宣传与品牌建设更加多样化。医院建立官方网站、设立微信公众号、扩版院报，多渠道、多视角传播金医文化与品牌。2016年成立宣传科，专门负责文化宣传和品牌推广。医院的百年历史，有深厚的人文底蕴与历史沉淀，文化的传承与发扬，金医品牌的提升与推广是医院持续发展的精神源泉。

第一章　精神文明建设

医德医风是医院精神文明建设的核心内容。医院的行风建设始于20世纪50—70年代，以弘扬白求恩精神，向雷锋同志学习为主题，树立全心全意为人民服务的思想。80年代始开展“三优一学”，紧扣“五讲四美三热爱”，加强医德医风教育，创建省、市“文明单位”“文明窗口”，向身边的先进人物学习。抓职工理想信念、道德规范、法制意识、服务意识。90年代精神文明建设成为常态化工作，以创建二级甲等医院、爱婴医院、文明医院为主线，加强医院行风建设和思想道德教育。医院先后创成县文明单位、常州市文明单位、省文明医院。21世纪，随着全国文明城市创建的开展，形成以文明城市创建为龙头，围绕三级综合医院的创建，突出医院文化建设、品牌建设，精神文明建设推向了新的阶段。医院先后获“全国优秀县级人民医院”“国家健康促进医院”“最具成长力中国医院创新之星”等称号；多个科室分别获国家、省、常州市、金坛区“巾帼文明岗”“青年文明号”称号；多名医务人员分别获省“百名医德之星”、常州市“医德之星”称号。

第一节　思想道德建设

20世纪50—60年代，医院思想道德建设以爱国主义教育和全心全意为人民服务为主线，培养医务人员职业情怀，奉献精神。医院职工积极为抗美援朝捐款捐物；组织“医疗轻骑队”深入农村，对麻风病、血吸虫病等巡回医疗；把救死扶伤落实到实处。

“文化大革命”结束，医院开展“三大讲”活动，聚合人心，提振精神。迅速恢复医院正常工作状态，医务人员的思想着力点放到一心一意为人民群众提供医疗服务上来。

80年代，广泛深入开展“五讲四美三热爱”教育和“文明礼貌月”活动，采取大会动员、小会讨论，谈认识、讲体会、表决心，编出黑板报、宣传栏，组织医院素养较好的老医工雷周绪、老会计姜渭文等现身说法，培育“四有”职工。1985年，医院工会、共青团组织职工开展读书自学活动，学习社会科学、文化知识、医疗技术和管理科学等。1988年、1989年医院连续两年被评为县文明单位。自1988年起，连续三年获常州“健康之夏”百日优质服务竞赛活动“金杯奖”。

1990年，医院建立以党总支部为核心，各职能部门、科室为主体，党员、团员为骨干的政治思想工作网络，形成党政工青妇齐抓共管的局面。成立思想政治工作研讨会和政治夜校，发挥引领作用。90年代，开展“双学一奉献，满意在医院”活动，组织医务人员，走上街头、下乡进校，为群众义诊。中心学习组和政治夜校，组织党员、干部和职工学习中共十三大至十六大精神，学习邓小平理论，学习《马克思主义哲学纲要》《热爱社会主义》等；请全国青少年心理学家王遐方、南京路上好八连第十七任连长李春明分别作“无私奉献为人民”和革命传统教育报告。举办医德医风报告会3场，先进事迹展览2期；激发职工“五爱”思想。先后创成常州市文明单位、省文明医院。

2001年起，医院采取冬训、党课、培训班等多种形式，组织党员、干部和职工学习中共十七大至十九大精神，学习“三个代表”重要思想、科学发展观和习近平新时代建设有中国特色社会主义思想，“不忘初心、牢记使命”；学习宣传贯彻《纲要》《公民道德教育读本》，把“爱国守法、明礼诚信、团结友善、勤俭自强、敬业奉献”贯穿于《医院职工奖惩条例》《医疗事故处理条例》《诊疗护理规范》等之中，增强公德意识，培育高尚医德。

2009 年，制定落实“学礼仪、守规范、树形象”系列活动的实施方案，与 47 个科室签订目标责任书。开办中层干部管理培训班，请专家教授作“如何塑造医务人员阳光化职业心态”“科室精细化管理”“医院风险控制与危机管理”等讲座。2011 年，医院首次开办道德讲堂。2012 年，宣讲党委副书记李国民、大外科主任虞立平的事迹，用身边的事教育身边的人。嗣后，由“全国无偿献血金奖”获得者吴淑梅、优秀共产党员代表冯志娟、“十佳好儿媳”王国芳等上台主讲，讲自己的亲力亲为，讲身边的好人好事。开展卫生医疗职业精神大讨论。2011—2018 年，开办道德讲堂 48 期、廉政讲堂 11 期、中层干部管理培训班 20 期。弘扬良好的社会公德、职业道德、家庭美德和个人品德。

第二节　文明创建活动

1985 年，医院制定“两个文明”建设五年（1986—1990 年）规划。明确“两个文明”工作目标和任务。争取 3 ~ 5 年时间跨入文明单位行列。1987 年出台医院精神文明实施意见，建立文明单位创建领导小组，时任党总支书记窦东升为领导小组组长。组织干部、职工学习《江苏省卫生系统文明单位检查评比标准》（简称《标准》），在医院开展创文明科室、文明班组活动，每季度组织检查考核，按照《标准》逐条逐项抓落实，并建立各类台账。1988 年年底，对照《标准》开展自查自评，得分 192 分（满分为 200 分）。加强以医德教育为核心的思想政治教育，制定医德评价标准、方法，建立党群结合、专兼结合的多层次的医德教育网络。坚持每周政治学习，推出“团结、优质、勤俭、创新”医院精神；开展“如果我是一个病人”大讨论、“文明护理月”等活动；在县卫生系统举办“我爱护士这一行”演讲比赛中，李琴、冯志娟分别获第一、二名。同年，医院获县文明单位，1990 年获评常州市文明单位。

20 世纪 90 年代，医院把精神文明建设和文明单位创建、等级医院创建、爱婴医院创建、平安医院创建结合起来。几块牌子，一套班子。党总支书记主抓，院级领导为创建领导小组成员，下设办公室具体负责。医院按照创建文明单位规划，制定年度创建计划和实施办法。把省卫生厅及市、县文明办关于文明医院、文明单位创建的标准逐条分解至每个科室。每季度进行百分制检查考核，并将考核得分与奖金、评先等挂钩，形成大家参与,争先创优的局面。

医院涌现出一批精神文明建设的先进个人。周丰美获省"青春献七五"技术比武优秀青年,团委副书记贺新被共青团常州市委授予新长征突击手,王小琴被评为常州市优秀护士,吴健儿被评为常州市"健康之夏"服务明星,徐卫平被授予县"敬老好儿女"称号。1992年医院被评为省文明医院。

进入21世纪,医院将精神文明建设纳入"十五""十一五""十二五""十三五"规划中,并作为重要内容。把医院文明创建融入金坛文明城市创建之中,党政群团各自分工,齐心协力,共同推进。2005年起,围绕文明单位创建,医院全面推进优质服务。严格执行首诊、首问、首接负责制;急诊、会诊迅速到位,门诊大厅推出一站式服务、青年志愿者导医服务,引导病人就医,接受病人咨询,并进行代挂号、代付费、代配药的全程服务,缩短各种检查、报告和候诊的时间。使用文明用语、禁用服务忌语,为病人提供耐心、细心、真心、热心服务。大力弘扬白求恩精神,加强职业道德和行业作风建设。

医院推出"急救绿色通道",在急诊科畅通"生命绿色通道",配备救护车随车急救医生,急诊室配备护嫂,增强医护人员的急救能力和协同配合意识。急诊科分别被评为常州市文明窗口、常州市青年文明号、常州市巾帼示范岗,常州市卫生系统"十佳服务窗口"。2007年以后,医院在6个病区拓展"和谐病区"创建活动,强调医患沟通。首诊宣教情感化、爱心活动日常化、健康教育制度化、基础护理灵活化、星级服务标兵化、技能服务优质化、护理工作连贯化、陪护帮教化。开门办院,加强监督,健全医院、病人、社会三结合的监督网络。医院成立考核小组对服务窗口进行定期、不定期督查,对门诊病人、住院病人每月进行满意度调查,设立公开投诉电话、意见箱,接受社会群众监督。先后出台《医院行业作风建设推进年活动实施方案》《医院治理医药购销领域商业贿赂专项工作实施方案》和《医院行业作风建设十条措施》,以制度约束广大医务人员的行为。从思想教育入手,广泛开展社会主义荣辱观教育、核心价值观教育。积极创建常州市文明单位标兵,大力开展主题教育及各项服务竞赛活动,比服务、比质量、比奉献、比创新,营造人人争先创优的良好氛围。

2010年后,医院相继开展能力作风建设暨"四优"竞赛推进年、"比技能、比服务、作表率、讲奉献""巾帼文明岗、巾帼岗位明星"先锋行动等。2014年,医院举办首次"社会开放日"活动。开展"挂号、收费窗口岗位技能竞赛"活动,确立"人人是窗口、个个是形象”的服务理念。2015 年起，开展“以文化整合为引领”“规范化服务建设为抓手”一系列活动，全面提升医院服务能力与服务水平。

医院先后被评为全国群众满意的卫生计生机构，急诊科创成全国“巾帼文明岗”，麻醉科手术室被授予“江苏省青年文明号”，神经内科被评为省模范职工小家，内分泌科、门诊服务台获省“巾帼文明岗”称号，输液室、神经外科获常州市“巾帼文明岗”称号，医院获常州市“敬老文明号”；李国民、丁屹分别获省第二届、第四届“百名医德之星”称号，张鑫获常州市“五一劳动奖章”，张俊华被评为常州市文明职工，庄小美被评为常州市“三八”红旗手。

第三节　学习型单位创建

2002 年 5 月，医院在《关于创建文明单位的实施意见》中提出争创服务型、学习型、开拓型医院目标。同月，医院出台建设学习型医院实施意见。要求干部、职工树立终身学习、全员学习的理念。抓好学习型领导班子、学习型科室（病区）建设。是年，医院建立“学习日”制度，规定每周三下午政治学习和每双月的第 1 个周六为学习日。

2000—2010 年，医院组织干部、职工开展“学纲要、学电脑、学外语、学法律、学医疗护理、推广普通话”读书活动，尤其加强专业知识学习，制定科学合理的考评体系。2004 年起，医院坚持开展“争创学习型科室（支部），争当知识型职工”（简称“双争创”）活动，到 2018 年已持续开展 15 年，成为医院精神文明建设和党建工作的一大特色。15 年中，医院以道德讲堂、廉政课堂、中层干部管理培训班（简称“三大课堂”）、“读书月”、双月学习日为载体，完善各项学习制度，坚持政治学习与专业学习、专题学习与专题调研、专题讨论、走出去（外出进修）与请进来（请专家教授讲座）相结合，建立科学的人才培养机制，加强创新型、复合型人才的培育。2006 年，医院开展“双争创”竞赛，三病区（ICU）被常州市总工会评为“十佳”学习型集体、苏建华被常州市总工会评为学习型个人。至 2006 年年年底，医院图书馆每年订阅专业杂志 150 种共藏书 7600 册。2008 年，医院强调学用结合，内分泌科病区每周 1 次小讲座、每月 1 次糖尿病健康教育课堂。心内科病区每月 1 次“爱心课堂”，编写“爱心、护心”手册，免费发放。

自 2010 年起，医院办起职工书屋，医院连续 9 年开展“书香人医 · 品质生活”读书月活动，引导职工多读书、读好书，营造积极向上的良好氛围。中共十八大和市委十二届二次全会召开后，医院及时召开院党委会、全体干部职工会议，通过集中办班、专题研讨、辅导讲座、座谈交流、知识竞赛、撰写心得体会文章等多种形式，层层传达学习贯彻会议精神。2012 年，院领导到联系点调研，帮助解决一批职工关心、科室期盼的实际问题，形成各类调研报告 8 篇。其中，院长何晓俊《基于战略前提的公立医院绩效管理探索》刊登在《中国医院管理》杂志。2013—2014 年，突出党群共建共学。注重发挥工、青、妇党员在群团组织的带头学习作用，开展各类“学习日”和第四届、第五届“金坛读书月”活动，举行医院赠书仪式。组织党员干部参加卫生系统轮训班，组织专题研讨等 6 次，院党委书记、支部书记讲党课 10 多次，受训 1500 余人次。11 篇专题调研论文入选《学习贯彻十八大精神、加快推进卫生基本现代化》优秀论文集，1 人获省卫生系统思想政治工作课题研究优秀调研二等奖。医院被命名为金坛市第二批马克思主义大众化实践基地。

在“双争创”活动中，医院通过开展岗前培训、技能培训、技能竞赛等，培育德技双馨的高素质员工。开展岗前培训，提高新录用员工的岗位适应能力；开展职工规范化培训，分层次、分阶段对新职工做好理论和实践培训。职能科室加强对医院职工专业技能培训，引导和激励员工努力提升业务技能水平。2009—2013 年，医院组织职工技能培训 2000 多人次，举办技能竞赛 28 次、中层干部培训班 22 期。

“三大课堂”是医院“双争创”活动的重要载体，2015—2018 年，医院举办 39 期。其中，道德讲堂 24 期，廉政课堂 7 期，中层干部管理培训班 8 期。开展“读书月”活动，组织警示教育，举办“讲党性、守底线、强担当”知识竞赛和理论知识测试，举办专题党课、专题研讨会 40 多次，申报全民阅读“最美读书点”，推出“家风背后的故事”，深入挖掘职工中先进事迹。2018 年，医院组织理论知识测试 3 次，参与党员、干部和职工 800 余人。开展“不忘初心　牢记使命”知识竞赛；开展“解放思想大讨论”主题活动，医院梳理出两大类 129 个小项的问题和意见、建议，征集调研文章和征文 100 篇，在医院形成对标找差、比学赶超的氛围；开展弘扬“新时代医疗职业精神”征文，收到 40 余篇，并以配乐朗诵的形式在微信公众号发布，提升学习宣传效果；组织党员观看《榜样 3》，撰写观后感 30 余篇，诠释党员信仰、激发党员担当；开展“书香连你我，知识润心田”读书沙龙。

第四节　惠民、志愿服务

金坛解放后，医院的惠民活动一直不间断地开展，五六十年代，主要以巡回医疗、街头义诊等形式为城乡居民服务。七八十年代，以重大节日、活动为结点，到企事业单位开展医疗惠民活动。1990年起，医疗惠民制度化、经常化。每年开展3～5场针对性强的医疗服务活动。90年代后期，医院团委牵头，开展志愿服务活动。到21世纪，医院志愿服务活动形成党政工青妇齐抓共管、多措并举、内容丰富，规范化、经常化、制度化的良好局面。至2018年，医院已常态化开展“惠民流动医院”“专家面对面、惠民大义诊”“2H志愿服务”“天使伴我行”、“总有天使在身边”等志愿服务活动。

2000年8月，医院组织28名副高以上职称医务人员到直溪镇、薛埠镇、水北镇、社头镇等地开展义诊活动。2002年1月，院团委赴金城镇养老院慰问孤寡老人，把对孤寡老人的医疗关怀、服务长期化。2006年10月，医院开展“光明行”活动，为100多名符合条件的五保老人、残疾军人、老党员、老退伍军人、纳入城市低保的贫困户进行免费白内障复明手术。免除金额共计35.1万元。2008年，医院在城市低保户中开展“十免十减半”活动，为900个低保户减免医药费68万多元。2009年2月起，党建服务品牌“惠民流动医院”正式启动，市委常委宣传部部长王跃中为“惠民流动医院”揭牌，各支部以党员为主体每月至少2次到乡镇、村、社区、企业、学校开展义诊；与“城市医生卫生支农”结合，与乡镇卫生院、社区服务中心合作，开展联合义诊，教学查房、示教手术、学术讲座，促进基层医院医疗水平提高，增加双向转珍，不断优化利用卫生资源；为出院病人做好随访工作，同时发放惠民卡。当年检查诊治1800人次，发放宣传材料1000余份。“惠民流动医院”从此每年开展，并和“亲情服务病区”的创建、“生命绿舟”品牌的创建结合起来，制度化、持续化为群众提供惠民服务。

2015年，医院出台“进一步改善医疗服务行动实施方案”，以降低就医费用、优化诊疗流程、改善就医感受等为目标，改善门诊、急诊、住院的服务水平，并巩固服务品牌成效；积极开展宫颈癌等重大疾病的救治和服务重点人群。联合常州二院内分泌科、骨科专家团队共30余人在金沙广场大型义诊，惠民上千人。是年，落实“十免十减半”惠民金额达200余万元，健康惠民服务11次，服务群众900余人。

2017年,巩固"2H"志愿服务、"天使伴我行""生命绿舟"等服务品牌成效,"2H"志愿服务成功创建为区第五批优质服务品牌,"天使伴我行"创成为常州市"岗位学雷锋"示范点。开展重大疾病的救治和儿童白血病、先天性心脏病的筛查转诊工作,服务重点人群。落实"十免十减半"惠民金额250多万元;开展"专家面对面、惠民大义诊"活动22次,受惠群众万余人;"惠民流动医院"结合"三大一实干"活动,院党委带头进村到户10余次,完成5个偏远乡村30户特困家庭的走访,发放惠民卡42张,减免费用4.2万元,将惠民服务落到实处。

2018年,医院强化文化惠民建设。以中共十九大精神为引领,结合"我们的节日"、"文化艺术节"、"国际劳动妇女节""5·12护士节"、"七一"建党节等重要节日开展文化建设活动。与后阳村党支部、谢桥村党支部和中国银行开展党建共建活动3次;深化"医学——无止境"党建学习品牌建设,开展各类学习8次;深入推进"专家面对面惠民大义诊"、"生命绿舟"、"2H志愿服务"优质服务品牌建设和"天使伴我行"志愿服务工作。在5个乡镇、2个学校、8个社区、3个敬老院以及企业开展义诊和健康宣教活动,共义诊近5000人次,心肺复苏培训1000余人次,发放健康教育宣传册3000余册。护理部推出"总有天使在身边"护理延伸服务,为带管出院患者提供上门服务2000余人次。

院团委"天使伴我行"团建品牌多次被评为金坛市(区)团建工作先进集体,2017年被评为常州市岗位学雷锋示范点;2017年、2018年被评为常州市五四红旗团总支。

第二章　人文、服务品牌

医院作为医疗行业的窗口,外在形象,服务水平一直是医院工作重点之一。新中国成立后,医院通过巡回医疗、社区义诊提升医院的形象;通过各类文体活动的开展,提升医院凝聚力、向心力。21世纪,医院人文拓展、品牌服务已成为医院软环境建设的重要环节。医院在改造美化硬环境的同时,在软环境的提升上下功夫。医院志愿者服务,惠民流动医院等系列主题活动的开展,有效提升了外在形象,内在素质。"生命绿舟""天使伴我行"等服务品牌深入人心,长期坚持开展,是金医文化的拓展延伸。

第一节 形象文化

一、优雅环境

100年里,医院几经变革发展。金坛解放初期,医院仅占地3000多平方米,医院用房500多平方米。从五六十年代的小扩小建,到八九十年代基建投入的加大,院容院貌发生巨大变化。1992年起,医院综合整治环境,拆除院内旧平房,完成园林化改造。改设地下管道和电线电缆,在院内种植草坪、花卉,培育盆景,并开凿鱼池,建造亭阁回廊,砌造假山、喷泉,增设白求恩、母与子、少女驯鹿等汉白玉雕像,医院布局合理,宽敞明快,形成院中园、园中院的优美环境。

2009年4月,综合门急诊病房大楼(1号楼)竣工交付使用,它是集门诊、急诊、住院等多功能为一体的医疗性建筑,是集网络系统、自动监控、自动消防、自动传呼为一体的智能型结构,具有较高的现代化、自动化水平,也是金坛城区标志性建筑之一。

医院现占地3万多平方米,建筑面积8.5万余平方米。配套设施齐全,功能区域合理,标识导视清晰,环境整洁美观,是金坛地区唯一一家三级综合医院。

根据区委、区政府战略部署,医院(更名:常州市金坛区第一人民医院)2020年将移址金坛滨湖新城。新医院占地250亩,总建筑面积19.5万平方米,总床位1600张(一期床位1200张)。它立足金坛、覆盖周边,集医、教、研、防保、康复、急救于一体的设施一流、环境优美的现代化三级综合医院。

二、人文服务

医院服务的人文化,是金医百年人文底蕴体现。医护人员的三色服装,白的纯洁,蓝的沉静,粉的温馨,也彰显外在人文的情怀。

100年来优质服务理念的灌输、熏陶。尤其21世纪,医院把人文服务,作为精神文明和医院文化建设的重要组成部分。在服务礼仪,服务内容上下功夫。把“新金医、心相伴、馨感动”深扎每个医护人员的心底。2001年起,在医院推行“病人选医生”“病人选医疗小组”。坚持开展“以病人为中心”的“满意杯”百日优质服务竞赛。2003年起,增加“青年志愿者导医”服务,门诊大厅开设“一站式服务台”。在内分泌科率先成立了由医生护士主导、糖尿病病人参与的“糖友之家”俱乐部,创建“糖友之家”服务品牌,随后各病区都创立自己的专科护理品牌。

病人康复出院，电话随访制度化、经常化；人性化、亲情化的医疗服务，落实到护理的细节；打造“生命绿舟”品牌，提供快捷、优质的医疗服务。2009 年，党建服务品牌“惠民流动医院”正式启动，到乡镇、街道、社区、学校，方便群众就医。2010 年后，每年坚持到企业、社区开展“健康教育主题课堂”。2015 年起，深化“天使伴我行”等服务品牌建设。医疗服务、健康理念从院内向院外延伸。

三、新闻宣传

医院宣传工作，新中国成立后一直很重视，早期纳入到政工股、行政总务股的工作内容，1989 年院部设立办公室，宣传工作由办公室负责。2016 年宣传科成立，专司医院文化宣传工作。

90 年代以前，医院主要以黑板报、宣传队、油印简报、有线广播、电影幻灯片等形式宣传医院各项工作。1991 年起，医院建立宣传工作制度，创办《医讯》，反映科室动态、医疗一线的好人好事、新技术、新项目、专家介绍及专科建设、重要活动等。每月 1 期，刊印 100 余份，发放到医院各个科室以及城区医疗单位、部分部委办局。2005 年 3 月，《医讯》改版（总计发行 189 期）为 4 页彩版《金坛人民医院报》，由院办公室主编，时任院办公室主任黄耀震题刊头，时任院长邓建题创刊词，院报继承保留原《医讯》的八大栏目：党旗飘飘、特别报道、大事记、临床揽萃、天使风采、杏林短笛、为您导医、市民备忘。每月发行 1000 份。

2000 年起，利用地方广播、电视台每月 1 期信息发布、专题报道。2004 年，建立医院网站，域名为 http://www.jtrmyy.com，设立的栏目有：医院概况、医院动态、就诊导医、健康园地、科室专页、专家介绍、党群建设、政策医保、院长热线、员工之家、在线交流、人才招聘、医院邮箱、收费查询、纪检监督。

2016 年 12 月，医院公众服务号上线运行，以自媒体的形式宣传医院。公众号关注量 3 万余人。2018 年 1 月，院报扩为 8 页彩版，在原有版面基础上增设金医科室专版，全方位介绍科室建设和医疗资讯。每月发行 1500 份。2019 年 1 月，院报更名为《金坛人民医院集团报》。

四、重大报道摘要

1992 年 5 月，医院用黑板报的形式编出一期图文并茂《红十字医讯》专辑，全面宣传三甲医院创建工作。《常州日报》对这一做法进行了报道。1997 年 9 月 25 日,《人民日报》第 12 版“希望之光”栏目载文宣传报道医院。

1998 年 5 月 12 日,金坛电视台播放专题片“优秀护士——臧丽娜”。5 月 14 日,《金坛报》专版刊发医院主题教育活动。介绍主题教育活动实施计划,包德诚和傅忠林两篇人物通讯,ICU 主任李国民拒收红包的故事及医院整体护理开展情况等数篇文章。

1999 年 1 月 19 日,《金坛报》第五、八两个通版宣传改革开放 20 年医院取得的辉煌成就。“热烈祝贺金坛市人民医院获全国优秀县(市)级人民医院,67 家中外知名企事业单位称号”,时任院长窦东升的讲话“乘二十年改革开放东风扬帆远航,谱新世纪卫生发展篇章盛医泽民”,医院 1998 年度十大新闻,医院 1980 年以来所获的各种荣誉称号以及科教兴院、专科建设、精神文明建设等方面的宣传文章。4 月 30 日,《江苏卫生事业管理》1999 年第 1 期封 3、封 4 刊登了宣传医院的文章“改革促发展,医海竞风流”。5 月 1 日,《中国医院概览》第 2 卷刊登宣传医院文章,分别用中英文介绍医院概况及发展方向。7 月 15 日,由国家科委办的《跨世纪人才》杂志社,刊登介绍医院的文章(1999 年第 7 期)。

2009 年 10 月 8 日,《常州日报》刊登医院 90 周年院庆专版:《九十年华抒仁心 登高远望呈佳景》。2014 年 7 月 15 日,《中国卫生画报》“医疗点击”栏目刊登金坛医院公立医院改革成果。医院以公立医院改革为契机,深化医院内涵建设,提升服务能力,着力解决群众关心的热点、难点问题,在打造服务型、惠民型、公益型医院上成效显著。2016 年,《中国卫生画报》刊登内分泌科“糖友之家”活动报道:“糖友之家,让您做好自己的半个医生”。

2018 年 9 月 3 日,《江苏经济报》整版报道《金坛区人民医院:坚守初心砥砺奋进》。9 月 6 日,《健康报》半版刊登医院改善医疗服务纪实《医者初心不改 贴心服务为民》。2019 年 1 月 8 日,《金坛时报》整版报道医院《百年发展大跨越 实现三级医院的精彩“蜕变”》。

五、院徽、院歌、院训

金坛区人民医院
PEOPLE'S HOSPITAL
JINTAN

（一）院徽及释义

医院标志以“焕发生命光彩”为创意主题，以汉字“金”为造型设计载体，融入金坛地域文化、医院文化诉求、新金医的身份特质等内涵。

“金”的都市主题与象征意义饱含了对生命美好的期待与执着，与医院“精勤人和 崇德厚生”的院训不谋而合。医院扎根金坛，百年血脉相连、护佑百姓健康、滋养人文风俗，真正体现对故土的一种赤诚担当，是缔造金坛速度的坚实后盾。

同时，“金”的焕发代表着赤子之心、精诚之志、活力与荣光，诠释医院昨日的成就与荣耀、今日的激情与梦想，以及对未来的期许与自信。“金文化”始终贯穿医院发展的始终，成为主导医院进步的精神主线。而伴随着常金一体化的推进，金坛区人民医院也将把握时代新机遇，以“新金医”的面貌焕发新的光彩，打造成为金坛区的一张独特名片。

形：

标志以汉字“金”为核心进行创意造型，落脚于“焕发”“生命”“光彩”三个内涵，将医院的品牌特质集中展现出来。标志中间部分为医疗“十”字，体现了医疗行业的专有属性，并辅以深绿色来填充，表达“生命”的寓意。将“十”置于中间位置，传达出医院以病人为中心、以员工为核心的理念，对生命始终如一、持续不断的关照是医院的基本立足点。

标志外围部分由五块不规则的弧形组合而成，借用国画的笔触对汉字“金”进行演绎，充分展现金坛独特的山水人文风貌。上部分两个金色弧形以写意描画、颜色渐变的方式展现“太阳照耀下的茅山”焕发出耀眼的光彩；下部分以茅山倒影的形式展现绿波荡漾的洮湖，母亲河哺育金坛世代居民，文明因此而兴、城市因此而繁荣。这从侧面反映医院对百姓健康的贡献，不仅医治身体，更滋养心灵。正是得益于医院勇于承担区域发展的健康守护者使命，才使更多的金坛人能信心饱满地去奋斗、创造精彩金坛区、出彩金坛人。

标志整体是一个未闭合的圆形，内部与外部融会贯通，呈现出厚重又不失灵动的视觉感受，展现医院开放、融合、包容的精神气质。

色：

标志以绿色和金色为主色。绿色是生命的颜色，也是金坛绿水青山的浓缩。

金坛地域文化涵养出医院屹立不摇、向上拔尖的力量，从而使医院“生命至上、生生不息”的价值追求能落到实处。

金色是荣耀的颜色，也是金坛时代课题的凝练。金坛现象、常金一体化等社会使命催生出医院更宏大的责任意识，也激励金医人把握机遇、延续辉煌、创造“金坛第一人民医院”更美好的精彩！

（二）院歌

我们是白衣天使

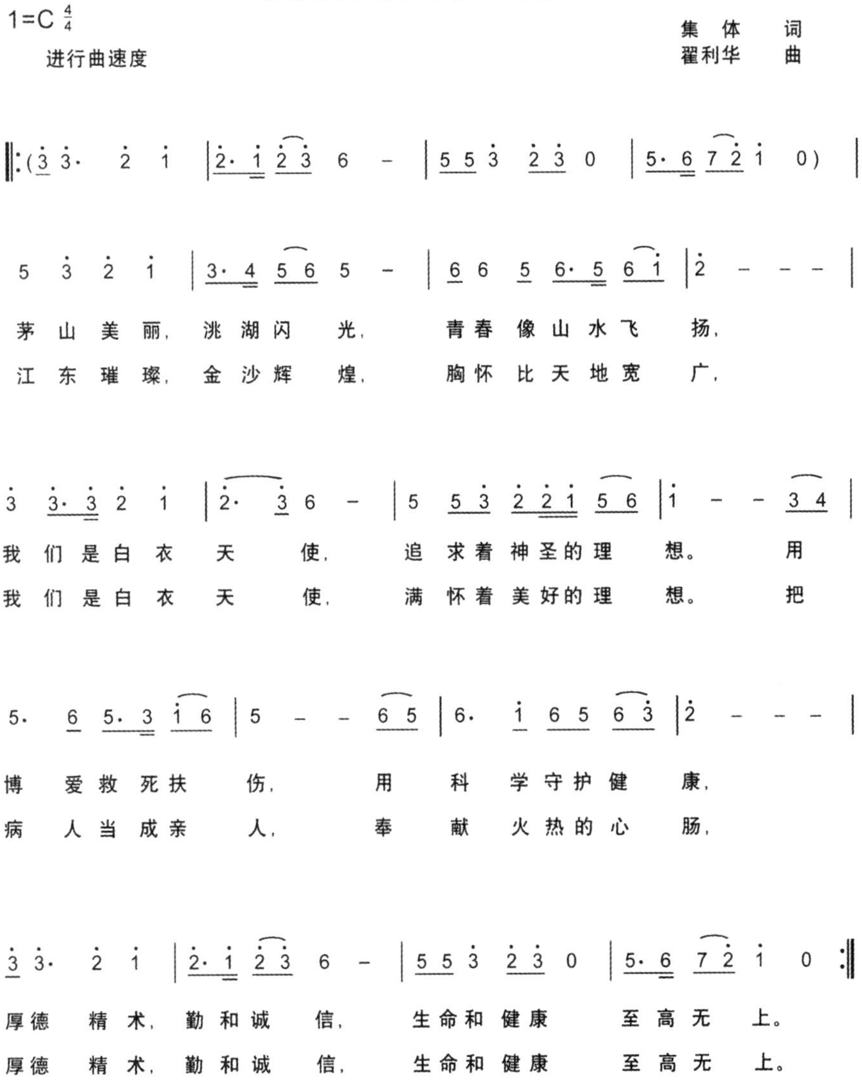

(三)院训及释义

“精勤人和 崇德厚生”。“精勤、崇德”是医院积淀百年的优良传统,是历代金医人用辛劳与汗水写就的人文史诗,寄托以卓越医术、高尚医德托起宝贵生命的专业理念;“人和”从医院人心所向、团队建设的角度对金医人提出期许,只有同心同德,才能迸发出“其利断金”的能量;“厚生”则表达医院始终坚守对生命的庄重承诺,尽心竭力善待生命、治愈患者并提供健康保健的信念。

六、服务理念

“新金医 心相伴 馨感动”的服务取向,是作为新金医最基本的从业要求与精神特质,它使“新金医”的品牌内涵从抽象的理念层面切实落地为具象的实践层面,成为每一位公众、患者、员工都可以深切感受并乐于享受到的品牌行为。

这一理念的执行,全方位焕发医院医疗系统的活力,提振每位金医人的精气神、锤炼优质服务作风,以崭新的形象服务患者,从而收获社会的公信力与美誉度。

第二节 文体竞赛活动

一、文化艺术、体育活动

50—70 年代医院文化活动主要是宣传队承担,用快板和说唱的形式,到农村、街头宣传卫生常识,丰富职工文娱生活。体育活动主要在节假日开展篮球、乒乓球、跳绳、拔河等。80 年代,每年的重大节日,医院开展卡拉 OK 歌咏比赛,演讲比赛等展示医院文化。在传统体育项目的基础上增加桥牌比赛等。

1990 年 6 月 25 日成立医院书画协会。是金坛企事业单位首家书画协会,制定书画协会章程,时任院长胡云从为第一任书画协会会长,同年,在县文化馆展出 108 幅作品。1991 年 5 月,医院组织“健康杯”文学比赛,庆祝建党 70 周年。作品歌颂社会主义祖国的新人、新事、新风貌,突出金坛卫生系统。有小说、散文、诗歌、报告文学等题材。

2003 年,医院与市文化局、市文联、美协、书协等部门慰问奋战在防治“非典”一线的医院医护人员。2004 年,医院组织庆“三八”跳绳、踢毽、羽毛球、自行车慢骑比赛活动,举办庆“五一”歌咏活动;在卫生局组织的“五一”职工乒乓球比赛中,医院获男子第一,女子第三,刘草获男子个人第一名;舞蹈《生命颂歌》获市总工会金奖。2009 年,医院桥牌队在第六届“常纺杯”桥牌邀请赛中获第一名。是年,金坛卫生系统庆祝新中国成立60周年职工乒乓球比赛,医院获男子团体、女子团体第一名。

2012年8月23日,卫生书画协会首届会员培训班开课,全市卫生系统单位20余名书画爱好者参加,时任市卫生局党委副书记、工会主席李建军主持开班仪式,金坛市书画协会名誉副主席石东礼授课。同年10月,举办医院首届文化艺术节。以“喜迎‘十八大’,我为医院添光彩”为主题,开展系列活动。医院专门成立“文化艺术节领导小组、组委会”。艺术节历时2周,其间陆续开展书画摄影展、品牌推进展示,演讲比赛、征文比赛、美学讲堂、博士名医讲堂、文艺展示等系列活动,举行汇报演出及颁奖活动。2013年,工会成功组织常州市第二届“院际杯”桥牌邀请赛。在文广体育局组织的全市茅山登山比赛活动中,女子登山运动员获单项奖。

2014年4月,薛琴在茅山登山节比赛中获金坛市女子组第二名。12月15日,医院第二届职工文化艺术节开幕暨“天使双馨”乒羽俱乐部成立。沈培民为首任乒乓球协会理事长,何劲为首任羽毛球协会理事长。制定医院乒乓球、羽毛球俱乐部章程(草案)。俱乐部提供全面、周到、快捷的乒乓球、羽毛球运动服务,让俱乐部会员体验真正属于自己的品位和情趣,充分体现俱乐部“健康快乐每一天”的核心理念和服务承诺。为广大乒羽爱好者提供高品质服务、交流学习的平台。

2015年,医院先后举办庆“三八”国际劳动妇女节、“5·12”国际护士节系列活动;开展第六届读书月活动;医院代表队参加“庆祝抗日战争胜利70周年”唱红歌比赛,获集体一等奖,在金坛第四届“技能·风采”大赛——民族魂抗战主题歌曲演唱比赛中获一等奖。2016年,医院启动文化整合与视觉形象策划设计,历时半年系统梳理医院文化脉络、了解员工心声,总结凝练百年文化遗产,创建医院文化理念,使医院职工建立起统一的价值信仰,以院为荣。

2017年10月,院党委、工会举办第三届医院职工文化艺术节,开展“健身操(舞)”大赛、“亲子共读”朗诵比赛、“微视频”大赛等8项活动,历时半月,利用院报、微信平台以及与媒体合作,全方位宣传医院技术、服务、人才、形象,形成积极向上的医院文化氛围。同年,医院大外科健身操(舞)队代表金坛区参加常州市体育局、妇联共同主办的健身操(舞)比赛,获第一名;李继春、林斌、谢伟平、周国平在“德众杯”常州市首届智力运动会比赛中获桥牌项目第四名。

2018年,医院“天使双馨”队在金坛区“天使双馨杯”羽毛球邀请赛中获团体第一名;在常州市第三届“真儒杯”桥牌邀请赛中获第二名。同年,孙秋萍在金坛区首届市民乒乓球单打比赛中获女子组第四名。是年 9 月，医院和本地文化平台“闻艺金沙”合作，参与江苏省医院协会举办的“时代脉搏　医院情怀”主题诗歌大赛，获作品奖 2 项，并获组织奖。12 月编印《时代脉搏　金医风采》文集，15 万字。用文艺作品的形式展示医院改革开放 40 年的成果和金医人的精神风貌。

二、技能竞赛活动

医院专业技能竞赛活动始于 20 世纪 50—60 年代。1960 年上半年，医院开展竞赛活动，涌现积极分子 12 人，其中胡小生等 3 人参加省文教群英大会。中西医相互学习，尤其是西医学中医。60 年代，医院许多医生和护士都能掌握针灸技术，能针灸 60 多个穴位。

70—80 年代以“健康之夏”“百日优质竞赛”为阵地，开展优质服务、护理技能竞赛。90 年代后，以“满意杯”竞赛活动为龙头，开展系列服务竞赛。

2000 年后，医院把“满意杯”和“夏季百日安全无事故”结合起来，每年在“5·12”国际护士节开展护理知识竞赛。2009 年，医院代表队在国际护士节护理知识竞赛中，被常州市卫生局评为三等奖。2010 年，药剂科在常州市第十届职工职业技能比赛中获三等奖。2011 年起，医院重视岗位练兵。组织职工先后开展建功“十二五、十三五”“当好主人翁·建功新时代”等主题劳动技能竞赛，秉着岗位练兵提技能、青年技能培训树标杆的目标，不断锻造队伍。

2012 年，王水娟在常州市护士岗位创新技能大赛中获儿科组理论第一名，综合第二名。同年，医院在金坛市第十一届职工技能大赛中获急救技能大赛团体一等奖，管双仙、陈辉分别获个人第一、第二名，被授予“技能标兵”称号；傅燕、徐艳萍在手术室护理技能比赛中分别获全能第一，全能第二。2015 年，医院在金坛区级机关第四届“技能·风采”大赛——民族魂抗战主题歌曲演唱比赛中获一等奖。

2017 年，张鑫获常州市红十字会应急救护技能大赛一等奖；樊蕾获江苏省血液透析护理专项操作技能竞赛三等奖。同年，金坛区卫生应急技能大赛中王珍获一等奖，景云华、丁东亮获三等奖；医院获团体组织奖。医院工会在金坛区第十四届职工职业技能大赛——“工会系统技能比武”创新创优成果评比中，获第一名；罗春晖、罗红芳获“工会系统技能比武”二等奖。药剂科获常州市第一届执业药师职业技能竞赛“优秀组织奖”。2018 年，孙露阳作为常州代表队成员参加江苏省寄生虫病防治技能竞赛获团体二等奖。同年医院获第二届江苏省医院品管圈比赛一等奖、第六届全国医院品管圈大赛三等奖。

第三节　公益捐赠活动

公益捐赠,医院一直走在金坛各行业的前列。50—60 年代,医院职工为抗美援朝、大炼钢铁募捐钱物。70—80 年代,为唐山地震灾区、全民绿化捐款、捐物。1991 年,金坛洪灾,医院成立抗洪抢险队,职工捐款 2495 元,支援全县抗洪救灾。是年,医院被县政府授予“抗洪救灾先进集体”。1997 年 9 月,医院在全市“捐衣物、献爱心”活动中,为贫困、受灾地区捐献衣服 930 件,超额完成上级下达的指标。1998 年 8 月,医院共募集抗洪赈灾捐款 16270 元,共 620 人次参加捐款。根据省卫生厅通知精神,于 8 月 28—29 日进行抗洪赈灾义诊,医院各科专家坐诊,2 日内门诊人次 890 人次,门诊诊疗费、挂号费、药品差价 1.3 万元,全部汇至省卫生厅指定账号,支援灾区人员。

2000 年 8 月,陕西省紫阳县遭受洪涝灾害,医院发动医院职工向灾区人民献爱心,共募集捐款 2.98 万元、各类衣物 1100 件。2003 年 6 月,医院行政、后勤、门诊、医技四个支部党员捐款 500 余元购买食品和生活用品送到建昌敬老院。

2004 年 8 月,医院 44 名造血干细胞志愿捐献者抽取了血标本并填写了志愿书;医院职工为支持农村“三清”工程捐款 1.86 万元。同年 10 月,根据市政府统一部署,号召职工募集衣被对口支援陕西贫困地区,医院共募集衣被 1363 件。11 月,医院响应金坛市委号召,支持创全国文明城市,捐赠图书 2000 册。2005 年 1 月,医院员工捐款 2.9 万元,援助印度洋地震及海啸地区灾民。

2006 年 1 月,到金城镇敬老院送去节日慰问品,捐献的棉衣棉裤 372 件。2008 年 5 月,医院职工捐款 10 余万元,党员交纳“特殊党费”2.48 万元,支援四川汶川地震灾区。

2011 年 10 月,院党委副书记、副院长李国民自筹资金 10 万元购置奥林巴斯(LF TP)纤维支气管镜一套送给 ICU 使用。2016 年 11 月,院党委书记李国民捐赠 10 万元,在医院设立“李国民科教人才基金”。

2017 年,医院结合“健康促小康、惠民促富民”大走访活动和区卫计局“实干为民、助您健康”四下乡等活动,医院领导带头,先后组织 10 批 80 余人次,完成了 10 个村的大走访,88 户特困户享受阳光扶贫慰问,惠民金额 8.8 万元。2018 年,医院与后阳村、谢桥村等开展党员结对帮扶和慰问困难党员活动,年开展扶贫帮困活动 20 余次,参与活动党员 200 余人,扶贫金额 5.8 万元。

第九篇　人　物

慎终追远，弘扬先进是中国传统。医院从创立到现在不断发展壮大，因为有众多有志于医疗事业的先行者努力和奋斗。记录先贤，传播模范人物，也是金医文化的一部分。传记里主要记述医院创立早期有贡献的人物。像医院的创建者王均权、朱庆泰、徐东洲等，及知名中医刘执中、雷绪周等。简介里主要介绍各个时期医院的主要领导、先进模范人物、优秀的医务人员、副高职称以上人员。名录中收录医院内党代会、人代会代表和政协委员。

第一章　传　记

医院100年来，有许多人为医院的发展尽心尽力。传记里收录的众多人士中，有乡贤，有名医，有医院负责人和医院高级职称者。他们为医院的创立和发展做出了贡献，斯人已逝，风范留存。

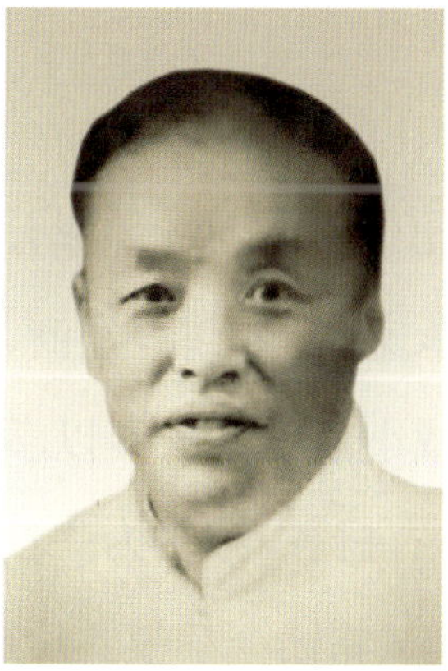

徐东洲（1885.10—1961.12）

江苏宝应人。同盟会会员（后转为国民党党员），1902年进入北洋军医学堂学习，1907年毕业后分配在满清新军第九镇任军医官。后追随孙中山先生参加辛亥革命，并到南京在杨文蔚军部任军医官。1912年徐东洲被任命为总统府卫生大队队长，兼任廖仲恺先生的保健医官。1915年12月至1916年3月，参加护国战争。此后，回到金坛，在花街创办金坛第一家西医诊所“博济医院”。1925年受召任北伐国民革命军第三十三后方医院院长；1931年任湖北残废军人教养院院长；1937年任国民政府军政部军医署第二兵站医院院长。

“七七事变”后，改任为国民政府军医署第三十五后方医院院长；1941年任国民政府军医署第二十一卫生大队医务大队长，驻扎在云南昆明王家营中国远征军后方医院。1944 年在重庆国民政府军医署任上校巡视员。抗日战争胜利后，被国民政府任命为接收大员，派到南京接收“日本陆军总部医院”（后改为国立中央医院）；1946 年春退休回乡。

1947 年 6 月，徐东洲为纪念胞弟徐血儿（又名徐天复，辛亥革命烈士），回乡创办天复中学（解放后天复中学并入金坛县中学）。同年他联合金坛籍巨商朱庆泰等人筹备成立公医院，为董事会驻院董事。为筹备公医院不辞辛苦，四处奔走。通过邵力子及同学、旧友的关系，从南京红十字会和救济总署等处无偿获得一些药品、医疗器械等物资。1948 年初，县公医院成功试营业。金坛解放之时，他主动组织医生、护士抢救解放军伤病员，为医院顺利转交新政府做出贡献。1949 年 6 月，徐东洲离开公医院。1961 年 12 月，徐东洲在苏州家中无疾而终，享年 77 岁。

王均权（1887.08—1971.08）

金坛直溪王甲村人。名景常，字均权，1887 年出生。

幼时随家父读私塾，1910 年因文行具优获优贡。1912 年当选江苏省众议员，在任其间深入城乡，察民情、为政府献计献策。在坊间享有较高威望。后经商营生，经常出资支持公益事业，行善于乡里。1919 年在北门仓房创办全县第一所以西医为主的医院——金坛县公立医院。1921 年在县城北门外开办电灯厂，创立义利电气股份有限公司。1937 年日军侵占金坛，公司被炸，家被日军用作司令部。全家迁徙到上海福熙路福熙坊 4 号，靠经商谋生。1949 年移居香港，1971 年 8 月病逝。

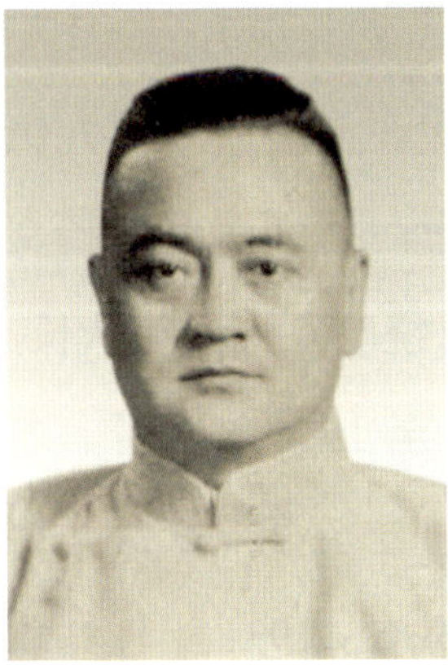

朱庆泰（1894—1964）

江苏高邮清水潭人。随父辈南迁茅麓杭山村（今属薛埠镇），购置山田 800 余亩。父亲逝世后，朱庆泰继承家业，农耕兼经商，家道日兴。1927 年遭土匪抢劫后，迁居县城小南门。庆泰以孝母闻名，并乐善好施，为人宽仁。他在乡间享有盛誉，被赞为“救命大先生”。1934 年县长祁伦捷认其母为干妈。祁饬令禁吸鸦片，朱庆泰开设戒烟所，为许多嗜烟者解除烟瘾，不收分文。同年春夏间，百日无雨，河塘干涸，县政府决定疏浚丹金漕河丹阳珥陵至县城段，朱庆泰受命担任工段主任。他尽职尽力，出资代办粮食，采购柴草，实行以工代赈，疏浚工程按期完成。

全国抗日战争爆发前夕，朱庆泰寓居上海，仍关心教育、卫生事业。1943年，县城书院小学校长杨尔康在白塔镇创办私立金城中学，在直溪镇设立金城中学分校，经费与校舍均有困难。朱庆泰得悉后慷慨解囊，资助直溪金城中学分校新建3个教室，每年还资助白塔金城中学一定数量的教育经费，使两所中学得以“存活”和发展。他还协助刘海涌创办神亭小学，捐助贫困学生出外就学。

1947年秋，县政府派员去上海请朱庆泰出任筹办县公医院董事会董事长，他慨然承允。他积极串联在沪坛籍豪商，筹集开办经费，捐募医用物资，招聘医护人才，又将家田200亩收益充作医院基金，帮助择地建屋，购置设备，并争取到江苏省卫生厅善后救济总署20张病床及设备。1948年8月14日，公医院正式开张营业，初步解决民众治病难的问题。1949年4月解放时，公医院收治130余人伤病员（其中20人国民政府军伤兵），他未收分文。县人民政府表彰他的办院功绩，赞称他为“开明士绅”。

刘执中（1901—1988）

金坛朱林人。副主任医师。少时习文学医。1926年在社头开业行医，不久回家乡设砚诊治。1950年8月参加朱林联合诊所。1956年8月被吸收到医院中医科工作，1987年4月退休。

刘执中深究中医经典著作，善疗儿疾；尤擅治小儿内伤外感发热之症。在县医院工作其间，用挂线法治疗痔疮、痔瘘；运用石蜡疗法治关节炎；积极推行中西医结合，在诊治乙型脑炎中，用中医卫气营血学说来辨证施治，对症用药加减，获良效。还辅导西医学习中医。为人真诚，任劳任怨，从无戏言，对病人认真负责。1981年由省卫生厅授予中医内科副主任医师。

雷周绪（1908—1985）

金坛儒林南社人。1927年在武进孟河马伯藩门下学徒。1930年就读浙江省中医专门学校。1933—1956年先后在溧阳和家乡行医24年之久。1956年8月被吸收到县血防站工作，用中医方法治疗晚期血吸虫病患者，效果明显。1957年7月调到医院中医科，不久调往直溪卫生所。1959年1月被派往南京中医学院师资班进修。同年11月在中医进修班当教师。1960年3月回医院工作，直至1985年逝世。雷周绪医道基础厚实，精通内科、妇科。1955年献出验方25条。1958年又献出自己编录的清代孟河马氏等诸家所藏医案秘方96本，存放在省图书馆。1961年4月当选第四届县人民代表，1981年，被省卫生厅授予中医妇科副主任医师职称。

宣致和（1910—1951）

金坛金城镇人。青年时代拜常州名医屠士初为师。1930年成立金坛县中医师公会，被公推为副主任理事。1934年在城司马坊开业行医，主内科，尤擅长诊治时疫病。远近求医者甚众，医名大噪。1947年西医师公会与中医师公会合并，成立“金坛县医师公会”，任副主任。新中国成立后，担任金坛医务工作者协会副主任。为人谦和，深孚众望。

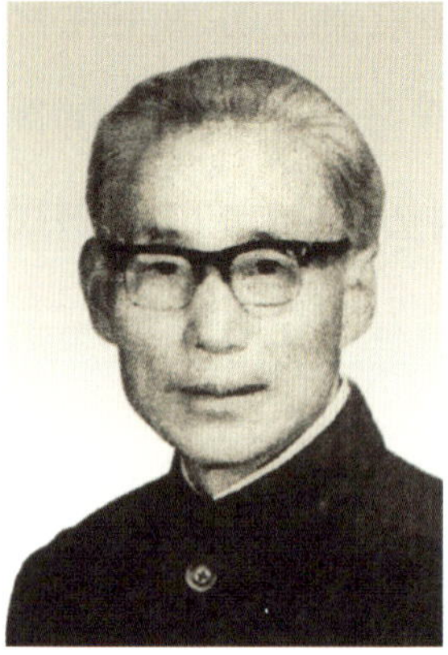

唐　耀（1915—？）

江苏金坛人。1947年7月至1949年4月任民国金坛县卫生院院长。金坛解放后，被留用。1949年4月任县卫生院院长。1949年9月直溪分院医生。1953年任医院公共卫生股负责人。1956年卫生防疫站组长。1968年在县五七干校劳动。1973年龙山医院医生。1979年起先后任县卫生防疫站组长、县卫生工作协会总务、科学技术普及协会医学组秘书等职。为医院的初期发展，做了许多有益工作。

周宠璋（生卒不详）

河北人。早年毕业于河北省立医学院，曾任河南省郾陵县卫生院院长、第十一重伤医院医师；1936年从事医疗工作（五官科医师）；1949年5月任县公医院院长；1949年10月任金坛县人民医院院长；1950年6月，任苏南行政区金坛县卫生院院长；1951年6月因病久治不愈，苏南行署批准回原籍疗养。

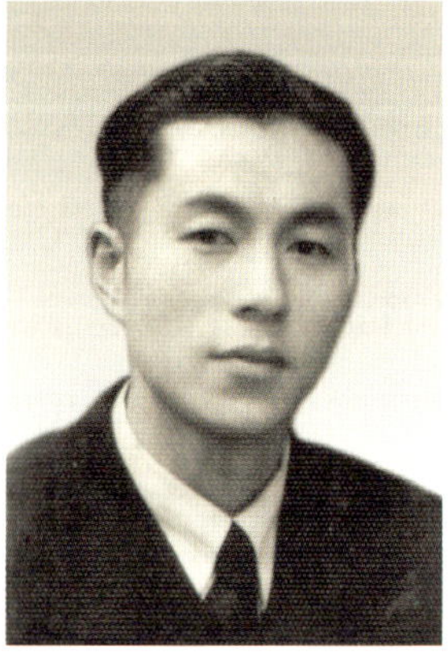

周明龙（1916.07—1996.09）

江苏泰州（现海安）曲塘人。1943年6月毕业于上海震旦大学医学院。能熟练掌握法语、英语。1943年9月，任上海广慈（瑞金）医院医师。1946年在泰县姜埝开设诊所。1948年2月迁至泰州前公医院任外科医师。1949年至县卫生院任主治医师。1951年3月任县政府卫生院代院长；6月，担任县卫生工作者协会副主任委员。1952年10月至1983年3月，任医院医师、副院长。其中，1980 年被授予主治医师。1983 年 4 月至 1987 年 4 月任县医学会副理事长。1943 年，医科学院毕业时，获法国“戈思默”奖。

1954 年、1956 年 9 月、1958 年 4 月、1961 年 4 月分别当选县第一届、第二届、第三届、第四届人大代表。1987 年 6 月退休。

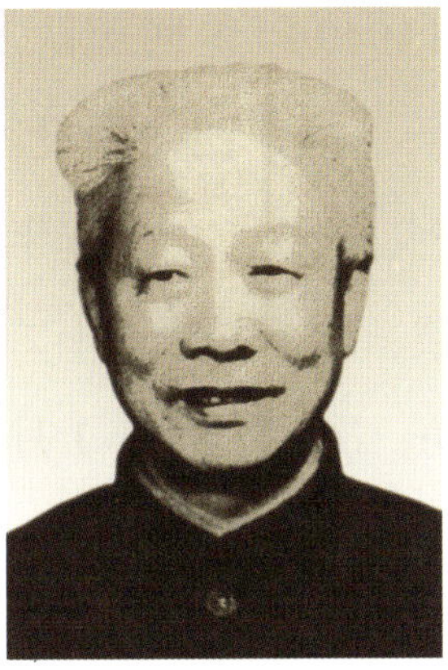

练 俊（1920.02—2005.02）

江苏泰县人，中共党员。1944 年参加革命工作，1945 年随新四军北撤淮安，1946 年在雪峰大学学习，任班长。同年南下，任苏北、苏中区警卫连警卫员。1947 年任武工队员。1948 年，教导大队学习后分配到十一纵炮团任班长、排长。1948 年在医院疗伤，后任苏北荣管局指导员。1949 年，到地方工作，任苏南行署金坛县卫生院指导员。1953 年 9 月后，调任县民政科、卫生科任副科长、科长。1956 年起，先后任县委统战部科长、副部长，金城镇党委书记，县民政局局长，县委宣传部副部长等职。1968—1972 年，在县“五七干校”劳动，1973 年后，任县卫生局局长，县委统战部部长。1981 年，任县政协副主席。1982 年离休。

高明谷（1920.03—1994.12）

湖南省平江县人，中共党员。1938 年 11 月，在重庆参加革命工作，任《新华日报》编辑部秘书、档案管理发行员。1941 年 7 月，在苏中军区苏中大队学习。1942 年 4 月，任抗日军政大学第九分校列队干事、人事部参谋，苏中军区干部整风队政治指导员。1945 年 5 月，任苏中公学学生队政治指导员，9 月起任苏中雪枫大学政治部组织干事、直属队党总支书记。1946 年 12 月，在华东军政大学历任协理处协理员、八团第三大队政治教导员、第四总队政治处副主任。1951 年 1 月起，历任解放军第三高级步兵学校第二机关政治处副主任、射击教授会政治处副主任。1958 年 7 月，转业任镇江市第一钢铁厂副厂长。1963 年 2 月起，历任中共镇江市工业部副部长、市委宣传部副部长。1965 年 10 月起，历任金坛县委宣传部部长、副县长。1969 年 3 月，任医院革委会主任。1973 年 4 月，任县委宣传部部长。1975 年 8 月，兼县爱国卫生运动委员会副主任。1976 年 2 月起，任镇江地区医院党委副书记、书记。1982 年 12 月离职休养，行政 13 级，享受地市级待遇。

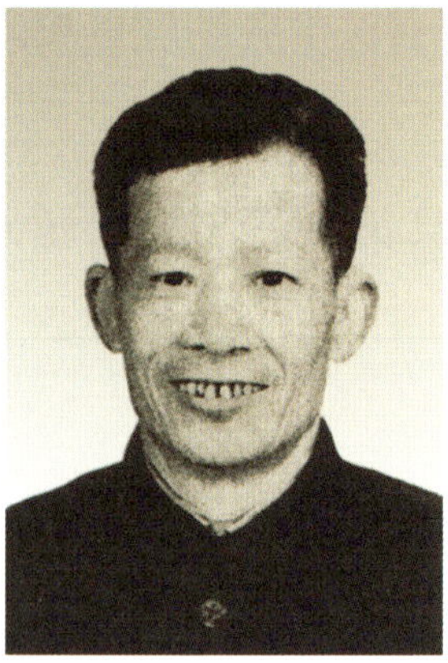

王江波（1921.01—2003.12）

江苏涟水人，中共党员。少时在涟水县前街读完小学，1937年随涟水东庄陈敖康学医。1941年8月参加革命工作，先后在新四军三师八旅二十二团、淮安休养所、纵队卫生部工作。1947年复员在家治病，1948年入党。1949年重回部队，先后在五分区特务团，警九旅二十五团，一二师三四团服役。1950年任三团卫生队副队长。1955年省委党校学员。1956年任镇江专区血吸虫防治所副所长。1958年任医院副院长。1943年被新四军三师二十二团记三等功1次。1951在任团卫生副队长其间，被一二师记三等功一次。1982年1月离休。

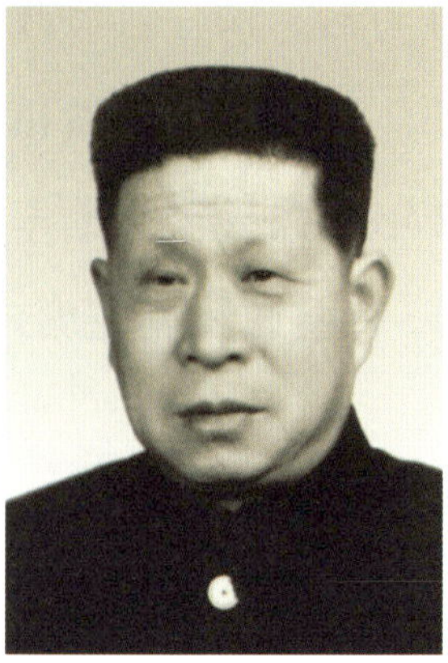

路许荣（1923—1992.09）

江苏金坛人，中共党员。1943年参加革命，1944年任金坛县政府特务连副排长。历任新四军六师五四团二营四连排长、华东六纵队十八师五十三团二营连长、二十四军七十二师炮兵团通讯科科长。在部队多次获嘉奖。1958年转业任唐山市人委秘书科科长。1959年调回金坛，任县人委交通科科长。1960年任金坛通用机械厂技术革新办主任，同年9月任通用机械厂党支部书记。1965年任县农机公司（局）经理。1968年任县革命委员会工交组副组长。1974年任医院革委会主任，1976年后任金坛柴油机厂党支书记、党总支部书记、县计划委员会主任等职。1982年离休。

于善和（1924.02—1997.01）

金坛城西时干人。曾先后就读于县立书院小学、上海乐群中学、光华大学，获学士学位，后供职于国民政府中央教育部。1949年春弃政经商，定居香港，经营纺织，艰苦奋斗30年。1978年创立和丰贸易公司，1980年再创多丰贸易有限公司，1985年又在多伦多开设和丰投资加拿大有限公司，1986年继开于氏企业有限公司，1988年在夏威夷增设和丰投资美国有限公司。他常去美国、日本、加拿大、新加坡、泰国、马来西亚、印度、苏联、捷克、匈牙利、丹麦、芬兰、澳大利亚等国家进行实地考察，了解行情，积累经验，发展自己的事业。

他一生乐善好施，1977年捐巨资助建香港元朗博爱医院，港府总督尤德授予他该院总理称号，并在他私人轿车前树一标志，以此晓谕港民，凡在同一道上行驶车辆，不得驾车超越，表达对这位慈善家的尊敬。80年代后期，他开始在家乡举办公益事业。1987年捐资2万元，在中山公园内建“乡情亭”1座。1988年又捐资10万元，在华罗庚中学建于金生纪念图书馆1幢。1991年再捐资10万元，在县人民医院扩建儿科楼1层。

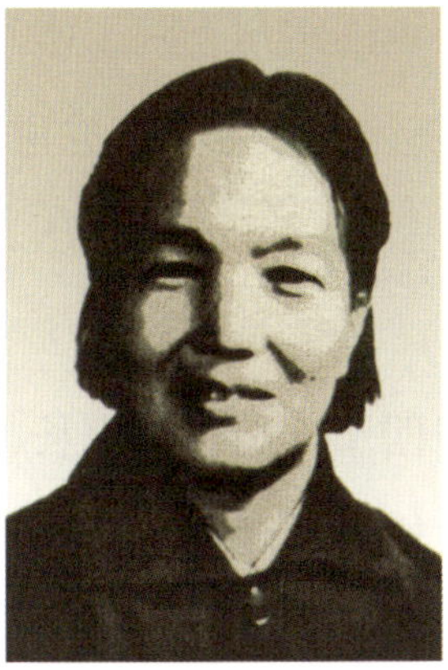

李克敏（1925.09—2011.10）

女，山东牟平人，中共党员。1947年参加工作任牙前县崮山区分区委组织干事。1948年东海地委党培训班学员、华东局党校学员。1949年随二十军支前，后至常州地委秘书处工作。1950年调入金坛县人民银行工作，1951年县供销合作总社任总务股长。1952年县政府人事科任科员。1954年县人民医院任总务股长。1956年起，历任县医药公司副经理，县糖烟酒公司指导员、革委会主任，县商业局人事股副股长等职。1983年2月离休。

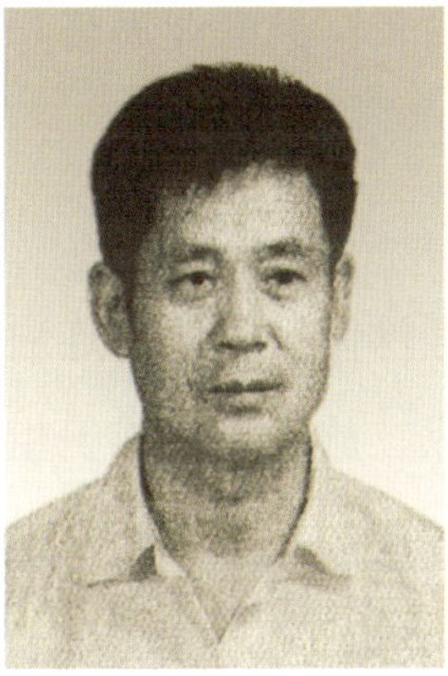

沈　平（1925.11—2012.03）

江苏启东人，中共党员。1943年参加革命工作，历任启东县游击队战士，华东野战军卫生队卫生员，二十三军六十七师二百团军医，参加抗美援朝。1954转业至医院，任医务股股长。1958年到南京第一医学院学习。1961年毕业后，任直溪卫生院院长，社头卫生院院长。1977年任医院医务股长。1983年后任县卫生局医学会秘书长，直至1986年离休。在抗美援朝战争中获朝鲜政府军功章1枚。系中共金坛县委员会第五届代表大会代表。

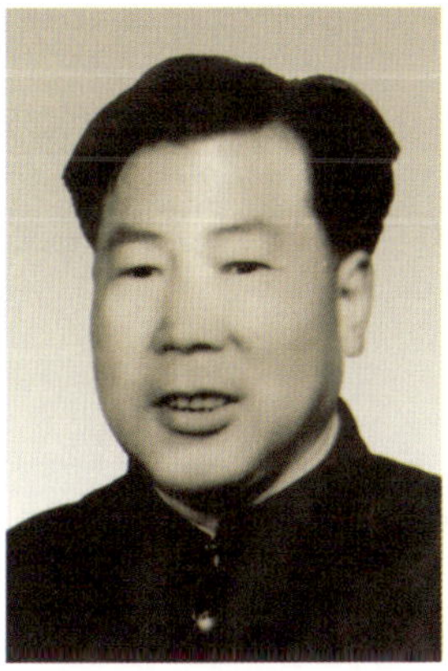

戴建生（1926.04—2003.08）

江苏金坛人，中共党员。1943年参加溧阳县抗日工作，1944年参加新四军（苏浙军区），1945年在苏中抗日军政大学学习。1945年起，历任苏中银行保管员、军工服装厂指导员。1949年后，历任常熟县委、沙洲县委农工部部长、区委书记、公社党委书记等。1970年，下放社头公社劳动。1972年7月，任医院革委会主任、党支部书记。1974年，任省微波总站172

站站长、党支部书记。1977 年 8 月，代表江苏省微波系统出席全国邮电部门第二次工业学大庆会议。1982 年离职休养，享受司局级政治生活待遇。

杨秉性（1927—2015）

江苏武进人，大专文化，中共党员。1947 年 9 月在武进医院工作，任放射科技师。1950 年 5 月至常州一院工作，放射科技师。1969 年 12 月下放至医院工作。1980 年 1 月起任医院放射科主治医师、放射科主任，副主任医师。1987 年 3 月调回常州一院工作。1978 年被评为江苏省卫生系统先进工作者。1977—1986 年，连续获评县卫生系统先进工作者。发表专业论文 4 篇。1988 年 12 月退休。

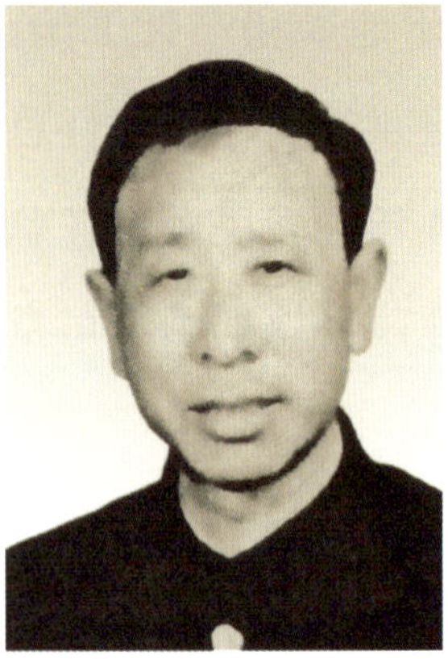

赵洪保（1928.03—2018.02）

江苏丹阳人，中共党员。1945 年参加新四军，历任副班长、班长、助教、文教。1950 年转业至中粮公司，历任粮食局副股长、粮管所所长。1958 年造纸厂、玻璃厂厂长。1962 年县粮食局政治处副主任。1968 年任医院革委会主任。1971 年后相继任县粮食局副局局长、米厂书记、县商业局副局局长、县商业局督导员等职。1989 年离休。

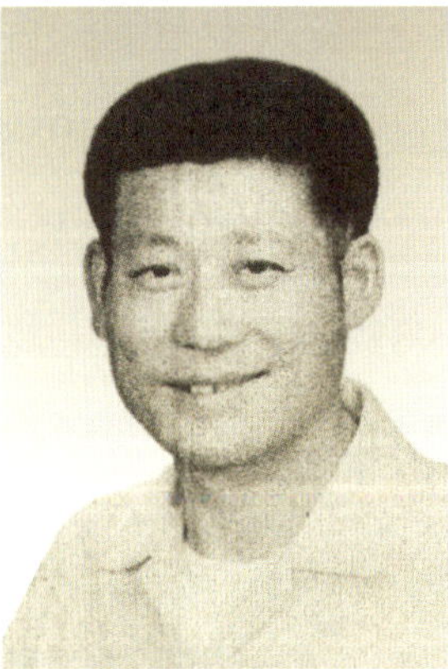

刘明珠（1928.06—2008.11）

中共党员。1945 年参加革命工作，曾任溧阳警卫团二连通讯员、华野八纵队卫校学员。1946 年任八纵三旅九团炮连卫生员，二十三军六十九师二七团炮连见习医务员，六十九师二七团卫生队见习医务员。1950 年二七团二营营部军医。1952 年浙江军医文化速成中学学员，六十九师卫生营养科主任，总政第四预备学校学员，第二军医大学医疗系学员。1957 年任六十九师卫生科副科长。1964 年任六十九师二五团卫生队队长。1967 年任六十九师医院副院长。1970 年任齐齐哈尔铁路局军管会军代表，六十九师医院院长。1976 年转业任医院党支部书记兼院长。在淮海战役其间获三等功 1 次。1988 年离职休养。

王伯仁（1928.07—2018.02）

江苏泰兴人，中共党员，副主任医师。1943 年参加革命，先后在新四军苏北三分区特务连、华野七纵工作。1947 年在苏中医校、苏中疗养院工作。1948 年在三野九

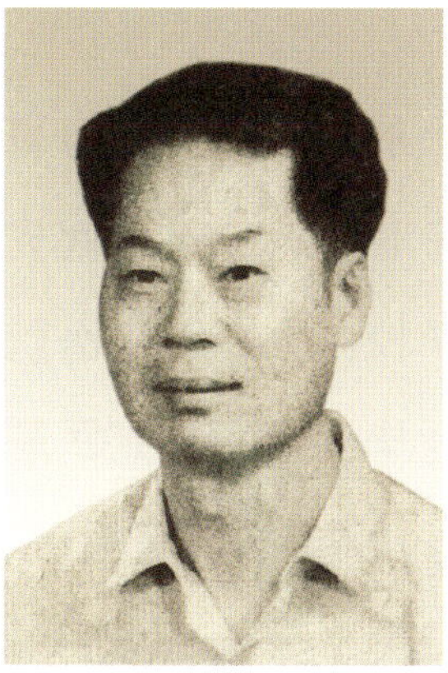

兵团警卫团工作，1952年参加抗美援朝。1953年转业至县政府卫生院任内科主任。1958—1961年在山东医学院医疗系学习。1961年任医院内科主任，1973年任医院党支部副书记。1983年调任金坛卫校副校长。在部队获二等功1次，三等功2次。获淮海战役、渡江战役、抗美援朝纪念章各1枚，获抗日战争胜利60周年、70周年纪念章各1枚。1986年离休。

王荣生（1928.07—2013.03）

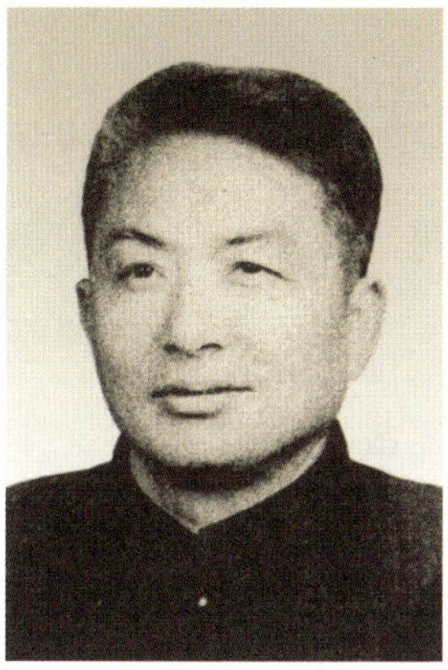

江苏金坛人，中共党员，外科副主任医师。1943年6月参加新四军，六师十六旅四十六团三营战士、卫生员，1949年调常州荣校任医助。1951年3月转业至县卫生院任医政干事。1958年9月考取苏州医学院，1961年7月医疗专业毕业回医院工作，曾任外科主任。1975任水北医院院长。1982年3月至金坛卫生进修学校任教员。1983年8月任副校长。11952年在抗美援朝中立三等功1次。1989年1月离休。

王金学（1928.09—1996.10）

河南内黄人，中共党员。1947年参加华中野战军一纵队二师六团卫队学员；1949年任二十军五十九师一七七团侦通连卫生员；1950年任二十军五十九师一七七团一营部见习医务员；1952年华东军区陆军医院助理军医；1955年江苏转干速成中学学习；1957年转业至金坛卫生科防疫员；1958年到南京口腔医院学习；1961年至医院五官科工作。1983年9月离休。曾获淮海战役四等功2次、渡江战役四等功1次、抗美援朝三等功2次。

耿敬德（1929.10—2015.12）

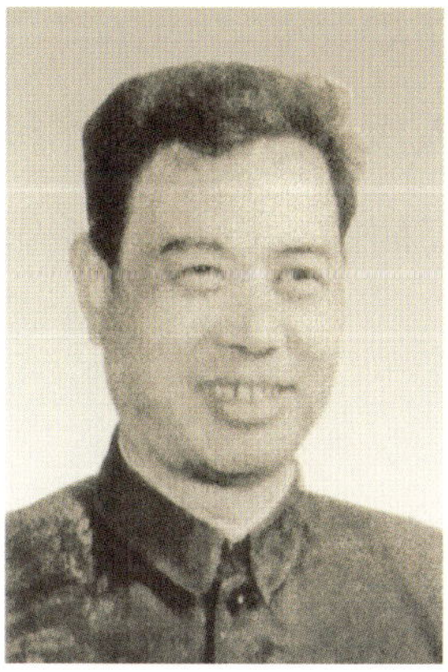

江苏金坛人，中共党员，主管医师。1944年参加新四军茅东县警卫团。1945年在华东四纵三十一团任见习医生。1948年任华野卫生部政治部干事。1950年任华东汽车三十一团军医。1952年任志愿军一七一军军医。1954年任医院副院长。1973年任直溪中心卫生院院长。1979年县中医院院长。1982年县中医院党支部副书记。1984年5月任县中医院党支部书记。在部队立二等功1次，三等功2次。1986年离休。

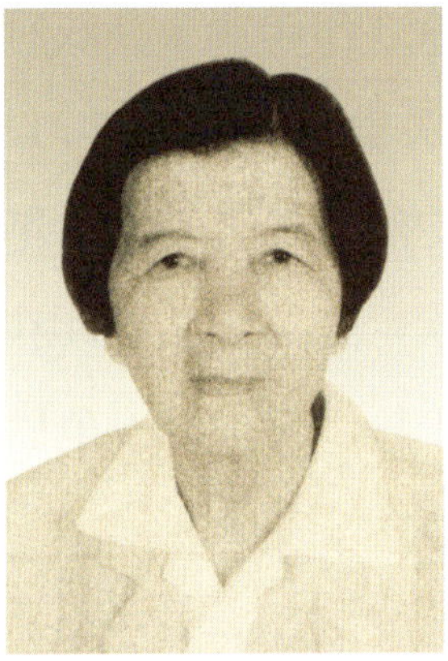

徐秀英（1929.10—2017.01）

女，江苏金坛人，中共党员。1949年参加解放军任上海警备区防空司令部卫生员；1952年转业到医院工作。1958年起先后在常州市医学专科学校、镇江医学专科学校、上海防空医院学习、实习。1963年镇江医专临床医疗专业毕业后分配到医院妇产科工作。1969年调到白塔卫生院工作。1979年调回医院，1987年7月离休。1951年在部队立三等功1次。

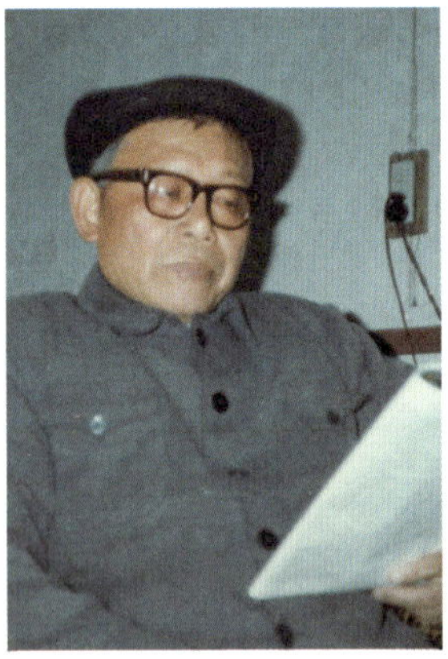

虞金川（1929.11—1990.08）

江苏金坛人，中共党员。1944年2月参加革命工作，1946年10月加入中国共产党。金坛解放战争其间，任第三野战军第六纵队卫生员，参加淮海战役、抗美援朝等。1958年转业到医院任副院长兼X光室负责人。1968年任医院革委会副主任（主持工作）。1969年调任薛埠中心卫生院院长兼薛埠公社党委委员。1973年任县卫生局副局局长，后任卫生局督导员至1989年离休。

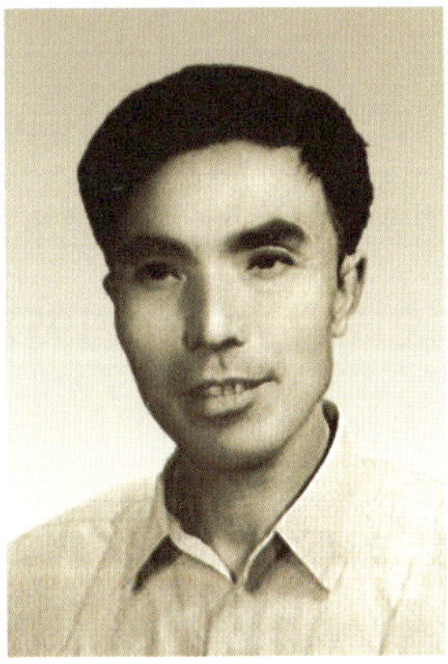

成敦年（1931.07—2013.06）

江苏兴化人，中共党员，副主任医师。1947年7月参军，兴化团宣教股通讯员。1948年苏北军区卫生学校学习。1949年苏北军区特务二团、东北空军铁岭机场任卫生员。1951年参加抗美援朝。1953年在锦西陆军医院休养，后至江苏军区训练团学习。1954年12月转业至丹阳县血防站任副站长。1956年1月调到金坛县血防站工作。1962年3月调入医院。曾任大外科主任、胸外科主任，擅长胸外科、普外科疾病的诊治。1995年7月离休。

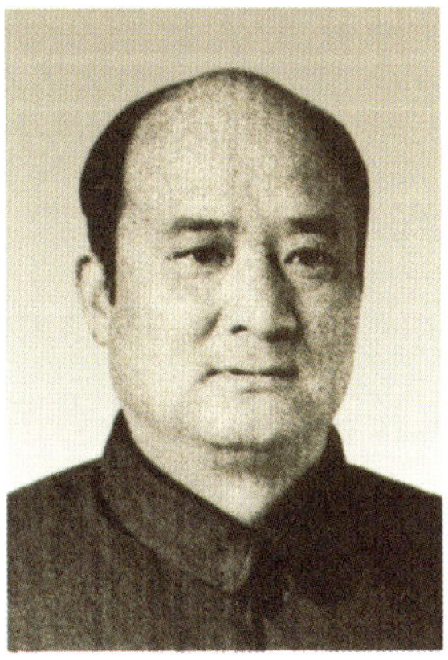

丁福年（1933.08—2017.03）

江苏金坛人，中共党员。1950年金坛师范毕业，毕业后在社头区文化站、金坛东区文化站、县文化馆、县政府文教科工作。1955年任县人委文化科副科长。1957年任县文化馆馆长。

1960年任县文教局副局局长。1961年社头区巡视员。1962年任城西乡副乡长。1966年5月任县文学艺术界联合会副主席。1973年直溪中心党支部书记、革委会主任。1977年县锡剧团党支部书记、团长。1984年县委宣传部科长。1985年任医院党支部副书记。1987年县卫生局督导员。1993年退休。

薛连昌（1933.11—2009.09）

福建泉州人，中共党员，副主任医师。1958年沈阳医学院医疗系专业毕业，1958年10月至1979年10月新疆阿克苏地区二院工作。1979年10月调入医院，曾任内科主任、急诊科主任。1982年、1983年分别获县卫生系统先进工作者。发表论文7篇，曾分别获省、常州市、县科技进步四等奖、三等奖、一等奖。专长心血管系统疾病和内科常见病诊治。

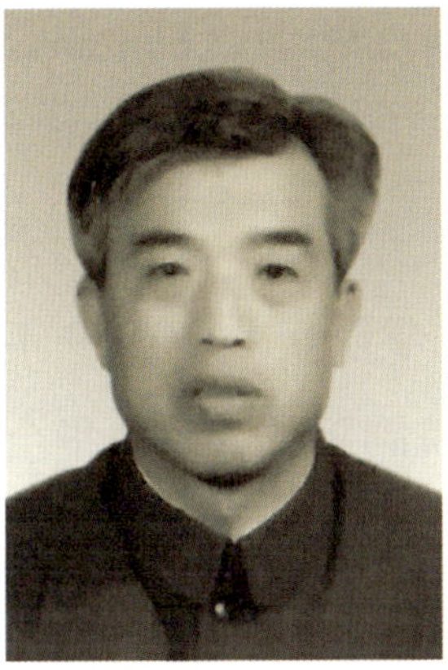

蒋宽生（1934.11—2017.11）

江苏金坛人，中共党员，1947年参加工作，先后在直溪油米厂学徒、工人、管理员。1958年任直溪油米厂副厂长。1960年任直溪公社党委秘书。1971年任医院党支部副书记。1975年起历任登冠公社党委委员、副乡长，登冠乡党委副书记、乡长、党委书记，直溪镇党委调研员、县人大常委会农业和环境资源工委主任等职。系县第八届、第十一届人大代表。1994年退休。

李振东（1934.12—1995.09）

浙江吴兴人，副主任医师。1951年在吴江县平望联合医院。1952年3月调到吴江县血防站。1952年9月调到江阴县血防站。1958年8月调入医院。曾任医院五官科主任、县医学会理事兼任五官科学组负责人。1982年、1988年分别被评为县卫生先进工作者。发表论文1篇，有4篇论文被耳鼻咽喉科年会录用交流。

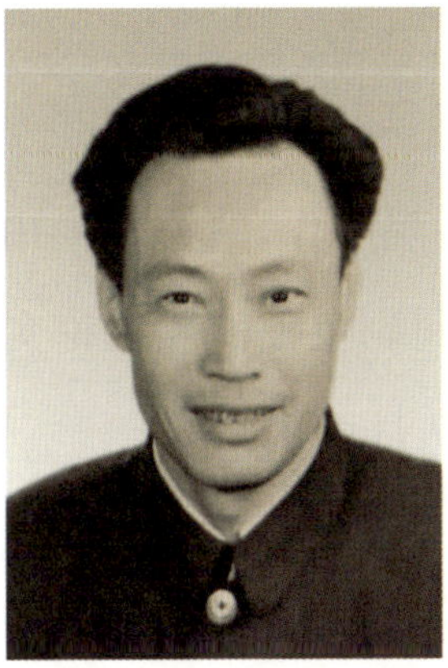

樊文泉（1936.03—2016.02）

江苏金坛人，中共党员，高级政工师。1951年参加工作，先后在社头、涑渎、直溪银行营业所会计。1958年入二任登冠乡党委委员、秘书。1959年入二任登冠公社党委委员、秘书。直溪公社党委秘书、团委书记。1960年入二任共青团县委宣传部部长、县委组织部干事。1962年社头公社党委委员、秘书。1969年下放涑渎乡任涑渎大队革委会主任。1972入二任薛埠公社党委委员、秘书。1974年入二任211工程172微波站党支部书记。1975年入二任县委水北工作队工作组长。1977年入二任县工业局人秘股长。1979年入二任城西公社党委革委副主任、党委副书记。1983年入二任城东乡党委副书记、乡长。1985年4月任医院党支部书记。1987年入二任印刷厂副书记。1989年印刷厂书记。1993年入二任印刷厂调研员。系县企业思想政治工作研究会理事，县第九届人民代表大会代表。1996年入二任城东乡政府退休。

吕柳风（1939.01—2011.06）

女，江苏金坛人，中共党员，副主任医师。1963年7月南京医学院儿科专业毕业后，被分配到吴县人民医院工作。1970年10月调入薛埠中心卫生院。1981年10月调到社头中心卫生院。1986年3月调入医院，曾任儿科主任。发表论文1篇。专长儿科常见病、多发病的诊治。1994年2月退休。

何宇林（1939.01—1995.05）

江苏金坛人，中共党员，副主任中医师。1968年于南京中医学院毕业，1969年4月到医院工作，曾任中医科负责人。1984年5月调任金坛中医院副院长。系中华全国中医学会会员，中华中医学会江苏省常州市分会会员、常务理事。金坛县中医学会副会长兼秘书长。金坛县医药学会理事，中医学组副组长兼秘书。1988年被市政府记功1次。金坛第十一届人民代表大会代表。

孙圣庆（1944.01—2001.07）

江苏句容人，中共党员，副主任医师。1970年，苏州医学院医疗专业毕业，9月被分配到县血防站工作。1971年8月调入医院，曾任医技党支部书记、放射科主任、工会副主席、金坛医学会理事。

刘乐梅（1944.07—2004.01）

女，江苏金坛人，主任医师。1968年7月在兰州101信箱医院工作。1974年10月调到西安市181信箱医院工作。1979年3月调入医院，曾任内科副主任。发表论文10篇，其中入选论文集2次。擅长消化系统疾病的诊治。2002年7月退休。

黄恒年（1952.12—2004.07）

江苏金坛人，中共党员，高级政工。1994年中共中央党校经济管理专业毕业。

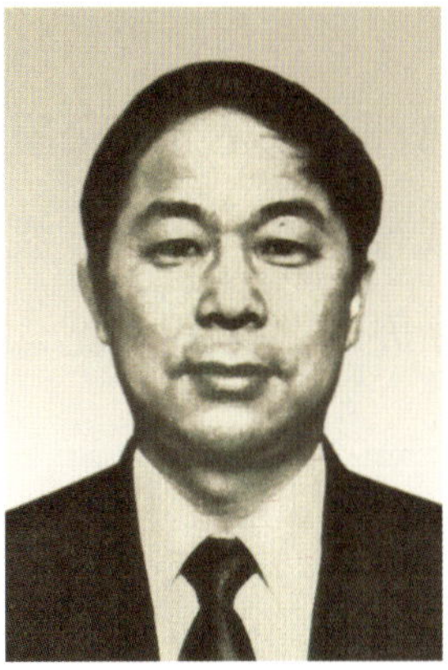

1972年服役，在部队历任班长、连长、指导员、教导员、修理厂厂长、政治处主任等职。1996年转业至金坛卫生局，任党委副书记，2001年任医院党委书记。在部队其间，记三等功5次。被南京军区后勤部授予优秀政治教员并获嘉奖1次。被南京军区后勤部第十五、十六分部分别评为“优秀党员干部”和“十佳党支部书记”各1次。曾被评为金坛市优秀党务工作者。

王文辉（1972.06—2017.11）

江西高安人，副主任医师。1996年7月，江西医学院临床医学专业毕业。曾任麻醉科副主任、主任，预防保健科副科长、外科党支部书记。2005年获国家实用新型专利1项，2007年获常州市新技术引进二等奖，发表论文3篇。

第二章　简　介

新中国成立后，是医院发展的转折期。医院培养了一批批优秀的医务人员，是医院可持续发展的中坚力量。简介着重收录先进模范人物（省级荣誉获得者和常州市以上劳模）、医院管理者、高级职称人员。其中，副高职称以上人员近300人。

第一节　医院领导

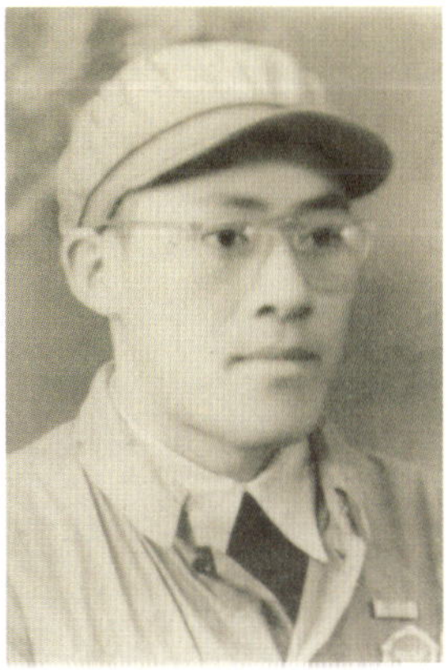

张早林

1954年任医院第一副院长。江苏大丰人，1929年2月出生，中共党员。1944年6月参加新四军，1947年10月加入中国共产党，曾在华东野战军四纵队卫校学习。1949年任连级军医，1952年任志愿军二十三军六十七师医院外科军医。1954年11月转业至县政府医院，任第一副院长（主持全面工作）。1955年兼任中共文卫（医院、防疫站、报社、广播电台）支部书记、文教党组成员。

1957 任县政府卫生科副科长（主持全县卫生工作）。1959 年任镇江专区常州精神病疗养院业务副院长。1970 年任常州跃进五金厂生产副厂长。1978 任常州市卫生局办公室副主任。在部队获四等功 1 次，三等功 1 次。获解放战争、豫东战役、淮海战役、渡江战役纪念章各 1 枚。获抗美援朝纪念章 4 枚，获抗日战争胜利 60 周年、70 周年纪念章各 1 枚。1990 年 6 月离休，享受正处级待遇。

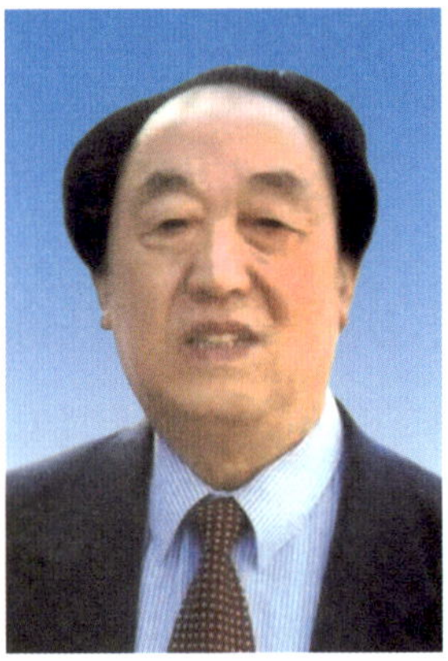

季　新

1969 年任医院党总支部副书记。江苏盐城人，1929 年 1 月出生，中共党员，副主任医师。1946 年任盐城人民医院学员、五分区医疗队学员。1948 年任华中医院卫生员。1950 年任苏南第二军医院 4 队病区负责人。1951 年苏南野战医院医生。1953 年转业到地方，先后在上海市肺结核防治医院、常州市第五康复医院、常州二院工作。1958 年考入苏州医学院。1961 年毕业后到常州二院工作。1969 年到医院工作，任党总支副书记。1979 年调任常州二院，任儿科主任。系中华医学会常州市分会儿科副主任委员，常州市中西医结合学会理事；曾被常州市卫生局记功一次，获“江苏省医师终身荣誉奖”。1991 年离休。

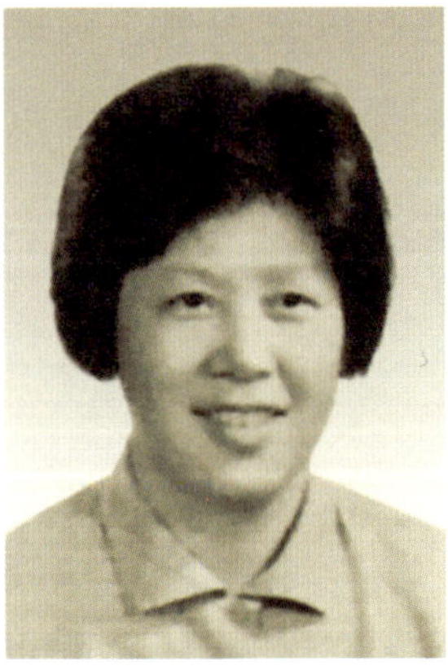

金素贞

1974 年任医院党支部副书记、副院长。女，1933 年 9 月出生，中共党员。1952 年金坛县中学速成师范毕业，毕业后在登冠西溪小学任教。1954 在直溪中学工作。1956 年任县广播站副站长。1968 年县宣传站副主任、副书记。1973 年任县教育局副局长。1974 年任医院党支部副书记、副院长。1983 年调教育局任副局长。1988 年退休。

胡云从

1983 年任医院院长。江苏无锡人，1933 年 8 月出生，民盟盟员，主任医师。1956 年 1 月毕业于国立江苏医学院。1956 年 3 月分配在常州市第一人民医院儿科工作，兼任传染科病房负责人。1960 年调到医院。1983 年 3 月任医院院长。1984 年 5 月当选县政协第二届常委；曾当选为县、常州市和省人大代表。1982 被评为江苏省优秀卫生工作者，1985 年获“江苏省劳动模范”称号。1991 年被评为县科技先进工作者。曾先后

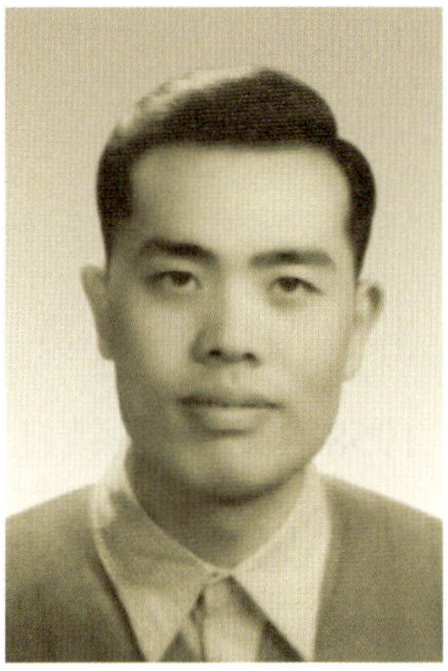

获省科技进步四等奖1项、常州市科技进步三等奖、四等奖各1项；市科技进步一等奖、二等奖各1项。1996年12月退休。

1958年，与王兆铭（国立江苏医学院实习生）、段荫昌（常州医院内科副院长）合作撰写的“小儿胆道蛔虫病合并感染性休克死亡报告附尸检报告”刊登在《中华儿科》杂志上，并由周华康教授收录在其主编的全国高等医学院校儿科学中作教材之用。1983年，与包德诚、夏子耆、黄务恒、柯树培合作撰写的论文《植物血凝素治疗慢性支气管炎前后的免疫功能观察》刊登在第10期《新医学》杂志上。1994年，与薛连昌、卫生防疫站张文生合作撰写的论文《金坛县农村高血压患病率及发病因素的抽样调查》刊登在第3期《中华高血压》杂志上。60年代中期，与黄务恒合作对一儿童作蛋白电泳检查，发现“无球蛋白血症”的病例，其资料整理后由镇江医学院检验专业顾可栋主任收集，作为教学之用。70年代后期参与由南京医学院心血管流行病学教研组负责的“全国高血压调查”江苏省（农村组）调查。

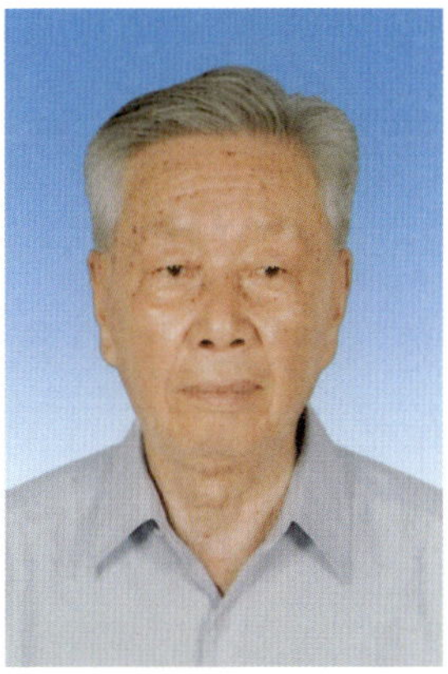

郭宏生

1983年任医院党支部副书记。1934年4月出生，中共党员。1951年参加抗美援朝战争，1962年南京高射炮兵军官学校毕业，曾任二十三军高炮团指导员。1969年转业至薛埠中心卫生院，任院长。1981年调县委组织部。1982年任县爱卫会副主任。1983年任医院党支部副书记。1987年任县红十字会副会长。在朝鲜战争中受营、团多次嘉奖。被评为红十字会全国先进会员（模范志愿工作者）。1994年退休。

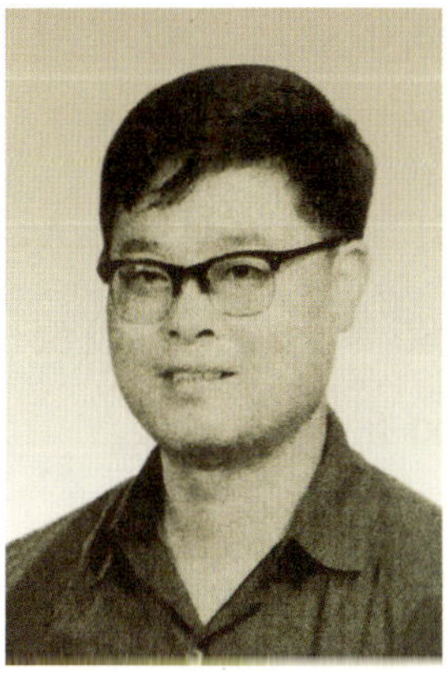

夏子耆

1983年任医院副院长。江苏江阴人，1935年2月出生，中共党员。1953年镇江医士学校医疗专业毕业，副主任医师。医专毕业后，在医院工作。1978年任医院内科主任。1980年参加县卫生协会，任常务理事及内科学组组长。1982年参加中华医学会。1983年3月任医院副院长。曾参加镇江地区职代会。获县卫生工作先进工作者，并多次获医院先进工作者、优秀共产党员荣誉。发表论文20篇，获金坛市科技成果奖1项，常州市科技成果奖1项。1998年3月退休。

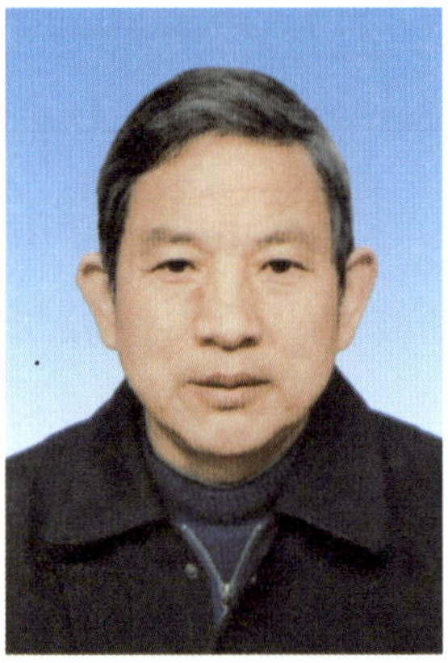

葛景荣

1987年任医院副院长。1939年11月出生，中共党员。1958年镇江医专医士专业毕业，主治医师。1958年8月任镇江医专技术员。1962年9月直溪中心卫生院工作。1966年6月薛埠中心卫生院工作。1979年12月县卫生局医政科工作。1980年8月调入医院，1987年任医院副院长，超声科主任、常州医学会超声学组会员。1984年、1985年被评为县先进工作者，并获县人民政府记功奖励各1次，1986年被评为优秀共产党员。1999年11月退休。

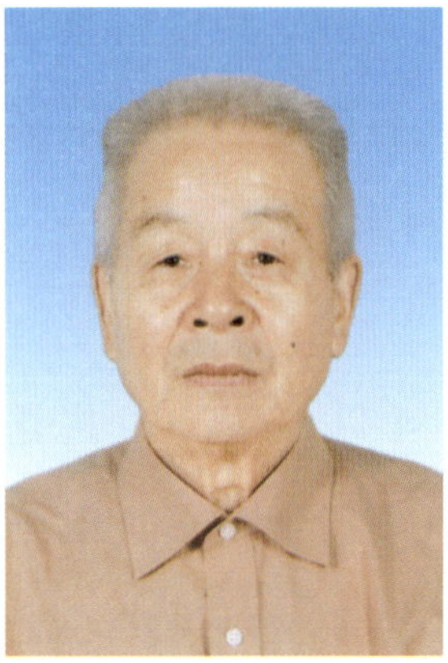

张法兴

1990年任医院党总支副书记。1939年2月出生，中共党员，高级政工师。1958年入伍，1965年转业至南京外国语学校工作，1971年任南京外国语学校政工组长、团委书记等职。1975年调回金坛工作，历任县卫生局秘书，县政协秘书，县纪委干部。1983年任医院政工股股长。1987年任院工会主席。1990年医院党总支副书记（兼管人事）。1998年任督导员（副局级）。在部队记三等功3次；曾多次获市、县优秀党员；被评为市、县先进工作者；获市、县总工会优秀工会工作干部、创建国家卫生城市先进个人等荣誉。1999年3月退休。

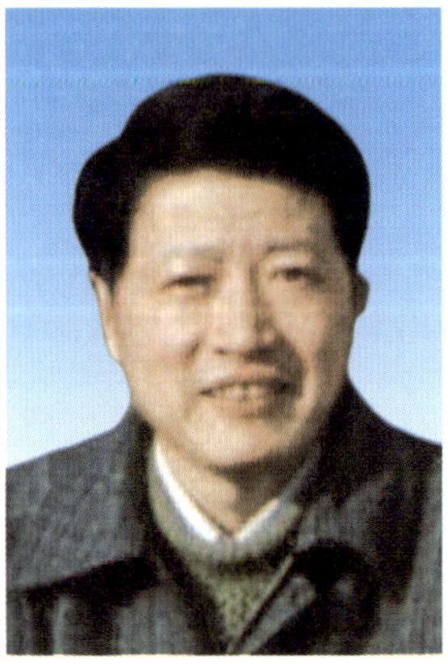

徐贵荣

1992年任医院党总支书记。1939年9月出生，中共党员，主治医师。1956年县人委林业科工作。1958年金坛卫校学习。1961年毕业后在医院工作。1962年任社头中心卫生院业务负责人。1969年任涑渎乡卫生院院长。1972年县制药厂针剂车间负责人。1974年城西乡卫生院院长、党支部书记。1986年金坛卫校校长、党支部书记。1992年任医院党总支书记。1999年10月退休。

司马衡

1990年任医院副院长。江苏无锡人，1939年5月出生，1962年常州医学专科学

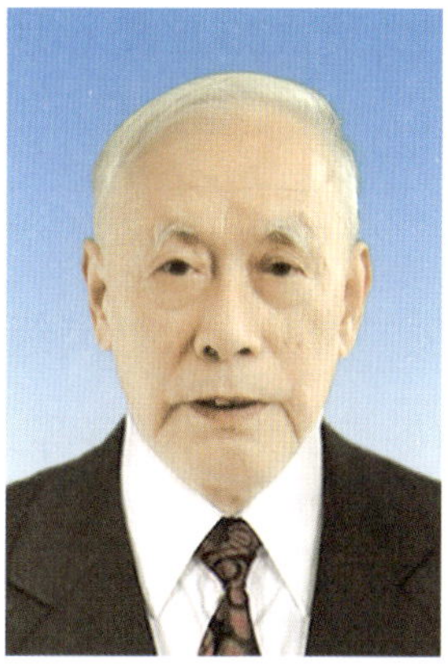

校临床医学专业毕业。主任医师，镇江医学院兼职副教授。常州医专毕业后，一直在医院从事外科一线工作（“文化大革命”其间下放至尧塘等基层医院工作约2年）。1983年任医院外科主任。1990年任副院长。1991年兼任县卫生局副局长。1993—2003年为市政协第五、六届副主席。曾获金坛十佳医生、常州市十佳白衣战士、常州市十佳卫生工作者、常州市立功者等荣誉，2018年获金坛区“首届大美医生”。曾参与完成“六五”国家科技攻关工作；系常州市医疗事故技术鉴定专家库成员。发表论文11篇，参编专业图书3本。获常州市科技奖1项，金坛科技奖1项。2003年1月退休。

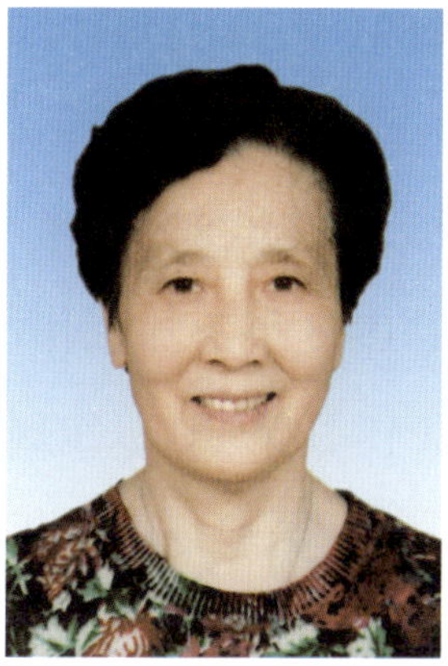

李素娥

1992年任医院院长助理。主任医师。女，1941年3月出生，中共党员。1966年苏州医学院医疗系本科毕业。毕业后在四川省渡口市人民医院工作。1970年调医院工作。1988年任县计生委副主任兼指导站站长。1989年任医院妇产科主任，1992年1月任院长助理。曾获评为科技进步先进工作者、常州市计划生育工作先进工作者、常州市十佳卫生科技工作者、常州市“九五”妇女儿童发展规划实施工作先进个人。常州市妇联“三八”红旗手。系1987年金坛县第十届人大代表，1989年江苏省第八次党代会代表，1990年常州市第七次党代会代表，1991年金坛县第八次党代会代表。发表论文7篇，获科技进步奖1项，常州市科技进步奖1项。2001年3月退休。

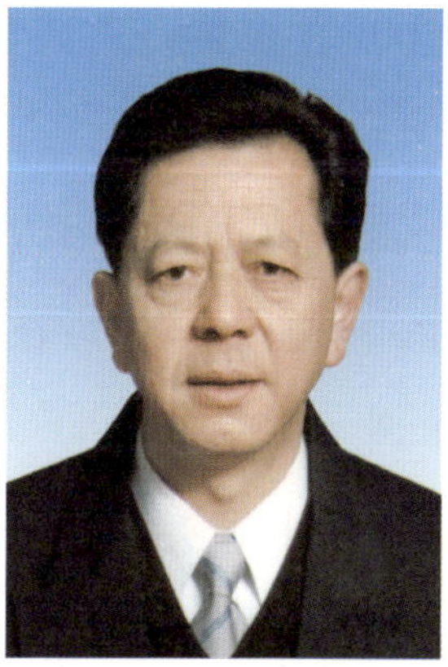

储 容

1983年任医院副院长。江苏泰州人，1941年7月出生，中共党员。1964年7月南京医科大学医学系专业毕业，主任医师。毕业后在南通医学院附属医院工作，任共青团支部书记。1975年调县茅麓卫生院工作，外科住院医师。1979年调医院工作，1983年任副院长。1986调出，在常州市第四人民医院、苏州大学附属常州肿瘤医院工作。1987年任大外科副主任，1997年任大外科主任，1995年5月至1997年6月任中国援桑给巴尔医疗队队长。多次被评为医院先进工作者，立三等功，1998 年被评为常州市卫生系统优秀共产党员，2005 年 6 月获“江苏省卫生厅援外医疗先进工作者”称号。2004 年 7 月退休。

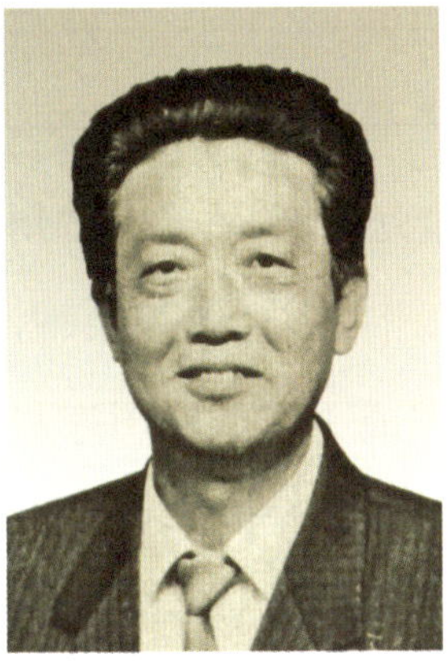

陆炳泉

1987 年任医院副院长。1941 年 11 月出生，中共党员，高级政工师。1962 年服役，历任班长、排长、指导员、组织干事等。1978 年转业至直溪中心卫生院任副院长、支部书记。1984 年起先后任县中医院副院长、支部副书记、支部书记。1987 年任医院副院长、行政支部书记。在部队立三等功 1 次；系江苏省卫生经济学会会员、金坛县医院管理学会会员。曾获常州市“学纪、懂纪、守纪”先进个人，多次被卫生局评为先进工作者、优秀共产党员。2001 年 11 月退休。

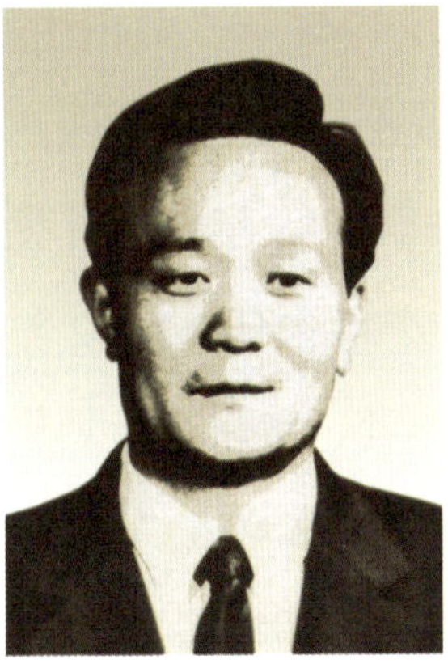

蒋午振

1990 年任医院党总支书记。副主任医师。1942 年 8 月出生，中共党员。1968 年南京医学院医疗系毕业。1968 年参加工作，先后在花山乡河口大队劳动锻炼、县革委会工作组参加血吸虫病防治工作。1970 年在镇江六九零四工程指挥部任医师。1972 年调到县卫生局，从事秘书、医政工作。1981 任县卫生局副局局长。1990 年兼医院党总支书记。1996 年年任金坛市卫生局党委书记。1998 年任卫生局正局级督导员。系县七届、八届政协委员，县第七次、九次党代会代表。曾任省医学会会员，省卫生小组政治思想工作研究会常务理事，村卫生协会副会长，全国农村卫生协会理事。曾获常州市优秀思想政治工作者，常州市计划生育先进个人，卫生部地方病防治先进个人，全国爱国卫生运动先进个人等荣誉。2002 年退休。

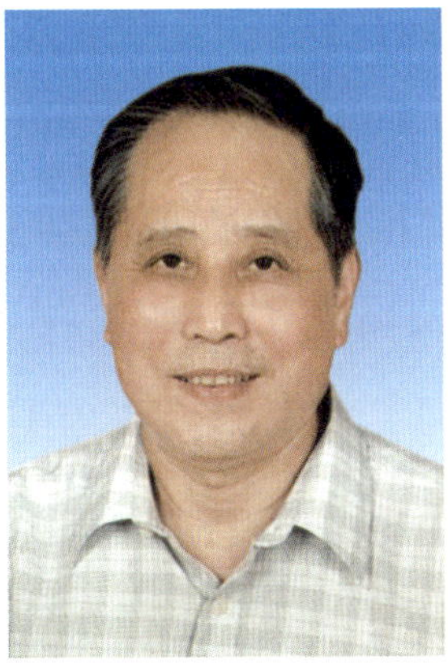

包德诚

1990 年任医院副院长。主任医师。江苏武进人，1945 年 7 月出生，中共党员。1967 年苏州医学院毕业。毕业后，先后在溧阳防疫站、溧阳县人民医院工作。1976 年调到医院工作，一直从事内科临床。1990 年 7 月起任副院长。曾任中华医学会常州分会血液学组副组长，中国高血压联盟江苏省分中心成立与学术大会理事，常州市第三届科协代表大会委员。曾被评为常州市职工教育管理委员会先进工作者，常州市评为十佳医务人员。被区级政府嘉奖 1 次，记三等功 1 次。多次获得“先进工作者”和“优秀共产党员”称号。有 23 篇专业论文发表，获金坛科技成果奖 3 项，常州市科技成果奖 1 项，科研论文奖 2 项。2005 年 7 月退休。

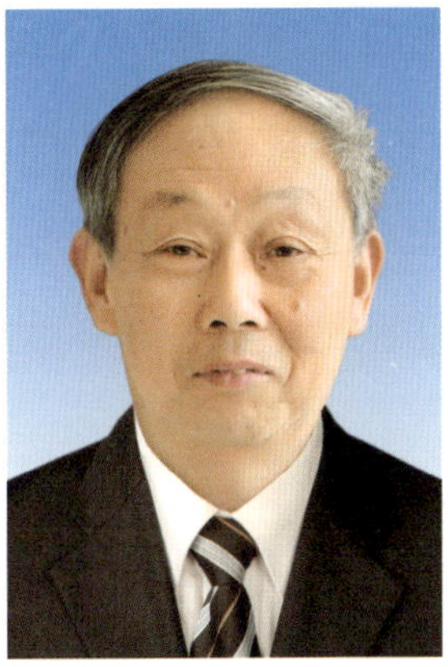

傅忠林

1998 年任医院副院长。1949 年 8 月出生，中共党员，主任中医师。1977 年 12 月南京中医学院中医临床专业毕业。先后任中医科主任、医务科科长，1998 年 3 月任副院长。曾任常州市中医学会理事，风湿病专业组副组长，中西医结合学会理事，金坛市中医学会副会长、名誉会长。曾获市级党委、政府先进个人，优秀党员。1996 年被金坛市政府记三等功；被常州市政府记功；常州市防火先进工作者，江苏省安全生产委员会先进个人。发表专业论文 19 篇。2009 年 8 月退休。

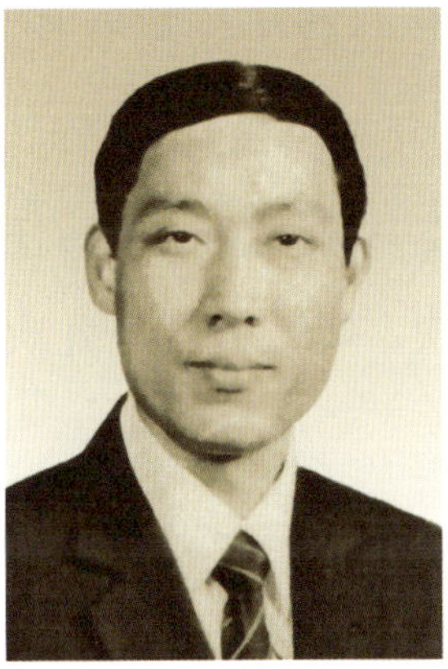

窦东升

1987 年起任医院党总支书记、院长。高级政工师，卫生经济研究员。1949 年 10 月出生，1969 年常州卫校医士班毕业。卫校毕业后，在南京军区服役。1973 年 1 月调医院工作，1973 年 12 月任社头中心卫生院党支部书记兼副院长。历任金坛县医药学会副秘书长、秘书长。1987 年任医院党总支书记，1990 年任院长。1998 年兼任金坛市卫生局副局局长。系江苏省医院管理研究会委员、中国人文科学研究会会员、金坛县（市）卫生宣教协会副理事长、《常州医药》杂志编委。发表论文 21 篇。

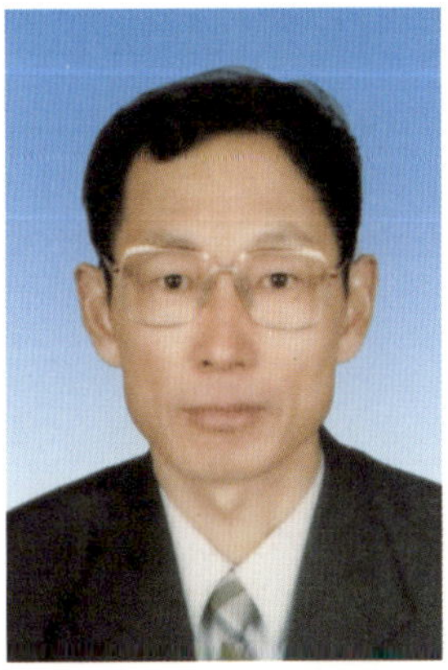

赵锁芳

2000 年起任医院党委副书记、书记。高级政工师。1952 年 3 月出生，中共党员。1972 年入伍，历任卫生员、文书、书记员、指导员、营副教导员、团司令部政治协理员等职。1986 年转业至金坛工作，历任县机关党委委员、办公室主任。曾任组织部副科长，轻纺工业局党委副书记，工业贸易中心副主任等职。1998 年任医院党总支部副书记。2000 年起任医院党委副书记、书记等职。在部队荣立三等功1次。2012年3月退休。

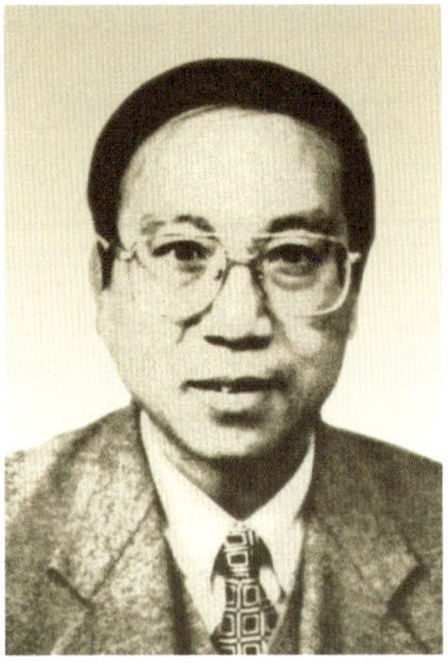

王亚生

1993年任医院副院长。1952年12月出生，政工师。1971年参加工作，在指前中学任教。1973年在部队医院工作。1976年后在县农村工作队、薛埠中心卫生院、县卫生局工作。1987—1990年在南京铁道医学院学习，毕业后回卫生局。1991年8月任医院办公室主任，1993年12月任副院长，兼任血站站长、试剂站站长。1998年任红十字会副会长。

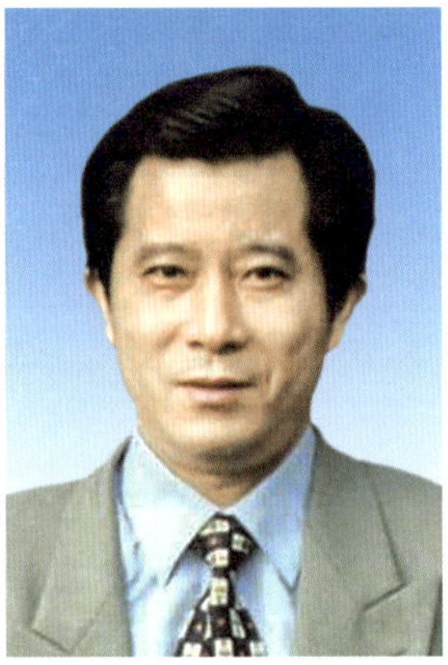

庄　岩

2000年任医院党委书记。1954年9月出生，中共党员，政工师。1978年任水北公社团委书记。1981年任水北公社革委会副主任、水北公社党委宣传委员。1983年岸头乡副乡长。1984年起，历任尧塘乡乡长、党委书记。1989年县政协副秘书长。1990年，任县政协党组成员、秘书长。1991年白塔乡党委书记。1998年医院党总支书记，2000年任医院党委书记。2001年后任金坛市教育局党委书记。系金坛第九届人大代表。中共金坛第七次、第八次、第九次代表大会代表。2014年9月退休。

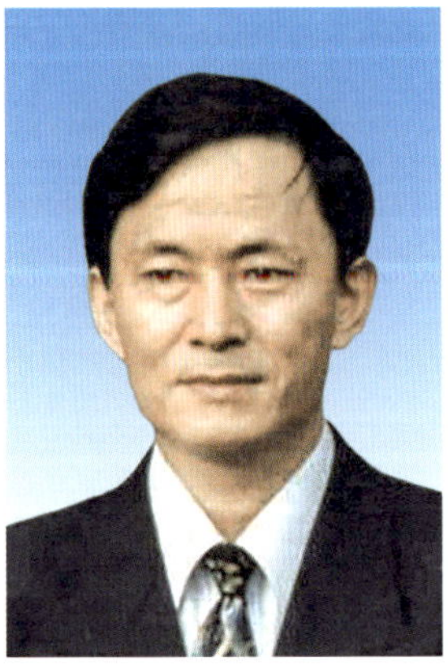

邓　建

2007年任医院党委书记、院长。1953年9月出生，中共党员。1977年2月江苏新医学院（南京医学院）医疗专业毕业，主任医师。毕业后，在医院历任医院外科主任助理、外科副主任、副院长，2000年7月任医院党委副书记、院长，2007年9月任医院党委书记、院长。2008年9月任医院党委书记。1996年中共金坛市第九届党代会代表。获区级党委、政府嘉奖各1次。发表论文6篇，获金坛科技进步奖4项。2013年9月退休。

何晓俊

2008年起医院党委副书记、院长。1960年3月出生，中共党员，政工师。1983年镇江医学专科学校毕业，2004年获中央广播电视大学法学专业本科学历。先后任直

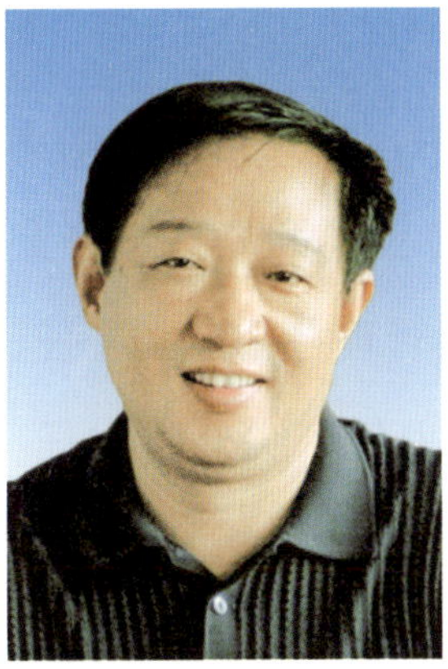

溪中心卫生院医疗组长、卫生院副院长、卫生院院长、党支部书记。2000 年起任市卫生局医政科科长、局长助理、卫生局党委委员、卫生局副局长。2008 年起任医院党委副书记、院长。1990 年、1992 年、1994 年、1998 年被市卫生局评为先进工作者，1998 年度被常州市卫生局评为先进工作者，2013 年获“江苏省县市级医院优秀院长”称号，曾获市政府嘉奖 2 次。1996 年 7 月、1998 年 12 月分别为直溪镇人大代表。2011 年 11 月论文《公立医院绩效管理探索与研究》获江苏省医院协会一等奖，2013 年 12 月论文《县级公立医院改革的实践与探索》获江苏省医院协会三等奖。2017 年 2 月退休。

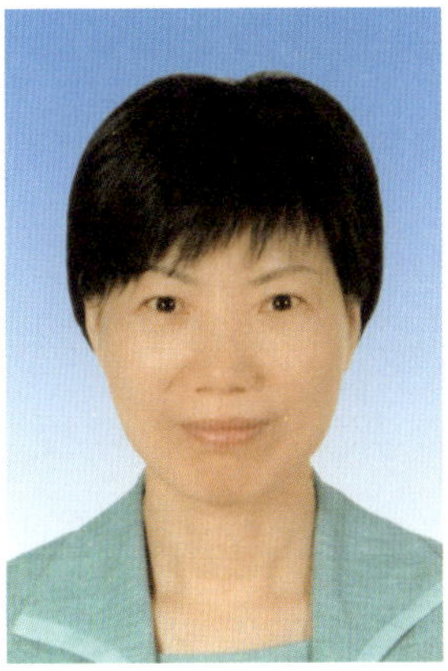

程志娟

2008 年起任医院党委副书记、书记。女，1960 年 9 月出生，中共党员，研究员。2004 年 6 月获南京医科大学护理学专业本科学历。1981 年到医院妇产科工作，历任内科护士长、护理部副主任。1997 年任金坛市卫生局医政科副科长。1998 年调金坛中医院工作，任党总支书记、副院长。2008 年调医院工作，任党委副书记，2009 年任医院党委书记。曾获金坛信访工作先进个人，平安金坛活动先进个人，金坛优秀女性，金坛“支持工会工作优秀领导干部”，常州市卫生局“优秀政研工作者”等荣誉。获区级政府嘉奖 1 次，记三等功 1 次。发表论文 6 篇，获论文奖 1 篇。2015 年 10 月退休。

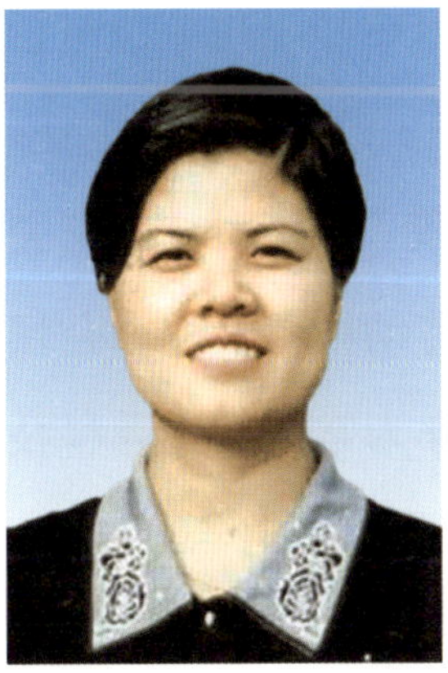

章莉萍

2000 年医院副院长。女，1961 年 10 月出生，1982 年 8 月镇江医学专科学校医学系毕业，副主任医师。毕业后分配到医院儿科工作，1993 年任儿科副主任。1998 年任院长助理。2000 年任副院长。2007—2013 年任卫生局副局局长、爱卫会办公室主任。系常州市第十一届、第十二届人大代表。金坛市第十四届人大代表、常务委员。金坛市第十五届、第十六届政协委员。曾获常州市职工读书活动积极分子，常州市爱国卫生工作先进个人荣誉。获区政府嘉奖 3 次。金坛市“新农村建设带头人”。发表论文 6 篇，获常州市科研项目奖 1 项。2016 年 10 月退休。

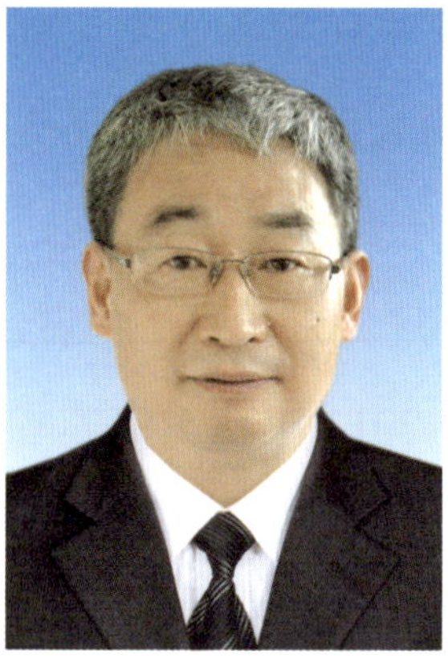

丁需清

2011年任医院副院长。1961年9月出生，中共党员，副主任医师。1985年7月苏州医学院临床医学专业本科毕业。毕业后分配至医院工作，1991年任医院全面质量管理办公室副主任、二甲创建办副主任。1999年起任大外科副主任、胸外科主任、外科党支部书记。2008年任医院纪委书记兼审计科科长，系江苏省抗癌协会食管癌委员会委员，常州市医学会、心胸血管外科委员会副主任委员，常州市医师学会、胸心血管外科学医师分会副主任委员，常州市医师协会、胸心血管外科分会副主任委员，常州市医学会、胸心血管外科学分会副主任委员，南通大学教学实践基地兼职副教授。2011年、2014年先后被评为金坛名医、金沙名医，获区政府嘉奖3次。发表专业论文4篇。

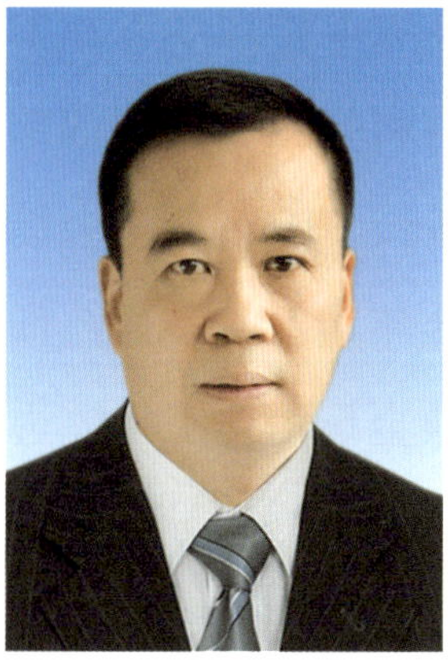

李国民

2006年起历任医院副院长、党委副书记、党委书记等职。1962年3月出生，中共党员，主任医师，江苏大学兼职教授，硕士生导师。1982年8月镇江医学专科学校临床医学专业毕业后分配至医院工作。2004年7月获徐州医学院临床医学专业本科学历。中国研究型医院学会卫生应急专业委员会常委，中国研究型医院学会卫生应急专业委员会疑难危重症学组副组长，中国中西医结合学会灾害医学专业委员会委员，江苏省中西医结合学会灾害医学专业委员会委员，常州市医学会急诊重症灾难医学专业委员会副主委，《中华卫生应急电子杂志》第一、二届编委会编委。曾任麻醉科副主任、主任;重症医学、急诊医学科主任。2006年8月起历任副院长、党委副书记、党委书记等职。1997年获“江苏省新长征突击手”称号;2005年被评为江苏省白求恩式卫生工作者、常州市劳动模范标兵、金坛市优秀共产党员标兵;2006年被常州市政府记二等功;2009年被评为常州市优秀科技工作者;2010年被金坛市政府授予“金坛市科技创新人才终身荣誉”称号;2011年、2014年分别被评为金坛名医、金沙名医;2014年被评为常州市首届医德标兵，入选“江苏百名医德之星”，并获“金沙英才突出贡献奖”;2015年获“中国卫生应急医学贡献奖”;2016年被评为常州市突出贡献人才。曾获市（区）科技进步奖9项、常州市科技进步奖 2 项、常州市卫生局新技术引进奖 2 项、常州市自然科学优秀科技论文奖 1 项。专利 2 项；以第一作者或通讯作者发表专业论文 32 篇，出版专著 1 部。

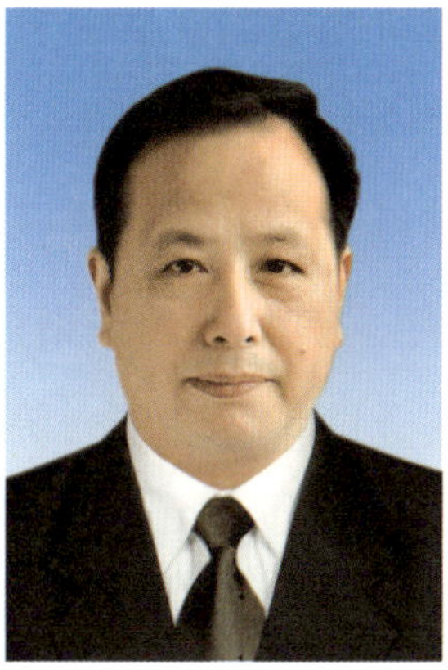

田声望

2003 年起医院副院长。福建建瓯人，1962 年 7 月出生，中共党员。1983 年 7 月解放军第一军医大学军医系本科毕业，主任医师。毕业后在解放军南京八一医院工作。1989 年 9 月转业至医院工作，1992 年任肿瘤科副主任。1997 年 9 月任肿瘤科主任。2003 年，任副院长兼肿瘤科主任。2017 年任医院督导。系江苏省抗癌协会第一届肿瘤复发与转移专业委员会委员，省抗癌协会第一、二、三届江苏省抗癌协会化疗专业委员会委员，省抗癌协会第一届肿瘤营养专业委员会委员，江苏省转化医学研究院第一届江苏省癌症医学联盟常务委员，江苏省免疫学会肿瘤免疫专业委员会常务委员，国际肝胆胰协会中国分会转移性肝癌专业委员会委员，常州市抗癌协会常务理事，常州市医师学会肿瘤医师分会副主任委员，常州市医学会肿瘤学分副主任委员。2011 年、2014 年分别被评为“金坛名医”“金沙名医”。金坛优秀专业技术人才、学科带头人、新长征突击手、十佳医生。曾获常州市四职明星、常州市第二届医德标兵、常州市优秀党员。发表论文 15 篇，其中 SCI 收录 2 篇，中华级 2 篇。获金坛科技进步奖 2 项。参与编写专著 2 部，东南大学学报（医学版）第七届编委会编委。

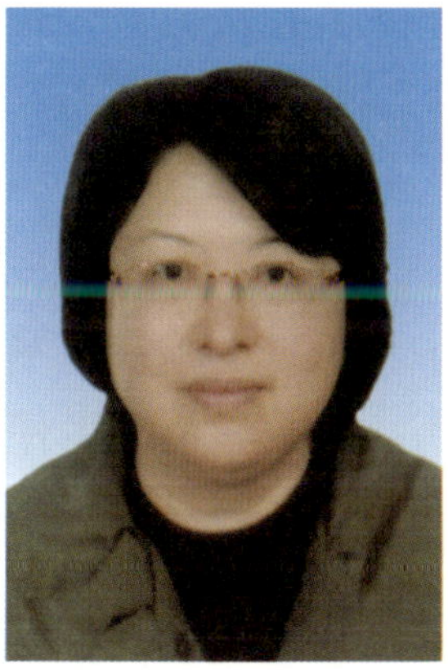

倪国琴

2003 年起，任医院党委副书记、工会主席。女，1963 年 5 月出生，中共党员，高级政工师。1981 年后，广州市 38001 部队服役。1985 年转业至医院办公室工作。1991 年任医院人事科科长。1998 年获中央党校函授学院党政管理专业本科学历。2000 年起任医院党办主任兼人事科科长。2003 年任医院党委副书记、工会主席。2008 年 5 月任金坛中医医院党总支书记。2015 年 5 月调回医院工作。2018 年 5 月退休。曾获常州市人事系统先进个人、金坛市优秀党务工作者。

徐　群

常州市金坛区人民医院副院长。1965 年 7 月出生，中共党员，主任医师。1986 年南京医学院医疗系本科毕业，2001 年南京医科大学普外科硕士研究生毕业。曾任医院

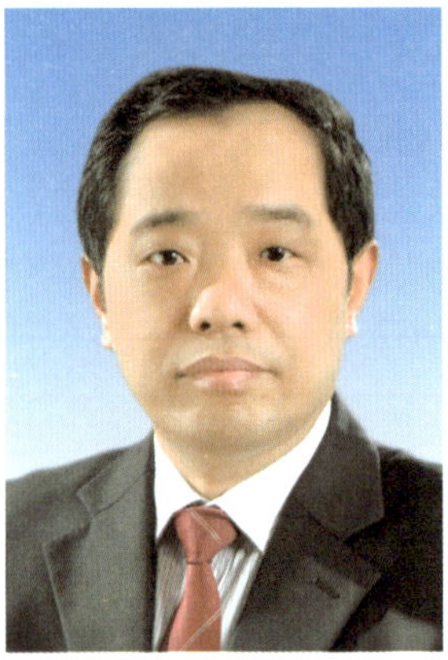

3病区主任。2003年12月起任医院副院长。2007年被江苏省列为“省333高层次人才培养工程”培养对象。曾先后任江苏省外科专业委员会疝与腹壁学组委员，江苏省研究型医院学会胃肠肿瘤MDT专业委员会常务委员，常州市普外科专业委员会委员，常州市甲乳学组副组长。医院普外科学科带头人，对胃肠道肿瘤、甲状腺、乳腺疾病的治疗、腹腔镜手术有独到的造诣。主持开展省级课题一项，区级课题5项，获金坛科技进步一等奖2项，二等奖1项，三等奖3项。获常州市新技术引进奖二等奖2项。共同主编“实用乳腺手术学”1部，发表多篇学术论文，在核心期刊发表论文10余篇。获常州市优秀科技论文三等奖1次。2006年被评为“金坛市科技创新功臣”“常州市优秀科技工作者”。2011年、2014年分别被评为“金坛名医”“金沙名医”。

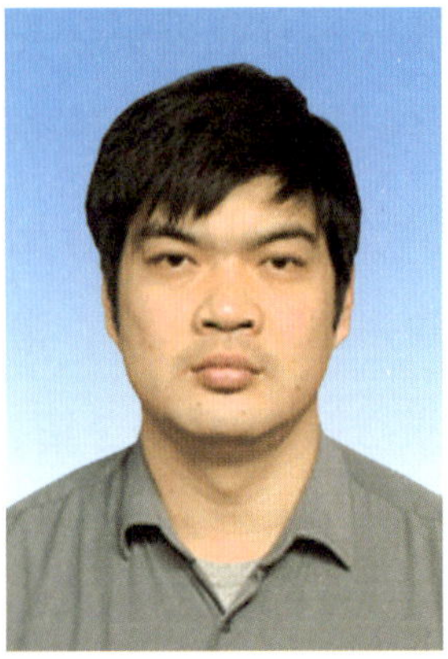

吴　杰

2013—2015年任医院副院长。1969年1月出生，中共党员，副主任医师。2014年6月获澳大利亚Flinders大学硕士。1989年到医院工作，2004年任放射科副主任，2007年任放射科主任；2012年1月任医院纪委书记兼放射科主任；2012年12月任纪委书记兼审计科科长；2013年任副院长；2015年调金坛中医医院任党总支书记、院长。2016年当选中共金坛区委候补委员。获区政府嘉奖1次。获金坛科技进步奖1项。发表论文3篇。

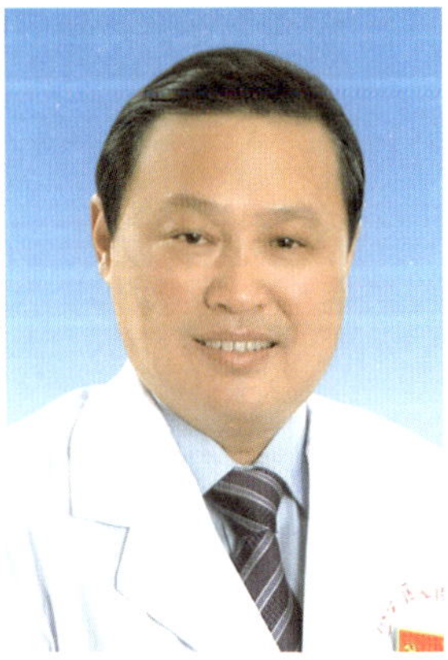

苏建华

常州市金坛区人民医院党委书记、院长、金坛红十字会副会长。1969年11月出生，中共党员。本科学历，学士学位。主任医师，江苏大学兼职教授。1993年7月徐州医学院临床医学系毕业。2006年2月至2008年8月任神经内科主任。2008年9月起任副院长、神经内科主任。2011年9月任市卫生局副局长。2014年任市卫生局副局长兼任金坛红十字会副会长。2015年4月任医院代理院长、党委副书记、市红十字会副会长。2016年8月任金坛区人民医院院长、党委副书记、区红十字会副会长。2017年2月起任医院党委书记、院长、区红十字会副会长。

系中共金坛市第十二次、第十三次党代表；常州市第十六届人大代表。

系江苏省县（市）医院分会常务理事、常州市神经病学专业委员会副主任委员、常州市老年医学专业委员会副主任委员、中国医院管理杂志常务理事、《现代医学》第七届编委会编委。江苏省“333 工程”培养对象、常州市“831 工程”培养对象、常州市“重点医学创新人才”、常州市中青年专业技术拔尖人才、神经病学科的学科带头人。曾获常州市“优秀科技工作者”、常州市“五一劳动奖章”。曾获区政府记功、嘉奖，2018 年 2 月获金坛区“金沙英才突出贡献奖”。因在 2018 年度“进一步改善医疗服务行动计划”活动中表现突出，2019 年 2 月被国家卫生健康委员会评为先进个人。

主持或参与江苏省卫健委、常州市卫健委重大课题、金坛市（区）科技局科研项目 10 余项，先后获常州市科技进步奖 2 项、常州市新技术引进奖 2 项、市科技进步奖 10 项，发表专业学术论文 30 余篇，其中 SCI 收录论文 4 篇。先后获常州市自然科学优秀论文奖 4 项。

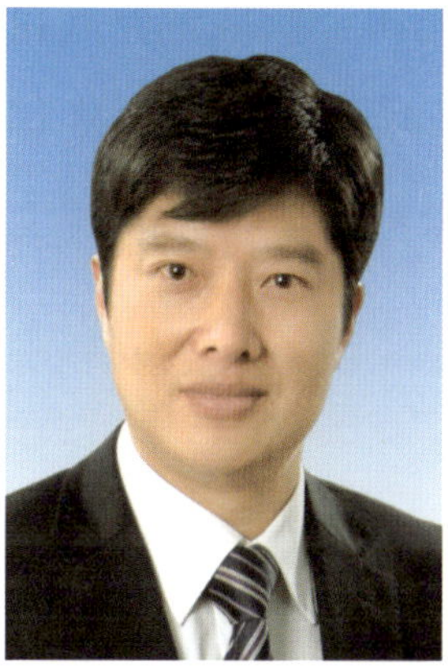

徐 颖

2016—2017 年任医院副院长。1971 年 10 月出生，中共党员。2008 年 1 月获江苏大学临床医学专业本科学历，副主任医师。1991 毕业后，在西旸卫生院工作，1998 年任西旸卫生院副院长。2001 年任茅麓卫生院代理院长。2004 年调医院任质控室副主任。2008 年任医务科科长、质控室主任、中医管理科科长。2012 年任卫生局医政科五大中心主任、医院质控室主任。2016 年任副院长。2017 年 11 月任区卫计局副局局长。获区政府嘉奖 3 次，记三等功 1 次。曾获常州市卫生系统优秀党员荣誉。常州市先进医政工作者。发表论文 2 篇。

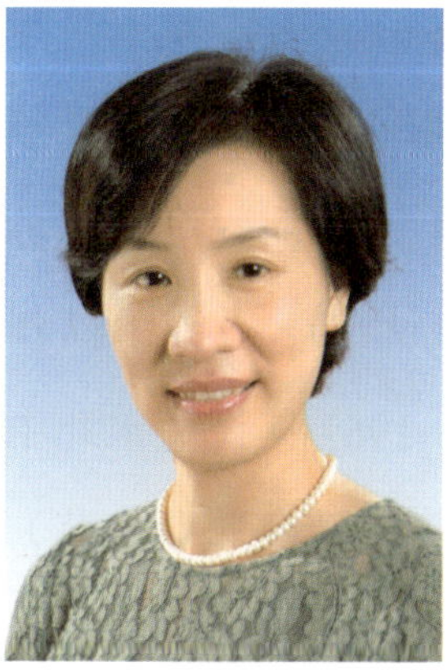

吴平涛

中共常州市金坛区人民医院纪委书记。女，1972 年 9 月出生，中共党员，研究员。1991 年 7 月常州卫生学校护理专业毕业，2000 年获南京医科大学护理大专学历。2007 年 7 月获上海交通大学卫生事业管理专业本科学历。1991 年起在医院手术室从事护理工作。2003 年任信息科副科长。2004 年任行政办副主任。2006 年任党政办主任。2013 年起任医院纪委书记、工会主席。

曾获区政府嘉奖5次，记三等功2次。2012年获评江苏省档案局创建三星级标准先进个人，2013年获常州卫生系统创先争优优秀共产党员称号，2016年获常州市职工最可信赖娘家人称号。发表专业论文9篇。

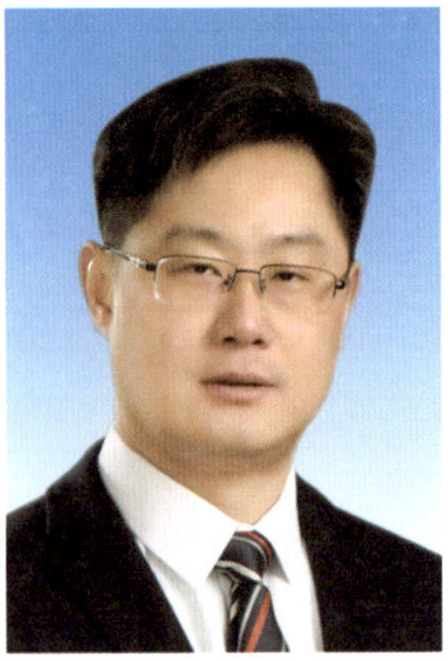

赵　凯

常州市金坛区人民医院副院长。1974年2月出生。中共党员，主任医师，1997年江苏大学医学院（原镇江医学院）临床医学专业毕业。曾任消化内科及消化内镜中心主任、质控科副主任、病案室主任、工会副主席。2017年起任副院长。2010年获常州市卫生局优秀共产党员称号，2013年获评金坛市优秀青年英才、金坛市十佳医德医风标兵。2014年获常州市优秀科技工作者称号，2015年获常州市“五一劳动奖章”，2016年获金坛区金沙英才奖。多次获金坛区政府嘉奖及优秀共产党员称号。江苏省医学会消化内镜分会肠镜学组委员。常州市医学会消化病学分会委员。医院消化内科学科带头人。带领科室率先在金坛地区开展包括ERCP、ESD等多项内镜诊疗技术。开展江苏大学及金坛区科研项目5项。2008年及2014年获金坛科技进步二等奖各1次。2014年获金坛科技进步三等奖。发表论文12篇，其中SCI收录论文3篇。

第二节　离休人员

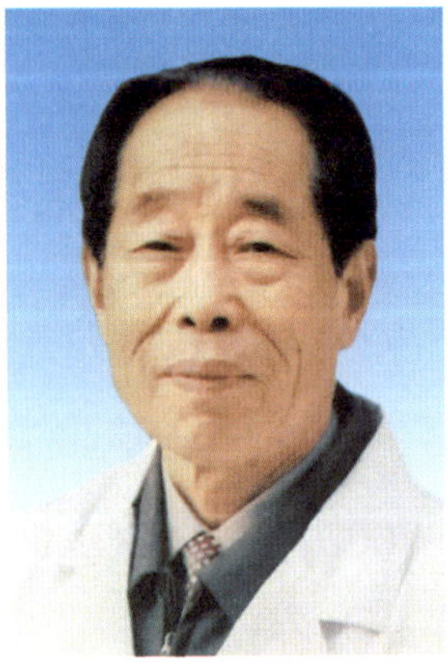

沈逸华

江苏溧阳人，1930年10月出生，中共党员，副主任医师。1948年2月，在金坛维文职业学校医士班学习。1949年6月参加苏南军区医校学习1年，后分配到无锡拥军疗养院，1952年8月转业至县政府卫生院任外科医生。1954年9月被派往江苏卫生干部进修学校外科医生进修班学习，获大专学历。1957年7月回到医院，1959年10月任外科副主任。1962年调任水北中心卫生院负责人。1977年调到镇江地区煤矿医院(后改为中国地方煤矿镇江职业病院)。擅长胃、胆囊、脾、子宫切除手术，在医院享有一定的声誉。1990年11月离休。

第三节　先进模范

张德全

1960年获江苏省先进工作者。江苏武进人，1929年7月21日出生，1958年9月南京医学院五年制本科毕业。1958年9月分配到医院任医师。1968年11月下放在方麓茶场劳动。1969年起先后在罗村公社医院、指前公社医院、水北公社医院工作。1977年11月调金坛县中医院。1961年任医院内科副主任。1981年被县政府记三等功1次；1981年获“江苏省荣誉纪念证”。1989年8月退休。

吴　萍

1993年获江苏省老干部医疗保健先进个人。女，江苏武进人，1940年10月出生，副主任医师。1962年常州医学专科学校医疗专业毕业，1962年9月分配至县卫生防疫站工作。1988年6月调入医院。曾任医院老干部病区副主任。擅长内科常见病及心血管系统疾病诊治。1999年10月退休。

徐裕诚

1991年获江苏省抗洪救灾先进个人。1941年3月出生，主任医师。1966年8月南京医学院医疗专业毕业后分配到水北中心卫生院工作。1980年1月调入医院，曾任医院内科副主任、主任，家庭病房病区主任和老干部病区主任。常州市中西医结合学会第三届理事会理事、市科学技术进步奖评审委员会委员。1998年被金坛市委、市政府评为“立足岗位，热情服务”先进老干部工作者。擅长内科常见病、多发病诊治和中西医结合治疗。发明专利3项，发表论文7篇。2004年3月退休。

薛怡乐

1996年被评为常州市劳动模范。女，江苏常熟人，1951年10月出生，民盟盟员，副主任医师。1978年江苏新医学院（即南京医科大学）医学系医学专业毕业，曾任儿科主任。专长儿科常见病、多发病诊治。2006年10月退休。

虞立平

2011年被评为江苏省先进工作者。1954年10月出生，副主任医师，副教授。1981年镇江医专临床医疗专业毕业分配到医院工作，曾任普外科、泌尿外科综合病区主任、医院大外科主任。系常州市泌尿外科专业委员会委员，普外科专业委员会委员，第14届、第15届、第16届金坛人大代表。第15届、第16届金坛人大常委。是常州市劳动模范、江苏省劳动模范，被记三等功3次。2006—2008年金坛市学科带头人，获首届“金坛名医”称号。获市科技进步二等奖2次、常州市医学引进奖2次，在省级以上医学杂志发表论文30余篇，其中国家级论文6篇、SCI论文1篇。擅长普外科及泌尿外科疾病诊治和腹腔镜微创手术。2014年10月退休。

韩留娣

2000年获江苏省青年志愿者行动先进个人。女，1963年6月出生，中共党员，副主任护师。1982年7月丹阳县卫生学校护理专业毕业，2011年获苏州大学医学院护理专业本科学历。曾任医院传染科护士长、肿瘤科护士长、护理部副主任、科教科副科长。获市政府嘉奖1次，获常州市科技进步奖1次，金坛科技进步奖2次，发表论文4篇。2018年6月退休。

谢金美

2008年获江苏省“五一”巾帼标兵称号。女，1963年7月出生，中共党员，副主任护师。1982年7月镇江卫校护理专业毕业，2002年获南京医科大学护理学专业本科学历，曾任急诊科护士长、门诊输液室护士长、心内科护士长。获常州市科技进步奖1项。发表论文4篇，其中核心期刊论文2篇。

庄小美

2012年获江苏省优质护理服务标兵称号。女，1968年1月出生，中共党员。副主任护师。1987年常州卫校护理专业毕业，2009年获南京医科大学护理学专业本科学历。曾任门诊输液室护士长、儿科护士长、综合科科护士长，2011年任综合支部书记。2016年11月任体检科主任。2014年获常州市“三八”红旗手，1997—1999连续三年获市政府嘉奖、记三等功，2014—2016连续三年获市（区）政府嘉奖、记三等功。发表论文6篇。其中核心期刊2篇。

黄锡华

2008年获江苏省用户满意服务明星称号。女，1968年9月出生，中共党员，副主任护师。1987年7月常州卫校武进班护理专业毕业。2013年1月，获苏州大学护理专业本科学历。曾任神经内科、消化内科综合病区护士长、神经内科护士长、护理部主任。

2016 年 11 月任院感科科长。获市（区）政府嘉奖 4 次、记三等功 2 次，获金坛科技进步奖 2 次。常州市科技进步奖 1 次。国家实用新型专利 3 项。发表论文 7 篇。

王夕芳

2007 年获江苏省用户满意服务明星称号。女，1970 年 8 月出生，农工民主党党员，主任护师。1989 年 8 月常州卫校护理专业毕业。2005 年 6 月，获南京医科大学护理学专业本科学历。曾任内分泌科护士长、门诊部主任、采购供应办主任。2007 年 11 月任护理部副主任，2017 年 12 月任行政办公室主任、院务委员会委员，兼等级医院创建办公室副主任。2011 年获评常州卫生局“优质护理示范工程”先进个人；2014 年、2015 年、2016 年分获市、区政府嘉奖，2016 年被区政府记三等功 1 次；2004 年、2007 年分别获市科技进步二等奖，2008 年获常州市科技进步四等奖，2012 年主持的课题分获常州市科技进步三等奖、市科技进步一等奖。

丁　屹

2018 年获第四届江苏省百名医德之星称号。女，1970 年 12 月出生，中共党员，主任医师。1993 年扬州大学妇产专业专科毕业。2003 年获扬州大学临床医学系本科学历。曾任医院团委副书记、综合党支部书记，2010 年 12 月任妇产科主任。区妇产科学科带头人。先后获区（市）政府嘉奖 9 次，2010 年、2017 年分别被区政府记三等功，2013 年获金坛市“十佳医德医风标兵”称号。2016 年，获金坛区“金沙英才奖”，获第二届“金沙名医”称号、常州市“五一”劳动奖章。2018 年获第三届常州市“医德标兵”。获金坛科技进步二等奖 1 次。发表论文 11 篇。对妇科、产科疾病有丰富的临床经验，擅长妇科肿瘤及妇科内分泌疾病的诊治，熟练掌握妇科良性、恶性肿瘤的手术、阴式手术及腹腔镜、宫腔镜微创手术。

周忠华

2015 年被评为省卫计委昆山“8 · 2”事故医疗救治工作先进个人。1972 年 10 月出生，主任医师。1994 年 6 月，江西医学院临床医学专业本科毕业。系常州市整形烧伤学组委员。获区政府嘉奖 1 次。发表论文 8 篇。

陈旭霞

2013 年被评为江苏省优质护理服务先进个人。女，1976 年 9 月出生，中共党员，副主任护师。1996 年 7 月常州卫校护理专业毕业后到医院工作。2009 年 6 月，获南京医科大学护理学专业本科学历。曾任骨科护士长，2016 年 11 月任肾内科护士长和综合科科护士长。2013 年入选常州好人榜。获金坛科技进步奖 4 项，护理专利 1 项。发表在护理核心期刊论文 1 篇、省级医刊论文 2 篇。

范云霞

2014 年获常州市劳动模范。女，1977 年 8 月出生，副主任医师。1997 年 6 月，常州卫生学校麻醉专业中专毕业。2017 年 6 月，获江苏大学外科学硕士学位。2017 年 11 月江苏大学兼职副教授。2019 年 1 月江苏大学硕士生导师。金坛区第十届政协委员。曾任麻醉科副主任，2016 年 12 月任麻醉科主任。2016 年获常州市优秀科技工作者。曾获常州市科技进步二等奖 1 次，金坛科技进步一等奖、二等奖各 1 次和三等奖 2 次，常州市医学新技术引进奖一等奖、二等奖各 1 次。在省级以上医学杂志发表论文 10 篇，其中 SCI 第一作者论文 3 篇。专长为疑难危重手术麻醉、各专科手术麻醉、围术期疼痛管理等。

张俊华

2006 年第二届江苏省百名优秀志愿者。1977 年 9 月出生，中共党员。副主任医师。2000 年镇江医学院（现江苏大学）临床医学系毕业，分配到医院工作。曾任医院团委副书记、书记和卫生局团委副书记。2011 年起任内科党支部书记、2014 年获江苏大学内科学硕士学位。2016 年 11 月任神经内科科主任。曾被评为常州市优秀青年志愿者、常州市“文明市民身边好人”、常州市总工会“优秀徒弟”、常州市医学会先进个人、常州市卫计系统优秀党员、第三届“金坛优秀青年英才”。获市（区）政府嘉奖 3 次、记三等功 1 次。主持完成江苏大学及区科研项目 3 项，获金坛科技进步奖 5 次。其中，一等奖 1 次、二等奖 1 次、三等奖 3 次。在省级以上医学杂志发表论文 15 篇，其中核心期刊 3 篇。长期从事神经内科临床工作，技术专长为脑血管病、眩晕病、癫痫、帕金森病、脑炎、神经系统脱髓鞘疾病及神经系统变性疾病诊治。

罗红芳

2012 年被评为江苏省优质护理服务先进个人。女，1982 年 11 月出生，中共党员，主管护师。2004 年 7 月徐州医学院护理专科毕业，2013 年获苏州大学护理专业本科学历。曾任骨科护士长，2013 年 7 月任团委书记，2015 年 12 月任党政办副主任，2017 年 12 月任党委办副主任、行政办副主任。2010 年获评江苏省志愿服务先进个人，2018 年获评全国文明城市建设工作先进个人（区级）。发表论文 2 篇。

第四节 专业人才

一、副高级以上职称医疗、医技人员

陈森荣

1934年4月出生，副主任医师。1960年苏州医学院临床医疗专业毕业后分配到医院工作。1975年调到直溪中心卫生院工作。1975年调回医院，曾任大外科副主任。发表论文2篇。专长普外科、小儿外科疾病诊治。1994年8月退休。

沈允昌

江苏江阴人，1934年11月出生，副主任医师。1954年，镇江医校医疗专业毕业，在直溪卫生所工作。1965年调入医院，曾任门诊部主任、内科主任。发表论文3篇。专长内科常见病、多发病及心血管系统疾病的诊治。1998年6月退休。

倪忠泰

江苏大丰人，1935年12月出生，中共党员，副主任医师。1958年镇江医专医士专业毕业，1959年7月被调到县卫生学校。1962年5月调入医院，曾任医务股股长、大外科副主任、外科一病区主任、县医学会理事。发表论文7篇。专长骨科疾病的诊治。1995年12月退休。

蒋留保

1936年3月出生，中共党员，副主任医师。1963年南京医学院医疗系毕业，1963年7月在泗阳县人民医院工作。1988年8月调入医院，曾任医院传染科副主任，中国防痨协会委员。发表论文1篇。专长传染性疾病及肺结核病诊治。1999年3月退休。

王 涛

1937年5月出生，副主任医师。1963年镇江医学专科学校医疗专业毕业后，被分配到新疆建设兵团二一师医院。1980年调入邗江县医院。1989年调至医院，曾任内科副主任。专长内科常见病及心血管系统疾病诊治。2001年5月退休。

华瑶玉

无锡人，女，1937年12月出生，副主任药师。1961年南京药学院药学专业毕业，曾任药剂科主任，常州市药学会理事。1986年被县政府记功一次，发表论文2篇。

1995年12月退休。

戴国琪

1938年8月出生，中共党员，副主任医师。1963年南京医学院医疗专业毕业，曾任传染科主任。发表论文5篇，入选论文汇编3篇。1993年参与《临床实践》编写。专长感染性疾病的诊治。1999年10月退休。

王伟承

女，1941年12月出生，中共党员，副主任医师。1963年，镇江医专医疗专业毕业后，先后在金城镇卫生院、后阳卫生院、直溪中心卫生院、城西卫生院工作。1972年5月调到湖北省应山县二院工作。1978年11月调入医院，1992年被评为常州市卫生系统先进工作者，1996年被评为市优秀党员。发表论文12篇。专长眼耳鼻喉科疾病诊治。1996年退休。

郑勋亮

山东郓城人，1942年2月出生，主任医师。1968年山东医学院医疗专业毕业，在山东省宁阳县合山医院工作。1972年调入山东省宁阳县二院工作。1985年调入医院，发表论文4篇。擅长普外科疾病诊治。2002年2月退休。

闵留生

1942年7月出生，民盟盟员，副主任药师。1965年9月中国药科大学药学系毕业后，被分配到新疆生产兵团二师师医院。1979年3月调入新疆巴音郭楞州药检所。1985年9月调到新疆兵团总医院。1988年9月调到金坛县制药厂。1991年5月调入医院，曾任医院药剂科主任。发表论文5篇。2002年7月退休。

施娟英

女，江苏江阴人，1942年9月出生，副主任医师。1961年，金坛卫校医疗专业毕业，分配到医院工作，1963年调到汤庄公社卫生院。1965年调入县妇幼保健所。1968年调回医院，曾任医院妇产科副主任。发表论文3篇。专长妇科、产科常见病诊治。2000年7月退休。

蔡国荣

1944出生，主任医师。1969年上海第一医学院毕业。1969年甘肃省合水县医院工作。1993年调入医院，曾任大外科副主任、脑外科、胸外科病区主任。发表论文3篇。擅长骨科、泌尿外科、神经外科疾病的诊治。2004年11月退休。

于依凡

女，1944年12月出生，副主任药师。1968年南京药学院药学专业毕业，1968年10月，在山东省军平县龙泉医院工作。1971年5月，调到山东省宁阳县二院工作。1985年5月调入医院。2002年10月退休。

冯田忠

1946年1月出生，中共党员，副主任医师。1969年苏州医学院医疗系毕业，1969年8月在薛埠中心卫生院当血防医师。1972年5月在罗村公社卫生院任外科医师。1973年2月调任水北中心卫生院外科主治医师、副院长、院长、党支部书记。1989年10月调入医院。曾任大外科主任、外科二病区主任。专长胸外科、骨科疾病的诊治。2006年1月退休。

徐留生

1946年11月出生，民盟盟员，主任中医师。1970年南京中医学院中医学专业毕业，曾任中医科副主任。获区政府嘉奖2次。2001年获常州市“优秀中医工作者”称号，2002年被聘为常州市医学会医疗事故技术鉴定专家库成员，2018年被评为常州市优秀中医师。2001年获金坛科技进步二等奖。发表论文19篇。擅长脾胃病、心血管病、妇科病、眼科疾病的中医诊治。2006年11月退休。

沈汉平

江苏大丰人，女，1946年12月出生，副主任医师。1970年，苏州医学院临床医学专业毕业。1972年1月在水北医院工作。1989年8月调入医院，曾任医院急诊科主任。专长内科常见病、多发病及急危重症患者的诊治。2001年11月退休。

梁化西

江苏铜山人，1947年4月出生，中共党员，副主任检验师。1968年南京药剂、检验士学校检验专业毕业，1968年8月在金坛水北医院工作，1970年1月调入医院，曾任检验科副主任、主任。发表论文3篇。2007年4月退休。

岳锁留

1948年5月出生，副主任中医师。1981年扬州医学专科学校中医专业毕业，曾获金坛市（区）政府嘉奖3次，金坛科技进步奖二等奖。发表论文7篇。专长治疗消化系统、呼吸系统等疾病。2008年5月退休。

申敖齐

1951年8月出生，中共党员，副主任医师。1978年，南京铁道医学院医疗专业毕业。曾任办公室主任、医务科科长、行政党支部书记、对外协作办公室主任、退休支部党支部书记。2006年、2011年获市政府嘉奖，2005年、2007年记三等功各1次。发表论文8篇。2011年8月退休。

华网孝

1952年5月出生，副主任医师。1975年，南京医学院医疗系毕业后到湖北南漳40号信箱职工。1989年调到医院工作，曾任大外科主任助理、副主任。1999年12月调任金坛中医医院。曾获金坛科技进步二等奖1次，发表论文9篇。

黄锁妹

女，1953年7月出生，中共党员，副主任检验师。1974年在指前公社芦庄芋大队当赤脚医生。1978年镇江医学院检验专业中专毕业。2002年获江苏大学检验专业大专学历。发表论文3篇。2008年7月退休。

倪一新

1953年11月出生，中共党员，副主任医师。1972年12月，在解放军一三九师四一六团卫生队服役。1982年兰州军区军医学院临床医学专业毕业。1984年7月在空军兰州医院工作。1994年7月调入医院，曾任ICU副主任、急诊科主任。1999年获常州市科技进步四等奖，发表论文3篇。专长内科常见病、多发病及急危重症患者的诊治。2013年11月退休。

潘　秀

女，1954年2月出生，中共党员，主任医师。1973年参加工作，1980年1月南通医学院医学专业毕业后，在水北中心医院工作。1986年6月调入县妇幼保健所工作。1987年11月调入医院，曾任超声科副主任、主任。2004年、2005年、2006年获市政府嘉奖，2006年被记三等功，2006年获市科技进步奖。发表论文4篇。2009年2月退休。

吴惠华

女，1954年2月出生，中共党员，副主任药师。1971年参加工作，1977年8月江苏新医学院镇江分院药剂专业毕业。曾任药剂科副主任。2003年获常州市药事管理工作先进个人。发表论文 3 篇。2009 年 2 月退休。

王和荣

1954 年 3 月出生，副主任医师。1981 年，镇江医专临床医学专业毕业，曾任口腔科副主任、质控办副主任。发表论文 3 篇，2014 年 3 月退休。

赵建忠

1954 年 7 月出生，副主任医师。1981 年镇江医学专科学校医疗专业大专毕业。曾任放射科副主任。发表论文 4 篇。2014 年 7 月退休。

李振忠

河南开封人，1955 年 6 月出生，中共党员，副主任医师。1982 年 1 月镇江医专医疗专业毕业后，被分配到江苏省常州监狱医院。1994 年 2 月调入医院，曾任医院工会第五届副主席。2001 年被常州市总工会授予“立功者”称号。发表论文 3 篇。专长神经外科、骨科疾病的诊治。2015 年 6 月退休。

任俊南

江苏宜兴人，1956 年 12 月出生，民盟盟员，副主任中医师。2002 年，获南京中医药大学中西医结合专业本科学历。曾任设备科副科长、科长。发表论文 2 篇。2016 年 12 月退休。

张斌俊

1956年12月出生，副主任医师。1981年镇江医学专科学校医疗专业毕业，大专学历。曾任放射科副主任、放射科主任职务。发表论文 3 篇。2016 年 12 月退休。

於丽娅

女，江苏兴化人，1958 年 2 月出生，中共党员，副主任医师。1981 年 7 月毕业于镇江医专临床医学专业，曾任妇产科副主任、主任、综合科党支部书记。1996 获市政府嘉奖。2002 年被评为市十佳医生，2004 年获常州市“三八红旗手标兵”称号，2011 年被评为金坛市名医。2004 年、2011 年分别获市科技进步三等奖。2013 年获常州市卫计局新技术引进一等奖，发表论文 5 篇。专长妇科肿瘤及内分泌疾病的诊治及妇产科危急重症的处理。2013 年 4 月退休。

柳跃强

江苏宜兴人，1958 年 9 月出生，副主任医师。1979 年镇江医学专科学校毕业，曾任内科副主任、心内科主任兼十八病区主任。1996年获市科技进步三等奖。

沈培民

上海人，1959年10月出生，中共党员，副主任医师。1981年4月，新疆伊犁卫校医疗专业大专毕业。2011年1月，获苏州大学临床医疗专业本科学历。曾任口腔科主任。获区政府嘉奖1次，发表论文3篇。

马玉华

女，1961年7月出生，民盟盟员，主任医师。1988年7月，南通医学院临床专业本科毕业，曾任妇产科副主任。1997年、1998年、1999年、2014年分别获市政府嘉奖。2012年系常州市第13届人大代表。发表论文10余篇。擅长妇科肿瘤及妇科内分泌疾病的诊治，熟练掌握妇科良恶性肿瘤的手术、阴式手术及腹腔镜手术。

沃扣洪

1961年9月出生，主任医师。1984年7月，武汉科技大学医学院临床医学大专毕业。2010年1月获苏州大学临床医学专业本科学历。2006年、2008年、2009年分别获市科技进步二等奖、三等奖、一等奖，2014年获常州市新技术引进二等奖1项。发表论文6篇。擅长甲状腺、乳腺（乳腺微创手术）、肝、胆、胰腺、胃肠肿瘤等疾病的手术治疗。

杨义伟

江苏武进人，1961年10月出生，中共党员，副主任技师。1983年8月，镇江高等医学专科学校检验专业大专毕业。曾任检验科主任，医技党支部书记。获区政府嘉奖，发表论文7篇，其中科技核心论文2篇。

钱文杰

1961年11月出生，中共党员，主任医师。1987年7月，徐州医学院临床医学专业本科毕业，曾任儿科副主任。获市（区）政府嘉奖2次，发表论文2篇。擅长小儿先天性心脏病、新生儿疾病、小儿哮喘病、小儿内科疾病的诊治。

李继春

江苏泰兴人，1962年5月出生，中共党员，主任医师。1983年8月，南通医学院医疗系本科毕业。曾任大外科副主任、骨科主任、骨科二病区主任。被评为2000—2002年金坛学科带头人、2002—2004年金坛科技创新功臣。曾获金坛科技进步奖一等奖1次、二等奖2次、三等奖3次。发表论文12篇。出版《骨科临床诊断与手术》（副主编）。擅长骨科常见病、多发病的诊治与手术，对脊柱外科、人工关节、手外科等有丰富的临床经验。

史文华

1962 年 6 月出生，主任医师。1985 年 7 月，徐州医学院医疗专业本科毕业。曾任普外一病区主任、泌尿外科主任，发表论文 8 篇。擅长前列腺增生、前列腺肿瘤、膀胱肿瘤的微创手术及泌尿系结石的腔内碎石治疗。

姜　雁

1962 年 10 月出生，中共党员，副主任医师。1982 年 9 月，镇江医学专科学校医疗专业大专毕业。曾任感染科副主任、主任。2005 年获常州市结核病防治先进个人。发表论文 3 篇。专长传染病的诊治，尤其对慢性乙型活动性肝炎、早期肝硬化抗纤维化的治疗等。

张国柱

1962 年 12 月出生，副主任医师。1985 年 7 月，苏州医学院医疗专业本科毕业。发表论文 4 篇。专长胸外科疾病的诊治及胃癌、食道中下段手术、肺部切除等手术。对外科危重病人抢救和疑难病症的诊治有较强能力。

马建华

1963 年 1 月出生，中共党员，副主任医师。1983 年 7 月，镇江医学专科学校医疗专业毕业，2011 年 1 月，获苏州大学医疗专业本科学历。曾任五官科副主任，1997 年 12 月任五官科主任。2006 年、2007 年分别获市政府嘉奖，1998 年获市科技进步三等奖，发表论文 5 篇。专长五官科疑难病症、急危重症的诊治和抢救，能熟练开展耳、鼻、喉科常规手术、食道镜检查、喉镜下手术、鼻腔内窥镜手术等。

吴国荣

1963 年 1 月出生，主任医师。1988 年 7 月，南京医科大学临床医学专业本科毕业。曾任呼吸内科代理主任。曾获市政府嘉奖 3 次。发表论文 8 篇，SCI 收录 1 篇。擅长呼吸内科疾病、肺间质性疾病、哮喘的诊治。熟练掌握纤维支气管镜的临床诊断和操作技术。

张翠英

女，1963 年 2 月出生，主任医师。1984 年 8 月，徐州医学院医疗专业毕业，曾获市科技进步二等奖，发表论文7篇。擅长儿科常见病、多发病的诊治。2018年2月退休。

于迎根

1963年2月出生，副主任医师。1989年7月，镇江医学院临床医学专业本科毕业。2014年获市卫生系统先进个人。2015年获区政府嘉奖。发表论文6篇。专长心电诊断技术。

戴小平

1963年3月出生，副主任医师。1987年7月，镇江医学院医疗专业本科毕业。曾任大内科副主任，呼吸内科主任。曾获市（区）政府嘉奖4次、金坛市科技成果奖2项，发表论文9篇，其中核心期刊2篇。专长内科、呼吸内科常见病、危重疑难病的诊治。在慢性阻塞性肺病、支气管哮喘、肺部肿瘤的诊治及胸腔积液穿刺方面临床经验丰富。

刘　彦

1963年7月出生，民盟盟员，副主任医师。1982年9月镇江医学专科学校医疗专业大专毕业。曾任脑外科、胸外科综合病区主任、神经外科主任兼病区主任、大外科主任。系常州市医学会神经外科专业委员会委员，常州市医师协会神经外科分会第二届委员会委员，金坛医学会外科学组组长。2012年获市政府嘉奖。发表论文5篇。专长颅脑外伤，脑出血及脑肿瘤的诊治与手术。

潘凤珍

女，1963年10月出生，副主任药师。1986年7月，苏州医学院附一院卫生学校药剂专业毕业。2008年1月获中国药科大学药学本科学历。曾获市（区）政府嘉奖2次，发表论文9篇。

林　啸

上海人，1963年10月出生，民盟盟员，副主任医师。1983年镇江医学专科学校临床医学专业毕业，2009年获江苏大学医学院本科学历，学士学位。曾任胸外科副主任、代理主任。发表论文2篇。专长普胸外科常见疾病的诊治，熟练掌握胸腔镜肺叶切除术、胸腹腔镜联合食管癌根治术。

汤定荣

1964年2月出生，主任医师。1988年7月，南通医学院临床医学专业本科毕业。

曾获市（区）政府嘉奖3次。获金坛科技进步奖1次，发表论文9篇。擅长椎管内麻醉、全身麻醉、神经阻滞麻醉等。

周国平

1964年7月出生，民盟盟员，主任医师。1989年7月，苏州医学院医疗系本科毕业。2000年6月北京大学医学部儿科学专业研究生毕业，获硕士学位。2001年1月任儿科副主任，2003年10月任儿科主任。获市政府嘉奖、被记三等功。获金坛科技成果奖2项，发表论文12篇。擅长儿科神经系统疾病、呼吸系统疾病、新生儿疾病的诊治，及儿科危重病人的诊断抢救。

张小平

1964年8月出生，民盟盟员，主任医师。1988年7月，南京医学院临床医学系毕业。曾任消化内科病区主任，2006年2月任大内科主任。2017年12月兼任消化内科主任、二十病区主任。曾获区政府嘉奖3次，被记三等功2次，获“金沙名医”称号。获金坛市（区）科技进步奖3项，发表论文10余篇。擅长消化性溃疡、急性重症胰腺炎的诊断和治疗。熟练开展内镜下急诊止血、消化道黏膜切除（EMR）和消化道黏膜剥除（ESD）术。

史志保

1964年12月出生，中共党员，主任医师。1989年7月，镇江医学院临床医学专业本科毕业。曾任内科主任助理、内科副主任、内科党支部书记。发表论文5篇。擅长脑血管疾病、慢性头痛、帕金森病等疾病的诊治。

龚小俊

1965年3月出生，中共党员，副主任医师。1986年8月，镇江医学院临床医学专业大专毕业。2003年，获江苏大学临床医学专业本科学历。发表论文6篇。专长皮肤病和性病的诊治。

赵小罗

1965年3月出生，中共党员，主任医师。1963年6月，江苏职工医科大学临床医学专科毕业；2001年6月获江苏大学临床医学专业本科学历；2002年被评为市卫生系统先进工作者，2005年获市政府嘉奖。发表论文8篇。擅长急慢性肾炎、急慢性肾功能不全、血液净化的诊治。

衡卫军

1965年7月出生，中共党员，主任医师。1989年7月，南京医学院临床医学专业本科毕业，曾任内分泌科主任，2013年8月任营养科主任。曾获金坛“白求恩式白衣战士”称号2次，获区政府嘉奖1次。获金坛科技成果二等奖1次、常州市科技进步四等奖1次。SCI收录论文2篇，核心论文3篇。擅长糖尿病、甲状腺等疾病的诊治。

虞永杰

1965年9月出生，主任医师。1990年7月，镇江医学院临床医学专业本科毕业。曾获市政府嘉奖1次，记三等功1次。发表论文10篇，擅长儿科常见病、多发病及儿科危重病症、疑难病症诊治，对小儿血液系统、新生儿内科有丰富的临床经验。

丁年东

溧阳人，1965年12月出生，主任医师。1990年7月毕业于南京铁道医学院临床医疗专业，发表论文7篇，其中核心期刊论文1篇。擅长神经内科常见病、少见病的诊治。

张德海

江苏徐州人，1966年4月出生，中共党员，副主任医师。1990年7月，第二军医大学毕业。1999年7月获第四军医大学博士学位。系2016年6月医院引进的高层次人才，2017年12月任胸外科主任。1990年获军队三等功1次，曾获徐州市科技进步二等奖、三等奖，发表论文10余篇。专长肺癌、食管癌、贲门癌、纵隔肿瘤及严重胸部外伤的急救手术，对微创胸腔镜下食管癌根治术、肺癌根治术等有丰富临床经验。

程国林

1966年6月出生，主任医师。1990年8月，徐州医学院临床医学专业本科毕业，曾任骨一科病区主任、骨二科病区主任和骨科副主任，获市（区）政府嘉奖4次，2016年被常州市金坛区政府记三等功1次，曾获区科技进步奖2项。发表核心期刊论文6篇。擅长髋膝关节置换、运动医学及创伤骨科的微创治疗。

彭俊华

湖南祁东人，1966年6月出生，中共党员，主任医师。1990年7月重庆第三军医大学军事预防医学专业本科毕业。1998年12月重庆第三军医大学军卫生学与劳动卫生学专业研究生毕业，获硕士学位。2005年7月重庆第三军医大学营养与食品卫生学专业研究生毕业，获博士学位。系2018年3月医院引进的高层次人才，2018年12月任医院检验科副主任。曾获中国人民解放军军队科学技术进步三等奖 1 次，甘肃省医学科技进步二等奖 1 次，发表论文 50 多篇。擅长实验室质量控制、医学分子生物学技术、医学统计学的应用。

张志强

江苏武进人，1966 年 9 月出生，中共党员，主任医师。1991 年第二军医大学医疗系毕业。系 2017 年 1 月医院引进的高层次人才，2017 年 12 月任神经病学科副主任。曾获军队三等功 1 次，甘肃省科技进步二等奖 2 项，全军科技进步奖三等奖。发表论文 10 余篇。长期在省级三级甲等医院从事神经内科工作，擅长神经内科疑难病、少见病诊治，对缺血性脑血管病人介入工作、睡眠障碍病人的治疗有丰富临床经验。

陈荣芳

女，1966 年 9 月出生，主任医师。1992 年苏州医学院放射医学系本科毕业到医院，2015 年 6 月，获江苏大学外科学硕士学位。曾任妇产科副主任兼产科主任。系常州医学会围产医学专业委员会委员。2006 年、2016 年分别获市（区）政府嘉奖。获金坛区科学技术进步二等奖。出版《妇产科疾病的检验诊断与临床》（副主编）。发表论文 10 篇。擅长产科危急重症的处理、妇科内分泌疾病、不孕不育症的诊治和妇科良恶性肿瘤的常规手术。

石永康

1966 年 12 月出生，主任医师。1990 年 7 月，南京医学院常州临床医学专业毕业。2010 年 7 月获苏州大学临床医学专业本科学历，2009 年 10 月任肿瘤科化疗病区主任，2014 年 7 月任肿瘤科主任。2011 年、2012 年、2013 年、2016 年、2017 年分别获市（区）政府嘉奖，其中 2013 年被记三等功。发表论文 8 篇。擅长实体肿瘤综合治疗。

杨采琴

女，1967 年 2 月出生，副主任医师。1991 年 7 月，镇江医学院临床医疗专科毕业，2003 年获江苏大学临床医学专业本科学历。2017 年获区政府嘉奖，2014 年获市科学技术进步二等奖，发表论文 7 篇。专长妇科腔镜手术及阴式子宫切除手术及高危产科诊疗处理。

董　洋

盐城阜宁人，1967 年 9 月出生，副主任技师。1992 年 7 月，镇江医学院医学检验系毕业后到常州市红十字医院工作。1996 年调入医院工作。曾任中心实验室副主任，发表论文 2 篇。2014 年 11 月辞职。

葛锁华

1967 年 11 月出生，副主任技师。1988 年 8 月，镇江医学院医学检验专业大专毕业。2012 年 7 月，获上海交通大学医学检验技术专业本科学历。曾任检验科副主任，2016 年 12 月任检验科主任。曾获市政府嘉奖 1 次，获金坛科技进步一等奖，发表论文 6 篇，其中科技核心论文 2 篇。专长微生物、免疫学技术、质量控制等。

王文辉

1967 年 12 月出生，主任医师。1992 年 7 月，南京医科大学儿科专业本科毕业。曾获市政府嘉奖。发表论文 5 篇。擅长新生儿疾病、儿科常见病、多发病的治疗。

焦夕琴

女，1967 年 12 月出生，中共党员，副主任技师。1992 年 7 月，镇江医学院检验专业本科毕业，曾任检验科副主任。曾获区政府嘉奖 1 次。发表论文 6 篇，其中科技核心论文 1 篇。专长病毒的分子生物学检测。

梁国华

江西萍乡人，1967 年 12 月出生，中共党员，主任医师。1992 年 7 月，苏州医学院放射医学专业本科毕业。2004 年 3 月任肿瘤科副主任，2009 年 5 月任肿瘤科放疗病区主任。曾获金坛科技进步二等奖，在省级以上医学杂志发表论文 16 篇。擅长肿瘤放疗、化疗。

李　君

女，1968 年 1 月出生，主任医师。1991 年 7 月，镇江医学院临床医学专业本科毕业。曾获市（区）政府嘉奖 2 次。发表论文 8 篇，其中核心期刊论文 4 篇。擅长糖尿病、甲状腺等疾病的诊治。

姜文明

1968 年 2 月出生，副主任医师。1994 年 7 月，南通医学院临床医学专业本科毕业。发表论文 9 篇，其中核心期刊 1 篇。专长呼吸内科常见病、多发病、支气管哮喘、肺气肿、胸腔积液、肺部肿瘤的诊治。在支气管镜的操作、肺功能检查等方面有较丰富的临床经验。

赵银必

湖南邵东人，1968年3月出生，中共党员，主任医师。1992年7月，苏州医学院临床医学专业毕业，曾任外科主任助理、外科副主任、骨科病区主任、医务科副科长。2018年时任外科支部书记。曾获市政府嘉奖1次，获金坛科技进步奖4项，发表论文10余篇。擅长骨关节置换和创伤骨科的疾病诊疗。

倪息兰

女，1968年7月出生，主任医师。1992年7月，南京医学院临床医学专业大专毕业，2004年7月，获扬州大学临床医学专业本科学历。2011年、2014年分别获市政府嘉奖。发表论文7篇。擅长产科危急重症的处理、妇科疾病的微创治疗。对妇科内分泌、不孕不育等疑难杂症有一定的诊治经验。

江树明

江西乐安人，1968年7月出生，副主任医师。1992年7月于苏州医学院医疗专业本科毕业。发表论文3篇。

任美芳

女，1968年8月出生，副主任医师。1992年7月，南通医学院临床医学专业本科毕业。曾任科教科副科长兼质控室副主任，2011年12月任科教科科长。2016年获区政府嘉奖。发表论文5篇。

徐腊生

湖南衡阳人，1968年9月出生，副主任医师。1992年7月毕业于苏州大学医学院临床医疗专业，获市（区）政府嘉奖2次。发表论文6篇。专长冠心病、心衰的治疗。

林 斌

江西乐安人，1968年10月出生，中共党员，主任医师。1992年7月，苏州医学院临床医学专业本科毕业。曾任感染科副主任，2017年12月任感染科主任。2006年获常州市结核病防治先进个人。发表论文5篇，其中SCI收录1篇。擅长急慢性肝炎、肝硬化、药物性肝炎、脂肪肝、难治性肺结核、腹泻、不明原因发热、黄疸原因待查等诊治。

杨黎明

甘肃武威人，1968年10月出生，中共党员，副主任医师。1992年7月，苏州医学院临床医学专业本科毕业，获区政府嘉奖2次。在核心医学杂志上发表论文3篇。从事心内科工作，专长冠状动脉介入治疗。

林菊芳

女，1968年11月出生，主任医师。1990年扬州医学院妇产专业大专毕业，2003年获江苏大学临床医学本科学历。2006年、2015年、2016年获市（区）政府嘉奖，2017年被记三等功。发表论文5篇。擅长妇科腔镜手术，复杂剖宫产手术。

段建春

1968年12月出生，民盟盟员，副主任医师。1992年7月，南京医学院临床医学专业本科毕业。曾任普外二病区主任。2016年4月任普外一病区主任。2003年获常州市优秀青年医师，曾获金坛科技进步二等奖、三等奖各1次，发表论文5篇。专长普外科常见疾病的诊治和消化道肿瘤、甲状腺等疾病的手术。

戴国芳

女，1968年12月出生，副主任医师。1992年7月，徐州医学院临床医学专业本科毕业，2012年获市政府嘉奖，2016年获常州市妇联“身边最美女性”称号，2017年被聘为常州市医学会医疗事故技术鉴定和医疗损害鉴定专家库成员。2008年、2013年、2016年分别获金坛市（区）科技进步奖二等奖1次、三等奖1次、一等奖1次。发表论文2篇。专长甲乳、胃肠疾病的诊治。

陈文云

女，1969年1月出生，主任医师。1991年7月，扬州医学院妇产专业大专毕业。2004年7月，获扬州大学临床医学本科学历。2010年、2014年分别获市政府嘉奖。2014年获市科技进步二等奖，发表论文10余篇。擅长妇科和产科危急重症的处理、妇科腹腔镜、宫腔镜等微创手术。

曹国平

1969年2月出生，中共党员，麻醉学主任医师、疼痛学主任医师。1992年7月，南京医学院常州临床医学专业大专毕业后到医院工作。2006年2月任麻醉科副主任，2012年7月兼疼痛科副主任。系江苏省疼痛专业委员会委员。发表核心期刊论文15篇，其中中华级论文1篇。擅长颈肩腰腿痛、三叉神经痛、关节痛、癌痛等慢性疼痛诊疗和临床麻醉工作。

石晓云

1969年5月出生，主任医师。1991年7月，南京医学院常州临床医学专业大专毕业。2003年7月获东南大学临床医学专业本科学历，获区政府嘉奖1次，发表论文7篇。擅长耳鼻喉、头颈外科多发病及疑难病的诊治。

任　勇

河南汝州人，1969年5月出生，副主任医师。1992年，苏州医学院临床医学专业本科毕业。曾任心内科副主任、主任兼十七病区主任。发表论文12篇，其中核心期刊2篇。

陈云生

1969年8月出生，副主任中医师。1991年7月常州卫校金坛班中医专业毕业。2012年7月，南京中医药大学中医学本科毕业。曾任肛肠科副主任、中医科主任，2009年10月任肛肠科主任，2016年11月任中医肛肠科主任。2005年获市政府嘉奖一次，2013年获市科技进步二等奖。发表论文5篇。专长治疗肛周疾病，对肛周脓肿、复杂性肛瘘、炎症性肠病等疾病诊治。

胡建平

淮安人，1969年10出生，副主任医师。1992年6月，毕业于镇江医学院临床医疗专业，2011年8月，获南京医科大学口腔系研究生硕士学位，1992年8月至2014年11月在医院口腔科工作。发表论文3篇。2014年11月辞职。

张　玲

女，1969年12月出生，副主任医师。1993年7月，南京医学院临床医学大专毕业。2004年7月获南京医科大学临床医学专业本科学历。2009年10月任病理科副主任。2017年获区政府嘉奖，发表论文3篇。

袁永翀

1970年1月出生，副主任医师。1992年7月，毕业于扬州医学院临床医学专业。曾获金坛科技进步奖2项，发表论文6篇。专长胰腺病、消化道肿瘤的诊治。

翟金荣

1970年1月出生，副主任医师。1993年7月，南京医学院临床医学专业大专毕业。2004年7月，获江苏大学临床医学专业本科学历。2014年、2017年分别获市（区）政府嘉奖，在省级以上医学杂志发表论文5篇。专长肛周疾病的治疗，对肛周脓肿、复杂性肛瘘、炎症性肠病等具有丰富经验。

韩锁凤

女，1970年2月出生，副主任医师。1992年7月，南京医学院临床医学专业大专毕业。2010年1月，获苏州大学临床医学专业本科学历。获金坛科学技术进步奖1次，发表论文5篇。

邓英琴

女，1970年3月出生，副主任医师。1992年7月，镇江医学院医疗专业大专毕业。2003年7月，获江苏大学医疗专业本科学历。曾任儿科副主任，2019年1月任儿科主任。获市（区）政府嘉奖2次。发表论文5篇。专长小儿内科疾病的诊治。

李梅琴

女，1970年4月出生，副主任中医师。1991年7月，常州卫校金坛班中医专业毕业。2011年1月获南京中医药大学中医本科学历。发表论文5篇。专长治疗肛周疾病，对肛周脓肿、复杂性肛瘘、炎症性肠病等具有丰富的临床经验。

李湘荣

女，1970年5月出生，副主任医师。1994年7月，苏州医学院临床医学专业本科毕业。获市（区）政府嘉奖2次。发表论文3篇。专长内科、呼吸内科疾病的诊治，尤其在慢性阻塞性肺部疾病、支气管哮喘、胸腔积液穿刺等方面有较丰富的临床经验。

赖天慧

女，四川荣县人，1970年6月出生，民盟盟员，副主任医师。1992年7月，苏州医学院放射医学专业本科毕业，学士学位。2012年11月任放射科副主任。曾获市政府嘉奖1次，发表论文5篇。专长CT、MR诊断等。

王卫芳

女，1970年7月出生，副主任医师。1989年7月，苏州卫校口腔专业毕业。2003年7月，徐州医学院医疗专业本科毕业。2016年11月任口腔科代理副主任。曾获市政府嘉奖。发表论文7篇。

虞卫新

1970年9月出生，民盟盟员，主任医师。1993年7月，扬州医学院临床医学系专业本科毕业，曾任普外科、小儿外科病区主任，普外科二病区主任。2019 年 1 月任大外科主任、兼普外科主任和普外科二病区主任。曾获金坛市首届大美医生、区政府三等功、常州市卫计局新技术引进二等奖。发表论文 10 余篇。擅长普外科疾病的诊治与手术，在腹腔镜微创手术方面积累丰富的临床经验。

曹征然

女，1970 年 11 月出生，副主任医师。1990 年金坛卫校临床医学专业中专毕业。2010 年苏州大学临床医学专业本科毕业。2012 年、2016 年分别获市（区）政府嘉奖，2014 年获市科学技术进步二等奖。发表论文 9 篇。专长妇产科危急重症的处理、妇科腹腔镜、宫腔镜等手术。

王国芳

女，1971 年 12 月出生，副主任技师。1991 年 7 月，镇江卫校检验专业毕业。2012 年 7 月，获上海交通大学医学检验专业本科学历。曾获市（区）政府嘉奖 2 次。发表论文 6 篇。专长免疫学肿瘤、内分泌功能检测。

沈国琴

女，1970 年 11 月出生，主任药师。1988 年 7 月，启东卫生学校药剂专业毕业，2007 年获中国药科大学药学专业本科学历。曾获市（区）政府嘉奖 4 次、记三等功 2 次。发表论文 6 篇。

周小兵

1970 年 12 月出生，中共党员，副主任医师。1994 年 7 月，苏州大学医学院临床医学专业本科毕业。2010 年 6 月江苏大学外科学普外专业研究生毕业，获硕士学位。发表论文 5 篇。专长血管外科及腹腔镜微创手术。

吴建华

1971 年 1 月出生，主任医师。1993 年 7 月，江苏大学临床医学专业本科毕业。曾获区政府嘉奖，发表论文 6 篇。擅长肿瘤同步放化疗。

曾艳华

女，江西赣州人，1971 年 1 月出生，主任医师。1994 年 6 月，江西医学院临床医学专业本科毕业。2015 年获江苏大学外科学硕士。曾获市政府嘉奖 2 次，发表论文 12 篇。擅长妇科肿瘤及妇科内分泌疾病的诊治，熟练掌握全子宫切除、广泛全子宫切除 +

盆腔淋巴结清扫等妇科常规手术及微创手术。

朱爱平

1971 年 2 月出生，民盟盟员，主任医师。1997 年 7 月，苏州医学院临床医学专业本科毕业。2004 年获苏州大学临床医学骨科学硕士学位。2016 年 11 月任骨一科主任。曾被评为区民盟先进盟员，获区政府嘉奖 3 次，区科技进步二等奖、常州市自然科学优秀科技论文三等奖，金坛区金沙英才奖。发表论文 15 篇，其中 SCI 收录 1 篇、中文核心期刊 3 篇。擅长关节（包括人工关节、关节镜）腰、颈椎、疾病的诊治及四肢骨折、创伤的治疗。

唐国建

江苏丹阳人，1971 年 4 月出生，主任技师。1994 年 7 月，镇江医学院医学检验系毕业。2009 年获江苏大学临床检验诊断学硕士学位。曾任检验科副主任、主任。2011 年为江苏省“333 高层次人才培养工程”培养对象，2013 年 12 月被江苏大学聘任为临床教学兼职副教授。2014 年列为优秀专业技术骨干。曾获市科技进步二等奖，发表论文 18 篇，其中核心期刊 8 篇。

唐　伟

1971 年 5 月出生，主任医师。1995 年 7 月，毕业于镇江医学院临床医学专业。常州市肾脏病专业委员会委员，曾任血液透析科副主任。2012 年 11 月任肾内科主任兼综合病区主任，2016 年 11 月兼任血液透析科主任。发表论文 8 篇。擅长急慢性肾炎、急慢性肾功能不全疾病诊治，血液净化治疗等。

邓国忠

1971 年 5 月出生，民盟盟员，主任医师。1995 年 7 月，南京医学院临床医学专业本科毕业，获医院新技术拓展奖 1 次，市（区）政府嘉奖 2 次。发表论文 2 篇，2018 年参编《实用临床内科荟萃》专著 1 部。擅长各型糖尿病及其并发症的诊治，甲状腺疾病及良恶性结节的诊断。

沈粉华

女，1971 年 8 月出生，主任医师。1995 年 7 月，扬州大学医学院妇产科专业本科毕业。2011 年、2015 年分别获市（区）政府嘉奖。2014 年获市科技进步二等奖，发表论文 7 篇。擅长妇科内分泌治疗、妇科微创手术及高危产科的诊治。

彭颖秀

女，1971 年 9 月出生，副主任医师。1990 年 7 月，金坛卫生进修学校临床医学专业毕业。2011 年 1 月获苏州大学临床医学专业本科学历。曾任心电图科室主任。获区政府嘉奖，发表论文 4 篇。专长疑难复杂心电图、动态心电图分析诊断。

刘素琴

女，1971 年 11 月出生，中共党员，主任药师。1994 年 7 月毕业于中国药科大学。曾任采供办副主任，2006 年 2 月任药剂科副主任，2017 年 12 月任采供办主任。2015 年获省优秀药师。曾获金坛科技进步一等奖 1 次、三等奖 2 次。发表论文 11 篇。

李小兰

女，1971 年 11 月出生，主任医师。1996 年 7 月南京医科大学临床医学专业本科毕业。系常州市风湿病学专业委员会委员。曾获市（区）政府嘉奖 4 次、记三等功 1 次。发表论文 10 余篇，其中核心期刊论文 3 篇。擅长类风湿性关节炎、系统性红斑狼疮、干燥综合征、痛风性关节炎、强直性脊柱炎、骨关节炎等结缔组织病的诊治。

蒋忠毅

江苏溧阳人，1971 年 11 月出生，副主任医师。1995 年 7 月，镇江医学院影像专业大专毕业，2004 年 7 月获江苏大学临床医学本科学历。2016 年 12 月任放射科副主任、2017 年 3 月兼任介入科主任。曾获区政府嘉奖 2 次，记三等功 1 次。发表论文 5 篇。专长影像诊断及介入治疗。

何 劲

1972 年 2 月出生，中共党员，主任医师。1996 年 7 月，南京医科大学临床医学专业本科毕业。曾任骨科三病区主任、骨科二病区主任，2017 年 12 月任骨科主任。为中国老年医学会骨质疏松分会江苏省委员，常州医学会骨科分会委员，常州市医学会医疗事故技术鉴定和医疗损害鉴定专家库成员，金坛区骨科“学科带头人”。2013 年获评常州市扶残助残先进个人。2016 年获“金沙英才”奖，2017 年获“金沙名医”称号。获金坛科技进步奖 3 次。发表论文 20 余篇。其中，SCI 收录论文 4 篇，中文核心期刊发表论文 3 篇。擅长诊治骨科危重疑难病症及脊柱微创手术和显微镜手术。

陈 军

1972 年 3 月出生，副主任医师。1995 年 7 月，南京医学院常州临床医学专业毕业，大专。2004年，获南京医科大学临床医学专业本科学历。获区政府嘉奖2次，发表论文6篇。专长皮肤病和性病的诊治。

仲雪琴

女，1972年3月出生，副主任医师。1996年7月，镇江医学院临床医学专业大专毕业。2009年获苏州大学临床医学专业本科学历。2016年、2017年分别获区政府嘉奖，2018年被记三等功。发表论文4篇。专长妇科微创手术、高危产科处理。

朱小云

1972年5月出生，中共党员，主任医师。1993年7月，南京医学院常州临床医学班专科毕业。2004年7月，获江苏大学临床医学专业本科学历。曾任放射科副主任，2012年11月任放射科主任，2018年时任医技党支部书记。2016年、2018年分别获区政府嘉奖，发表论文7篇。擅长胸腹部CT和MR影像诊断。

王建强

江西安福人，1972年6月出生，民盟盟员，副主任医师。1996年7月，江西医学院临床医学专业本科毕业。曾任医院重症医学科副主任、五病区主任、呼吸内科主任。2015年9月任金坛二院副院长。2006年被列为常州市青蓝工程培养对象。2016年被评为常州市高层次卫生拔尖人才。2017年12月成为江苏大学硕士生导师。2011年获常州市科技进步三等奖，2014年获常州市科技进步二等奖。发表论文11篇。

潘爱明

1972年8月出生，中共党员，副主任医师。1993年7月，南京医学院临床医学专业大专毕业。2011年7月获苏州大学临床医学专业本科学历。2011年11月任超声科副主任。曾获市（区）政府嘉奖3次、记三等功1次。发表论文2篇。

黄贵平

1972年10月出生，中共党员，主任中药师。1995年7月，南京中医药大学中药学专业本科毕业。曾任药剂科副主任，2002年7月任药剂科主任。2012年、2017年分别获市（区）政府嘉奖，2013年获市科技进步二等奖1次。发表论文8篇。

汤　琴

女，1972年10月出生，中共党员，副主任医师。1995年7月，镇江医学院临床医学专业毕业。2015年6月获江苏大学医学院内科学专业硕士学位。系常州市医学会血液学分会委员。2017 年获常州市“红十字会系统优秀会员”称号。发表论文 2 篇。专长贫血、血细胞减少、血液肿瘤、出血性疾病的诊治。

黄海霞

女，1973 年 7 月出生，民盟盟员，副主任医师。1993 年，南京医学院临床医学大专毕业。2004 年，获南京医科大学临床医学专业本科学历。曾任皮肤科副主任，2016 年 12 月任皮肤科主任。曾获常州市医学会先进个人，常州市民盟盟务工作积极分子。2012 年获市科技进步三等奖，发表论文 7 篇。专长皮肤科常见病、多发病尤其是扁平疣、慢性荨麻疹、性病等疾病的诊治。

张　斌

1973 年 7 月出生，中共党员，主任医师。1998 年 7 月，镇江医学院临床医学专业本科毕业。2012 年 11 月任脑外科病区主任。2015 年、2018 年分别获区政府嘉奖。在核心期刊发表论文 12 篇。擅长重型患者救治，颅脑损伤、高血压脑出血、颅内动脉瘤患者的手术抢救。

贺燕美

女，1973 年 8 月出生，副主任医师。1996 年 7 月，镇江医学院医学影像学专业大专毕业。2011 年 1 月，获南京医科大学影像专业本科学历。曾获区政府嘉奖 1 次，发表论文 3 篇。

林　伟

1973 年 8 月出生，副主任医师。1998 年 7 月，镇江医学院临床医学专业本科毕业。曾任神经内科主任，2013 年 8 月任康复医学科副主任，2016 年 11 月任大内科副主任。2014 年、2015 年分别获市（区）政府嘉奖。2012 年获市科技进步二等奖，发表论文 5 篇，其中 SCI 收录 1 篇。专长脑血管病、眩晕病、帕金森病、脑炎及神经系统变性疾病等的诊治及介入治疗。

王自珍

女，甘肃会宁人，1974 年 2 月出生，副主任医师。1998 年 7 月，苏州医学院临床医学专业本科毕业。曾获市政府嘉奖 2 次。发表论文 5 篇。专长儿科常见病、多发病诊治。

万　航

1974 年 3 月出生，中共党员，主任医师。1997 年 6 月，南京医科大学口腔专业本科毕业。曾获常州市科技进步三等奖，区科技进步一等奖、二等奖各1次，发表论文10余篇。专长普外科常见疾病的诊治，在腹腔镜微创手术方面积累丰富的经验。

陈伟军

1974年6月出生，副主任医师。1998年7月，南京铁道医学院临床医学专业本科毕业。2011年6月，获南京大学临床医学硕士学位。获区政府嘉奖2次，发表论文10余篇。专长泌尿系统结石、前列腺增生的腔内手术及泌尿系统肿瘤的微创手术治疗。

凌志琴

江苏昆山人，1974年8月出生，中共党员，副主任中医师。1997年6月，扬州医学院中西医结合专业本科毕业。2011年、2017年分别获市（区）政府嘉奖，发表论文7篇。专长宫颈癌、乳腺癌等肿瘤治疗及中西医结合治疗。

蒋海燕

女，湖南衡阳人，1974年9月出生，副主任技师。1992年7月，湖南郴州卫校检验专业毕业。2012年7月获江苏大学医学检验专业本科学历。曾获市政府嘉奖1次，发表论文7篇，其中科技核心论文2篇。专长微生物的分离培养、鉴定及耐药分析。

王朝华

女，1974年9月出生，副主任中医师。1998年6月，扬州大学中西医结合专业本科毕业。曾获市政府嘉奖2次。发表论文4篇。专长急慢性肝炎、肺结核、发热待查、肝损待查和重症感染性疾病的诊治。

蔡云芳

女，1974年10月出生，副主任中药师。1994年7月毕业于江苏省中药学校，2007年6月取得南京中医药大学本科学历。获市政府嘉奖2次，发表论文2篇。

芮　星

1974年10月出生，中共党员，副主任技师。1996年7月，镇江医学院医学检验专业大专毕业。2012年1月获上海交通大学医学检验专业本科学历。2016年12月任检验科、输血科副主任。曾获市政府嘉奖，发表论文6篇，其中科技核心论文1篇。专长生化技术与质量控制、输血管理等。

周美兰

女，1974年12月出生，副主任医师。1997年7月，无锡市江南学院医疗麻醉专业大专毕业。2009 年 1 月获苏州大学临床医学专业本科学历。获市政府嘉奖 1 次，发表论文 6 篇。专长常见手术病人的麻醉。

于文敏

女，1975 年 1 月出生，主任医师。1997 年 7 月，镇江医学院临床医学专业本科毕业。2014 年 12 月，获江苏大学内科学专业硕士学位。曾任十八病区（心内科）主任，2016 年 11 月任心内科副主任，2017 年 12 月任质控科副科长。曾获金坛科技进步奖 1 项，发表论文 10 余篇。

汤　立

1975 年 4 月出生，中共党员，副主任医师。1999 年 7 月，南京铁道医学院临床医学专业本科毕业。2010 年被市政府嘉奖，获金坛科技进步奖，发表论文 6 篇。专长人工关节置换，肩膝踝关节镜微创治疗，复杂四肢创伤及运动损伤诊治。

卫小兵

安徽当涂人，1975 年 8 月出生，副主任医师。1997 年 7 月，皖南医学院临床医学专业大专毕业，2009 年 7 月苏州大学医学院心血管病学专业研究生毕业，获硕士学位。曾获区政府嘉奖，获区科技进步三等奖。发表论文 5 篇。专长心血管介入治疗。

梁　悦

女，1975 年 9 月出生，中共党员，副主任药师。1993 年 6 月，苏州医学院附属第一医院卫生学校药剂士专业毕业。2003 年 6 月获中国药科大学药学专业本科学历。2010 年被常州市总工会评为学习型职工。2013 年获市政府嘉奖。发表论文 3 篇。

王志梅

女，江西遂川人，1975 年 10 月出生，副主任医师。1998 年 7 月，江西医学院医学影像专业本科毕业。曾获市政府嘉奖 2 次。发表论文 4 篇。

潘红芳

女，1975 年 11 月出生，中共党员，副主任医师。2000 年 7 月，南通医学院临床医学专业本科毕业。获市（区）政府嘉奖 3 次。发表论文 4 篇。专长消化科常见病、急危重病的诊治、超声内镜检查、内镜下胃息肉、肠息肉切除术。

郜文静

女，1975 年 11 月，副主任技师。1997 年 7 月，镇江医学院临床检验专业大专毕业，

2011 年 1 月获南京医科大学临床检验专业本科学历。曾获市（区）政府嘉奖 2 次、发表论文 6 篇。专长临床检验和免疫学检测技术。

吴　军

1975 年 12 月出生，副主任技师。1997 年 7 月，镇江医学院检验专业大专毕业。2012 年 7 月获江苏大学医学检验专业本科学历，曾获市政府嘉奖 1 次，发表论文 5 篇。专长免疫学检测技术。

王　荣

湖北荆州人，1976 年 1 月出生，中共党员，副主任医师。1996 年 7 月，湖北卫生职工学校临床医学大专毕业。2008 年获华中科技大学外科学专业硕士学位，2012 年获华中科技大学外科学专业博士学位。2015 年 3 月起历任大外科副主任、泌尿外科科主任。2015 年盐城卫生职业技术学院兼职副教授。2018 年 1 月江苏大学硕士生导师。金坛区第十届政协委员。主持、参与国家、省市级课题 7 项，发表中文核心期刊论文 16 篇，SCI 收录论文 1 篇。专长泌尿外科腔内和腹腔镜技术，在金坛率先开展腹腔镜下泌尿系肿瘤根治，经皮肾镜及前列腺增生治疗方式。

郭玉华

女，1976 年 3 月出生，中共党员，副主任医师。1999 年 7 月，镇江医学院临床医学专业本科毕业。2011 年、2013 年分别获金坛市政府嘉奖和区科技进步二等奖。发表论文 6 篇，其中核心期刊发表论文 2 篇。专长乳癌、肺癌等实体瘤的化疗、靶向治疗等。

刘　俊

1976 年 7 月出生，副主任医师。2000 年 7 月，镇江医学院临床医学专业本科毕业。是常州市骨科青年委员会委员，中国医药创伤青年委员会委员，国际 AO 会员。曾获市（区）政府嘉奖 3 次，获金坛科技进步一等奖 1 次、二等奖 2 次。发表论文 10 篇。专长关节置换、骨创伤诊治等。

蒋和平

1976 年 9 月出生，中共党员，副主任医师。2000 年 7 月，江苏大学临床医学本科毕业。曾任急诊科副主任，2016 年 2 月任呼吸内科主任。发表论文 5 篇，其中核心期刊 1 篇、SCI 收录 1 篇。专长呼吸内科常见病、多发病的诊治和支气管镜的操作、肺功能检查、肺穿刺等。

朱宇承

女，江苏徐州人，1976年11月出生，中共党员，副主任医师。1998年7月，镇江医学院临床医学专业毕业。曾任五官科副主任，2012年10月任门诊党支部书记，2013年8月任眼科主任。曾获市政府嘉奖3次，发表论文6篇。专长眼科疾病的诊治。熟练开展眼科常规手术及检查，特别是白内障、青光眼显微手术。

郎建飞

1977年1月出生，副主任医师。1995年7月，江西医学院儿科专业本科毕业。发表论文3篇。擅长小儿内科疾病及新生儿疾病的诊治。

于雪冰

1977年1月出生，副主任医师。2000年7月南通医学院临床医学专业本科毕业。2017年12月任内分泌科副主任兼四病区主任。曾获区政府嘉奖2次。发表论文1篇，SCI收录1篇。专长糖尿病及其并发症、甲状腺疾病、骨质疏松等疑难疾病的诊治。

袁　霞

女，1977年3月出生，副主任医师。2001年7月，镇江医学院临床医学专业本科毕业。2014年7月任妇产科副主任，2017年12月兼任产科病区主任。2007年、2008年分别获市政府嘉奖，2017年、2018年分别被评为区妇幼工作先进个人。发表论文4篇。专长产科危急重症的处理、妇科腹腔镜手术。

夷赛平

女，1977年4月出生，中共党员，副主任药师。1995年7月，苏州医学院附属第一医院卫校毕业。2009年1月，获中国药科大学学士学位。发表论文3篇。

袁　冬

1977年7月出生，中共党员，副主任医师。2001年7月，南京医科大学临床医学专业本科毕业。曾任重症医学科副主任兼病区主任，2016年12月任重症医学科主任兼急诊科主任。曾获市政府嘉奖2次，记三等功3次。曾获常州市科技进步二等奖1次、金坛科技进步一等奖、二等奖各2次、三等奖1次。发表论文3篇。专长为重症感染、严重创伤、多器官功能不全、机械通气治疗。

周林艳

女，四川蓬溪人，1977年8月出生，副主任医师。2001年7月，重庆医科大学临床（儿科学）专业本科毕业，2005 年 7 月获重庆医科大学病理生理学专业硕士学位，2018 年 4 月医院引进的高层次人才，2018 年 12 月任病理科副主任。发表论文 8 篇。

杨鹏飞

1977 年 9 月出生，中共党员，副主任药师。2000 年 7 月，镇江医学院药学专业本科毕业。2010 年 12 月，中国药科大学药理学专业（临床药学方向）研究生结业。发表论文 5 篇。专长肿瘤相关药物及止痛药物的使用咨询和指导。

薛　惠

女，甘肃兰州人，1977 年 9 月出生，副主任医师。2001 年 7 月，苏州大学医学影像专业本科毕业。现任放射科诊断组组长。曾获市（区）政府嘉奖 3 次，发表论文 6 篇。专长于 MR、乳腺钼靶诊断等。

周林秋

1977 年 11 月出生，副主任医师。2001 年 7 月，南京医科大学临床医学专业毕业。获市（区）政府嘉奖 5 次，2018 年被区政府记三等功。2012 年获常州市新技术引进二等奖，2016 年获常州市新技术引进一等奖和区科技进步一等奖，发表论文 7 篇。专长胃肠、甲乳外科常见病的诊断和治疗。

耿瑜睿

女，1977 年 11 月出生，副主任医师。2002 年 6 月，东南大学临床医学专业本科毕业。获市（区）政府嘉奖 4 次，2016 年被区政府记三等功和获区科技进步奖 1 次。发表论文 3 篇。专长良性发作性位置性眩晕的手法复位，及脑血管疾病、帕金森病的诊治等。

谢　华

1978 年 1 月出生，中共党员，副主任医师。2001 年 7 月南京医科大学毕业。2012 年 6 月，获南京医科大学骨科专业硕士学位。2017 年 12 月任脊柱外科主任、兼十四病区主任。曾获金坛科技进步三等奖 3 次，发表论文 10 篇。专长脊柱微创手术等。

傅　宇

1979 年 1 月出生，副主任医师。2002 年江苏大学临床医学专业本科毕业。2010 年、2014 年、2017 年获市（区）政府嘉奖。曾获常州市新技术引进二等奖 1 次、金坛科技进步奖一等奖 1 次和三等奖 2 次，发表论文 6 篇。专长微创外科和胃肠外科疾病治疗。

李穗吉

1979年3月出生，副主任医师。1998年盐城卫校毕业，2000年扬州大学大专毕业，2008年获苏州大学硕士学位，2017年获南京医科大学心内科博士学位。曾获金坛区科技进步奖1次，发表论文5篇，其中核心期刊1篇。专长心血管介入治疗。2018年8月辞职。

周 磊

1979年8月出生，中共党员，副主任医师。2002年7月，南京医科大学本科毕业，2015年12月获江苏大学心内科专业硕士学位。2004年5月任医院团委副书记，2017年12月任心内科副主任。发表论文8篇，其中核心期刊1篇。2017年12月获金坛区政府第五次自然科学优秀科技论文优秀奖。专长冠状动脉介入治疗、心脏起搏器植入术、射频消融术等。

张小勇

1980年12月出生，副主任医师。2004年7月，南京医科大学临床医学专业本科毕业。2015年12月获江苏大学硕士学位。2013年、2015年分别获市（区）政府嘉奖。发表论文4篇，其中核心期刊1篇。专长心内科疾病的诊治及心血管介入治疗。

二、副高级以上职称护理人员

彭淑娥

女，南京市人，1937年6月出生，中共党员，副主任护师。1955年南京护士学校护理专业毕业，曾任医院护理部主任、常州市护理学会理事。县第二届、第三届政协委员。1984年获常州市“五讲四美”先进个人。1995年6月退休。

周月琴

女，1957年8月出生，中共党员，副主任护师。1980年2月常州卫校护理专业毕业。2000年12月，获南京医科大学护理学专业大专学历。1995年10月调入医院。1999年10月调入金坛血站。2002年10月调回医院。曾任医院输液室护士长、院党办主任、金坛血站副站长、人事科科长。1983年被评为常州市卫生系统先进个人。2005年、2010年、2012年分别获市政府嘉奖，2008年被评为常州市卫生局人事工作先进个人。1987年、1990年分别当选金坛县第十届、第十一届人大代表。发表论文6篇。2012年9月退休。

臧丽娜

女，1960 年 8 月出生，中共党员，副主任护师。1982 年 7 月句容卫校护理专业毕业。2002 年 12 月，获南京医科大学护理学专业本科学历。曾任产房护士长、母婴保健科（产康中心）主任。2005 年、2009 年、2012 年分别获市政府嘉奖。2004 年、2008 年获市科技进步二等奖、三等奖，2013 年获常州市医学新技术引进一等奖，发表论文 5 篇。2015 年 8 月退休。

艾月仙

女，1961 年 12 月出生，中共党员，主任护师。1981 年 1 月，镇江卫校金坛护士班护理专业毕业。2002 年 12 月，获南京医科大学护理学专业本科学历。曾任儿科、门诊部护士长和门诊部主任、护理部主任、党办主任、工会副主席。1996 年获市委嘉奖，2005 年获市政府嘉奖。2008 年被市政府记三等功。2008 年获得金坛市优秀妇女称号。2008 年获市科技进步一等奖，2009 年获常州市科技进步三等奖、市科技进步二等奖。2016 年 12 月退休。

周晓芳

女，1963 年 12 月出生，副主任护师。1982 年丹阳卫校护理专业毕业。2007 年 12 月，获南京医科大学护理学专业本科学历。2015 年获区政府嘉奖。发表论文 3 篇。

周　萍

女，1964 年 2 月出生，副主任护师。1982 年 8 月宜兴卫校护理专业毕业。1997 年 12 月，获南京医科大学护理学专业大专学历，曾任医院血透室主任、护士长。2013 年、2016 年获市（区）政府嘉奖，2014 年被记三等功，发表论文 5 篇。

奚秋琴

女，1964 年 5 月出生，主任护师。1982 年 8 月高淳卫校护理专业毕业。2003 年 6 月，获南京医科大学护理学专业本科学历。曾任外科护士长，泌尿外科、普外科综合病区护士长，预防保健科科长。获区政府嘉奖 3 次，被评为常州市健康教育先进个人，发表论文 5 篇。

周丰美

女，1964 年 7 月出生，副主任护师。1981 年 7 月宜兴卫校护理专业毕业。2002 年 6 月，获南京医科大学护理学专业本科学历。曾任急诊科、ICU、心内科、骨科病区护士长。1996年、2002年分别获市政府嘉奖。获常州市科技进步四等奖1项，金坛市科技进步二等奖1项，发表论文3篇。

何金晓

女，1968年7月出生，副主任护师。1988年7月常州卫校护理专业毕业。2013年获苏州大学护理专业本科学历。曾任消化内科、呼吸内科综合病区护士长，消化内科护士长。2009年获“常州市优秀带教老师”，2016年获“常州市优秀护士”称号。曾获区政府嘉奖2次，发表论文4篇，获国家级实用新型专利1项。

耿息凤

女，1969年2月出生，副主任护师。1988年7月常州卫校金坛班护理专业毕业。2013年3月，获苏州大学护理专业本科学历。曾获区政府嘉奖3次，发表论文6篇。

韩卫芳

女，1969年4月出生，主任护师。1988年6月常州卫校金坛班护理专业毕业。2006年12月，获南京医科大学护理学专业本科学历。2009年5月任神经外科护士长，2012年12月任大外科护士长兼任神经外科护士长，2018年6月调院志编纂办公室工作。常州市护理学会第十届理事会理事。2013年、2014年、2015年分别获市（区）政府嘉奖，2015年被区政府记三等功。2009年获“常州市优秀带教老师”称号。发表论文13篇，其中核心期刊3篇。

冯志娟

女，1969年9月出生，中共党员，副主任护师。1988年7月，常州卫校金坛班护理专业毕业。2012年6月获苏州大学护理专业本科学历。曾任输液室、肿瘤科护士长和护理部副主任、门诊部主任，2017年12月任医联（共）办主任。2002年被评为常州市优秀青年志愿者，2006年被评为金坛市“十佳护士长”和“金坛市第二届优秀市民”。2005年、2010年、2014年、2015年、2016年获金坛市（区）政府嘉奖，2016年被区政府记三等功，2008年获常州市“十佳护士”称号。发表论文3篇。

王 晔

女，1969年9月出生，中共党员，副主任护师。1988年7月常州卫校金坛班护理专业毕业。2008年12月，获南京医科大学护理学专业本科学历。曾任心内科护士长。2014年、2015年、2016年分别获市（区）政府嘉奖，2016年被区政府记三等功。发表论文6篇，其中核心期刊论文2篇。

顾丽萍

女，1970年6月出生，副主任护师。1989年7月常州卫校金坛班护理专业毕业。2010年1月，获苏州大学护理专业本科学历。曾任内分泌科、心内科护士长。2018年1月任门诊部护士长。2013年、2014年、2017年分别获区政府嘉奖，2011年、2015年分别被市（区）政府记三等功。发表论文6篇。

吴艳辉

女，1970年7月出生，副主任护师。1988年7月常州卫校金坛班护理专业毕业。2006年6月，获南京医科大学护理学专业本科学历。2015年获区政府嘉奖。发表论文3篇，其中核心期刊2篇。

徐佩君

女，1970年8月出生，中共党员，主任护师。1988年7月常州卫校金坛班护理专业毕业。2006年6月，获南京医科大学护理学专业本科学历。曾任感染管理科副科长、科长。2016年11月任预防保健科科长。获区政府嘉奖3次，被记三等功1次。发表论文6篇。

汤小萍

女，1970年10月出生，副主任护师。1991年7月常州卫校护理专业毕业。2005年12月，获南京医科大学护理学专业本科学历。2008年，获南京师范大学心理健康教育专业本科学历。2016年获省“全国无偿献血奉献奖”，2018年被区政府记三等功，2015年《临床护理学》第三副主编，发表论文15篇，其中核心期刊4篇。

沈玉兰

女，1970年10月出生，主任护师。1988年7月常州卫校金坛班护理专业毕业。2004年6月，获南京医科大学护理学专业本科学历。曾任手术室副护士长、护士长。2015年12月任质控科副主任。曾被评为金坛第四届十佳青年，常州市优秀护士，获区政府嘉奖2次，记三等功1次。2005年获国家级实用新型专利2项，2016年获国家级实用新型专利1项。发表论文5篇。

吕菊仙

女，1970年12月出生，副主任护师。1990年7月常州卫校护理专业毕业。2010

年10月，获苏州大学临床护理专业本科学历。2013年、2014年、2015年分别获市（区）政府嘉奖，2015年被区政府记三等功。发表论文4篇。

袁桂琴

女，1971年8月出生，副主任护师。1991年7月常州卫校金坛班护理专业毕业。2012年1月获江苏大学护理专业本科学历。2012年、2013年分别获市政府嘉奖。发表论文5篇。

徐翠霞

女，1971年9月出生，副主任护师。1991年7月常州卫校护理专业毕业。2010年1月，获苏州大学护理专业本科学历。2015年获常州市优秀护士称号。2008年、2012年、2014年、2017年分别获区政府嘉奖。发表论文6篇，其中核心期刊2篇。

季金华

女，1971年12月出生，中共党员，主任护师。1990年7月常州卫校护理专业毕业，2011年获苏州大学护理专业本科学历。曾任儿科、呼吸科综合病区护士长。胸外、五官科综合病区护士长、护理部副主任。2016年12月任护理部主任。现任江苏省心胸外科专业委员会委员，常州市护理学会第十届常务理事。金坛区卫健局护理质控小组组长。2006年获“常州市青年岗位能手”“常州市优秀护士长”称号。曾被评为常州市临床优秀带教老师、甘肃医学院临床优秀带教老师。获区政府嘉奖3次。2018年获金坛区最亮学习之星。2018年主持金坛区科技局科研项目。获国家级实用新型专利2项，发表论文11篇。

谢亦琴

女，1971年12月出生，副主任护师。1990年7月无锡卫校助产士专业毕业。2013年1月，获苏州大学护理专业本科学历。2014获市政府嘉奖。发表论文5篇。

杨文娟

女，1972年5月出生，副主任护师。1991年7月常州卫校护理专业毕业。2013年1月，获苏州大学护理专业本科学历。2012年被评为市优秀护士，2011年、2013年、2016年分别获区政府嘉奖。2018年《基础护理操作》第二主编，发表论文3篇。

吕建芬

女，1972年9月出生，副主任护师。1991年7月常州卫校护理专业毕业。2009年12月，获南京医科大学护理学专业本科学历。发表论文 2 篇。

丁小仙

女，1973 年 2 月出生，副主任护师。1992 年 7 月，徐州卫生学校助产专业毕业，2013 年 1 月，获苏州大学护理专业本科学历。2010 年 12 月任消毒供应中心护士长，获区政府嘉奖。发表论文 6 篇，获国家级实用新型专利 1 项。

高春芬

女，1973 年 2 月出生，中共党员，副主任护师。1992 年 7 月常州卫校护理专业毕业。2006 年 12 月，获南京医科大学护理学专业本科学历。2004 年 4 月任普外科护士长。2015 年、2016 年、2017 年分别获区政府嘉奖。2009 年、2017 年分别被区政府记三等功。发表论文 7 篇。

蒋芳华

女，1973 年 9 月出生，副主任护师。1991 年 7 月常州卫校金坛班护理专业毕业。2009 年 6 月，获南京医科大学护理学专业本科学历。2011 年 2 月，取得江苏省专科护士证书。2011 年、2015 年、2017 年分别获区政府嘉奖，发表论文 5 篇。

王　茜

女，1973 年 10 月出生，副主任护师。1993 年 6 月徐州卫生学校助产士专业毕业。2012 年 2 月，获江苏大学护理专业本科学历，系常州市医学会内分泌学会分会第一届糖尿病足学组组员。江苏省护理学会伤口造口失禁护理专业委员会委员。曾获区政府嘉奖 3 次、记三等功 1 次。参编专业著作 1 册，发表论文 5 篇。

刘　芳

女，1973 年 11 月出生，副主任护师。1991 年 7 月常州卫校金坛班护理专业毕业。2011 年 12 月，获南京医科大学护理学专业本科学历。2006 年、2012 年、2015 年分别获市（区）政府嘉奖。2016 年被区政府记三等功。2007 年获常州市青年岗位能手。发表论文 7 篇。

史婉芳

女，1974 年 1 月出生，副主任护师。1994 年 7 月常州卫校妇幼医士专业毕业。2011 年 6 月，获南京医科大学护理学专业本科学历。2016 年 12 月任骨二科护士长。曾获区政府嘉奖 2 次，2013 年获金坛市科技进步奖 1 项，发表论文 4 篇。

陶粉华

女，1974年2月出生，中共党员。副主任护师。1994年7月，常州卫校妇幼医士专业毕业。2010年6月，获南京医科大学护理学专业本科学历。曾任妇产科护士长，2015年12月任骨一科护士长，2018年获区政府嘉奖。发表论文4篇，其中核心期刊论文2篇。

赵云慧

女，1974年4月出生，副主任护师。1994年7月常州卫校妇幼医士专业毕业。2012年1月，获苏州大学护理专业本科学历。曾任妇产科、特需病房护士长，母婴保健科主任。2015年12月任妇科病房护士长。2011年、2017年分别获市（区）政府嘉奖，发表论文4篇。

葛兰君

女，1974年5月出生，副主任护师。1993年7月常州卫校护理专业毕业。2005年6月，获南京医科大学护理学专业本科学历。2018年获得国家三级健康管理师证书。2014年7月任体检科副主任。2012年、2013年、2014年、2017年分别获市（区）政府嘉奖，2014年被区政府记三等功。发表论文6篇，其中核心期刊2篇。

秦震芳

女，1974年6月出生，副主任护师。1992年7月常州卫校护理专业毕业，2010年12月，获南京医科大学护理学专业本科学历。曾任ICU护士长，2016年11月任护理部副主任，2018年任常州市护理学会第十届理事会理事。2012年获市政府嘉奖，2005年获金坛科技进步奖，2016年主持江苏大学科研项目，发表论文7篇。

王　悦

女，1974年8月出生，中共党员，主任护师。1992年7月常州卫校护理专业毕业。2006年6月，获南京医科大学护理学专业本科学历，曾任急诊科护士长。泌尿外科、普外科综合病区护士长。2012年11月任泌尿外科护士长。曾获区优秀党员、优秀护士长。发表论文5篇，其中核心期刊论文2篇。

张文喆

女，1974年10月出生，农工民主党党员，副主任护师。1991年8月，安徽省红十字会卫校妇幼医士专业毕业。2010年6月，获南京医科大学护理学专业本科学历，

2011年11月任产科护士长。2011年获市政府嘉奖，2015年、2017年分别获区妇幼保健工作先进个人。发表论文8篇。

揭国丽

女，江西南丰人，1974年12月出生，副主任护师。1993年7月，江西抚州中医学校护理专业毕业，2009年12月获南京医科大学护理学专业本科学历。2010年、2017年分别获区政府嘉奖，发表论文4篇。

胡冬英

女，江西黎川人，1975年1月出生，中共党员，副主任护师。1993年7月江西抚州中医学校西医护理专业毕业，2012年获江苏大学护理专业本科学历。2009年10月任急诊科护士长。2012年、2013年、2014年、2017年分别获区政府嘉奖。2014年被市政府记三等功，曾获区科技进步奖，发表论文4篇，其中核心期刊2篇。

尹伟琴

女，1975年10月出生，副主任护师。1994年7月常州卫校护理专业毕业。2010年1月，获苏州大学护理专业本科学历。2010年11月任呼吸科护士长。2010年获市政府嘉奖。发表论文6篇。

孙秋萍

女，1976年8月出生，中共党员，副主任护师。1998年7月，武汉冶金科技大学医学院高级护理大专毕业。2009年6月，获南京医科大学护理学专业本科学历。2011年4月任肿瘤化疗科护士长。发表论文5篇。

曹丽萍

女，1977年12月出生，副主任护师。1996年6月常州卫校护理专业毕业。2015年获苏州大学护理专业本科学历。2019年1月任门诊部主任。2008年、2011年、2012年、2015年、2016年、2018年分别获市（区）政府嘉奖，2009年被市政府记三等功。在省级以上医学杂志发表论文5篇，其中核心期刊3篇。

魏娟芳

女，1978年9月出生，副主任护师。1997年7月，苏州医学院附属第一人民医院卫校毕业。2006年7月，获北京中医药大学护理专业本科学历。曾获国家专利1项，发表论文6篇。

三、其他副高级以上职称人员

葛爱华

女，1957年2月出生，中共党员，高级政工师。1975年11月知青下放在白塔农场。1979年4月回城至金坛钢瓶厂。1988年4月调入医院，1993年金坛市党校管理专业毕业，曾任人事科副科长。2009年获市政府嘉奖。2012年3月退休。

徐晓斌

1958年10月出生，中共党员，高级政工师。1976年参加工作，1979年1月调入医院。1984年镇江医专检验专业毕业，2001年8月，获江苏广播电视大学党政管理专业本科学历。1997年1月调金坛血站。2006年1月调回医院。曾任医院血库主任、交通事故处理中心主任兼清欠办公室主任和金坛血站站长。2012年获市政府嘉奖，发表论文3篇。2018年10月退休。

王小琴

女，1959年8月出生，中共党员，高级政工师。1980年2月丹阳卫校护理专业毕业，2003年获南京医科大学护理大专学历，中央党校政治专业大专学历。曾任传染科、儿科、外科护士长和护理部干事、副主任、主任。1998年12月调入市卫生局医政科任副科长、科长。2004年10月调任市卫生监督疾控中心党支部书记，2007年8月任市卫生监督所工作党支部书记。曾被评为1988年常州市优秀护士、1991年抗洪救灾先进个人、2003年省卫生系统抗击“非典”先进个人，1996年、2007年分别获市政府嘉奖，2006年、2008年分别被评为市优秀党务工作者。获金坛科技进步二等奖1项，发表论文6篇。2014年8月退休。

王茂君

1962年3月出生，中共党员，副研究员。1982年2月，苏州医学院附一院卫校放射医学专业毕业。2007年7月，获上海交通大学卫生事业管理专业本科学历。曾任直溪中心卫生院副院长、金坛血站书记、站长，医院外协办主任。2006年、2010年分别获市政府嘉奖，2010年被评为常州市红十字会系统先进个人。发表论文2篇。

王丽辉

女，1962年8月出生，民盟盟员，高级统计师。1987年南京市江宁卫校卫生统计专业毕业。2000年取得省委党校经济管理专业本科学历。曾任民盟支部宣传委员、

2010 年被评为常州民盟市优秀盟员，2011 年获评常州市卫生系统卫生综合统计工作先进个人。发表论文 3 篇。2017 年 8 月退休。

黄慧琴

女，1964 年 8 月出生，中共党员，副研究员。1982 年 7 月宜兴卫校护理专业毕业。2006 年 7 月，获上海交通大学卫生事业管理专业本科学历。曾任护理部副主任、感染管理科副科长、门诊部副主任、门诊部主任、外协办主任、党政办副主任。2011 年受区政府嘉奖。2004 年被评为常州市优秀共产党员。2006 年获常州市“巾帼标兵”称号。2006 年获金坛市科技进步三等奖，2008 年获常州市科技进步四等奖、金坛市科技进步二等奖。发表论文 7 篇。

季　英

女，1967 年 12 月生，中共党员，高级政工师。1988 年 7 月常州卫校金坛班护理专业毕业。2004 年 12 月，获南京医科大学护理学专业大专学历，2011 年 1 月，获中央广播电视大学行政管理专业本科学历。2015 年当选行政党支部书记，2017 年 1 月当选院工会副主席，2018 年 3 月当选区卫计局第一届妇联执委会副主席。获市（区）政府嘉奖 2 次、被记三等功 2 次。发表论文 7 篇。

曹林军

1968 年 11 月出生，中共党员，副研究员。1994 年 7 月南京大学文秘专业毕业，2006 年 12 月，南京大学法律专业本科毕业。曾任党政办副主任。发表论文 10 余篇。

凌爱芳

女，1971 年 2 月出生，高级统计师。1993 年 7 月，常州工业技术学院计算机应用技术专业大专毕业。2008 年 12 月，获南京医科大学卫生事业管理专业本科学历。曾获市（区）政府嘉奖 2 次，发表论文 6 篇。

金英涛

1973 年 12 月出生，高级工程师。1995 年 7 月，上海医疗器械高等专科学校精密医疗器械专业毕业。2012 年 2 月，获西南科技大学机械设计制造及其自动化专业本科学历。2013 年、2017 年分别获市（区）政府嘉奖。2010—2014 年参与“区域化远程医学影像集中管理信息系统建设与应用示范”科研项目立项，获市科技进步三等奖 1 次。发表论文 6 篇。专长放射影像设备管理与维护，熟悉 DR、CT、MR、DSA 等大型影像设备的检修工作。

王　栋

1975年11月出生，中共党员，高级工程师。1996年7月，空军气象学院计算机原理与维修专业大专毕业。2002年7月，获江苏省技术师范学院计算机科学与技术专业本科学历。2008年1月，获华东师范大学计算机软件工程专业硕士学位。曾任信息科副科长，2006年2月任信息科科长。2015年、2017年被区政府记三等功。实用新型专利3项，发表论文5篇。

于　蓓

女，1977年12月出生，中共党员，高级统计师。1996年7月，江苏省劳动经济管理学校劳动经济专业毕业。2010年12月，获南京医科大学卫生事业管理专业本科学历，2011年、2013年、2016年分别获市（区）政府嘉奖。2009年、2012年被常州市卫生局评为卫生综合统计信息网络直报工作先进个人。发表论文8篇。

第三章　名　录

医院不仅是医疗机机构，也是社会事业单位。医务人员不仅在医疗服务上履行职责，同时也在社会政治、经济生活中发挥作用。人物名录收录新中国成立后，党代表，人大代表，政协委员和医院在职的各级医学会、医疗专业委员会委员。

第一节　医院的中共代表大会代表、人大代表、政协委员

表 9－3－1　　各级党代表、人大代表、政协委员表

时间	姓　名	级别
1956 年	周明龙	金坛县第二届人民代表大会代表
1958 年		金坛县第三届人民代表大会代表
1961 年		金坛县第四届人民代表大会代表
1984 年		金坛县政协第二届常务委员
1961 年	徐国庆	金坛县第四届人民代表大会代表
1980 年	胡云从	金坛县第八届人大代表
1988 年		常州市第九届人大代表
1988 年		江苏省第七届人大代表
1984 年		金坛县政协二届常务委员
1991 年	徐卫平	中共金坛县第八次党代表
1993 年	司马衡	金坛市第五届政协副主席
1998 年		金坛市第六届政协副主席
1993 年	章莉萍	常州市第十一届人大代表
1998 年		常州市第十二届人大代表
1993 年		金坛市第五届政协委员
1998 年		金坛市第六届政协委员
2003 年		金坛市第十四届人大代表、常务委员

续表9－3－1

时间	姓　名	级别
1983年	吕柳风	金坛县第九届人大代表
1983年	何宇林	金坛县第九届人大代表
1987年	李素娥	金坛县第十届人大代表
1989年		中共江苏省第八次党代表
1990年		中共常州市第七次党代表
1991年		中共金坛县第八次党代表
1987年	周月琴	金坛县第十届人大代表
1990年		金坛县第十一届人大代表
1984年	彭淑娥	金坛县第二届政协委员
1987年		金坛县第三届政协委员
1987年	郝秀珍	金坛县第三届政协委员
1990年		金坛县第四届政协委员
1993年		金坛市第五届政协委员
1996年	邓　建	中共金坛市第九次党代表
2002年	马玉华	常州市第十三届人大代表
2006年	李国民	中共常州市第十次党代表
2008年	徐　群	中共金坛市第十一次党代表
2003年	虞立平	金坛市第十四届人大代表
2008年		金坛市第十五届人大代表、常委
2012年		金坛市第十六届人大代表、常委
2017年	张小平	金坛区第十七届人大代表(常委)
2002年		金坛市第七届委员会委员(政协委员)
2007年		金坛市第八届政协委员(常委)
2012年		金坛市第九届政协委员(常委)
2002年	周国平	金坛市第七届政协委员(常委)
2007年		常州市第十二届政协委员
2012年		常州市第十三届政协委员
2016年	范云霞	金坛区第十届政协委员

续表 9－3－1

时间	姓　名	级别
2016 年	王　荣	金坛区第十届政协委员
2016 年	曹丽萍	金坛区第十届政协委员
2011 年	苏建华	中共金坛市第十二次党代表
2016 年		中共金坛市第十三次党代表
2016 年		常州市第十六届人大代表
2017 年	曹留俊	常州市第十四届政协委员

第二节　医学会、医疗专业委员会任职情况

表 9－3－2　**医院在职人员任职表**

序号	姓　名	科室	职称	任职情况	任职年限
1	曹国平	疼痛科	主任医师	常州市医学会疼痛学分会委员	2016 年 8 月至 2021 年 8 月
				中国研究型医院学会冲击波医学专业委员会、江苏省冲击波医学教育与培训专业委员会委员	2017 年 11 月至 2022 年 11 月
				江苏省中西医结合学会疼痛专业委员会委员	2018 年 6 月至 2021 年 5 月
2	查全斌	肿瘤科	主治医师	江苏省抗癌协会第一届肿瘤复发与转移专业委员会青年委员	2016 年 10 月至 2020 年 10 月
				中国老年学和老年医学学会精准医疗分会委员	2018 年 9 月至 2019 年 9 月
				江苏省免疫学会、转化医学专业委员会第二届委员	2017 年 11 月至 2019 年 11 月
				常州市医学会肿瘤学分会第一届医学统计及生物信息学组组员	2018 年 4 月至 2023 年 4 月

续表 9－3－2

序号	姓　名	科室	职称	任职情况	任职年限
3	陈　涛	设备科	工程师	中国医学装备协会医用洁净装备工程分会医院环境监测与运维专业委员会第一届委员	2017 年 7 月至
				江苏省医院协会医院设备管理学组成员	2016 年 11 月至 2019 年 11 月
				常州市医学会医学工程分会第一届委员会委员	2018 年 12 月至 2023 年 12 月
4	陈云生	肛肠科	副主任中医师	中西结合肛肠 IBD 专业委员	2015 年 1 月至 2019 年 1 月
				中国中医药信息研究会肛肠分会常务理事	2015 年 1 月至 2019 年 1 月
				中国中医药研究促进会肛肠分会理事	2015 年 1 月至 2019 年 1 月
5	戴小平	呼吸科	副主任医师	常州市医学会呼吸病学分会委员	2018 年 1 月至 2023 年 1 月
6	丁需清	胸外科	副主任医师	江苏省抗癌协会食管癌委员会委员	2013 年 9 月至
				常州市医学会心胸血管外科委员会副主任委员	2015 年 5 月至 2017 年 11 月
				常州市医师学会胸心血管外科学医师分会副主任委员	2017 年 9 月至 2022 年 9 月
				常州市医学会胸心血管外科学分会副主任委员	2017 年 9 月至 2022 年 9 月
				常州市医师协会胸心血管外科分会副主任委员	2017 年 9 月至 2022 年 9 月
7	丁　屹	妇产科	主任医师	常州市医学会妇产科学分会委员	2017 年 5 月至 2022 年 5 月
8	范云霞	麻醉科	副主任医师	中国心胸血管麻醉学会基层委员会第二届委员会全国委员	2017 年 10 月至 2019 年 10 月
				江苏省中西医结合学会麻醉专业委员会第二届青年委员	2018 年 6 月至 2021 年 6 月
				常州市医学会麻醉学分会委员	2015 年 7 月至 2020 年 7 月

续表9－3－2

序号	姓　名	科室	职称	任职情况	任职年限
9	高春芬	普外科	副主任护师	江苏省护理学会普外科护理专业委员会委员	2016年11月至2021年11月
10	葛锁华	检验科	副主任技师	常州市医院协会临床检验管理专业委员会委员	2018年3月至2021年3月
				常州市医学会检验学分会委员	2017年4月至2022年4月
				常州市防痨协会第八届理事会理事	2018年8月至2023年8月
11	韩卫芳	院志办	主任护师	常州市护理学会第十届理事会理事	2017年10月至2022年10月
12	衡卫军	内分泌科	副主任医师	常州市医学会内分泌学分会委员	2017年7月至2022年7月
13	黄贵平	药剂科	主任中药师	常州市医学会药事管理专业委员会委员	2012年1月至2019年1月
				江苏省药学会第二届感染药学专业委员会委员	2015年10月至2020年10月
14	黄海霞	皮肤科	副主任医师	常州市医学会皮肤性病学分会委员	2016年11月至2021年11月
15	黄军贤	胸外科	主治医师	常州市医学会胸心血管外科学分会第一届普胸外科学组组员	2017年11月至2022年11月
16	黄锡华	感染管理科	副主任护师	江苏省护理学会口腔科护理专业委员会委员	2016年11月至2020年11月
17	季金华	护理部	主任护师	江苏省护理学会心胸外科护理专业委员会委员	2016年11月至2021年11月
				常州市护理学会第十届理事会常务理事	2017年10月至2022年10月
18	姜　雁	感染科	副主任医师	常州市医师协会感染科医师分会委员	2017年10月至2022年10月
				常州市医学会感染病学分会委员	2017年10月至2022年10月

续表9－3－2

序号	姓　名	科室	职称	任职情况	任职年限
19	蒋和平	呼吸科	副主任医师	常州市医学会呼吸病学分会委员	2018年1月至2023年1月
20	赖天慧	放射科	副主任医师	常州市医学会成立数字医学分会委员	2015年12月至2020年12月
21	李国民	急诊医学科	主任医师	中国中西医结合学会第三届灾难医学专业委员会委员	2017年3月至
				中国研究型医院学会卫生应急专业委员会常务委员	2015年9月至2020年9月
				中国研究型医院学会卫生应急学专业委员会疑难重症学组副组长	2017年7月至2022年7月
				江苏省中西医结合学会第二届灾难医学专业委员会委员	2018年6月至2021年6月
				中华卫生应急电子杂志第一届编辑委员会委员	2014年12月至2019年12月
				常州市医学会急诊重症及灾难医学分会副主任委员	2014年9月至2019年9月
22	李继春	骨科	主任医师	常州市医学会骨科学分会委员	2017年6月至2022年6月
23	李穗吉	心内科	副主任医师	常州市医学会心血管病学分会委员	2017年9月至2022年9月
24	李小兰	风湿科	副主任医师	常州市医学会风湿病学分会第三届委员会委员	2016年12月至2021年12月
25	梁国华	肿瘤科	主任医师	常州市医学会放射肿瘤治疗学分会委员	2015年8月至2020年8月
26	林　斌	感染科	主任医师	常州市医学会感染病学分会委员	2017年10月至2022年10月
				常州市医师协会感染科医师分会委员	2017年10月至2022年10月
				江苏省医院协会传染病医院分会委员会委员	2018年4月至2021年4月
				常州市防痨协会第八届理事会理事	2018年8月至2023年8月

续表 9－3－2

序号	姓　名	科室	职称	任职情况	任职年限
27	林　啸	胸外科	副主任医师	常州市医学会胸心血管外科学分会第一届普胸外科学组组员	2017 年 11 月至 2022 年 11 月
28	刘素琴	采供办	主任药师	江苏省药师协会理事	2014 年 4 月至 2019 年 4 月
29	刘　彦	神经外科	副主任医师	常州市医学会神经外科学分会委员	2017 年 11 月至 2022 年 11 月
30	卢朝晖	超声科	主治医师	常州市医师协会常州医师分会第二届委员会委员	2017 年 8 月至 2022 年 8 月
				常州市医学会超声医学分会委员	2017 年 8 月至 2022 年 8 月
31	马建华	耳鼻咽喉科	副主任医师	常州市医学会耳鼻咽喉科学学分会委员	2016 年 12 月至 2021 年 12 月
32	欧阳芸	美容科	副主任医师	常州市医学会医学美学与美容分会委员	2016 年 11 月至 2021 年 11 月
33	彭颖秀	心电图室	副主任医师	常州市医学会心电学委员会委员	2015 年 8 月至 2021 年 8 月
34	秦震芳	护理部	副主任护师	常州市护理学会第十届理事会理事	2017 年 10 月至 2022 年 10 月
35	邱桂才	康复科	主管技师	江苏省康复医学会儿童康复专业委员会委员	2015 年 1 月至 2020 年 1 月
				江苏省康复医学会社区康复专业青年工作委员会委员	2018 年 6 月至 2022 年 6 月
				常州市康复医学会第一届康复教育专业委员会委员	2016 年 12 月至 2021 年 12 月
				常州市康复医学会第一届康复治疗专业委员会副主任委员	2016 年 12 月至 2021 年 12 月
36	芮　星	输血科	副主任技师	江苏省输血协会第七届理事会理事	2017 年 6 月至 2021 年 7 月
				常州市医学会输血分会委员会委员	2018 年 7 月至 2023 年 7 月
37	沈培民	口腔科	主任医师	江苏省中西医结合学会口腔疾病专业委员会委员	2017 年 6 月至 2020 年 5 月
				常州市医学会口腔医学分会副主任委员	2016 年 10 月至 2021 年 10 月

续表 9－3－2

序号	姓　名	科室	职称	任职情况	任职年限
38	石永康	肿瘤科	副主任医师	常州市医师学会肿瘤医师分会第二届委员会委员	2017 年 7 月至 2022 年 7 月
				常州市医学会肿瘤学分会第五届委员会委员	2017 年 7 月至 2022 年 7 月
				常州市抗癌协会理事	2017 年 12 月至 2022 年 12 月
				江苏省康复医学会第一届肿瘤康复专业委员会委员	2017 年 12 月至 2021 年 12 月
				江苏省免疫学会转化医学专业委员会第二届常务委员	2017 年 11 月至 2019 年 11 月
				江苏省免疫学会转化医学专业委员会遗传与免疫学组委员	2018 年 12 月至 2020 年 12 月
				江苏省转化医学研究院第一届江苏省癌症医学联盟委员	2018 年 1 月至 2021 年 1 月
				江苏省肿瘤防治联盟第一届大肠癌专家委员会委员	2018 年 11 月至 2022 年 11 月
				江苏省抗癌协会第一届淋巴瘤专业委员会委员	2014 年 2 月至 2018 年 2 月
39	史文华	泌尿外科	主任医师	常州市医学会男科学专业委员会委员	2013 年 6 月至 2018 年 6 月
				常州市医学会泌尿外科学分会委员	2015 年 12 月至 2020 年 12 月
40	苏建华	神经内科	主任医师	《中国医院管理》杂志全国理事会常务理事	2016 年 2 月至 2018 年 2 月
				《中国卫生事业管理》杂志理事会理事	2017 年 6 月至 2019 年 6 月
				常州市医师协会神经内科医师分会副主任委员	2017 年 12 月至 2022 年 12 月
				常州市医学会老年医学分会副主任委员	2015 年 10 月至 2020 年 10 月
				常州市医学会神经病学分会副主任委员	2017 年 12 月至 2022 年 12 月

续表 9－3－2

序号	姓　名	科室	职称	任职情况	任职年限
41	孙露阳	检验科	主管技师	江苏省预防医学会寄生虫病专业委员会委员	2018 年 7 月至 2023 年 7 月
42	邰建飞	儿科	副主任医师	常州市医学会新生儿科学分会委员	2016 年 11 月至 2021 年 11 月
43	汤　琴	血液科	副主任医师	常州市医师学会血液科医师分会委员	2017 年 11 月至 2022 年 11 月
				常州市医学会血液病学分会委员	2017 年 11 月至 2022 年 11 月
44	唐　伟	肾内科	副主任医师	常州市医学会肾脏病学委员会分会委员	2017 年 10 月至 2022 年 10 月
				常州市医师协会肾脏内科医师分会委员会委员	2017 年 10 月至 2022 年 10 月
45	田声望	肿瘤科	主任医师	江苏省抗癌协会第一届肿瘤复发与转移专业委员会委员	2016 年 6 月至 2020 年 6 月
				江苏省抗癌协会第三届江苏省抗癌协会化疗专业委员会委员	2010 年 7 月至
				江苏省转化医学研究院第一届江苏省癌症医学联盟常务委员	2018 年 1 月至 2021 年 1 月
				常州市抗癌协会常务理事	2017 年 12 月至 2022 年 12 月
				常州市医师学会肿瘤医师分会副主任委员	2017 年 7 月至 2022 年 7 月
				常州市医学会肿瘤学分会副主任委员	2017 年 7 月至 2022 年 7 月
				国际肝胆胰协会中国分会转移性肝癌专业委员会委员	2017 年 12 月至 2021 年 12 月
				江苏省免疫学会肿瘤免疫专业委员会常务委员	2018 年 7 月至
				江苏省医学会肿瘤化疗与生物治疗分会第二届委员会乳腺肿瘤学组成员	2014 年 8 月至 2017 年 8 月

续表 9-3-2

序号	姓　名	科室	职称	任职情况	任职年限
46	王　栋	信息科	高级工程师	常州市医学会医学信息分会委员	2017 年 11 月至 2022 年 11 月
47	王　健	胸外科	主治医师	常州市医师学会胸心血管外科学医师分会委员	2017 年 9 月至 2022 年 9 月
				常州市医学会胸心血管外科学分会委员	2017 年 9 月至 2022 年 9 月
48	王　茜	内分泌科	副主任护师	江苏省护理学会伤口造口失禁护理专业委员会委员	2016 年 11 月至 2021 年 11 月
				常州市医学会内分泌学分会糖尿病足学组组员	2017 年 7 月至 2022 年 7 月
49	王　荣	泌尿外科	副主任医师	常州市医学会数字医学分会委员	2015 年 12 月至 2020 年 12 月
50	徐　群	普外科	主任医师	常州市医学会普通外科学分会第五届委员会委员	2017 年 10 月至 2022 年 10 月
				常州市医学会普外科学分会甲乳学组副组长	2017 年 10 月至 2022 年 10 月
				常州市医师协会普通外科医师分会第二届委员会委员	2017 年 10 月至 2022 年 10 月
				江苏省医学会专业委员会疝与腹壁学组委员	2012 年 12 月至 2017 年 12 月
				江苏省研究型医院学会胃肠肿瘤 MDT 专业委员会常务委员	2018 年 4 月至
51	薛　皑	普外科	副主任护师	江苏省护理学会九届理事会小儿外科护理学组组员	2017 年 9 月至 2020 年 9 月
52	薛建琴	康复科	主治医师	常州市医学会心身与行为医学分会第二届委员会委员	2019 年 1 月至 2024 年 1 月
				常州市医学会脑卒中分会第一届委员会委员	2018 年 12 月至 2023 年 12 月
53	颜　雯	放射科	技师	常州市医学会影像技术分会委员	2017 年 9 月至 2022 年 9 月
54	杨黎明	心内科	副主任医师	常州市医学会脑心同治分会委员	2017 年 4 月至 2022 年 4 月

续表 9－3－2

序号	姓　名	科室	职称	任职情况	任职年限
55	于雪冰	内分泌科	副主任医师	江苏省医学会骨质疏松与骨矿盐疾病分会第四届委员会骨质疏松性骨折学组成员	2017 年 7 月至 2020 年 7 月
				常州市医学会内分泌学分会第一届代谢病学组组员	2017 年 7 月至 2022 年 7 月
56	虞卫新	普外科	主任医师	中华医学会《中华疝和腹壁外科杂志》编辑委员会编委	2016 年 12 月至 2019 年 12 月
				中国医药协会腹部肿瘤专业委员会江苏基地委员	2017 年 11 月至 2022 年 11 月
				常州市医学会普通外科学分会委员	2017 年 10 月至 2022 年 10 月
				常州市医学会小儿外科学专业委员会委员	2012 年 11 月至 2017 年 11 月
57	袁　冬	ICU	副主任医师	常州市医学会急诊、重症及灾难医学分会委员	2014 年 9 月至 2019 年 9 月
58	袁　霞	妇产科	副主任医师	常州市医学会、围产医学分会委员	2017 年 1 月至 2022 年 1 月
59	张俊华	神经内科	副主任医师	常州市医师协会神经内科医师分会委员	2017 年 12 月至 2022 年 12 月
				常州市医学会神经病学分会委员	2017 年 12 月至 2022 年 12 月
				常州市医学会物理医学与康复医学分会委员	2015 年 8 月至 2020 年 8 月
				常州市医学会脑卒中分会委员会委员	2018 年 12 月至 2023 年 12 月
				常州市康复医学会神经康复专业委员会委员	2016 年 12 月至 2021 年 12 月
				常州市医学会脑心同治分会脑病专家组组员	2017 年 12 月至 2022 年 12 月
				常州市医学会脑卒中医师分会委员会委员	2018 年 12 月至 2023 年 12 月

续表 9－3－2

序号	姓　名	科室	职称	任职情况	任职年限
60	张　玲	病理科	副主任医师	常州市医学会病理学分会委员	2016年10月至2021年10月
				常州市医学会病理质量管理委员会委员	2017年3月至2020年3月
				常州市医院协会病理质量管理专业委员会委员	2017年3月至2020年3月
61	张绥凤	病理科	主管技师	常州市医学会病理学分会病理技术学组成员	2014年11月至2017年11月
62	张小平	消化科	主任医师	常州市医学会消化病学及消化内镜学分会委员	2017年8月至2022年8月
63	张　瑜	康复科	主治中医师	江苏省针灸学会临床专业委员会第六届青年委员	2018年7月至2021年7月
				中国民族医药学会针灸分会理事	2015年11月至2019年11月
64	张志强	神经内科	主任医师	常州市医学会精神医学分会委员	2017年11月至2022年11月
65	赵　凯	消化科	主任医师	常州市医师协会消化及消化内镜医师分会委员	2017年8月至2022年8月
				常州市防痨协会第八届理事会理事、常务理事	2018年8月至2023年8月
65	赵　凯	消化科	主任医师	江苏省医学会消化内镜分会、肠镜学组委员	2017年11月至
				常州市医学会消化病、消化内镜学分会委员	2017年8月至2022年8月
66	赵银必	骨科	主任医师	常州市医学会骨质疏松与骨矿盐疾病分会委员	2015年6月至2020年6月
67	周国平	儿科	主任医师	常州市医学会儿科学分会委员	2003年10月至2021年10月
68	周　磊	心内科	副主任医师	江苏省医学会心电生理与起搏分会委员	2018年7月至
				常州市医学会脑心同治分会专家组组员	2017年12月至2022年12月

续表 9 - 3 - 2

序号	姓　名	科室	职称	任职情况	任职年限
69	周忠华	骨科	主任医师	常州市医学会整形烧伤外科分会委员	2016 年 11 月至 2021 年 11 月
70	朱爱平	骨科	主任医师	常州市医学会骨科学分会委员	2017 年 6 月至 2022 年 6 月
				常州市医学会数字医学分会委员	2017 年 6 月至 2022 年 6 月
				中华医学会常州骨科分会委员	2014 年 6 月至 2022 年 6 月
				常州康复委员会委员	2018 年 6 月至 2022 年 6 月
				中国中西医结合骨伤科分会骨质疏松工作委员会	2018 年 6 月至 2022 年 6 月
				常州运动医学会委员	2018 年 6 月至 2022 年 6 月
71	朱小云	放射科	主任医师	常州市医学会影像学分会委员	2016 年 11 月至 2021 年 11 月
				常州市医学会影像学分会第一届磁共振学组组员	2018 年 3 月至 2021 年 3 月
				常州市防痨协会第八届理事会理事	2018 年 8 月至 2023 年 8 月
72	朱雅俊	肿瘤科	副主任医师	常州市医师学会核医学医师分会委员	2017 年 12 月至 2022 年 12 月
				常州市医学会核医学分会委员	2017 年 12 月至 2022 年 12 月
73	朱宇承	眼科	副主任医师	常州市医学会眼科学分会委员	2017 年 9 月至 2022 年 9 月

第三节　先进个人

表 9－3－3　**1960—2018 年医院省级以上个人荣誉表**

年度	姓名	荣誉称号	授奖单位
1960 年	雷周绪	先进工作者	江苏省人民委员会
1960 年	张德全	先进工作者	江苏省人民委员会
1978 年	杨秉性	先进工作者	江苏省革命委员会
1982 年	胡云从	江苏省优秀卫生工作者	江苏省卫生厅
1985 年	胡云从	江苏省劳动模范	江苏省人民政府
1986 年	司马衡	完成“六五”国家科技攻关工作获荣誉证书	国家卫生计划生育委员会
1988 年	周丰美	省“青春献七五”技术比武优秀青年	共青团江苏省委
1991 年	徐裕成	江苏省抗洪救灾先进个人	中共江苏省委、江苏省人民政府
1993 年	吴　萍	江苏省老干部医疗卫生保健工作先进个人	江苏省干部保健委员会、江苏省卫生厅、中共江苏省委老干部局
1997 年	李国民	江苏省新长征突击手	共青团江苏省委
2000 年	韩留娣	江苏省青年志愿者先进个人	共青团江苏省委
2005 年	李国民	江苏省白求恩式卫生工作者	江苏省卫生厅
2006 年	张俊华	百名优秀青年志愿者	省委宣传部、省文明办、团省委
2007 年	王夕芳	江苏省用户满意服务明星	省总工会、团省委、省妇联
2007 年	徐　群	江苏省“333 高层次人才培养工程”培养对象	江苏省人才工作领导小组
2008 年	谢金美	江苏省“五一”巾帼标兵	江苏省总工会
2008 年	黄锡华	2007 年度江苏省用户满意服务明星	省妇联、省总工会、团省委
2008 年	蒋忠毅	MRI 医师专项全国第五名	中华医学会
2008 年	凌志琴	全国大型医用设备 LA 医师考试全国第五名	中华医学会
2008 年	王玉生	2008 年度优秀进修生	江苏省人民医院

续表9-3-3

年度	姓名	荣誉称号	授奖单位
2010年	庄小美	优质护理服务标兵	江苏省护理学会
2011年	虞立平	江苏省先进工作者	江苏省政府
2011年	苏建华	江苏省“333高层次人才培养工程”培养对象	江苏省人才工作领导小组
2012年	吴淑梅	全国无偿献血奉献金奖	卫生部、中国红十字会总会等
2012年	罗红芳	优质护理服务先进个人	江苏省卫生厅
2012年	陈　涛	全省医疗计量工作先进个人	江苏省质量技术监督局、江苏省卫生厅
2012年	陈　涛	常州市医疗器械管理先进个人	常州市食品、药品监督管理局
2013年	陈旭霞	2012年度江苏省优质护理服务先进个人	江苏省卫生厅
2013年	黄贵平	2013年度江苏省“千红杯”优秀药师	江苏省药学会
2013年	吴平涛	2012年度江苏省档案局创建三星级标准先进个人	江苏省档案局
2014年	何晓俊	2014年度优秀院长	江苏省医院协会
2014年	李国民	第二届江苏省百名医德之星	中共江苏省委宣传部、江苏省文明办、江苏省卫计委
2015年	李国民	中国卫生应急医学贡献大奖(2004—2014)	中国中西医结合学会灾害医学专业委员会
2015年	周忠华	昆山“8·2”事故医疗救治工作先进个人	江苏省卫生和计划生育委员会
2015年	刘素琴	江苏省优秀药师	江苏省药学会
2016年	李国民	2015—2016优秀科技工作者	中国研究型医学会卫生应急学专业委员会、中华医学会中华卫生应急电子杂志编辑委员会
2016年	汤小萍	全国无偿献血奉献奖	中国红十字会总会
2017年	杨琴燕	全国最美家庭	中华全国妇女联合会

续表 9-3-3

年度	姓名	荣誉称号	授奖单位
2017 年	樊　蕾	江苏省血液透析护理专项操作技能竞赛三等奖	江苏省护理学会
2018 年	丁　屹	第四届江苏省百名医德之星	中共江苏省委宣传部、江苏省文明办、江苏省卫生和计划生育委员会
2018 年	荀兰兰	“2018 消化全能一站到底”常州城市赛优秀奖	中国医学论坛报社
2018 年	苏建华	在改善患者就医感受，深入落实 2018 年度“进一步改善医疗服务行动计划”活动中表现突出	国家卫生健康委员会医政医管局、健康报社
2018 年	孙露阳	被常州卫计委选派作为常州代表队成员参加 2018 年江苏省寄生虫病防治技能竞赛获团体二等奖	江苏省卫生和计划生育委员会
2018 年	蔡　洪	获《健康报》社年度健康传播优秀宣传工作者称号	健康报社
2018 年	吴晟华　黄耀震	作品在 2018 年“辽宁成大杯”江苏省卫生美术影视优秀作品及论文评比中获佳作奖	江苏省健康教育协会

表 9-3-4　**1983—2018 年医院常州市级个人荣誉表**

年度	姓名	荣誉称号	授奖单位
1983 年	徐卫平	新长征突击手	共青团常州市委
1987 年	包德诚	常州市职工教育先进工作者	常州市职工教育管理委员会
1988 年	包德诚	第二届百日优质服务竞赛先进个人	常州市卫生局、电视台、常州日报社
1988 年	张法兴	先进工作者	常州市劳动局
1988 年	贺　新	新长征突击手	共青团常州市委
1988 年	王小琴	常州市优秀护士	常州市卫生局
1989 年	张法兴	先进工作者	常州市劳动局
1989 年	王小琴	先进工作者	常州市卫生局

年度	姓名	荣誉称号	授奖单位
1989 年	李素娥	1989 年度常州市计划生育先进工作者	常州市计划生育委员会
1990 年	徐卫平	常州市劳动模范	常州市政府
1990 年	倪国琴	先进工作者	常州市劳动局
1990 年	吕柳凤	常州市“健康之夏”先进工作者	常州市卫生局
1990 年	艾月仙	常州市优秀护士	常州市卫生局
1990 年	包德诚	第四届百日优质服务竞赛先进个人	常州市卫生局、电视台、常州日报社
1991 年	陆炳泉	普法教育中“学纪、懂纪、守纪”先进个人	常州市纪律检查委员会
1992 年	李素娥	常州市“三八”红旗手	常州市妇女联合会
1992 年	田声望	常州市四职明星	常州市总工会
1994 年	司马衡	常州十佳白衣战士	常州市卫生局、广播电台、报社、电视台
1996 年	李素娥	1995 年度常州市计划生育工作先进工作者	常州市政府
1997 年	张法兴	常州市优秀工会干部	常州市总工会
1997 年	虞立平	常州市立功人员	常州市政府
1997 年	包德诚	常州市十佳医务人员	常州市卫生局
1998 年	傅忠林	常州市立功者称号	常州市劳动竞赛委员会
1999 年	王伟承	卫生系统先进工作者	常州市卫生局、常州市人事局
2000 年	司马衡	1999 年度常州市十佳卫生工作者	常州市卫生局
2000 年	司马衡	常州市“九五”跨世纪奉献杯竞赛记立功	常州市劳动竞赛委员会
2000 年	李素娥	常州市十佳卫生科技工作者	常州市卫生局
2001 年	李明华	常州市 1996—2000 社会治安综合治理个人	常州市公安局
2001 年	周晓岚	优秀团干部	共青团常州市委
2001 年	张俊华 陈萍 陈祖萍	临床医学知识智力竞赛一等奖	常州市卫生局

续表 9－3－4

年度	姓名	荣誉称号	授奖单位
2001 年	李素娥	常州市“九五”妇女儿童发展规划实施工作先进个人	常州市卫生局
2001 年	李振忠	立功者	常州市总工会
2001 年	范永雷	2000 年度结核病防治先进个人	常州市卫生局
2002 年	范永雷	2001 年度结核病防治先进个人	常州市卫生局
2002 年	虞立平	“满意杯”百日优质服务竞赛“最佳个人”	常州市卫生局
2002 年	苏建华	第一期青蓝工程培养对象	常州市卫生局
2002 年	黄锡华	常州市十佳护士	常州市卫生局
2002 年	王　悦	常州市优秀护士	常州市卫生局
2002 年	倪国琴	2000—2001 年度常州市人事系统先进个人	常州市人事局
2002 年	韩留娣	先进个人	常州市卫生局
2002 年	冯志娟	常州市优秀青年志愿者	共青团常州市委，常州市青年志愿者协会
2003 年	段建春	常州市优秀青年医生	常州市卫生局
2003 年	高春芬	常州市优秀青年护士	常州市卫生局
2003 年	王丽辉	2002 年度卫生统计先进工作者	常州市卫生局
2003 年	徐裕成	常州市优秀中西医结合工作者	常州市卫生局
2003 年	吴惠华	医院药事管理工作先进个人	常州市卫生局
2003 年	刘素琴　周国平　周丰美	“常州市百名人才第二期培养工程”培养对象	常州市卫生局
2004 年	谢金美	优秀护士长	常州市卫生局
2004 年	奚秋琴	十佳护士长	常州市卫生局
2004 年	沈玉兰	优秀护士	常州市卫生局
2004 年	於丽娅	常州市“三八”红旗手标兵	常州市人事局、常州市妇联
2004 年	黄慧琴	常州市优秀共产党员	中共常州市委
2005 年	李国民	2002—2004 年度常州市劳动模范标兵	常州市政府

续表 9-3-4

年度	姓名	荣誉称号	授奖单位
2005 年	谢怀罗	2004 年度计划免疫“预防接种安全年”工作先进个人	常州市卫生局
2005 年	谢怀罗	2004 年度健康教育先进个人	常州市卫生局
2005 年	王　栋	2004 年度卫生统计工作先进个人	常州市卫生局
2005 年	申敖齐	常州市优秀医政管理工作者	常州市卫生局
2005 年	章莉萍	常州市卫生科教工作先进个人	常州市卫生局
2005 年	苏建华	“满意杯”百日优质竞赛先进个人	常州市卫生局
2005 年	刘素琴	2005 年积极支持和参与常州医院药事管理工作中授予特别奖	常州市卫生局、医院药事管理委员会
2005 年	黄贵平	2005 年药事管理工作中授予二等奖	常州市卫生局、医院药事管理委员会
2005 年	姜　雁	常州市结核病防治先进个人	常州市卫生局
2006 年	黄慧琴	常州市巾帼标兵	常州市总工会
2006 年	林　斌	常州市结核病防治工作先进个人	常州市卫生局
2006 年	胡云从	省劳动模范	常州市劳动模范协会重新发证
2006 年	季金华	常州市十佳护士长	常州市卫生局
2006 年	季金华	常州市青年岗位能手称号	常州市青年岗位能手活动领导小组
2006 年	王建强	第二期“青蓝工程培养对象”	常州市卫生局
2006 年	苏建华	学习型个人	常州市总工会
2006 年	李国民	记二等功	常州市政府
2007 年	李明华	2006 年度全市企事业单位治安保卫工作先进个人	常州市公安局
2007 年	刘素琴	常州医药知识科普下乡活动中作出显著成绩	常州市卫生局
2007 年	黄贵平	2006 年常州医院药事管理二等奖	常州市卫生局
2007 年	王　悦	卫生行风先进个人	常州市卫生局
2007 年	刘　芳	2006 年度常州市青年岗位能手称号	常州市青年岗位能手活动领导小组
2008 年	虞立平	常州市劳动模范	常州市政府

续表 9－3－4

年度	姓名	荣誉称号	授奖单位
2008 年	黄贵平	2007 年常州医院药事管理工作二等奖	常州市卫生局
2008 年	冯志娟	十佳护士	常州市卫生局
2008 年	曹和平	抗震救灾先进个人	常州市卫生局
2008 年	袁 冬	常州市卫生系统支援四川灾区工作先进个人	常州市卫生局
2009 年	李国民	常州市优秀科技工作者	常州组织部、人事局、科协
2009 年	李国民、柳跃强	2008 年度先进个人	常州医学会
2009 年	田声望	十佳优秀预任军官	常州组织部、人事局、民政局、军分区政治部
2009 年	姜 雁	结核病防治工作先进个人	常州市卫生局
2009 年	李明华	2009 年度常州市单位治安保卫工作先进个人	常州市公安局
2009 年	苏建华	2009—2013 年常州市“831 高层次创新创业人才培养工程”重点培养对象	常州市政府
2009 年	於丽娅	常州市“三八”红旗手标兵	常州市妇联、人事局
2010 年	张俊华	常州市 2009 年度文明市民·身边好人	常州市精神文明建设指导委员会
2010 年	奚秋琴	常州市健康教育先进个人	常州健康教育办公室
2010 年	卫小兵	常州市医学创新人才培养对象	常州市卫生局
2010 年	苏建华	常州市中青年专业技术拔尖人才	常州市政府
2010 年	苏建华	常州市卫生系统创新创优先进个人	常州市卫生局
2010 年	苏建华	常州市卫生系统重点医学人才	常州市卫生局
2010 年	苏建华	常州市重点医学创新人才培养对象	常州市卫生局
2010 年	李明华	2009 年度常州市单位治安保卫工作先进个人	常州市公安局
2010 年	徐 颖	医政工作先进个人	常州市卫生局
2010 年	于 蓓	2009 年度卫生综合统计信息网络直报工作先进个人	常州市卫生局

续表 9－3－4

年度	姓名	荣誉称号	授奖单位
2010 年	王丽辉	全市卫生综合统计工作先进个人	常州市卫生局
2010 年	赵　凯	优秀共产党员	常州市卫生局
2011 年	黄贵平	常州市卫生局药事工作二等奖	常州市卫生局
2011 年	王丽辉	2011 年度卫生综合统计和网络直报工作先进个人	常州市卫生局
2011 年	王丽辉	2009—2010 年度常州市优秀盟盟员	常州市民盟
2011 年	梁　悦	学习型职工	常州市总工会
2011 年	邓迪香	2010 年度健教先进个人	常州市健教指导委员会
2011 年	王夕芳	常州市卫生局优质护理示范工程先进个人	常州市卫生局
2011 年	苏建华	常州市中青年专业技术拔尖人才称号	常州市政府
2011 年	苏建华	常州市优秀科技工作者	常州市科学技术协会
2011 年	苏建华	常州市“五一劳动奖章”	常州市政府
2012 年	徐　颖	常州市医政管理先进个人	常州市卫生局
2012 年	庄美华　袁小帅　汪爱兰	优秀护士	常州市卫生局
2012 年	王水娟	护士岗位创新技能大赛中，儿科组理论第一名，综合第二名	常州市卫生局
2012 年	陈　涛	常州市医疗器械管理先进个人	常州市食品、药品监督管理局
2013 年	陈旭霞	常州好人	常州市文明办、共青团常州市委、常州市总工会、常州市妇联等
2013 年	于　蓓	2012 年度卫生综合统计信息网络直报工作先进个人	常州市卫生局
2013 年	何　劲	常州市扶残助残先进个人	常州市政府
2013 年	吴平涛	2010—2012 年度常州市卫生系统创先争优优秀共产党员	常州市卫生局
2013 年	黄贵平	常州医院药事管理工作二等奖	常州市卫生局
2013 年	王水娟	常州市卫生系统护士岗位创新技能大赛获二等奖	常州市卫生局

续表 9－3－4

年度	姓名	荣誉称号	授奖单位
2014 年	范云霞	常州市劳动模范	常州市政府
2014 年	王留网	2013 年常州市单位治安保卫工作先进个人	常州市公安局
2014 年	徐香梅　史秀华	优秀护士	常州市卫生局
2014 年	罗红芳	优秀团员	共青团常州市委
2014	王国芳	常州市首届 CSSD 知识竞赛中获一等奖	常州市护理学会、常州市消毒供应质控中心
2014 年	赵　凯	2012—2013 年度常州市优秀科技工作者	常州市科学技术协会
2014 年	李国民	常州市首届医德标兵	常州市委宣传部
2014 年	庄小美	常州市“三八”红旗手荣誉称号	常州市妇女联合会
2015 年	张小平	2013—2014 年度盟务工作积极分子	民盟常州市委
2015 年	黄海霞	2013—2014 年度常州市优秀盟员	民盟常州市委
2015 年	王菊香　徐香梅	昆山“8·2”特大事故医疗救治工作先进个人	常州市卫生和计划生育委员会
2015 年	周　杨	2014 年度常州市优秀团员	共青团常州市委
2015 年	沈玉兰	“我的家风是什么”大讨论征文三等奖	常州市总工会
2015 年	张俊华	常州市文明职工	常州市委宣传部、常州市文明办、常州市总工会
2015 年	彩　霞　徐翠霞	常州市优秀护士	常州市卫计委
2015 年	田声望	全市优秀共产党员	中共常州市委
2015 年	赵　凯	常州市“五一劳动奖章”	常州市政府
2016 年	王留网	2015 年度常州市单位治安保卫工作先进个人	常州市公安局
2016	唐国建	先进个人	常州市医学会
2016 年	戴国芳　薛　琴	2016 年度身边最美女性	常州市妇女联合会
2016 年	李国民	2016 年常州市突出贡献人才	常州市政府

续表 9－3－4

年度	姓名	荣誉称号	授奖单位
2016 年	田声望	常州市第二届医德标兵	中共常州市委宣传部、常州市卫计委、常州市文明办
2016 年	丁　屹	2015 年度常州市“五一劳动奖章”	常州市政府
2016 年	何金晓	常州市优秀护士	常州市卫生和计划生育委员会
2016 年	吴平涛	2016 年度常州市职工最可信赖娘家人	常州市总工会
2016 年	范云霞	2014—2015 年度常州市优秀科技工作者	常州市科学技术协会
2016 年	黄海霞	2015 年度医学会先进个人	常州市医学会
2016 年	张文喆	常州市新生儿疾病筛查工作先进个人	常州市卫健局
2016 年	黄耀震	常州市“龙城清韵·和美家庭”书画作品三等奖	中共常州市纪律检查委员会
2017 年	黄贵平	2016 年度医院药事管理工作一等奖	常州市医院协会
2017 年	付维丽	入选常州好人榜	常州市文明办
2017 年	张　立	常州市十佳专科护士	常州市卫计局
2017 年	汤　琴	常州市政府红十字会先进个人	常州市红十字会
2017 年	沈培民	先进个人	常州医学会
2017 年	黄海霞	2015—2016 年度盟务工作积极分子	民盟常州市委
2017 年	张　鑫	常州市红十字会应急救护技能大赛一等奖	常州市红十字会
2017 年	王　玉	第五届普外苏南地区青年医师录像大赛中获优胜奖	常州市医学会普外专业委员会
2017 年	陈淑慧	常州市手术室护理实践指南授课比赛三等奖	常州市护理学会
2017 年	唐　云	常州市青年医师“行走在路上”主题演讲比赛优秀奖	常州市医学会、常州市医师协会

续表 9－3－4

年度	姓名	荣誉称号	授奖单位
2017 年	钱文杰	文章《“小儿科”的“大大夫”》在2017 年常州市医务工作者“行医路上”主题征文比赛中获二等奖	常州市医学会、常州市医师协会
2017 年	付维丽	文章《不平凡的除夕夜》在 2017 年常州市医务工作者“行医路上”主题征文比赛中获优秀奖	常州市医学会、常州市医师协会
2018 年	丁　屹	常州市医德之星	中共常州市委宣传部、常州市文明办、常州卫生和计划生育委员会
2018 年	张俊华	优秀共产党员	常州市卫健局
2018 年	张俊华	常州市医学会先进个人	常州市医学会
2018 年	张　鑫	2017 年度常州市“五一劳动奖章”	常州市总工会
2018 年	罗春晖	常州市总工会职工演讲比赛中，获三等奖	常州市总工会
2018 年	徐留生	常州市优秀中医师	常州卫生和计划生育委员会
2018 年	彭颖秀	2017 年度医学会先进个人	常州市医学会
2018 年	王　荣	常州市最美家庭	常州市妇女联合会
2018 年	王　玉	在第六届普外苏南地区青年医师录像大赛中获优秀奖	常州市医学会普外专业委员会
2018 年	王留网	在 2018 年度全市反恐怖防范工作中成绩突出，被评为全市反恐怖防范工作先进个人	常州市反恐怖工作领导小组办公室
2018 年	王留网	2018 年度常州市单位治安保卫工作先进个人	常州市公安局
2018 年	吴晟华	作品《生命的拥抱—美小护为你演示海姆立克急救法》在 2018 年全市卫健系统创意 H5 微科普征集活动中获一等奖	常州市卫生健康委员会，常州市医学会
2018 年	孙秋萍	“常投杯”第五届常州市女子乒乓球锦标赛市妇联（妇委会）组团体第六名	常州市体育局　常州市妇女联合会

表9－3－5　　1961—2018年医院金坛区(县/市)级个人荣誉表

年度	姓名	荣誉称号	授奖单位
1961年	胡云从	金坛县卫生先进个人	金坛县政府
1981年	何宇林	金坛县卫生先进工作者	金坛县政府
1982年	胡云从	金坛县卫生先进工作者	金坛县政府
1982年	李振东	金坛县卫生先进工作者	金坛县政府
1982年	何宇林	金坛县卫生先进工作者	金坛县政府
1982年	薛连昌	金坛县卫生先进工作者	金坛县政府
1983年	王伟承	金坛县卫生先进工作者	金坛县政府
1983年	薛连昌	金坛县卫生先进工作者	金坛县政府
1983年	张法兴	金坛县卫生先进工作者	金坛县政府
1984年	史婷婷	金坛县卫生先进工作者	金坛县政府
1984年	张法兴	金坛县卫生先进工作者	金坛县政府
1985年	徐卫平	记三等功	金坛县政府
1985年	葛景荣	记三等功	金坛县政府
1985年	夏子耆	金坛县卫生工作先进工作者	金坛县政府
1985年	张法兴	金坛县卫生工作先进工作者	金坛县政府
1986年	华瑶玉	记三等功	金坛县政府
1986年	葛景荣	记三等功	金坛县政府
1986年	张法兴	金坛县先进工作者	金坛县政府
1987年	陆炳泉	金坛县先进工作者	金坛县政府
1987年	张法兴	金坛县先进工作者	金坛县政府
1988年	张法兴	先进工作者	金坛县政府
1988年	李振东	金坛县卫生先进工作者	金坛县政府
1989年	包德诚	记功	金坛县政府
1991年	胡云从	金坛县科技先进工作者	金坛县政府
1991年	王小琴	抗洪救灾先进个人	中共金坛县委、县政府
1991年	成敦年	记功	金坛县政府
1995年	李素娥	金坛市科技进步先进工作者	金坛市政府

续表9－3－5

年度	姓名	荣誉称号	授奖单位
1995	王亚生	嘉奖	金坛市政府
1996年	於丽娅、邓　建、艾月仙、程志娟、王伟承、吴　萍、包德诚、王小琴、周丰美	嘉奖	中共金坛市委、金坛市人事局
1998年	徐裕成	立足岗位热情服务老干部先进工作者	中共金坛市委、市政府
1998年	周月琴	先进个人	金坛县政府
1999年	傅忠林	先进个人	中共金坛市委、市政府
2000年	司马衡	1999年度金坛市十佳医生	金坛市政府
2000年	李继春	1997—1999年学科带头人	金坛市政府
2000年	司马衡、包德诚、田声望、於丽娅	金坛市十佳医生	金坛市政府
2000年	唐美兰、韩留娣、高春芬、庄小美	金坛市十佳护士	金坛市政府
2000年	李国民、田声望	1997—1999年度金坛市优秀专业技术人才	金坛市政府
2000年	傅忠林	创建文明城市先进个人	中共金坛市委、市政府
2001年	李素娥	金坛市计划生育先进工作者	金坛市政府
2001年	李素娥	九五期间计划生育工作先进工作者	金坛市政府
2001年	沈玉兰	金坛第四届十佳青年	中共金坛市委办公室
2002年	李继春	金坛市科技创新功臣	金坛市政府
2003年	田声望	2000—2002年金坛市学科带头人	金坛市政府
2003年	邓　建、陈火娣	抗击“非典”先进个人	中共金坛市委、市政府
2003年	徐裕成	防治“非典”工作优秀个人	中共金坛市委、市政府
2003年	邓　建、赵锁芳	嘉奖	金坛市政府
2003年	张陵洁、申敖齐、殷玉良、胡冬英、徐　群、周国平、季　英、孙圣庆	记三等功	金坛市政府
2003年	李国民	2000—2002年度金坛市优秀专业技术人才	金坛市政府

续表 9－3－5

年度	姓名	荣誉称号	授奖单位
2004 年	范永雷	2003 年度 110 社会服务先进个人	金坛市政府
2004 年	傅忠林	创建国家卫生城市、环保模范城市、省级文明城市中评为先进个人	中共金坛市委、市政府
2005 年	李国民	优秀共产党员标兵	中共金坛市委
2005 年	邓　建、臧丽娜、徐佩君、王　悦、周月琴、丁需清、刘素琴、谢卫平、王前进、吴平涛、陈　涛、李新忠、艾月仙、吴　杰、潘　秀、陈云生、马火琴、周丰美、杨黎明、周忠华、冯志娟、王敖齐、王双斌、周国平、芮　星	嘉奖	金坛市政府
2005 年	虞立平、苏建华、袁　也、申敖齐、李国民、高　媚	记三等功	金坛市政府
2005 年	徐　群、虞立平、苏建华	金坛市优秀科技工作者	中共金坛市委、人事局、科技局、科协
2006 年	苏建华	2003—2005 年金坛市优秀专业技术人才	金坛市政府
2006 年	徐　群	2003—2005 年金坛市科技创新功臣	金坛市政府
2006 年	李国民	2003—2005 年金坛市学科带头人	金坛市政府
2006 年	丁需清、丁小仙、吴　杰、戴　玉、庄小美、马建华、冯建敏、梁　悦、陈荣芳、卢朝晖、马惠芳、刘　芳、汤定荣、蒋美琴、赵　凯、范龙金、景云华、邵云芳、张　斌、王圆圆、李小兰、蔡卫东、胡冬英、申敖齐	嘉奖	金坛市政府
2006 年	刘素琴、徐腊生、虞立平、杨春燕、沈玉兰、潘　秀	记三等功	金坛市政府

续表 9－3－5

年度	姓名	荣誉称号	授奖单位
2007 年	杨云芳、吕　远、徐国强、王丽辉、汤益忠、查国庆、朱雅俊、丁粉红、衡颖、曾艳华、蔡月明、周林秋、景云华、潘　秀、卢朝晖、徐　颖、王文丽、王银花、于永仙、吴平涛、马建华、黄贵平、袁　冬、张小平、奚秋琴	嘉奖	金坛市政府
2007 年	沈玉兰、申敖齐、虞卫新、冯建敏、王　悦、苏建华	记三等功	金坛市政府
2008 年	孙　祎、潘　华、凌爱芳、吴　萍、蔡卫东、林菊芳、王　晔、陈淑琴、徐翠霞、姜文明、娄园园、潘红芳、曹素梅、余　敏、王国芳、傅　燕、张晓萍、赵小珍、陈　辉、蔡月明、潘爱明、葛锁华、吴惠华、王俊、程国林、沈玉兰、臧丽娜、吴　杰、徐颖、丁　屹、申敖齐、王夕芳、赵银必、周　萍	嘉奖	金坛市政府
2008 年	吴平涛、高春芬、李小兰、虞立平、张小平、袁　冬、史秀华	记三等功	金坛市政府
2009 年	周兴宁、葛爱华、蔡　洪、张益华、徐国强、朱　伟、张旭辉、郭玉华、朱光明、夏　璐、马月琴、陈文云、张　勤、高腊梅、钱春生、王文丽、袁　云、尹伟琴、汤　芳、周　玲、练美琴、马火琴、王志梅、戴辉星、王国芳、土　俊、于罗俊、吴健儿、姜　雁、朱小云、于　燕、王文辉、冯志娟、李国民、周月琴、衡卫军、潘红芳、傅　宇	嘉奖	金坛市政府

续表 9－3－5

年度	姓名	荣誉称号	授奖单位
2009 年	周国平、庄小美、丁　屹、虞永杰、王夕芳、王　悦、徐　颖	记三等功	金坛市政府
2010 年	苏建华	学科带头人	金坛市政府
2010 年	申放齐、于　蓓、欧月美、邓炳云、赵知明、陈建平、陈　军、徐爱国、于建新、杨文娟、凌志琴、李　萍、王自珍、薛　皑、管双仙、徐文兰、揭国丽、杨采琴、倪息兰、张文喆、邓丽云、陈伟军、陶晓燕、史　瑜、汤　立、袁小帅、傅丽华、闵晓燕、申　燕、王圆圆、任　勇、蒋和平、徐香梅、耿瑜睿、李　君、蒋罗荣、孙绿美、王丽华、倪卫芳、蒋忠毅、王　华、郃文静、蒋海燕、周春兰、冯　婧、肖卫平、罗春辉、王　辉、冯华军、吴春园、夷赛平、高红选、王　栋、任美芳、吴平涛、张俊华、季　英、虞立平、黄锡华、顾丽萍、徐佩君、奚秋琴、朱宇承、於丽娅、刘素琴、孙文龙、黄慧琴	嘉奖	金坛市政府
2010 年	虞立平	学科带头人	金坛市政府
2010 年	田声望	2006—2008 年度金坛市优秀专业技术人才	金坛市政府
2010 年	衡卫军	金坛市优秀专业技术人才	金坛市政府
2010 年	李国民	金坛市科技创新人才终身荣誉称号	金坛市政府
2011 年	李国民、虞立平、徐　群、田声望、於丽亚、周国平、张小平、丁需清	金坛名医	金坛市政府

续表 9-3-5

年度	姓名	荣誉称号	授奖单位
2011 年	范云霞	金坛市劳动模范	金坛市政府
2011 年	丁　屹、王留网、卢朝晖、石永康、吴平涛、吴健儿、沈培民、季金华、周　萍、赵　凯、赵云慧、赵银必、胡冬英、徐　珊、徐　颖、徐晓斌、钱文杰、秦震芳、黄贵平、谢金美、臧丽娜、张陵洁、朱美兰、王　翔、曹一波、葛兰君、虞冠英、蔡卫东、孙　祎、史卫栋、贺腊珍、张桂红、汤定荣、徐艳萍、耿息凤、蔡云芳、李　华、沈粉华、曾艳华、袁　霞、郭　莹、虞　蔚、戴国芳、于静芳、方云琴、徐爱华、何　劲、吕建芬、郁　斌、闫成元、史婉芳、袁小帅、许　剑、黄军贤、储小菊、钱春生、史秀华、郭　霞、张　立、袁桂琴、吴国荣、邓国忠、刘　芳、徐腊生、周　玲、邓英琴、娄园园、王荣俊、束明乐、汤　琴、徐翠霞、陆桂珠、马火琴、周　琳、陈　辉、练美琴、王惠芳、王卫芳、沈亦亦、薛　惠、王庆亚、吴　军、王欣蓓、曹　慧、贺燕美、史咏秋、肖卫平、王琴芳、时　华、王文涛、王　宇、周月琴、范云霞、刘　彦、陈旭霞、曹玉梅、蒋建辉、奚秋琴、王　栋、黄锡华、管双仙、罗春晖、张俊华、孙文龙、傅莉华	嘉奖	金坛市政府
2012 年	李国民	创建全国科普示范市先进个人	中共金坛市委、市政府

续表 9－3－5

年度	姓名	荣誉称号	授奖单位
2012 年	丁　屹、王　栋、吴平涛、张俊华、黄锡华、孙文龙、卢朝晖、石永康、朱宇承、任美芳、庄小美、陈云生、罗红芳、范云霞、周　萍、赵　凯、胡冬英、徐　珊、顾丽萍、程国林、潘　华、唐国建、蔡　洪、尹小芳、沈国琴、朱美兰、罗春晖、朱春芳、戴云波、于　蓓、葛兰君、薛　琴、张伟平、陆阿明、丁云浩、巫　晒、胡六梅、王前进、袁桂琴、朱雅俊、马惠芳、杨文娟、于雪冰、王　茜、于秀娣、陈　芳、于小飞、韩阿琴、袁　冬、李　华、黄　丽、朱忠琴、李雪萍、曹征然、王　娟、宁建华、薛一峰、徐　浩、陈雪美、袁小帅、沃扣洪、李智慧、邓丽云、闵晓燕、高梦艳、王国君、钱春生、周美香、周忠华、邓　燕、翁火梅、朱爱平、吕菊仙、李梅琴、吴国荣、周　烨、彩　霞、周　玲、张小勇、朱　敏、于　燕、袁　云、潘　良、黄　月、吕　亭、陆桂珠、薛建琴、吴春华、管双仙、朱　雷、金云霞、张粉仙、李小芳、张晓萍、曹　娴、戴辉星、范龙金、毛天真、金英涛、芮　星、孙露阳、徐美珍、严清香、李新忠、王荣俊、梁　悦、蒋留元、汤金姬、陈玉珍、孙　祎、丁霈清	嘉奖	金坛市政府
2012 年	管双仙、黄锡华、罗春晖、孙文龙、王　栋、吴平涛、袁小帅、张俊华	记三等功	金坛市政府
2013 年	石永康、卢朝晖、胡冬英、徐　珊、顾丽萍、韩卫芳、周　萍、林　伟、何金晓、唐国建、季　英、徐佩君、张小平、任美芳、范云霞、赵建忠、沈国琴、韩留娣、陈　莹、朱春芳、王　辉、戴　静、凌爱芳、葛兰君、	嘉奖	金坛市政府

续表 9－3－5

年度	姓名	荣誉称号	授奖单位
2013 年	张留军、徐国强、孙　祎、张益华、张伟平、潘春剑、陈　军、徐　晶、王朝华、郭玉华、田　文、吴翠华、孙　桦、王　茜、李小兰、周美兰、冯　伟、景　芳、鲍琴华、李　华、董菊美、王　珍、杨采琴、陈文云、倪息兰、汤濛濛、谢亦琴、乔秀珍、薛一峰、徐翠霞、徐美琴、蒋美芳、傅　宇、刘　芳、方云琴、佘晶江、黄军贤、汤　敏、闵晓燕、何云文、葛　云、刘　俊、张劲秀、朱爱平、史　瑜、谢　华、吕菊仙、翟金荣、赵亚丽、李湘荣、卫小兵、周　玲、王银花、王自珍、仇　雪、杨云芳、袁永翀、李　艳、丁　浩、翟佳佳、祁英杰、陆桂珠、吴春华、倪　丹、王　湘、冯琪华、赵小珍、刘金美、马洪福、薛　惠、蔡月明、沈亦亦、张欢妍、钱武安、吴淑梅、冯新芳、李雪芳、王美菊、蔡云芳、谢春花、朱培霞、汤　丽、徐立军、田声望	嘉奖	金坛市政府
2013 年	石永康、周　萍、卢朝晖、胡冬英、徐　珊、葛兰君、孙　祎、周　玲、陆桂珠、范云霞、李　华	记三等功	金坛市政府
2014 年	张小平、任美芳、丁　屹、冯志娟、徐佩君、季　英、程国林、潘爱明、沈玉兰、何　劲、顾丽萍、庄小美、唐国建、罗红芳、韩卫芳、林　伟、高春芬、王菊香、潘　华、徐大伟、季金华、杨　璐、王夕芳、王　晔、张桂红、张陵洁、朱春芳、戴云波、王丽娟、王丽辉、顾青仙、任俊南、丁云浩、周阿平、许建国、张益华、张旭辉、袁爱珍、何振文、曹留俊、王国芳、余　敏、朱雅俊、于雪冰、王　茜、朱光明、尹　琪、黄清淞、	嘉奖	金坛市政府

续表9-3-5

年度	姓名	荣誉称号	授奖单位
2014年	傅　燕、徐艳萍、王　珍、董菊美、朱玉梅、朱忠琴、虞　蔚、闫慧娟、马玉华、翁丽华、倪　帆、于静芳、陈伟军、叶园芳、王兰兰、刘　芳、吴丽霞、方云琴、高　佳、黄军贤、魏娟芳、闵晓燕、曹丽谢、李振忠、吴军华、吕建芬、徐　晶、王一芳、吕菊仙、杨　辉、王建强、曹玉梅、张小勇、陈　超、王银花、朱　莹、石兵霞、王文辉、李　英、周　鑫、汤益忠、王丽华、耿瑜睿、祁英杰、吴春华、梁　璐、钱莉萍、陈春风、谢金美、夏蕊仙、王新明、王粉娥、吴梅珍、张斌俊、郭　庆、颜　雯、季　捷、吴夕庚、王　菲、闻　华、李　敏、于迎根、王荣俊、周　俊、汤金姬、沈国琴、顾裕铭、田建伟、蔡　洪、王琴芳、张伟平、李　铭、冯　勤、冯　云、鲍琴华、张　芸、顾文文、宋琳玉、戎欣兴、蒋芳华、李倩霞、黄　云、金云霞、何云文、蒋志龙、钱　洁、傅丽华、吴丹琴、王莉华、潘　莉、潘红芳、王艳玲、陈云华、杭　玮、李小芳、蒋莉萍、王庆亚、焦夕琴、王志梅、靳素琴、潘风珍、彭志凤、徐　颖、于　燕、吴　杰	嘉奖	金坛市政府
2014年	任美芳、顾丽萍、唐国建、朱春芳、王　茜、闵晓燕、吕菊仙、吴春华、沈国琴、张伟平	记三等功	金坛市政府
2014年	王　荣	金沙英才奖	金坛市政府
2014年	李国民	金沙英才突出贡献奖	金坛市政府
2014年	李国民、徐　群、田声望、丁需清、张小平	金沙名医	金坛市政府

续表 9－3－5

年度	姓名	荣誉称号	授奖单位
2015 年	丁　屹、张小平、潘　华、冯志娟、季　英、黄锡华、邵云芳、徐佩君、张　斌、朱宇承、罗红芳、程国林、庄小美、陈　辉、高春芬、王　栋、张俊华、韩卫芳、狄晓晨、王留网、潘爱明、王夕芳、陈　莹、王　晔、袁　媛、付维丽、庞伟斌、戴云波、邓迪花、王　辉、于　蓓、许云霞、吴　萍、张益华、周阿平、蔡卫东、陈建平、邓迪香、王朝华、徐　沁、曹留俊、杨文娟、冯　勤、余　敏、朱雅俊、邓国忠、丁　浩、耿息凤、徐艳萍、朱光明、黄清松、张晶云、王　珍、董菊美、张　芸、沈粉华、林菊芳、陈耀芹、倪　娇、许丽华、李红兰、戴玉亭、刘　霞、吴云峰、陈雪美、陶晓燕、戴美娣、刘　芳、葛海龙、周林秋、方云琴、王　健、丁　悦、丁粉红、周晓芳、钱春生、张劲秀、邓　燕、张　兴、史婉芳、冯　笑、谢　华、张　抗、刘丽琴、戴小平、吴艳辉、杨黎明、吕　远、马　赟、戴玉洁、钱文杰、李　萍、袁　云、潘　良、汪爱兰、徐香梅、翟佳佳、戴贵军、耿瑜睿、祁英杰、梁　璐、陈云华、杨立文、韩　姝、葛　玮、欧琴芳、曹美凤、倪卫芳、徐国美、钱海兰、王留宾、蒋忠毅、薛　惠、吴成玉、臧　琼、张欢妍、王国芳、周春兰、石　昀、杨鹏飞、冷晔华、汤益美、张丽萍、董佳佳、朱　洁、孙露阳、于　燕、徐　颖	嘉奖	金坛区政府
2015 年	张小平、季　英、徐佩君、韩卫芳、张益华、王　珍、董菊美、刘　芳、方云琴、祁英杰	记三等功	金坛区政府

续表 9－3－5

年度	姓名	荣誉称号	授奖单位
2016 年	丁　屹、冯志娟、潘　华、潘爱明、程国林、高春芬、王夕芳、庄小美、赵　凯、孙文龙、黄锡华、胡冬英、卢朝晖、狄晓晨、朱小云、陈　辉、衡卫军、任美芳、王　栋、黄贵平、石永康、何金晓、虞卫新、姜　雁、张俊华、王俊华、罗　诚、王　晔、王秋英、陈　莹、曹　娴、陈火娣、王　辉、施伟军、季　诚、王琴芳、许云霞、赵知明、蔡卫东、汪文波、戴留建、戴卫剑、奚秋琴、龚小俊、王　慧、周文梅、查全斌、朱雅俊、凌志琴、汤小萍、李小兰、李　君、尹伟芳、沈　露、耿息凤、陈淑慧、汤定荣、尹　琪、张　新、周　璇、朱玉梅、孔　媛、林菊芳、仲雪琴、姚　颖、曹征然、陈荣芳、杨彩琴、陈文云、陈　婷、史文华、徐翠霞、于静芳、周　萍、蒋芳华、冷欢欢、周林秋、吴丽霞、佘晶江、葛海龙、徐　浩、潘蕙艳、王　欢、沈　燕、李明杰、石晓云、曹丽谢、何云文、刘　俊、陈　云、谢　华、翁火梅、张　抗、翟金荣、傅莉华、王丽莉、袁　翠、彩　霞、彭颖秀、周　玲、杨黎明、徐腊生、杨云芳、虞永杰、朱　敏、江　萍、袁永翀、潘红芳、汤　琴、徐丹丹、朱竹君、梁　璐、耿瑜睿、陈云华、王玉生、钱莉萍、蒋昔琴、郭春霞、荀　芳、蔡月明、金英涛、周　丹、郜文静、张欢妍、祁粉琴、贺燕美、谢卫平、夷赛平、王荣俊、张绥凤、于　燕、田声望	嘉奖	金坛区政府
2016 年	丁　屹、冯志娟、潘　华、潘爱明、程国林、高春芬、王夕芳、庄小美、王　晔、梁　璐、陈云华、耿瑜睿、朱雅俊、于　燕	三等功	金坛区政府

续表 9－3－5

年度	姓名	荣誉称号	授奖单位
2016 年	赵　凯、何　劲、丁　屹	2013—2014 年度金坛区金沙英才奖	金坛区政府
2016 年	范云霞	2014—2015 年度常州市金坛区优秀科技工作者	金坛区政府
2017 年	付维丽、陈　莹、吴晟华、王弦弦、李明杰、张桂红、王　辉、季　诚、施伟军、刘泽樑、许建国、汤卫华、许云霞、葛兰君、史卫栋、蔡卫东、戴留健、汪文波、陈建平、景云华、陈　军、钱　瑾、赵　霏、白　晶、郭玉华、蒋　寒、吴建华、汤小萍、孙　凌、郑婷婷、于　莹、徐文兰、揭国丽、严　冰、鲍琴华、耿息凤、丁东亮、赵倩文、汤佳欣、王　娟、仲雪琴、陈育琴、黄　丽、吴彩娥、史洋洋、陈　旭、林菊芳、黄伟华、陈　娟、徐爱华、李　静、车爱华、吴丽霞、周林秋、傅　宇、葛海龙、田　莹、万　航、刘　玲、张国柱、王俐杰、申　燕、钱春生、刘　俊、吕建芬、史　瑜、孙亚文、张　抗、戴小平、李湘荣、吴丹琴、傅莉华、王莉华、王银花、王　丹、吕　亭、史卫群、钱文杰、赵　敏、仇　雪、杨　欢、王琴仙、潘　良、马素珍、戴贵军、岳惠莲、谢　晋、朱竹君、陆小妍、唐　云、赵　霞、朱　雷、马火琴、陈淑琴、孙莉莉、王惠芳、景留娣、王　霞、蔡月明、沈亦亦、彭桂芬、杨义伟、曹　慧、孙露阳、张欢妍、韩锁风、时　华、徐立军、王　飞、董佳佳、冯华军、王　芳、何春慧、张　玲、徐　华、杨　璐、赵云慧、季金华、陶粉华、顾丽萍、石永康、孙文龙、王　栋、邓英琴、蒋和平、袁　冬、卢朝晖、黄锡华、狄晓晨、张俊华、蒋忠毅、谢　华、陈　辉、周　杨、王　贤、黄　慧	嘉奖	金坛区政府

续表 9－3－5

年度	姓名	荣誉称号	授奖单位
2017 年	黄锡华、陈　辉、王　栋、张俊华、狄晓晨、陈　莹、王　辉、许云霞、蔡卫东、耿息风、林菊芳、葛海龙、周林秋、谢　华、张　抗、张欢妍	三等功	金坛区政府
2017 年	丁　屹、何　劲	金沙名医	金坛区政府
2018 年	吴晟华、汪爱兰、王秋英、李明杰、季　诚、施伟军、徐佳玥、梁　悦、吴　萍、曹一波、马夕芳、吴粉红、徐国强、丁云浩、汪文波、戴留健、戴卫剑、王文丽、夏　璐、李兴天、王朝华、李　铭、王国芳、张　玲、朱雅俊、冯　勤、孙　桦、汤小萍、马建强、邓国忠、王海欢、朱光明、徐文兰、高腊梅、景　芳、李倩霞、丁东亮、赵倩文、汤佳欣、唐　云、仲雪琴、黄　燕、翁丽华、刘　花、郭　莹、陆素珍、徐　静、李小兰、徐丹丹、叶园芳、蒋美芳、徐美琴、沃扣洪、吴丽霞、周颖鑫、万　航、顾玉莲、高　佳、林　啸、马　吉、丁　悦、陈伟军、许　娜、汤　芳、刘　俊、卞婷婷、王　芳、孙亚文、芦　嫣、杨　辉、王一芳、廖　玮、周　烨、鲍丽娟、傅莉华、吕　远、王莉华、蒋阳阳、史咏秋、钱文杰、史卫群、石兵霞、娄园园、荀兰兰、李　艳、冯　婧、陈传新、葛　云、谢　晋、徐玉霞、朱竹君、陆小妍、王　珍、韩　姝、倪　丹、曹素梅、马月琴、孙禄美、孙莉莉、王国芳、丁瑜华、薛　惠、蔡月明、周晓岚、王庆亚、蔡　霞、蒋海燕、李瑞娟、衡　颖、冯新芳、杨忠毅、田建伟、杨宝春、冷湘静、张　花、何春慧、任美芳、曹丽萍、孙文龙、季金华、蔡　洪、何金晓、史婉芳、丁小仙、孙秋萍、朱小云、周　磊、蒋忠毅、肖卫平、卢朝晖、张　斌、袁　冬、周　杨、王　贤	嘉奖	金坛区政府

续表 9－3－5

年度	姓名	荣誉称号	授奖单位
2018 年	李明杰、季　诚、施伟军、汪文波、戴留建、汤小萍、仲雪琴、吴丽霞、刘　俊、傅莉华、朱竹君、蔡月明、孙文龙、卢朝晖	三等功	金坛区政府
2018 年	苏建华	2015—2016 年度常州市金坛区金沙英才奖突出贡献奖	金坛区政府
2018 年	朱爱平	2015—2016 年度常州市金坛区金沙英才奖	金坛区政府

第三节　职工名录

一、1950 年医院职工名录

院　长　周宠璋

指导员　练　俊

医　师　周明龙　钱耀鹤

护　士　李玉清　程　萱　李丽英　徐忠义　徐国庆

助产士　王素琴　张　静

药剂士　周雨霖

会计兼文牍　吴景贤

事务员兼　韦颂侠

练习生　耿素珍　杨淑慧

勤　工　刘九君　谢金保　严洪祥　罗子林

二、1981 年医院职工名录

院　部

书　记　刘明珠

副书记　王江波　王伯仁　金素贞

院　长　刘明珠

副院长 王江波　周明龙

行政科室

股　长 沈　平　蔡正泉　季宝昌

副股长 许旺娣

秘　书 史汉义

医疗科室

主　任 夏子耆、成敦年

副主任 胡云从、倪忠泰、吕风珍

医　生 葛景荣　戴国琪　沈允昌　庄玲英　吴萍　杜琳　包德诚　刘乐梅　王秋玉　葛天明　戴焕林　薛怡乐　王菊容　刘执中　雷周绪　何宇林　徐留生　张柏琪　傅忠林　司马衡　陈森荣　储　容　邓　建　吴菊芳　张可力　王金学　李振东　王伟承　马洪福　李素娥　张　静　施娟英　胡韵芳　徐秀英　严柏初　史信荣　徐裕成　薛连昌　王和荣　张斌俊　赵建忠　江美兰　王登锁　杨志明　何一然　虞立平　姜罗荣　史志国（调出）　费立生（调出）

副总护士长 彭淑娥

护士长 蔡蔚源　黄祥宝　荣菊珍　刘振英　李淑英　朱淑英

护　士 朱丽仙　陈菊华　杨献萍　蒋美兰　吴秀英　徐仁芳　马梅芳　张庆珠　喜建芳　景雅丽　黄全珍　史金柳　刘惠珠　吴勤娣　赵建秀　朱慧秋　曹榴娣　徐颖琪　颜秀珍　朱萍萍　王风珍　胡渭仙　王敏仙　周　珏　马世琴　范　铭　赵文瑛　吕翠娣　姜明英　朱粉萼　喻琴珍　王亚芬　徐卫平　曹秋平　王小琴　丁红月　张陵洁　周小健　邵静娟　陆惠华　艾月仙　卢桂萍　程志娟　李　芳　储小菊　黄　宁　唐美兰　徐　珊　高小菊　冯琪华　周丰美　崔苏敏　胡六梅　李　琴　陈惠芳　杨正英　刘锦娣　田惠芳（调出）

医技人员 沈春娣　戚庆炳　黄务恒　梁化西　张　慧　孙永树　柯树培　黄锁妹　杨秉性　潘殿广　孙圣庆　卞旺孝　朱荷英　王敖娣　王　俭　周兴宁　徐晓斌　王中民

药剂人员 华瑶玉　杨黛明　盛钧芳　左荣和　徐荣华　高洪选　周解放　吴克芬　于罗俊　陈惠芳　史婷婷　冯祥英　吴惠华　周雨霖　沈小妹　施咏秋

金丽萍　陈国贤　朱荃　姚惠芳(调出)

财务人员　李学英　姜渭文　卢晓玲　吴春梅　王伟儿　吉永红　陆伟民　范永雷　吴健儿　杨忠毅　王丽辉

其他人员　刘珊亲　王腊风　伏来娣　陈民生　徐秀英　杨洪贵　焦石金　徐小荣　王长林　范美娣　宋小洪　陈吉娣　张志高　王荣根　刁根娣　卢　伟　韩锁林　翟德才　于夕英　钱武安　仲兰英　冯金兰　蒋兰风　戴金风　张玉燕　张云崖　潘德利　王丽丽　江少华　吴美珍　张西英　顾美俊　夏蕊仙　王剑英　华金荣　王翔　李明华　陈粉娣　宋建平

三、1990 年医院职工名录

院　部

党委书记　蒋午振(兼)

副书记　张法兴

院　长　窦东升

副院长　夏子耆　陆炳泉　包德诚　司马衡　李素娥(院长助理)

调研员　胡云从

党支部书记　葛景荣　成敦年　蔡正泉　蒋留保

行政科室

科长(主任)　杨晓清　傅忠林　杨黛明　吴健儿　蔡正泉　汤毓艺　卢　伟

副科长(副主任)　姜明英　徐卫平　倪国琴(秘书)　任俊南

医疗科室

主　任　薛许昌　沈介昌　冯田忠　吕风珍　吕柳风　戴国琪　李振东

副主任　徐裕诚　陈森荣　倪忠泰　蒋留保　胡渭仙　杜文生　姜罗荣

医　生　吴　萍　王　英　刘乐梅　张　维　柳跃强　曹建新　戴小平　程　琪　吴国荣　田声望　邓　建　郑勋亮　赵卓先　华网孝　刘　彦　虞立平　林　啸　王和荣　李继春　徐　群　史文华　张小平　施娟英　於丽娅　陈丽娟　马玉华　胡顺美　蒋国华　薛怡乐　庄玲英　章莉萍　张翠英　钱文杰　王秋玉　王伟承　马建华　贺　新　王卫芳　徐留生　岳锁留　戴燕华　李国民　王敏仙　汤定荣　谢怀罗　杨子明　王中元　俞伟国　于迎根　史志保　周国平　史淑兰　衡卫军

沈汉平　姜　雁　程国林　卢朝晖　曹征然　彭颖秀　于建新　丁年东　虞永杰　林菊芳　冯立新　卞风群　王　涛　谢幼薇　马洪福　胡　双　王　翔　范永雷　王登锁

护理部

主　任　彭淑娥

副主任　王小琴

护士长　赵文瑛（助产士长）　丁红月　艾月仙　程志娟　唐美兰　徐　珊　周小健　张陵洁　喻琴珍　卢桂萍、

副助产士长　臧丽娜

护　士　李淑英　吕翠娣　朱粉萼　黄全珍　史金柳　赵建秀　王粉青　蒋美兰　吴秀英　邵静娟　陆惠华　储小菊　王粉娥　叶惠珠　高小菊　冯琪华　周丰美　胡六梅　蔡秀华　朱淑英　邓迪香　左海娣　赵小珍　王建娣　史晓梅　景留娣　于秀娣　汤　芳　马夕芳　曹玉芳　周　萍　汤春英　谢亚俊　陈火娣　周晓芳　韩留娣　奚秋琴　曹琴芳　王庆亚　朱美兰　曹留娣　颜秀珍　刘惠珠　虞留风　姜静涛　田惠珍　石东霞　沈玉兰　王小琴　季　英　杨献萍　李晓芳　庄彩云　姚金娣　谢建勤　陈耀芹　景雅丽　陆利民　刘雪梅　陈惠芳　严　冰　徐爱华　张粉仙　尹小芳　臧　琼　王　云　徐佩君　王剑梅　徐　梅　何金晓　徐金芳　李红兰　周　琳　陶晓燕　彭桂芬　吴粉红　张丽萍　陈志英　杜玲玲　庄小美　黄锡华　王　晔　蒋爱华　朱菊芳　马惠芳　王美菊　耿息风　冯志娟　吴艳辉　周兰芳　钱和风　沈春娣　曹美风　丁粉红　张旭辉　李　萍　杨云芳　吕菊仙　季金华　倪卫芳　谢亦琴　张晓萍　孙绿美　顾　沁　吴淑梅　钱吉云　施咏秋　马世琴　刘珊亲　朱文燕　刘金梅　郭正萍　王秋英　吴美珍　衡　颖　张玉燕　夏蕊仙　邓　芳（调出）　于春梅（调出）　朱慧秋（调出）

医技科室

主　任　王松山　孙圣庆

副主任　梁化西

医技人员

柯树培　赵建忠　张斌俊　潘殿广　唐国亮　周小华　范龙金　吴　杰　杨义伟

孙永树　黄锁妹　吴夕庚　葛锁华　徐梅珍　祁粉琴　王敖娣　王菊蓉　徐湘雅
朱荷英　潘　秀　王中民　郭　庆　徐晓斌　季粉林　周兴宁　王　俭

药剂科

主　任　华瑶玉

药剂人员　左荣和　徐荣华　高洪选　周金坛解放　吴克芬　于罗俊　史婷婷
吴惠华　徐央庆　欧国洪　蒋留源　王荣俊　徐莉莉　潘凤珍　谢卫平　于依凡
金丽萍　蒋康蕾　于永仙　杨忠毅　田建伟　陈玉珍　卢巧稚　徐建国　潘德利
冯祥英　沈小妹　强小妹　周明生

财务人员

袁　悦　赵　俊　吴秀芳　陈雅英　李雪平　王生泉　何美风　陆伟民　殷玉良
王伟儿　冯建敏　吴春梅　黄耀震　王志平　张西英　王剑英　蒋月琴　徐　坚
王建平　刘火风　汪小风　谢培华

其　他

周　庆　吴　萍　王丽辉　仲兰英　冯金兰　葛爱华　于夕英　陆阿明　韩锁林
华金荣　张福寿　许建国　胡孝如　高书根　查国庆　焦旺保　张云崖　陈粉娣
陈吉娣　杨洪贵　李明华　袁锁才　蒋兰风　戴金风　顾和林　欧月美　史咏秋
许菊芳　张月敖　王夕美　华素珍　陈玉华　袁春祥　费金龙　李定法　孙月仙
于萍儿　居风梅　刘金风　朱炳福　蔡卫东　刘云娣　胡汝华　潘粉孝　王腊生
尹金梅

四、2005 年医院职工名录

院　部

党委书记　赵锁芳

副书记　倪国琴

院　长　邓　建

副院长　傅忠林　章莉萍　田声望　徐　群

行政科室

科长(主任)　吴健儿　黄慧琴　任俊南　艾月仙　周月琴　申敖齐　黄耀震
李明华

副科长(副主任) 王敖齐　王和荣　谢怀罗　吴平涛　韩留娣　丁红月　王留网　徐　颖　葛爱华　狄晓晨　陈　涛　钱锁荣　范永雷　周晓岚　王双斌

医疗科室

主　任 虞立平　李国民　姜　雁　於丽娅　马建华　沈培民　倪一新　田声望(兼)

副主任 贺　新　史文华　周　萍　李继春　赵银必　刘　彦　丁需清　戴小平　柳跃强　王建强　史志保　钱文杰　周国平　徐留生　姜罗荣　王文辉　林　斌　马玉华　梁国华　张小平　朱宇承　衡卫军

医　生 华网孝　段建春　虞卫新　周小兵　徐涌波　戴国芳　程国林　周忠华　林　啸　张国柱　冯田忠　江树明　李振忠　吴国荣　丁年东　徐腊生　李湘荣　黄海霞　薛怡乐　张翠英　虞永杰　邓英琴　王文辉　邰建飞　岳锁留　陈云生　翟金荣　李　君　邓国忠　冯　涛　李梅琴　王敏仙　汤定荣　曹国平　万　健　王卫芳　王　霞　胡建平　俞伟国　陈晓俊　王前进　陈荣芳　曾艳华　胡顺美　林菊芳　陈文云　杨采琴　倪夕兰　任美芳　丁　屹　沈粉华　王永萍　吴建华　石永康　窦永斌　顾青仙　欧阳芸　石小云　马　宗　韩元萍　闵晓燕　汤　琴　李小兰　何　劲　朱爱平　万　航　于文敏　赵　凯　范云霞　周美兰　沃扣洪　景再君　凌志琴　汤益忠　于建新　徐文兰　王自珍　陈　军　陈伟军　林　伟　张　斌　王朝华　汤　立　郭玉华　高　媚　王新铭　于雪冰　潘红芳　蒋和平　刘　俊　罗　诚　袁　霞　邓国华　袁　冬　谢　华　王小青　周林秋　王晓燕　傅　宇　朱雅俊　耿瑜睿　黄军贤　潘　良　李　翔　王　贤　孙　凌　朱光明　吕　远　姜宁宇　王国君　钱春生　倪宏亮　孙　新　徐　健　葛海龙　史燕华　杨小鹏　管双仙　潘　莉　郁　斌　张小勇　潘　伟　王　翔　胡　双　徐　坚　曹征然　王登锁　王玉生　于小飞　史卫群　陈　芳　张俊华　周　磊　袁永翀　任　勇　杨黎明　苏建华　姜文明　唐　伟

护士长 季　英　张陵洁　周丰美　黄锡华　秦震芳　季金华　沈玉兰　严　冰　王粉娥　陈火娣　陈耀芹　马夕芳　谢金美　王夕芳　庄小美　高春芬　徐　珊　臧丽娜　冯志娟

护　士 卢桂萍　李　静　蒋芳华　王新明　戴美娣　马火琴　吕菊仙　丁粉红

奚秋琴　徐爱华　徐金芳　郭小英　陈淑琴　吕建芬　徐永红　史婉芳　袁桂琴
陶晓燕　王国芳　冯　勤　王文丽　韩卫芳　周小健　吴秀英　赵小珍　陈志英
王　晔　顾丽萍　朱玉梅　陆桂珠　王美菊　汪爱兰　宁建华　庄美华　王　云
徐翠霞　吴粉红　朱美兰　刘雪梅　汤　芳　杨云芳　王惠芳　唐美兰　汤小萍
丁小仙　叶园芳　薛　琴　杨春燕　姚金娣　孙绿美　薛　皑　郭春霞　曹美凤
尹小芳　周　琳　吴美琴　吴艳辉　田惠珍　胡六梅　杨宪粉　李　萍　徐佩君
于秀娣　徐　梅　耿息凤　刘金花　葛兰君　揭国丽　冯　伟　马惠芳　翁火梅
史小梅　喻琴珍　凌　华　王　茜　许云霞　乔秀珍　韩正英　缪　玮　景留娣
朱粉萼　李红兰　谢亦琴　赵云慧　李雪萍　钱海兰　马月琴　王建娣　邓迪香
方云琴　虞　蔚　汤春英　张粉仙　倪卫芳　杨文娟　王国芳　鲍琴华　周晓芳
张旭辉　陆惠华　庄彩云　王小琴　高小菊　叶惠珠　虞冠英　臧　琼　李小芳
冯琪华　张晓萍　吴翠华　孙　桦　王　悦　周美香　胡冬英　陈旭霞　储小菊
赵建秀　王庆亚　彭桂芬　徐国美　于静芳　蒋丽萍　黄　慧　陈　辉　袁爱珍
蒋文娟　陈雪美　张　磊　吴春华　韩阿琴　蒋美芳　徐艳萍　戴　玉　练美琴
沈卫萍　朱慧华　徐　香　张　勤　景云华　殷卫琴　束明乐　滕志娟　徐香梅
鲁爱华　张　立　邵云芳　刘　霞　娄园园　黄　丽　袁小帅　王丽华　袁　也
王水娟　许丽华　郭　霞　高琴芳　夏　璐　张桂红　陶粉华　孙秋萍　张劲秀
朱忠琴　李　萍　曹素梅　于　燕　张云仙　柳晓琴　尹伟芳　蒋美琴　刘　芳
刘　花　邓丽云　李菊花　王银花　梁　璐　高梦艳　王菊香　王　湘　史秀华
夏蕊仙　钱吉云　张文喆　张玉燕　吴美珍　朱翠萍　顾　沁　吴彩娥　朱文燕
吴淑梅　刘金美　余　敏　景　芳　高腊梅　史　瑜　袁　云　彩　霞　董菊美
衡　颖　郭　莹　王秋英　徐　浩　欧琴芳　李　华　陈　萍　陈育琴　冯　婧
蒋昔琴　车爱华　王兰兰　傅　燕　傅莉华　高荣娟　周　玲　李　华　何金晓

医技科室

主　任　潘　秀　张斌俊　徐晓斌(站长)

副主任　郝秀珍　杨义伟　焦夕琴　董　洋　李新忠　赵建忠　吴　杰

医技人员　潘爱明　韩锁风　贺燕美　冯新芳　胡井喜　蒋海燕　梁化西
黄锁妹　徐美珍　吴夕庚　祁粉琴　葛锁华　王国芳　王欣蓓　唐国建　芮　星

王列文　曹　慧　张　玲　张绥凤　唐国亮　范龙金　郭　庆　毛天真　蔡月明

赖天慧　游明镇　朱小云　蒋忠毅　王　嗥　郤文静　严庆香　王志梅　李瑞娟

于迎根　薛　惠　王　华　靳素琴　季粉林　彭颖秀　卢朝晖　周兴宁　王　俭

闻　华　戴辉星　吴成玉　李　敏　史咏秋　周春兰　沈亦亦　刘春梅　刘　草

卞旺孝　王圆圆

药剂科

主　任　黄贵平

副主任　吴惠华

药剂人员　王　芳　徐立军　姜亚芳　张丽萍　景雅丽　夷赛萍　蒋留源

欧国洪　潘风珍　周金坛解放　颜秀珍　于罗俊　谢卫平　左荣和　冷晔华

梁　悦　谢春花　蔡云芳　沈国琴　冯华军　彭志凤　高洪选　刘素琴　王荣俊

朱培霞　汤益美　田　柳　杨鹏飞　孙文龙　杨忠毅　徐建国　于永仙　吴春园

徐艺文　田建伟　陈玉珍　潘德利　王　宇　王　俊

会　计　袁　悦　吴秀芳　陈雅英　赵　俊　段立红　季　诚　戴云波　肖卫平

罗春晖　冯健敏　陈惠芳　戴　静　殷玉良　包琰黎　顾裕铭

政　工　王中元　马洪福

工程师　金英涛　王栋　蔡洪　吴萍　徐国强　李华、

其　他　王丽辉　凌爱芳　于　蓓　潘　华　邓炳云　王志平　王剑英　蒋月琴

秦军华　于夕英　陈　云　邓迪花　张益华　张西英　胡孝如　许建国　张云崖

贺腊珍　周明生　韩锁林　华金荣　陆阿明　袁锁才　华素珍　陈玉华　袁春祥

李定法　费金龙　蔡卫东　查国庆　张福寿　韩罗保　卢国琴　赵水祥　戴留建

杜岸芳　蒋兰凤　卢巧稚　王建平　江虎喜　方留妹　潘春剑　张俊平　汤　丽

王素风　施伟军　赵知明　汪文波　欧月梅　王夕美　孙丽君　焦望保　周阿平

王腊生　刘红娣　孙息琴　金梅英　戴卫剑

五、2018 年医院在编职工名录

表 9－3－6　　2018 年职工表

序号	姓　名	性别	出生年月	参加工作时间	专业技术职务	最高学历
1	白　晶	女	1984 年 3 月	2010 年 7 月	主治中医师	硕士
2	包琰黎	女	1974 年 10 月	1992 年 8 月	助理会计师	本科
3	鲍翠瑾	女	1994 年 2 月	2016 年 9 月	护士	本科
4	鲍丽娟	女	1983 年 10 月	2007 年 9 月	主治医师	硕士
5	鲍琴华	女	1977 年 3 月	1996 年 8 月	主管护师	本科
6	卞婷婷	女	1987 年 7 月	2012 年 7 月	护师	本科
7	彩　霞	女	1982 年 4 月	2005 年 9 月	主管护师	本科
8	蔡　洪	女	1982 年 1 月	2003 年 8 月	工程师	本科
9	蔡卫东	男	1968 年 7 月	1984 年 7 月	电工高级工	高中
10	蔡　霞	女	1992 年 12 月	2015 年 8 月	技师	本科
11	蔡月明	男	1972 年 5 月	1992 年 8 月	主治医师	中专
12	蔡　云	女	1988 年 4 月	2015 年 8 月	医师	硕士
13	蔡云芳	女	1974 年 10 月	1994 年 8 月	副主任中药师	本科
14	曹彩霞	女	1986 年 7 月	2010 年 11 月	主治医师	本科
15	曹晨晨	男	1989 年 2 月	2012 年 9 月	主治医师	本科
16	曹国平	男	1969 年 2 月	1992 年 8 月	主任医师	本科
17	曹　慧	女	1975 年 2 月	1996 年 8 月	主管检验师	本科
18	曹立城	女	1990 年 5 月	2012 年 6 月	护士	中专
19	曹丽萍	女	1977 年 12 月	1996 年 7 月	副主任护师	本科
20	曹丽谢	女	1981 年 4 月	2006 年 9 月	主管护师	本科
21	曹林军	男	1968 年 11 月	1994 年 8 月	高级政工师	本科
22	曹留俊	男	1986 年 3 月	2010 年 12 月	主治医师	本科
23	曹　明	男	1989 年 12 月	2012 年 9 月	主治医师	本科
24	曹素梅	女	1976 年 4 月	1995 年 8 月	主管护师	大专
25	曹　娴	女	1982 年 4 月	2006 年 9 月	主治医师	本科
26	曹　阳	女	1989 年 1 月	2010 年 11 月	护师	大专
27	曹一波	男	1982 年 10 月	2008 年 9 月	助理工程师	本科
28	曹玉梅	女	1978 年 9 月	1997 年 8 月	主管护师	本科

续表 9－3－6

序号	姓名	性别	出生年月	参加工作时间	专业技术职务	最高学历
29	曹元昊	男	1994 年 4 月	2018 年 8 月	见习期	本科
30	曹云舒	女	1979 年 1 月	2008 年 9 月	助理会计师	本科
31	曹征然	女	1970 年 11 月	1990 年 8 月	副主任医师	本科
32	曾艳华	女	1971 年 1 月	1994 年 8 月	主任医师	硕士
33	查全斌	男	1976 年 2 月	2007 年 8 月	主治医师	硕士
34	巢　晨	男	1991 年 4 月	2017 年 8 月	医师	硕士
35	车爱华	女	1978 年 6 月	1997 年 8 月	主管护师	中专
36	陈　超	女	1983 年 7 月	2009 年 11 月	主管护师	本科
37	陈传新	男	1986 年 6 月	2013 年 8 月	主治医师	硕士
38	陈春凤	女	1989 年 5 月	2010 年 11 月	护师	本科
39	陈奋奋	女	1965 年 5 月	1980 年 8 月	护师	大专
40	陈　辉	女	1977 年 7 月	1996 年 8 月	主管护师	大专
41	陈建平	男	1969 年 10 月	1994 年 8 月	主管营养师	大专
42	陈　娟	女	1990 年 7 月	2012 年 11 月	护师	本科
43	陈　军	男	1972 年 3 月	1995 年 8 月	副主任医师	本科
44	陈　开	男	1992 年 9 月	2015 年 9 月	医师	本科
45	陈　兰	女	1991 年 11 月	2012 年 7 月	护师	本科
46	陈　萍	女	1980 年 12 月	1999 年 12 月	主管护师	本科
47	陈荣芳	女	1966 年 9 月	1992 年 8 月	主任医师	硕士
48	陈淑慧	女	1993 年 10 月	2013 年 8 月	护师	大专
49	陈淑琴	女	1968 年 4 月	1990 年 8 月	主管护师	大专
50	陈　涛	男	1971 年 10 月	1991 年 8 月	工程师	大专
51	陈　婷	女	1986 年 1 月	2011 年 8 月	主治医师	本科
52	陈伟军	男	1974 年 6 月	1998 年 8 月	副主任医师	硕士
53	陈文涛	男	1989 年 10 月	2013 年 8 月	医师	本科
54	陈文云	女	1969 年 1 月	1991 年 8 月	主任医师	本科
55	陈　旭	女	1991 年 7 月	2012 年 8 月	护师	本科
56	陈旭霞	女	1976 年 9 月	1996 年 8 月	副主任护师	本科
57	陈雪美	女	1977 年 11 月	1996 年 8 月	主管护师	本科
58	陈雅英	女	1968 年 6 月	1990 年 8 月	会计师	大专

续表 9－3－6

序号	姓名	性别	出生年月	参加工作时间	专业技术职务	最高学历
59	陈 艳	女	1993 年 4 月	2012 年 7 月	护师	本科
60	陈 莹	女	1987 年 8 月	2011 年 5 月	助理档案员	本科
61	陈玉飙	女	1994 年 2 月	2013 年 9 月	护士	中专
62	陈育琴	女	1978 年 6 月	1997 年 8 月	主管护师	大专
63	陈 云	男	1972 年 3 月	1991 年 8 月	收银高级工	高中
64	陈 云	女	1987 年 10 月	2008 年 9 月	护师	本科
65	陈云霏	女	1990 年 8 月	2014 年 8 月	医师	本科
66	陈云华	女	1981 年 7 月	2008 年 9 月	主管护师	本科
67	陈云生	男	1969 年 8 月	1991 年 8 月	副主任中医师	本科
68	陈志英	女	1969 年 9 月	1987 年 8 月	主管护师	大专
69	程国林	男	1966 年 6 月	1990 年 8 月	主任医师	本科
70	仇 雪	女	1987 年 1 月	2008 年 9 月	主管护师	本科
71	储 蕾	女	1990 年 9 月	2011 年 12 月	护师	本科
72	戴贵军	男	1984 年 10 月	2010 年 8 月	主治医师	硕士
73	戴国芳	女	1968 年 12 月	1992 年 8 月	副主任医师	本科
74	戴辉星	男	1981 年 8 月	2005 年 9 月	主治医师	本科
75	戴 婧	女	1988 年 4 月	2011 年 8 月	主治医师	本科
76	戴 静	女	1982 年 5 月	2005 年 9 月	助理会计师、审计师	本科
77	戴 雷	男	1988 年 9 月	2012 年 8 月	医师	本科
78	戴留健	男	1973 年 6 月	1992 年 12 月	锅炉中级工	初中
79	戴美娣	女	1973 年 9 月	1993 年 8 月	主管护师	大专
80	戴 倩	女	1993 年 10 月	2013 年 8 月	护师	本科
81	戴卫剑	男	1974 年 10 月	1992 年 12 月	电工高级工	本科
82	戴小平	男	1963 年 3 月	1987 年 8 月	副主任医师	本科
83	戴玉洁	女	1988 年 8 月	2009 年 10 月	主管护师	本科
84	戴玉亭	女	1989 年 5 月	2010 年 11 月	主管护师	本科
85	戴云波	男	1977 年 10 月	1999 年 8 月	会计师	本科
86	邓炳云	男	1978 年 3 月	1996 年 12 月	助理经济师	中专
87	邓迪花	女	1969 年 1 月	1992 年 12 月	收银高级工	本科
88	邓迪香	女	1964 年 2 月	1983 年 8 月	主管护师	大专

续表 9－3－6

序号	姓名	性别	出生年月	参加工作时间	专业技术职务	最高学历
89	邓国忠	男	1971 年 5 月	1995 年 8 月	主任医师	本科
90	邓　燕	女	1983 年 11 月	2007 年 8 月	主管护师	中专
91	邓英琴	女	1970 年 3 月	1992 年 8 月	副主任医师	本科
92	邓玉亮	男	1990 年 7 月	2014 年 8 月	医师	本科
93	狄晓晨	男	1973 年 9 月	1992 年 8 月	政工师	本科
94	丁东亮	男	1984 年 12 月	2008 年 9 月	主治医师	本科
95	丁粉红	女	1964 年 10 月	1983 年 8 月	主管护师	本科
96	丁桂林	女	1993 年 8 月	2013 年 9 月	护师	本科
97	丁　浩	女	1986 年 5 月	2011 年 8 月	主管护师	本科
98	丁　卉	女	1993 年 5 月	2015 年 11 月	助理会计师	本科
99	丁　晶	女	1989 年 9 月	2011 年 8 月	护师	本科
100	丁年东	男	1965 年 12 月	1990 年 8 月	主任医师	本科
101	丁小仙	女	1973 年 2 月	1992 年 8 月	副主任护师	本科
102	丁需清	男	1961 年 9 月	1985 年 8 月	副主任医师	本科
103	丁瑶珏	女	1993 年 11 月	2015 年 9 月	护师	本科
104	丁　屹	女	1970 年 12 月	1993 年 8 月	主任医师	本科
105	丁英鹏	男	1988 年 3 月	2016 年 8 月	医师	硕士
106	丁瑜华	女	1981 年 5 月	2002 年 12 月	主治医师	本科
107	丁　悦	女	1988 年 8 月	2011 年 8 月	主管护师	本科
108	丁云浩	男	1988 年 10 月	2011 年 12 月	助理工程师	本科
109	丁卓文	女	1991 年 12 月	2013 年 8 月	技师	本科
110	丁　星	女	1980 年 11 月	2018 年 12 月	医师	硕士
111	董佳佳	女	1986 年 8 月	2010 年 3 月	中药师	本科
112	董菊美	女	1978 年 8 月	1997 年 8 月	主管护师	本科
113	董　倩	女	1990 年 4 月	2012 年 9 月	护师	本科
114	窦勇斌	男	1971 年 11 月	1994 年 8 月	医师	本科
115	杜岸芳	女	1973 年 4 月	1995 年 5 月	灭菌中级工	大专
116	杜晨烨	女	1991 年 8 月	2013 年 9 月	护士	大专
117	段建春	男	1968 年 12 月	1992 年 8 月	副主任医师	本科
118	樊　蕾	女	1986 年 1 月	2008 年 9 月	主管护师	本科

续表 9－3－6

序号	姓名	性别	出生年月	参加工作时间	专业技术职务	最高学历
119	范龙金	男	1964 年 3 月	1987 年 8 月	主治医师	中专
120	范永雷	男	1962 年 9 月	1979 年 7 月	流行病学医师	中专
121	范　云	女	1991 年 6 月	2013 年 8 月	护师	本科
122	范云霞	女	1977 年 8 月	1997 年 8 月	副主任医师	硕士
123	方云琴	女	1966 年 6 月	1987 年 8 月	主管护师	大专
124	冯华军	男	1976 年 12 月	1996 年 8 月	主管药师	大专
125	冯　婧	女	1977 年 11 月	1997 年 8 月	主管护师	大专
126	冯敏慧	女	1990 年 4 月	2011 年 8 月	护师	本科
127	冯　前	女	1991 年 9 月	2013 年 7 月	护师	大专
128	冯　勤	女	1974 年 11 月	1993 年 8 月	主管护师	大专
129	冯　涛	男	1971 年 4 月	1991 年 8 月	主治中医师	本科
130	冯　伟	女	1970 年 7 月	1987 年 8 月	主管护师	大专
131	冯新芳	男	1966 年 7 月	1991 年 8 月	主治医师	本科
132	冯　郁	女	1995 年 4 月	2018 年 8 月	见习期	本科
133	冯　云	女	1989 年 4 月	2010 年 11 月	护师	大专
134	冯志娟	女	1969 年 9 月	1988 年 8 月	副主任护师	本科
135	符云霞	女	1995 年 6 月	2015 年 8 月	护师	本科
136	付维丽	女	1988 年 5 月	2011 年 7 月	护师	大专
137	傅莉华	女	1978 年 9 月	1997 年 8 月	主管护师	本科
138	傅　燕	女	1978 年 11 月	1997 年 8 月	主管护师	本科
139	傅　宇	男	1979 年 1 月	2002 年 8 月	副主任医师	本科
140	高春芬	女	1973 年 2 月	1992 年 8 月	副主任护师	本科
141	高　佳	女	1986 年 7 月	2008 年 9 月	主管护师	双专科
142	高腊梅	女	1979 年 12 月	1998 年 8 月	主管护师	大专
143	高琳琦	女	1992 年 8 月	2016 年 9 月	医师	本科
144	高　媚	女	1972 年 10 月	1995 年 8 月	主治中医师	本科
145	高梦艳	女	1981 年 12 月	2003 年 12 月	主管护师	本科
146	高青青	女	1995 年 5 月	2018 年 9 月	见习期	本科
147	高荣娟	女	1979 年 1 月	1997 年 8 月	主管护师	本科
148	葛海龙	男	1981 年 11 月	2004 年 7 月	主治医师	本科

续表 9－3－6

序号	姓名	性别	出生年月	参加工作时间	专业技术职务	最高学历
149	葛兰君	女	1974 年 5 月	1993 年 8 月	副主任护师	本科
150	葛锁华	男	1967 年 11 月	1988 年 8 月	副主任技师	本科
151	葛　玮	女	1991 年 3 月	2012 年 8 月	护师	中专
152	葛　云	女	1985 年 2 月	2007 年 9 月	主管护师	本科
153	耿息凤	女	1969 年 2 月	1988 年 8 月	副主任护师	本科
154	耿瑜睿	女	1977 年 11 月	2002 年 8 月	副主任医师	本科
155	宫　旭	女	1996 年 4 月	2016 年 8 月	护士	大专
156	龚小俊	男	1965 年 3 月	1986 年 8 月	副主任医师	本科
157	顾丽萍	女	1970 年 6 月	1989 年 8 月	副主任护师	本科
158	顾企秀	女	1993 年 12 月	2015 年 8 月	护师	本科
159	顾青仙	女	1971 年 5 月	1990 年 8 月	主治医师	大专
160	顾文文	女	1985 年 11 月	2009 年 10 月	主治医师	本科
161	顾玉莲	女	1983 年 9 月	2008 年 9 月	主治中医师	本科
162	顾　玥	女	1995 年 8 月	2015 年 8 月	护师	本科
163	管晨源	女	1993 年 2 月	2015 年 8 月	医师	本科
164	管双仙	女	1981 年 5 月	2004 年 7 月	主治医师	硕士
165	郭春霞	女	1976 年 4 月	1996 年 8 月	主管护师	中专
166	郭丽娟	女	1987 年 9 月	2007 年 8 月	护师	大专
167	郭　庆	男	1965 年 10 月	1984 年 10 月	主治医师	大专
168	郭　霞	女	1979 年 11 月	1998 年 8 月	主管护师	大专
169	郭晓英	女	1969 年 3 月	1989 年 8 月	主管护师	大专
170	郭　莹	女	1968 年 4 月	1984 年 10 月	主管护师	中专
171	郭玉华	女	1976 年 3 月	1999 年 8 月	副主任医师	本科
172	韩阿琴	女	1976 年 10 月	1996 年 8 月	主管护师	本科
173	韩　姝	女	1992 年 4 月	2012 年 7 月	护师	大专
174	韩锁凤	女	1970 年 2 月	1992 年 8 月	副主任医师	本科
175	韩卫芳	女	1969 年 4 月	1988 年 8 月	主任护师	本科
176	韩元萍	女	1969 年 5 月	1993 年 8 月	主治医师	本科
177	杭　杉	女	1998 年 2 月	2016 年 8 月	护士	中专
178	杭　玮	女	1989 年 6 月	2011 年 8 月	护师	大专

续表 9－3－6

序号	姓名	性别	出生年月	参加工作时间	专业技术职务	最高学历
179	何春慧	女	1986 年 5 月	2010 年 11 月	主管技师	本科
180	何桂霞	女	1991 年 2 月	2016 年 7 月	助理执业医师	本科
181	何金晓	女	1968 年 7 月	1988 年 8 月	副主任护师	本科
182	何　劲	男	1972 年 2 月	1996 年 8 月	主任医师	本科
183	何　俊	男	1988 年 6 月	2017 年 8 月	医师	硕士
184	何云文	男	1982 年 10 月	2008 年 9 月	主治医师	本科
185	何振文	男	1985 年 5 月	2010 年 11 月	主治医师	本科
186	贺　新	男	1961 年 7 月	1983 年 9 月	主治医师	大专
187	贺燕美	女	1973 年 8 月	1996 年 8 月	副主任医师	本科
188	衡卫军	男	1965 年 7 月	1989 年 8 月	主任医师	本科
189	衡　颖	女	1967 年 11 月	1984 年 10 月	主管护师	大专
190	侯　丹	女	1981 年 6 月	2009 年 7 月	会计员	大专
191	胡冬英	女	1975 年 1 月	1993 年 8 月	副主任护师	本科
192	胡井喜	男	1969 年 9 月	1993 年 8 月	检验师	大专
193	胡　双	女	1962 年 12 月	1984 年 10 月	主治中医师	中专
194	胡顺美	女	1965 年 6 月	1987 年 8 月	主治医师	大专
195	胡雁萍	女	1982 年 12 月	2007 年 8 月	护师	本科
196	华金荣	男	1961 年 9 月	1980 年 4 月	烹饪高级工	初中
197	华　艳	女	1977 年 11 月	1996 年 10 月	会计员	大专
198	黄　聪	男	1990 年 7 月	2018 年 8 月	见习期	硕士
199	黄贵平	男	1972 年 10 月	1995 年 8 月	主任中药师	本科
200	黄海霞	女	1973 年 7 月	1993 年 8 月	副主任医师	本科
201	黄　慧	女	1978 年 4 月	1996 年 8 月	主管护师	本科
202	黄慧琴	女	1964 年 8 月	1982 年 8 月	副研究员	本科
203	黄军贤	男	1980 年 10 月	2001 年 12 月	主治医师	本科
204	黄　丽	女	1979 年 9 月	1998 年 8 月	主管护师	大专
205	黄清松	男	1972 年 9 月	1996 年 7 月	主治医师	硕士
206	黄伟华	男	1987 年 3 月	2011 年 8 月	医师	本科
207	黄伟平	男	1983 年 10 月	2006 年 9 月	主管护师	大专
208	黄锡华	女	1968 年 9 月	1987 年 8 月	副主任护师	本科

续表 9-3-6

序号	姓名	性别	出生年月	参加工作时间	专业技术职务	最高学历
209	黄晓雯	女	1994 年 3 月	2018 年 8 月	见习期	本科
210	黄　燕	女	1991 年 4 月	2012 年 7 月	主治医师	本科
211	黄耀震	男	1966 年 2 月	1984 年 10 月	三级美术师	本科
212	黄　月	女	1990 年 1 月	2011 年 9 月	护师	大专
213	黄　云	女	1988 年 12 月	2008 年 9 月	护师	中专
214	季　诚	男	1978 年 3 月	1996 年 8 月	助理政工师	本科
215	季粉林	男	1962 年 10 月	1979 年 12 月	主治医师	大专
216	季　捷	女	1985 年 11 月	2009 年 10 月	主管技师	本科
217	季金华	女	1971 年 12 月	1990 年 8 月	主任护师	本科
218	季一星	女	1986 年 7 月	2011 年 8 月	主治医师	本科
219	季　英	女	1967 年 12 月	1988 年 8 月	高级政工师	本科
220	贾海玉	女	1988 年 10 月	2016 年 8 月	医师	硕士
221	江虎喜	男	1962 年 11 月	1981 年 10 月	收银员高级工	中专
222	江树明	男	1968 年 7 月	1992 年 8 月	副主任医师	本科
223	姜文明	男	1968 年 2 月	1994 年 8 月	副主任医师	本科
224	姜　雁	男	1962 年 10 月	1982 年 8 月	副主任医师	大专
225	蒋芳华	女	1973 年 9 月	1991 年 8 月	副主任护师	本科
226	蒋海燕	女	1974 年 9 月	1992 年 8 月	副主任技师	本科
227	蒋　寒	女	1986 年 3 月	2012 年 9 月	主管护师	本科
228	蒋和平	男	1976 年 9 月	2000 年 8 月	副主任医师	本科
229	蒋莉萍	女	1969 年 3 月	1989 年 8 月	主管护师	大专
230	蒋留元	男	1968 年 3 月	1988 年 8 月	药师	中专
231	蒋美芳	女	1977 年 1 月	1996 年 8 月	主管护师	本科
232	蒋美琴	女	1971 年 9 月	1991 年 8 月	主管护师	本科
233	蒋思行	男	1990 年 7 月	2012 年 9 月	护师	大专
234	蒋文娟	女	1978 年 5 月	1996 年 8 月	主管护师	本科
235	蒋昔琴	女	1977 年 8 月	1997 年 8 月	主管护师	大专
236	蒋心怡	女	1991 年 12 月	2015 年 8 月	医师	本科
237	蒋星秀	女	1994 年 2 月	2018 年 8 月	见习期	本科
238	蒋阳阳	女	1992 年 1 月	2013 年 8 月	护师	本科

续表 9-3-6

序号	姓名	性别	出生年月	参加工作时间	专业技术职务	最高学历
239	蒋玉婷	女	1991 年 4 月	2014 年 8 月	医师	本科
240	蒋志龙	男	1988 年 10 月	2011 年 8 月	主治医师	本科
241	蒋忠毅	男	1971 年 11 月	1995 年 8 月	副主任医师	本科
242	焦旺保	男	1973 年 1 月	1990 年 8 月	电工高级工	高中
243	焦夕琴	女	1967 年 12 月	1992 年 8 月	副主任检验师	本科
244	揭国丽	女	1974 年 12 月	1993 年 8 月	副主任护师	本科
245	金英涛	男	1973 年 12 月	1995 年 8 月	高级工程师	本科
246	金云霞	女	1984 年 7 月	2008 年 9 月	主管护师	本科
247	靳素琴	女	1973 年 2 月	1996 年 6 月	会计员	本科
248	靳　秀	女	1992 年 9 月	2013 年 8 月	护士	大专
249	荆丹峰	男	1981 年 9 月	2009 年 8 月	主治医师	硕士
250	荆文凝	女	1987 年 12 月	2008 年 9 月	护师	本科
251	景　芳	女	1977 年 12 月	1996 年 8 月	主管护师	大专
252	景留娣	女	1964 年 12 月	1986 年 8 月	主管护师	大专
253	景云华	女	1979 年 2 月	1997 年 8 月	主管护师	大专
254	景在军	男	1968 年 7 月	1992 年 8 月	主治医师	本科
255	孔　媛	女	1988 年 10 月	2011 年 8 月	主治医师	本科
256	赖天慧	女	1970 年 6 月	1992 年 8 月	副主任医师	本科
257	雷　婷	女	1992 年 3 月	2013 年 8 月	护师	本科
258	冷欢欢	女	1988 年 11 月	2011 年 8 月	护师	大专
259	冷湘静	女	1987 年 8 月	2012 年 6 月	药师	本科
260	冷晔华	男	1964 年 9 月	1983 年 8 月	主管药师	中专
261	李搏成	男	1989 年 3 月	2013 年 5 月	助理	本科
262	李　楚	女	1992 年 2 月	2012 年 6 月	护师	大专
263	李国民	男	1962 年 3 月	1982 年 8 月	主任医师	本科
264	李红兰	女	1965 年 2 月	1987 年 8 月	主管护师	大专
265	李　华	男	1976 年 8 月	1996 年 8 月	技术员	中专
266	李　华	女	1978 年 11 月	1997 年 8 月	主管护师	本科
267	李继春	男	1962 年 5 月	1983 年 8 月	主任医师	本科
268	李晶晶	男	1982 年 10 月	2009 年 10 月	主治医师	本科

续表 9 - 3 - 6

序号	姓名	性别	出生年月	参加工作时间	专业技术职务	最高学历
269	李　静	女	1972 年 3 月	1991 年 8 月	主管护师	大专
270	李　君	女	1968 年 1 月	1991 年 8 月	主任医师	本科
271	李　珺	男	1989 年 11 月	2012 年 8 月	医师	本科
272	李　林	女	1986 年 6 月	2008 年 7 月	会计师	本科
273	李龙飞	男	1988 年 6 月	2012 年 11 月	医师	本科
274	李梅琴	女	1970 年 4 月	1991 年 8 月	副主任中医师	本科
275	李　敏	女	1976 年 1 月	1993 年 8 月	主治医师	本科
276	李明杰	男	1984 年 7 月	2008 年 9 月	主治医师	本科
277	李　铭	女	1984 年 10 月	2005 年 12 月	护师	本科
278	李　萍	女	1965 年 8 月	1983 年 8 月	主管护师	大专
279	李　萍	女	1979 年 8 月	1997 年 8 月	主管护师	大专
280	李倩霞	女	1989 年 7 月	2012 年 9 月	主管护师	本科
281	李瑞娟	女	1978 年 11 月	1998 年 8 月	检验师	大专
282	李　蔚	女	1989 年 8 月	2015 年 9 月	医师	硕士
283	李湘荣	女	1970 年 5 月	1994 年 8 月	副主任医师	本科
284	李小兰	女	1971 年 11 月	1996 年 8 月	主任医师	本科
285	李新忠	男	1970 年 9 月	1992 年 8 月	主治医师	本科
286	李兴天	男	1987 年 8 月	2014 年 8 月	主治医师	硕士
287	李雪芳	女	1974 年 9 月	1995 年 8 月	主治中医师	本科
288	李雪萍	女	1975 年 9 月	1994 年 8 月	主管护师	本科
289	李亚娟	女	1990 年 4 月	2015 年 10 月	护师	本科
290	李　艳	女	1989 年 4 月	2012 年 6 月	主管护师	本科
291	李艳娟	女	1975 年 9 月	2000 年 9 月	技术员	本科
292	李　阳	女	1994 年 12 月	2013 年 9 月	护师	本科
293	李　叶	女	1987 年 10 月	2011 年 8 月	护士	大专
294	李益欢	男	1987 年 11 月	2011 年 8 月	主治医师	本科
295	李　英	女	1986 年 1 月	2006 年 9 月	护师	本科
296	李　颖	女	1993 年 7 月	2013 年 9 月	护师	本科
297	练君兰	女	1988 年 10 月	2012 年 7 月	医师	本科
298	练美琴	女	1977 年 9 月	1996 年 8 月	主管护师	大专

续表 9－3－6

序号	姓名	性别	出生年月	参加工作时间	专业技术职务	最高学历
299	梁国华	男	1967 年 12 月	1992 年 8 月	主任医师	本科
300	梁　璐	女	1982 年 6 月	2003 年 12 月	主管护师	本科
301	梁　悦	女	1975 年 9 月	1993 年 8 月	副主任药师	本科
302	廖　玮	女	1991 年 3 月	2011 年 10 月	护师	本科
303	林　斌	男	1968 年 10 月	1992 年 8 月	主任医师	本科
304	林菊芳	女	1968 年 11 月	1990 年 8 月	主任医师	本科
305	林　伟	男	1973 年 7 月	1998 年 8 月	副主任医师	本科
306	林　啸	男	1963 年 10 月	1983 年 9 月	副主任医师	本科
307	林　鑫	男	1990 年 3 月	2013 年 11 月	助理工程师	本科
308	凌爱芳	女	1971 年 2 月	1993 年 8 月	高级统计师	本科
309	凌　华	女	1973 年 5 月	1994 年 8 月	主管护师	本科
310	凌志琴	女	1974 年 8 月	1997 年 8 月	副主任中医师	本科
311	刘　超	男	1990 年 1 月	2014 年 8 月	医师	本科
312	刘春梅	女	1976 年 1 月	1998 年 8 月	主治医师	本科
313	刘　芳	女	1973 年 11 月	1991 年 8 月	副主任护师	本科
314	刘　花	女	1979 年 4 月	1998 年 8 月	主管护师	本科
315	刘晖晖	男	1971 年 2 月	1990 年 11 月	电工高级工	高中
316	刘金花	女	1972 年 1 月	1990 年 8 月	主管护师	本科
317	刘金美	女	1966 年 8 月	1984 年 8 月	主管护师	中专
318	刘　俊	男	1976 年 7 月	2000 年 8 月	副主任医师	本科
319	刘丽琴	女	1981 年 7 月	2006 年 9 月	主治中医师	本科
320	刘　玲	女	1989 年 12 月	2012 年 9 月	主管护师	本科
321	刘素琴	女	1971 年 11 月	1994 年 8 月	主任药师	本科
322	刘　霞	女	1979 年 1 月	1998 年 8 月	主管护师	本科
323	刘秀成	男	1989 年 4 月	2012 年 7 月	医师	本科
324	刘　彦	男	1963 年 7 月	1982 年 9 月	副主任医师	大专
325	刘艳琴	女	1995 年 7 月	2015 年 10 月	护士	大专
326	刘依雯	女	1995 年 3 月	2015 年 8 月	护师	本科
327	刘泽樃	男	1991 年 9 月	2014 年 9 月	助理会计师	本科
328	娄园园	女	1980 年 6 月	1998 年 8 月	主管护师	中专

续表 9－3－6

序号	姓名	性别	出生年月	参加工作时间	专业技术职务	最高学历
329	卢朝晖	女	1970 年 10 月	1990 年 8 月	主治医师	本科
330	卢　翠	女	1992 年 5 月	2017 年 8 月	医师	本科
331	芦　嫣	女	1988 年 9 月	2010 年 11 月	主管护师	本科
332	陆阿明	男	1960 年 8 月	1977 年 1 月	安全保卫高级工	小学
333	陆桂珠	女	1971 年 10 月	1990 年 8 月	主管护师	大专
334	陆　乐	女	1989 年 11 月	2013 年 8 月	医师	本科
335	陆素珍	女	1987 年 2 月	2011 年 8 月	护师	本科
336	陆小妍	女	1989 年 2 月	2010 年 11 月	主管护师	本科
337	陆运新	女	1991 年 7 月	2014 年 8 月	医师	本科
338	罗冰洁	女	1995 年 11 月	2015 年 9 月	护师	大专
339	罗　诚	男	1977 年 6 月	2001 年 8 月	主治中医师	本科
340	罗春晖	男	1976 年 4 月	1998 年 9 月	会计师	本科
341	罗红芳	女	1982 年 11 月	2006 年 9 月	主管护师	本科
342	吕建芬	女	1972 年 9 月	1991 年 8 月	副主任护师	本科
343	吕菊仙	女	1970 年 12 月	1990 年 8 月	副主任护师	本科
344	吕　琦	女	1988 年 11 月	2014 年 8 月	主治中医师	硕士
345	吕　亭	女	1988 年 7 月	2011 年 8 月	护师	本科
346	吕　远	男	1980 年 6 月	2003 年 8 月	主治医师	本科
347	马　惠	女	1987 年 9 月	2011 年 8 月	主管护师	本科
348	马惠芳	女	1967 年 10 月	1988 年 8 月	主管护师	本科
349	马　吉	女	1989 年 9 月	2012 年 11 月	护师	本科
350	马建华	男	1963 年 1 月	1983 年 8 月	副主任医师	本科
351	马建强	男	1986 年 2 月	2008 年 7 月	主治医师	硕士
352	马丽丽	女	1986 年 12 月	2008 年 10 月	护师	大专
353	马素珍	女	1979 年 9 月	1998 年 8 月	主管护师	本科
354	马夕芳	女	1964 年 11 月	1982 年 8 月	主管护师	大专
355	马永宾	男	1985 年 5 月	2016 年 8 月	主管技师	硕士
356	马玉华	女	1961 年 7 月	1988 年 8 月	主任医师	本科
357	马月琴	女	1964 年 8 月	1987 年 8 月	主管护师	大专
358	马　赟	女	1987 年 7 月	2010 年 11 月	主管护师	本科

续表 9－3－6

序号	姓名	性别	出生年月	参加工作时间	专业技术职务	最高学历
359	毛天真	女	1970 年 2 月	1991 年 8 月	主管技师	中专
360	孟　华	男	1988 年 11 月	2015 年 8 月	医师	本科
361	闵晓燕	女	1975 年 11 月	1995 年 8 月	主治医师	本科
362	闵毅然	男	1995 年 5 月	2016 年 8 月	医师	本科
363	缪　伟	女	1972 年 10 月	1991 年 8 月	主管护师	中专
364	莫　锋	男	1983 年 10 月	2009 年 9 月	医师	硕士
365	倪　丹	女	1987 年 5 月	2008 年 9 月	主管护师	本科
366	倪　帆	女	1991 年 8 月	2012 年 7 月	护师	本科
367	倪宏亮	男	1981 年 6 月	2004 年 8 月	主治医师	本科
368	倪　娇	女	1990 年 4 月	2012 年 8 月	护师	本科
369	倪卫芳	女	1970 年 12 月	1990 年 8 月	主管护师	本科
370	倪息兰	女	1968 年 7 月	1992 年 8 月	主任医师	本科
371	宁惠锦	女	1992 年 2 月	2016 年 8 月	医师	本科
372	宁建华	女	1974 年 1 月	1993 年 8 月	主管护师	大专
373	欧国洪	男	1968 年 10 月	1988 年 8 月	主管中药师	中专
374	欧阳晨	女	1994 年 7 月	2014 年 8 月	护师	本科
375	欧阳芸	女	1969 年 11 月	1993 年 8 月	主治医师	本科
376	潘爱明	男	1972 年 8 月	1993 年 8 月	副主任医师	本科
377	潘春剑	男	1975 年 11 月	1995 年 12 月	电工高级工	中专
378	潘德利	男	1963 年 10 月	1980 年 3 月	中药士	初中
379	潘凤珍	女	1963 年 10 月	1986 年 8 月	副主任药师	本科
380	潘红芳	女	1975 年 11 月	2000 年 8 月	副主任医师	本科
381	潘　华	女	1977 年 5 月	1995 年 12 月	经济师	本科
382	潘蕙艳	女	1986 年 8 月	2009 年 7 月	主管护师	本科
383	潘　莉	女	1979 年 9 月	2004 年 7 月	主治医师	本科
384	潘　良	女	1981 年 7 月	2001 年 12 月	主治医师	本科
385	潘　敏	男	1972 年 9 月	1989 年 5 月	驾驶员高级工	大专
386	潘雪姣	女	1992 年 12 月	2014 年 8 月	护师	大专
387	潘　赟	男	1987 年 1 月	2010 年 11 月	医师	本科
388	庞伟斌	男	1982 年 10 月	2007 年 9 月	助理研究员	本科

续表 9－3－6

序号	姓名	性别	出生年月	参加工作时间	专业技术职务	最高学历
389	庞正军	男	1989 年 4 月	2014 年 8 月	医师	本科
390	彭桂芬	女	1968 年 8 月	1987 年 8 月	主管护师	大专
391	彭颖秀	女	1971 年 9 月	1990 年 8 月	副主任医师	本科
392	彭志凤	女	1969 年 7 月	1988 年 8 月	主管药师	中专
393	戚辰君	女	1991 年 8 月	2011 年 8 月	护师	大专
394	祁粉琴	女	1969 年 2 月	1988 年 8 月	主管技师	本科
395	祁英杰	男	1985 年 12 月	2008 年 9 月	主治医师	本科
396	钱春生	男	1981 年 8 月	2004 年 8 月	主治医师	硕士
397	钱　丹	女	1986 年 12 月	2010 年 11 月	医师	本科
398	钱海兰	女	1965 年 11 月	1987 年 8 月	主管护师	大专
399	钱　洁	女	1986 年 5 月	2008 年 9 月	主管护师	本科
400	钱　瑾	女	1970 年 9 月	1991 年 8 月	主治医师	本科
401	钱康寅	女	1986 年 8 月	2010 年 11 月	技师	大专
402	钱莉萍	女	1985 年 4 月	2008 年 10 月	主管护师	本科
403	钱腾达	男	1982 年 8 月	2012 年 10 月	主治医师	硕士
404	钱文杰	男	1961 年 11 月	1987 年 8 月	主任医师	本科
405	钱文秀	女	1988 年 10 月	2012 年 6 月	医师	本科
406	乔　华	女	1982 年 9 月	2007 年 8 月	主治医师	硕士
407	乔秀珍	女	1966 年 3 月	1987 年 8 月	主管护师	大专
408	秦军华	男	1976 年 9 月	1994 年 12 月	驾驶员中级工	大专
409	秦　岩	男	1989 年 8 月	2016 年 8 月	医师	硕士
410	秦震芳	女	1974 年 6 月	1992 年 8 月	副主任护师	本科
411	任美芳	女	1968 年 8 月	1992 年 8 月	副主任医师	本科
412	任文焦	女	1986 年 8 月	2013 年 2 月	主治医师	本科
413	戎欣兴	女	1986 年 8 月	2008 年 9 月	护师	本科
414	芮　星	男	1974 年 10 月	1996 年 8 月	副主任技师	本科
415	邵　青	女	1983 年 8 月	2008 年 9 月	护师	本科
416	邵云芳	女	1980 年 1 月	1998 年 8 月	主管护师	本科
417	佘晶江	男	1987 年 8 月	2010 年 11 月	主治医师	本科
418	申　燕	女	1987 年 10 月	2006 年 9 月	护师	本科

续表 9－3－6

序号	姓名	性别	出生年月	参加工作时间	专业技术职务	最高学历
419	沈粉华	女	1971 年 8 月	1995 年 8 月	主任医师	本科
420	沈国琴	女	1970 年 11 月	1988 年 8 月	主任药师	本科
421	沈　凯	男	1991 年 5 月	2014 年 8 月	医师	本科
422	沈　露	女	1986 年 10 月	2010 年 11 月	主治医师	本科
423	沈培民	男	1959 年 10 月	1977 年 8 月	副主任医师	本科
424	沈卫萍	女	1977 年 12 月	1996 年 8 月	主管护师	本科
425	沈　燕	女	1986 年 8 月	2006 年 9 月	主管护师	中专
426	沈亦亦	男	1980 年 12 月	2004 年 8 月	主治医师	本科
427	沈玉兰	女	1970 年 10 月	1988 年 8 月	主任护师	本科
428	沈韵香	女	1991 年 3 月	2012 年 7 月	护师	本科
429	施伟军	男	1967 年 12 月	1985 年 12 月	安全保卫高级工	高中
430	施玉琴	女	1983 年 11 月	2008 年 9 月	主治医师	本科
431	石兵霞	女	1979 年 2 月	1998 年 8 月	主管护师	本科
432	石江云	女	1984 年 10 月	2012 年 6 月	护师	中专
433	石晓云	男	1969 年 5 月	1991 年 8 月	主任医师	本科
434	石永康	男	1966 年 12 月	1982 年 8 月	主任医师	本科
435	石　昀	女	1986 年 12 月	2010 年 11 月	主治医师	本科
436	时　华	女	1976 年 1 月	1994 年 9 月	主管药师	本科
437	史江云	男	1989 年 3 月	2011 年 2 月	助理工程师	本科
438	史　晶	女	1995 年 3 月	2018 年 8 月	见习期	本科
439	史琳璐	女	1994 年 11 月	2015 年 10 月	护士	大专
440	史婉芳	女	1974 年 1 月	1994 年 8 月	副主任护师	本科
441	史卫栋	男	1984 年 10 月	2008 年 11 月	工程师	本科
442	史卫群	女	1981 年 12 月	2005 年 9 月	主治医师	本科
443	史文华	男	1962 年 5 月	1985 年 8 月	主任医师	本科
444	史湘云	女	1989 年 8 月	2011 年 8 月	护师	本科
445	史秀华	女	1982 年 10 月	2004 年 11 月	主管护师	本科
446	史燕华	男	1981 年 1 月	2004 年 7 月	医师	本科
447	史洋洋	女	1991 年 3 月	2012 年 8 月	护师	本科
448	史咏秋	女	1970 年 9 月	1990 年 8 月	主治医师	大专

续表 9-3-6

序号	姓名	性别	出生年月	参加工作时间	专业技术职务	最高学历
449	史　瑜	女	1982 年 1 月	2005 年 9 月	主管护师	本科
450	史志保	男	1964 年 12 月	1989 年 8 月	主任医师	本科
451	束明乐	女	1978 年 12 月	1997 年 8 月	主管护师	大专
452	束　雯	女	1996 年 1 月	2016 年 8 月	护士	大专
453	司马超一	男	1990 年 4 月	2015 年 1 月	助理工程师	本科
454	司马亚慰	女	1990 年 7 月	2013 年 9 月	医师	本科
455	宋丽萍	女	1984 年 6 月	2008 年 8 月	主管护师	本科
456	宋琳玉	女	1991 年 4 月	2012 年 8 月	护师	大专
457	苏建华	男	1969 年 11 月	1993 年 8 月	主任医师	本科
458	苏　宁	女	1992 年 12 月	2014 年 8 月	护师	本科
459	眭　琦	女	1989 年 3 月	2010 年 11 月	护师	大专
460	孙　桦	女	1972 年 7 月	1991 年 8 月	主管护师	本科
461	孙　晶	女	1988 年 3 月	2011 年 8 月	药师	本科
462	孙　磊	男	1993 年 5 月	2015 年 8 月	药师	本科
463	孙丽君	女	1971 年 3 月	1991 年 8 月	服务高级工	大专
464	孙莉莉	女	1990 年 10 月	2012 年 6 月	护师	大专
465	孙　凌	男	1979 年 12 月	2003 年 8 月	主治医师	本科
466	孙露阳	男	1984 年 10 月	2008 年 9 月	主管技师	本科
467	孙绿美	女	1964 年 4 月	1983 年 8 月	主管护师	中专
468	孙　齐	女	1995 年 8 月	2014 年 8 月	护师	本科
469	孙秋萍	女	1976 年 8 月	1998 年 8 月	副主任护师	本科
470	孙文龙	男	1963 年 2 月	1983 年 7 月	主管药师	本科
471	孙亚文	男	1980 年 9 月	2012 年 10 月	主治医师	硕士
472	孙亚云	女	1981 年 1 月	2010 年 8 月	主治医师	硕士
473	孙　祎	女	1976 年 2 月	1994 年 8 月	会计员	大专
474	邰建飞	男	1971 年 1 月	1995 年 8 月	副主任医师	本科
475	邰文静	女	1975 年 11 月	1997 年 8 月	副主任技师	本科
476	汤彩云	女	1991 年 9 月	2012 年 7 月	护师	本科
477	汤定荣	男	1964 年 2 月	1988 年 8 月	主任医师	本科
478	汤　芳	女	1967 年 9 月	1987 年 8 月	主管护师	本科

续表 9－3－6

序号	姓名	性别	出生年月	参加工作时间	专业技术职务	最高学历
479	汤　欢	女	1995 年 9 月	2014 年 8 月	护士	本科
480	汤佳欣	女	1992 年 10 月	2013 年 9 月	护师	大专
481	汤金姬	女	1977 年 5 月	1997 年 6 月	主管药师	本科
482	汤　立	男	1975 年 4 月	1999 年 8 月	副主任医师	本科
483	汤濛濛	女	1986 年 8 月	2010 年 11 月	主管护师	本科
484	汤　敏	女	1986 年 12 月	2007 年 8 月	主管护师	本科
485	汤　琴	女	1972 年 10 月	1995 年 8 月	副主任医师	硕士
486	汤晴璐	女	1992 年 11 月	2014 年 8 月	技师	本科
487	汤卫华	男	1982 年 11 月	2008 年 8 月	助理工程师	本科
488	汤小萍	女	1970 年 10 月	1991 年 8 月	副主任护师	本科
489	汤琰华	女	1981 年 4 月	2004 年 11 月	主管护师	本科
490	汤益美	女	1980 年 6 月	1999 年 12 月	药师	本科
491	唐静怡	女	1995 年 5 月	2018 年 8 月	见习期	本科
492	唐　伟	男	1971 年 5 月	1995 年 8 月	主任医师	本科
493	唐小飞	女	1984 年 9 月	2007 年 8 月	主管护师	本科
494	唐　云	男	1989 年 2 月	2012 年 7 月	医师主治医师	本科
495	陶粉华	女	1974 年 2 月	1994 年 8 月	副主任护师	本科
496	陶晓燕	女	1968 年 3 月	1987 年 8 月	主管护师	大专
497	陶叶雯	女	1994 年 5 月	2018 年 8 月	见习期	本科
498	滕志娟	女	1978 年 9 月	1997 年 8 月	主管护师	大专
499	田惠珍	女	1968 年 12 月	1988 年 8 月	主管护师	中专
500	田建伟	男	1963 年 11 月	1983 年 4 月	中药士	初中
501	田　晶	女	1990 年 10 月	2012 年 7 月	护师	本科
502	田　柳	女	1979 年 11 月	1999 年 12 月	主管药师	本科
503	田梦颖	女	1992 年 2 月	2013 年 8 月	护师	本科
504	田声望	男	1962 年 7 月	1978 年 9 月	主任医师	本科
505	田　文	女	1983 年 10 月	2006 年 9 月	主管护师	本科
506	田　莹	女	1986 年 11 月	2010 年 11 月	护师	本科
507	万东军	男	1988 年 1 月	2011 年 8 月	医师	本科
508	万　航	男	1974 年 3 月	1997 年 8 月	主任医师	本科

续表9－3－6

序号	姓名	性别	出生年月	参加工作时间	专业技术职务	最高学历
509	汪爱兰	女	1975年10月	1993年8月	主管护师	本科
510	汪　冰	男	1993年7月	2015年9月	医师	本科
511	汪　栋	男	1990年1月	2014年8月	医师	本科
512	汪　慧	女	1994年12月	2016年9月	技士	大专
513	汪文波	男	1970年8月	1988年8月	驾驶员高级工	大专
514	王樱旭	女	1991年1月	2013年8月	护师	本科
515	王朝华	女	1974年6月	1998年8月	副主任医师	本科
516	王　丹	女	1991年8月	2012年7月	护师	本科
517	王　栋	男	1975年11月	1997年6月	高级工程师	硕士
518	王　栋	女	1988年12月	2009年11月	护师	大专
519	王　芳	女	1976年9月	1997年4月	主管药师	本科
520	王　芳	女	1990年3月	2011年8月	护师	大专
521	王　飞	女	1987年8月	2010年11月	主管药师	本科
522	王　菲	女	1989年3月	2010年11月	技师	本科
523	王凤霞	女	1993年7月	2014年8月	护士	本科
524	王国芳	女	1971年5月	1991年8月	主管护师	大专
525	王国芳	女	1975年1月	1995年8月	主管护师	本科
526	王国芳	女	1971年12月	1991年8月	副主任技师	本科
527	王国君	男	1982年4月	2004年8月	主治医师	本科
528	王海欢	女	1989年6月	2013年9月	护师	本科
529	王　皞	男	1975年4月	1996年8月	医师	大专
530	王　华	男	1978年5月	2002年8月	医师	大专
531	王　欢	女	1988年5月	2010年11月	护师	本科
532	王　辉	男	1977年12月	1997年6月	收银高级工	中专
533	王惠芳	女	1964年12月	1982年8月	主管护师	大专
534	王　慧	女	1993年2月	2013年8月	护师	本科
535	王慧琳	女	1994年11月	2015年8月	护师	本科
536	王建风	女	1971年8月	1991年8月	主治医师	本科
537	王　健	男	1980年8月	2001年12月	主治医师	硕士
538	王　璟	女	1986年11月	2008年9月	护师	大专

续表 9－3－6

序号	姓名	性别	出生年月	参加工作时间	专业技术职务	最高学历
539	王　婧	女	1994 年 6 月	2014 年 8 月	护师	本科
540	王菊香	女	1980 年 10 月	2001 年 12 月	主管护师	本科
541	王　娟	女	1985 年 1 月	2008 年 9 月	主治医师	本科
542	王君茹	女	1991 年 4 月	2012 年 8 月	技师	本科
543	王　俊	男	1981 年 9 月	2004 年 8 月	主管药师	本科
544	王俊华	男	1963 年 5 月	1987 年 8 月	主治中医师	本科
545	王兰兰	女	1978 年 12 月	1997 年 8 月	主管护师	本科
546	王丽东	男	1982 年 10 月	2006 年 9 月	住院医师	硕士
547	王丽华	女	1979 年 3 月	1998 年 8 月	主管护师	本科
548	王丽娟	女	1985 年 11 月	2008 年 9 月	助理会计师	本科
549	王丽莉	女	1991 年 1 月	2012 年 9 月	护师	大专
550	王俐杰	男	1983 年 3 月	2007 年 9 月	主治医师	本科
551	王莉华	女	1982 年 12 月	2007 年 8 月	主管护师	本科
552	王列文	男	1972 年 9 月	1996 年 8 月	检验师	大专
553	王留网	男	1971 年 11 月	1990 年 3 月	政工师	本科
554	王茂君	男	1962 年 3 月	1982 年 2 月	副研究员	本科
555	王美菊	女	1969 年 9 月	1988 年 8 月	主管护师	大专
556	王　佩	女	1993 年 11 月	2013 年 8 月	护士	中专
557	王佩珊	女	1991 年 5 月	2014 年 8 月	医师	本科
558	王前进	男	1971 年 9 月	1994 年 8 月	主治医师	本科
559	王　茜	女	1973 年 10 月	1993 年 8 月	副主任护师	本科
560	王琴仙	女	1993 年 3 月	2012 年 7 月	护士	中专
561	王庆华	男	1982 年 3 月	2006 年 9 月	主治医师	本科
562	王庆亚	女	1964 年 9 月	1982 年 8 月	主管护师	大专
563	王秋英	女	1964 年 5 月	1984 年 10 月	主管护师	中专
564	王　荣	男	1976 年 1 月	2006 年 7 月	副主任医师	博士
565	王荣俊	男	1966 年 4 月	1987 年 8 月	主管药师	大专
566	王双斌	男	1970 年 6 月	1986 年 10 月	电工技师	大专
567	王水娟	女	1980 年 11 月	1998 年 8 月	主管护师	本科
568	王　庭	男	1982 年 8 月	2008 年 9 月	工程师	双专

续表 9－3－6

序号	姓名	性别	出生年月	参加工作时间	专业技术职务	最高学历
569	王伟娟	女	1989 年 5 月	2018 年 8 月	见习期	硕士
570	王卫芳	女	1970 年 7 月	1989 年 8 月	副主任医师	本科
571	王文辉	男	1967 年 11 月	1992 年 8 月	主任医师	本科
572	王文丽	女	1974 年 11 月	1993 年 8 月	主管护师	大专
573	王文涛	男	1982 年 10 月	2006 年 9 月	主管药师	本科
574	王夕芳	女	1970 年 8 月	1989 年 8 月	主任护师	本科
575	王　霞	女	1974 年 2 月	1993 年 8 月	主治医师	本科
576	王　贤	男	1979 年 2 月	2003 年 8 月	主治医师	硕士
577	王弦弦	女	1988 年 3 月	2012 年 1 月	工程师	本科
578	王　湘	女	1981 年 2 月	2004 年 11 月	护师	中专
579	王小琴	女	1966 年 10 月	1988 年 8 月	主管护师	大专
580	王欣蓓	女	1975 年 2 月	1993 年 8 月	主管检验师	本科
581	王新明	女	1969 年 2 月	1993 年 8 月	主管护师	大专
582	王　鑫	男	1994 年 7 月	2017 年 8 月	医师	本科
583	王　星	女	1982 年 2 月	2000 年 9 月	会计员	大专
584	王雪飞	女	1990 年 12 月	2016 年 9 月	医师	硕士
585	王亚雯	女	1995 年 5 月	2014 年 8 月	护师	本科
586	王　琰	女	1992 年 12 月	2015 年 7 月	助理执业医师	本科
587	王艳玲	女	1988 年 1 月	2011 年 8 月	护师	本科
588	王　晔	女	1969 年 9 月	1988 年 8 月	副主任护师	本科
589	王一芳	女	1988 年 4 月	2010 年 11 月	主管护师	本科
590	王义东	男	1982 年 6 月	2011 年 8 月	主治医师	本科
591	工银花	女	1981 年 10 月	2001 年 12 月	主管护师	中专
592	王　宇	男	1971 年 11 月	1991 年 8 月	药师	中专
593	王　玉	男	1985 年 7 月	2010 年 7 月	主治医师	硕士
594	王玉沐	女	1993 年 5 月	2017 年 9 月	医师	硕士
595	王玉生	男	1971 年 2 月	1992 年 8 月	主治医师	本科
596	王　悦	女	1974 年 8 月	1992 年 8 月	主任护师	本科
597	王　云	女	1969 年 2 月	1988 年 8 月	主管护师	大专
598	王　珍	女	1984 年 8 月	2007 年 9 月	主治医师	本科

续表 9－3－6

序号	姓名	性别	出生年月	参加工作时间	专业技术职务	最高学历
599	王志梅	女	1975 年 10 月	1998 年 8 月	副主任医师	本科
600	王自珍	女	1974 年 2 月	1998 年 8 月	副主任医师	本科
601	卫小兵	男	1975 年 8 月	1997 年 9 月	副主任医师	硕士
602	魏娟芳	女	1978 年 9 月	1997 年 8 月	副主任护师	本科
603	闻 华	女	1977 年 1 月	1997 年 8 月	主治医师	本科
604	翁火梅	女	1973 年 12 月	1993 年 8 月	主管护师	本科
605	翁丽华	女	1975 年 3 月	1998 年 8 月	主治医师	本科
606	沃扣洪	男	1961 年 9 月	1984 年 8 月	副主任医师	本科
607	巫 晒	女	1971 年 7 月	1990 年 12 月	文字录入高级工	大专
608	吴彩娥	女	1964 年 5 月	1986 年 10 月	主管护师	大专
609	吴成玉	女	1972 年 11 月	1991 年 8 月	主治医师	中专
610	吴春华	女	1977 年 3 月	1996 年 8 月	主管护师	大专
611	吴翠华	女	1971 年 7 月	1991 年 8 月	主管护师	本科
612	吴丹琴	女	1990 年 3 月	2011 年 10 月	护师	大专
613	吴粉红	女	1966 年 12 月	1987 年 8 月	主管护师	大专
614	吴国荣	男	1963 年 1 月	1988 年 8 月	主任医师	本科
615	吴建华	男	1971 年 1 月	1993 年 8 月	主任医师	本科
616	吴 军	男	1975 年 12 月	1997 年 11 月	副主任技师	本科
617	吴军华	女	1988 年 12 月	2010 年 11 月	主管护师	本科
618	吴丽霞	女	1982 年 7 月	2003 年 12 月	主管护师	本科
619	吴 玲	女	1993 年 2 月	2013 年 8 月	护师	大专
620	吴美琴	女	1965 年 5 月	1986 年 8 月	主管护师	中专
621	吴平涛	女	1972 年 9 月	1991 年 8 月	研究员	本科
622	吴 萍	女	1971 年 6 月	1989 年 8 月	工程师	本科
623	吴晟华	男	1980 年 1 月	2005 年 8 月	助理工程师	本科
624	吴 诗	女	1989 年 6 月	2014 年 8 月	医师	硕士
625	吴文霞	女	1988 年 1 月	2010 年 11 月	主治医师	本科
626	吴 欣	男	1991 年 5 月	2014 年 8 月	医师	本科
627	吴艳辉	女	1970 年 7 月	1988 年 8 月	副主任护师	本科
628	吴云峰	男	1984 年 4 月	2006 年 12 月	主治医师	本科

续表 9－3－6

序号	姓名	性别	出生年月	参加工作时间	专业技术职务	最高学历
629	奚秋琴	女	1964 年 5 月	1982 年 8 月	主任护师	本科
630	喜迎政	男	1985 年 6 月	2011 年 2 月	助理	本科
631	夏　雷	男	1987 年 9 月	2014 年 8 月	医师	硕士
632	夏　蕾	女	1996 年 5 月	2017 年 8 月	护士	大专
633	夏　璐	女	1979 年 8 月	1998 年 8 月	主管护师	大专
634	夏乙娟	女	1991 年 1 月	2012 年 7 月	护师	本科
635	肖卫平	女	1977 年 10 月	1996 年 8 月	会计师	本科
636	谢　蓓	女	1991 年 7 月	2012 年 9 月	护师	本科
637	谢春花	女	1972 年 4 月	1991 年 8 月	主管药师	本科
638	谢　华	男	1978 年 1 月	2001 年 8 月	副主任医师	硕士
639	谢怀罗	女	1968 年 10 月	1990 年 8 月	主治医师	大专
640	谢金美	女	1963 年 7 月	1982 年 8 月	副主任护师	本科
641	谢　晋	男	1988 年 6 月	2011 年 8 月	医师	本科
642	谢伟平	男	1964 年 12 月	1986 年 8 月	主管中药师	大专
643	谢魏婷	女	1995 年 1 月	2015 年 9 月	护师	大专
644	谢　晓	女	1993 年 10 月	2018 年 8 月	见习期	硕士
645	谢亦琴	女	1971 年 12 月	1990 年 8 月	副主任护师	本科
646	徐爱华	女	1969 年 11 月	1988 年 8 月	主管护师	大专
647	徐翠霞	女	1971 年 9 月	1991 年 8 月	副主任护师	本科
648	徐大伟	男	1978 年 12 月	1996 年 12 月	政工师	本科
649	徐丹丹	女	1990 年 11 月	2012 年 8 月	护师	本科
650	徐国美	女	1974 年 4 月	1994 年 8 月	主管护师	大专
651	徐国强	男	1972 年 1 月	1993 年 8 月	工程师	大专
652	徐　寒	女	1992 年 11 月	2015 年 8 月	护师	大专
653	徐　浩	女	1981 年 10 月	2003 年 12 月	主管护师	本科
654	徐　华	女	1988 年 12 月	2016 年 9 月	医师	硕士
655	徐佳玥	女	1983 年 10 月	2006 年 9 月	助理会计师	本科
656	徐　坚	男	1968 年 1 月	1984 年 10 月	主治医师	中专
657	徐建国	男	1962 年 12 月	1979 年 12 月	药师	中专
658	徐　晶	男	1987 年 12 月	2010 年 11 月	主治医师	本科

续表 9－3－6

序号	姓名	性别	出生年月	参加工作时间	专业技术职务	最高学历
659	徐 晶	女	1984 年 11 月	2008 年 9 月	护师	本科
660	徐 静	女	1992 年 1 月	2013 年 8 月	护师	本科
661	徐腊生	男	1968 年 9 月	1992 年 9 月	副主任医师	本科
662	徐 镭	男	1991 年 7 月	2016 年 8 月	医师	硕士
663	徐立军	男	1973 年 11 月	1997 年 8 月	主管药师	本科
664	徐立群	女	1977 年 6 月	2000 年 12 月	主管护师	本科
665	徐 凌	女	1987 年 1 月	2011 年 8 月	护师	大专
666	徐 梅	女	1969 年 8 月	1988 年 8 月	主管护师	中专
667	徐美琴	女	1971 年 8 月	2002 年 9 月	护士	中专
668	徐梦影	女	1991 年 11 月	2012 年 6 月	护师	中专
669	徐佩君	女	1970 年 8 月	1988 年 8 月	主任护师	本科
670	徐 沁	女	1994 年 8 月	2014 年 8 月	护师	本科
671	徐 群	男	1965 年 7 月	1986 年 8 月	主任医师	硕士
672	徐 珊	女	1964 年 5 月	1981 年 8 月	主管护师	本科
673	徐文波	男	1986 年 7 月	2010 年 11 月	主治医师	本科
674	徐文兰	女	1978 年 9 月	1998 年 8 月	主治医师	本科
675	徐香梅	女	1979 年 2 月	1997 年 8 月	主管护师	大专
676	徐 汛	男	1991 年 1 月	2017 年 9 月	医师	硕士
677	徐艳萍	女	1977 年 1 月	1996 年 8 月	主管护师	本科
678	徐燕华	女	1986 年 5 月	2010 年 11 月	医师	本科
679	徐艺文	女	1975 年 12 月	1994 年 8 月	主管药师	本科
680	徐永红	女	1970 年 8 月	1991 年 8 月	主管护师	大专
681	徐涌波	男	1972 年 6 月	1995 年 8 月	主治医师	本科
682	徐玉霞	女	1987 年 1 月	2011 年 8 月	主管护师	本科
683	徐中华	男	1985 年 12 月	2012 年 10 月	主治医师	硕士
684	许彬彬	男	1990 年 7 月	2016 年 8 月	医师	硕士
685	许建国	男	1964 年 6 月	1982 年 12 月	司炉中级工	初中
686	许 剑	男	1982 年 10 月	2006 年 9 月	主治医师	本科
687	许丽华	女	1979 年 6 月	1998 年 8 月	主管护师	本科
688	许 娜	女	1990 年 12 月	2013 年 8 月	护师	本科

续表 9－3－6

序号	姓名	性别	出生年月	参加工作时间	专业技术职务	最高学历
689	许晓昀	女	1994 年 8 月	2013 年 8 月	护师	本科
690	许云华	男	1989 年 11 月	2013 年 8 月	医师	本科
691	许云霞	女	1972 年 12 月	1992 年 8 月	主管护师	大专
692	薛　皑	女	1977 年 8 月	1996 年 8 月	主管护师	本科
693	薛　惠	女	1977 年 9 月	2001 年 8 月	副主任医师	本科
694	薛建琴	女	1983 年 9 月	2009 年 8 月	主治中医师	硕士
695	薛　琴	女	1976 年 1 月	1996 年 8 月	主管护师	大专
696	薛一峰	男	1985 年 11 月	2009 年 10 月	主治医师	本科
697	薛友文	男	1992 年 2 月	2015 年 8 月	医师	本科
698	荀　芳	女	1978 年 3 月	1997 年 8 月	主管护师	本科
699	荀兰兰	女	1985 年 1 月	2012 年 10 月	主治中医师	硕士
700	闫成元	男	1982 年 4 月	2007 年 9 月	主治医师	本科
701	闫慧娟	女	1987 年 1 月	2005 年 11 月	护师	中专
702	严　冰	女	1965 年 3 月	1983 年 8 月	主管护师	大专
703	严清香	女	1969 年 2 月	1988 年 7 月	主管技师	大专
704	颜　婧	女	1992 年 6 月	2012 年 8 月	护师	本科
705	颜　雯	女	1987 年 5 月	2007 年 8 月	技师	大专
706	杨宝春	女	1987 年 7 月	2012 年 7 月	主管药师	硕士
707	杨采琴	女	1967 年 2 月	1991 年 8 月	副主任医师	本科
708	杨春燕	女	1977 年 12 月	1996 年 8 月	主管护师	本科
709	杨　欢	女	1991 年 5 月	2012 年 6 月	护士	大专
710	杨　辉	男	1979 年 11 月	2006 年 8 月	主治中医师	本科
711	杨　静	男	1983 年 9 月	2008 年 9 月	工程师	本科
712	杨黎明	男	1968 年 6 月	1992 年 8 月	副主任医师	本科
713	杨立文	女	1992 年 7 月	2012 年 7 月	护师	本科
714	杨　璐	女	1979 年 10 月	1999 年 12 月	主治医师	本科
715	杨明钰	女	1992 年 12 月	2015 年 2 月	护师	本科
716	杨鹏飞	男	1977 年 9 月	2000 年 8 月	副主任药师	本科
717	杨　婷	女	1991 年 3 月	2011 年 8 月	护师	本科
718	杨文娟	女	1972 年 3 月	1991 年 8 月	副主任护师	本科

续表 9－3－6

序号	姓名	性别	出生年月	参加工作时间	专业技术职务	最高学历
719	杨　阳	女	1986 年 12 月	2011 年 8 月	主管技师	硕士
720	杨　怡	女	1995 年 1 月	2014 年 8 月	护士	本科
721	杨义伟	男	1961 年 10 月	1983 年 8 月	副主任检验师	大专
722	杨　屹	男	1993 年 3 月	2015 年 8 月	技师	本科
723	杨云芳	女	1971 年 2 月	1990 年 8 月	主管护师	中专
724	杨忠毅	男	1963 年 1 月	1980 年 3 月	主管药师	大专
725	姚金娣	女	1964 年 1 月	1987 年 8 月	护师	中专
726	姚　颖	女	1987 年 7 月	2010 年 11 月	主治医师	本科
727	叶　阳	男	1993 年 8 月	2017 年 8 月	医师	本科
728	叶园芳	女	1974 年 11 月	1993 年 8 月	主管护师	大专
729	夷赛平	女	1977 年 4 月	1995 年 8 月	副主任药师	本科
730	殷卫琴	女	1978 年 12 月	1997 年 8 月	主管护师	中专
731	殷玉良	男	1962 年 9 月	1980 年 5 月	会计员	大专
732	尹　华	男	1981 年 8 月	2009 年 8 月	主治医师	博士
733	尹　琪	女	1983 年 5 月	2008 年 10 月	主治医师	本科
734	尹伟芳	女	1971 年 5 月	1991 年 8 月	主管护师	中专
735	尹伟琴	女	1975 年 1 月	1994 年 8 月	副主任护师	本科
736	尹文嘉	男	1987 年 6 月	2012 年 10 月	医师	硕士
737	尹小芳	女	1969 年 8 月	1988 年 8 月	主管护师	中专
738	尤　焘	男	1995 年 9 月	2018 年 9 月	见习期	本科
739	尤晓敏	女	1989 年 3 月	2011 年 8 月	护师	大专
740	于　蓓	女	1977 年 12 月	1996 年 8 月	高级统计师	本科
741	于建新	男	1967 年 3 月	1990 年 8 月	主治医师	本科
742	于静芳	女	1971 年 1 月	1991 年 8 月	主管护师	本科
743	于倩倩	女	1985 年 5 月	2009 年 8 月	主治医师	硕士
744	于文敏	女	1975 年 1 月	1997 年 8 月	主任医师	硕士
745	于小飞	女	1981 年 8 月	2005 年 9 月	主治医师	本科
746	于雪冰	男	1977 年 1 月	2000 年 8 月	副主任医师	本科
747	于迎根	男	1963 年 2 月	1989 年 7 月	副主任医师	本科
748	于　莹	女	1993 年 3 月	2013 年 8 月	护师	本科

续表 9－3－6

序号	姓名	性别	出生年月	参加工作时间	专业技术职务	最高学历
749	于月仙	女	1987 年 11 月	2011 年 8 月	护师	本科
750	于震男	男	1990 年 10 月	2017 年 8 月	医师	硕士
751	于宗平	女	1991 年 10 月	2012 年 8 月	护士	大专
752	余　迪	男	1994 年 2 月	2017 年 9 月	医师	本科
753	余　敏	女	1974 年 1 月	1995 年 6 月	主管护师	本科
754	俞　悦	女	1995 年 5 月	2014 年 8 月	护师	本科
755	虞　珏	女	1984 年 5 月	2006 年 9 月	护师	本科
756	虞蕾楠	女	1989 年 7 月	2015 年 7 月	医师	硕士
757	虞卫新	男	1970 年 9 月	1993 年 8 月	主任医师	本科
758	虞　蔚	女	1970 年 11 月	1991 年 8 月	主管护师	本科
759	虞永杰	男	1965 年 9 月	1990 年 8 月	主任医师	本科
760	郁　斌	男	1981 年 4 月	2004 年 8 月	主治中医师	本科
761	袁爱珍	女	1977 年 5 月	1996 年 8 月	主管护师	大专
762	袁　翠	女	1989 年 8 月	2012 年 8 月	护师	本科
763	袁　冬	男	1977 年 7 月	2001 年 8 月	副主任医师	本科
764	袁　芳	女	1991 年 1 月	2011 年 8 月	护师	本科
765	袁桂琴	女	1971 年 8 月	1991 年 8 月	副主任护师	本科
766	袁　炜	男	1987 年 3 月	2009 年 9 月	助理	本科
767	袁　霞	女	1977 年 3 月	2001 年 8 月	副主任医师	本科
768	袁小帅	女	1979 年 10 月	1998 年 8 月	主管护师	本科
769	袁　馨	女	1990 年 3 月	2015 年 8 月	主管药师	硕士
770	袁永翀	男	1970 年 1 月	1992 年 8 月	副主任医师	本科
771	袁　媛	女	1983 年 10 月	2005 年 9 月	主管护师	本科
772	袁　悦	男	1968 年 9 月	1988 年 8 月	经济师	中专
773	袁　悦	女	1990 年 2 月	2011 年 9 月	护师	本科
774	袁　云	女	1982 年 2 月	2005 年 9 月	主管护师	本科
775	岳惠莲	女	1985 年 9 月	2008 年 9 月	主管护师	大专
776	臧慧聪	女	1993 年 10 月	2016 年 9 月	医师	本科
777	臧　琼	女	1970 年 3 月	1988 年 8 月	主管护师	大专
778	翟佳佳	女	1987 年 6 月	2010 年 11 月	主管护师	本科

续表 9－3－6

序号	姓名	性别	出生年月	参加工作时间	专业技术职务	最高学历
779	翟金荣	男	1970 年 1 月	1993 年 8 月	副主任医师	本科
780	张　斌	男	1973 年 7 月	1998 年 8 月	主任医师	本科
781	张登奎	男	1985 年 8 月	2013 年 10 月	主治医师	硕士
782	张粉仙	女	1969 年 4 月	1988 年 8 月	主管护师	大专
783	张福寿	男	1970 年 6 月	1990 年 6 月	安全保卫高级工	高中
784	张桂红	女	1976 年 6 月	1998 年 8 月	主管护师	本科
785	张国柱	男	1963 年 12 月	1985 年 7 月	副主任医师	本科
786	张　行	女	1990 年 6 月	2016 年 9 月	医师	本科
787	张　花	女	1976 年 12 月	1996 年 8 月	主管药师	中专
788	张欢妍	女	1984 年 1 月	2008 年 9 月	主管技师	本科
789	张　荟	女	1987 年 6 月	2010 年 11 月	主管护师	本科
790	张劲秀	女	1978 年 6 月	1997 年 8 月	主管护师	本科
791	张晶云	女	1984 年 7 月	2008 年 9 月	主治医师	本科
792	张婧娴	女	1992 年 10 月	2016 年 8 月	医师	本科
793	张俊华	男	1977 年 9 月	2000 年 8 月	副主任医师	硕士
794	张俊平	男	1973 年 8 月	1990 年 11 月	锅炉高级工	高中
795	张　抗	女	1987 年 6 月	2010 年 11 月	主治中医师	本科
796	张　磊	女	1977 年 1 月	1996 年 8 月	主管护师	本科
797	张　立	女	1977 年 3 月	1997 年 8 月	主管护师	本科
798	张丽萍	女	1967 年 12 月	1987 年 12 月	主管护师	中专
799	张　玲	女	1969 年 12 月	1993 年 8 月	副主任医师	本科
800	张　玲	女	1985 年 1 月	2008 年 9 月	主治医师	本科
801	张玲玲	女	1987 年 2 月	2010 年 11 月	主治医师	本科
802	张留军	男	1974 年 7 月	1994 年 12 月	驾驶高级工	大专
803	张绥凤	女	1975 年 10 月	1996 年 8 月	技师	大专
804	张伟平	男	1970 年 9 月	2003 年 1 月	驾驶员中级工	高中
805	张文超	男	1985 年 7 月	2008 年 9 月	主治医师	本科
806	张文卿	男	1993 年 2 月	2016 年 8 月	医师	本科
807	张文喆	女	1974 年 10 月	1991 年 12 月	副主任护师	本科
808	张小平	男	1964 年 8 月	1988 年 8 月	主任医师	本科

续表 9－3－6

序号	姓名	性别	出生年月	参加工作时间	专业技术职务	最高学历
809	张小萍	女	1968 年 1 月	1988 年 8 月	主管护师	中专
810	张小勇	男	1980 年 12 月	2004 年 8 月	副主任医师	硕士
811	张　欣	女	1991 年 7 月	2011 年 8 月	技师	本科
812	张　新	女	1985 年 4 月	2008 年 9 月	主治医师	本科
813	张　鑫	女	1983 年 11 月	2004 年 7 月	护师	中专
814	张　兴	男	1986 年 3 月	2012 年 10 月	主治医师	硕士
815	张兴兰	女	1995 年 3 月	2015 年 8 月	护师	本科
816	张　燕	女	1992 年 5 月	2013 年 9 月	护师	本科
817	张亦驰	男	1993 年 6 月	2016 年 9 月	医师	本科
818	张益华	女	1974 年 2 月	1994 年 7 月	会计员	大专
819	张　瑜	女	1982 年 4 月	2009 年 12 月	主治中医师	硕士
820	张玉燕	女	1964 年 7 月	1979 年 2 月	主管护师	大专
821	张　云	女	1994 年 11 月	2014 年 8 月	护士	中专
822	张云仙	女	1981 年 1 月	1999 年 12 月	主管护师	大专
823	张　芸	女	1990 年 2 月	2011 年 9 月	护师	本科
824	章程远	男	1986 年 7 月	2011 年 2 月	助理会计师	本科
825	赵　霏	女	1990 年 9 月	2010 年 11 月	护师	本科
826	赵　俊	女	1967 年 4 月	1988 年 10 月	经济师	本科
827	赵　凯	男	1974 年 2 月	1997 年 8 月	主任医师	本科
828	赵　敏	女	1989 年 12 月	2011 年 8 月	护师	大专
829	赵倩文	女	1991 年 7 月	2012 年 7 月	护师	本科
830	赵水祥	男	1968 年 11 月	1987 年 4 月	厨师高级工	高中
831	赵　霞	女	1991 年 5 月	2013 年 8 月	护师	本科
832	赵峋博	男	1993 年 6 月	2017 年 8 月	主治医师	本科
833	赵亚丽	女	1988 年 3 月	2010 年 11 月	主管护师	本科
834	赵银必	男	1968 年 3 月	1992 年 8 月	主任医师	本科
835	赵云慧	女	1974 年 4 月	1994 年 8 月	副主任护师	本科
836	赵知明	男	1979 年 10 月	1997 年 12 月	电工高级工	中专
837	郑倩倩	女	1995 年 12 月	2016 年 9 月	技士	大专
838	郑婷婷	女	1989 年 9 月	2008 年 9 月	护师	大专

续表 9－3－6

序号	姓名	性别	出生年月	参加工作时间	专业技术职务	最高学历
839	郑文丽	女	1990 年 10 月	2017 年 10 月	医师	硕士
840	仲雪琴	女	1972 年 6 月	1996 年 8 月	副主任医师	本科
841	周阿平	男	1966 年 3 月	1985 年 11 月	驾驶员高级工	高中
842	周　彪	男	1986 年 3 月	2008 年 11 月	技术员	大专
843	周　晨	女	1993 年 9 月	2014 年 8 月	护师	大专
844	周春兰	女	1982 年 2 月	2005 年 9 月	主治医师	本科
845	周　丹	女	1987 年 6 月	2010 年 11 月	主管技师	本科
846	周丰美	女	1964 年 7 月	1981 年 8 月	副主任护师	本科
847	周国平	男	1964 年 7 月	1989 年 8 月	主任医师	硕士
848	周海伦	女	1993 年 1 月	2016 年 8 月	医师	本科
849	周　昊	男	1989 年 8 月	2010 年 11 月	药士	大专
850	周　俊	女	1981 年 11 月	2004 年 11 月	主管药师	本科
851	周　磊	男	1979 年 8 月	2002 年 8 月	副主任医师	硕士
852	周林秋	男	1977 年 12 月	2001 年 11 月	副主任医师	本科
853	周林艳	女	1977 年 8 月	2005 年 9 月	副主任医师	硕士
854	周　琳	女	1968 年 11 月	1987 年 8 月	主管护师	中专
855	周　玲	女	1978 年 7 月	1997 年 8 月	主管护师	大专
856	周　玲	女	1988 年 1 月	2010 年 11 月	护师	本科
857	周美兰	女	1974 年 12 月	1997 年 8 月	副主任医师	本科
858	周美香	女	1975 年 12 月	1993 年 8 月	主管护师	本科
859	周　萍	女	1964 年 2 月	1982 年 8 月	副主任护师	本科
860	周文梅	女	1993 年 2 月	2013 年 8 月	护师	大专
861	周　翔	男	1994 年 7 月	2015 年 8 月	技士	本科
862	周小兵	男	1970 年 12 月	1994 年 8 月	副主任医师	硕士
863	周晓岚	男	1971 年 4 月	1990 年 8 月	主治医师	中专
864	周　鑫	男	1984 年 2 月	2008 年 9 月	主治医师	本科
865	周　璇	女	1987 年 6 月	2010 年 11 月	主管护师	本科
866	周　杨	女	1985 年 9 月	2006 年 9 月	护师	本科
867	周　烨	女	1987 年 4 月	2011 年 8 月	护师	大专
868	周颖鑫	女	1988 年 9 月	2010 年 11 月	主管护师	本科

续表 9－3－6

序号	姓名	性别	出生年月	参加工作时间	专业技术职务	最高学历
869	周月明	女	1992 年 2 月	2015 年 8 月	医师	本科
870	周　云	女	1982 年 9 月	2007 年 8 月	主管护师	大专
871	周忠华	男	1972 年 10 月	1994 年 8 月	主任医师	本科
872	朱爱平	男	1971 年 2 月	1997 年 8 月	主任医师	硕士
873	朱　斌	男	1987 年 9 月	2009 年 11 月	护师	大专
874	朱春芳	女	1975 年 1 月	1996 年 10 月	会计员	中专
875	朱翠萍	女	1965 年 6 月	1986 年 10 月	主管护师	大专
876	朱光明	男	1980 年 2 月	2003 年 8 月	主治医师	本科
877	朱嘉诚	男	1995 年 8 月	2018 年 8 月	见习期	本科
878	朱　洁	女	1988 年 6 月	2010 年 11 月	主管药师	本科
879	朱　雷	女	1982 年 11 月	2007 年 8 月	主管护师	本科
880	朱良凯	男	1989 年 5 月	2016 年 9 月	技师	本科
881	朱　敏	女	1986 年 5 月	2009 年 10 月	主治医师	本科
882	朱培霞	女	1979 年 3 月	1998 年 8 月	主管药师	本科
883	朱　伟	男	1986 年 7 月	2008 年 9 月	工程师	大专
884	朱文静	女	1985 年 8 月	2007 年 9 月	护师	大专
885	朱文燕	女	1966 年 9 月	1984 年 12 月	主管护师	大专
886	朱小云	男	1972 年 5 月	1993 年 8 月	主任医师	本科
887	朱雅俊	男	1979 年 11 月	2002 年 8 月	主治医师	本科
888	朱　莹	女	1988 年 6 月	2007 年 8 月	主管护师	本科
889	朱宇承	女	1976 年 11 月	1998 年 8 月	副主任医师	本科
890	朱玉梅	女	1969 年 10 月	1989 年 8 月	主管护师	本科
891	朱　云	女	1984 年 2 月	2012 年 6 月	医师	本科
892	朱忠琴	女	1972 年 8 月	1994 年 8 月	主管护师	本科
893	朱竹君	女	1985 年 10 月	2011 年 8 月	主治医师	本科
894	庄彩云	女	1964 年 5 月	1985 年 8 月	主管护师	中专
895	庄水灵	女	1994 年 1 月	2014 年 8 月	护师	本科
896	庄卫琴	女	1987 年 9 月	2010 年 8 月	护师	本科
897	庄小美	女	1968 年 1 月	1987 年 8 月	副主任护师	本科
898	邹　斌	男	1989 年 10 月	2011 年 9 月	护师	大专
899	邹　欢	女	1989 年 4 月	2010 年 11 月	护师	大专
900	邹　样	女	1995 年 2 月	2014 年 8 月	护师	本科

专 记

二级甲等医院创建

根据江苏省卫生厅【1992】16 号文件,医院是全省 11 个二级医院首批试点单位之一。为了在规定期限内完成创建二级甲等医院任务,在县委、县政府和上级卫生主管部门的大力支持和帮助下,全面开展“二级甲等医院”创建工作。

一、搭建组织架构,制订目标计划

1992 年 2 月,医院成立创建二级甲等医院委员会,时任院长窦东升任主任委员;下设创建二级甲等医院办公室,包德诚任办公室主任。成立医院管理、医德医风、医疗医技质量、护理、后勤等六个考核组。同时各科室成立创建工作小组,科室主任任组长。整个创建分完善机制,制定方案;达标建设,全面实施;自评申报、基本标准审核和全面上等达标验收四个阶段推进。

创建之初,医院组织人员北上唐山市遵化县人民医院参观学习创建二级甲等医院的经验和做法。同年 10 月,院领导及医教、护理、政工等科室的负责人,到江阴、泰兴参观考察。

医院制订医德医风考核标准,健全医院内、院外监督制度,落实考核和奖惩措施,建立医德档案,进行“满意度”调查。要求各科室做到满意度 > 80% 。开展达标竞赛活动,形成“人人保班组,班组保科室,科室保医院”氛围,院创建委员会设立若干集体、个人综合奖和个人奖激励先进,对因人为因素到期不达标科室和个人给予严厉处罚,将考核情况与科室奖金挂钩。

医院举办创建三甲医院培训班,中层干部和创建三甲骨干参加,学习二级甲等医院部颁标准和省评审细则。修订完善《创建二级甲等医院实施方案》《二级医院标准分解》《医院工作制度》《医院各类人员职责》《医疗护理技术操作常规》《综合目标管理责任制实施方案》及各种有关资料收集和整理,完成材料准备。

同年6月,医院组织职工学习卫生部1982年颁布的《医院工作制度及医院工作人员职责》和六项制度,7月组织考试。院创建办制订“三基”训练计划,从医生到护士,从管理干部到工勤人员,参加率100%,合格率100%,每项考核成绩与奖金挂钩,并记入个人技术档案。

集中财力,填平补齐三甲医院必备医疗设施。达到常规设备齐全、专科设备适宜、床单元设施配套、“三废”处理到位;完成38户居民动迁和灯光球场有偿转让,先期工程1500平方米的制剂楼1992年年底竣工,9300平方米综合病房大楼土建工程当年8月份上马、分段设施改造和绿化美化庭院环境,“硬件”接近三甲标准。

二、落实创建举措,展现创建亮点

(一)科室设置优化。按照医院分级管理的要求,调整、完善职能科室、优化临床科室的设置。1992年年底医院拥有8个病区,298张床位,有正式职工450人,其中卫技人员343人。在卫技人员中,具有高级职称18人(主任医师1人,副主任医师17人),中级职称61人,初级职称264人。医护之比1∶1.5。1992年完成诊疗19.06万人次,比1991年增加5%,收治住院患者7642人次,全年重大违纪行为和医疗事故为零。

(二)技术建设强化。提高医疗技术水平,确保二级甲等医院126项总技术项目达标。合理调整人员结构,促使一级临床科室向二级专业组发展。着重制定心血管内科、泌尿外科、肿瘤科三年建设的发展规划,并把心血管内科列为医院重点建设专科。重点加强了医技和功能科室的建设。先后投资600多万元,购置日本东芝TCT-300S全身全新CT、美国IL-661型全自动生化分析仪、美国IL-1306型血气分析仪、日本WEP-8430四人遥测监护仪、瑞典AK-10型人工肾、西德Storze膀胱电切镜、日本14导7314-EEG脑电图机、日本XQ-2型纤维胃镜等20余件万元以上的大型先进医疗设备,填平补齐了常规医疗设备。

(三)质量管理细化。开展全面质量控制管理,各科室、部门均设有QC小组,配有医疗、护理、医德医风质量监督员。院质控办确定55个基础质量监控点,院、科、组严格实行三级质控。尤其对病历、处方、医疗护理文件的书写,做到层层把关、逐份评定、责任到人,对21个单病种的8个方面实行全面质控。确定每周四为科室质量分析日,医务科、护理部、院感科每月一次质量评价和分析。

(四)科研落实到位。1990—1992年,医院已经推广应用的先进适用技术和新项目65项。1992年妇科专业组李素娥的“布洛芬和醋氨酚治疗产后外阴切开术镇痛的研究”,获常州市科技进步四等奖、金坛市科技进步三等奖;消化内科专业组夏子耆的“甘露醇代替脂餐口服胆囊造影的研究”通过专家鉴定。1992 年医院外出参加学术活动 50 余人次。1993 年上半年在全国各级各类杂志发表文章 20 余篇。

(五)医院管理创新。改革劳动人事制度,先后对 7 名卫技人员实行低职高聘;在改革分配制度上,坚持向临床第一线倾斜,向技术倾斜,向贡献大的倾斜。为推进科技进步,专门设立 16 项单项技术开发奖。

三、上下同心,顺利完成创建

围绕三甲医院创建目标,医院在开展文明单位标兵升格赛的基础上,又在职工中开展学雷锋、学白求恩的“双学”竞赛活动,在党员和中层以上干部中开展“宗旨杯”和“公仆杯”双杯竞赛活动,还专门召开思想政治工作研讨会,从思想上保证分等标准的全面实施。经过医院干部职工艰苦奋斗和顽强拼搏,1992 年 12 月 26—27 日,经省卫生厅组织的医院评审团检查,医院通过二级甲等医院的达标验收,并被命名为 1992 年度省文明医院。1993 年 6 月,医院被确认为“二级甲等医院”。

等级医院创建促进医院功能完善、提高医院管理水平和技术水平,实现“安全、质量、服务、管理、绩效”的核心要求,为患者提供良好的医疗服务和就医环境。2008 年、2017 年医院分别通过省卫生厅二级甲等医院复评验收。

爱婴医院创建

1995 年,根据卫生部及上级卫生部门的部署和要求,推动母乳喂养,医院把创建爱婴医院作为医院建设的大事,全面开展爱婴医院创建工作。

一、成立创建组织,制定创建实施方案

1995 年 4 月 30 日,医院成立创建爱婴医院领导小组,院长窦东升任巩固爱婴医院成果领导小组组长,副院长李素娥、陆炳泉任副组长。领导小组成员由院办公室、爱婴办、医疗、护理、保健、产科等部门的负责人组成,办事机构设在护理部。

医院按照创建标准制订创建工作计划,明确创建工作基本程序,研究制定创建工作中相关规定,召开医院创建爱婴医院动员大会。爱婴办负责制定具体计划,分解任务,创建协调,措施落实,主抓爱婴医院管理工作。

院领导挂帅，相关科室层层参与。首先在院内外展开广泛而深入的宣传。院长办公会、院周会、科早会、职工大会等各种会议，反复宣传创建爱婴医院的意义、目的和要求；制作宣传展板，悬挂横幅，出版墙报，播放录音、录像，发放小册子，向院内职工和社区群众进行宣传教育和技术指导，并在全市范围内建立起支持网络，使推行母乳喂养、保护婴幼儿健康成长的各项措施得到全社会的支持。

二、宣传培训并举，措施落实到位

院内实行多层次爱婴知识培训。院领导、中层干部参加专题培训，医院职工以听课形式接受专业爱婴知识普及，工勤人员接受爱婴常识培训。妇产科医护人员经过18学时专业学习和3学时临床实习，熟练掌握母乳喂养、保护母婴安全技能，严格规范产科病历、护理文件书写格式，保证产科基础管理质量。确保正确使用产程图、催产素。掌握测量产后出血的正确方法，切实落实产后出血的防治措施，严格掌握剖宫产指征，使剖宫产率控制在25%以内。推行无痛分娩，加强产科危重症管理，严防产科并发症，降低孕产妇死亡率、新生儿死亡率。

爱婴医院的核心工作是全力推行母乳喂养，以保证新生儿健康成长。对照爱婴医院标准，医院制订有关规定和规章制度20余项，款目160余条。详尽的组织规范、操作规程、技术措施覆盖产前产后保护母婴的每一个环节。门诊妇产科开设电化教育室，从孕妇妊娠6个月产前检查开始，以电化教育和口头宣教相结合的方式，大力宣传母乳喂养知识，检查一次宣传一次。并发放《孕妇须知》《母乳喂养知识问答》《母乳喂养三十条》等小册子，确保不看不走，不懂不走，不会不走。使每一位孕妇真正懂得母乳喂养、母婴同室、早吸吮、早接触的意义，掌握正确的挤奶方法、哺乳姿势、含接姿势。对住院孕产妇进行宣教，病房每天播放录像两次，保证每位产妇做到母婴同室，产后早吸吮，母婴早接触，纯母乳喂养。在宣传教育的同时，及时做好台账记录。产房、母婴室、婴儿沐浴室、特护婴儿室有极严格的卫生消毒隔离制度。探视亲属、陪客必须严格遵守行为规范、着装卫生和洗手消毒等规定和程序，严禁给婴儿食用代乳品和任何饮料，不准让婴儿吸吮人工奶头。医护人员不准介绍任何代乳品。对高危孕妇有极严格的管理制度、医疗质量检查制度、抢救工作制度，并专门制订孕产妇、围产儿死亡评审制度。

医院还建立严格妇产科护理人员交接班制度，做到“三查七对”，保证万无一失。出院后及时将产妇和婴儿情况移交支持网络相关机构管理。支持网络机构必须及时上门随访,了解母乳喂养情况,提供咨询服务,解决存在问题,最大限度地提高婴儿4—6个月内母乳喂养率。

加强产前门诊的管理力度。增加母婴中心设备投入,优化门诊和病区的环境,达到整洁、安全、舒适、人性化的要求,体现爱婴行动的宗旨。门诊诊室一人一诊,检查床有隔帘,为孕产妇营造一个温暖、舒适、洁净的就诊环境;为满足不同层次服务对象的需求,普通病区床间都装有隔帘,为孕产妇营造一个独立空间,更好地保护其隐私。病区的温馨、人性化的服务,完善的管理,母婴服务质量的持续提升,赢得社会和服务对象的赞誉。

三、严格执行标准,顺利通过评审

医院严格按《爱婴医院评估标准和评分方法》,逐项分解到科室,落实到个人。形成层层有活动、人人有责任。及时排查、反馈爱婴工作中存在的问题,制定改进措施。

开展创建爱婴医院后,产科持续改革服务模式,系统管理孕产妇和新生儿,新生儿无一例因诊疗护理不当发生并发症,在每月医德医风满意度调查中,孕产妇满意度保持97%以上。

1995年8月,医院以优异成绩顺利通过江苏省卫生厅组织的验收,12月被卫生部授予“爱婴医院”称号。从此,医院把巩固和发展爱婴医院作为重要常规工作,每年定期检查、考核。1999年8月22日,医院以94分的高分通过省爱婴医院检查团考核复评。1999年后医院多次接受并顺利通过省、市、区爱婴医院专家组的复查。

平安医院创建

2007年,按照省卫生厅关于在全省二级以上医院全面启动平安医院创建工作的要求,医院开展治安综合治理和平安医院建设工作。出台“金坛市人民医院平安医院创建实施方案”,成立以院主要领导任组长、各职能科室负责人为组员的创建领导小组,由1名副院长主抓平安医院建设,并将此项工作列入医院年度重点工作。

一、制定创建计划,培训、演练、检查三落实

医院通过举办医疗安全知识培训及防火安全演练、“三基”知识考试、临床医疗护理知识讲座等形式,提高医院员工安全意识,通过学习和宣传,强化“平安医院”创建意识,加强医疗安全防范措施。健全治安制度,职责明确,确保治安满意率达95%以上。医院各科室、部门和院长签订安全责任状，明确规定各自的安全职责。制订创建平安医院活动工作方案，严格执行创建标准。制订和出台医疗安全、护理安全等规定和办法。加强医德医风教育，组织全体医护人员参加典型纠纷案例警示教育分析会；落实首诊负责制和会诊制度，严格交接班制度，实行行政总值班制度，加强夜间及休假期间的安全值守监督和医院巡视。通过运行现诊病历和出院病历检查双道关卡，提高病历书写质量；强化科室质量控制，每月召开科主任会议、编出质控简报。按照目标责任制和奖惩管理办法奖惩兑现，加强医务人员的责任心，减少医疗差错的发生。严格按照手术分级管理要求，明确手术权限，严禁越权手术。

加强应急管理，制订各类突发事件处置工作预案，完善应急体系，医院突发公共卫生事件应急预案全面、翔实，可操作性强。每年组织演练，并多次参与公安、消防组织的联合演练，时刻处于应急状态。120急救每次出车保证1名医生、1名护士、1名驾驶员的标准配置，平均每月出车近550辆次；加强与完善“院前急救—院内急救—ICU”一体化急诊建设模式，抢救成功率达99.2%；圆满完成上级分配的各项医疗保障任务。医院成立“三基三严”培训考核领导小组，出台《关于加强卫生技术人员“三基三严”培训考核办法》。严格处方点评，严格控制药占比、耗占比和平均处方值，杜绝大处方及不合理处方。2017年医院药占比35.9%，2018年上半年药占比34.43%，较去年同期下降1.50%，耗占比明显下降。

强化护理安全管理，医院按照责任整体护理的综合要求合理配置护士。使临床护士占比达95%；普及优质护理服务，使其病房覆盖率达100%；实施“江苏省年轻护士素质提高行动”，提升年轻护士技术操作能力和人性化服务水平。建立危重病人访视单，护患“双向”查对制度及输液双人核查签名制度，确保患者安全；加强对护理不良事件、护理投诉的归因分析；各科室开展2项共性质量指标监测及至少2项专科护理质量指标监测。对院内跌倒(坠床)、压疮、用药错误、非计划拔管进行指标监测、分析并整改。

加强药品管理。医院运用抗菌药物管理系统、处方点评系统，从诊疗过程中进行合理用药监管和督查，每季度发布《用药通报》并与奖惩挂钩；每月重点对激素类药物、抗菌药物、肿瘤药物、辅助性治疗药物、中成药用量进行动态监测和超常规预警；对急诊用药、超常预警药物、基药等专项梳理和整治；重视药物不良反应监测工作，网报药品不良反应；药剂科与护理部联合开展“临床药品质量安全管理年”系列活动，对所有药品质量、保管、效期、管理开展自查自纠；严格执行药品全省统一挂网采购，医院与各供货单位签订廉政采购协议书，避免商业贿赂发生。加强医院感染管理。依托院感管理系统，对重点科室（如血透室、手术室、ICU 等）、重点环节开展目标性监测，降低医院感染率；定期开展院感管理督查，规范院感工作；有针对性地对重点科室人员进行院感知识培训和应急演练；关注特殊岗位人员的身体健康，预防感染性疾病的传播；对手术室空气净化系统运营、手术医疗器械的消毒、灭菌进行彻底排查，杜绝院感隐患；加大对一次性医疗用品的购进、使用及用后处理的管理力度。

依法妥善处理医患纠纷。医院依据《江苏省医疗纠纷预防和处理条例》和有关法律法规，进一步完善医疗纠纷处置的法制化、规范化建设，维护医患双方的合法权益。积极推进医疗责任保险制度，研究制定具体工作方案，把医疗责任保险与医患纠纷调解处理有机结合起来。建立健全医疗服务社会监督评价机制，畅通患者投诉举报渠道，定期征求患者对医疗服务和医院管理的意见，不断提高患者的满意度。运用综合手段，防止因医患纠纷引发群体性事件和恶性事件，严肃查处和打击严重影响医疗秩序、危害医务人员人身安全的违法犯罪行为。对发生的医疗纠纷进行有效调解，最大限度降低纠纷引起的损失降到最低。

二、治安、消防同步治理，安检设备保障到位

院领导高度重视医院治安稳定工作，从人力、物力上确保医院平安，营造稳定和谐的医院综合治理环境；建立健全防范机制，配备专职值班保卫人员，加强与公安部门的协作；成立义务消防队和护院队，每月进行安全生产大检查，及时排除隐患；病房大楼大厅有保安 24 小时值班并进行安全巡查。医院共安装红外线监控摄像头 300 余只，中心监控室 24 小时持证值班并进行防火安全巡查。强化安全培训教育，安保人员定期接受区公安局素质体能培训，每年聘请常州市安监局、市消防大队、所在区域派出所领导进行消防安全、治安安全及医护人员安全防范教育，并进行演练。在重要部位张贴安全警示标志，提醒别人，警示自己，营造良好的安全文化氛围。完善消防安全系统，共投入 300 余万元，对医院的消防安全系统进行更新改造，防盗门窗、红外线报警器、电子监控系统、紧急呼叫系统等全部落实到位。医院设置灭火器 916 只，室外消防栓 8 只，1998 年后医院所有建筑均按消防标准进行配套设置。落实安全防范管理措施，医院所有毒麻药品均设置保险箱，财务科、药剂库房安装与 110 联网的红外线自动报警器和防盗门。医院重点部门全部设置监控装置,急诊、广场等处设置30处监控并入公安技防系统。建立特种设备、易燃易爆、危险化学物品、毒麻药品严格的管理使用制度,做到专人保管,按规定严格管理和使用。投资30余万元对药剂科、设备科仓库阻燃墙进行改造;加强对危化物品储存管理,配备高清监控联网及灭火设施;因高压氧舱室位置不符消防要求,于2016年8月份予以拆除关停。

建立设备的三级保修制度。大型医疗设备专人专职维保、与维保公司合作建立网管软件和专用的故障维修软件,定期进行网络巡查,及时发现问题,从而使得大型设备完好率达95%以上。医院基础配套设施齐全,做到定期检查、保养、维护,医院双路电源供电,并配有600千瓦发电机组,污水排放达到国家标准,污物集中处理,特种作业人员持证上岗。

2007—2018年医院把平安创建作为医院的常态化工作,从上至下绷紧平安建设这根弦,平安医院创建工作取得明显成效。2011年获常州市平安医院称号,2018年获省级平安医院称号。通过平安医院创建,改善就医环境,提高整体医疗服务质量,促进医患关系和谐,使医院各项工作再上新台阶。

健康促进医院创建

健康促进医院是世界卫生组织倡导的全球性行动。医院把自身作为健康教育与健康促进的重要场所,把创建活动作为推进健康促进的重要抓手,全面贯彻整体医学和人文医学观,全面保护和促进患者、医护人员以及人民群众的健康。

一、计划措施到位

2010年起医院成立并适时调整健康促进领导小组,医院主要领导挂帅,形成院部——职能科室——各临床医技科室负责人和宣传员的组织网络。将健康促进工作纳入医疗管理规划中,加强医疗部门及行政管理部门对健康促进工作的参与指导、监督和管理力度;实行“谁主管,谁负责”的原则,把标准和细则要点逐项分解到科室各小组和个人。依据《健康促进医院工作考核标准》,完善院内门诊、病区健康促进考核标准;定期召开健康促进领导组及健康教育宣传员会议,利用院周会有效地向医院职工传达健康促进的新信息。每年召开两次健康促进工作会议;发挥健康教育网络的作用,科室合作、层层深入，做好资料的积累和整理工作。

医院各科室、各部门围绕创建健康促进医院活动，统一思想、统一认识、统一行动，严格按照评审标准及医院实施方案落实各项工作。并积极配合、广泛动员，营造促进健康的良好环境，使广大职工及就诊、住院病人不断增加健康知识，掌握更多的健康技能，建立健康的生活方式。

二、注重日常细节

医院充分发挥自身特色和专业优势，把健康教育、健康促进工作，与医院整体发展相结合；与医院管理、环境美化、日常医护工作相结合；与不同人群的健康需求相结合，建立先进的医院管理体系，促进健康教育常态化、规范化。结合院内规章制度和管理规定，制定有益于维持良好医患关系，为患者、患者家属、社区居民以及医护人员自身提供健康教育服务的政策，包括保证患者就医环境和医护人员执业环境的安全、卫生；保证患者和医护人员的权利、文化与价值观得到尊重；保证医护人员能接受定期体检和疾病防治服务，有继续医学教育、社会保障和合理休息的权利；支持并鼓励医护人员开展院内和社会健康教育工作；按照《无烟医疗卫生机构标准》，建立首诊询问吸烟史、宣传吸烟危害及劝阻戒烟制度。设立明显的禁烟标志，配备控烟监督员，加强巡视和规劝。医院内不出售任何烟草产品、禁止烟草广告等。

建设适宜的诊疗和就医环境，为医护人员和患者提供安全的食品和饮水；使用有益于环境保护的用品，院内生活垃圾分类收集，医疗垃圾实行集中和无害化处理；开展职业教育活动，提高医护人员职业素养。在医护人员中宣传和实施医护人员行为规范。营造良好的医医、医护和医患关系。贯彻落实规章制度，倡导文明、礼貌、温馨、关爱的诊疗和就医行为。有计划地完成全年各种宣传日的院、内外宣传咨询活动，大力倡导及普及卫生知识，在候诊区域，利用橱窗、宣传专栏、健康知识园、内部电视/视频、宣传手册、电子显示屏和网络等形式，开展健康保健和疾病防治知识传播；每月更新健康宣教栏版面内容，向住院病人宣传健康知识、健康行为，每季度举行 1 次病人座谈会。护士、医生向病人传播健康知识和专科疾病知识的指导，宣传内容通俗易懂，宣教覆盖率达 100%。门诊各科有针对性地向病人发放健康教育处方，门诊坚持检查 35 岁首诊患者的血压。母婴保健中心每月开设孕妇课堂为孕妇讲解《孕产期保健知识》。

在病人住院期间的不同阶段，护士和主管医生做好病人的入院宣教和出院指导，使病人尽快适应病区环境,减轻病人对医院的陌生感和恐惧感,减轻心理负担,清楚了解疾病恢复期的注意事项,降低疾病复发率,提高病人对医院的满意度。手术室继续做好手术病人术前、术后访视宣教工作,减轻病人术前的焦虑心情,指导术后病人的恢复。医院做好健康教育总结资料的收集,确保各种健康宣教记录完整。各科室针对卫生健康宣传日特点,定期更换健康教育宣传专栏内容。

提高健康促进技能。在诊疗过程中,结合患者所患疾病,通过咨询,提供个性化健康指导处方,发放手册、折页等传播材料,播放视频短片,举办健康讲座、患者课堂、同伴支持、回访活动等方式,向患者及家属传授疾病预防、治疗、康复、保健和健康生活方式知识和技能;在对患者进行病情随访的过程中,对患者及其家属开展有针对性的健康教育和健康指导。医院定期组织面向社会的健康课堂和专题健康讲座,通过大众传媒对公众开展健康知识和技能传播。开展或参加其他部门组织的义诊咨询或健康教育活动;医院定期组织由医护人员参加的自我保健、生活方式、心理调适和疾病防治等健康教育活动;医院在诊疗疾病的过程中向病人或家属宣传吸烟对人体的危害并劝阻戒烟。医务人员掌握戒烟技巧,带头不吸烟,做控烟表率。参与镇、村健康促进工作,传播健康知识,普及预防疾病知识。

经过医院上下 8 年的不懈努力,健康促进医院创建活动,不断取得成果。2011 年 1 月创成“无烟医院”;2014 年 12 月在常州地区首次创成常州市级健康促进医院;2015 年 12 月创成省健康促进医院,成为省内首批健康促进医院的创成单位;2017 年 7 月 28 日经省爱卫会检查,11 月底通过验收。2018 年初,被授予国家级健康促进医院。

三级综合医院创建

一、创建目标明确,组织保障有力

医院将创建三级综合医院作为提升综合实力和知名度的重要载体。2016 年启动该项创建活动,成立等级医院建设领导小组,院长苏建华任组长,院级领导班子成员任组员;下设创建办公室,副院长赵凯任主任,各职能、业务科室负责人任组员。明确创建工作的中心目标,细化、分解创建任务和职责;强化医院管理水平,改进医疗服务质量;加大科研投入,提升医院实力。院领导班子分工合作,严格管理,从严治院;注重自身管理知识学习,以适应新时期多元化要求。组织不同层次、不同岗位的管理人员赴省内外参加有关管理知识学习或短期培训,吸纳新思维、新理念、新方法,以提高医院管理水平。强化院科两级管理,激发科主任的积极性和创造性。医院与科主任签订年度目标管理责任状,明确科主任在医疗、教学、科研中的责任和义务,并制定具体的考核细则。各职能科室按照考核细则,坚持每月考核、汇总和通报目标完成情况,落实奖惩措施。在创建中客观分析、审视创建工作中存在的不足和问题,把握关键点,找准切入点,解决制约医院发展的瓶颈问题,使医院走上可持续发展之路。

二、创建措施细化,检查考核量化

在医疗质量管理上,医院对照"三级"医院标准,建立健全医疗质量管理体系,进一步完善医疗质量、病案、药事、设备、输血等管理委员会,定期对质量运行情况进行分析讨论,及时反馈意见,落实整改措施;坚持院长查房、教学查房和疑难死亡病例讨论及病历检查等机制,提升医疗质量;抓"三基"训练和考核,不分年资高低人人参训。全院考核,合格率达100%。每季度召开科主任会议,对各科的医疗质量进行反馈,对违反核心制度的科室与个人,按照目标责任制和奖惩条例进行奖惩兑现,加强医务人员的责任心,减少医疗差错事故的发生。通过基础管理和环节质量控制,入出院诊断符合率、手术前后诊断符合率、急诊和病区危重病人抢救成功率、出院患者平均住院日等主要效率指标均达到省控标准。

在人才专科建设和科研教学上,全面实施"三名工程"战略,提升医院综合实力。截至2018年,医院有卫技人员1038名,高级职称195人,中级职称人员373人,有博士生4人(不含在读博士2人),研究生70人;有省"333培养工程"培养对象2人;有常州市卫生创新人才培养对象2人,有常州市中青年专业技术拔尖人才1人;有7人获金坛区"金沙英才"奖,有2人获"金沙英才突出贡献奖",有"金沙名医"10人,有"金沙名科"3个;有江苏大学硕士生导师2人,讲师5人,有23人被聘为江苏大学和江苏医药职业学院兼职教授、副教授。

2016年医院制定和出台一系列促进科研提升、技术进步、人才成长的政策,并设立"科教人才发展基金",用于人才培养和科学研究。截至2018年获市以上科研成果3项。加强重点专科建设,发展特色专科。以专科建设带动医院发展,神经内科、急诊科、普外科、肿瘤科相继通过常州市重点专科复审,骨科、妇科创成常州市重点专科,心内科创成常州市重点专科建设单位。

三、创建投入充分，服务提升

2016年、2017年、2018年，医院投入5000万元购置及更新了电子胃肠镜、彩超、16排CT、关节镜、胸腹腔镜、DR、呼吸机、麻醉机、酶免分析仪等设备。按照重点专科（学科）建设要求，投入2000万元，给肿瘤科、普外科、神经内科、急诊医学科等重点专科购置相配套的医疗设备，促进一批科研项目的开展。

在医疗服务上，医院立足临床，推进“优质护理服务示范工程”，全院病区均创成优质护理病区，其中A类病区17个。优化护理流程，提升护士素质和患者满意度。大专以上护理人员占比79.7%。通过年轻护士规范化培训、组织院内各专科业务学习、外出进修及专科护士培养等形式加强护理人才培养，提升护士专科服务能力。2017年完成护理质量持续改进项目10余项，开展品管圈活动22项，开展专科特色护理和创新服务10余项，获护理实用型专利13项，护理发明1项。在三年的创建中，开展护理科研5项，引进护理新技术新项目≥4项，发表护理方面论文150余篇，培养专科护士15人、专业护士12人。

自2016年开始，开展“规范化服务建设年”暨“优质服务窗口、优秀服务标兵”主题竞赛活动。强化门急诊服务，畅通急诊绿色通道。对急危重和无陪护病人实行挂号、就诊、取药、住院一条龙服务，确保危重病人得到及时救治。丰富门诊一站式服务内涵。全面开展电话、网上预约挂号工作，完善门诊导医导诊服务。

在医院信息化上，三年内，医院共投入资金2000余万元，建立基于三层交换的千兆网络，完善HIS系统、成本核算系统、绩效分析等系统，并完成常州医保系统的上线工作；建立以医院为中心的全区乡镇医院区域影像中心、检验中心、病理中心的实施；全面应用OA系统，提高办公效率，实现医院科学管理；完成医院核心交换机的全链路冗余，基本建立高效率、高水平、高质量、高保障的医院管理信息系统；2016年全力推进银医项目，创建移动“智慧医院”，开通全区首家支付宝服务窗、微信公众号等互联网就医新模式，让“指尖上就医”成为现实；门诊试点推出诊间结算功能，病区试点开展护士站出入院床旁结算服务，使患者就医更便捷；影像预约检查系统、检验报告单自助打印系统的投入使用，有效缓解了病人反复排队和长时间等候的麻烦；开通门诊“二次叫号”系统，规范“一医一患一诊室”，在就诊高峰增加导医流动服务，使门诊诊疗更高效有序。

在惠民利民举措上，继续巩固医院服务品牌："2H"志愿服务、"天使伴我行"、"生命绿舟"等活动，"2H"志愿服务成功创建为区第五批优质服务品牌，"天使伴我行"创成为常州市"岗位学雷锋"示范点。护理部开展的"天使在身边"行动，每年对70余名带管出院患者进行家庭随访服务，对尿道支架患者电话随访服务3000余人次，方便患者和家属，解决他们的后顾之忧；积极开展宫颈癌、乳腺癌、终末期肾病血液透析等重大疾病的救治和儿童白血病、先天性心脏病的筛查转诊工作，服务重点人群；落实"十免十减半"惠民活动十余年，年惠民金额250余万元；"惠民流动医院"结合党委、团委活动，进社区、企业、学校，年健康惠民服务50余次，服务群众近万人次，获百姓好评。

四、完成创建，更新目标

三年多的创建工作，医院干部职工凝心聚力，奋发图强，不忘"精勤人和、崇德厚生"的院训，坚持"新金医、心相伴、馨感动"的服务理念，弘扬"奋发有为、精益求精"的精神，圆满完成了各项创建任务，实现从"二级甲等"到"三级综合"的跨越式发展。2018年2月，医院顺利通过江苏省卫生厅三级医院评审团的评审。面临新的形势和更加艰巨的任务，全体同仁将一如既往地为患者提供最精湛的医术、最优质的服务和最舒适的就诊环境，全力打造老百姓心中"有高度、更有温度"的现代化三级综合医院，朝着三级甲等医院的目标奋进。

附　　录

【发展规划选编】

金坛市人民医院“十一五”规划(2006—2010)

“十一五”期间,是我国全面实现小康,构建和谐社会的关键时期;是卫生事业高速发展,创建基本现代化医院的重要阶段。为明确医院“十一五”期间的发展目标和工作任务,按照全面、协调、可持续的科学发展观要求,依据“江苏省基本现代化医院建设标准”,制定本规划。

一、“十五”期间医院主要工作回顾(2001.1—2005.5)

“十五”期间,医院在市委、市政府和上级主管部门的领导下,通过医院职工的努力,较好地完成了既定的各项目标任务,医疗卫生事业得到了较快的发展,取得了显著成效。

医院规模不断扩大。有在编职工611人,编制床位400张,拥有固定资产9106万元,较2000年增长2734万元。启动医院扩建工程,实现了原实验小学地块的有偿转让,新建了直线加速器机房和疗养楼(3号楼),进行了医技楼改造,完成医院发展总体规划并开始实施,十六层综合门急诊大楼将于2005年下半年奠基并完成地下工程。综合效益不断提高。2003年,在抗击“非典”战役中,作为“非典”病人定点收治单位,发热门诊诊治447人,共收住留观124人,转院6人,外地返坛体检3585人,较好地完成上级交给的任务,被评为全省卫生系统抗击非典型肺炎先进集体。五年来,共完成诊疗人次992686人次,收治住院病人47119人次,手术15700人次,抢救住院危重病人1675人次、抢救成功率80.18%,门诊危重病人14592人次、抢救成功率96.34%。累计实现业务收入34429万元,其中2004年完成业务收入9275万元,较2000年增长79.5%。科教工作成效显著。2004年肿瘤科被确定为常州市重点专科,共获科研项目市级2项,金坛10项,连续五年被评为金坛市科技进步先进单位。有1人被确定为常州市青蓝工程培养对象,有2人获硕士学位。医疗设备不断更新。共投资3767.14万元,引进直线加速器、磁共振、C臂机、数字胃肠机、彩色B超、全自动生化仪等高精技术设备,改善了诊疗条件。

医院改革不断深化。全面推行科室综合目标管理责任制,制定了科室综合目标管理考核细则,试行科室成本核算,深化分配制度改革,提高了管理效能和工作效率。推行政务公开,在门诊和病房大厅设立电子触摸屏,进行服务和价格公示,方便病人查询。

精神文明硕果纷呈。五年来,医院被授予"模范职工之家""卫生工作先进集体""先进基层党组织""科技进步先进单位""创建国家卫生城市先进集体""防治非典型肺炎工作先进集体"等荣誉称号。

二、"十一五"规划纲要

(一)指导思想

以"三个代表"重要思想为指导,树立科学发展观,坚持以人为本,以病人为中心、以质量为核心,加快医院管理体制和内部运行机制改革,创一流的管理,争一流的技术,用一流的人才,建一流的设施,走科教兴院之路,不断提高医疗质量、效率和服务水平,为全面建设小康社会提供健康保障。

(二)奋斗目标

1. 总体目标

"十一五"期间医院卫生事业发展的总体目标是:建立符合社会主义市场经济体制要求、符合可持续发展原则的医疗卫生服务体系,用比较低廉的费用提供比较优质的医疗服务,努力满足广大人民群众不同层次医疗需求。改善医疗服务条件,创建江苏省基本现代化医院。

2. 具体目标

①医院规模

合理利用地域空间,改进病人住院条件及休养环境。突出主体建筑,根据医院总体规划,完成综合门急诊大楼建设,楼内实现智能化管理,完成学基路西侧棚户区的动迁工作。力争在五年内把医院建成初具规模的花园式的现代化医院。设置编制床位500张,达到实际开放700张。医院固定资产达4个亿。

②医疗服务

围绕"以病人为中心"的服务宗旨,根据"医院管理年"和基本现代化医院建设的要求，切实解决医疗服务过程中的“繁、难、差”的问题，极大改善门诊和住院病人的就诊条件，推行整体护理，完善告知义务，尊重病人对疾病的知情权、对医疗方案的参与权，在新建门急诊大楼大厅设置电子显示屏，进行医疗服务信息滚动公示。畅通急诊“绿色通道”，加强院前急救体系的建设，加快改造120急救通信（信息）平台，提高急救人员素质，完善各项抢救工作的流程与制度，最大限度地满足人民群众对急救的需求。

③人才培养

实施科教兴院战略，在提高专业技术队伍整体素质的基础上，采取引进和培养相结合的方法，引进1～2名博士研究生、4～8名硕士研究生，自行培养5～6名研究生，根据医院业务工作需要，培养“831”人才12人，常州市青蓝工程培养对象2～4人，优秀专业技术人才、优秀学科带头人5～6人。

④专科建设

想据《江苏省基本现代化医院实行标准》，在肿瘤科被确立为常州市重点专科的基础上，积极组织符合条件的科室申报常州市重点专科，五年内力争增加4个常州市重点建设专科。积扱开展符合重点专科要求的诊疗项目，重点专科诊疗技术水平处于同级医院先进水平，创建CCU学科。为满足专科建设的需要，建设洁净层流手术室15个，其中100级的2个。

⑤科技进步

落实科教兴院战略，促进技术创新，承担市级以上研究课题8～10项，获市级科技进步奖15项，在国内核心期刊上发表论文100篇以上。引进先进适宜技术5～6项。根据医院发展的要求，适时引进先进医疗设备，设备投入年度不少于1000万元。完善医院信息管理系统，建设并完善开放式的HIS系统，根据医院信息系统要求，配置计算机信息点，医院计算机联网，实现信息资源共享。

⑥精神文明和医院文化

继续坚持“两手抓两手都要硬”的方针，大力开展职业责任、职业道德、职业纪律的教育，深入开展“创卫生文明行业，展白衣天使风采”的主题教育活动和满意杯竞赛活动；大力宣传先进典型，提倡科学精神；大力加强卫生文化建设，树立良好的医院形象；巩固规范化服务行业达标活动的成果，继续促进卫生行风建设，推动医疗服务质量提高和服务态度的改善，力争“十一五”期间，实现创建常州市文明单位目标。

金坛市人民医院"十二五"规划(2011—2015)

"十二五"期间是实现全面建设小康社会奋斗目标的关键时期,是深入贯彻落实科学发展观、构建社会主义和谐社会的重要时期,是深化医疗卫生改革的攻坚时期。医疗市场面临更激烈的竞争,医院要快速发展将面临严峻挑战。因此,我们要坚持科学发展观,不断深化医院改革,完善医院管理体制,优化学科结构,强化人才梯队建设,全面提高综合竞争力,向基本现代化医院迈进。现结合医院实际,对"十一五"期间工作进行回顾并制订医院"十二五"发展规划纲要。

一、"十一五"期间医院发展概况

"十一五"期间,医院全面贯彻党的卫生工作方针和政策,各项工作得到了较快的发展,取得令人瞩目的成绩。医院基础设施建设进一步完善,床位规模进一步扩大,门诊量、出院人次和业务收入明显增加;特色优势进一步发挥,重点专科建设得到加强;人才队伍素质进一步提高,教学科研水平有所突破;对外交流和社会影响进一步扩大,医院知名度和品牌形象获提升。

(一)医院规模不断扩大

2005 年年底,医院有正式在编职工 617 人,卫技人员 520 人,正高职称 7 人,副高职称 46 人,中级职称 263 人,初级 168 人;本科 147 人,大专 212 人,中专 153 人;医院占地面积 3.5 万余平方米,建筑面积 4.8 万平方米,开设病床 376 张,设有临床学科 24 个,病区 13 个,医技科室 6 个,社区服务中心 3 个。截至 2010 年年底医院占地面积 3.5 万平方米,建筑面积 7.8 万平方米,实际开放床位 630 张,临床学科 28 个,病区 16 个,医技科室 8 个,医院在编人员 725 人,卫技人员 625 人,其中正高 12 人、副高 103 人、中级职称 310 人、初级职称 223 人、执业医师 232 人、执业护士 341 人。

(二)服务能力显著提升

2010 年年底与 2005 年年底相比,医院固定资产由 14999 万元增加到 34563 万元,增长率为 130.44%;2005 年年底业务总收入为 10924 万元,2010 年达到 22552 万元,增加了 108%;年平均增长率为 21% 以上;各项医疗效益指标节节攀升,床位使用率由 90.4% 上升为 118.7%;出院人数由 11708 人次上升为 18668 人次,增加了 59%;门急诊总人数由244059人次增至36万人次，增长50%；年手术例数由3662人次增至5626人次，增长率为53%；药占比由50.87%下降至47.5%。

五年来医院每年组织专业技术人员到上级医院学习进修，学习先进的医学理论与技术，引进新技术，开展新项目，五年来共引进新技术三十余项，具有代表性的有普外科、骨科、妇产科、胸外科、五官科开展的腔镜微创手术，肿瘤科开展的个体化放疗、化疗项目，神经内科开展的脑卒中治疗项目，麻醉科疼痛科开展的无痛技术及微创治疗椎间盘突出症技术，妇产科开展的卵巢移植术等等，这些新技术的应用为医院医疗质量的提高奠定了基础，为金坛群众提供了先进的医疗服务，扩大了医疗服务的范围。

（三）医院管理不断深化

人事分配制度革新，全面展开干部竞争上岗，实行了以服务效率、服务质量、经济效率等指标综合考核为主的分配制度改革；积极开展了“以病人为中心、以提高医疗服务质量”为主题的“医院管理年”活动、“医疗质量万里行”活动，常州卫生局“满意杯”活动、平安医院创建活动，按照卫生部医院管理年活动的要求，医院成立了医疗、护理、行管、院感、后勤等五个小组，按照考核标准，进行检查考核、评价并制定实施相关的奖惩措施，强化了“质量、安全、服务、费用”管理力度，使医院基础质量得以全面提高，2009年医院成功通过省卫生厅组织的对二级甲等综合医院的复核评审工作。医院还加大投入，改善了医院诊疗环境、优化了医疗服务流程、完善了各项医疗管理制度、引进了新的诊疗技术、强化了医护人员的专业技术培训，医疗质量、医疗安全、服务行为、费用减免与控制等各方面取得了较大的改观。

（四）科教工作成绩显著

“十一五”期间医院通过金坛市科技部门鉴定医学科研项目18项，获中华医学科技三等奖1项、教育部自然科学奖二等奖1项（合作）；常州市科技进步三等奖1项、四等奖1项、新技术引进奖2项；获金坛市科技进步一等奖2项、二等奖8项、三等奖5项。在国家级杂志上发展论文11篇，在省级杂志上发表论文420篇、SCI收录论文2篇；共引进、开展医学新技术新项目52项；医院连续五年被金坛市科技局评为“科技进步先进单位”。医院共创建金坛市重点专科6个（泌尿外科、骨外科、脑外科、神经内科、消化内科、心内科），常州市重点专科2个（肿瘤科和普外科），常州市重点专科建设单位1个（急诊医学科），以创新带动了诊疗技术水平不断提高，为金坛群众提供了更加优质的医疗服务，取得了较好的社会效益和经济效益。2009 年 9 月医院被正式确定为“江苏大学附属医院”,院校联合工作取得了新的进展,继续医学教育和教学工作得到进一步提升,特别是教学实践活动开始良性运转并步入正轨。

(五)人才培养成绩显著

“十一五”期间共引进和培养硕士研究生 9 人,江苏省“333 工程”培养对象 1 人,常州市“831 高层次创新创业人才培养对象”首批中青年骨干人才 2 人、青蓝工程培养对象 2 人、“百名人才培养对象”2 人;金坛市“133 工程”培养对象 17 人。有金坛市学科带头人 6 人、科技创新功臣 2 人、优秀专业技术人才 2 人。有医院优秀学科带头人 6 人、优秀专业技术骨干 6 人、优秀青年人才培养对象 7 人。

(六)基础设施不断完善

“十一五”期间医院启动一期改扩建工程,共投入 1.8 亿元,新增建筑面积 4.5 万平方米,新增绿化面积 1500 平方米,新建停车场位 150 个,其中重点项目建筑面积 4.3 万平方米的 1 号门急诊综合病房大楼于 2009 年 5 月 8 日全面启用,新建现代化标准病房 244 间、层流净化手术室、标准化消毒供应室、现代化重症监护病房、血液透析科、产房等,医院科室设置逐步完善,新增美容科、疼痛科、母婴保健科、心理科门诊,医疗服务能力进一步提高。

医院平均年投入 1000 余万元用于设备的更新和配置。共投入 6000 多万元购置了 1.5T 核磁共振仪、64 排螺旋 CT、彩色三维超声仪、心脏血管数字减影 DSA、数字拍片机、乳腺钼靶机、手术净化层流、血液透析机高精尖医疗设备 108 台(件),进一步夯实了硬件基础,为医疗功能的提升提供了保障。

(七)信息化水平显著提高

五年来,医院累计投入 2000 万元,完成了医院信息系统主干网络的建设,建立了三层构架主干、桌面全千兆的网络布局。医院实行网络化管理,完成了医院信息系统(HIS)的软硬件升级、护士工作站,医院管理系统部分投入使用,数字化医院建设初具规模。医院电话、数字有线电视网全面升级改造。在积累了近 10 年信息系统使用经验的基础上,实施医院第二代信息系统建设,规划并开始实施医院第三代以医疗为中心的医院管理信息系统。

(八)应急保障体系建设增强

沉着应对突发公共卫生事件。医院制订了甲型 H1N1 流感、小儿手足口病、重大氯气泄漏事故、重大交通事故及聚集性食物中毒事件的应急预案，保证了院内、院外人员及物资随时待命，强化急救绿色通道，全力以赴。积极应对三聚氰胺污染奶粉事件、手足口病、甲型 H1N1 流感等疫情，以及重大交通事故的抢救、群体性食物中毒等突发事件的应急救治，较好地完成了突发公共卫生事件的预防、救治等各项工作；按要求完成了各项医疗保障任务，为广大金坛群众的生命安全保驾护航。医疗保障体系完善。新型农村合作医疗及城镇职工医疗保险保障到位，医院连续五年被评为医保工作先进单位。

（九）精神文明硕果纷呈

积极开展了治理商业贿赂专项工作、“八荣八耻”社会主义荣辱观学习活动、保持共产党员先进性教育活动，深入开展落实科学发展观学习活动等各种党建活动，狠抓了医德医风和职业道德建设，强化党风廉政建设，顺利召开了六届职工代表大会，完成医院工会换届，召开了五次党员大会和团代会，完成党支部、团委换届改选。成功创建了金坛市文明单位标兵、常州市文明单位。

医院在取得以上成绩的同时，还存在一些困难、问题和不足。主要是医院地处闹市区，拓展的空间有限，环境绿化及停车场等设施不完善，就诊流程不尽合理，综合实力和竞争能力有待加强；特色专科的优势不够凸显，学术影响力不够大，新技术、新项目开展较少，临床诊疗疗效和技术水平不突出；门急诊量不高，应急能力不强，科室之间发展不平衡，学术队伍中高层次、影响力大的学术和学科带头人较为缺乏，临床教学和科研水平有待提高，管理组织不够健全，制度贯彻执行力有待加强，管理素质和能力有待提高。这些问题和不足，需要我们认真对待、分析和研究，逐步加以解决和改进。

二、“十二五”发展规划

（一）指导思想

以“三个代表”重要思想为指导，全面贯彻落实科学发展观，紧紧围绕实现医院基本现代化为总目标，以科学管理、创建优质医院为主题，以深化医院改革为动力，以保障经济建设和全市人民健康为根本，全面实施“科教兴院、人才强院、创新发展”三大战略，强力推进“重点专科建设、医疗水平提升、精益化管理、优质服务”四大工程建设，努力把医院建设成装备和设施先进、环境优雅、服务一流、技术一流、人民满意的基本现代化医院。

（二）基本原则

必须坚持科学发展，坚定不移地走跨越发展、可持续发展之路，更加注重发展质量、更加注重以人为本、更加注重全面协调，力争早日进入全省县市级医院先进行列；坚持加快重点专科建设步伐，把发展特色品牌作为医院跨越发展刻不容缓的战略任务，推进医院的特色专科发展；坚持深化内部改革，推进医院人事分配制度、激励机制和运行机制的改革；坚持突出创新引领，把创新驱动作为医院可持续发展的主要动力，推进全面创新、加快引才引智、鼓励创新创业，提高自主创新能力，着力打造智慧之院、创新之院、创业之院。

（三）主要目标

——综合实力快速提升。医疗质量和诊疗水平显著提高，实现总收入、住院病人、诊疗人翌年均增长15%、固定资产和净资产年均增长20%，人均职工收入年均增长10%。

——医院规模不断壮大。病床设置增加到1000张，人员编制增加到1200人，增加病区5个，适时增加二级临床学科和医技科室。结合我市卫生区域规划，拟易址新建，以便更好地改善服务环境，完善服务功能，提升服务能力，更好地为全市提供优质服务。

——科研创新能力增强。积极争取承担国家级科研项目1项，省级科研项目3项，市级科研项目5项，金坛级科研项目15～20项；获省级科技成果奖1项，市级科技成果奖5项，金坛级科技进步奖15～18项；发表SCI论文5篇，在国内国家级期刊上发表论文15篇，核心期刊上发表论文≥100篇；获专利数≥5项，出版专著≥5篇。

引进和开展先进适宜技术50项，开展填补常州市内空白的新技术、新项目5项，开展填补省内空白的新技术、新项目1项。

——人才培引力度加大。在提高专业技术队伍整体素质的基础上，采取引进和培养相结合的方法，共引进与培养高层次学科带头人或技术骨干10人，医学专家60人；引进与培养省级重点医学人才1人，市级医学人才5人；引进与培养硕士50人（比例15%），博士5人（比例0.8%）；出国培训15人，进修5人；培育硕士培养点3个。

——专科建设再创佳绩。五年内，力争增加省级重点专科1～2个，常州市重点建设专科3～5个；创建金坛市重点专科10个；积极开展符合重点专科要求的诊疗项目，重点专科诊疗技术水平处于同级医院先进水平。

——继续加大投入力度。各项投入8000万元，主要用于重点专科建设发展、新技术项目开展及先进的诊断治疗设备的购置，同时兼顾更新常规医疗诊断设备的购置，拟更新CT、磁共振等大型设备。使医院的装备与新启用的综合病房楼相配套，达到同级医院省内一流、国内领先水平。

（四）主要措施

1. 进一步深化医院内部改革，促进医院可持续发展

加快医院改革与发展步伐，改革体制，健全机制，逐步解决医院发展的矛盾和问题，促进医院可持续发展。一是要积极完善医院内部人事和分配制度改革，研究现代绩效与薪酬的实现方式，加强经济管理，建立起有责任约束、有竞争、有活力的运行机制；二是要认真实施科主任任期目标责任制，完善科室目标责任制，抓好层级管理；三是积极探索医院的管理体制，建立科学合理的运行机制。

2. 进一步完善医疗质量控制网络，推进医疗技术水平的提升

贯彻落实卫生部、省卫生厅关于“医疗质量万里行”活动的要求，全面强化医院的质量管理，继续围绕“患者安全”这一主题，以提高医疗质量为抓手，坚持医疗质量核心制度管理，重点认真落实和执行14项核心制度、“五个不放过”、各项操作流程与服务规范等，强化医疗制度执行力度；进一步加强医疗质量组织网建设，推行临床路径管理，创新专项质量管理；继续加大“三基”训练和“三基”考核力度，针对不同对象进行不同形式的“三基”考核；医疗质量管理实现标准化管理，质量管理做到覆盖面广、项目全、内容细、组织密、考核严，其目的是进一步提高医疗服务质量。

（1）覆盖面广：即考核范围覆盖医院所有科室，并根据不同科室的特点，制定出不同的考核标准，质量控制到个人。

（2）项目全：即考核项目由目前的仅考核病历终末控制发展成为全面控制，其中对临床科室的考核项目有医疗指标、规章制度、运行病历、医患纠纷、病人满意度等，涵盖了科室医疗质量管理的所有方面。

（3）内容细：是指对各项质控考核都有非常细的评分标准。

（4）组织密：医院质量控制管理小组再细分工作小组，每组都有专人负责。

（5）考核严：各项考核结果与各科室的奖金直接挂钩，做到奖惩分明，做到与评先评优、职称聘任、职务任免挂钩。

3. 进一步开拓新业务，不断提升医院核心竞争力

（1）突出优势，强化专科建设。随着现代医学的发展，医院的专科分科越来越细，递生了一些新的专科，并形成了各科的特色。客观上要求医院要构建新型的医疗技术结构，即在高度专业化的基础上趋向整体化，实行多种综合，加强横向联系，医院应重点建

立好各种诊疗中心，如心脏疾病治疗中心、眼科中心、脑科中心、创伤急救治疗中心等。广泛开展了急性疾病和创伤急救的研究。

(2)发扬传统，提升中医工作。从“保护、扶持、发展”的总要求出发，充分发挥中医传统优势，在组织管理、床位设置、专科建设、人才培养等方面实行政策倾斜，加大中医建设力度，对中医内科、中医伤骨科、中医肛肠科、针灸推拿科重新整合，实行统一管理、统一调配，在坚持突出中医专科特色的同时，充分发挥综合医院的优势，积极开展中西医结合治疗，使中医整体服务水平显著提高。

4. 进一步加强医疗服务体系建设，不断提升医院新形象

医院作为一家九秩老院，将秉承老院传统，致力于服务创新，通过丰富活动载体，完善医疗服务体系建设。

(1)以病人为中心，努力创新服务模式。改变过去传统的等病人上门为走出门去，与社区、企业广泛合作，主动上门服务，努力营造“和谐”的医疗服务氛围，缩小医院与病人的距离，最大限度满足病人的医疗保健需求。开展多种便民服务措施，如网上预约服务、网络咨询、各种医疗信息的公示等，使金坛群众获便捷和及时的医疗服务。

(2)以服务品牌创建为载体，提高群众满意度。医院服务品牌，就是医院服务旗帜，是广大群众所欢迎的特色服务。我们将进一步细化目标、明确责任，打造服务品牌入手，改善服务态度、优化服务流程、提高服务效率、美化服务环境、创新服务举措、在不断地查找问题和持续地改进中，努力使医院服务能力得到进一步提升，社会和百姓的满意度明显提高。

(3)以医院文化建设为抓手，提升人性化服务水平。建立以病人为中心的医院文化，通过开展“四优”活动等形式，从服务理念、服务流程、服务环境、服务模式、员工服务素质等方面持续改进，努力培育重服务、重质量的氛围，引导员工牢固确立“病人第一、质量第一、服务第一、安全第一”理念，建立起优质的服务文化。

(4)以医德医风建设为核心，提高员工队伍素质。医院文化的核心应当是建设优良的医德医风，医院的宗旨应当是“服务人民，奉献社会”，医德医风反映的就是一个医院的院风。医院文化建设应把培育优良的医德医风作为核心任务，不断提高医院的社会责任、行业责任，提高医务人员的职业责任、职业道德素养，培育一支技能和道德素质良好的医务员工队伍，不断提高服务群众的能力和水平。

(5)以培育医院精神和共同价值观为核心，为服务行为提供精神支撑。医院文化是

医院每位员工所信奉的理念、价值观和行为模式，医院精神是医院文化的灵魂。具有现代意识和个性特色的医院精神和价值理念，将成为指导员工行为的一种思想，深深根植于员工的心中，成为员工的一种自觉意识。要加强医院精神和共同价值观的培育，以此凝聚全体员工的智慧和力量去实现共同的目标。要对医院文化进行系统设计，提炼和培育共同价值观和医院精神，形成集医院价值理念、制度规范、员工行为、医院形象为一体的医院文化识别系统，为全体员工奉行和践行。

5. 进一步加大人才培养力度，不断建立高素质的人才队伍

医院要努力打造一支具有竞争能力的领军人才队伍。一是加大培引并举力度，做好优秀青年人才的选拔培养工作，探索吸引紧缺高层次人才的新机制；二是突出绩效原则，完善人才考核体系。加强对各级人才的考核，坚持重绩效、重能力的原则，形成有效的激励机制，进一步完善人才考核体系；三是结合医院建设及长期发展规划，做好定编定岗、职务聘任、重点岗位考核等工作，提高专技人员的工作积极性和工作热情；四是健全有关聘用工作制度，破除岗位终身制，优化工作氛围，完善院内竞争、激励、约束、分配机制，形成“职务能上能下、人员能进能出、待遇能高能低”的格局，要按照科学合理、精简效能的原则设置岗位，按需设岗，按岗择人，强化聘任；五是合理储备人力资源，根据医院的需要及退休比例合理进人；六是建立虚拟人才库，对国内、省内著名专家进行聘用，对基层单位剩余人才资源进行弹性聘用。

6. 进一步加强信息化建设，不断开拓新的医疗服务领域

充分利用现代化工具，引入客户关系管理，实现医疗管理数字化。实现院内网络化管理，医院将通过宽带网络把数字化医疗设备、数字化医学影像系统和数字化医疗信息系统等全部临床作业过程纳入到数字化网络中，医院将充分利用这一资源，对医院的人才、技术、设备、病人、手术、病历、服务、质控、危重病人治疗等实现全程、实时中心监控。同时，医院根据国家卫生信息化建设目标，建立社区服务、双向转诊、居民健康档案，远程医疗、网络健康教育与咨询，实现预防保健、医疗服务和卫生管理一体化的信息化应用系统；实现与国内多家著名大医院联网，对疑难急重症患者进行远程、异地、实时、动态会诊；引入客户关系管理，设计实施病人关怀系统，细分医院市场，针对性地提供人性化服务，满足各层次需求，达到社会效益和经济效益的同步提高。

7. 进一步加强基础设施建设，不断改善医院环境和条件

“十二五”期间医院将在新大楼投入使用的基础上,结合医院实际情况和市政府发展规划合理规划、建设医院。一是筹建医院智能化收费停车场,以更好地缓解医院病人、职工停车难、停车秩序混乱的现状;二是对陈旧病区、诊室局部改建工作仍坚持小步走、不停步的原则。依靠科学先进的高科技产品,为住院病人解决实际问题,不断优化有的就医环境;三是完善食堂餐饮设施流程,使之更趋科学化、合理化、人性化;四是拓展医院绿化面积,增设院内的庭院式景观,美化病人的就医环境;五是积极探索后勤服务社会化项目。

金坛区卫生“十三五”重点专科建设发展规划(2016—2020)

为全面提升医疗服务能力,有效解决人民群众看病就医问题,服务金坛区社会经济发展,在“十二五”重点专科建设的基础上,结合金坛区卫生实际,特制定《金坛区卫生“十三五”重点专科建设发展规划》。

一、指导思想

遵循医学科学发展规律和特点,开展以发挥特色医疗技术、提高诊疗水平、扩大服务能力为主要内容的临床重点专科建设工作,充分发挥临床重点专科的带动和示范作用,不断提高临床医疗技术水平和医疗管理水平,促进医疗机构合理调整技术结构,优化医疗资源配置,以此推动全区医学科学的发展,更好地为人民群众日益增长的医疗需求服务。

二、“十二五”重点专科建设的现状(节选“区人民医院”)

1. 常州市临床重点专科有:肿瘤科、急诊医学科、神经内科。普外科 2014 年在周期复评中被常州市卫生局降为建设单位。

2. 金坛区临床重点专科有:心内科、消化内科、泌尿外科、骨外科、脑外科、儿科、检验科、放射科、麻醉科、药剂科。

3. 中医科创成常州市综合医院示范中医科。

三、“十三五”重点专科建设发展目标及规划(节选“区人民医院”)

发展目标:在全区形成布局合理、层次分明、各具特色、疗效确切、有一定知名度的重点专科新体系。

发展规划:“十三五”期间重点专科发展规划分述如下:

1. 省级临床重点专科:神经病学学科(神经内科、神经外科)、肿瘤科与常州市第一人民医院建立市区共建协作单位，争创常州市临床重点学科或省临床重点专科。

2. 市级临床重点专科：普外科确保在周期复评中建成常州市临床重点专科，并进一步细化专科发展，成立甲乳、肝胆、胃肠专科；消化内科、心内科、儿科、骨科积极开展与三级医院合作，争创2～4个常州市临床重点专科；妇产科、内分泌科、影像科、麻醉科、检验科争创2～4个常州市临床重点专科建设单位。

3. 县（区）临床重点专科：妇产科作为全区高危产妇急救中心，要进一步深化与南京鼓楼医院妇产科的协作关系，在2017年前应建成金坛区临床重点专科；眼科与耳鼻喉科应加强与常州市第三人民医院的合作，建成金坛临床重点专科。

4. 江苏省综合医院示范中医科：中医科不断加强专科建设，力争创成江苏省综合医院示范中医科。

四、保障措施

（一）加强组织领导，完善配套政策

各医疗机构要把重点专科建设纳入本单位的发展规划，作为重点工作常抓不懈，成立重点专科建设与管理领导小组并定期研究重点专科建设与发展问题，制定专科发展规划、工作制度、实施措施、培训计划及相关配套政策，确保各项工作落实到位。

（二）加大扶持力度，增强发展动力

各医疗机构要根据各重点专科发展需要建立专项基金，并逐年加大资金投入，鼓励专科科学研究，不断培养与引进高素质人才，造就一批德才兼备的学科带头人、技术骨干，形成合理的人才梯队；合理配置专科设备，优先考虑满足重点专科发展的需求；在加强重点专科发展的同时，注重扶持其他专科的发展，不断培植新的重点专科，形成良性的发展格局。

（三）建立合作机制，加速专科发展

各医疗机构要积极争取与省、市三级医院合作，建立对口支援、双向转诊、进修培训、会诊手术、坐诊查房等协作机制，以带动我区专科水平的提升，加速专科建设与发展。

（四）加强指导监管，定期考核评估

各医疗机构要建立对重点专科学科带头人实行任期考核，动态管理机制。卫计局医政科具体负责指导监管医院重点专科建设，建立退出机制，定期开展重点专科周期考核和复评，定期组织重点专科建设评估工作。

【统计资料】

医疗数据统计

附表 - 1　　**2013—2018 年医院手术病种统计**　　单位:例

科室＼年度		2013	2014	2015	2016	2017	2018
脑外科		119	108	102	121	115	147
胸外科		230	224	204	173	173	175
胃肠外科		334	339	298	300	314	375
肝胆外科		298	276	243	279	240	242
骨科	骨 1	277	255	390	359	331	410
	骨 2	356	343	345	395	359	393
	骨 3	241	297	277	—	—	—
泌尿外科		154	160	153	176	172	179
妇科		150	160	154	182	178	213
产科		56	48	56	58	99	97
五官科		128	157	157	151	164	151
口腔科		16	32	26	30	31	23

附表 - 2　　**1980 年统计报表**

一、门诊工作量　　单位:人次

总计	内科	外科	妇产科	五官科	中医内科	门诊
145820	56281	22671	16802	21943	19954	

二、辅助科室　　单位:人次

合计科室	门诊	透视	摄片	理疗科	心电	超声
88532	37665	14075	4894	2904	1651	1114

三、病区工作质量、效率

类别	上月期末实有病人数	本月入院数	由其他科转入数	合计	本月份出院病人数 病种出院数 计	治愈	好转	未愈	死亡	正常分娩及其他数	转住其他科人数	期末实有病人数	期内实际开放病床日数	平均开放总床数	期内实际占用总床日数	出院者占用总床日数	计算指标 平均病床工作日	平均病床周转日次	治愈率%	好转率%	死亡率%	出院者平均住院日	使用率%
序号	1	2	3	4	5	6	7	8	9	10	11	12	13	14	15	16	17	18	19	20	21	22	23
总计	598	4333	45	3251	3251	2204	827	163	57	494	46	591	61076	172	55831	55432	106.9	18.9	67.8	25.4	0.02	17.1	—
内科	136	890	7	861	861	439	338	58	26	—	31	134	14274	39	13120	12572	112.1	22.1	52.8	39.3	0.03	14.6	—
传染科	146	661	12	665	665	410	204	33	18	—	5	148	16424	45	14034	14156	89.96	14.8	61.7	30.7	0.03	21.1	—
外科	216	1325	24	1346	1346	986	280	67	13	—	6	218	19398	53	19422	19440	122.2	25.4	73.3	20.8	0.01	14.4	—
妇产科	100	1457	2	379	379	369	5	5	0	—	3	91	10980	30	9245	9264	102.7	12.6	97.4	0.01	0	24.4	—

附表－3

1988 年统计报表

一、门诊、急诊、观察室、体检工作情况

总诊疗人数(人)		门、急诊工作量(人次/日)				急诊、观察室工作(人)		全身健康(人)
诊疗总次数	门、急诊诊疗次数	门诊日均工作量	急诊日均工作量	门诊期内日最高量	门诊期内最低量	急诊室抢救人数	抢救成功人数	检查人数
1	2	3	4	5	6	7	8	9
164653	155674	451	30	564	143	530	495	3778

二、分科门诊急诊情况

单位：人次

分类	合计	内科	外科	妇产科	儿科	中医科	五官科	传染科	其他外科
甲	1	2	3	4	5	6	7	8	9
合计	155674	35555	18437	14956	18283	7951	24609	9166	18437

三、辅助科室工作情况

单位：人次

分类	透视	摄片	检验	理疗	B 超	脑电图	心电图	胃镜	病理
甲	1	2	3	4	5	6	7	8	9
合计	17154	11381	151523	6254	7930	87	3337	891	1357

四、医疗诊断与护理情况

出院病人数	门诊与出院情况		入院与出院诊断		手术前后情况		临床与病理诊断		
	符合人数	符合率 %	符合人数	符合率 %	手术总例数	符合例数	病理切片人次数	符合人数	符合率 %
5475	5345	99	5429	99.6	1950	1949	538	490	91.7

五、病区危重病人抢救情况

	合计	内科	外科	妇产科	儿科	五官科	传染科	老干部病房
抢救人数	566	—	—	—	—	—	—	—
成功数	534	—	—	—	—	—	—	—
成功率	94.3	—	—	—	—	—	—	—

六、手术情况

手术总例数	术前住院		手术后并发症例数	手术总例数	无菌手术切口愈合			无菌手术甲级愈合率%	无菌手术切口化脓率%
	总天数	平均天数			甲级	乙级	丙级		
1950	—	—	—	1950	—	—	—	—	—

七、接产情况

会阴侧切			剖腹产例数	会阴破裂				正常分娩例数	异常分娩例数	早产例数
切开例数术	感染例数	感染率（%）		破裂合计	其中：I 破裂	其中：II 破裂	破裂率%			
—	—	—	—	—	—	—	—	233	114	—

八、病区工作质量、效率及住院费用等情况

科别	期末固有实有病床	出院者动态：期初留有人数	期内入院人数	期内出院人数：总计	其中：出院病人数：治愈	好转	未愈	死亡	末留院人数	实际开放总床日数	平均开放病床数	实际占用总床数	出院者占用总床日	治愈率%	好转率%	死亡率%	病床周转次数	平均病床工作日	实际病床使用率
甲	1	2	3	4	5	6	7	8	9	10	11	12	13	14	15	16	17	18	19
合计	228	203	6880	6847	4355	1057	260	85	220	83448	8228	84766	84811	63.6	15.4	0.01	30	372	101.6
感染科	43	31	498	509	286	175	34	14	42	15738	43	14515	14295	56.1	34.3	2.7	11.8	667	92.2
妇产科	44	47	2897	2881	1257	13	20	1	41	16104	44	20361	20571	97.3	1	0.07	65.4	462	126.4
五官科	9	9	233	236	212	20	4	—	8	3294	9	3352	3490	89.8	8.4	—	26.2	372	101.7
内科	42	42	808	777	757	412	71	37	44	15372	42	15094	15043	33	53	4.7	18.5	359	9801
外科	66	51	1484	1490	1039	357	79	15	72	24156	66	23977	23877	69.7	24	1	22.5	363	99.2
儿科	24	23	960	954	804	80	52	18	13	8784	24	7467	7535	84.2	8.4	1.9	39.7	311	85

附表－4　**1980年医院病人疾病分类报表**　单位:例

疾病名称	出院病人数					出院病人占用床总日数
	计	治愈	好转	未愈	死亡	
	(1)	(2)	(3)	(4)	(5)	(6)
总计	3251	2203	828	163	57	50034
一、传染病小计	616	396	183	21	16	13320
其中:流行性乙型脑炎	5	5	—	—	—	59
回归热	—	—	—	—	—	—
痢疾	88	84	3	—	1	556
伤寒及副伤寒	57	56	—	—	1	815
猩红热	17	17	—	—	—	120
流行性脑脊髓膜炎	7	6	1	—	—	55
麻疹	6	6	—	—	—	41
百日喉	3	3	—	—	—	27
出血热	55	50	1	1	3	751
传染性肝炎	180	126	43	8	3	5490
肺结核	134	—	119	8	7	4188
结核性脑膜炎	6	1	4	1	—	159
肠结核及结核性腹膜炎	2	1	1	—	—	67
骨及关节结核	1	—	1	—	—	15
淋巴结结核其他结核病	7	3	4	—	—	162
二、寄生虫病小计	26	23	2	—	1	286
其中:疟疾	4	4	—	—	—	20
血吸虫病	4	2	1	—	1	157
钩虫病	1	1	—	—	—	5
三、外伤小计	329	227	86	10	6	5197
工业外伤计	66	45	19	2	—	1374
其他外伤计	263	182	67	8	6	3823
其中:骨折	119	76	38	5	—	2319
烧烫伤	20	9	9	2	—	152

续表:附表－4

疾病名称	出院病人数					出院病人占用床总日数
	计	治愈	好转	未愈	死亡	
	(1)	(2)	(3)	(4)	(5)	(6)
四、中毒小计	41	36	2	1	2	470
其中:工业中毒	1	1	—	—	—	3
农业中毒	2	1	1	—	—	21
食物中毒	—	—	—	—	—	—
五、肿瘤小计	243	112	63	64	4	4063
恶性肿瘤计	105	—	57	44	4	2109
其中:鼻咽癌	1	—	—	1	—	7
食道癌	10	6	4	—	—	183
胃癌	47	—	31	15	1	979
肠癌	4	—	2	2	—	135
肝癌	9	—	—	9	—	117
肺癌	6	—	2	3	1	126
乳房癌	4	—	4	—	—	131
宫颈癌	—	—	—	—	—	—
绒毛膜上皮癌	1	—	—	1	—	15
白血病	6	—	2	2	2	62
良性肿瘤计	138	112	6	20	—	1954
六、内分泌营养缺乏及代谢病及	29	14	13	2	—	482
其中:甲状腺机制亢进症	4	1	2	1	—	77
佝偻病	—	—	—	—	—	—
糖尿病	5	—	4	1	—	125
七、血液及造血器官疾病小计	26	10	11	3	2	397
八、精神病小计	2	1	1	—	—	14
其中:精神分裂症	—	—	—	—	—	—
九、神经系统小计	12	4	6	1	1	159
十、眼病小计	14	12	1	1	—	183

续表:附表－4

疾病名称	出院病人数					出院病人占用床总日数
	计	治愈	好转	未愈	死亡	
	(1)	(2)	(3)	(4)	(5)	(6)
其中:角膜疾病	—	—	—	—	—	—
青光眼	—	—	—	—	—	—
白内障	6	6	—	—	—	96
十一、耳病小计	9	7	1	1	—	160
十二、循环系病系计	198	35	141	13	9	3725
其中:心脏病	134	10	106	10	8	2548
风湿性心脏病	26	—	24	1	1	538
冠心病	37	—	34	2	1	445
高血压心脏病	11	—	11	—	—	162
肺心病	27	—	16	6	5	682
先天性心脏病	2	—	2	—	—	19
高血压	9	—	9	—	—	116
脑血管病	28	12	13	2	1	630
十三、呼吸系病小计	402	320	76	3	3	4498
其中:慢性支气管炎	39	16	23	—	—	566
肺气肿	4	—	4	—	—	103
肺炎	128	111	15	—	2	1349
矽肺	—	—	—	—	—	—
十四、消化系疾病计	798	611	159	19	9	10963
其中:急性肠胃炎	29	26	3	—	—	167
消化性溃疡	104	66	38	—	—	1541
阑尾疾病	330	307	23	—	—	3552
疝气	38	37	1	—	—	407
肠梗阻	45	40	4	1	—	551
肝硬化	23	—	14	7	2	636
胆囊炎及胆石症	105	47	53	2	3	2016

续表:附表-4

疾病名称	出院病人数					出院病人占用床总日数
	计	治愈	好转	未愈	死亡	
	(1)	(2)	(3)	(4)	(5)	(6)
十五、泌尿系病计	88	31	44	11	2	1925
其中:肾炎	43	10	22	9	2	858
肾盂肾炎	4	2	2	—	—	52
结石病	22	10	10	2	—	354
十六、男生殖器病小计	26	11	13	2	—	334
十七、女生殖器病小计	26	26	—	—	—	273
十八、妊娠、分娩及产后并	280	279	1	—	—	2349
十九、皮肤病小计	39	24	13	1	1	588
其中:痈	11	4	6	—	1	135
皮炎	2	2	—	—	—	7
其他皮肤病	17	6	10	1	—	135
二十、运动系病小计	3	—	3	—	—	66
其中:风湿性关节炎	5	1	4	—	—	221
骨髓炎	—	—	—	—	—	—
大骨节病	3	2	—	1	—	25
二十一、先天性畸形小计	18	12	—	5	1	96
二十二、心生儿病小计	—	—	—	—	—	—
其中:新生儿破伤风	5	5	—	—	—	24
早产	9	4	2	3	—	56
二十三、其他疾病小计	—	—	—	—	—	—
非疾病:	—	—	—	—	—	—
正常分娩人	424	—	—	—	—	—
人工流产	—	—	—	—	—	—
绝育人	—	—	—	—	—	—

表:附表-5 **1992年医院住院病人疾病分类报表** 单位:人、日

疾病名称	出院人数						出院病人占用总床日数
	总计	其中:出院病人数					
		计	治愈	好转	未愈	死亡	
总计	7691	6311	4208	1819	226	58	94605
1. 传染病和寄生虫病小计	396	395	222	160	12	1	7628
传染病计	373	372	215	144	12	1	7344
其中:霍乱	—	—	—	—	—	—	—
伤寒及副伤寒	71	71	56	14	1	—	1052
细菌性食物中毒	13	12	12	1	—	—	185
痢疾	73	73	67	6	—	—	470
结核病	72	72	4	66	2	—	2196
内:肺结核	61	61	—	59	2	—	1833
结核性脑膜炎	2	2	—	2	—	—	67
肠结核及结核性腹膜炎	4	4	—	4	—	—	156
骨及关节结核	2	2	1	1	—		27
淋巴结结核	—	—	—	—	—	—	—
布氏杆菌病	—	—	—	—	—	—	—
白喉	—	—	—	—	—	—	—
百日喉	1	1	—	1	—	—	17
猩红热	1	1	—	—	1	—	6
流行性脑脊髓膜炎	—	—	—	—	—	—	—
破伤风	1	1	1	—	—	—	25
败血症	9	9	4	2	2	1	160
急性脊髓灰质炎	—	—	—	—	—	—	—
麻疹	5	5	5	—	—	—	41
流行性乙型脑炎	2	2	2	—	—	—	33
流行性出血热	22	21	18	1	2	—	323
病毒性肝炎	66	66	21	43	2	—	2359
狂犬病	—	—	—	—	—	—	—

续表:附表－5

疾病名称	出院人数						出院病人占用总床日数
	总计	其中:出院病人数					
		计	治愈	好转	未愈	死亡	
斑症伤寒	—	—	—	—	—	—	—
回归热	—	—	—	—	—	—	—
性病	—	—	—	—	—	—	—
钩端螺旋体病	—	—	—	—	—	—	—
寄生虫病计	23	23	7	16	—	—	284
其中:疟疾	—	—	—	—	—	—	—
血吸虫病	17	17	1	16	—	—	207
丝虫病	—	—	—	—	—	—	—
钩虫病	—	—	—	—	—	—	—
2. 肿瘤小计	413	402	205	125	52	20	8457
恶性肿瘤计	233	225	41	115	49	20	5834
其中:鼻咽恶性肿瘤	—	—	—	—	—	—	—
食道恶性肿瘤	20	19	4	12	2	1	669
胃恶性肿瘤	84	81	21	48	7	5	2056
小肠、十二指肠恶性肿瘤	—	—	—	—	—	—	—
结肠恶性肿瘤	15	14	3	7	2	2	338
直肠和肛门恶性肿瘤	5	5	2	2	1	—	127
肝恶性肿瘤	13	12	—	3	7	2	217
胰恶性肿瘤	3	3	—	2	—	1	144
喉恶性肿瘤	—	—	—	—	—	—	—
气管、支气管、肺恶性肿瘤	17	17	—	8	6	3	507
骨、关节软骨恶性肿瘤	—	—	—	—	—	—	—
女性乳房恶性肿瘤	2	2	1	1	—	—	101
子宫颈恶性肿瘤	—	—	—	—	—	—	—
绒毛膜恶性肿瘤	—	—	—	—	—	—	—
卵巢恶性肿瘤	1	1	—	1	—	—	22

续表:附表-5

疾病名称	出院人数						出院病人占用总床日数
	总计	其中:出院病人数					
		计	治愈	好转	未愈	死亡	
膀胱恶性肿瘤	9	8	3	3	2	—	281
脑恶性肿瘤	2	2	—	1	1	—	27
白血病	11	11	—	7	3	1	299
良性肿瘤计	147	144	136	7	1	—	2215
其中:子宫良性肿瘤	69	67	65	1	1	—	1208
脑良性肿瘤	—	—	—	—	—	—	—
动态未定和性质未特指的肿瘤计	33	33	28	3	2	—	408
3. 内分泌、营养和代谢病及免疾病小计	48	48	15	30	3	—	874
其中:甲状腺功能亢进	7	7	2	5	—	—	140
糖尿病	21	21	—	20	1	—	513
营养缺乏	—	—	—	—	—	—	—
内:佝偻病	—	—	—	—	—	—	—
免疫疾病	—	—	—	—	—	—	—
4. 血液及造血器官疾病小计	51	50	25	22	3	—	666
其中:贫血	12	11	1	9	1	—	133
5. 精神病小计	6	6	1	5	—	—	631
其中:老年性和老年前期器质性精神病	1	1	—	1	—	—	358
精神分裂症	—	—	—	—	—	—	—
6. 神经系统和感觉器官疾病小计	90	89	42	43	4	—	1332
神经系统疾病计	31	31	12	16	3	—	534
其中:脑膜炎	3	3	2	—	1	—	41
帕金森氏病	2	2	—	2	—	—	79
癫痫	6	6	2	3	1	—	38
急性感染性多发性神经根炎	—	—	—	—	—	—	—
眼部疾病计	42	41	23	18	—	—	531
其中:视网膜脱离和缺损	1	1	—	1	—	—	15

续表:附表－5

疾病名称	出院人数						出院病人占用总床日数
	总计	其中:出院病人数					
		计	治愈	好转	未愈	死亡	
青光眼	8	8	3	5	—	—	106
白内障	8	8	5	3	—	—	102
角膜疾病	12	12	8	4	—	—	171
耳和乳突疾病计	15	15	7	7	1	—	241
其中:中耳炎和乳突炎	3	3	1	2	—	—	11
7.循环系统疾病小计	329	327	47	256	13	11	8927
其中:急性风湿性关节炎	3	3	—	3	—	—	88
心脏病计	178	178	13	157	3	5	5030
内:慢性风湿性心脏病	15	15	—	15	—	—	258
高血压性心脏病	5	5	—	5	—	—	145
急性心肌梗死	1	1	—	1	—	—	31
其他冠心病	65	65	—	64	1	—	2010
肺源性心脏病	44	44	—	38	1	5	1870
克山病	—	—	—	—	—	—	—
其他心脏病	48	48	13	34	1	—	716
其他高血压病	52	52	5	46	1	—	1358
脑血管病	68	67	9	44	8	6	2104
内:脑出血	27	27	6	8	7	6	436
下支静脉曲张	1	1	1	—	—	—	13
8.呼吸系统疾病小计	1134	1133	801	303	23	6	13246
其中:慢性扁桃体和腺样体病	56	55	50	5	—	—	661
肺炎	342	342	269	63	6	4	3507
慢性支气管炎	124	124	—	114	8	2	3144
肺气肿	—	—	—	—	—	—	—
哮喘	3	3	2	1	—	—	24
尘肺	—	—	—	—	—	—	—

续表:附表-5

疾病名称	出院人数						出院病人占用总床日数
	总计	其中:出院病人数					
		计	治愈	好转	未愈	死亡	
9. 消化系统疾病小计	1325	1321	894	382	38	7	22115
其中:口腔、唾液腺和下颌疾病	1	1	1	—	—	—	9
消化性溃疡	106	105	48	56	1	—	1749
阑尾炎	438	438	376	61	1	—	4009
腹股疝	79	79	73	6	—	—	846
肠梗阻	65	65	41	17	2	5	615
慢性肝病和肝硬化	88	88	—	70	16	2	3726
胆结石病和胆囊炎	277	275	195	74	6	—	5916
10. 泌尿生殖系统疾病小计	320	315	227	76	11	1	4973
泌尿系统疾病计	153	149	76	62	10	1	2614
其中:肾炎和肾病变	46	45	11	27	6	1	928
肾盂肾炎	9	9	3	6	—	—	170
泌尿系统结石	59	57	36	18	3	—	838
男性生殖器官疾病计	45	45	39	5	1	—	1015
其中:前列腺增生	23	23	18	4	1	—	749
乳房疾病计	5	5	5	—	—	—	52
女性生殖器官疾病计	117	116	107	9	—	—	1292
其中:输卵管炎卵巢炎	4	4	2	2	—	—	42
子宫阴道脱垂	3	3	3	—	—	—	31
11. 妊娠、分娩和产褥期并发症计	2176	1099	1088	8	3		9422
其中:自然流产	—	—	—	—	—	—	—
人工流产	89	—	—	—	—	—	—
妊娠和分娩出血	63	63	62	—	1	—	493
妊娠高血压综合征	316	316	311	4	1	—	2573
妊娠期泌尿生殖道感染	—	—	—	—	—	—	—
正常分娩	988	—	—	—	—	—	—

续表:附表－5

疾病名称	出院人数						出院病人占用总床日数
	总计	其中:出院病人数					
		计	治愈	好转	未愈	死亡	
梗阻性分娩	23	23	23	—	—	—	188
产褥期并发症	2	2	2	—	—	—	28
12. 皮肤和皮下组织疾病小计	28	27	20	6	1	—	562
其中:痈和疖	1	1	1	—	—	—	4
皮炎	2	2	2	—	—	—	37
13. 肌肉、骨骼系统和结缔组织疾病小计	52	52	27	22	3	—	705
其中:类风湿性关节炎	6	6	—	6	—	—	99
大骨节病	—	—	—	—	—	—	—
椎间盘疾病	2	2	—	2	—	—	15
骨髓炎	2	2	2	—	—	—	16
14. 先天异常小计	47	46	30	9	6	1	567
其中:先天性心脏病	4	4	—	4	—	—	92
15. 起源于围产期的情况小计	134	134	102	22	8	1	1103
其中:早产和未成熟儿	21	21	13	7	1	—	201
产伤	—	—	—	—	—	—	—
胎儿及新生儿窒息	44	44	31	8	5	—	343
新生儿破伤风	—	—	—	—	—	—	—
胎儿和新生儿溶血症	—	—	—	—	—	—	—
新生儿硬肿症	21	21	20	1	—	—	236
16. 体征、症状和不明情况小计	129 +	128	39	45	14	—	1415
17. 损伤和中毒小计	740	739	392	325	32	10	12093
其中:骨折	247	247	100	135	12	—	4490
脱位、扭伤和劳损	2	2	1	1	—	—	16
颅内和体内损伤(包括神经)	135	134	78	45	5	6	2188
开放性创伤和血管损伤	8	8	3	5	—	—	255
经口腔进入的异物	19	19	18	1	—	—	198

续表:附表－5

疾病名称	出院人数						出院病人占用总床日数
	总计	其中:出院病人数					
		计	治愈	好转	未愈	死亡	
烧伤	105	105	46	51	8	—	1120
中毒和毒性效应	40	40	35	3	1	1	334
与医疗有存在的并发症	54	54	30	18	2	3	921
18. 其他小计	273	—	—	—	—	—	—
其中:妊娠监护	17	—	—	—	—	—	—
绝育	22	—	—	—	—	—	—
为特殊治疗住院	222	—	—	—	—	—	—
19. 损伤和中毒外部原因小计	740	739	392	305	32	10	12093
其中:机动车辆交通事故	199	199	87	100	6	6	4259
医疗事故、异常反应和晚期并发症	54	54	31	18	2	3	921
意外跌伤	148	147	66	73	8	—	2346
由自然环境因素所致的意外事故	3	3	2	—	1	—	27
坠落物体的意外撞击	36	36	17	18	1	—	722
由机器切割和穿刺工具所致的意外事故	36	36	16	20	—	—	921
药物、药剂治疗中引起的有害效应	—	—	—	—	—	—	—
自杀与自伤	22	22	21	1	—	—	214
他杀与他伤	41	41	29	11	1	—	591

附表－6

2006年医院住院病人疾病分类报表

单位:人、床

疾病名称	出院人数					出院病人占用总床数
	总计	其中:出院病人数				
		治愈	好转	未愈	死亡	
(甲)	(1)	(2)	(3)	(4)	(5)	(6)
1. 某些传染病和寄生虫病小计	274	26	228	20	—	3387
其中:肠道传染病	36	13	21	2	—	173
伤寒及副伤寒	—	—	—	—	—	—

续表:附表－6

疾病名称	出院人数					出院病人占用总床数
	总计	其中:出院病人数				
		治愈	好转	未愈	死亡	
志贺菌病	16	8	8	—	—	65
结核菌病	71	1	66	4	—	818
内:肺结核	60	1	56	3	—	696
性传播式的疾病	—	—	—	—	—	—
乙型脑炎	—	—	—	—	—	—
病毒性肝炎	—	—	—	—	—	—
2.肿瘤小计	1021	360	484	159	16	18471
恶性肿瘤计	642	40	439	147	16	14623
其中:食道恶性肿瘤	79	1	71	6	1	2120
胃恶性肿瘤	165	18	115	32	—	3178
小肠恶性肿瘤	3	2	1	—	—	103
结肠恶性肿瘤	22	2	17	3	—	536
直肠乙状结肠连接处、直肠、肛门和肛管恶性肿瘤	19	3	15	1	—	589
肝和肝内胆管恶性肿瘤	16	—	5	9	2	478
喉恶性肿瘤	1	—	1	—	—	36
骨、关节软骨恶性肿瘤	2	—	1	1	—	44
乳房恶性肿瘤	17	5	12	—	—	433
女性生殖器恶性肿瘤	12	—	12	—	—	170
男性生殖器恶性肿瘤	8	—	6	2	—	310
泌尿道恶性肿瘤	22	1	20	1	—	589
脑恶性肿瘤	6	—	4	1	1	379
白血病	15	—	6	7	2	157
原位癌计	8	—	3	5	—	296
其中:子宫颈原位癌	—	—	—	—	—	—
良性肿瘤计	362	320	39	1	—	3442
其中:皮肤良性肿瘤	8	5	3	—	—	72

续表:附表－6

疾病名称	出院人数					出院病人占用总床数
	总计	其中:出院病人人数				
		治愈	好转	未愈	死亡	
乳房良性肿瘤	61	54	7	—	—	427
子宫良性肿瘤	131	128	1	—	—	1370
卵巢良性肿瘤	29	29	—	—	—	269
前列腺良性肿瘤	—	—	—	—	—	—
甲状腺良性肿瘤	54	51	3	—	—	498
交界恶性肿瘤计	9	—	3	6	—	110
动态未知的肿瘤计	—	—	—	—	—	—
3. 血液及造血器官疾病和某些涉及免疫机制疾病计	64	5	45	13	1	508
其中:贫血	27	2	17	8	—	117
4. 内分泌、营养和代谢疾病计	205	18	179	6	2	2882
其中:甲状腺机制亢进	11	—	11	—	—	118
糖尿病	141	—	138	2	1	2287
5. 精神和行为障碍小计	34	3	26	5	—	174
心境(感情)障碍	—	—	—	—	—	—
6. 精神系统疾病小计	148	2	142	4	—	1036
其中:中枢神经系统炎性疾病	11	—	8	3	—	76
帕金森氏病癫痫	4	—	4	—	—	64
癫痫	58	—	57	1	—	369
7. 眼和附器官疾病小计	83	64	18	—	—	568
其中:白内障和晶状体的躯体病患	51	48	2	—	—	221
内:老年性白内障	45	43	2	—	—	200
视网膜脱离和断裂	—	—	—	—	—	—
青光眼	6	2	4	—	—	72
8. 耳和乳突疾病小计	180	12	168	—	—	1683
其中:中耳和乳突疾病	2	1	1	—	—	35
9. 循环系统疾病计	1585	103	1375	96	11	17376

续表:附表-6

疾病名称	出院人数					出院病人占用总床数
	总计	其中:出院病人数				
		治愈	好转	未愈	死亡	
其中:急性风湿性关节炎	2	—	2	—	—	25
内:急性风湿性关节炎	2	—	2	—	—	25
慢性风湿性心脏病	33	—	31	2	—	261
高血压	294	—	288	5	1	3314
高血压心脏病	18	—	17	1	—	414
缺血性心脏病	316	—	305	9	2	4156
心绞痛	1	—	1	—	—	8
急性心肌梗死	9	—	6	2	1	85
心脏传导和心律失常	45	2	42	1	—	404
心力衰竭	13	1	10	2	—	175
脑血管病	601	3	533	61	4	6574
脑梗死	349	1	331	17	—	3890
静脉炎和血栓性静脉炎、静脉栓塞和血栓形成	6	2	4	—	—	75
下肢静脉曲张	18	13	3	2	—	157
10.呼吸系统疾病计	1458	350	1053	52	2	12618
其中:急性上呼吸道感染	266	82	176	8	—	1072
肺炎	243	47	186	10	—	1623
慢性扁桃体和腺样体疾病	56	54	—	1	—	400
支气管炎、肺气肿和其他慢性肺部疾病	326	—	309	15	2	5386
哮喘	44	—	43	1	—	205
外部物质引起的肺部疾病	5	—	4	1	—	119
11.消化系统疾病计	1770	934	775	56	3	16139
其中:口腔、涎腺和颌疾病	10	7	2	1	—	73
牙齿及牙周炎	1	—	1	—	—	2
胃及十二指肠溃疡	119	25	94	—	—	1042
阑尾疾病	268	202	61	5	—	2125

续表:附表-6

疾病名称	出院人数					出院病人占用总床数
	总计	其中:出院病人数				
		治愈	好转	未愈	死亡	
疝气	101	92	8	—	—	1007
肠梗阻	132	30	98	4	—	969
肝病	100	—	86	14	—	1436
胆石症胆囊炎	509	405	92	10	1	4670
急性胰腺炎	75	17	53	5	—	1162
12. 皮肤、皮下组织疾病小计	23	5	18	—	—	203
其中:皮炎及湿疹	1	—	1	—	—	3
13. 肌肉、骨骼、结缔组织疾病计	124	18	101	3	—	1405
其中:类风湿性关节炎和其他炎性多关节病	10	—	10	—	—	155
关节病	1	—	—	1	—	2
系统性结缔组织并	8	—	8	—	—	95
腰间盘疾患	37	5	28	2	—	362
骨和软骨病	26	2	24	—	—	422
内:骨密度和结构的疾患	9	1	8	—	—	107
骨髓炎	15	1	14	—	—	302
14. 泌尿生殖系统今年小计	559	294	247	17	—	5807
其中:肾小球疾病	14	—	13	1	—	190
肾小管--间质疾病	24	9	15	—	—	398
肾衰竭	33	—	30	3	—	414
肾结石病	—	—	—	—	—	—
男性生殖器官疾病	122	61	55	6	—	1602
内:前列腺增生	72	22	45	5	—	1242
乳房疾患	14	12	2	—	—	109
女性盆腔器官炎性疾病	84	52	32	—	—	586
子宫内膜异位	29	28	1	—	—	337
女性生殖器脱垂	4	4	—	—	—	55

续表:附表-6

疾病名称	出院人数					出院病人占用总床数
	总计	其中:出院病人数				
		治愈	好转	未愈	死亡	
15.妊娠、分娩和产褥期小计	1005	702	100	9		3879
其中:妊娠、分娩和产褥期的水肿、蛋白质和高血压疾病	27	21	5	1	—	198
前置胎盘、胎盘早剥和产前出血	7	5	2	—	—	49
梗阻性分娩	—	—	—	—	—	—
分娩时会阴、阴道裂伤	—	—	—	—	—	—
产后出血	9	7	2	—	—	63
顺产	134	—	—	—	—	594
16.起源于围产期的某些情况小计	102	10	88	4	—	328
其中:产伤	—	—	—	—	—	—
新生儿窒息	8	1	7	—	—	23
新生儿呼入综合征	14	3	11	—	—	33
特发于围产期的感染	21	1	17	3	—	71
胎儿和新生儿的溶血性疾病	—	—	—	—	—	—
新生儿硬化病	2	1	1	—	—	5
17.先天性畸形、变形和染色体异常小计	47	31	11	4	—	387
其中:神经系统其他先天性畸形	—	—	—	—	—	—
循环系统先天性畸形	11	—	8	3	—	85
消化系统其他先天性畸形			—	—	—	—
泌尿生殖系统其他先天性畸形	—	—	—	—	—	—
肌肉骨骼系统其他先天性畸形	1	1	—	—	—	14
18.症状、体征和临床与实验异常所见,不可归类的疾病(18)	173	22	110	40	1	986
19.损伤、中毒和外因引起的其他疾病小计	2291	268	1891	84	47	28988
其中:骨折	645	15	606	22	2	11115
颅骨和面骨骨折	69	13	52	3	1	659

续表:附表 -6

疾病名称	出院人数					出院病人占用总床数
	总计	其中:出院病人数				
		治愈	好转	未愈	死亡	
股骨骨折	87	1	82	4	—	1914
颅内损伤	635	44	527	31	33	7654
烧伤和腐蚀伤	42	5	35	2	—	287
药物、药剂和生物制品中毒	20	7	13	—	—	79
非药用物质的毒性效应	116	17	92	5	2	866
手术和医疗的并发症不可归类在他处者计	30	4	24	2	—	469
内:操作并发症,不可归类在他处者计	19	3	15	1	—	374
假肢装置、植入物和移植物的并发症	2	—	1	1	—	29
20. 影响健康状态和保健机构接触的因素小计	935	935	—	—	—	14922
损伤中毒外部原因小计	—	—	—	—	—	—
运输事故	—	—	—	—	—	—
意外跌伤	—	—	—	—	—	—
自然力量意外事故	—	—	—	—	—	—
加害	—	—	—	—	—	—

先进集体统计

附表 -7

国家级和全国性荣誉表

获奖年度	授奖单位	荣誉称号及获奖单位(科室)
1998 年	《人民日报》(海外版)登载	授予 67 家中外知名企事业单位(医院)
1998 年	卫生部	全国优秀县级人民医院
1999 年	卫生部	全国医疗保健消费者可信单位
2014 年	国家卫计委	2013—2014 年度全国群众满意的卫生计生机构
2014 年	国家卫计委、科技部	创新医疗器械产品应用示范工程示范医疗机构

续表:附表-7

获奖年度	授奖单位	荣誉称号及获奖单位(科室)
2017 年	全国妇女联合会	全国巾帼文明岗(急诊科)
2018 年	全国爱国卫生运动委员会	国家级健康促进医院
2018 年	国家卫健委	2018 年度进一步改善医疗服务行动计划活动中表现突出,国家卫生健康委员会予以表彰
2018 年	清华大学医院管理研究院、中国医院品质管理联盟	《健生圈》品管圈获第六届全国医院品管圈大赛三等奖
2018 年	中国医院院长杂志社、中国医院院长网、上海交通大学医疗服务指数研究所	最具成长力中国医院创新之星
2018 年	丁香园	获 2017 年度公立医院品牌传播百强榜地市级医院第 24 强
2018 年	健康报社	院报获健康报社年度健康传播优秀案例
2018 年	中国医院院长杂志社、医师报社、中国社区医师杂志社、中国医影节组委会卓信视媒	微电影《我是一名护士》、欧阳晨获《最美护士》中国医影节金丹奖提名奖
2019	国家卫生健康委员会医政医管局、健康报社	在改善患者就医感受,深入落实 2018 年度进一步改善医疗服务行动计划活动中表现突出予以表彰
2019	广州艾力彼管理顾问有限公司、艾力彼医院管理研究中心	2018 届中国地级城市医院竞争力排行榜 500 强医院

附表-8

省级和全省性荣誉表

获奖年度	授奖单位	荣誉称号及获奖单位(科室)
1994 年	江苏省卫生厅、江苏省老干部局	江苏省老干部医疗卫生保健工作先进集体(医院老干部病区)
1997 年	江苏省总工会	江苏省模范职工之家
1997 年	江苏省卫生厅	苏南地区现代化建设示范点
1997 年	江苏省卫生厅	江苏省为老干部服务先进集体(老干部科)
1997 年	共青团江苏省委	江苏省青年文明号(手术室)
2003 年	江苏省卫生厅、江苏省人事厅、江苏省中医药局	全省卫生系统抗击非典型肺炎先进集体

续表:附表－8

获奖年度	授奖单位	荣誉称号及获奖单位(科室)
2005 年	江苏省物价局	价格诚信展示单位
2006 年	江苏省总工会	五一巾帼标兵岗(妇产科)
2007 年	江苏省妇女联合会、江苏省城镇妇女“巾帼建功”活动领导小组	巾帼文明岗(急诊室)
2008 年	江苏省总工会	模范职工小家(九病区)
2009 年	江苏省质量技术监督局、江苏省卫生厅	江苏省医疗计量工作先进单位
2011 年	江苏省妇女联合会、江苏省城镇妇女“巾帼建功”活动领导小组	巾帼文明岗(妇产科)
2011 年	江苏省总工会	模范职工小家称号(感染科)
2012 年	江苏省档案局	江苏省三星级档案室
2012 年	江苏省爱国卫生运动委员会	江苏省爱国卫生先进单位
2012 年	江苏省卫生厅	2012 年江苏省群众满意的医疗机构
2013 年	江苏省住房和城乡建设厅	节水型单位
2014 年	江苏省机关事务管理局	2014 年江苏省公共机构节能示范单位
2014 年	江苏省卫生和计划生育委员会、共青团江苏省委	全省卫生计生系统 2012—2013 年度省级青年文明号(麻醉科手术室)
2017 年	江苏省爱国卫生运动委员会	江苏省健康单位
2017 年	江苏省妇联、城镇妇女“巾帼建功”活动领导小组	江苏省巾帼文明岗(内分泌科)
2017 年	江苏省医院感染管理医疗质量控制中心	2016 年度江苏省医院感染管理“手卫生宣传视频评比活动”三等奖
2018 年	江苏省医院协会	“健生圈”品管圈获江苏省医院协会品管圈比赛优秀圈组一等奖
2018 年	江苏省机关事务管理局	江苏省公共机构节能示范单位
2018 年	江苏省妇联、城镇妇女“巾帼建功”活动领导小组	江苏省巾帼文明岗(门诊服务台)
2018 年	江苏省总工会	江苏省模范职工小家(神经内科)
2018 年	江苏省医院协会	“时代脉搏医院情怀”主题诗歌大赛组织奖
2018 年	江苏省医院协会、新华网江苏频道	微电影《我是一名护士》获 2018 第四届江苏医院微电影节优秀作品奖

附表－9　　**地市级和全市性荣誉**

获奖年度	授奖单位	荣誉称号及获奖单位(科室)
1983年	常州市团委	先进团支部(院团支部)
1997年	中共常州市委、常州市政府	1995—1996年度文明单位
1997年	常州市总工会	模范职工之家
1997年	常州团市委	优秀团支部(内科团支部)
1998年	常州市绿化委员会	常州市绿化达标单位
1998年	共青团常州市委	1997年度市级先进团委(医院团委)
1999年	常州市政府	被授予常州市先进集体(工会委员会)
1999年	常州市老龄工作委员会、常州市人事局	1998—1999年老龄工作先进集体
2000年	常州市卫生局	十佳医院
2001年	共青团常州市委	五四红旗团委(医院团委)
2001年	常州市卫生局	“满意杯”百日优质服务竞赛最佳组织奖
2001年	常州市卫生局	“满意杯”常州市医院自律与维护合法权益知识竞赛二等奖
2001年	常州市临床病理质量管理委员会	2001年度常州市免疫组化制片质量评比第二名(病理科)
2002年	常州市文明委	常州市文明窗口(急诊科)
2002年	常州市卫生局	常州市卫生系统“满意杯”百日优质服务竞赛优胜单位
2002年	常州市劳动竞赛委员会	2002年度红旗班组
2003年	常州市总工会	模范职工小家
2003年	常州市总工会	先进职工之家
2004年	常州市公安局	常州市治安保卫工作先进集体
2004年	常州市卫生局	常州市县区示范产科单位(产科)
2004年	常州市卫生局	常州市卫生系统人事工作2002—2003年度先进集体
2005年	常州市文明委	2003—2004年度常州市文明窗口(急诊科)
2005年	常州市总工会	2003—2004年度先进职工之家
2005年	常州市药监局	先进集体
2005年	常州市卫生局	规范药房

续表:附表-9

获奖年度	授奖单位	荣誉称号及获奖单位(科室)
2005年	常州市卫生局	卫生科教工作先进集体
2005年	常州市卫生局	“十五”常州卫生科教工作先进集体
2006年	常州市总工会	十佳学习型班组(ICU)
2006年	常州市卫生局	“十五”期间常州市安全助产先进单位
2006年	常州市卫生局	2005年度结核病防治工作先进单位
2006年	常州市卫生局	庆祝“5·12”国际护士节文艺会演一等奖
2007年	中共常州市委、市政府	2005—2006年度常州市文明单位
2007年	常州市精神文明建设指导委员会	2005—2006年度常州市文明窗口(急诊科)
2008年	常州市政府	第十三届全民健身节桥牌团体第二名
2008年	常州市卫生局	统计病案室先进集体
2008年	常州市卫生局	优秀护理团队(ICU)
2008年	常州市政府	第七届职工运动会团体第三名
2009年	常州市医院管理学会	常州市医院管理常用法律法规知识竞赛组织奖
2009年	常州市医院管理学会	优秀病历三等奖
2009年	常州市卫生局	国际护士节护理知识竞赛中,三等奖
2009年	常州市卫生局	2008年度免疫规划工作先进集体
2009年	常州市卫生局	2008年度结核病防治工作先进集体
2009年	常州市卫生局	2008年度常州市应急医疗救治工作先进集体
2010年	常州市卫生局	护理团队之星(急诊科)
2010年	常州市卫生局、常州市总工会	第十届职工职业技能比赛“恒瑞医药杯”医院药学岗位技能竞赛三等奖(药剂科)
2011年	常州市平安医院创建活动协调小组	常州市平安医院
2011年	常州市卫生局	2010年度医疗保障工作先进单位
2011年	常州市卫生局	卫生科教工作“十一五”先进集体
2011年	常州市公安局	治安保卫工作先进集体(保卫科)
2012年	常州医院协会	常州市优质服务A类病区(消化内科)
2012年	常州市卫生局	常州市重点专科(神经内科)

续表:附表-9

获奖年度	授奖单位	荣誉称号及获奖单位(科室)
2012 年	常州市卫生局	医疗保障工作先进单位
2012 年	常州市总工会	常州市治安保卫工作先进集体
2012 年	常州市总工会	常州市企业文化职工文化先进单位
2012 年	中共常州市纪律检查委员会、常州市监察局	常州市廉政文化示范点
2013 年	常州市卫生局	常州市病理技术石蜡制片质量测评活动中三等奖
2013 年	常州市医院协会	常州市第三届药学人员“豪森杯”健身(羽毛球)比赛,第五名
2013 年	常州市卫生局	第一批常州市综合(专科)医院示范中医科(中医科)
2013 年	常州市总工会	常州市优秀基层工会组织(医院工会委员会)
2013 年	常州市老龄工作委员会	敬老文明号
2013 年	常州市政府	常州市文明单位
2014 年	常州市公共机构节能工作领导小组	公共机构节能示范单位
2014 年	共青团常州市委	2013 年度新命名的常州市级青年文明号(骨一科)
2014 年	常州市卫生局	优质护理服务品牌“生命绿舟”
2016 年	常州市精神文明指导委员会	2013—2015 年度常州市文明单位
2016 年	民盟常州市委	2014—2015 年度特色基层组织(民盟支部)
2016 年	常州市卫计局	优质护理服务第三方满意度调查优质护理总体满意度第一名
2016 年	常州市精神文明指导委员会	2013—2015 年常州市文明窗口“(急诊科)
2016 年	常州市卫计委、徐州市医院感染管理医疗质量控制中心	2016 年常州市医疗机构感控知识竞赛三等奖(感染管理科)
2016 年	常州市总工会	“中国梦、劳动梦、幸福路”微电影(视频)大赛一等奖(麻醉科)
2016 年	常州市总工会	2016 年度常州市信赖职工之家
2017 年	常州市妇女联合会、常州市城镇妇女“巾帼建功”活动领导小组	常州市巾帼文明岗“(门诊服务台)

续表:附表 -9

获奖年度	授奖单位	荣誉称号及获奖单位(科室)
2017 年	常州市妇女联合会、常州市城镇妇女“巾帼建功”活动领导小组	常州市巾帼文明岗(输液室护理组)
2017	常州市体育局	“德众杯”常州市首届智力运动会获桥牌项目第四名
2017 年	共青团常州市委	“五四红旗团支部(总支)”(团委)
2017 年	常州市公安局	2016 年度常州市单位治安保卫工作先进集体(保卫科)
2017 年	常州市保安协会	常州市保安服务行业协会优秀保安队(保安队)
2017 年	常州市体育局及妇联、体育舞蹈运动协会	2017 年度常州市健身操(舞)第一名
2017 年	常州市委宣传部、常州市文明办	第三批常州市学雷锋活动示范点(“天使伴我行”志愿服务站)
2017 年	常州市食品药品监督管理局、常州市总工会	常州市第一届执业药师职业技能竞赛优秀组织奖
2017 年	常州市总工会	信赖职工小家(神经内科)
2018 年	常州市公安局	2017 年度常州市单位治安保卫工作先进集体(保卫科)
2018 年	常州市妇女联合会、常州市城镇妇女“巾帼建功”活动领导小组	常州市巾帼文明岗(神经外科)
2018 年	常州市桥牌协会	2018 年度常州桥牌活动先进集体
2018 年	常州市桥牌协会	常州市第三届“真儒杯”桥牌邀请赛获第二名
2019	共青团常州市委	常州市五四红旗团支部(总支)(团委)

附表 -10

县(市)区级和全县(市)区荣誉表

获奖年度	授奖单位	荣誉称号及获奖单位(科室)
1989 年	金坛县政府	1988 年度文明单位称号
1996 年	金坛市政府	敬老服务先进单位
2000 年	金坛市政府	1999 年度金坛市科技进步先进单位
2000 年	中共金坛市委、市政府	创建文明城市工作先进集体

续表:附表－10

获奖年度	授奖单位	荣誉称号及获奖单位(科室)
2001 年	金坛市政府	“九五”期间计划生育先进集体
2001 年	金坛市政府	2000 年度科技进步先进单位
2002 年	金坛市政府	金坛市 110 社会服务联合行动工作先进集体
2003 年	中共金坛市委	先进基层党组织
2003 年	金坛市政府	2003 年度卫生工作先进单位
2003 年	金坛市政府	防治非典型肺炎工作先进集体
2003 年	金坛市政府	金坛市科技进步先进单位
2003 年	中共金坛市委、市政府	庆祝金坛撤县设市 10 周年与暨首届文化艺术节歌咏大赛三等奖
2004 年	中共金坛市委、市政府	创建国家卫生城市、国家环保模范城市先进集体
2004 年	金坛市政府	全市卫生工作先进单位
2005 年	金坛市政府	2004 年度卫生工作先进单位
2006 年	中共金坛市委	2003—2005 年度先进基层党组织
2006 年	金坛市政府	2005 年度卫生工作先进单位
2008 年	金坛市委、市政府	卫生工作先进单位
2008 年	金坛市政府	科技进步先进单位
2008 年	中共金坛市委	2006—2007 年度先进基层党组织
2011 年	金坛市政府	金沙名科(普外科)
2013 年	金坛市政府	2010—2012 年度文明窗口(急诊科)
2014 年	金坛市政府	金沙名科(神经内科、肿瘤科)

编　后　记

时令近春，闻春潮。历时近两年的《常州市金坛区人民医院志》终于编辑付梓。这是医院上下共同努力的结果，特别是院志编纂委员会（简称“编委会”）的同志付出了辛勤劳动。

2018年年初，医院决定将编纂院志作为医院文化建设的一个重大项目，用两年的时间完成。4月，成立修志工作领导小组和院志编纂委员会。6月6日召开院志编纂协调会，百年院志编纂工程正式启动。嗣后，学习考察《鼓楼院志》《江宁院志》编纂情况，收集《武进院志》《江阴院志》《昆山院志》，多方学习，博采众长。6月中旬起，编写院志纲目，先后经过编纂人员初审、编委会再审、省市区有关专家三审。

6月下旬，编委会通过《常州日报》《金坛时报》医院微信公众平台、金坛电台、手机短信向社会、医院干部和职工（包括离退休职工和曾经在医院工作过的同志）发布院志资料征集公告。多次召开部分离退休干部、职工座谈会；面谈或电话访谈各个历史时期干部、职工代表人物60余人。7—8月，编委会组织人员到中国第二历史档案馆和江苏省档案馆、镇江档案馆、常州市档案管理中心，收集医院资料；多次到常州市金坛区档案馆查档、阅档。查阅近750多本档案，拍摄文字图片6957张、复印纸质资料1140页。获大量历史资料和部分有价值的口述资料及珍贵的历史图照。

9月底，编纂组形成200余万字的资料长篇。10月完成3万多字的院志试写稿，并请常州市编志专家评议，提出指导意见。

2019年4月底，志书部分征求意见稿形成后，分别印发给有关科室和人员征询意见和建议。5月编纂组作第一轮修改后，6月请常州市志办处长杜仁彬、武进区志办主任科员王国新和原金坛市文联主席葛安荣初审，提出修改意见。7月编纂组作第二轮修改，8月10日形成院志初稿交院志编委会内审。8月编纂组作第三轮修改。9月、10月将志稿交编委会征求意见，10月下旬编纂组作第四轮修改。11月26日聘请专家评审，12月交区志办终审。2020年元月院志成稿付梓。

志书共分9编29章128节，图文80万字。主要由三位同志编纂。孔繁俊编纂凡例、概述、史略、大事记、第一编至第二编；曹新松编纂第三编至六编；黄晓春编纂第七编至九编和专记、附录；史爱军、盛菲、韩卫芳、王中元编纂图片。黄晓春、孔繁俊、韩卫芳完成修稿。

《常州市金坛区人民医院志》是众人之作，凝结集体的智慧。在编纂过程中得到医院许多老前辈的支持和帮助，老院长张早林、胡云从、窦东升、司马衡、邓建、何晓俊等，老同志徐忠义、徐国庆、周雨霖、沈逸华、陈永福等，提供许多资料和线索；各行政职能、医疗医技科室及有关人员提供有价值的资料，并不厌其烦地补充完善。期间，《新华日报》主任记者仲崇山、省中医院、鼓楼医院给予协助指导。在此一并表示诚挚的谢意！

志书时间跨度长，历史变迁大。资料既浩瀚又匮乏。虽然编审人员做出巨大努力，但收集到的资料难免挂一漏万。加之编者不熟悉医疗业务、学识浅薄，编纂时间较紧。因此，本志错漏和不当之处在所难免，敬请读者批评指正。

编委会

2020年1月